AF552022

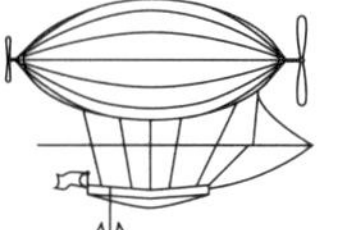

URSULA
BRUNOLD-
BIGLER

KRÄUTERLAND GRAUBÜNDEN

HIER UND JETZT

EINLEITUNG

Das heutige Graubünden ist ein Land mit vielfältigem Kräuterwissen. Die durch Klima, Topografie, Geologie und Landnutzung bedingte Fülle arzneilich verwendeter Pflanzen vermag auch angesichts der Erfolge moderner Spitzenmedizin zu beeindrucken.

Im privaten Umfeld dienen heilende Gewächse traditionsbedingt der Gesundheit von Mensch und Tier. Wild wachsende und kultivierte Kräuter sind gegenwärtig aber auch in neuen Sinnzusammenhängen erfahrbar: in Schaugärten, auf Kräuterwanderungen und Lehrpfaden, im Rahmen von Kursen, anhand ästhetisch anspruchsvoller Wildpflanzenkochbücher und audiovisueller Medien, während des «Puschlaver Wildpflanzenfestivals» und exklusiver «Esswahrnehmungen» der Spitzengastronomie. Mit dem Zelebrieren der Regionalität verleiht der Tourismus in Vergessenheit geratenen Pflanzen neue symbolische Bedeutungen wie «alt», «authentisch», «typisch». Als Beispiel sei die Süssdolde oder Myrrhenkerbel, ein bäuerliches Heil-, Gewürz-, Gemüse- und Futterkraut, erwähnt. Eine einzige Pflanze aus ehemaligem Anbau wurde in Saas hinter einem Gartenzaun entdeckt, und seit 2018 wird ein Ableger im «Kräuterstall», einem in Klosters zum Schauraum umgenutzten Heustall, von Feriengästen als Prättigauer Besonderheit bestaunt. Nicht zufällig gehört die Süssdolde zu jenen Kräutern, deren Anbau von der 1982 gegründeten Stiftung Pro Specie Rara unterstützt wird. Diese fördert unter anderem die Kultivierung vom Aussterben bedrohter Kräuter, neben der Süssdolde auch des Brotklees, der →Engelwurz, des Knoblauchgamanders (→Gamander), des Marienblatts und des →Mutterkrauts. Pro Specie Rara ist eine jener internationalen Bewegungen, die eine Wiederbelebung alter Kulturpflanzen und Zuchttierrassen anstreben.

Der seit den 1970er-Jahren in unterschiedlichen Bereichen feststellbaren intensivierten Anwendung von Kräutern liegt ein einziger starker Ansporn zugrunde: «Zurück zur Natur». Liegen dahinter nur weltfremde Nostalgie und Geschäftstüchtigkeit?

Die wichtigsten Voraussetzungen zur medizinischen und kulinarischen Nutzung von Pflanzen bilden heute die Förderung der stets bedrohten Biodiversität, die biologische Landwirtschaft, der Handel mit biologisch kultivierten Kräutern und der biologische Eigenanbau in Gärten. Dieses bewusst naturschonende Handeln bewirkt eine Stärkung der Artenvielfalt und führt erneut zur Wertschätzung von Unkräutern als heilende und essbare Beikräuter – wie

Kräuterpfarrer Johann Künzle (1857–1945) dies freilich schon vor Generationen vordachte und vorlebte.

Mit der Boden- und Pflanzengesundheit untrennbar verbunden ist die Gesundheit der Nutztiere. Ab den 1950er-Jahren verschwanden die traditionellen Arzneipflanzen nach einem hundert Jahre dauernden Ausgrenzungsprozess aus der universitären Veterinärmedizin und wurden durch chemisch-synthetische Medikamente ersetzt. Gegenwärtig lässt sich indes im Rahmen der biologischen Landwirtschaft – in Graubünden produzieren rund sechzig Prozent aller Betriebe nach den Richtlinien der Bio Suisse – und der zunehmenden Einschränkung von Antibiotika in der Tierhaltung eine Kehrtwende feststellen: Pflanzliche Heilmittel in der Stallapotheke haben nicht nur bei Bäuerinnen und Bauern, sondern auch bei Tierärztinnen und Tierärzten wieder an Bedeutung gewonnen. 2014 trug die Veterinärin und ausgebildete Landwirtin Franziska Klarer auf der Basis von Interviews mit 32 heilpflanzenkundigen Bäuerinnen und Bauern im ganzen Kanton Graubünden 400 Hausmittel zusammen. Die im Titel ihres Buchs genannten Kräuter «Jenzerwurz» und «Chäslichrut» sind Mundartbezeichnungen für die Wurzel des Gelben →Enzians und die Kleine Malve (→Malve), womit die mündliche Wissensvermittlung des populären Heilens mit Pflanzen hervorgehoben werden soll. Der Phytopharmazie-Experte Beat Meyer und die Veterinärin Elisabeth Stöger beurteilten die Rezepte aus der Perspektive der aktuellen wissenschaftlichen

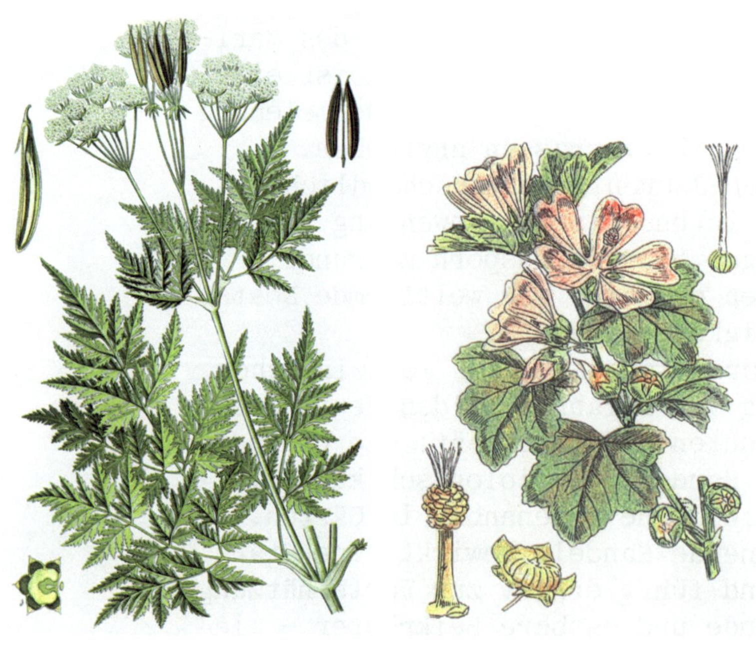

Süssdolde

Wilde Malve

Phytotherapie; Originalrezepte und berichtigte Version stehen nebeneinander. Für die Fragestellungen der Kulturwissenschaft sind die Originalrezepte von besonderem Interesse, da nur anhand derer Herkunft und Wandel von Anwendung und Darreichungsform erforscht werden können. Seit 2017 bietet das Landwirtschaftliche Bildungs- und Beratungszentrum Plantahof in Landquart Weiterbildungskurse in den Bereichen Komplementärmedizin auf den Alpen (Heilpflanzen und Homöopathie) und Pflanzenheilkunde in Haus und Hof an. Das von Franziska Klarer und Sabina Joos (Safiental) dokumentierte Kräuterwissen droht somit nicht in Vergessenheit zu geraten, sondern wird wissenschaftlich begutachtet und verfeinert an die jüngere Generation weitergegeben. So schrieb die im Safiental wohnende Bäuerin, Grauviehzüchterin und diplomierte Kräuterfachfrau Myrtha Tüsel Bissig in der Zeitschrift «Grauvieh Schweiz» (Ausgabe Nr. 1, August 2015): «Vor zwei Jahren hatte ich im Winter im Stall ziemlich mit Klauenfäule zu kämpfen. Buchenholzteer ist da sicher gut, aber für mich war das Auftragen eher lästig. Im Buch ‹Jenzerwurz und Chäslichrut› fand ich dann die Lösung: →Ringelblumen-Tinktur. Diese half schnell und auch das Auftragen ging problemlos. Im Übrigen setze ich diese Tinktur auch bei Hühneraugen ein. Die Kälberflechten behandle ich jeweils mit →Storchenschnabelsalbe. Diese brauche ich bei meiner Familie bei Neurodermitis oder beim Jüngsten, wenn er von den Windeln rot hat. Welche Salbe auch immer griffbereit ist, ist die Fichtensalbe [→Tanne]. Diese hilft als Zugsalbe.»

Während ihrer Feldforschungen zur Heilpflanzennutzung im Prättigau bekam die Ethnobotanikerin Ursula Wegmann immer wieder Aussagen zu hören wie: «Was gut für den Menschen ist, hilft auch dem Vieh» oder «Was wir dem Vieh geben, nehmen wir auch selbst». Grund genug, nun vom Stall ins Haus zu wechseln.

Die ebenfalls in den 1970er-Jahren erfolgte Trendwende hin zu Heilkräutern in der Hausapotheke ist dem Respekt vor Nebenwirkungen, dem Unbehagen vor blosser Symptombekämpfung, der Angst vor längerfristiger Schädigung des Organismus, einer bewussteren Körperwahrnehmung sowie dem Willen zur Eigenverantwortung und Unabhängigkeit von der Schulmedizin geschuldet. Der Mensch wird als Teil der Natur gesehen, als etwas Natürliches, das mit Natürlichem behandelt werden muss; dies gilt insbesondere für die Behandlung von Kindern. Das ländliche Aufwachsen hat nach Aussage der von der angehenden Ärztin Martina Hasler in den Dörfern am Heinzenberg befragten Frauen ein Urvertrauen in die Natur bewirkt. Heilpflanzen werden aufgrund der langen Wissenstradition genutzt, ausserdem wird das Profitdenken der Pharmaindustrie abgelehnt, und es besteht der Wille, biologisch züchtende Kräuterbauern und -bäuerinnen zu unterstützen. Kräuterwissen wurde und wird durch Kurse, Austausch mit Gleichgesinnten, Bücher und das Internet erworben. In Graubünden sind es hauptsächlich die erfolgreichen Bücher Johann Künzles und Maria Trebens, die als Leitfaden zur medizinischen Selbsthilfe dienen. Die befragten Personen, welche die historische Kräuternutzung in der Gegenwart weiterpflegen und stets ihren Bedürfnissen anpassen, sind in der Landwirtschaft des ganzen Kantons tätig oder haben zumeist bäuerlichen Familienhintergrund.

Verarbeitet und verwendet werden Kräuter aus Wildsammlung und in Gärten kultivierte. Es existiert indes ein ausgedehnter Markt an pflanzlichen Fertigpräparaten, die von Kräuterfrauen, Heilpraktikern, Kräutervereinen, Kräuterhäusern, Drogerien, Reformhäusern, Apotheken, Grossverteilern und über das Internet vertrieben werden. Leider wurden im Rahmen der Feldforschungen in Graubünden nur die wild gesammelten oder kultivierten Kräuter berücksichtigt, die selbst verarbeitet werden. Aus diesem Grund fehlen Daten zur Verwendung von Fertigpräparaten aus altbekannten Heilpflanzen und von solchen, die in Europa weniger lange bekannt sind wie zum Beispiel Afrikanische Teufelskralle (gegen rheumatische Erkrankungen, Neuralgien, Appetitlosigkeit), Curcuma (gegen Verdauungsbeschwerden, Menstruationsstörungen, Entzündungen und Schmerzen bei rheumatischer Arthritis), Ginkgo (bei Demenz, Gedächtnisschwäche, Netzhautablösung), Maca (Aphrodisiakum für Frauen und Männer), Passionsblume (gegen nervöse Unruhezustände, Schlaflosigkeit), Pelargonienwurzel (antibakteriell, antiviral, gegen Erkältungen und Bronchitis), Sägepalme (gegen Prostatabeschwerden), Taigawurzel (gegen Müdigkeits- und Schwächegefühle, in der Rekonvaleszenz), Traubensilberkerze (gegen Menstruationsstörungen, Wechseljahrbeschwerden) und Umckaloabo (gegen akute und chronische Bronchitis, Entzündungen der Nebenhöhlen und Mandeln). Dasselbe gilt für die wiederentdeckten europäischen Heilpflanzen wie →Mönchspfeffer, Rosenwurzel (zur Steigerung der geistigen und körperlichen Leistungsfähigkeit, Verminderung von Stresssymptomen wie

Müdigkeit und Schwächegefühl) und →Safran sowie das breite Spektrum der chinesischen, tibetischen und ayurvedischen Kräutermittel.

Kulturpessimismus ist in Bezug auf die Verwendung solcher Fertigpräparate fehl am Platz, hat doch Pfarrer Künzle schon Ende der 1930er-Jahre das Bedürfnis nach fertigen Kräuterprodukten erkannt, die wie die chemisch-synthetisch produzierten Arzneien stets griffbereit zur Verfügung standen. Was die moderne Nutzung aussereuropäischer Pflanzen anbelangt, machte in der Schweiz der Ernährungsreformer und Phytotherapeut Alfred Vogel (1902–1996) als Erster mittels Frischpflanzentropfen und Tabletten eine breite Öffentlichkeit mit der Wirkung des Ginkgos, der Sägepalme, des →Sonnenhuts, und der Teufelskralle bekannt. Aus der Perspektive der aktuellen Kulturwissenschaft ist die Heilpflanzennutzung – auch jene im Berggebiet, das fälschlicherweise immer noch als Bollwerk gegen die Moderne gilt – eine sich stets wandelnde lebendige Tradition, die Altes bewahrt, es kreativ verändert und Neues nicht ausklammert.

Die Sehnsucht nach einer verloren geglaubten Welt mag bei dem traditionsbedingt zumeist weiblichen Umgang mit Kräutern mitspielen; schwerer wiegt indes der Vertrauensverlust der befragten Personen in eine als inhuman und übertechnisiert empfundene Medizin. Erste kritische Stimmen an einem als patriarchalisch wahrgenommenen Gesundheitssystem kamen aus der US-amerikanischen Frauenbewegung. Die Feministin Diane Stein schrieb in ihrem frauenspezifischen naturheilkundlichen Ratgeber, der 1992 erstmals erschien: «Die moderne Medizin betrachtet den menschlichen Körper als eine Maschine, die aus Ersatzteilen besteht. Wenn ein Teil versagt, nimmt man es heraus und ersetzt es. Die Gesamtwirkung auf die Person, der dieser ‹Teil› gehört, wird nicht in Betracht gezogen […]. Frauen erwarten, als ganze Personen behandelt zu werden, als Menschen, und die zunehmende Hinwendung zu Medikamenten, Operationen und diagnostischen Geräten gefällt ihnen nicht.» Stattdessen empfahl Diane Stein zur Selbstbehandlung der fünfzig am häufigsten auftretenden Frauenkrankheiten zehn natürliche Methoden, darunter die Anwendung von Heilpflanzen. Dreissig Jahre später boomen auf dem Buchmarkt frauenheilkundliche Bücher zur Selbstmedikation mit Heilpflanzen; trotz aller Naturbegeisterung ist Vorsicht geboten und kritisches Denken gefragt.

Nicht aus dem Blickfeld geraten darf die nichtmedikamentöse Schmerzbekämpfung mit Kräutern und anderen natürlichen Therapien in der Geburtshilfe, wie sie auch hierzulande von freischaffenden Hebammen während Hausgeburten und in Geburtshäusern praktiziert wird. Wichtige Anstösse hierzu gaben die US-Amerikanerin Ina May Gaskin und die Deutsche Ingeborg Stadelmann mit ihren Büchern.

Die meisten der in Graubünden lebenden Kräuterfachfrauen haben die Kräuterakademie in Salez besucht. Daraus resultiert eine gewisse Normierung des Wissens, was nur durch lange Erfahrung im Umgang mit heilenden Gewächsen und individueller Kreativität wettgemacht werden kann.

Heilpflanzen spielen in der Gegenwart indes nicht mehr ausschliesslich in der medizinischen Selbsthilfe und der nichtakademischen Medizin eine Rolle. 2017 entschied der Bundesrat, die Heilmethoden Anthroposophische Medizin, TCM (Traditionelle chinesische Medizin), Akupunktur, Homöopathie, Neuraltherapie und Pflanzenheilkunde unbefristet in den Leistungskatalog der Grundversicherung aufzunehmen. Dies bedeutet, dass diese von Ärztinnen und Ärzten vorgenommenen Leistungen von den Krankenkassen grundsätzlich vergütet werden müssen. Die Folge davon ist, dass Ärztinnen und Ärzte verschiedener Fachrichtungen in ihrer Praxis vermehrt schulmedizinische Behandlungsmethoden mit Pflanzenheilkunde kombinieren. Die Rheumatologin Christine Sengupta hatte sich bereits 1991 in ihrem Ratgeber «Medikamente aus Heilpflanzen» für den Einbezug von Heilpflanzen starkgemacht: «Moderne Heilpflanzenkunde ist eine sinnvolle Ergänzung und Erweiterung zur Behandlung mit chemisch-synthetischen Medikamenten. Extreme Vertreter beider Richtungen verhindern oder erschweren eine saubere Aufarbeitung und kritische Wertung eines alten Erfahrungsschatzes und leisten der Entwicklung eines optimalen und vernünftigen Medikamentengebrauchs einen Bärendienst.» Barbara Bichsel, Ärztin für Allgemeine Innere Medizin FMH in Schiers, spezialisierte sich unter anderem auf Gemmotherapie, die Heilkraft von Mazeraten aus Pflanzenknospen, und gab mit Unterstützung ihrer Kollegin Julia Brönnimann ihre Erfahrungen aus der Praxis in einem allgemeinverständlichen Ratgeber weiter.

Das Institut für komplementäre und integrative Medizin des Universitätsspitals Zürich führte von 2015 bis 2021 eine Studie über die Erfahrung von Patientinnen und Patienten, Ärztinnen und Ärzten sowie Apothekerinnen und Apothekern mit den vom Chemiker Roger Kalbermatten und seiner Frau Hildegard Kalbermatten entwickelten Urtinkturen aus Passionsblume und →Engelwurz durch. Mit den genannten Pflanzenheilmitteln und zehn weiteren der Firma Ceres AG arbeitet auch eine Spezialistin für Phytotherapie an der Privatklinik Mentalva Beverin in Cazis.

Am Kantonsspital Graubünden wird ein phytotherapeutisches Sortiment für den Einsatz vor Operationen und zur Bekämpfung chronischer Schmerzen erarbeitet und getestet. Auf der Abteilung Innere Medizin desselben Spitals werden als Pflegeleistung Bäder, Waschungen, Massagen, Trockeninhalationen und Duftlampen mit ätherischen Ölen gegen Schmerzen, Fieber, Übelkeit, Schlaflosigkeit und seelisches Ungleichgewicht angeboten. Jugana Loder, Fachärztin für Allgemeine Innere Medizin FMH, bietet in der Praxis am Bahnhof in Cazis unter anderem Phytotherapie an.

Mona Riebe, Fachärztin für Innere Medizin und Rheumatologie FMH in Chur, verbindet Schulmedizin mit der ayurvedischen Heilkunde, die über einen grossen Fundus an Heilpflanzen verfügt. Der ayurvedische Arzt Ernst Schrott (1951–2021) und der Pharmakologe Hermann Philipp Theodor Ammon stellten 2012 in ihrem Grundlagenwerk in der Ayurvedamedizin Indiens und im Westen verwendete Arzneipflanzen nach ihrer Wirkung auf die drei Doshas (elementare Regelkräfte) Vata, Pitta und Kapha und unter dem westlichen Gesichtspunkt des pharmakologischen Potenzials der pflanzlichen Inhaltsstoffe vor. Bereits 1986 hatten sich der ayurvedische Arzt Vasant Lad und der Ayurveda-Heilkundige David Frawley für das Teilen und den Austausch heilkundlichen Wissens zwischen dem Osten und dem Westen eingesetzt. In der TCM ist desgleichen die Integration europäischer Kräuter in das traditionelle chinesische Medizinsystem festzustellen.

Die ältesten und historisch bedeutendsten Arzneien der Menschheit werden langsam, aber sicher wieder ihren angestammten Platz in der Schulmedizin einnehmen.

Im ersten Teil dieses Buchs wird anhand verschiedener Initiativen aufgezeigt, wie alte Traditionen heute wiederentdeckt werden. Der zweite Teil stellt bedeutende Schriften aus der 2000-jährigen Geschichte der europäischen Pflanzenheilkunde vor. Sie bilden das Wissensfundament, auf dem die gegenwärtige medizinische Selbsthilfe für Menschen und Nutztiere aufbaut. Der dritte Teil beschreibt die arzneiliche Nutzung von in Graubünden in historischen Quellen und neueren Feldstudien dokumentierten 212 Pflanzen. Leserinnen und Leser, die sich für die moderne, wissenschaftliche Phytotherapie interessieren, finden im Literaturnachweis zu den Pflanzenporträts die entsprechenden Verweise auf den «Leitfaden Phytotherapie» von Erich Schilcher.

Aufgrund der im Kräuterland Graubünden vorhandenen Materialfülle stehen einheimische Wildpflanzen im Zentrum. Bei der Wahl der Illustrationen erhielten, wenn immer möglich, Pflanzendarstellungen aus populären Ratgebern und Botanikbüchern den Vorzug. Sie bilden zusammen mit den Texten aus Kräuterbüchern Quellen zur Geschichte der Pflanzenwahrnehmung. Die Abbildungs- und Literaturnachweise folgen dem Textverlauf.

Ich danke aufrichtig folgenden Personen für wertvolle Auskünfte, weiterführende Ratschläge, geduldige Unterstützung und tatkräftige Hilfe: allen voran meinem Mann Ursus Brunold, sodann Heidi Bernegger-Denoth, Pirmina Caminada, Silvia Conzett, Ursula Favre-Tobler, Carolina Furrer, Regula Guyer, Sr. Lutgarde Honegger OSB, Louis Hüppi, Djamila Jaenike, Franziska Klarer, Marietta Kobald, Marianne Künzle, Anne-Käthi Keller Manhart, Gustavo Lardi, Claudia Lazzarini, Christiane Mani, Silvio Margadant, Isabella Mosca, Reto Raselli, Silke Margherita Redolfi, Klaus Steigner, Kathrin Stoll, Astrid Thurner, Gudrun Turner und Claudia Vieli Oertle.

Literatur und Abbildungen

Murr, Josef, Neue Uebersicht über die Farn- und Blütenpflanzen von Vorarlberg und Liechtenstein, 1. Heft, Bregenz 1923, 217 (Süssdolde); prospecierara.ch/de/pflanzen/sortenfinder.html (Zugriff 10.11.2021); Klarer/Stöger/Meier, 17; «Ich bin ein Fan von Eichenrinde», Interview von Susanne Rothenbacher mit Franziska Klarer, in: Schweizer Familie Nr. 40, 2.10.2014, 34–39; 37 (Digitalisat); verschiedene Kursangebote am Plantahof (durch das Internet abrufbar); Wegmann, Prättigau, 61; Hasler, 28ff., 32, 34ff., 38, 41ff., 45ff.; Schilcher, 317ff. (Afrikanische Teufelskralle), 103ff. (Curcuma), 137–140 (Ginkgo); Hobert/Zitzer, 86 (Maca), 281f.; Schilcher, 240f. (Passionsblume), 281f. (Sägepalme), 308f. (Taigawurzel), 99ff. (Traubensilberkerze), 327ff. (Umckaloabo), 273f. (Rosenwurzel); Stein, 19; Madejsky, Margret, Lexikon der Frauenkräuter. Inhaltsstoffe, Wirkungen, Signaturen und Anwendungen. Mit über 180 Heilkräuterrezepten, Baden, München 82021; Brunold-Bigler, Ursula und Ruth-Nunzia Preisig (Hg.), Geburtszeiten. Geschichten vom Kinderkriegen in Graubünden, Chur 2006, 349f.; Gaskin, Ina May, Praktische Hebammen. Handbuch der natürlichen Geburt, Hamburg 1983; Stadelmann, Ingeborg, Die Hebammensprechstunde. Einfühlsame und naturkundliche Begleitung zu Schwangerschaft, Geburt, Wochenbett und Stillzeit mit Heilkräutern, homöopathischen Arzneien und ätherischen Ölen, Ermengerst 1993; Seiler, Hanspeter, Naturheilkunde, in: Historisches Lexikon der Schweiz, https://hls-dhs-dss.ch/de/articles/025627/2019-12-03 (Zugriff 2.7.2021); drmonariebe.ch/ayurvedamedizin (Zugriff 2.7.2021); Schrott, Ernst, Hermann Philipp Theodor Ammon, Heilpflanzen der ayurvedischen und westlichen Medizin. Eine Gegenüberstellung, Heidelberg 2012; Baur-Müller, Birgit, Westliche Heilpflanzen in der chinesischen Medizin. Von der Musterdiagnose zur Rezeptur, Heidelberg, Berlin 2016; Sengupta, 17; Bichsel/Brönnimann, Gemmotherapie; https://www.iki.usz.ch/forschung/seiten/projekte.aspx (Zugriff 2.7.2021); Kalbermatten/Kalbermatten, Urtinkturen; Kalbermatten, Wesen und Signatur; Kalbermatten/Kalbermatten, Psyche; mentalva.ch/de/patient/schmerzen (Zugriff 2.7.2021); News aus dem Kantonsspital Graubünden Nr. 1/2020 (Flyer); ksgr.ch/leistungen-pflege-innere-medizin.aspx (Zugriff 1.9.2021; xundhait.ch/angebot-komplementaermedizin/#Phytotherapie (Zugriff 19.3.2022); Abbildungen: Thomé, Otto Wilhelm, Flora von Deutschland, Österreich und Schweiz, Gera 1885, Tf. 383 (Digitalisat); Pflanzen-Taschenbüchlein 6, 39 (Nr. 15).

TEIL 1

ALTE TRADITIONEN NEU ENTDECKT

Das Wissen aus Lehrbüchern sowie mündlich überlieferte Heilmethoden und Wirkungsweisen von Heilkräutern leben heute in verschiedenen Initiativen neu auf. Die Einrichtung von Kräuterschaugärten und -lehrpfaden sowie der Anbau von Wild- und Gartenpflanzen ist Ausdruck dieser Hinwendung. Die kulturelle Praktik des Sammelns, Kultivierens und Nutzens von Heilpflanzen als lebendige, sich stets wandelnde Tradition wird damit einer breiten Öffentlichkeit vermittelt. Feststellbar ist der Trend, vermehrt Wildkräuter in der Alltagsküche, aber auch in der Spitzengastronomie zu verwenden. Und auch im Kloster lebt die Geschichte der Heilpflanzen weiter.

DER KRÄUTERSCHAUGARTEN IN SAVOGNIN

Astrid Thurner-Steier führte während dreissig Jahren zusammen mit ihrem Mann die Drogaria Surses in Savognin. In diese Zeitspanne fällt nicht nur ihre Neuinterpretation des →Edelweiss, sondern auch die Initiative, einen Kräuterschaugarten anzulegen. Der 1991 zum Jubiläum «700 Jahre Eidgenossenschaft» eröffnete Lehrgarten «Iert d'ervas medicinalas» war in Graubünden der erste von vielen, die folgten. Er steht mit seinem patriotisch-symbolischen Gründungsjahr nicht nur für «Heimat», sondern zeichnet sich auch durch die nötige Systematik aus, um traditionelles und neues Heilpflanzenwissen an Einheimische und Feriengäste zu vermitteln. Ein Grundstück vor dem Museum Regiunal in Savognin erwies sich für die von Frau Thurner geplante Gliederung von circa hundert Heil- und Gewürzpflanzen in acht Themenbereiche als geeignet. Die den Kräutern zugeordneten Indikationen «Nieren- und Blasenbeschwerden», «Erkrankungen der Atemwege, Erkältungskrankheiten», «Hautleiden, Entzündungen, Wunden», «Magen- und Darmbeschwerden», «Herz- und Kreislaufbeschwerden, venöse Kreislaufbeschwerden», «Frauenleiden- und Wechseljahrbeschwerden», «Nervosität, Schlaflosigkeit, Spannungszustände» und «Leber- und Gallenbeschwerden, Verdauungsstörungen, Diabetes» ermöglichen eine vertiefte Auseinandersetzung mit dem einzelnen Kraut und zugleich mit ganzen, auf die verschiedenen Körpersysteme wirkenden Heilpflanzengruppen. Ein kleiner, von Astrid Thurner-Steier verfasster, mit Federzeichnungen illustrierter Führer folgt derselben Aufteilung. Wildpflanzen aus der Region, auch giftige, wie die heute nur in standardisierten Fertigpräparaten und homöopathisch verwendete Tollkirsche, bilden die Mehrheit.

Beachtenswert ist, dass diese Pflanze in keiner einheimischen Rezeptsammlung erscheint. Der Grund mag darin liegen, dass der Botanikerarzt Pietro Andrea Mattioli (1501–1577), eine unbestrittene medizinische Autorität der Frühen Neuzeit, die gefährliche Wirkung der verlockenden Beeren genau beschrieben hatte: Wer sie gegessen habe, werde vollkommen «doll und unsinnig», als sei er vom Teufel besessen, oder falle in tiefen unüberwindlichen Schlaf. Auf Lehrpfaden, beispielsweise auf dem von Gudrun Turner in Saas (Prättigau) auf Madrisa (Gemeinde Klosters) realisierten, wurden desgleichen Giftpflanzen wie Blauer Eisenhut und Echter Seidelbast ausgeschildert, mit dem Zweck, deren Verwendung in der Homöopathie zu dokumentieren.

Es sind vor allem die zahlreichen Kräuterschaugärten und Kräuterlehrpfade, die als den Jahreszeiten unterworfene «Ausstellungsräume» die kulturelle Praktik des Sammelns, Kultivierens und Nutzens von Heilpflanzen als lebendige, sich stets wandelnde Tradition einer breiten Öffentlichkeit vermitteln.

Kräuterschaugärten befinden sich zurzeit in Brienz/Brinzauls (Burgruine Belfort), Chur (Medizinalgarten), Landquart (Plantahof), Maienfeld (Heididorf), Pontresina (Ricola Schaugarten), Savognin (Iert d'ervas medicinalas des Museum Regiunal), Vals (Bidem) und Zizers (Pfarrer Künzle's Chrüterparadies). Lehrpfade mit ausgeschilderten Heilpflanzen kann man in Disentis (Kneipp-Weg), Maladers (Bachblüten-Heilkräuterweg), in Arosa (Ricola Erlebnisweg), auf dem Oberalppass bis Tschamut und auf Madrisa (Hochalpiner Heilkräutergarten) begehen. Die seit den 1990er-Jahren stattfindende Vermarktung von Alpenpflanzen für den Tourismus ist unübersehbar. Die sowohl in den Schaugärten kultivierten als auch die entlang der Lehrpfade wachsenden Kräuter werden hier in Bezug auf ihre arzneiliche Nutzung vorgestellt.

Literatur und Abbildungen

Thurner-Steier, Astrid, Iert d'ervas medicinalas – Heilkräuter-Garten, Flyer Museum Regiunal, Savognin, o. J. [1991]; Vonarburg, Homöotanik 1, 224–232; Mattioli/Handsch, 464r; Vonarburg, Homöotanik I, 224–232 (Tollkirsche), 36–44 (Eisenhut), 518–522; Abbildungen: Klein, Waldblumen, Tf. 55 (Tollkirsche); Klein, Alpenblumen, Bd. 1, Tf. 36 (Blauer Eisenhut); Klein, Waldbäume, Tf. 84 (Echter Seidelbast).

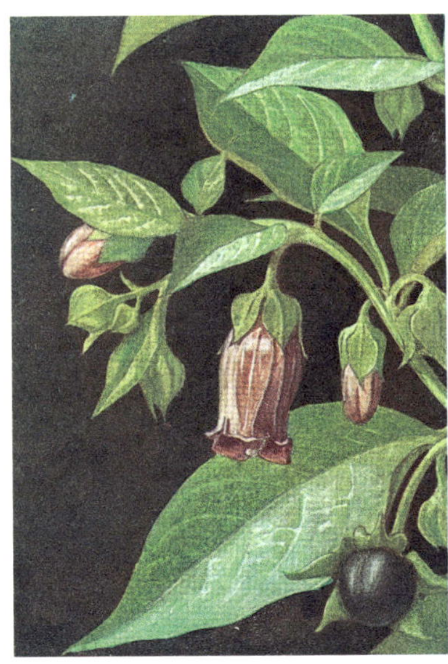

Tollkirsche

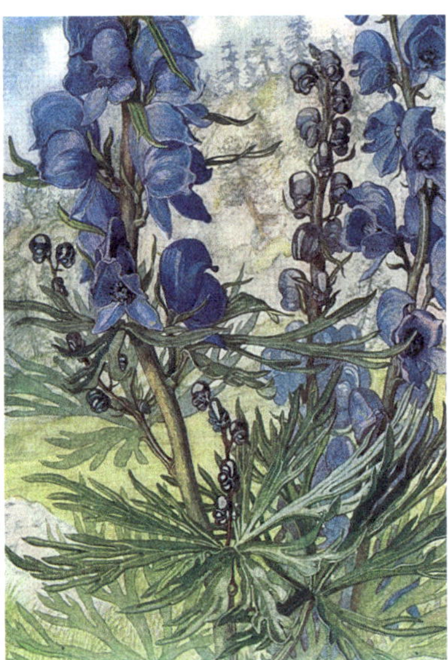

Blauer Eisenhut

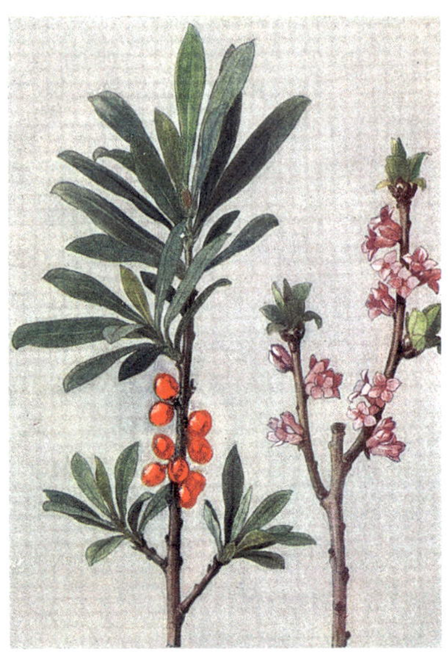

Echter Seidelbast

HEILPFLANZEN UND BACHBLÜTEN AM WEG

Auf dem von Heidi Bernegger-Denoth gestalteten und im Mai 2019 eröffneten Kräuterlehrpfad in Maladers kann man sich mittels 39 Tafeln sowohl über die Wirkung von zwanzig traditionellen Heilpflanzen als auch von 19 Bachblüten, die «bei uns wachsen», informieren. Ausgeschilderten Pflanzen begegnet man sogar mitten im Dorf, sodann am Wegrand und auf Brachflächen. Die erste Kräutergruppe wirkt auf körperlicher Ebene, während die zweite gemäss der Theorie des englischen Arztes Edward Bach (1886–1936) ihre Wirkung auf die Psyche entfaltet, indem durch die Einnahme bestimmter Blütenessenzen seelische Stoffwechselschlacken «weggeschmolzen» oder «transformiert» werden: «So wird eine seelische Umstimmung oder Reharmonisierung möglich und dadurch ein Wiederanschluss an die seelischen und körperlichen Selbstheilungskräfte.» In den 1930er-Jahren entwickelte Bach 38 Blütenkonzentrate, die er bei von ihm definierten 38 negativen Gefühlszuständen einsetzte. Die Blüten für seine Essenzen fand er anhand der antiken Signaturenlehre. Die medizinisch umstrittene Bachblütentherapie hat seit den 1980er-Jahren vor allem in der Selbstmedikation nicht an Bedeutung verloren, sie wird aber auch von Ärztinnen und Ärzten angewendet. Die Rescue-Tropfen kommen in der psychiatrischen Privatklinik Mentalva Beverin unterstützend zum Einsatz. Sie enthalten die Bachblüten Nr. 6 (Cherry Plum, Kirschpflaume), Nr. 9 (Clematis, →Waldrebe), Nr. 18 (Impatiens, Drüsiges Springkraut), Nr. 28 (Rock Rose, →Sonnenröschen), Nr. 29 (Star of Bethlehem, Doldiger Milchstern), Nr. 19 (Larch, Lärche) und Nr. 35 (White Chestnut, →Rosskastanie).

Die Besonderheit von 18 auf dem Lehrpfad vorgestellten Bachblüten liegt darin, dass sie vor ihrer Neuinterpretation durch Bach traditionsbedingt in der medizinischen Selbsthilfe genutzt wurden und teilweise noch werden. Anhand folgender Beispiele kann diese Zweifachverwendung von Pflanzen nun hier veranschaulicht werden: Holzapfel (→Apfel), →Birke, →Eiche, →Eisenkraut, →Föhre, →Odermennig, Heckenrose (→Rose), Ackersenf (→Senf), →Sonnenröschen, →Stechpalme, →Tausendgüldenkraut, →Waldrebe, →Walnuss, →Wegwarte, →Weide und Weinrebe.

Mit dem Ziel, Kinder mit der Vielfalt der einheimischen Heilpflanzen bekannt zu machen, liess die Primarlehrerin Monika Tester die Viert- bis Sechstklässler von Maladers sechs «Lesespur-Geschichten» schreiben. Liebe, Freundschaft sowie das Heilen von äusseren und inneren Verletzungen mit Pflanzen stehen im Zentrum der Wissensvermittlung der «Kids for Kids». Eine kleine Broschüre ermöglicht in der digitalisierten Welt «Handgreiflichkeit» zum Mitnehmen.

Im August 2022 realisierte Frau Bernegger eine spontan-kreative Idee vor ihrem Haus, nämlich die Einrichtung einer Sirupbar. Diese besteht aus acht Gläsern, je gefüllt mit →Tannenschössling-, →Holunderblüten-, →Salbei-, →Schafgarbe-, →Brombeer-, →Trauben- und →Veilchensirup. Zum Verdünnen steht je ein Glas mit Quell- und Blütenwasser bereit. Die Sirupbar wird auf dem «Dörferweg Schanfigg» von Durstigen freudig als Station der Erfrischung wahrgenommen.

Literatur und Abbildung

Scheffer, Original Bach-Blütentherapie, 41; Schärli, Blütentropfen, 25, 30; Abbildung: Klein, Unkräuter, Tf. 35.

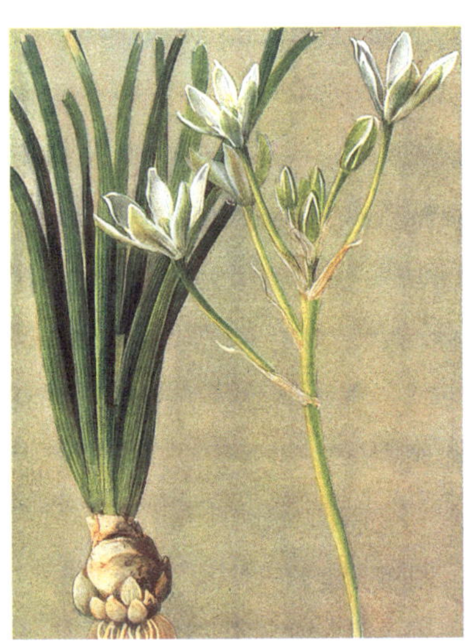

Doldiger Milchstern

«PFLANZENPOWER» AUS DEN ALPEN

Das in über fünfzig Ländern aktive Schweizer Bonbon-Unternehmen Ricola – die Firmenbezeichnung ist ein Akronym aus «Richterich Companie Laufen» – ist nicht zufällig in Pontresina, einem Oberengadiner Tourismus-Hotspot, mit einem Kräuterschaugarten präsent. In diesem Stück gezähmter Natur verbindet sich seit 2001 das Wissen über 13 traditionelle Hustenkräuter, nämlich →Andorn, →Bibernelle, →Ehrenpreis, →Eibisch, →Frauenmantel, →Holunder, →Malve, →Pfefferminze, →Salbei, →Schafgarbe, →Schlüsselblume, →Spitzwegerich und →Thymian mit geschickter Werbung für in Zucker oder im Süssstoff Aspertam aufgelöste «Pflanzenpower». Die Rede ist von einem kontinuierlichen Erfolgsprodukt, dem 1940 vom Bäckermeister und Konditor Emil Richterich (1901–1973) in Laufen (Kt. Basel-Landschaft) erfundenen «Schweizer Kräuterzucker». Sein Wissen über die Heilkraft der von ihm gewählten Pflanzen bezog Richterich aus Künzles Schriften und dem 1920 erschienenen Buch «Unsere Schweizer Heilkräuter» von Karl Schönenberger-Steiger, der sich als «Herborist, Naturforscher und Lehrer der Augendiagnose» bezeichnete und seit 1887 in Naters (Kt. Wallis) einen Engros-Kräuterversand aus Wildsammlung betrieb.

Den Konditor Richterich und den Heilpraktiker Schönenberger verbindet eine Swissness avant la lettre, die den in alpinen Regionen wachsenden Heilpflanzen stärkere Wirkung zuschrieb als denselben Arten im Flachland. In Schönenbergers Pathos klingt dies so: «In der Schweiz,

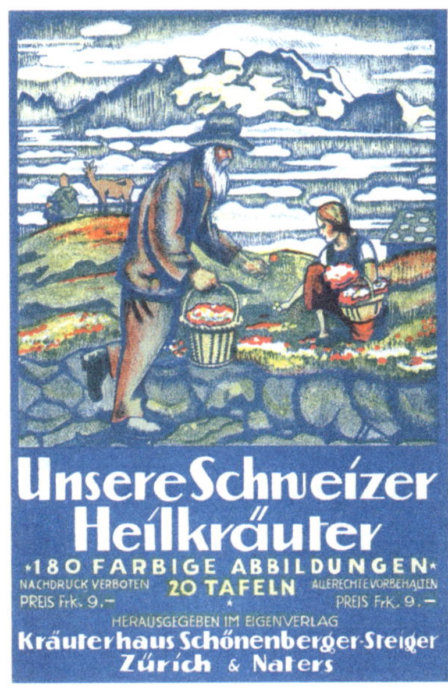

Cover des Heilkräuterbuchs von Karl Schönenberger-Steiger

als schönster Erdenfleck, hoch oben im jungfräulichen Bergboden, speziell aber im sonnigen Walliserland, wachsen unbestritten die heilkräftigsten Alpenkräuter.» Der Umschlag seines Buchs «Unsere Schweizer Heilkräuter» zeigt eine idealisierende Darstellung Kräuter sammelnder Kinder, die in Tat und Wahrheit billige Arbeitskräfte waren, ohne die der Versandhandel nicht rentiert hätte. Carl Fasser (1884–1975), Lehrer in Müstair, erinnerte sich, dass in seiner Jugendzeit Leute aus dem benachbarten Vinschgau mit ganzen Säcken voll →Iva, die sie für die Firma Zeller in Romanshorn oder zum Schnapsbrennen gesammelt hatten, ins Dorf kamen und dort die Ware zur Post brachten.

Die Firma Winkler & Co. in Russikon liess in der Surselva sogar die Giftpflanzen →Bilsenkraut, Eisenhut, →Germer, →Herbstzeitlose, →Maiglöckchen und Tollkirsche sammeln, wie einer in Romanisch verfassten, von der Firma Condrau 1916 in Disentis gedruckten Anleitung zu entnehmen ist. Über die Verarbeitung dieser Kräuter – höchstwahrscheinlich zu homöopathischen Mitteln – ist nichts bekannt. Doch nicht nur Firmen kauften Kräuter, sondern auch Einzelpersonen, wie der Tierarzt J. Wettstein in Fehraltorf, der →Enzian, Kalmus, →Isländisch Moos, →Wacholder und «Rhoberen» (Rossbeeren = Heidelbeeren?) in grossen Mengen abnahm, wie einem Eintrag vom 25. Dezember 1886 im Notizbuch des Händlers Johann Joseph Ender in Domat/Ems zu entnehmen ist.

Das 1937 erstmals erschienene, mehrmalig aufgelegte, weitverbreitete Sammelbildchenalbum «Herba» der Schokolade- und Nährmittelfabrik Nago in Olten ist das einzige Kräuterbuch, das Pflanzen zusammen mit Alpenkulissen, Alphütten, Holzchalets und Bauernhäusern abbildete, womit in Zeiten der Bedrohung durch Nazideutschland ein Beitrag zur Geistigen Landesverteidigung geleistet werden sollte. Sogar die Agave americana, laut Text auf der Rückseite des Bildchens in der Schweiz in Treibhäusern erhältlich, steht in freier Natur mit schneebedecktem Alpenpanorama im Hintergrund.

Die beigefügte Heilanzeige holt einen indes rasch in eine Realität zurück, die nicht zur Inszenierung einer heilen Schweiz passt: «Wurzel ist harntreibend, wird verwendet bei Syphilis.» Derselbe Verlag gab 1937 für die Jugend das Naturkundebuch «Kann die Heimat so schön sein!» heraus, ebenfalls mit Illustrationen von Heilpflanzen vor Alpenkulissen.

Die Bäuerin Ursula Tobler-Jenny (1912–1994) vom Kräuterhaus Tobler in Praden kannte ab 1946 nichts anderes, als jahraus, jahrein für ihre Teemischungen die in höheren Regionen wachsenden Pflanzen Bergnelkenwurz (→Nelkenwurz), →Alpenrose, Alpenwegerich (→Spitzwegerich), →Arnika, →Bibernelle, →Enzian, →Frauen- und Silbermantel, →Isländisch Moos, Katzenpfötchen (→Edelweiss), →Meisterwurz, →Mutterwurz, →Schafgarbe, →Thymian, →Tormentill und →Wundklee zu sammeln, die Blüten mit der Schere zu schnippeln und sachgerecht auf Hurden zu trocknen. Nachbarinnen, Verwandte und Besucher halfen mit. Kraut und Wurzeln wurden mit einer Schneidemaschine zerkleinert. 1992 übernahm Tochter Ursula Favre-Tobler (*1942) den Betrieb. Neu gehörten Kräuterexkursionen, eine Gewürzmischung und die Herstellung von Heilsalben und Kosmetikcremen, zum Teil nach eigenen Rezepten, zum Angebot der kleinen, mit viel Einsatz und stets erweitertem Erfahrungswissen geleiteten Firma. Heute suchen sich viel beschäftigte Bäuerinnen, die Heilpflanzen sammeln und verarbeiten, helfende Hände via Internet, so Theres Menn in Juf (2120 m ü. M.) und Julia Patzen-Tscharner auf dem 1800 m ü. M. gelegenen Hof Madris, ebenfalls im Hochtal Avers: «Teekräuter vor der Haustür, in Hülle und Fülle! Nur wer sammelt sie alle ein? […] Wenn doch zuerst die Heuer und Heuerinnen bekocht, die Kinder umsorgt, der

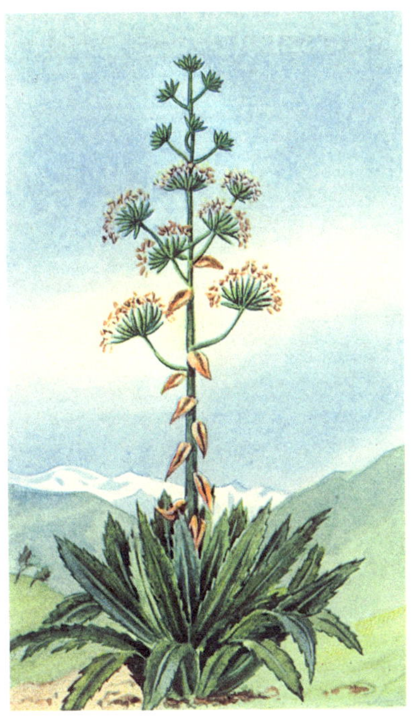

Agave

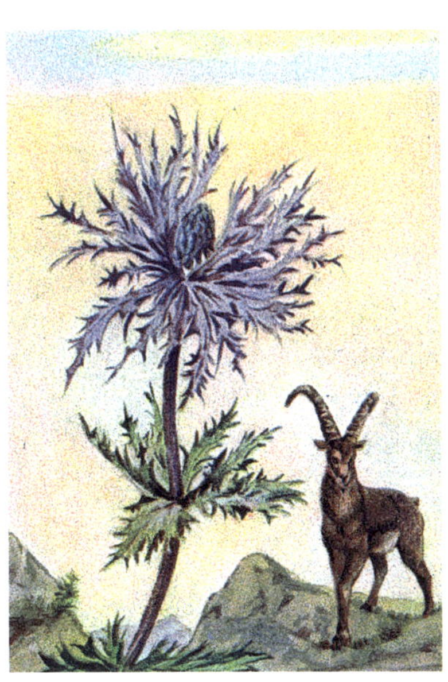

Alpen-Mannstreu

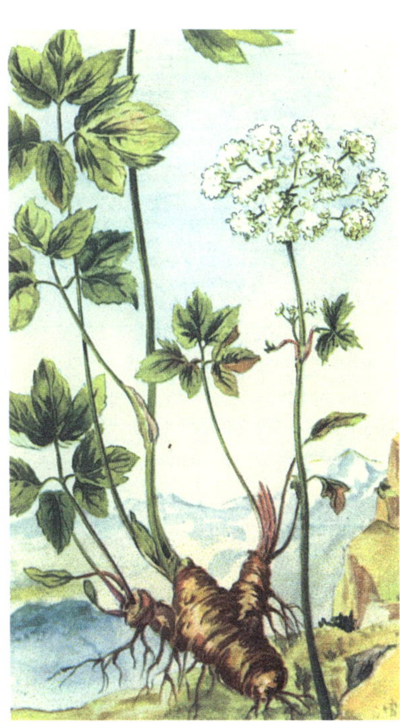

Meisterwurz

Garten gepflegt, die Sömmerungstiere betreut und die Wäsche gemacht werden sollte?»

Auf im Calancatal in alpiner Zivilisationsferne wachsende Kräuter – die meisten davon Wildpflanzen – setzen der Audio Engineer Jonas Macullo und der Marketingfachmann Renato Cassis mit ihrem 2020 in Rossa gegründeten Unternehmen Calanca Swiss Herbs. Ins Auge fällt die neu entdeckte Nutzung folgender Pflanzen: Fuchs' Gefleckte Fingerwurz, Kartäusernelke, Rundblättrige Minze, Alpen-Steinquendel, Rote Spornblume, Kleine Brunelle, →Betonie und →Bärenklau. Die Kartäusernelke ist auch auf dem Wildkräuterpfad Oberalppass–Tschamut zu finden (Nr. 24). Der Botanikerarzt Leonhart Fuchs (1501–1566) empfahl die Abkochung als Heiltrank zur Förderung der Geburt, gegen Übelkeit und Erbrechen. Eine Auflage mit den in Wasser gesottenen Pflanzen sollte Gichtschmerzen lindern. Die Spezialitäten der Calanca Swiss Herbs sind mittels Wasserdampfdestillation gewonnene ätherische Öle, Hydrolate, Blütenessenzen und Urtinkturen.

Bereits zu Beginn des 18. Jahrhunderts hatte der Naturforscher und Arzt Johann Jakob Scheuchzer (1672–1733) die Auffassung von einer erhöhten Heilkraft der Alpenkräuter mit der Begründung vertreten, dass die kalte Bergluft und die beständig blasenden Winde die Pflanzenfasern zusammendrängten und somit das Ausfliessen des Nährsafts aus den Pflanzen verhindere. Darüber hinaus ist beachtenswert, dass Scheuchzer den frühen Export alpiner Heilpflanzen nach England und Holland erwähnte, wo weniger wirksame Kräuter wüchsen.

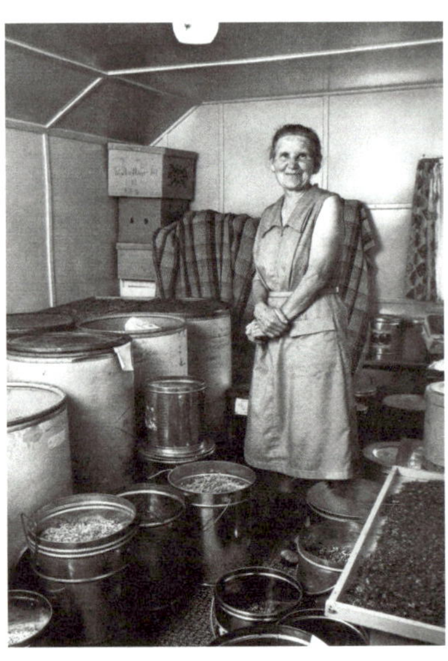

Ursula Tobler-Jenny mit Kräutervorräten

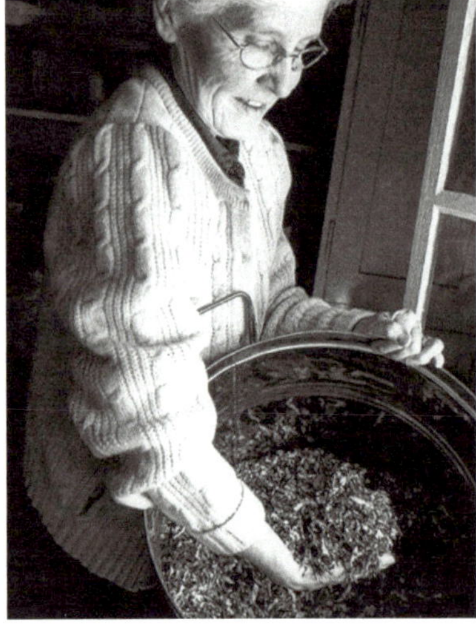

Ursula Favre-Tobler zeigt ihre Familienteemischung

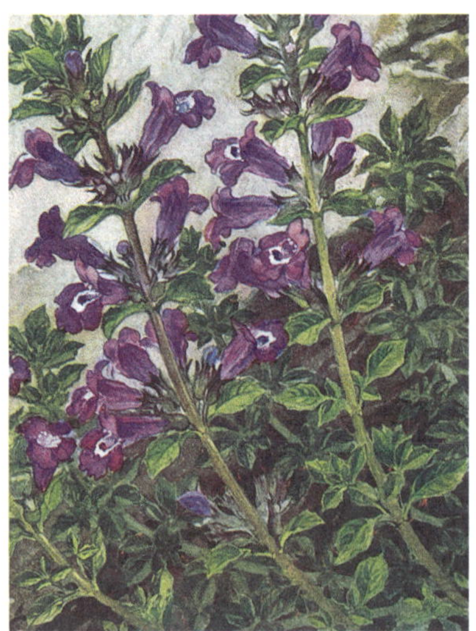

Alpen-Steinquendel

Literatur und Abbildungen

https://life40up.de/75-jahre-ricola-wer-hats-erfunden-v2/ (Zugriff 17.4.2021); Hubbeling, Christina, Der Duft der Berge, NZZ 31.8.2008; Schmidlin, Antonia, Richterich, Emil siehe https://hls-dhs-dss.ch/de/articles/043178/2010-10-20 (Zugriff 20.4.2022); Schönenberger-Steiger, 14f., 22f., 27f., 33ff., 40, 50f., 56f., 73f., 79ff., 84, 87f.; Ingold, Kräuterhandel, 34f.; Fasser, Carl piae memoriae, L'apoteca da meis bap, in: Il Chalender Ladin 72 (1977), 49f.; Tabella d'instrucziun sur il rimnar jarvas per 1916 (Kantonsbibliothek Graubünden, Chur); Camenisch, Paul (Hrsg.), Andressen Buch von Johann Joseph Ender (1838–1908). Aufzeichnungen von 1859 bis 1908, [Domat/Ems] 2022, 77; Herba, Nr. 194; Praden. Vom Überleben auf dem Dorfe. Text: Yvonne Léger, Fotos Katharina Krauss-Vonow, Zürich 1982, 70f.; Niquille, Marie-Claire, Das Kräuterhaus Alfred Tobler in Praden. Organisation, Beharrlichkeit und lauter Natur, in: Mitteilungen pro tschiertschen-praden 5/Dezember 2013, 7f.; Strassmann-Stöckli-Ruth, Susanne Müller, Prader Hausgeschichte(n). Die alten Häuser und Familien, Meilen 2020, 33f.; usamavers.ch/wp-content/uploads/2019/Teekräuter_Us_am Avers.pdf (Zugriff 21.8.2021); calancas-wissherbs.ch (Zugriff 21.8.2021); Lauber/Wagner/Gygax, Flora Helvetica, 1348 (Fuchs' Gefleckte Fingerwurz), 692 (Kartäusernelke), 876 (Rundblättrige Minze), 864 (Alpen-Steinquendel), 1046 (Rote Spornblume), 862 (Kleine Brunelle); Fuchs, Cap. CXXXIII; Meier, Wildkräuter-Fibel, Nr. 24; Scheuchzer, Johann Jakob, Seltsamer Natur-Geschichten Des Schweitzer-Lands Wochentliche Erzehlung, 27. Mai 1705, Nr. 16, 62f.; Abbildungen: Schönenberger-Steiger, Karl: Unsere Schweizer Heilkräuter, Zürich 1920; Herba, Nr. 194; Kann die Heimat so schön sein!, 43; Herba, Nr. 131; Praden. Vom Überleben auf dem Dorfe. Text: Yvonne Léger, Fotos: Katharina Krauss-Vonow, Zürich 1982, 70; Fotobuch Favre-Tobler, Die Geschichte einer langen Kräutertradition der Familie Tobler, unpaginiert, o. O. o. J.; Klein, Alpenblumen, Bd. 2, Tf. 41.

KOMMERZIELLER KRÄUTERANBAU

Der Anbau von Wild- und Gartenpflanzen gewährt weitaus grösseren ökonomischen Nutzen als das Sammeln in der Natur. Seit 1981 züchtet die Erboristeria Biologica Raselli in Le Prese (Valposchiavo) nach den Richtlinien von Bio Suisse 10 der 13 ursprünglichen Ricola-Kräuter. Als weitere Grossabnehmer sind Coop Naturaplan, Hans Kennel AG in Baar, Coop Pro Montagna und A. Vogel AG in Roggwil (ehemals Bioforce) hinzugekommen.

Reto Raselli, Landwirt und Inhaber der Erboristeria, gilt als Kräuterpionier der Schweiz. Der Betrieb produziert über dreissig Sorten Heil-, Gewürz- und Genussteekräuter, wobei die Grenzen zwischen diesen Kategorien durchlässig sind.

Der Agronom Elmo Zanetti begann 1992 ebenfalls in Le Prese mit dem Anbau von →Pfefferminze und →Brennnessel für Ricola. Doch 2001 wagten er und Claudia Lazzarini einen Auf- und Ausbruch mit der Schaffung einer neuen Genussteelinie, deren Hauptabnehmer die Warenhauskette Globus ist. Claudia Lazzarini legte als Erstes Versuchsfelder mit neuen Pflanzensorten an. Im Zentrum der Produktion der Firma Azienda Biologica Al Canton stand von Anfang an ein konsequenter Bodenschutz mit Humusaufbau, was weit über die Richtlinien von Bio Suisse hinausgeht. Heute gedeihen über dreissig verschiedene Arten auf den Al-Canton-Feldern, nur die →Holunderblüten stammen aus Wildsammlung von auf dem Hofgebiet wachsenden Sträuchern. An traditionellen Teekräutern finden sich beispielsweise →Zitronenmelisse, →Eisenkraut und →Ringelblume sowie die Zitronenverbene, eine bereits als klassisch geltende Südamerikanerin. An herausragenden Neuheiten seien der asiatische Shisho, der Mexikanische Riesenysop und die Rosenmelisse genannt.

Drei Teemischungen sind aussergewöhnlichen Frauen gewidmet: den Künstlerinnen Frida K.[ahlo] und Sophie T.[aeuber-Arp] sowie der Zürcher Modedesignerin Ida G.[ut]. Die Bezeichnungen sollen insbesondere ein gebildetes und kunstbewusstes Publikum ansprechen. Die Schachteln für die Teebeutel werden von der Tipografia Menghini in Poschiavo bedruckt.

In Soglio (Bergell) verarbeitet die Firma Soglio Produkte seit 1979 traditionelle Heilpflanzen wie →Ringelblume, →Johanniskraut, →Kamille, →Wiesengeissbart und →Edelkastanie für die «Sanfte Pflege mit der Kraft der Berge». Ebenfalls als trendy in den Bereichen Kosmetik und Wellness gelten zurzeit die →Alpenrose, die

→Arve und das →Edelweiss im Zeichen der «Widerstandskraft der Berge».

Anbau und Verarbeitung von über dreissig Pflanzen erfolgen in dem seit 1987 bestehenden und seit 2021 von Regula Guyer und Samuel Bühlmann geführten Betrieb Guarda Kräuter biologisch und teils biologisch-dynamisch, unter vollem Verzicht auf Maschinen. Fruchtfolgen und Mischkulturen mit einer wachsenden Vielfalt von Pflanzen dienen zusätzlich einer sorgsamen und belebenden Bodenpflege. Büsche, Bäume, Ast- und Lesesteinhaufen sowie Trockenmauern bieten Lebensräume für Vögel, Wildbienen und Schmetterlinge. Der Anteil der aus Wildsammlung stammenden Pflanzen ist beträchtlich: →Birkenblätter, →Brennnessel, Fichtenspitzen (→Tanne), →Frauenmantel, Himbeerblätter, →Holunderblüten, →Hopfen, →Iva, Lärchenspitzen, →Lindenblüten, →Schafgarbe, →Schlüsselblume und Wildrosen (→Rose). Es erstaunt weiter nicht, dass die Verherrlichung der Alpen auch hier bei der Vermarktung ins Spiel kommt: in Form des «rauschenden Bergbachs», des «Gletscherwinds» und des «Dufts des Bergthymians und der Lärchen». Das erstaunlich breite Angebot dieser Manufaktur, in der jede Blüte und jedes Blatt buchstäblich einzeln durch die Hände geht, besteht aus Teekreationen, Gewürzmischungen, Kräutersalzen, essbaren Blütendekorationen, Körper- und Massageölen sowie Kosmetika aus eigenem Anbau von Edelweiss.

Kathrin Stoll, seit 2012 Bäuerin auf der Azienda Refontana in Braggio (Calancatal), verarbeitet ausser

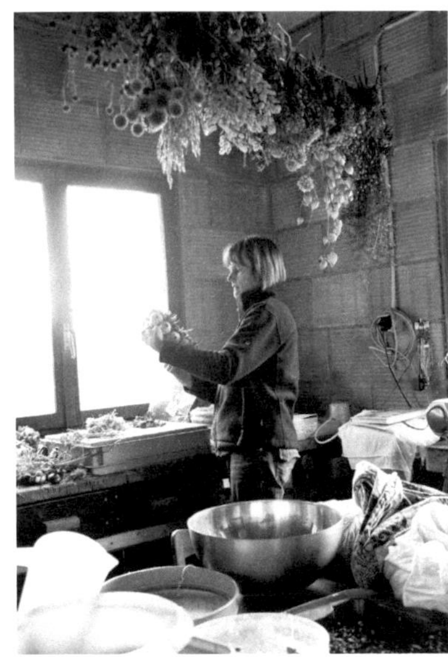

Kathrin Stoll in ihrer Kräuterküche

Holunder eigene, nach strengen biologischen Vorgaben wachsende Gartenkräuter. Diese gedeihen in Terrassengärten, die Kathrins Partner Roland Wiederkehr mittels eines kleinen Schreitbaggers und Knochenarbeit an den steilen Hängen erstellte. Aus den schonend getrockneten Kräutern entstehen dank Kathrins Geschicklichkeit, Schönheitssinn und Erfahrungswissen Teemischungen, Tinkturen, Salben und Öle, die sie direkt ab Hof, per Internet und auf Märkten verkauft. Jedes Jahr, am vierten Montag im November, besuchen die beiden den Zibelemärit in Bern. Von der Azienda Refontana im fernen, nur mit einer Seilbahn erreichbaren Braggio bringen sie ausser ihren Kräuterprodukten Backwaren sowie Tür- und Adventskränze zum Verkauf mit, gebunden mit Kräutern und Blumen aus ihren hängenden Gärten. «Wir machen etwas, mit dem, was wir haben», lautet die Devise von Kathrin und Roland.

Um auf dem hart umkämpften Tee-, Gewürz- und Naturkosmetikmarkt bestehen zu können, benötigt es ökologisches und dermatologisches Fachwissen, einen gut entwickelten Geschmacks- und Geruchssinn, ein Auge für Farben und letztlich die richtige Mischung aus Tradition und Innovation. Welche Kriterien in welchem Betrieb ausgeprägter vorhanden sind und was somit in die Tasse, in die Pfanne, auf den Teller und auf die Haut kommt, entscheidet allein eine kaufbewusste Kundschaft.

Abschliessend sei bemerkt, dass der kommerzielle Kräuteranbau gemäss biologischen Prinzipien seit den 1980er-Jahren voll im Trend liegt. Der aus der Region Occitanie stammende Phytotherapeut Maurice Mességué (1921–2017) wandte sich 1983 in seinem Buch «Ces plantes qu'on s'assassine» («Rettet unsere Heilpflanzen», 1985) mit der ihm eigenen Verve gegen den Einsatz von Pestiziden bei der Kultivierung von Kräutern, was er als «Pflanzenmord» bezeichnete.

Literatur und Abbildung

Bigler, Doris, Grosse Abnehmer suchen derzeit keine neuen Produzenten. Markt ist momentan gesättigt, in: Schweizer Bauer 31.12.2016 (Digitalisat); Tommasini, Loredana, Entwicklung des Biokräuteranbaus im Puschlav. Einzeldiplomarbeit Hochschule für Wirtschaft und Verwaltung Zürich (HWZ), Zürich 2004; https://www.bioraselli.ch/de (Zugriff 26.3.2021); https://www.srf.ch/play/tv/10-vor-10/video/der-puschlaver-kraeuterkoenig?urn=urn:srf:video:04116c89-e8bc-4af7-a27878fe5bef (Zugriff 26.3.2021; https://www.bauernzeitung.ch/artikel/08/15/prix-montagne-auf-kraeuter-gesetzt.aspx (Zugriff 26.3.2021); https://www.al-canton.ch (Zugriff 27.3.2021); www.guarda-kraeuter.ch (Zugriff 17.3.2022); Soglio. Gepflegt mit der Kraft der Berge, Redaktion Ivo Ermatinger, Castasegna o. J., 5ff., 11; Abbildung: braggio-refontana.ch (Zugriff 23.8.2021).

WILDES GRÜN AUF DEM TELLER

Gemäss Oberengadiner Dorfordnungen des 18. und frühen 19. Jahrhunderts war das Sammeln von «salata» (junge Blätter von →Löwenzahn), →Kümmel, →Gutem Heinrich, Sauerampfer (→Ampfer), →Wiesenbocksbart, →Bärenklau, Breitwegerich (→Spitzwegerich) und →Queckenwurzeln strengen Vorschriften unterworfen, um Wiesen und Äcker vor Raubbau zu schützen. Diese Pflanzen erfreuten sich dank ihrer Mehrfachfunktion im kargen Alltag besonderer Beliebtheit. Sie fanden alle in der medizinischen Selbsthilfe und zugleich als Nahrungspflanzen Verwendung. In der «Notzeit» des Ersten Weltkriegs – gemeint ist die Lebensmittelknappheit – riet Kräuterpfarrer Johann Künzle den Menschen auf dem Land, sich der vergessenen Nahrungspflanzen wie →Brennnesseln, →Vogelmiere, →Löwenzahn, →Brunnenkresse, →Gänseblümchen und Sauerampfer (→Ampfer) im «grossen Gemüsegarten Gottes» zu bedienen.

In der Erzählung «Parmuoglias» von Schimun Vonmoos (1868–1940), Schriftsteller und Pfarrer in Ramosch, dienten Wildfrüchte, die sauren Schlehen (→Schlehdorn), erstmals der literarischen Symbolisierung eines anspruchslosen und deshalb besseren Lebens der glücklichen und kriegstüchtigen Alten. Es würde sich lohnen, die in Graubünden im Zeichen des Heimatschutzes entstandene Literatur nach der romantisierenden Aufwertung von wilden Nahrungspflanzen zu analysieren.

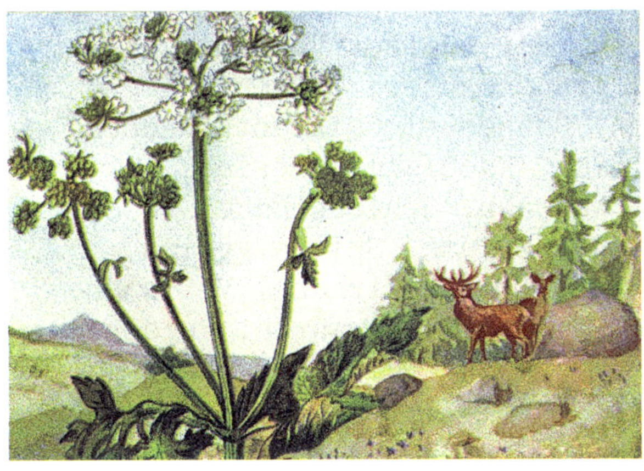

Bärenklau

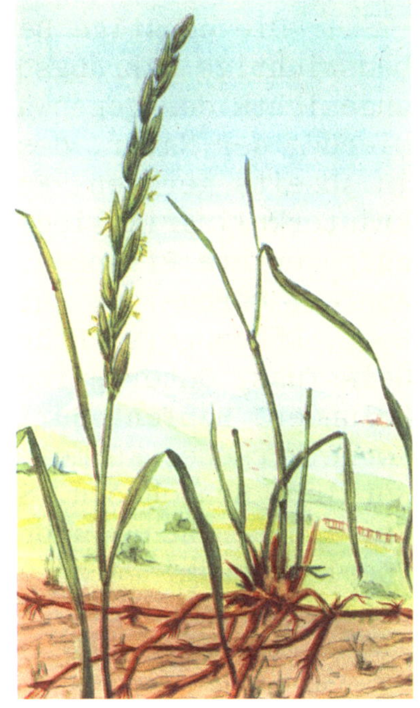

Kriechende Quecke

Der biologische Landbau mit seiner Förderung der botanischen Artenvielfalt, der Wunsch nach Subsistenzwirtschaft, welche Unabhängigkeit vom Markt ermöglichen soll, der Verdruss über das globale und aussersaisonale Angebot im Grossverteiler, neue Ernährungstrends wie Vegetarismus und Veganismus, die Slow-Food-Bewegung, aber auch das permanente Streben nach Originalität bilden die Voraussetzungen des neuen Sammelns traditioneller Nahrungspflanzen. Seit den späten 1980er-Jahren lässt sich auch in Graubünden ein mit medialem Entertainment gefördertes Interesse am Kochen mit Wildkräutern in Alltagsküche und Spitzengastronomie feststellen.

Exponentinnen dieses Trends sind die ehemalige Seelsorgerin Gisula Tscharner (Feldis) und die «Naturköchin» Rebecca Clopath (Lohn). Letztere erlernte ihren Beruf im Restaurant Moospinte in Wiggiswil bei Oskar Marti, genannt Chrüteroski, dem Pionier des reaktualisierten Kochens mit Wildpflanzen.

Im Valposchiavo schlägt Mariagrazia Marchesi, die Initiantin des seit 2017 jeweils im Mai stattfindenden Wildkräuterfestivals eine Brücke von traditioneller zu neuer, inszenierter Wildpflanzenkost, die unter dem Slogan «Produkte aus der Region» touristisch vermarktet wird. Sie wuchs im Veltlin auf und ging schon als kleines Mädchen mit ihrer Grossmutter auf die Weiden, um essbare Kräuter zu sammeln. Diese bildeten gewöhnliche Zutaten der ländlichen Alltagsküche.

Die einstige Bedeutung der Wildpflanzen als lebenswichtige Nahrungsquelle in Zeiten langer Kargheit ist angesichts der gegenwärtigen Inszenierung und Romantisierung der Natur, des Landlebens und der Regionalität in Abseits geraten. Folgende durch die sogenannte Wildkräuterkulinarik wiederentdeckte und somit symbolisch aufgewertete Pflanzen werden hier besprochen: Alpenrose, Ampfer, Bärenklau, Beifuss, Berberitze, Brennnessel, Dost, Ehrenpreis, Föhre, Frauenmantel, Gänseblümchen, Geissfuss, Guter Heinrich, Hauhechel, Hirtentäschchen, Holunder, Hopfen, Huflattich, Knoblauchhederich, Kornelkirsche, Kümmel, Löwenzahn, Mehlbeerbaum, Rose, Rotklee, Schlehdorn, Schlüsselblume, Spitzwegerich, Stiefmütterchen, Taubnessel, Traubenkirsche, Veilchen, Vogelbeerbaum, Wacholder, Wallwurz, Wegwarte, Weidenröschen, Weissdorn, Wiesenbocksbart und Wiesengeissbart.

Literatur und Abbildungen

Luozza (Wegerich), Nitschoul (Wiesenbocksbart), Pulè (Kümmel), Rasvenna (Bärenklau), Salata (Löwenzahn), Uschievla (Sauerampfer), Vanga (Guter Heinrich), in: Schorta, Andrea, Peter Liver (Hg.), Indices zu den Statuten der Gerichtsgemeinden sowie zu den Dorfordnungen des Engadins, des Münstertals und des Kreises Bravuogn (Bergün), Aarau 1985; DRG 6, 404f. (Fliöl), DRG 11, 564ff. (Luozza); Künzle, Johann, Salvia-Monatshefte 1940, 46; Riatsch, Clà, Der Magen der Alten. Zur Symbolik des Essens in der bündnerromanischen Literatur, in: Alimentation et santé dans les Alpes. Ernährung und Gesundheit in den Alpen, Histoire des Alpes, Storia delle Alpi, Geschichte der Alpen 13, Zürich 2008; Red. Reto Furter, Anne-Lise Head-König, Luigi Lorenzetti, 61–72, 66; Nitschke, 37–44 (Vegetarismus), 89–108 (freiwillige Subsistenzwirtschaft), 109–164 (Ernährungstrends); Tscharner/Knieriemen, Hexentrank; Tscharner, Wald, 8; Tscharner/Tscharner, Las selvadias cuschinan – Wilde Weiberküche; Kommt alles, was Sie kochen, von hier? Interview von Bettina Dyttrich mit Rebecca Clopath, in: WOZ Die Wochenzeitung Nr. 27/2020 vom 2.7.2020; Maggi, Essbare Stadt; Maurizio, Adam, Pflanzennahrung in Zeiten der Missernte und des Krieges, Sonderdruck ohne Quellenangabe, Ort und Jahr, 12–38; 15, 23ff., 34–38; Abbildungen: Kann die Heimat so schön sein!, 21; Herba, Nr. 114.

WIEDERBELEBTES KRÄUTERERBE IN DEN KLÖSTERN

Funde in hochmittelalterlichen Bodenschichten des Westhofs des Klosters Müstair belegen den frühen geschulten Umgang der Klosterfrauen mit Geflecktem Schierling und →Bilsenkraut, zwei stark giftigen Arzneipflanzen, sowie mit →Augentrost und →Weidenrinde. Allen Kräutern ist gemeinsam, dass sie bei Hautverletzungen und Entzündungen eingesetzt wurden. Schierling wirkt als Auflage laut dem Lehrgedicht «De viribus herbarum» (Über die Kräfte der Kräuter, 2. Hälfte 11. Jh.) des heilkundigen Mönchs Odo Magdunensis gegen Augenentzündungen mit Tränenfluss, das Antoniusfeuer (Mutterkornvergiftung), schleichende Hautgeschwüre, Fussgicht und die «Liebesgier» – eine zum Klosterleben passende Indikation.

Ein weiteres, um Jahrhunderte jüngeres Zeugnis der Beschäftigung der Benediktinerinnen mit Kräutern findet sich in ihrer Bibliothek: eine 320 Seiten zählende und 1901 in Klagenfurt im Verlag der St.-Josef-Bücherbruderschaft erschienene Druckschrift mit dem Titel «Gottessegen in der Pflanzenwelt». Als Autor zeichnete der Hauptlehrer Johann Alfred Ulsamer von Rickenbach bei Salem am Bodensee. Ein tiefer Kaufpreis, einer bescheidenen Ausstattung mit einfacher Bindung und Xylographien geschuldet, ermöglichte eine weite Verbreitung dieses reichhaltigen Ratgebers, der bis ins Kloster Müstair gelangte. Zu erwähnen ist ein Punkt, der bei dieser Schrift ins Auge fällt: Die Pflanzen sind nach Vorkommen aufgeführt, beispielsweise «Laubwald», «Nadelwald», «Wald- und Bergwiesen». Die Bündner Kräuterpfarrer Johann Künzle und Tobia Marchioli (1878–1945) würden diese Anordnung in ihre Broschüren übernehmen.

Ulsamer warnte die Landbevölkerung davor, ihr Geld für dubiose Geheimmittel auszugeben. Beeren und Rinde des Faulbaums seien drastische Abführmittel und im Kräutertee von Le Roi und den Medikamenten des Schusters und Wunderdoktors Lampe in Goslar enthalten. Um Gegensteuer zu geben, berief er sich auf die Verwendung von Heilpflanzen durch Ärzte: «Dr. Schönlein, Pfeufer, Dr. Oppolzer in Wien verwendeten Arnica als Stärkungsmittel des Gehirns bei lähmungsartigen Zuständen, Dr. Thümmel und Krause bei Rheuma und Gicht, und zwar in veralteten Formen; Dr. Oppolzer bei krankhaften nervösen Ruhren, bei Diarrhöen im Typhus.» Wo immer es ihm möglich schien, hielt Ulsamer seine in bescheidenen Verhältnissen lebenden Leserinnen dazu an, medizinisch genutzte Wildpflanzen auch in ihren Speisezettel einzubauen.

Eine Wiederbelebung alten Klosterwissens gemäss den Erfordernissen der Gegenwart erwies sich in Müstair indes sowohl bei der Neugestaltung des Gartens im Nordhof nach karolingischen Vorbildern im Jahr 2002 durch den Architekten Dieter Jüngling als auch bei der Verarbeitung von Garten- und Wildkräutern als notwendig. Aus diesem Grund absolvierte Schwester Lutgarde Honegger 2014/15 den Lehrgang der Kräuterakademie am Landwirtschaftlichen Bildungszentrum in Salez (Kt. Gallen). Das Anbau- und Sammelsortiment der Kräuterschwester spiegelt alle Epochen arzneilicher Pflanzennutzung wider; es setzt sich also nicht wie in anderen Klostergärten nur aus den von der heilkundigen Äbtissin Hildegard von Bingen (1098–1179) empfohlenen Pflanzen zusammen. Im artenreichen, nach biologischen Richtlinien gepflegten Kräutergarten wachsen zurzeit →Alant, →Arnika, →Baldrian, →Beifuss, Blacke (→Ampfer), Blauer Bockshornklee, zwei Bohnenkraut-Arten, →Braunwurz, →Brennnessel, →Dost, →Eberraute, →Erdrauch, →Gundelrebe, →Herzgespann, →Hirtentäschchen, →Holunder, →Hopfen, →Johanniskraut, →Kapuzinerkresse, →Königskerze, →Lavendel, →Liebstöckel, eine alte →Linde, →Malve, →Mutterkraut, →Nachtkerze, →Nelkenwurz, →Odermennig, →Ringelblume, Römische →Kamille, →Salbei, Silbermantel (→Frauenmantel), →Schachtelhalm, →Spitzwegerich, →Stiefmütterchen, →Storchschnabel, Stockmalve (→Malve), →Taubnessel, zwei →Thymian-Arten, Walderdbeeren, →Wallwurz, →Wurmfarn, →Ysop und →Zitronenmelisse.

Eine Zeichnung von Schwester Pia Willi zeigt drei Benediktinerinnen vom Kloster Müstair beim Sammeln von Schlüsselblumen, die jedoch wegen des aufgrund der Gütermelioration aufgegebenen Bewässerungssystems (rätoromanisch: auals) auf den Wiesen des Tals zusehends ver-

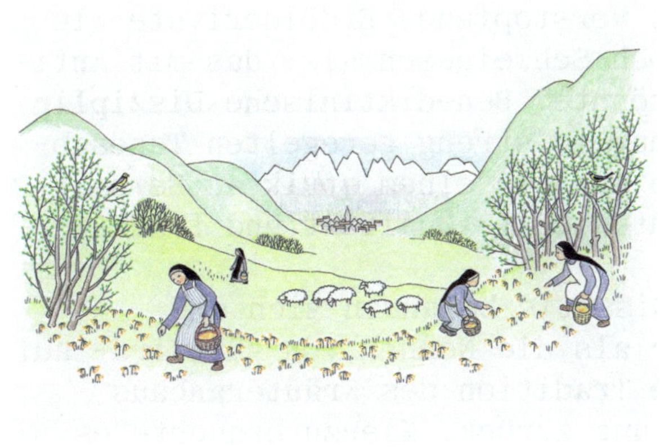

Benediktinerinnen beim Sammeln von Schlüsselblumen

schwinden. Sorgsames Sammeln und Ernten von Kräutern bedeutet für Schwester Lutgarde, nur das Nötige mitzunehmen und den Fundort nie leer zurückzulassen. →Schachtelhalm, Ruprechtskraut (→Storchschnabel) und →Gundelrebe sind ihre besonders geschätzten Beikräuter.

Das Kloster Müstair führt einen Laden, auch mit Versandservice, wo die von Schwester Clara Cavigelli, Schwester Lutgarde Honegger und freiwilligen Helferinnen hergestellten Liköre, Teemischungen, Gewürz- und Badesalze, Seifen, Salben und Tinkturen nach der von Roger Kalbermatten erneuerten Signaturenlehre verkauft werden. Auch Nonnen müssen sich nach dem Marktgesetz von Angebot und Nachfrage richten, wenn sie neue Einnahmequellen generieren wollen. Die heutige Abnehmerschaft von Klosterprodukten verlangt eine Mischung aus Tradition und Innovation – und Originalität. Hierzu sei folgendes Beispiel erwähnt: Der Blaue Bockshornklee, von den Botanikerärzten der Frühen Neuzeit als «Siebengezeit» bezeichnet, stärkt gemäss deren Auffassung die Augen, bringt Geschwülste und Kröpfe zum Verschwinden, befreit die Lunge von Schleim, stillt den Durchfall, hilft bei Harnwegsleiden und löst die verzögerte Menstruation aus. Heute wächst die blau blühende Klee-Art im Küchengarten des Klosters und wird als Gewürz, das kulinarischen Ansprüchen genügen muss, unter der Bezeichnung «Brotklee» verkauft. In anderen Regionen wird die Pflanze als Zigerklee verwendet, der dem weissen, faden Milchprodukt eine appetitlich grüne Farbe und einen würzigen Geschmack verleiht.

Seifen werden im Kloster Müstair prinzipiell nur mit hochwertigen Fetten im rückfettenden, hautschonenden Kaltverfahren hergestellt. Eine spezielle Küchenseife mit Kaffeepulver vertreibt unerwünschte Gerüche von Zwiebeln und Knoblauch an den Händen. Salben enthalten ausschliesslich Kräuterauszüge aus kaltgepressten Ölen, also weder die Poren der Haut verstopfende Erdölderivate wie Vaseline und Melkfett noch Schweineschmalz, das mit Antibiotika verseucht sein könnte. Benediktinische Disziplin kommt demzufolge nicht nur im streng geregelten Tagesablauf zum Tragen, sondern auch in einem strikten Bewusstsein für ökologische Achtsamkeit, Qualität und traditionsgestützte Erneuerung.

Auch im Kloster Disentis besannen sich die Mönche – 14 Jahre später als die Nonnen von Müstair – auf die alte benediktinische Tradition des Kräuteranbaus und der Kräuterverarbeitung zurück. Hierzu brauchte es die richtige Person am richtigen Ort: 2016 kam der damalige Novize und gelernte Landschaftsgärtner Bruder Murezi Casanova auf die Idee, die brachliegende Gemüseproduktionsfläche für den Kräuteranbau zu nutzen. 2017 wurden mithilfe des Gartenteams erste pflegeleichte Kräuter angebaut. Mittlerweile gedeihen über zwanzig verschiedene Sorten in diesem irdischen Paradies der Farben und Düfte, und der Klosterladen bietet 25 Teesorten an. Der vom Kloster angestellte Gartenbautechniker Klaus Steigner verfasste eine Dokumentation über die medizinische Nutzung der «Kräuter aus dem Klostergarten».

Literatur und Abbildung

Goll, Jürg, Erich Tscholl, Der Wirtschaftshof im Kloster St. Johann in Müstair. Der Baubestand des Westhofs bis heute, Regensburg 2019, 205; Odo Magdunensis/Mayer/Goehl, 191f.; Ulsamer, 51, 113; Künzle, Botanist; Marchioli, Le piante medicinali; Müller, Klostergarten, 6, 39; Lauber/Wagner/Gygax, Flora Helvetica, 370 (Blauer Bockshornklee); Fuchs, Cap. CCLXXXVII (Siebengezeit); Tabernaemontanus/Bauhin, 896f. (Siebengezeit), 1442; Steigner, Klostergarten; Abbildung: Zeichnung von Sr. Pia Willi, Benediktinerinnenkloster St. Johann, Müstair.

TEIL 2

KRÄUTERWISSEN VON DER ANTIKE BIS IN DIE GEGENWART

Die Kräuterheilkundigen in Graubünden schöpften, wie sich anhand der hier besprochenen Schriften nachweisen lässt, ihr Wissen aus dem seit 2000 Jahren schriftlich fixierten Fundus der grossen Meisterinnen und Meister der Medizin. Das Heilpflanzenwissen fusst also auf der Antike, weshalb sich der Blick zurück auf die Quellen und die bedeutendsten Autorinnen und Autoren der Pflanzenheilkunde lohnt.

«DE MATERIA MEDICA» – DAS WIRKMÄCHTIGSTE KRÄUTERBUCH DER ANTIKE

Pedanios Dioskurides stammte aus dem kleinasiatischen Anazarbos und wirkte wohl als Militärarzt unter den römischen Kaisern Claudius und Nero. Er begleitete deren Truppen im Nahen Osten und vermutlich auch in Ägypten. Wie er selbst bemerkte, nutzte er diese Reisen zur Beobachtung von Pflanzen und zum Kennenlernen neuer Arzneimittel. Die heilkundlichen Erfahrungen der Völker des Mittelmeerraums und des Orients fanden somit Eingang in sein fünfbändiges, zwischen 60 und 78 n. Chr. entstandenes Werk «De Materia medica» («Peri hyles iatrikes»). Dioskurides behandelte darin alle bislang bekannten Heilmittel, über 800 pflanzliche und jeweils hundert tierische und mineralische. Seine Pflanzenbeschreibungen, die Angaben der wirksamen Pflanzenteile sowie seine Ausführungen zu Indikation, Wirkung und schädlicher Nebenwirkung bestechen aufgrund ihrer Präzision. Eine weitere bedeutende Gedankenleistung des Dioskurides bestand darin, die Lehre, dass alle Wesen und Erscheinungen miteinander in Beziehung stehen und sich gegenseitig beeinflussen, auf die Arzneimittel zu übertragen. In Bezug auf Pflanzen besagt die sogenannte Signaturenlehre, dass jedes Kraut ein spezifisches Erscheinungsbild – seine Signatur – trägt, aus dem der Mensch seine Heilwirkung ablesen kann. So empfahl Dioskurides beispielsweise den verdickten knotigen Wurzelstock der im Mittelmeerraum vorkommenden Fremden →Braunwurz gegen Geschwülste aller Art.

Die «Materia medica» des Dioskurides zählt bis in die Frühe Neuzeit zu den meistkopierten, meistübersetzten und am häufigsten bearbeiteten medizinischen Werken. Von den 212 hier vorgestellten Pflanzen, die alle einen Bezug zu Graubünden haben, wurden 94 bereits von Dioskurides beschrieben. Seine bis ins 18. Jahrhundert in der universitären Medizin gültige Signaturenlehre ist in der Gegenwart durch den Chemiker Roger Kalbermatten neu entdeckt worden.

Literatur

Stoll, Ulrich, Dioskurides, Pedanios, in: Enzyklopädie Medizingeschichte, 308–315; Schulz/Hänsel, Rationale Phytotherapie, 1f.; Mayer/Goehl/Englert, Pflanzen der Klostermedizin, 8–11; Müller-Jahncke, Wolf-Dieter, Signaturenlehre, in: Enzyklopädie Medizingeschichte, 1330ff.; Dioskurides/Berendes, 421; Kalbermatten, Wesen und Signatur; Kalbermatten/Kalbermatten, Urtinkturen, Kalbermatten/Kalbermatten, Psyche.

DIE KRANKHEITSLEHRE VOM UNGLEICHGEWICHT DER KÖRPERSÄFTE

Was bei Dioskurides völlig fehlt, sind Hinweise auf die naturphilosophische Lehre von der Harmonie beziehungsweise vom Ungleichgewicht der Gegensatzpaare warm – feucht, warm – trocken, kalt – feucht, kalt – trocken. Diese Eigenschaften, die allen Dingen und Vorgängen eigen sind, galten als wichtige Wirkungsursachen von Gesundheit und Krankheit und werden in der Medizingeschichte als Primärqualitäten bezeichnet. Der Grieche Galenos von Pergamon (129 bis um 200 n. Chr.), zeitweilig Leibarzt des römischen Kaisers Marc Aurel, verband in seiner Schrift «Über Mischung und Wirkung der einfachen Heilmittel» die Primärqualitäten mit der Humoralpathologie, der Lehre von den vier Körpersäften, zu einem sinnvollen System. Die Humoralpathologie besagt, dass der menschliche Organismus von den vier Körpersäften Blut (Sanguis, Hauptorgan: Herz), Schleim (Phlegma, Hauptorgan: Gehirn), Gelbe Galle (Cholera, Hauptorgan: Leber) und Schwarze Galle (Melancholia, Hauptorgan: Milz) bestimmt wird. Die vier Hauptorgane sind den vier Elementen unterworfen und durch zwei von vier Primärqualitäten gekennzeichnet. Das Herz untersteht der Luft (Primärqualitäten: warm und feucht), die Leber dem Feuer (Primärqualitäten: warm und trocken), das Gehirn dem Wasser (Primärqualitäten: kalt und feucht) und die Milz der Erde (Primärqualitäten: kalt und trocken). Galen bezog in sein System nicht nur die Körpersäfte und Organe des Menschen mit ein, sondern auch Krankheiten und Heilmittel, besonders Arzneipflanzen. Deren Wirkung, die Wiederherstellung des individuell verschiedenen, harmonischen Mischungsverhältnisses der Körpersäfte, basiert auf der Vorstellung von den auch in den Arzneien vorhandenen Primärqualitäten, die Galen je nach Intensität in vier Grade – unmerklich, merklich, heftig und sehr heftig – einstufte.

Die Krankheitslehre vom Ungleichgewicht der Säfte bildete bis um 1800, dem Beginn der naturwissenschaftlichen Medizin mit ihrer Extraktion von Wirkstoffen, die unbestrittene Grundlage der Arzneibücher. Aktuell erfährt das antike Heilsystem der Viersäftelehre in der Traditionellen Europäischen Naturheilkunde (TEN) ein Comeback. Dies hat zur Folge, dass Heilpflanzen, die in der westlichen Medizin erst vor Kurzem Bedeutung erlangt haben, in der TEN neu nach humoralmedizinischen Kriterien kategorisiert werden müssen. Als Beispiel mögen die Blätter des ursprünglich aus China stammenden Ginkgobaums dienen, deren Extrakt seit den 1960er-Jahren vor allem bei Hirnleistungsstörungen eingesetzt wird. Ginkgo gilt gemäss TEN als wärmend im dritten Grad und soll das Übermass an kaltem und feuchtem Schleim im Gehirn ausgleichen.

Literatur und Abbildung

Stoll, Ulrich, Dioskurides, Pedanios, in: Enzyklopädie Medizingeschichte, 311; Nickel, Diethard, Galenos von Pergamon, in: Enzyklopädie Medizingeschichte, 448–452; Das medizinische Schrifttum der Antike (Überblick): http://cmg.bbaw.de/wissen-kompakt/schrifttum; Mayer/Goehl/Englert, Pflanzen der Klostermedizin, 5ff.; Mayer, Heilwissen der Klosterfrauen, 84–93; Schulz/Hänsel, Rationale Phytotherapie, 1f.; https://www.deutsche-apotheker-zeitung.de/daz-az/2007/daz-21-2007/ginkgo-biloba-extrakt (Zugriff 19.10.2022); Föhn/Winiger, Phytotherapie TEN, 22, 60; Abbildung: Klein, Ziersträucher und Parkbäume, Tf. 1.

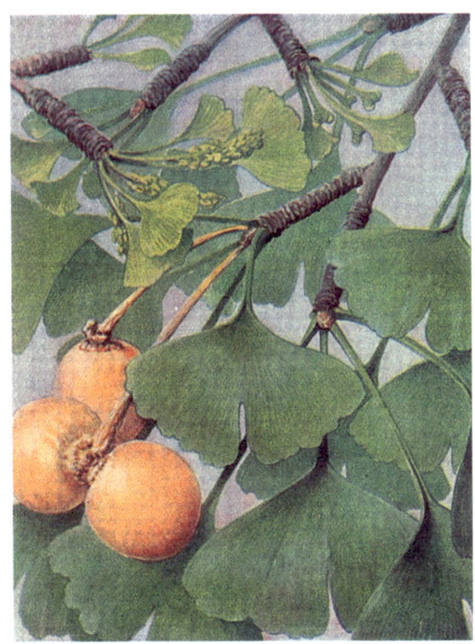

Ginkgobaum mit Blättern und Samen

BEDEUTENDE WERKE DER KLOSTERMEDIZIN

Als Klostermedizin bezeichnet man die Heilkunde des 6. bis 12. Jahrhunderts, die im westlichen Europa hauptsächlich von Mönchen betrieben wurde.

Mitten in den Wirren der Völkerwanderung und grosser Pestwellen gründete Benedikt von Nursia (um 480–547) das Kloster Monte Cassino südlich von Rom. Auf der Basis bestehender Klosterregeln und eigener Erfahrung schuf er eine überzeugende und umfassende Ordensregel, die der Papst und Kirchenvater Gregor der Grosse (um 540–604) zum Vorbild der römischen Kirche erklärte. Die Mönche mussten beten, arbeiten, lesen und schreiben können, was bewirkte, dass die Klöster in einer analphabetischen Gesellschaft zu Zentren von Literatur und Kunst aufstiegen. Benedikt dachte in seiner von christlicher Spiritualität und Barmherzigkeit geprägten Regel zudem an die Hinwendung zu den Kranken um Christi willen. Die Krankenpflege behandelte Benedikt im 36. Kapitel und erklärte sie zu einer der wichtigsten Aufgaben der Klosterleute: «Für die Kranken soll man vor allem und über alles Sorge aufwenden, dass ihnen so gedient werde, wie in Wahrheit Christus dem Herrn, weil er selbst gesagt hat: ‹Krank bin ich gewesen, und ihr habt mich besucht› (Mt 25,36)». Infolgedessen legte Benedikt fest, dass jedes Kloster über eine Krankenstation, das Infirmarium, und einen in Heilkunde erfahrenen Pfleger verfügen sollte.

Wenig später gründete der Gelehrte Cassiodorus (490–583) das Kloster Vivarium bei Squillace (Kalabrien). Cassiodor empfahl seinen Mönchen das Eigenstudium der Medizin als Werk der Frömmigkeit: «Lernet die Eigenschaften der Kräuter und die Mischungen der Arzneien kennen.» Im Zentrum dieses mönchischen Lernens standen die Schriften der bedeutendsten antiken Ärzte: Dioskurides, Galen, Hippokrates (um 460–370 v. Chr.) und Caelius Aurelianus (5. Jh.).

Das Lorscher Arzneibuch

Dieser Kanon medizinischen Wissens ist auch am Ende des Kapitels «Rechtfertigung der Heilkunde» in dem um 785 entstandenen, in Latein verfassten «Lorscher Arzneibuch», einer Sammlung von 500 in die antike Diätetik eingebundenen Rezepturen, zu finden. Beim «Lorscher Arzneibuch» handelt es sich nicht um ein Kräuterbuch, das die Wirkung einzelner Pflanzen und ihre Anwendung vorstellt (Simplicia), sondern um eine Zusammenstellung von Rezepten mit mehreren Inhaltsstoffen (Composita). Der anonyme Mönch fühlte sich mit einer Fülle von Bibelzitaten dazu verpflichtet, die Klostermedizin gegenüber deren Gegnern zu verteidigen. Diese lehnten nämlich alle heidnischen Traditionen ab, denn auch die Autoritäten der antiken Medizin waren samt und sonders Heiden. Christus galt als der beste Arzt und Krankheit als Mahnung oder Strafe Gottes, die der Mensch, ohne einzugreifen, akzeptieren sollte. Doch vor allem mit dem Spruch aus dem alttestamentlichen Buch Sirach (38,4): «Gott bringt aus der Erde Heilmittel hervor, der Einsichtige verschmähe sie nicht» wurden die Gegner der Heilkunst mit ihren eigenen Waffen geschlagen.

Im zweiten Text des «Lorscher Arzneibuchs» erscheinen die Heiligen Kosmas und Damian, christliche Ärzte und Märtyrer, neben den antiken Grössen Hippokrates und Galen als berühmte, gefeierte Meister der Medizin. Der Kranke wird ermahnt, die Schulden des Arztes zu bezahlen, mit der Begründung, ihn im weiteren Krankheitsfall nicht von einer Behandlung abzuhalten. Im Gegenzug soll der Arzt bei der Honorarstellung die Vermögensverhältnisse der Kranken berücksichtigen: «Ist einer reich, möge es eine rechte Gelegenheit zum Gewinn sein, ist er arm, laß dich mit einer Winzigkeit abfinden.» Zur Ethik des Klosterarztes gehört in diesem Lehrbuch ebenso Bescheidenheit hinsichtlich der Arzneien, denn nur Gewürzhandlungen und wohlhabende Häuser können sich nach Auffassung des Autors Zimt, Myrrhe, Indische Narde, Weihrauch, →Safran und andere kostbare Heilmittel aus dem Orient leisten. Im Kloster Lorsch mussten die Mönche sich deshalb anders behelfen: «Wir dagegen erfreuen uns an den gewöhnlichen Kräutern der Wiesen, welche das flache Land und die hohen Berge hervorbringen. Seid deshalb gegrüsst, ihr heiligen Berge und Felder der Heimat; denn eure Gaben taugen für viele Behandlungen.» Es wundert freilich, dass der Verfasser die einheimischen Wildkräuter als medizinisch nutzbar rühmt, indes in den Gärten kultivierte bedeutende Heilpflanzen der Klostermedizin wie →Beifuss, →Eberraute, →Fenchel,→Liebstöckel, →Salbei, →Weinraute →Wermut und →Ysop ausser Acht lässt, obwohl sie mehrfach in den Rezepturen erscheinen. Dennoch überwiegen im klösterlichen Arzneischrank die Wildpflanzen aus der Region.

Das Gartengedicht «De cultura hortorum»

Ausschliesslich mit dem Anbau von Heilpflanzen, 25 an der Zahl, befasste sich Walahfrid Strabo, einstiger Klosterschüler und Mönch des Klosters Reichenau, Prinzenerzieher am Kaiserhof zu Aachen und späterer Abt des genannten Klosters. Das zwischen 829 und 838, der Aachener Zeit Walahfrids, in Latein verfasste Gartengedicht «De cultura hortorum» passt gemäss neuen Forschungserkenntnissen aufgrund der medizinischen Verwendung gewisser Pflanzen und des politischen Symbolgehalts des Salbeis eher in das Hofmilieu als in ein Kloster. Über dieses am Eingang des Gartens prominent platzierte Kraut dichtete Walahfrid: «Aber er trägt verderblichen Zwist in sich selbst: denn der Blumen Nachwuchs, hemmt man ihn nicht, vernichtet grausam den Stammtrieb, läßt in gierigem Neid die alten Zweige ersterben.» Um den Dichter zu verstehen, bedarf es der Kenntnis der botanischen Eigenart des Salbeis. Wenn der Stock im Sommer verblüht ist, sterben die verblühten Zweige ab, während aus dem unteren Sprossbereich junge Zweige heranwachsen, welche die alten verdrängen. Walahfrid, der Prinzenerzieher, übertrug diese Charakteristika des Gartensalbeis auf den für das Reich unheilvollen Zwist der Söhne Ludwigs des Frommen mit ihrem Vater. Ins Auge fällt zudem die Verwendung von Heilpflanzen bei Verletzungen, die durch Waffengewalt verursacht wurden und die eher zum Hof- als zum Klosterleben passen: Der Kerbel vermag «Bächlein des Blutes, rieselnd über den Körper», zu stillen. Die →Betonie hilft bei einer vom Feind geschlagenen Wunde am Kopf, der →Odermennig ist bei Schwertwunden nützlich und die Katzenminze bei «Verletzungswunden des Fleisches». Betonie und Odermennig sind eigentlich Wildpflanzen, die indes aufgrund ihrer herausragenden Bedeutung für die Wundbehandlung schnell zur Hand sein mussten und deshalb kultiviert wurden. Die Nutzung von →Andorn bei versuchtem Giftmord zielt desgleichen auf einen unversöhnlichen Familienkonflikt in einem weltlichen Umfeld und nicht auf Machtkämpfe in einem Kloster: «Sollten dir Stiefmütter je feindselig bereitete Gifte mischen in das Getränk oder trügenden Speisen verderblich Eisenhut mengen, so scheucht ein Trank des heilkräftigen Andorns, unverzüglich genommen, die drohenden Lebensgefahren.»

Walahfrids «Hortulus» hat im «Herbularius» (Kräutergarten) des um 825 entstandenen St. Galler Klosterplans ein fast gleichzeitiges Gegenstück gefunden. Von den 16 Pflanzen des «Herbularius» sind 9 auch im «Hortulus» zu finden: →Salbei, →Weinraute, →Fenchel, Schwertlilie, →Liebstöckel, Madonnenlilie, eine unbestimmbare Minzen-Art, Poleiminze (→Pfefferminze) und →Rose. Gleich wie der «Herbularius» auf dem St. Galler Klosterplan einen Nutzgarten für den Arzt darstellt, ist Walahfrids «Hortulus» weder ein Buch für den Gärtner noch für den Gartenliebhaber, sondern für den Arzt. Gedruckt erschien der «Hortulus» erstmals 1510, veranlasst durch den St. Galler Humanisten und Arzt Joachim von Watt (Vadianus).

«De viribus herbarum» oder «Macer floridus»

Bei dem in der zweiten Hälfte des 11. Jahrhunderts entstandenen Werk «De viribus herbarum» (Über die Kräfte der Kräuter) des Mönchs Odo Magdunensis (aus Meung-sur-Loire) handelt es sich wie beim «Hortulus» des Walahfrid um ein Lehrgedicht in Hexametern. Der grosse Unterschied besteht indes darin, dass in Odos Text die medizinische Wirkung der Pflanzen, insgesamt 77, im Vordergrund steht. Zuerst besprach er 65 einheimische, nach seiner Aussage im Volk gebräuchliche Kräuter. Es mag der damaligen Realität entsprechen, dass dank der Vermittlung klösterlichen Wissens breitere Kreise Kräuterkenntnisse erworben hatten, doch was man bei Odo zu lesen bekommt, ist nicht Volksmedizin, sondern hauptsächlich die Wiedergabe antiker Quellen. In den letzten zwölf Kapiteln (66–77) behandelte Odo grossmehrheitlich «jene Gewürzarten und Spezereien», die «durch Handelsleute nahezu allgemein bekannt worden sind» und gleichzeitig als Arzneien dienten: Pfeffer, Ingwer, Kreuzkümmel (→Kümmel), Galgant, Zitwerwurzel, Gewürznelke, Zimt, Kostwurz, Indische Narde, Weihrauch und →Aloe. Überschwängliches Lob erhielt vor allem der Pfeffer als Arzneipflanze, deren sämtliche Wirkungskräfte kein Mensch zu beschreiben vermöge. An schweren Leiden, gegen die Pfefferauflagen helfen sollten, erwähnte Odo böse Halsdrüsen (Auflage zusammen mit Pech) und Krebsgeschwülste (Auflage zusammen mit gebranntem Menschenkot).

Darüber hinaus erklärte er erstmals im Rahmen der Klostermedizin Gesundheit und Krankheit auf der Basis der vier Körpersäfte Blut, Weissschleim, Gelbgalle und

Schwarzgalle, klassifizierte die Arzneipflanzen nach den sogenannten Primärqualitäten (warm, kalt, feucht, trocken) und versah diese wiederum mit vier Intensitätsgraden. Bereits um 1100 nahm man an, dass es sich bei Odos «De viribus herbarum» um ein Werk des römischen Dichters Aemilius Macer (gestorben 16 v. Chr.) handle, da dieser sich in seinen «Theriaca» der Nutzung von Heilkräutern bei Schlangenbissen gewidmet hatte. Odos Lehrgedicht erhielt nun den Titel «Macer», also den Namen eines berühmten Autors, von dessen Schrift sich freilich nur einige Zitate durch andere Autoren erhalten haben. Ab dem 13. Jahrhundert heisst Odos Werk «Macer floridus», was sowohl «Der wiedererblühte Macer» als auch «Macer über die Blumen» bedeuten kann. Odo als Autor hingegen geriet in Vergessenheit. Dennoch wurde sein Werk zur bedeutendsten Kräuterschrift der Klostermedizin; in fast jeder grösseren Bibliothek findet sich eine Abschrift, die auch für den Schulunterricht diente. Odo hatte sich genötigt gefühlt, Krankheitsnamen und Grundbegriffe der Pharmazie zu erklären.

Die lateinische Version ging bereits 1477 in Venedig in Druck. Im 13. Jahrhundert erfolgte die erste Übersetzung einer Prosaversion ins Mittelhochdeutsche (Älterer deutscher Macer).

Literatur

Lauer, Hans H., Klostermedizin, in: Enzyklopädie Medizingeschichte, 758–764; Mayer, Klostermedizin. Kräutergärten, 4–10; Stoll, Ulrich, Das Lorscher Arzneibuch. Ein Überblick über Herkunft, Inhalt und Anspruch des ältesten Arzneibuchs deutscher Provenienz, in: Das Lorscher Arzneibuch und die frühmittelalterliche Medizin. Verhandlungen des medizinhistorischen Symposiums im September 1989 in Lorsch, hrsg. von Gundolf Keil und Paul Schnitzer, Lorsch 1991, 61–80; Lorscher Arzneibuch/Stoll, 17, 23, 26, 65; 454–466 (Verzeichnis der wissenschaftlichen Pflanzennamen); Strabo/Berschin/Erbar/Fels, 15–18, 21, 30f., 48f., 64f., 68ff., 84ff., 87f.; Regnath, R. Johanna, Karl Schmuki, Gartenbau im Spiegel karolingischer Quellen. «Capitulare de villis», St. Galler Klosterplan und «Hortulus» des Walahfrid Strabo, in: Gezähmte Natur. Gartenkultur und Obstbau von der Frühzeit bis zur Gegenwart, hrsg. von Werner Konold und R. Johanna Regnath, Ostfildern 2017, 49–72; Strebel, Jutta, «De cultura hortorum». Über den christlichen Symbolgehalt im Gartengedicht von Walahfrid Strabo, in: Gezähmte Natur, 73–92; Odo Magdunensis/Mayer/Goehl, 20–31, 34, 192f., Kap. 66–77; Mayer/Goehl/Englert, Pflanzen der Klostermedizin, 25f.

DAS «CIRCA INSTANS» – EIN WERK DER MEDIZIN-SCHULE VON SALERNO

Die Schule von Salerno war die erste medizinische Ausbildungsstätte des europäischen Mittelalters; schon im 10./11. Jahrhundert bezeugten deutsche und französische Chroniken ihre herausragende Bedeutung. Vor allem in der 1. Hälfte des 12. Jahrhunderts entstanden neue eigenständige Lehrbücher zu den verschiedenen Gebieten der Medizin. Die Schule von Salerno leistete darüber hinaus Grundlegendes auf dem Gebiet der pharmazeutischen Literatur. Um 1150 entstand ein Werk, das zur Basisliteratur des neu entstandenen Apothekerstandes gehörte und nach den einleitenden Worten «Circa Instans» genannt wird: «Circa instans negotium in simplicibus medicinis nostrum versatur propositum.» (Die einfachen Arzneien darzustellen, das ist die anstehende Aufgabe, mit der mein Vorhaben sich nun beschäftigt.) Als Autor kommt in vielen Handschriften Matthaeus Platearius vor, der wie sein Onkel Johannes der Ältere, sein Cousin Johannes der Jüngere und seine Tante, Mater Platearii genannt, an der Schule Medizin unterrichtete.

Die vom Altphilologen und Germanisten Konrad Goehl übersetzte Erlanger Handschrift, die der Urfassung nahestehen dürfte, enthält 252 Arzneimittelmonografien, die sich grösstenteils Pflanzen widmen. Die zweckmässige Kapiteleinteilung – Vorstellung der Pflanze, Angabe der Primärqualitäten, Möglichkeiten der Fälschung teurer Drogen, Aufbewahrung, Wirkung, Indikationen und Darreichungsformen – geht auf den grossen Meister der Antike, Pedanios Dioskurides, zurück. Desgleichen feststellbar sind Einflüsse des «Liber graduum» des nordafrikanischen Gewürz- und Heilpflanzenhändlers und späteren Benediktiners Constantinus Africanus, der ab 1058 im Kloster Monte Cassino wichtige Werke der arabischen Medizin ins Lateinische übersetzte.

Zu den heilkundigen Frauen, die an der Medizinschule von Salerno ausgebildet wurden und medizinische Lehrschriften verfassten, gehört eine Ärztin namens Trotula, deren Lebenszeit ins 12. Jahrhundert fällt. Trotula, deren Lebensumstände weitgehend unbekannt blieben, beschäftigte sich mit Gynäkologie, Geburtshilfe, Männersexualität, Kinderkrankheiten sowie Haut- und Magenleiden.

Bei Hämorrhoiden, verursacht durch die Anstrengung der Geburt

Nimm →Wermut, →Eberraute, →Bilsenkraut und Cassiazimt, koche sie gut in Wein, dann soll die Frau darin ein Sitzbad nehmen. Nachher nimm →Aloepulver mit Moschusöl oder Poleiminzenöl, benetze ein wenig Baumwolle damit und leg es als Zäpfchen ein.

Trotula, De curis mulierum (12. Jh.).

Erstaunlicherweise weiss man über das Erfahrungswissen der Frauen von Salerno relativ gut Bescheid. Von Bedeutung ist, dass diese Heilerinnen als Respektspersonen galten, deren Kenntnisse zu Pergament gebracht werden mussten. So soll eine der Frauen herausgefunden haben, dass die gepulverte Wurzel einer Art des Alpenveilchens – höchstwahrscheinlich jene des südeuropäischen Efeublättrigen Alpenveilchens – äusserlich angewandt, bei nichtblutenden Hämorrhoiden und Feigwarzen hilft. Die Frauen bereiteten auch einen Heilkuchen aus Glaskraut, Wasser und Mehl zu, der gegen Magen- und Darmschmerzen sowie Blähungen gegessen wurde. Zur Bekämpfung weiblicher Sterilität erhielten die Patientinnen wärmendende Wickel mit dem Absud aus der Poleiminze (→Pfefferminze) auf den Bauch. Ausflüsse aus der Scheide bekämpften die Heilerinnen von Salerno in Form von Wickeln mit Bergminze. Obwohl die Frauen sich auch magischer Praktiken bedienten, unterlagen sie nicht dem Zaubereivorwurf wie Jahr-

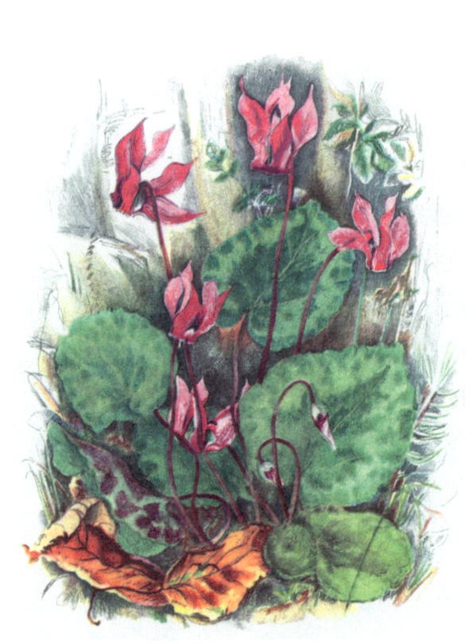

Europäisches Alpenveilchen

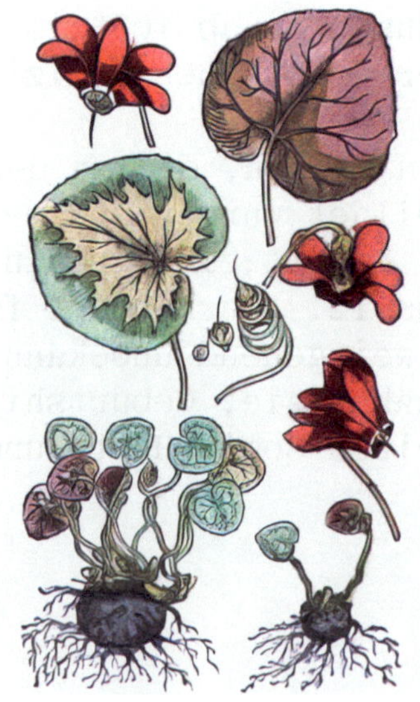

Neapolitanisches Alpenveilchen

hunderte später in Deutschland die «Hexen», die angeblich Pflanzen zur Herstellung einer Zaubersalbe missbrauchten (→Bingelkraut, →Eisenkraut, →Hauswurz, →Mondraute, →Venushaar, →Wegwarte).

Eine «Zauberpflanze» der Frauen von Salerno gegen Milzentzündung

Die Frauen von Salerno nehmen am letzten Donnerstag des abnehmenden Mondes eine Alpenveilchenknolle, legen sie auf die Milz des Leidenden und schneiden sie mit einer Küchenaxt in drei Teile, indem sie drei Mal fragen: «Worein schneidest du?» Und der Kranke antwortet: «In die Milz.» Dann hängen sie die Wurzelstücke auf zum Trocknen, indem sie sprechen: «Wie diese Alpenveilchenknollenteile austrocknen und schwinden, so gehe es auch der entzündeten Milz.»

Matthaeus Platearius, Circa Instans (um 1150)

Literatur und Abbildungen

Haage, Bernhard D., Wolfgang Wegner, Salerno, Medizinschule von, in: Enzyklopädie Medizingeschichte, 1281f.; Mayer/Goehl/Englert, Pflanzen der Klostermedizin, 27ff.; Goehl, Konrad, Frauengeheimnisse, 1 (Datierung); Kruse, Britta-Juliane, Trotula (Trota, Trocta, Trotta), in: Enzyklopädie Medizingeschichte, 1421f.; Green, Monica H. (ed. and transl.), The Trotula. A Medieval Compendium of Women's Medicine, Philadelphia 2001, 161 (Übersetzung aus dem Englischen U.B.-B.); Circa Instans/Goehl, 9, 216, 226, 349, 350; Brunold-Bigler, Zauberpflanzen; Abbildungen: Meierhofer/Baumberger, Bergblumen, 73; Mattioli/Camerarius (1590), 188v.

DIE «PHYSICA» DER HILDEGARD VON BINGEN

Etwa ein Jahrzehnt nach der ersten Fassung der salernitanischen Arzneikunde «Circa Instans», um 1160, schrieb Hildegard von Bingen, Äbtissin der Klöster Disibodenberg (Odernheim am Glan) und St. Rupertsberg bei Bingen, ein Buch zur Natur- und Heilkunde, das mit der ersten Druckausgabe von 1533 den Titel «Physica» (ursprünglich «Liber simplicis medicinae») erhielt. Wie das «Circa Instans» beinhaltet die «Physica» Beschreibungen der einfachen, nicht zusammengesetzten Arzneien. Insgesamt beschreibt das Werk neben Heilmitteln aus dem Tierreich sowie aus Mineralien und Steinen 300 pflanzliche Drogen, darunter Grundnahrungsmittel wie Getreidearten und Hülsenfrüchte. Hildegard nutzte zwar auch teure aus Asien importierte Heilmittel wie Galgant, Zitwer, Ingwer, Pfeffer, Kreuzkümmel (→Kümmel), Süssholz, Zimt, Muskatnuss, Kubebenpfeffer, Gewürznelke und Kampferbaum, doch wie der Verfasser des «Lorscher Arzneibuchs» rückte sie Wildkräuter und die Gewächse des Klostergartens als kostenfreie Arzneien für die Armen ins Zentrum. Im dritten Kapitel der «Physica» findet die Pflanzenheilkunde mit Bäumen und Sträuchern ihre Fortsetzung, wobei Hildegard diese ohne Begründung mit Tugenden und Lastern gleichsetzte. So deutete sie zum Beispiel die →Birke als Glück, die →Berberitze als Todeskampf, die →Eiche als Leichtfertigkeit, die →Erle als Nichtsnutzigkeit, die →Esche als Rat, den →Hartriegel als kurze Kunst, die →Linde als Vergänglichkeit, die →Tanne als Tapferkeit, die →Traubenkirsche als Kühnheit, den →Wacholder als Übermass und die →Weide als die Laster. Nur Hildegard von Bingen kannte eine derart intensive medizinische Nutzung der Gehölze mit ihren Früchten, Samen, Harzen, Wurzeln (→Linde), Rinden (→Edelkastanie, →Tanne), Blättern (→Apfel, →Esche, →Walnuss), Knospen (→Apfel), Blütenständen (→Birke) und der über den Wurzeln liegenden Erde (→Apfel). Holz sollte entweder abgekocht (→Tanne) oder zu Asche (Hundsrose, →Rose) verbrannt werden.

In der «Physica» mischen sich Einflüsse der antiken Humoralpathologie, die durch die Schule von Salerno noch erweitert wurde, mit dem eigenständigen Wissen Hildegards und vermutlich medizinischen Kenntnissen von Heilerinnen und Heilern aus dem Volk. Gesichert ist nur, dass die Äbtissin eigene Wege ging, indem sie als Erste gewisse Pflanzen wie →Augentrost, →Birke, →Lungenkraut, →Mehlbeerbaum, →Ringelblume und →Sanikel in der arzneilichen Verwendung beschrieb. Darüber hinaus weicht die von

Hildegard von Bingen den Pflanzen zugedachte Wirkung oftmals vom damaligen Kanon ab. Wenigstens an einem Beispiel, dem Kubebenpfeffer, sei dies dargestellt. Die volkssprachliche Bezeichnung «[g]lidwurtz» für das als warm und trocken geltende Gewächs kennzeichnet es als potenz- und die sexuelle Lust steigerndes Mittel. Hildegard stellte sich indes gegen den üblichen Gebrauch der Droge, indem sie das antike Prinzip «Similia similibus curantur» (Gleiches wird mit Gleichem geheilt), im konkreten Fall Hitze gegen übermässige sexuelle Hitze, heranzog: «Und wenn jemand Kubeben[pfeffer] isst, wird jene unwürdige Glut, die in ihm ist, gemäßigt. Aber er macht auch seinen Sinn froh und seinen Verstand und sein Wissen klar, denn seine nützliche und gemäßigte Wärme löscht die unwürdigen Gluten der Begierde, in denen stinkende und schlammige Schleime verborgen sind, und erwärmt durch Entzünden den Sinn und Verstand des Menschen.» Erstmals erscheinen in der «Physica» neben lateinischen Bezeichnungen deutsche Heilpflanzennamen, zum Beispiel Kestenenboum (→Edelkastanie), Katzenzagel (→Schachtelhalm) und Wullena (→Königskerze). Im Unterschied zu Matthaeus Platearius verzeichnete die Äbtissin mehrere veterinärmedizinische Rezepte, in denen sie als pflanzliche Heilmittel →Brennnessel, →Dill, →Edelkastanie, →Esche, →Fenchel, Giftlattich, →Liebstöckel, →Lungenkraut, Myrrhe, Rotbuche, →Ringelblume und Weihrauch verwendete.

Als Hildegard von Bingen um 1160 ihre «Physica» verfasste, standen bereits die bedeutenden Werke der Schule von Salerno zur Verfügung, die rasch in ganz Europa verbreitet wurden. Hildegards Werk zeitigte aus diesem Grund nur wenige Abschriften und folglich keine grosse Wirkung.

Doch weshalb verkörpert Hildegard von Bingen heute in breiten Kreisen «die Klostermedizin»? Der seit 1947 in Konstanz wirkende Arzt Gottfried Hertzka (1913–1997), aufgewachsen in Salzburg als Sohn eines Arztes, interessierte sich schon in jungen Jahren für die Pflanzenheilkunde und die Herstellung von pflanzlichen Arzneimitteln. Nach seiner Befreiung aus einem der Konzentrationslager um Landsberg am Lech Ende April 1945 hatte der tiefgläubige Hertzka begonnen, sich mit den medizinischen Schriften Hildegards auseinanderzusetzen, und ab 1969 entwickelte er zusammen mit dem Konstanzer Apotheker Max Breindl und dessen Frau Ellen Breindl Rezept um Rezept – letztlich 500 – gemäss seiner Interpretation von

Hildegard von Bingens ungenauen Vorgaben. 1984 betraute Hertzka die Konstanzer Firma Jura mit der Herstellung seiner Arzneien, die somit allen Apotheken zugänglich wurden. Hertzka verstand sowohl Hildegards medizinische Anweisungen als auch ihre Visionen fälschlicherweise als göttliche Offenbarungen, wie es der Titel seiner 1970 erstmals erschienenen und bislang in über 250000 Exemplaren verkauften Schrift, «So heilt Gott», programmatisch verkündet. Darüber hinaus zeigt die Rückseite des Covers von Hertzkas «Grosser Hildegard-Apotheke» als Beweis für die himmlische Herkunft der Heilkunde Hildegards die Reproduktion des Frontispizes des «Liber Scivias» aus dem Rupertsberger Codex (vor 1179). Auf dieser Miniatur ist zu sehen, wie Hildegard von Bingen, umgeben von den Feuerflammen des Heiligen Geistes, «die Gabe des kirchlichen Prophetentums zur geistlichen Auslegung des Wortes Gottes» erhält und die Himmelskundgebungen mit einem Stift auf ein Wachstäfelchen notiert. Der Mönch Volmar, ihr langjähriger Vertrauter, steht ihr bei. Im Zusammenhang mit ihren Visionen ist Hildegard von Bingen als geistliche Seherin und nicht als Heilerin überliefert.

Wie sein Verleger und Biograf Arnold Guillet schrieb, beliess Hertzka es nicht bei seiner gut besuchten Arztpraxis und dem Verfassen von Hildegard-Büchern, sondern versuchte «auch noch durch viele Vorträge und Gründung von Hildegard-Gruppen die Hildegard-Medizin in weiten Volkskreisen bekannt zu machen. Die Hildegard-Medizin hat seither einen wahren Siegeszug erlebt […]. Ein grosses Anliegen Hertzkas bildete die Wiederentdeckung des von Hildegard hochgeschätzten Dinkelgetreides. Auch hier haben seine Bemühungen dazu geführt, dass Dinkelgetreide auf dem Markt wieder erhältlich ist.» Dazu hat sicherlich seine 1996 zusammen mit Ingeborg Vatheuer

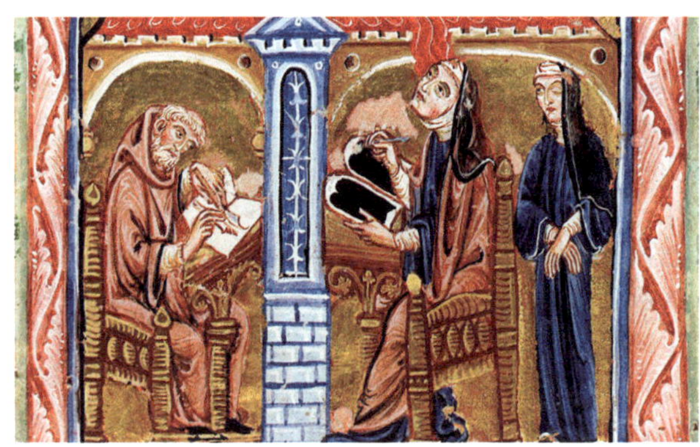

Hildegard von Bingen notiert ihre Visionen

herausgegebene Schrift «Unser Dinkelbuch», eine populäre Abhandlung über Ernährungsphysiologie und Diätlehre des Getreides, beigetragen. In der Schweiz war die im Kloster Heiligkreuz in Cham (Kt. Zug) als Hauswirtschaftslehrerin wirkende Schwester Rosmarie Müller mit einem erstmals 1988 erschienenen «Dinkelkochbuch» am Herd und am Schreibtisch aktiv geworden – das Buch ist in sechster Auflage immer noch erhältlich. Als Autorin zeichnete nicht die Olivetaner-Benediktinerin, sondern die «Hl. Hildegard». Erst auf der Rückseite des Inhaltsverzeichnisses erfährt man, wer die wirkliche Verfasserin ist. Hildegard von Bingen war weder Verfasserin eines Kochbuchs, noch hatte sie Zutaten wie Sonnenblumenöl, Maizena und Tomatenpüree gekannt. Wir haben es also nicht mit mittelalterlicher Klosterküche zu tun. Es ist indes nicht von der Hand zu weisen, dass Hildegard Dinkel besonders schätzte: «Dinkel ist das beste Getreide und er ist warm, fett, reichhaltig und wohlschmeckender als andere Getreidesorten; er verleiht dem, der ihn isst, rechtes Fleisch und rechtes Blut sowie einen frohen Sinn und Freude im Gemüt des Menschen. Womit immer er gegessen wird, sei es im Brot oder in anderen Speisen, er ist gut und wohlschmeckend.» Im Zeitalter der gehäuft auftretenden Nahrungsmittelallergien und -unverträglichkeiten hat Hertzka mit seiner Wiederentdeckung des noch nicht hochgezüchteten Dinkels den Nerv der Zeit getroffen. Er bezeichnete die von ihm entwickelten Hildegard-Arzneien selbst als «Wald- und Wiesenapotheke», als eine «echte Volksapotheke» für Fachleute und Laien. Die Angst vor einer hoch technisierten Medizin und den Nebenwirkungen chemisch-synthetischer Medikamente, die Sehnsucht nach vermeintlich Uralt-Spirituell-Mystischem, das Bedürfnis nach einfachen Erklärungsmustern für komplexe medizinische und historisch-theologische Zusammenhänge sowie geschicktes Marketing bedingten und bedingen kontinuierlich die Beliebtheit von Hertzkas «Hildegard-Medizin».

Literatur und Abbildung

Mayer, Heilwissen der Klosterfrauen, 49f.; Schipperges, Heinrich, Hildegard von Bingen, in: Enzyklopädie Medizingeschichte, 594f.; Mayer/Goehl/Englert, Pflanzen der Klostermedizin, 29ff.; Odo Magdunensis/Mayer/Goehl, 23f.; Hildegard von Bingen/Riha, 10, 42, 88 (Giftlattich), 153f. (Myrrhe und Weihrauch), 221ff. (Rotbuche); kathpedia.com/index.php/Gottfried Hertzka (Zugriff 11.6.2021); Sr. Maura Zátonyi, «Scivias-Kodex: Tafel 1: Die Seherin, abtei-st-hildegard.de/scivias-kodex-tafel-1-die-seherin; Arnold Guillet, in: Hertzka/Strehlow, 508–514; Hertzka/Vatheuer, Dinkelbuch; Hl. Hildegard/Müller, Rosmarie, Dinkelkochbuch, 110, 144, 194; Hertzka/Strehlow, 15; Hildegard von Bingen/Riha, 26; Abbildung: Hertzka/Strehlow (Cover).

FRAUENFEINDLICHE FANTASIEN IM «BUCH ALLER VERBOTENEN KÜNSTE»

Wer mit Pflanzen mehr tut, als die Kräfte der Natur zu nutzen, betreibt mithilfe des Teufels Zauberei. Es seien vor allem Frauen, die sich dem Teufel ergeben haben, um Pflanzen zur Herstellung einer Zaubersalbe zu missbrauchen: Diese frauenfeindlichen Fantasien finden sich seit dem Spätmittelalter in den Schriften und Bildern der Hexenverfolger.

In seinem 1456 fertiggestellten «Buch aller verbotenen Künste» klärte der Arzt Johannes Hartlieb (1400–1468) seinen Patienten und Gönner, Markgraf Johann von Brandenburg-Kulmbach, über die Gefährlichkeit der sieben magischen Künste auf. Die Luftfahrt der Zauberer und Hexen gehörte Hartlieb zufolge in den Bereich der «Nigromantie, der Schwarzen Kunst, Schwarzen Magie oder Zauberkunst», die einen Pakt mit dem Teufel voraussetzte. Hartlieb verband mit seinem Aberglaubenskatalog die vehemente Aufforderung an den Markgrafen, das Hexengesindel aus dem Weg zu räumen. Der Arzt beantwortete die unter Gelehrten stetig diskutierte Doppelfrage «Können Hexen fliegen – und wenn ja, wie?» klar mit Ja. Als konkreten Beweis für die Luftfahrten mithilfe des Teufels legte Hartlieb eine von ihm erfundene und historisch erstmals fassbare Rezeptur für eine Flugsalbe vor: «Zu solchen Fahrten benutzen auch Männer und Frauen, besonders die Hexen, eine Salbe, die Unguentum [= Salbe] Pharelis heißt. Die bereiten sie aus sieben verschiedenen Kräutern, wobei sie jedes Kraut genau an dem Tag brechen, der diesem Kraut zugeordnet ist. Am Sonntag etwa brechen und graben sie Solsequium [→Wegwarte], am Montag Lunaria [→Mondraute], am Dienstag Verbena [→Eisenkraut], am Mittwoch Mercurialis [→Bingelkraut], am Donnerstag Barba Jovis [→Hauswurz], am Freitag Capillus Veneris [→Venushaar]. Daraus machen sie dann die Salbe, indem sie Vogelblut und ausgelassenes Fett bestimmter Tiere daruntermischen, deren Namen ich hier nicht nennen will, weil niemand dadurch angestachelt werden soll. Wenn dann ihre Stunde gekommen ist, bestreichen sie Bänke, Besen, Rechen oder Ofengabeln damit und fahren dahin. Das alles gehört zur Kunst Nigromantia und ist aufs strengste verboten.»

Im 14./15. Jahrhundert bildete sich ein differenziertes Hexenbild mit dem Element des Flugs auf einem mit einer Zaubersalbe eingeschmierten Gerät aus. Die Fahrt durch die Luft ermöglicht laut dieser neuen Theorie den Hexen, aufgrund ihres Paktes mit dem Teufel auch ausserhalb ihres Wohnorts Schaden zu stiften und auf dem Hexensabbat Fress-, Sauf- und sexuelle Orgien zu feiern. Mit dem Namen der Salbe, «Unguentum Pharelis», könnte Hartlieb auf den ägyptischen Pharao angespielt haben, der gemäss dem alttestamentlichen Buch Exodus ein Freund der Zauberer war und deren Gräuel bewunderte (2. Moses 7, 11). Bei den Salbenzutaten Tierschmalz und Vogelblut handelt es sich um sympathetische Mittel, dank derer sich die Eigenschaften und Fähigkeiten der Tiere auf die Menschen übertragen sollten. Das Vogelblut liesse sich auch als von Hartlieb den Hexen angelastetes sündig-heidnisches Opfer für die Luftgeister deuten. Aus tierischen und pflanzlichen Bestandteilen gemischte Salben verordnete Hartlieb in seinem beruflichen Alltag als Arzt. Die Hexensalbe, die mehrheitlich von weiblichen Verbündeten Satans hergestellt wird, stellt denn auch eine ins Teuflische pervertierte Heilsalbe dar. Doch weshalb unterstellte Hartlieb vor allem Frauen einen zauberischen Umgang mit Pflanzen? Der Arzt vertrat mit anderen gelehrten Männern seiner Zeit die Ansicht, die körperlich schwächere Frau sei aufgrund ihres sich stets verändernden Gleichgewichts der Körpersäfte schwächer im Glauben und deshalb anfälliger für die Einflüsterungen des Teufels als der Mann. Die in der Antike wurzelnde Lehre vom Einfluss der Planeten auf die ihnen untergeordneten Wochentage und Pflanzen betrachtete Hartlieb nicht als Aberglaube. Dieses hoch theoretische Wissen durfte nach Ansicht der Ärzte aber nur von ihnen allein in die Praxis umgesetzt werden. Demzufolge deuteten sie weiblichen Umgang mit Arzneipflanzen schnell als Grenzüberschreitung und als Zaubereidelikt. Denn zu den theologisch-physiologischen Begründungen der weiblichen Schwachheit hatten sich Neid und Konkurrenzangst der Ärzte gesellt. Im deutschen Sprachgebiet traten zwischen dem 12. und 13. Jahrhundert akademisch ausgebildete Ärzte als Konkurrenz der heilkundigen Frauen auf. Obwohl diese vom Medizinstudium ausgeschlossen waren, kam Chirurginnen, Baderinnen, Kräuter- und Spitalfrauen eine wichtige Funktion in der Behandlung der Landbevölkerung und der städtischen Unterschicht zu. Chirurginnen führten Operationen durch, behandelten Haut- und Augenkrankheiten sowie Wunden. Gewisse medizinische Praktikerinnen spezialisierten sich auf Fiebertherapien. Manche Frauen, auch Jüdinnen, waren recht wohlhabend, unterstanden indes einer immer stärkeren Kontrolle durch die akademisch ausgebildeten Ärzte. Hebammen wurden schrittweise als Ausführende von Kaiserschnittoperationen verdrängt. Doch auch im schwer kontrollierbaren häuslichen Bereich drohte aus der Sicht der Ärzte und Apotheker zauberischer Pflanzenmissbrauch, denn Hausfrauen und Hebammen stellten Arzneimittel – auch Salben zur Geburtshilfe und Wundpflege – her, kauften sie von Kräuterfrauen und pflegten Gärten, in denen auch Heilpflanzen wuchsen. Es gilt indes zu beachten, dass Hartlieb keinesfalls beabsichtigte, die medizinische Verwendung der von ihm erwähnten sechs Pflanzen zu verbieten, denn →Wegwarte, →Eisenkraut, →Bingelkraut, →Hauswurz und →Venushaar erschienen in einer 1453 von ihm zusammengestellten Arzneitaxe, einer Liste amtlich verordneter Arzneimittelpreise, für die Stadt München. In seinem eigenen zwischen 1435 und 1450 entstandenen Kräuterbuch notierte er zumindest medizinische Nutzungen von Wegwarte, Eisenkraut und Hauswurz. Hartlieb ging es also nicht um die Dämonisierung von Pflanzen, sondern um die Kriminalisierung von Frauen, die angeblich mit Kräutern Missbrauch betrieben.

Literatur

Hartlieb/Fürbeth, 45; Hartlieb/Hayer/Schnell, Nr. 50 (Wegwarte), 162 (Eisenkraut), 32 (Hauswurz); Brunold-Bigler, Zauberpflanzen (mit ausführlichen Literaturnachweisen).

DAS ERSTE GEDRUCKTE UND ILLUSTRIERTE KRÄUTERBUCH IN DEUTSCHER SPRACHE

Im Jahr 1485 erschien bei Peter Schöpfer in Mainz, der das Druckerhandwerk bei Johannes Gutenberg gelernt und dessen Offizin übernommen hatte, das erste grosse gedruckte und illustrierte Kräuterbuch in deutscher Sprache: der «Gart der Gesundheit». Die Initiative dazu ergriffen hatte der Mainzer Domherr Bernhard von Breydenbach, der den damaligen Stadtarzt von Frankfurt am Main, Johann Wonnecke von Kaub (1430–1503), damit beauftragte, das Wissen der grossen medizinischen Autoritäten in einem Buch zu vereinen. Der «Gart der Gesundheit» enthält 435 Drogenkapitel, 382 pflanzliche, 25 tierische und 28 mineralische. Als Quellen auszumachen sind unter anderem Galen, Dioskurides, Plinius der Ältere (23–79 n. Chr.), Matthaeus Platearius, Odo Magdunensis und Hildegard von Bingen. Der Text zur Schwarzen und Roten →Johannisbeere stammt aus dem «Canon Medicinae» des persischen Arztes Avicenna (Ibn Sina, 980–1037) und erschien im «Gart der Gesundheit» erstmals auf Deutsch. Parallel zum Text wurden 379 Abbildungen geschaffen, davon rund ein Viertel vom Utrechter Zeichner Erhard Reuwich (1445–1505), die hervorragend sind, zum Beispiel →Edelkastanie und →Aronstab.

Die Illustrationen des «Gart der Gesundheit» setzten den Massstab bis 1530, dem Erscheinungsjahr der lateinischen Ausgabe des Kräuterbuchs des Botanikerarztes Otto Brunfels (1488–1534).

Noch im Jahr 1485 druckte Johannes Schönsperger in Augsburg das Buch nach und ein Jahr später zum zweiten

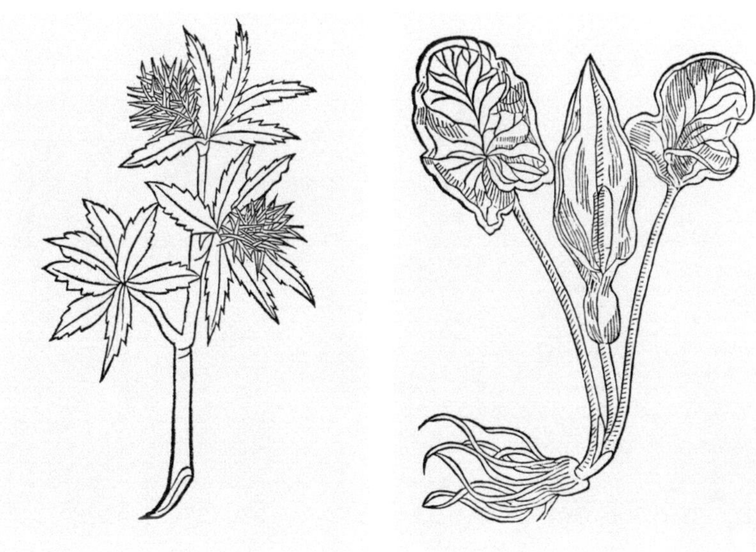

Edelkastanie

Aronstab

Mal. Es folgten nicht nur weitere Auflagen, der «Gart der Gesundheit» bildete auch den Textkern zahlreicher Kräuterbücher des 16. Jahrhunderts.

Literatur und Abbildungen

Mayer/Goehl/Englert, Pflanzen der Klostermedizin, 37–40; Abbildungen: Gart der Gesundheit 1485, Edelkastanie (Cap. 122), Aronstab (Cap. 16), Digitalisate.

ZWEI BEDEUTENDE BOTANIKERÄRZTE DER FRÜHEN NEUZEIT

Pietro Andrea Mattioli studierte Medizin an der Universität Padua, die damals in dieser Disziplin führend war. 1523 erfolgten Mattiolis Promotion in Medizin und anschliessend vier Jahre medizinische Weiterbildung in Perugia und Rom. 1554 stieg der Stadtarzt von Gorizia zum Leibarzt des Erzherzogs Ferdinand I. in Innsbruck auf und wurde ab 1555 sogar persönlicher Arzt Maximilians II. in Prag. In dieser Position blieb er bis 1565. Sein Hauptwerk, eine kommentierte lateinische Übersetzung der «Materia medica» des Dioskurides, erstmals 1554 in Venedig erschienen, widmete er Erzherzog Ferdinand. Der Text der Übersetzung wurde in Antiqua gesetzt, Mattiolis Kommentar in kursiver Schrift.

Bei der hier benutzten Ausgabe handelt es sich um die Übersetzung des Arztes Georg Handsch von Limuzy (1529–1578) ins Deutsche, die 1563 in Prag bei Georg Melantrich von Aventin gedruckt wurde und auch in Venedig bei Vincenzo Valgrisi herauskam. Die deutsche Ausgabe beschränkt sich auf die pflanzlichen Drogen und die ersten vier Bücher des Dioskurides, sodass weder die Übersetzung des Dioskurides-Textes noch Mattiolis Kommentar vollständig vorliegt. Die Verleger fügten indes einen Abschnitt über Destillier- und Brennöfen bei, Handsch und Mattioli ergänzten Text und Tafeln um 200 neue Pflanzen, darunter zahlreiche aus dem Tirol, zum Beispiel die →Arve. Beschrieben wurden 1200 Pflanzenarten. Die Kommentare zu den neuen Kräutern und die ausführlichen Pflanzen- und Krankheitsregister machten das Werk bald für Ärzte, Apotheker und den gehobenen Haushalt unentbehrlich, zumal es auch Therapievorschläge für Pferde, das Rindvieh, Schweine, Schafe, Hunde, Hühner und Bienen enthält.

Wenn es um Experimente mit Giften und Gegengiften ging, schreckte Mattioli vor nichts zurück. So stellte er einen zum Tode verurteilten Dieb vor die Wahl, sich für den Galgen oder die Einnahme von Eisenhut zu entscheiden. Der Dieb wählte das Giftpflanzenpräparat, zerstossene Eisenhutblüten und -blätter mit Rosenzucker. Trotz der nachträglichen Einnahme von Mattiolis Gegengift starb der Dieb unter grässlichen Qualen. Das Gesicht des Toten war «bleyschwartz», woraus Mattioli ohne Mitgefühl folgerte, dieser Fall habe die Meinung Avicennas und der arabischen Ärzte bestätigt, dass der Eisenhut derart giftig sei, dass kaum eine Arznei gegen ihn ankomme. Darüber hinaus beschrieb Mattioli die Spätfolgen bei Überlebenden. Diese würden ihrer Lebtage nicht mehr ihre vorige Gesundheit zurückerhalten, blieben benommen und seien anfällig für Schlaganfall oder dauernden Kräftezerfall. Obwohl Mattioli die Giftigkeit des Schierlings kannte, empfahl er, zum Abstillen mit dem Destillat oder dem Saft benetzte Tüchlein auf die Brüste aufzulegen. Junge Frauen sollten, um nach dem damaligen Schönheitsideal ihre Brüste klein zu behalten, dieselben Wickel anwenden. Die zweite deutsche Ausgabe des Kräuterbuchs von Mattioli besorgte der Nürnberger Stadtarzt Joachim Camerarius der Jüngere (1534–1598). Das durch neue Kenntnisse und eigene Beobachtungen ergänzte Werk erschien 1586, 1590, 1598, 1600, 1611 und 1626 in Frankfurt.

Der Botanikerarzt Jakob Theodor (1522–1590), der eigentlich Jakob Diether hiess, nannte sich ab 1553 nach seinem Geburtsort Bergzabern in latinisierter Form Jacobus Theodorus Tabernaemontanus. Von 1561 bis 1580 wirkte er als Leibmedikus des Speyerer Bischofs Marquard Freiherr von Hattstein in Heidelberg. Während seiner letzten Jahre arbeitete er an seinem Kräuterbuch, dessen erster Teil 1588 erschien. Für die 1591 postum erschienenen zwei weiteren Teile über Bäume und Sträucher ergänzte der Marburger Medizinprofessor Nikolaus Braun (1558–1639) die noch fehlenden Pflanzenmonografien. 1613 besorgte Caspar Bauhin (1560–1624), Professor für Anatomie und Botanik an der Universität Basel, die zweite Auflage und vermehrte sie um 147 Pflanzenbeschreibungen. Sein Enkel Hieronymus Bauhin (1637–1667), ebenfalls Professor für Anatomie und Botanik an der Universität Basel, fügte der Auflage von 1664 zur besseren Erschliessung noch mehr Register und Marginalien (Randnotizen) bei.

Bereits in der Vorrede zur ersten Auflage seines Kräuterbuchs hatte Tabernaemontanus die Obrigkeit dazu aufgerufen, den Verkauf teurer, mit importierten Drogen zusammengesetzter Arzneien durch Apotheker zu unterbinden und stattdessen möglichst viele einheimische Einzeldrogen anzubieten. Damit könne verhindert werden, dass das «gemeine Volck» in die Arme der «Juden / Barbierer / Baderknechte / Zahnbrecher / Spinnenfresser und dergleichen Landfahrer» getrieben werde, die mit ihren fremden, gemischten Arzneien die Leute «verderben» würden. Seit der Gründung medizinischer Fakultäten am Ende des 14. Jahrhunderts konkurrenzierten sich auf dem medizinischen Markt an Universitäten ausgebildete Mediziner mit Laienheilern und -heilerinnen, zu denen auch die aus religiösen Gründen diskriminierten Jüdinnen und Juden gehörten. Mit «Spinnenfressern» sind fahrende Arzneihändler gemeint, die zur Erprobung ihrer Mittel Spinnen vor dem Publikum verschluckten. Konkret kritisierte Tabernaemontanus die Verfälschung des importierten teuren Wurmsamens (Graues Heiligenkraut) mit billigem →Rainfarnsamen durch «Spinnenfresser / Zahnbrecher / Historier [=fahrende Lügenerzähler] und dergleichen Henckersbuben».

Das Kräuterbuch des Tabernaemontanus, das laut Angabe auf dem Titelblatt der hier konsultierten Auflage von 1687 über 3000 Heilpflanzenarten enthält, richtete sich nicht nur an die akademisch gebildeten Ärzte, sondern auch an Apotheker, nichtakademische Wundärzte, Schmiede, Gärtner, Köche, Kellermeister, Hebammen und Hausväter, also mehrheitlich medizinische Laien, die eigentlich nach Ansicht des Tabernaemontanus und der postumen Bearbeiter seines Kräuterbuchs das Feld, sprich den Markt, räumen sollten. Die Autoren wandten sich in patriarchalischer Manier an die Hausväter, die Familienvorstände, obwohl es traditionsbedingt die Hausmütter waren, die kranke Familienangehörige pflegten und sich dabei zu bewähren hatten. Es ist in Zweifel zu ziehen, ob es allen erwähnten Berufsgruppen möglich war, dieses umfangreiche, alltagspraktische Handbuch des Arzneipflanzenwissens anzuschaffen, ja ob sie überhaupt lesen konnten. Aus der Empfehlung des Kräuterbuchs für Schmiede lässt sich schliessen, dass diese nicht nur mit Sprüchen heilten, sondern auch pflanzliche Arzneien für Mensch und Vieh anwendeten. Gärtner sollten Ratschläge für die Kultivierung von Heilkräutern, Köche für die Nutzung von

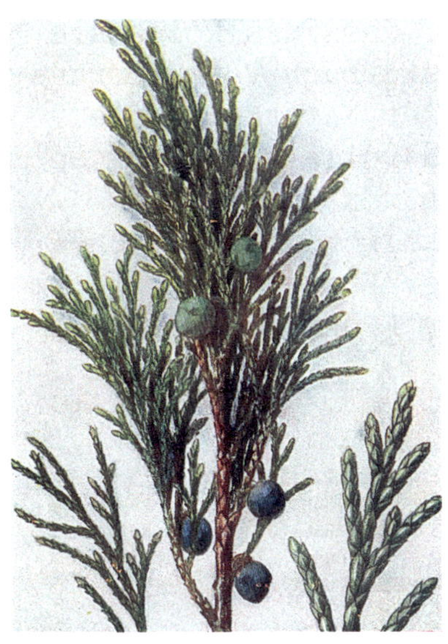

Sefistrauch

Nahrungspflanzen gemäss der auf der antiken Säftelehre basierenden Diätetik, Kellermeister für die Konservierung und geschmackliche Verbesserung von Wein sowie zur Herstellung von Kräuterweinen erhalten. In Bezug auf die Gynäkologie sei bemerkt, dass mit dem Kräuterbuch von Tabernaemontanus/Bauhin zumindest den wohlhabenden und lesekundigen Schichten das gesamte Wissen der Zeit zur Verfügung stand, unter anderem die Anwendung von 55 fruchttötenden und -austreibenden Drogen, die mehrheitlich schon durch die antike Literatur bekannt waren.

Über die stark abortive Wirkung des Sefistrauchs und seine missbräuchliche Verwendung hatte Mattioli geschrieben: Alte Hexen und Wettermacherinnen würden damit Zaubereien treiben und «verfüren darmit die jungen huren / geben ihnen Sevenschüßling gepulvert / oder heissens darüber trincken / dadurch vil kinder verderbt werden». Mattioli diskriminierte nicht nur in zeitgenössischer Manier alte kräuterkundige Frauen als Hexen und ungewollt schwangere Mädchen als unehrbar, sondern hielt auch dafür, dass die Obrigkeit den Apothekern den Verkauf solch gefährlicher Arzneien an «lose Personen» verbieten sollte. Der Botanikerarzt bestätigte somit die allgemeine Verbreitung des Sefistrauchs als Abortivum und dessen erfolgloses Verbot durch die Obrigkeit. Tabernaemontanus schrieb im Gegensatz zu Mattioli bloss, dass die Einnahme der Weinabkochung aus den Schösslingen die verzögerte Menstruation auslöse, die Nachgeburt austreibe, Schwangere sich indes vor dem Kraut hüten sollten, «dann es der Frucht gar schädlich ist».

Der Basler Jurist und Botaniker Hermann Christ (1833–1933) stellte schon 1917 fest, dass das kolossale, über 3000 Pflanzen beinhaltende Kräuterbuch von Tabernaemontanus/Bauhin «bei den Anhängern der Naturheilkunde, einem Kneipp, Künzle etc. immer noch volle Autorität behauptet». Das Kräuterbuch wurde zwar von Künzle und Kneipp eifrig benutzt, doch die Geistlichen blendeten Probleme der Männersexualität und der Frauenheilkunde im Gegensatz zu den Botanikerärzten der Frühen Neuzeit zum grössten Teil aus.

Literatur und Abbildung

Isphording, Botanische Bücher, 154f.; Mattioli/Handsch, 472v–473r, 474r; Isphording, 70f., 166f.; Tabernaemontanus/Bauhin, Vorrede, unpaginiert; Spinnenfresser, in: Deutsches Wörterbuch der Brüder Grimm 16, 2533 (Digitalisat); Schütte, Medizin im Konflikt, 329–378 (Anfeindungen gegen jüdische Ärzte); Tabernaemontanus/Bauhin, 41; Leibrock-Plehn, Hexenkräuter, 127–134, 182; Mattioli/Handsch, 35r; Tabernaemontanus/Bauhin, 1356; Christ, Bauerngarten, 2; Abbildung: Klein, Waldbäume und Sträucher, Tf. 11.

ERSTE HEILPFLANZENWAHRNEHMUNGEN IN GRAUBÜNDEN

Der Botanikerarzt und lutherische Prediger Hieronymus Bock (1498–1554) schrieb in der Vorrede zu seinem Kräuterbuch (1551), dass es die «unvernünftigen» Tiere seien, die den Menschen vorzeigten, wie die Natur als Gottes Dienerin allen lebendigen Kreaturen Hilfe und Arznei verschaffe. Um seine These zu beweisen, brachte Bock mehrere Beispiele von Tieren, die sich mit Kräutern zu helfen wüssten. Eine Auswahl muss hier genügen: Bären stillen blutende Wunden mit →Efeu. Das Wiesel versorgt sich, bevor es mit Ratten und Schlangen zu kämpfen beginnt, mit den Blättern der →Weinraute. Die Schlangen erneuern im Frühling ihr Augenlicht mit →Fenchel und streifen ihren alten Winterbalg am →Wacholder ab. Kranke Schnecken legen sich Quendel (→Thymian) auf. Störche heilen ihren verstopften Leib mit →Dost, und Hühner fressen bei Unwohlsein Glaskraut.

Dieselbe auf die Wunder der Natur ausgerichtete Theologie findet sich in der 1573 beendeten materialreichen Chronik und Landesbeschreibung des aus Susch gebürtigen evangelischen Pfarrers und Humanisten Ulrich Campell (1510 bis um 1582), der sich als Erster der alpinen Tier- und Pflanzenwelt Graubündens widmete. So stösst man bei der Lektüre der «Raetiae alpestris topographica descriptio» (Topografische Beschreibung des alpinen Raetiens) beispielsweise auf Füchse, von denen es heisst, sie verwendeten als Abführmittel Rot- oder Weisstannensaft (→Tanne) oder das Harz dieser Bäume und erreichten daher ein hohes Alter. Hirschkühe reinigten sich zur Erleichterung der Geburt mit «Sesel» (Einjährigem Bergfenchel). Nach dem Werfen frässen die Hirschkühe Sesel und «aro» (→Aronstab), um ihre erste Milch mit dem Saft der beiden Pflanzen zu vermischen, schrieb Campell, indem er auf die «Naturalis historia» des römischen Naturkundigen Plinius des Älteren, einer antiken Wissensautorität, zurückgriff. Die antike Gesundheitslehre vom Gleichgewicht der Körpersäfte (Humoralpathologie) besass auch für die Tierwelt ihre Gültigkeit.

Was die von den Menschen medizinisch genutzten Kräuter anbelangt, so nannte Campell ausdrücklich jene Pflanzen, die «den Arzneikundigen und Chirurgen und den Salbenhändlern von großem Nutzen und deshalb bekannt sind». Darüber hinaus beschrieb er die Heilwirkung der Nadelholzgewächse →Arve und Lärche sowie des →Lärchenschwamms. Es darf nicht übersehen werden, dass der Stubengelehrte, der kaum Leibsorger des Volkes war, auf dem

Gebiet der arzneilichen Botanik nicht immer sattelfest war. Das rätoromanische «Tanaida» (→Rainfarn) übersetzte er fälschlicherweise ins Lateinische mit Anethum, was indes →Dill bedeutet.

Mit «Arzneikundigen» könnte er auch kräuterkundige Hausmütter gemeint haben, die im Fall von Krankheiten, Unfällen, Geburten, gynäkologischen Problemen und den Leiden von Kindern handeln mussten. Er erwähnte diesbezüglich die →Iva, eine Schafgarben-Art, die Säuglingen, die an Krampfanfällen litten, im Brei eingegeben wurde. Die Pflanze gelte nach dem «bei uns allgemein verbreiteten Glauben» als äusserst heilkräftig gegen das erwähnte Übel, berichtete Campell. Weder der berühmte Universalgelehrte und Zürcher Stadtarzt Conrad Gessner (1516–1565), mit dem Campell korrespondierte, noch er selbst kannte die Iva, denn er meinte, das Kraut sei «foeniculum montanum, also Bergfenchel oder Rosskümmich». In Adam Lonitzers (1528–1586) Kräuterbuch (1564) findet sich zu den Bezeichnungen «Bergfenchel / Roßfenchel / Waldfenchel» die Bemerkung «Wächßt nur in rauhen hohen gebirgen» und eine Abbildung, bei der es sich möglicherweise um den Berghaarstrang handelt, dessen Wurzelabkochung in Wein ein beliebtes Volksheilmittel gegen Husten war. Mit grosser Wahrscheinlichkeit hat Campell auch diese Pflanze nicht gekannt. Anders sieht es bei einer als «rhaponticum» oder «centaureum maius» bezeichneten heilenden Wurzel aus, zu der er sogar mehrere Fundorte angab: meist im

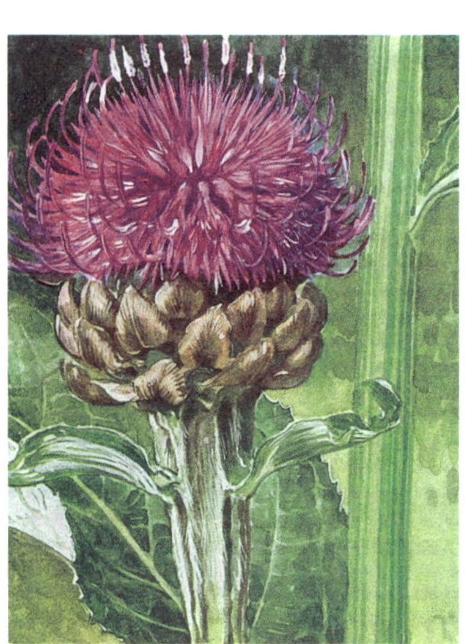

Alpen-Bergscharte

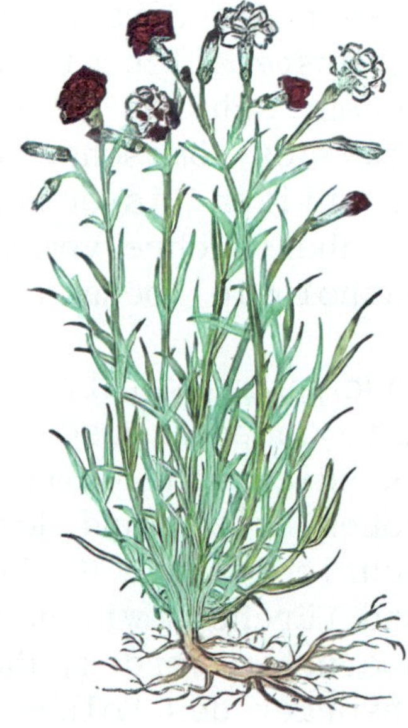

Blüte der Gartennelke, Illustration aus dem Kräuterbuch des Tabernaemontanus (1687)

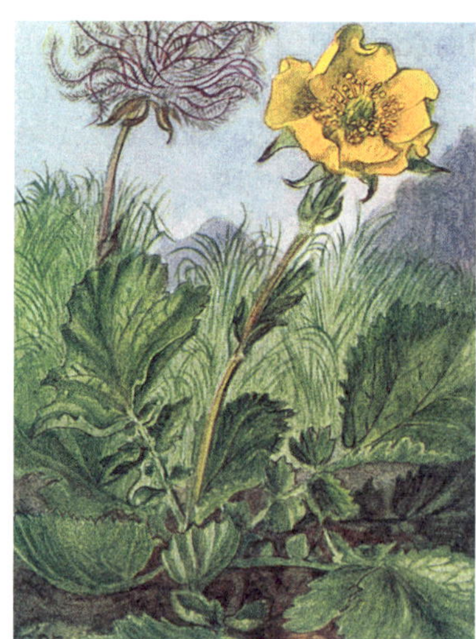

Campell kannte sogar zwei romanische Bezeichnungen für die Bergnelkenwurz

Prättigau, im Val Tasna und «in ausserordentlicher Fülle im Tschliner Tal Semproin». Anhand von Theodor Zwingers «Theatrum Botanicum» (1696) sei erstmals versucht, diese Pflanze zu bestimmen. Der versierte Botanikerarzt beschrieb im Kapitel «Groß Tausendgulden-kraut» mehrere hochwüchsige Flockenblumen- oder Centaurea-Arten, die ein grosses Rhizom bilden, darunter eine mit purpurfarbenen Blüten und grossen, wie der →Alant auf der Unterseite behaarten Blättern. Diese Merkmale treffen auf die Alpen-Bergscharte zu. Zur Verwendung von Centaurea-Arten vermittelte Zwinger medizinhistorisch bedeutende Angaben: «Die Wurtzel des grossen Tausendgulden-krauts / wird in Italien vom gemeinen Mann gebraucht wider alle innerliche Versehrung / Brüch und Verwundung des Leibs / sie legen sie in weissen wein / und trincken darab […].» In Graubünden gehörte laut Campell das «centaureum maius» zu den Pflanzen, die «den Arzneikundigen und Chirurgen und den Salbenhändlern von großem Nutzen und deshalb bekannt sind».

Schon Dioskurides, die grosse Autorität der frühneuzeitlichen Botanikerärzte, hatte das Rhizom einer botanisch nicht bestimmbaren, blau blühenden Centaurea-Art äusserlich als Wundmittel angewandt. Seine Heilkräuterkenntnisse kann Campell nicht aus Gessners «De hortis Germaniae» (1561) geschöpft haben, da dieses Werk bloss einen Katalog jener Pflanzen darstellt, die botanisch interessierte Gelehrte in den Gärten Deutschlands kultivierten. Campell mag indes durch Gessner dazu inspiriert worden sein, der regionalen, arzneilich genutzten Flora Beachtung zu schenken. Als Wissensquellen kommen die frühneuzeitlichen Kräuterbücher und Kräuterheilkundige aus dem Volk infrage.

Auffallend an seiner Pflanzenliste sind einige rätoromanische Bezeichnungen für wilde und kultivierte Heilpflanzen, zum Beispiel: Renna (→Meisterwurz), Alvust sulvady (höchstwahrscheinlich Wilde Brustwurz oder Waldengelwurz, →Engelwurz), Gentzauna (→Enzian), Radisch chiardun, Aprugna, Aprina (→Silberdistel), Bellariauna (→Baldrian), Radisch da stinar ilg saunck (→Nelkenwurz), Gravirola, Carluna (Bergnelkenwurz, →Nelkenwurz), Radisch d'malanns (→Germer); Radisch naira (→Wallwurz), →Iva; Toasta (→Dost), Poula (Poleiminze, →Pfefferminze), Asentz (→Wermut), Ulinæra (→Leinkraut), Chaminella (→Kamille), Abrœdan (→Eberraute), Tanaida (→Rainfarn) und Salviola (→Zitronenmelisse).

Heute erstaunt es, dass Campell die in Gärten gezüchteten Narzissen und Nelken zu den Heilpflanzen rechnete. Die beiden heute nur als Gartenzierde bekannten Schönheiten sind in der Tat in Vergessenheit geratene, einst als heilend betrachtete Gewächse. Die in Zucker konservierten Nelkenblüten sollten ein schwaches Herz stärken und das Fieber senken, während Nelkenessig innerlich und äusserlich angewandt als Kopfwehmittel galt.

Zerstossenes Kraut samt Zwiebel der Narzisse dienten als Pflaster auf geschwollene Brüste von Wöchnerinnen, auf Gichtknoten, Verbrennungen, Verrenkungen, Wunden, Hautausschläge, zum Aufweichen von Geschwüren und zum Ausziehen von Dornen, Spriessen und Pfeilen.

Literatur und Abbildungen

Bock, Vorrede, unpaginiert; Bonorand, Conradin, Campell, Ulrich, https://hls-dhs-dss.ch/de/articles/010293/2005-02-15 (Zugriff 23.6.2021); Campell/Hitz 2, 833 (Fuchs), 843 (Hirschkuh), 797, 799 (Iva), 801 (Nelken, Narzisse, Anethum, Tanaida), 809 (Lärche), 799 (Centaurea Rhaponticum); Dioskurides, 266; Lonitzer (Lonicerus), CCCVIIr; Der Schweizer Kräutersammler, 108; Lauber/Wagner/Gygax, Flora Helvetica, 1012 (Berg-Haarstrang) 1178 (Alpen-Bergscharte); Zwinger, 463; Fretz, Gessner, 133–312; Bock, CCXIIIv (Nelken), CCLXXXIIr (Narzissen); Abbildungen: Klein, Alpenblumen, Bd. 2, Tf. 90; Klein, Alpenblumen, Bd. 1, Tf. 75; Tabernaemontanus/Bauhin, 665.

DIE RECHNUNGSBÜCHER ZWEIER HEILKUNDIGER

Die Chirurgen, denen Campell ausser den Salbenhändlern und Arzneikundigen, darunter auch Laien, Heilpflanzenkenntnisse zuschrieb, waren keine gelehrten Doktoren der Medizin, sondern Wundärzte mit einer soliden handwerklichen Ausbildung, abgerundet durch das Studium einiger Lehrbücher und eventuell den Besuch medizinischer Vorlesungen. Es wundert indes, dass um 1700, also 130 Jahre nach der Abfassung von Campells Landesbeschreibung, im Rechnungsbuch des Jachiam E. Frizzun (1657–1714), eines Wundarztes in Celerina/Schlarigna, keine einzige der von Campell den Chirurgen zugewiesene Heilpflanze vorhanden war. In diesem Zusammenhang ist bemerkenswert, dass einer seiner Patienten auf das von Frizzun verwendete Dyachilonpflaster und die Digestivsalbe – Mittel zur angeblich reinigenden Eiterbildung – verzichten und stattdessen seine entzündete Wunde selbst mit Auflagen von Blättern des →Huflattichs behandeln wollte. Kamen um 1700 im Oberengadin Heilkräuter, die vor Ort oder in Gärten wuchsen und kostenlos waren, nur noch in der medizinischen Selbsthilfe zum Einsatz? Wollte Frizzun seine Einkünfte mittels teurer, dubioser Arzneien steigern?

Fünfzig Jahre später finden sich allerdings im Rechnungsbuch des Arztes Johann Anton Grass (1684–1770) in Portein, der am Heinzenberg und im Domleschg praktizierte, mehrere einheimische Pflanzendrogen: →Alant (Wurzel), →Anis (Früchte), Alpen-Mannstreu, Attich (Rinde; Heilanzeige: Wassereinlagerungen), →Benediktenkraut, →Betonie (Kraut), →Bibernelle (Wurzel), Bohnenkraut (Kraut; Heilanzeigen: Verschleimung, Husten, Rachenentzündung, verzögerte Menstruation), →Christrose (Wurzel), →Ehrenpreis (Kraut), →Fenchel (Früchte), →Gänseblümchen (Blüten), →Holunder (Rinde), →Lärchenschwamm, →Odermennig (Kraut), Poleiminze (Kraut, →Pfefferminze), Schwertlilie (Wurzel; Heilanzeigen: Appetitlosigkeit, Verstopfung, Verschleimung, Wassereinlagerungen), →Wacholder (Rob, eingedickter Extrakt aus den Beeren), →Wermut, →Ysop (Kraut) und →Zitronenmelisse (Kraut). An importierten pflanzlichen Arzneien nutzte Grass unter anderem Camphora (Destillat aus Teilen des Kampferbaums; Heilanzeigen: Pest und andere Seuchen, Weissfluss, «unkeusche Lust», Epilepsie), Galgant (Wurzel; Heilanzeigen: Schwindel, Kopfschmerzen, Magenschwäche, verzögerte Menstruation), Gewürznelke (getrocknete, ungeöffnete Blütenknospen; Heilanzeigen: Schlaganfall, Krämpfe, Magenschwäche, Blähungen), Guajakholz (Heilanzeigen: Skorbut, Syphilis,

Epilepsie, Lungenkrankheiten), Jalapa (Wurzel; Heilanzeigen: Verstopfung, Syphilis, Wassereinlagerungen, Verschleimung), Manna (Zucker aus dem Saft der Manna-Esche; Heilanzeigen: Husten, Asthma), Meerzwiebel (aus der Zwiebel zubereiteter Essig; Heilanzeigen: Magenschwäche, Epilepsie, Verschleimung), Medizinalrhabarber (getrocknete Wurzel; Heilanzeigen: Verstopfung, Durchfall, Rote Ruhr, übermässige Menstruation), Muskatnuss (in Zucker eingemachte oder zerstossene Samen; Heilanzeigen: Magenschwäche, Blähungen, Geburtsprobleme), Pfefferstrauch (Früchte; Heilanzeigen: Magenschwäche, Blähungen, Viertagefieber), →Safran, Sassafras (Holz; Heilanzeige: schweisstreibender Heiltrank gegen Syphilis), Senna (Blätter; Heilanzeige: Verstopfung) und Tamarindenbaum (Latwerge aus dem Mark der Schoten; Heilanzeigen: Verstopfung, Magenschwäche, Fieber). Grass' umfassendes Heilpflanzenwissen ist dem Studium bei den berühmten Botanikerärzten Theodor Zwinger III. (1658–1724, Universität Basel) und Herman Boerhaave (1668–1738, Universität Leiden) geschuldet.

Weitaus mehr Kräuter, 367 an der Zahl, finden sich in der handschriftlichen «Phytologia», einem in Vallader abgefassten Heilpflanzenlexikon des zwischen 1738 und 1776 im Unterengadin wirkenden Arztes Padruot Ludwig von Ardez. Die überwiegende Mehrheit bilden einheimische Wild- und Gartenpflanzen.

Literatur

Martin-Kies, Jachiam E. Frizzun, 96, 109, 114–118; Daems, Johann Anton Grass, 19f., 25f., 206–211; Zwinger, 68, 116, 127ff., 153, 185, 192, 195, 210, 214, 255f., 282, 346, 349f., 363, 461f.

MEDICUS GEGEN EMPIRICUS – EIN MEDIZINISCHER KONFLIKT IM BERGELL

Wie medizinhistorische Untersuchungen in Graubünden belegen, agierte auch hierzulande zwischen universitär ausgebildeten Ärzten und dem armen, ungebildeten, medizinisch ungenügend betreuten Volk ein halbprofessionelles Heilsystem von Laien, bestehend aus Wundärzten, Chirurgen, wandernden Praktikern, herumreisenden Zahnoperatoren, Kräuterfrauen, Hebammen sowie Geistlichen.

Anhand eines Beispiels sei der sich über Jahrhunderte hinziehende Rangkonflikt zwischen universitären Ärzten und dem Laienheilsystem hier erstmals analysiert. Der Arzt Antonio Picenino, der unter anderem bei Johann Jakob Scheuchzer in Zürich Medizin studiert hatte, berichtete am 15. Mai 1700 seinem Lehrer über einen Todesfall in seinem Heimatdorf Soglio. Picenino schrieb das ihn als Arzt beschäftigende Ereignis einem Heiler zu, der dem an einem Tumor im Unterleib leidenden und blutspeienden, schwerkranken Patienten Hyazinthus und Mechaocanna verordnet hatte. Es sind dies Einfachmittel und nicht Composita, die laut Tabernaemontanus mit Vorliebe von den nichtakademischen «Hümpelern» und «Heckenärzten» an die Kranken abgegeben wurden. Bei der als Hyazinthus bezeichneten Arznei handelt es sich hier nicht um eine Pflanze, sondern um einen Heilstein, den aus dem Orient eingeführten, pulverisierten Zirkon, und bei Mechoacanna um die aus Südamerika importierte Jalapenwurzel, ein starkes Abführ- und Entwässerungsmittel, das sich auch in der Apotheke des Oberengadiner Wundarztes Jachiam E. Frizzun und in jener des Arztes Johann Grass befand. Darüber hinaus sind beide Drogen im Arzneibuch des angesehenen und für seine Rechtschaffenheit bekannten französischen Heilmittel- und Gewürzhändlers Pierre Pomet (1658–1699) verzeichnet. Nur aufgrund des Todes des Patienten konnte sich Picenino gegenüber dem «Empiricus» abgrenzen. Mit «Empiricus» meinte der Arzt einen Heiler, der auf der Grundlage des von seinesgleichen als tiefer eingestuften Erfahrungswissens praktizierte, während er sich auf das textbasierte Wissen medizinischer Autoritäten berief.

Literatur

Schenda, Volksmedizin, 195ff. (allgemein); Jütte, Ärzte, 17–32 (allgemein); Schütte, Medizin im Konflikt; Maissen, Felici, Ärzte und Heilpraxis im Bündner Oberland, in: Äskulap in Graubünden, 93–123; 94–97; 107–110; Sigron, Guido, Die Geschichte der Zahnmedizin in Graubünden, Zürich 1981, 2, 4f., 10f., 16; Gaudenz, Men, Haus- und Familienärzte im Engadin, in: Äskulap in Graubünden, 48–78; 49–57; Martin-Kies, Jachiam E. Frizzun, 117; Caduff, 231f. (Kapuziner); Schmid, Rudolf, Die Medizin im Oberhalbstein bis zum Beginn des 20. Jahrhunderts, Aarau, Frankfurt am Main, Salzburg 1978, 38–46; Schütte, Medizin im Konflikt, 28; «Unglaubliche Bergwunder». Johann Jakob Scheuchzer und Graubünden. Ausgewählte Briefe 1699–1707, herausgegeben von Simona Boscani Leoni unter Mitarbeit von Jon Mathieu und Bärbel Schnegg, Chur 2019, 56, 70; Tabernaemontanus, Vorrede (unpaginiert); Pomet/Löhr, 811–814 (Hyazinth), 67 (Mechaocanna), Pomet/Löhr, Nachwort, 5f., 9, 14, 28.

«ARMENÄRZTINNEN» AUS DER BÜNDNER OBERSCHICHT

Im Gegensatz zum Konflikt akademischer Ärzte gegen «Empirici» lassen sich hinsichtlich der adligen Damen, die nicht nur in Deutschland, Italien, Frankreich, England und Spanien, sondern auch in Graubünden als «Armenärztinnen» wirkten, den Quellen nur Dankbarkeit und Anerkennung entnehmen. Die Fürsorge für arme Kranke gehörte traditionsbedingt zum Pflichtenkatalog der weiblichen Oberschicht. Pfarrer Pancratz Capretz rühmte in seiner am 30. November 1675 in der Kirche zu Maienfeld auf Hortensia von Salis geb. Gugelberg von Moos gehaltenen Leichenpredigt nicht nur ihren scharfen, weitblickenden Verstand, sondern auch ihre Erfahrung in der Heilkunde. Die Verstorbene habe die Krankheiten und ihre Ursachen wohl erkannt, aber auch Rezepte und Mittel dagegen gewusst und diese allen umsonst gegeben, «darum ihr Hauß gar fein hette mögen eine freye Apotheck genennet werden». Ihre vielseitig gebildete, bekanntere Enkelin Hortensia von Salis verw. Gugelberg (1659–1715) übernahm vermutlich das medizinische Wissen und «die freye Apotheck» von ihrer Grossmutter und bildete sich autodidaktisch weiter.

Neben Büchern ist an ihre Korrespondenz mit gelehrten Zeitgenossen zu denken. Wie aus einem Brief des Arztes Johann Jakob Scheuchzer vom 18. September 1705 an Hortensia von Salis hervorgeht, wollte die wissbegierige Frau sogar über die gefährliche Anwendung von Quecksilber Bescheid wissen. Scheuchzer antwortete, dass die Quecksilbersalbe nicht nur «in Galanterie-Krankheit» (Geschlechtskrankheiten) angewandt werde, sondern auch bei anhaltenden schweren Hautausschlägen, doch zuvor müsse der Kranke mit Purgiermitteln gereinigt werden; auch müsse er stets an der Wärme bleiben, um seinen Tod zu vermeiden.

Im Rahmen von zeittypischen, fingierten «Conversations-Gespräche[n]», die Hortensia 1696 verfasste, sammelt Zenobia, ihr Alter Ego, mit ihrer Magd etliche Heilkräuter. Im selben Werk wurde Zenobia/Hortensia konkreter, indem sie beschrieb, welche vorbeugende Massnahmen sie bei der Pflege von Kranken während einer Seuche ergriffen habe: Reinigung der Luft morgens und abends durch Verbrennen von →Wacholderholz und Räuchern mit demselben, leicht verdauliche Speisen essen, ein haselnussgrosses Stück «Giftlatwerge» einnehmen, die Nase öfters mit Theriak (als Gegengift verwendeter Heiltrank) und Rautenessig (→Weinraute) bestreichen, gelegentlich Angelika (→Engelwurz) oder →Meisterwurz kauen, gedörrte

«Citronenschalen» – mit «Citrone» ist die Zedratzitrone gemeint, ein ebenfalls während Seuchen beliebtes Gegenmittel – essen, den Magen mit stärkendem Balsam einschmieren und jede Nacht sechs bis sieben Stunden schlafen. Diese Vorschriften gelten auch für die Mägde und alle, welche die Kranken pflegen. Zenobia-Hortensia betont, dass darauf niemand mehr erkrankt sei.

Man darf annehmen, dass Hortensia, wie andere Frauen aus der Oberschicht, Arzneien selbst herstellte; immerhin lag hierzu eine Anleitung aus adliger Feder vor. Die von 1695 bis 1792 in zwanzig Auflagen erschienene, weitverbreitete Rezeptsammlung «Freywillig aufgesprungener Granat-Apffel des Christlichen Samariters» der Herzogin Eleonora Maria Rosalia, Herzogin zu Troppau und Jägerndorff, enthält zwei Rezepte mit «schlechten Unkosten», um in Seuchenzeiten das für die Krankenpflege der Herrschaft benötigte Hausgesinde vor Ansteckung zu bewahren. Der Anschaulichkeit halber sei eines davon im Wortlaut wiedergegeben: «Nimm angelica-wurtzel [→Engelwurz], nußkern [→Walnuss], →weinrauten, cronabeth- oder →wacholderbeer, eines so viel des andern, nimm darzu guten eßig, und dasselbige gesotten in einem verdeckten topff, davon einen löffel voll getruncken, soll bewährt, und ein jeder mensch sicher seyn den gantzen tag, der es frisch eingenommen.» Diese einfache Abkochung konnte auch zur Latwerge eingedickt werden. Das zweite kostengünstige Rezept enthält ausser Engelwurz und Walnüssen →Baldrian, Natterwurzel (→Schlangenknöterich), →Tormentill, →Bibernelle

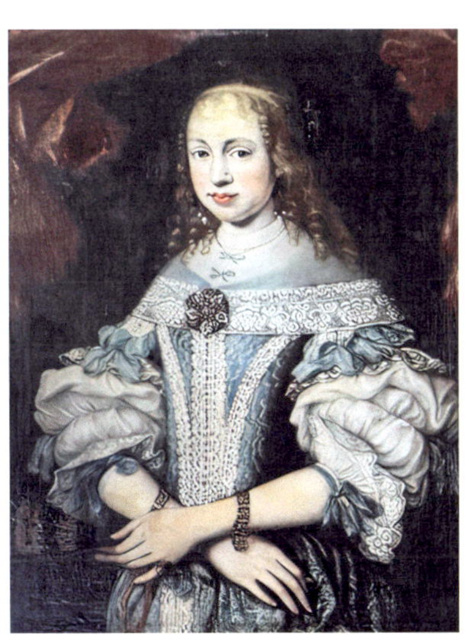

Hortensia von Salis verw. Gugelberg als junges Mädchen

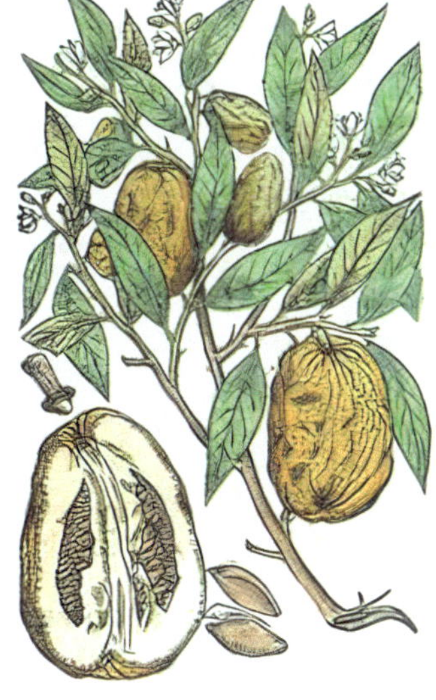

Zedratzitrone, ein beliebtes Mittel gegen die Pest

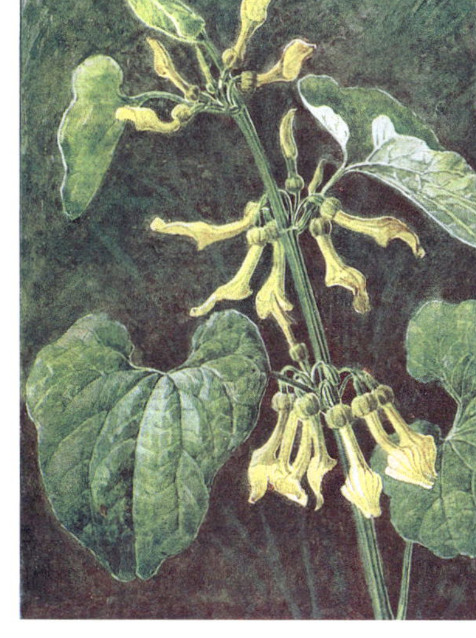

Auch die Osterluzei galt als Heilpflanze gegen die Pest

und →Holundergallerte. Pierre Pomets für die Alltagspraxis verfasste Heilmittelenzyklopädie brachte einen speziell für die Armen zusammengestellten Theriak, bestehend aus →Enzian, Osterluzei, Lorbeer, Myrrhe, Honig und Saft der →Wacholderbeere.

Anlässlich ihres Todes ehrte Theodor Zwinger III., Professor der Botanik und Anatomie an der Universität Basel, Hortensia von Salis mit einem Trauergedicht, in dem er mit Bezug auf die Antike seine medizinisch bewanderte, nichtuniversitäre Kollegin als «Apollos Priesterin» – Apollon wurde als Gott des Heilens verehrt – bezeichnete. Jacob von Moos, Pfarrer in Malans, meinte in seinem Trauergedicht, nachdem er Hortensias Kenntnisse in Anatomie gerühmt hatte, höchst trefflich, ihr Andenken werde durch die schönen Schriften, die sie zu Papier gebracht und aus Demut nur als gering geachtet habe, bestehen bleiben.

Heinrich Ludwig Lehmann (1754–1828), ab 1773 Hauslehrer bei der Familie von Jecklin in Rodels und Mitglied der «Gesellschaft landwirthschaftlicher Freunde in Bündten», hob die wichtige Rolle des weiblichen Adels im Domleschg als Laienärztinnen für die Armen hervor: «Die einzige Zuflucht der Kranken aus der Volksklasse bleiben die adelichen Damen, welche eigene Hausapothecken unterhalten und deren ganze Bibliotheck gemeiniglich aus Recepten besteht.» Leider sind diese Rezepte nicht mehr vorhanden. Als Autorinnen medizinischer Bücher traten die adligen Frauen generell selten an die Öffentlichkeit.

Literatur und Abbildungen

Rankin, Alisha, Panaceia's Daughters. Noblewomen as Healers in Early Modern Germany, Chicago, London 2013, 1–22; Salis/Widmer, 16f., 159, 171, 226f.; Brief Johann Jakob Scheuchzers an Hortensia von Salis (Kopie), ZB Zürich Ms H 150; Zurek, Anne-Christine, Die Rezeptsammlung Freywillig aufgesprungener Granat-Apffel […] (3. Aufl. 1699) der Eleonora Maria Rosalia, Herzogin zu Troppau und Jägerndorf (1647–1703), Diss. Universität Würzburg, Würzburg 2018, 32f. (Digitalisat); Troppau und Jägerndorf, Eleonora Maria Rosalia zu, Freywillig aufgesprungener Granat-Apffel, Leipzig 1709, 375; Pomet/Löhr, 567; Lehmann, Heinr.[ich], Ludw.[ig], Patriotisches Magazin von und für Bündten, als ein Beitrag zur nähern Kenntniß dieses auswärts noch so unbekannten Landes, Bern 1790, 276; Margadant, Silvio, Land und Leute Graubündens im Spiegel der Reiseliteratur 1492–1800, Haldenstein 1978, 26, 204; Abbildungen: Mattioli/Camerarius (1590), 79r; Frauenkulturarchiv Graubünden (Foto: Peter de Jong); Klein, Unkräuter, Tf. 67.

EIN LANDSCHREIBER UND SEIN KRÄUTERBUCH

Das Institut dal Dicziunari Rumantsch Grischun (IDRG) in Chur verwahrt unter der Signatur Msc. 579c eine stark beschädigte, in Surselvisch abgefasste, 1719 datierte Handschrift mit dem Titel «Lustgarten da las Ligias» (Lustgarten der [Drei] Bünde). Als Autor zeichnete Johann Barandun (vor 20.11.1688–?) aus Feldis, der höchstwahrscheinlich wie sein Sohn Valentin (31.10.1734–?) das Amt des Landschreibers innehatte. Johann Barandun schrieb in der Einleitung zu seinem «Lustgarten», er beabsichtige damit, eine Anleitung zu schaffen über «die Kraft, die Wirkung und die Anwendung der hauptsächlichsten Kräuter und Obstbäume, die in unserer lieben Heimat der Drei Bünde wachsen und wie der Allmächtige Gott dies alles erschaffen hat zum Nutzen und Gebrauch des Menschen». Darüber hinaus hielt Barandun fest, dass er dieses Büchlein aufgesetzt habe, um seinen Mitmenschen zu dienen, genauer: «dem armen Mann» zu helfen. Im Klartext geht es hier, wie es schon Jahrhunderte zuvor ein unbekannter Benediktiner des Klosters Lorsch in seinem Arzneibuch für unabdingbar erklärt hatte, um die Beschaffung von kostengünstigen, in der näheren Umgebung wachsenden Heilpflanzen und deren einfache Anwendung für das Gros der Armen. Barandun selbst gehörte zur lese- und schreibfähigen ländlichen Oberschicht, die über Druckschriften verfügte, wie er in der Einleitung zu seinem handgeschriebenen, mit Pflanzenzeichnungen aus seiner Hand versehenen Buch erklärte: «Ich habe es nicht selbst verfasst, sondern es ist von anderen, Gescheiteren, teilweise vorgelegt worden, aber von mir ins Romanische übersetzt und danach auch vervielfältigt.» Baranduns Formulierung «teilweise

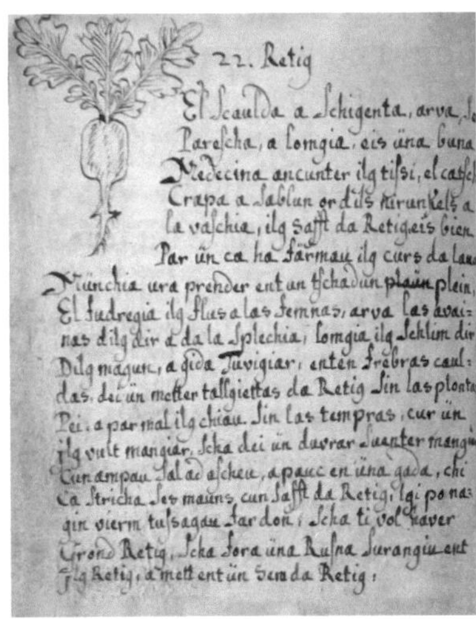
22. Retig
El scaulda a schigenta, arva, [illegible]
Parescha, a lomgia, eis üna buna
Medecina ancunter ilg tissi, el [illegible]
Crapa a Sablun or dils Nirunkels a
la vaschia, ilg Safft da Retig eis bien
Par ün ca ha färmau ilg curs da la [illegible]
Münchia ura prender ent un tschadün plain plein,
El fudregia ilg flus a las femnas, arva las avai:
nas dilg dir a da la Splechia, lomgia ilg schlim dir
Dilg magun, a gida Tuvigiar. enten frebras caul:
das. dei ün metter tallgiettas da Retig sin las plonta
Pei, a par mal ilg chiau. Sin las tempras, cur ün
ilg vult mangiar. Scha dei ün durar suenter mangiar
Cun ampau Sal ad ascheu, a pauc en üna gada, chi
ca Stricha ses mauns cun Safft da Retig, lgi pona:
gin vierm tussagau far don. Scha ti vol haver
Grond Retig, Scha fora üna Rusna surangiu ent
ilg Retig, a mett ent ün Sem da Retig.

Rettich, Illustration und Pflanzenbeschreibung von Valentin Barandun (1756)

vorgelegt worden» bedeutet, wie die Durchsicht der frühneuzeitlichen Kräuterbuchliteratur ergab, dass er arzneilich genutzte Pflanzen kannte, welche die gelehrten Autoren nicht aufführten. Darüber hinaus erwähnte er eigene Erfahrungen hinsichtlich Heilanzeigen und Anwendung.

Diese Besonderheiten finden sich im dritten Teil dieses Buches zu den Heilpflanzen einst und heute: Birke, Felsenmispel, Gerste, Hanf, Kornrade, Lungenflechte, Preiselbeere, Wolliger →Schneeball, Steinbeere, Waldrebe und Zwiebel. Die erwähnten Kenntnisse und die ursprünglich vorhandene Materialfülle von 237 in Wort und Bild vorgestellten Heilpflanzen erwecken den Eindruck, dass Barandun als Heiler tätig war. Bei den Pflanzenbezeichnungen fällt die Verwendung von Romanisch (z. B.: Danida, →Rainfarn; Rena, →Meisterwurz; Braia, →Klette), Deutsch (z. B.: Wullkrut, →Königskerze, Bachbunga, →Ehrenpreis; Allermanns harnisch, →Allermannsharnisch) und Latein (z. B. Alliaria, →Knoblauchhederich; Chelidonia, →Schöllkraut; Bryonia, →Zaunrübe) ins Auge. Eine Auflistung der Pflanzen nach Sprachgruppen und Anwendungsbereichen ist nicht möglich, denn 46 Texte gingen im stark abgenützten Buch durch Blattverlust verloren, obwohl Valentin Barandun 1756 das Manuskript seines Vaters teilweise, bis Nr. 140, kopierte. Aus diesem Sprachengemisch lässt sich mit aller Vorsicht schliessen, dass Heilpflanzenkenntnisse in Baranduns Umfeld nicht weitverbreitet waren. Leider bleibt das Verhältnis von Kultur- zu Wildpflanzen ebenfalls im Dunkeln. Möglicherweise verfasste Barandun sein Manuskript auf Surselvisch für Kräuterkundige, die ihr Wissen vertiefen wollten, jedoch die deutsche Sprache ungenügend beherrschten.

Mit den von ihm verwendeten Vorlagen der «Gescheiteren» meinte er die Kräuterbücher der frühneuzeitlichen Botanikerärzte, vor allem aber seine bislang unbekannte Hauptquelle, nämlich das 1715 erschienene Werk «Eydgnössischer Lust-Garte» des Zürcher Stadtarztes Johann von Muralt (1645–1733). Dieser hatte sich in seinem langen Leben auf den Gebieten der Pestforschung, Chirurgie, Kinderheilkunde und Geburtshilfe einen Namen gemacht, als er sich im Alter wieder der Botanik zuwandte, mit der er sich während seines Studiums an der Universität Basel unter anderem bei dem renommierten Botanikerarzt Johann Caspar Bauhin (1606–1685) auseinandergesetzt hatte.
Wie von Muralt in der unpaginierten Vorrede seines «Eydgnössischen Lust-Garte» schrieb, hatte er mit seinem

Freund Christoph Helwig (1642–1690), Professor für Medizin an der Universität Greifswald, kurz vor dessen Tod auf Exkursionen durch die Schweiz deren Flora erforscht und sich das ehrgeizige Ziel gesteckt, alle in der Eidgenossenschaft wild wachsenden und kultivierten Pflanzen zu erfassen und bei jenen, die traditionsbedingt als heilend galten, auf die Indikationen zu verweisen. Was vorliegt, ist ein Katalog von 903 Pflanzen, angeordnet nach der Blütezeit, wovon 294 eine arzneiliche Verwendung zugeschrieben wurde. Die rein botanische Wahrnehmung der Gewächse hatte die Heilnutzung, die während Jahrhunderten im Zentrum stand, verdrängt.

Der Basler Botaniker Hermann Christ, ein Mann mit den Ansprüchen der gelehrten Elite, bezeichnete zwar von Muralts Schrift zusammen mit dem «Theatrum Botanicum» Theodor Zwingers (1696) als «Epigonenliteratur» und «Wiederholung des Bauhinschen Materials». Doch für den um die Gesundheit seiner Mitmenschen besorgten Landschreiber aus dem medizinisch unterversorgten Bündner Bergdorf erschien der «Eydgnössische Lust-Garte» derart zweckdienlich, dass er einiges an kreativer Bearbeitung auf sich nahm: die als geeignet betrachteten Pflanzen aus der Kräuterbuchliteratur auszuwählen, Fehlendes mit Erfahrungswissen zu ergänzen, die Texte ins Romanische zu übersetzen und manche Illustrationen abzuzeichnen.

Literatur und Abbildungen

Barandun, Johann, Lustgarten da las Ligias. Copiau e publicau da Risch Caflisch, in: Annalas da la Società Retoromontscha XLII (1928), 196–235 (teilweise lücken- und fehlerhafte Transkription); Barandun, Valentin, Lustgarten da las Ligias, STAGR A/N 278/1; Wormer, Eberhard J., Muralt, Johann von, in: Neue Deutsche Biographie 18 (1979), 602f., https://www.deutsche-biographie.de/pnd118585819.html#ndbcontent (Zugriff 28.7.2021); Christ, 2; Abbildung: Barandun, Valentin, Lustgarten da las Ligias, STAGR A/N 278/1, Nr. 22.

EINE «APOTHEKE FÜR DAS LANDVOLK»

Trotz ungenügender medizinischer Versorgung der Bevölkerung schränkte das Gericht Sur Tasna 1618 die Hilfe jener Geistlichen ein, die sich nicht nur als Seelsorger betätigten, sondern sich auch um die Kranken ihrer Gemeinde kümmerten: «Predicanten unsres Grichts sollen nit haillen weder der bösen Francosen noch der Blattern, noch Erzenei eingeben durch den Mundt gar nit.» Dies bedeutet im Klartext, dass nur die akademisch ausgebildeten Ärzte Kranke, die an Syphilis oder einer anderen sexuell übertragbaren Krankheit oder an Pocken litten, behandeln durften. Desgleichen war die Verabreichung von Heiltränken, die bei äusseren und inneren Verletzungen sowie Erkrankungen der inneren Organe eingesetzt wurden, den Ärzten vorbehalten. Den Geistlichen verblieb die äusserliche Behandlung von Wunden und Hautleiden. Dies sollte sich allerdings unter dem Druck der Verhältnisse ändern.

Im Zuge der Volksaufklärung des späten 18. Jahrhunderts setzten sich auch in Graubünden Angehörige der geistigen Oberschicht, Ärzte und Geistliche, für wirtschaftliche Reformen ein. Dazu gehörten gemäss den von Johann Heinrich Pestalozzi als «ökonomische Patrioten» bezeichneten Volkspädagogen vornehmlich die Produktionssteigerung der Landwirtschaft sowie die Verbesserung des Volksschulwesens und der Gesundheit der Bevölkerung. 1778 entstand die «Gesellschaft landwirthschaftlicher Freunde in Bündten», die von Anfang an den Wunsch hegte, nach dem Beispiel anderer ökonomischer Vereinigungen eine eigene Zeitschrift herauszugeben. Von 1779 bis 1784 erschien demzufolge ohne Unterbruch das Wochenblatt «Der Sammler», das sich im Vergleich zu anderen periodisch erscheinenden Aufklärungsschriften relativ lange halten konnte, da es von einer Gesellschaft getragen wurde. Es waren nicht politische Differenzen, die das Heft eingehen liessen, sondern zunehmende Gleichgültigkeit der daran Beteiligten und des gebildeten Abonnentenkreises. Schon im dritten Jahrgang hatte sich die Erkenntnis durchgesetzt, damit die Bauern nicht erreichen zu können, wohl aber deren Pfarrer, die als Vermittler medizinischen Wissens dienten: «Ein Unterricht für diejenigen, die Einfluß auf das Landvolk haben, ist weit nützlicher als der Unterricht für das Landvolk selbst. Die Vorurtheile der Landleute in Ansehung ihrer Gesundheit lassen sich noch am besten durch ihre Pfarrer schwächen oder gar wegräumen, weil der Bauer immer ein grosses Zutrauen zu einem Pfarrer hat, den er liebt.» Diese erkenntnisreichen Worte sind mit den Initialen B. G. gezeichnet und stammen höchstwahrscheinlich von Bartholomäus Grass (1743–1815), einem evangelischen Pfarrer und Schulreformer, der allerdings die Landbevölkerung mit mineralischen Drogen versehen wollte.

Andreas Michael Gujan (1736–1814), von 1758 bis 1803 evangelischer Pfarrer in Saas (Prättigau), gehörte zu jenen Geistlichen, die sich auch um die Leibsorge ihrer Gemeinde kümmerten. Die schlechte Heuernte im Sommer 1778 hatte ihm Sorge bereitet, denn er wusste sehr wohl, dass der Hunger im Stall den Hunger im Haus nach sich zieht. So behandelte er in einem seiner ersten Artikel in «Der Sammler» von 1779 die Zufütterung des Viehs mit verschiedenen Arten von Laub, um den Heumangel auszugleichen. Den →Weissdorn, den er als «Mehlbeerstrauch» bezeichnete, betrachtete er aufgrund seiner kleinen Blätter und Dornen als untaugliches Viehfutter, doch dessen Beeren könnten im Notfall den Hunger der Menschen stillen.

Generell versuchten die ökonomischen Patrioten, die Gesundheit der Nutztiere zu verbessern, doch aus ihrer Perspektive mangelte es hierzu an geeigneten billigen Lesestoffen. Stattdessen verkauften hausierende Lieder- und Bücherkrämer das Reutlinger Volksbüchlein «Bewährte Arznei-Mittel für das Rindvieh», einen «Mischmasch von vielleicht einigen guten Mitteln unter viel mehr Thorheit, Aberglauben und Alfanzereien», wie «Der Sammler» von 1782 schrieb. Reutlingen galt schon am Ende des 18. Jahrhunderts in Süddeutschland als der bedeutendste Produzent von wohlfeilen Heftchen für das Volk, die von Kolporteuren und Wander-Buchhändlerinnen vertrieben wurden. Das äusserst beliebte Büchlein «Bewährte Arzney-Mittel für das Rind-Vieh, Schaafe und Schweine» kam um 1745 zusätzlich in Frankfurt und Leipzig heraus und lag 1748 als ins Surselvische übersetzte Handschrift vor: «Nizeivels miez da Madaschinnas par la sh: biescha d'armantif a porcs». Die Wertschätzung dieses von der Bildungsschicht kritisierten populären Ratgebers im Laienkreis und der Mangel an einfachen Informationen, den man mit der Übersetzung zu beheben suchte, sind offensichtlich.

Für den «Sammler» empfahl Pfarrer Gujan ab 1781 in drei Folgen, gemäss seinem Vorbild Paracelsus einheimischen Drogen den Vorzug gebend, 26 Pflanzen, welche die «Apotheke für das Landvolk» bilden sollten. Wie aus seinen Beschreibungen von →Arnika, →Ehrenpreis, →Gundelrebe und →Holunder hervorgeht, betätigte der Geistliche sich auch als Heiler. Als weitere pflanzliche Arzneien seiner Hausapotheke erscheinen: →Alant, →Baldrian, →Beifuss, →Eibisch, →Enzian, →Esche, →Fieberklee, →Gamander, →Gänseblümchen, →Gauchheil, →Huflattich, →Kamille, →Königskerze, →Lavendel, →Löwenzahn, →Dost (→Majoran), Krauseminze (→Pfefferminze), →Salbei, →Schafgarbe, Zitronenquendel (→Thymian), →Tausendgüldenkraut und →Wermut. Der Arzt Johann Georg Amstein der Ältere (1744–1794), der Redaktor des «Sammlers», sah auf Wunsch des Autors dessen Ausführungen durch und ergänzte sie. Es sei schade, meinte Gujan im Jahrgang 1781, dass der Landmann die erwähnten Heilmittel weder ihrem Namen noch ihrer Kraft nach kenne, er lasse sich nicht so oft von Pfuschern und Marktschreiern um sein Geld bringen, und auch «wahren Ärzten würde es oft angenehm seyn, wenn sie in dem Hause eines Kranken, oder im Dorfe, einen Vorrath an Arzneykräutern und Wurzeln fänden; in Ermangelung dessen sind sie genöthiget selbige aus oft entlegenen Apotheken her zu holen, worüber dann wichtige Zeit versäumt, und die Kostung vermehret wird». Es darf bezweifelt werden, dass die Landbevölkerung bar jeglicher Heilpflanzenkenntnisse war, da Gujan sich selbst hinsichtlich des Bergbaldrians in Widersprüche verwickelte.

Die Pflanze sei auch «dem gemeinen Mann wohl bekannt, und wird fleissig von ihm aufgesucht, so dass sie an einigen Orten, wo sie sonst häufig gefunden würde, fast ausgerottet ist». Bei diesen Personen handelt es

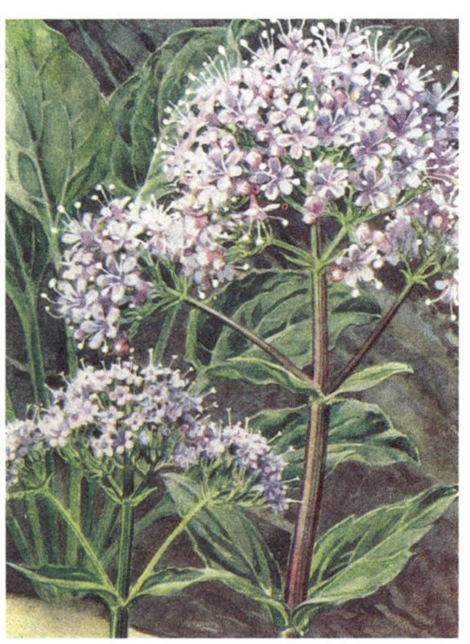

Bergbaldrian

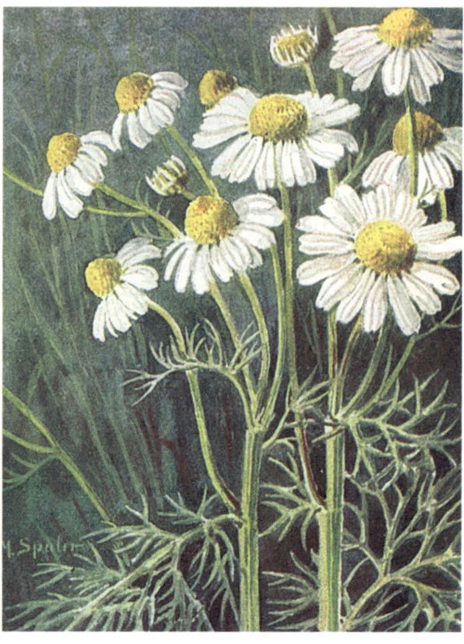

Echte Kamille

sich um heilkundige Laien – Männer und Frauen. Andreas Michael Gujan erwähnte freilich nur den «gemeinen Mann». Über die Frauen, denen die Pflege der kranken Familienmitglieder oblag, schwieg sich der geistliche Herr aus. Gujan war drei Mal verheiratet, zwischen 1761 und 1789 kamen seine elf Kinder zur Welt, was bestimmt einiges an Kenntnissen in medizinischer Selbsthilfe von weiblicher Seite erforderte.

Wie viele Kräuter Gujan noch gerne beschrieben hätte, bleibt im Dunkeln, denn nach seiner vierten Folge im Jahrgang 1784 stellte das Wochenblatt «Der Sammler» sein Erscheinen ein. Die Nachfolgezeitschrift «Der neue Sammler» (1804–1812), herausgegeben von der Ökonomischen Gesellschaft Graubünden, brachte keine Angaben zur Heilpflanzennutzung mehr.

Literatur und Abbildungen

Zitat in DRG 13, 492 (Masdina); Spinas, Christoph, Der Sammler (1779–1784) und Der neue Sammler (1804–1812). Zwei bündnerische ökonomische Zeitschriften. Ein Beitrag zur Kulturgeschichte Bündens im ausgehenden 18. Jahrhundert, Diss. Freiburg i. Ue. (Typoskript), 20, 25, 29ff., 33ff.; Der Sammler, eine gemeinnützige Wochenschrift für Bündten 1779, 225–232 (Laubfütterung); Der Sammler 1782, 260 (Reutlinger Volksbüchlein); Schenda, Rudolf, Bücher aus der Krämerkiste, in: Die Lesestoffe der Kleinen Leute. Studien zur populären Literatur im 19. und 20. Jahrhundert, München 1976, 11–29; Der Sammler 1781, 65 (Geistliche als Laienheiler); Erich Wennecker, Grass, Bartholomäus, in: Biographisch-Bibliographisches Kirchenlexikon 19, Nordhausen 2001, Sp. 596–599; Sprecher, Ferd.[inand], Die Pfarrerfamilie Gujan, in: Bündnerisches Monatsblatt 1934, 321–342; 326–328; Der Sammler, eine gemeinnützige Wochenschrift für Bündten 1779, 129, 225–232; 1781, 251–257; 1782, 281–294; 1784, 273–281; Abbildungen: Klein, Alpenblumen, Bd. 2, Tf. 60; Klein, Unkräuter, Tf. 2.

KALENDERSCHREIBER UND HELFER IN SEUCHENZEITEN

Während seiner 23-jährigen Amtszeit, von 1885 bis 1908 in der Pfarrei Surrein, versuchte Tumaisch Giusep Berther (1853–1931), mit sozialreformerischen Massnahmen die ökonomischen Verhältnisse der Surselva zu verbessern. Seine Tätigkeitsfelder bildeten die Förderung der Bienen- und Obstbaumzucht sowie die Gründung von Raiffeisen-Kassen und eines Fonds, der jungen Menschen eine Berufsausbildung ermöglichen sollte. Darüber hinaus stellte er sein Wissen über die Wasseranwendungen des Naturheilers Pfarrer Sebastian Kneipp (1821–1897) und die Pflanzenheilkunde in den Dienst der Kranken seiner Pfarrei und in der Umgebung. Wie im Nekrolog nachzulesen ist, schreckte er vor keiner Seuche zurück, weder vor der Grippe und Diphtherie noch vor Masern und Scharlach. Auch bei Blutvergiftungen musste er in der Zeit vor der Entdeckung des Penicillins sein Möglichstes tun, indem er empfahl, den Absud aus der →Meisterwurz einzunehmen. Gegen den in den allermeisten Fällen tödlich verlaufenden Tetanus (Wundstarrkrampf) konnte er, der oft hilflose Helfer, nur zu einem Heiltrank mit dem Absud aus dem Gänsefingerkraut (→Fingerkraut-Arten) raten. Um die Selbsthilfe der medizinisch unterversorgten Bevölkerung der Surselva zu stärken, stellte er, inzwischen Pfarrer in Medel, von 1916 bis 1921 im «Calender Romontsch» 29 Heilpflanzen für eine kleine «apoteca de casa» zusammen. Es sind dies ausser den bereits erwähnten Kräutern: →Arnika, →Bibernelle, →Breitblättrige Primel, →Brennnessel, →Ehrenpreis, →Erle, →Engelwurz, Gelber →Enzian, Erdbeere, →Frauenmantel, →Heidelbeere, →Isländisch Moos, →Johanniskraut, →Kümmel, Moos, →Nelkenwurz, Weisse →Taubnessel, →Hirtentäschchen, →Thymian, →Quecke, →Salbei, →Schafgarbe, Wegerich-Arten (→Spitzwegerich), →Storchschnabel, →Schachtelhalm, →Wacholder und →Wermut. In Bezug auf die Anzahl Pflanzen unterscheidet sich die Hausapotheke Berthers nur geringfügig von der älteren Gujans, wohl aber in der Zusammensetzung. Geschuldet sind diese Unterschiede jeweils den ökologischen Voraussetzungen, den Kenntnissen regionaler Kräuterkundiger, dem Buchbesitz und dem davon abhängigen Wissen der beiden halbprofessionellen Heiler. Bei Gujan und Berther finden sich gemeinsam Gelber Enzian, Ehrenpreis, Salbei, Schafgarbe, Thymian und Wermut.

Sein Vorhaben – die Zusammenstellung einer Hausapotheke – begründete Berther mit den Argumenten, in den letzten Jahrzehnten sei viel über den Wert der Medizinalpflanzen geschrieben und gesprochen worden, was die alte

Medizin wieder ins Gedächtnis gerufen habe, und diese habe sich durch und durch bewährt in der Heilung der armen Kranken. Wenn Berther von «paupers malsauns» sprach, könnte er sowohl bedauernswerte, aber auch bedürftige Kranke gemeint haben. Da mehrere renommierte Ärzte in der neusten Zeit Heilpflanzen nutzten, fuhr er fort, sei es auch dem «Calender Romontsch», diesem «Volksfreund», erlaubt, seine Leserschaft auf den Wert der einen oder anderen Pflanze aufmerksam zu machen, um damit die Gesundheit zu erhalten oder wiederzuerlangen. Man beachte, dass Berther es als Rechtfertigung für die Arzneinutzung von Pflanzen als nötig erachtete, sich auf angesehene Ärzte und deren Rückbesinnung auf Heilpflanzen zu beziehen. Daraus lässt sich folgern, dass synthetische Medikamente auch in der Surselva, einem geografischen Randgebiet, Einzug gehalten hatten und «die alte Medizin» nach und nach verdrängten.

Bereits 1882 war das erste chemische Arzneimittel, das Fiebermedikament «Kairin», patentiert worden. Auf der Suche nach weiteren fiebersenkenden und schmerzlindernden Chemikalien entdeckte man den Aspirin-Wirkstoff Acetylsalicylsäure und die desinfizierende Wirkung des Methylenblaus.

Doch weshalb publizierte Berther Heilkräuteranwendungen in einem Kalender? Angehörige der Bildungsschicht hatten ab den 1830er-Jahren in den massenhaft verbreiteten Kalendern, dem wichtigsten Medium der Volkspädagogik, empfohlen, zum Zweck der medizinischen Selbsthilfe eine mit Heilpflanzen gefüllte Hausapotheke anzulegen. Berther wusste demzufolge, dass er sein Zielpublikum am ehesten mit dem seit 1860 erscheinenden «Calender Romontsch» erreichen konnte. Im Jahr 1902 zählte die Auflage des beliebten Volkslesestoffs mit seinem Gemisch aus erbaulichen Erzählungen und alltagspraktischen Ratschlägen immerhin 3400 Exemplare. Da aus ökonomischen Erwägungen im Kalender keine Pflanzenabbildungen vorgesehen waren, musste Berther im Jahrgang 1918 auf den farbig illustrierten, 1913 erstmals erschienenen «Bilder-Atlas» zu Pfarrer Künzles «Chrut und Uchrut» verweisen, «damit man die beschriebenen Pflanzen kennenlernen kann». Von umfassenden Heilkräuterkenntnissen im Volk kann zu Berthers Zeiten folglich nicht die Rede sein. Die Kräuteranwendungen stammen grösstenteils aus zwei von Künzles Schriften, seinem grössten Erfolg «Chrut und Uchrut» (seit 1911) und dem für «Oberschulen, Realschulen, Arbeitsschulen, Töchter-Institute und Haushaltungsschulen» bestimmten Kräuterbüchlein «Der junge Botanist», das 1914 vorlag, sowie aus «Kneipps Haus-Apotheke».

Literatur

Deplazes, Placi, La pleiv de Surrein. Studi historic, in: Igl Ischi 27 (1940), 1–143, 86f.; Berther, Ivo, «Il mund sutsura – Die Welt steht Kopf». Alpine Peripherie und Moderne am Beispiel der Landsgemeinde Disentis 1790–1900. Quellen und Forschungen zur Bündnergeschichte, hrsg. vom Staatsarchiv Graubünden, Bd. 25, Chur 2011, 431; Jütte, Geschichte der Alternativen Medizin, 164–169; Hansch-Mock, Kalender, 69–102; Brunold-Bigler, Ursula, Die religiösen Volkskalender der Schweiz im 19. Jahrhundert, Basel 1982, 96–99; Calender Romontsch 1916, 107; 1918, 103f.; Kneipps Haus-Apotheke, 36ff. (Waldengelwurz), 117 (Wacholder).

«SÄMTLICHE UNKRÄUTER SIND HEILKRÄUTER» – DER KRÄUTERPFARRER JOHANN KÜNZLE

Ein im Magazin des «Tages-Anzeigers» vom 16. Dezember 1978 erschienener Artikel des Ethnologen und Journalisten Peter Egloff brachte mittels einer Analyse des von Johann Künzle seit 1918 herausgegebenen und in weiten Teilen von diesem selbst verfassten «Volkskalenders» die bisher unentdeckten Schattenseiten des gemeinhin als senkrechter Schweizer und Urdemokrat verehrten Kräuterpfarrers ans Licht. Die Liste der Vorwürfe ist lang, und diese sind berechtigt. Künzle hatte sich der 1870 in Deutschland aufkommenden konservativen Lebensreform-Bewegung angeschlossen, für welche die Stadt der Inbegriff körperlichen Zerfalls, Entartung, Sittenlosigkeit, ja die Verkörperung des Bösen schlechthin war.

Dem Volke helfen ist eine christlich-soziale Tat; mögen daher alle jene, denen das Wohl des Volkes am Herzen liegt und die dazu Zeit und Gelegenheit haben, die alte vergessene Kräuterkunde studieren und den Leidenden schnelle, wohlfeile Hausmittel reichen.

Johann Künzle, Chrut und Uchrut (1915).

Der sich leutselig gebende Heiler mit wallendem Bart und runder Nickelbrille vermarktete mit Geschick seine Schriften und Kräuterprodukte und profilierte sich als Antimodernist, Intellektuellenverächter, Frauenfeind, Antisemit, Verächter der parlamentarischen Demokratie und Rufer nach einem neuen starken Mann, dem faschistischen italienischen «Duce» Benito Mussolini. Künzles «Kalendermann», ein anonymer ständiger Mitarbeiter, der die kalenderübliche politische Jahreschronik verfasste, freute sich im Jahrgang 1934 über die Beschränkung der Vereins-, Versammlungs- und Pressefreiheit im Zuge der Machtergreifung der Nationalsozialisten in Deutschland und stellte mit Genugtuung fest: «Damit ist die gesetzliche Handhabe geschaffen, um die kommunistischen Hetzer und Anstifter in Konzentrationslagern unschädlich zu machen.»

Nach der sozialkritischen Perspektive sei versucht, den Blickwinkel der im Berggebiet lebenden Menschen beim Ausbruch einer Krankheit einzunehmen – seien es die Direktbetroffenen oder sei es ihr Umfeld. Die von Lehrer Carl Fasser in Müstair notierten Erinnerungen bieten einen seltenen Einblick in schwierige Situationen. Die geschilderten Zustände fallen in die Zeit von 1890/1900. Chronischer Mangel an Bargeld beeinflusste die ganze Hauswirtschaft und war der Grund, weshalb man oftmals keinen Arzt rufen konnte. Vater Fasser rief diesen bei Lungenentzündung und Keuchhusten seines Sohnes. Wenn jemand erkrankte, holte man üblicherweise die Nachbarn und besprach mit ihnen die zu treffenden Massnahmen, wobei der Therapiewunsch der kranken Person Vorrang hatte. Im Krankheitsfall half also nur vereintes Wissen, das mittels eines Vorrats an Heilpflanzen und chemischen Medikamenten umgesetzt wurde. Carl Fasser sammelte nach den Anweisungen seines Vaters →Arnika, →Edelweiss, →Heidelbeeren, →Isländisch Moos, →Iva, →Meisterwurz und Hagebutten (→Rose).

Als Johann Künzle 1885 die abgelegene Pfarrei Libingen im Toggenburg übernahm, begegneten ihm dieselben desolaten Zustände hinsichtlich der medizinischen Versorgung der Bevölkerung, wie sie Fasser für das Val Müstair beschrieben hatte. «Schon in Libingen wurde er allmählich zum Kräuterdoktor. Volle drei Stunden weit weg, in Bütschwil, wohnte der nächste Doktor. Wenn aber akute, lebensgefährliche Krankheiten die Leute überfallen hatten, wäre manchmal die ärztliche Hilfe zu spät gekommen, wenn nicht Pfarrer Künzle mit seinen Heil- und Kräuterkenntnissen den Tod verscheucht hätte», schrieb seine Nichte Christine Abbondio-Künzle in der Gedenkschrift zum 100. Geburtstag ihres inzwischen international bekannt gewordenen Onkels. Dieser hatte sich als Sohn eines Gärtners schon als Kind für Pflanzen interessiert und von seinem Vater deren lateinische Bezeichnungen gelernt; dazu kamen der ihn begeisternde, lebendige Botanikunterricht an der Klosterschule Einsiedeln bei Pater Ludwig Staub und die freiwillig belegten Vorlesungen in Botanik an der Universität Leuven (Belgien) während seines Theologiestudiums. So war es ihm ein Leichtes, als er 1887 Kneipps Schrift «Meine Wasserkur» erstanden hatte, die darin beschriebenen Pflanzen einzusetzen. Da sich der katholische Priester und Naturheilkundige Sebastian Kneipp auf seine Wassertherapie konzentriert hatte, blieb sein Repertoire an einheimischen Heilpflanzen recht schmal: →Anis, →Arnika, Attich, →Augentrost, →Baldrian, →Brennnessel, →Eibisch, →Eiche, Wald-Engelwurz (→Engelwurz), Gelber →Enzian, Erdbeere, →Fenchel, →Fieberklee, Gänsefingerkraut (→Fingerkraut), Hafer, Hagebutten (→Rose), →Heidelbeere, Heublumen, Schwarzer →Holunder, →Huflattich, →Johanniskraut, →Kamille, →Königskerze, →Kümmel, →Lavendel, →Lein, →Linde, →Lungenkraut, →Malve, →Mistel, →Pfefferminze, →Rosmarin, →Salbei, →Schachtelhalm, →Schafgarbe, →Schlehdorn, →Schlüsselblume, →Spitzwegerich, →Tanne, →Tausendgüldenkraut, →Veilchen, →Vogelknöterich, →Wacholder, →Waldmeister, →Weinraute, →Wegwarte. Darüber hinaus empfahl Kneipp, eine Agave im Topf zu züchten sowie →Aloe-Pulver, →Bockshornkleepulver, Nelkenöl, Rotes Sandelholzpulver und →Lavendelöl in der Apotheke zu kaufen.

Während seiner Amtszeit als Pfarrer in Herisau – von 1907 bis 1909 – gelang es Künzle auf einer Gant, das hier vorgestellte Kräuterbuch des Botanikerarztes Jacob Theodor Tabernaemontanus (1687), das über 3000 Beschreibungen arzneilich genutzter Pflanzen enthält, aus dem Nachlass eines Appenzeller Heilers zu ersteigern. Der umfangreiche Foliant befand sich notabene im Besitz eines nichtakademischen Heilers und gehörte nicht einem Arzt. Mit der um 1880 einsetzenden Entwicklung synthetisch-chemisch hergestellter Arzneien war die traditionelle Kräutermedizin in der ärztlichen Therapie zunehmend überflüssig geworden. Im Gegensatz dazu sollte Tabernaemontanus' Werk fortan Künzles Hauptquelle seiner medizinischen Praxis bilden. Es ist dabei freilich zu bedenken, dass der Kräuterpfarrer die Rezepte des Tabernaemontanus kritisch überprüfte und neuen Erkenntnissen anpasste, die er sich aus der Lektüre phytotherapeutischer Schriften und aus eigener Erfahrung angeeignet hatte. Darüber hinaus setzte er gewisse Pflanzen bei bislang unbekannten Heilanzeigen ein und entwickelte neue Anwendungsformen (→Alant, →Apfel, →Arnika). Vermutlich diente ihm das frühneuzeitliche Kräuterbuch auch hinsichtlich des Umfangs als Vorbild. Kurz nach Künzles Tod kam die Summe seines Wissens, «Das grosse Kräuterheilbuch», heraus. Es enthält 170 Heilpflanzenbeschreibungen, Behandlungsempfehlungen von neunzig Leiden sowie seine Theorie zu Entstehung und Heilung von Krankheiten, eine Vereinfachung der antiken Humoralpathologie. Man beachte, dass sich die Anzahl arzneilich genutzter Pflanzen im Vergleich zu Tabernaemontanus wesentlich verringert hatte. Das Buch mit hundert farbigen Illustrationen der Künstlerin Pia Roshardt (1892–1975) erschien in mehreren Auflagen: 1945, 1946, 1947, 1952, 1957, 1974, 2006 und 2020, was für seine andauernde Beliebtheit spricht.

Noch beliebter war und ist Künzles erstmals 1911 erschienenes Heilkräuterbüchlein mit dem damals aufsehenerregenden Titel «Chrut und Uchrut». Unkräuter, die bei allen, die in Theorie und Praxis mit der Pflege von Äckern und Gärten zu tun hatten, als lästige, auszurottende Plage galten, erhielten neu ihren Stellenwert innerhalb der göttlichen Schöpfung zurück: «Warum hat der liebe Gott so viel Unkraut erschaffen, daß man immer geplagt ist mit jäten? Gewiß nicht aus Leidwerkerei; sämtliche Unkräuter sind nämlich Heilkräuter. Der liebe Gott hat sie daher dem Menschen in den Weg gestreut, daß er gern oder ungern sie immer zur Hand habe.» Als Unkraut und Heilkraut zugleich betrachtete er zum Beispiel →Brennnessel, →Herbstzeitlose, →Hirtentäschchen, →Mistel, →Quecke, →Wiesengeissbart, →Schachtelhalm und →Zaunwinde. In diesem Zusammenhang sei erwähnt, dass Ludwig Klein, Professor für Botanik an der Technischen Hochschule in Karlsruhe, in seinem 1926 erschienenen Werk «Unsere Unkräuter» sogar herausragende traditionelle Heilpflanzen wie →Hauhechel, →Löwenzahn, →Malve, →Nachtkerze, →Spitzwegerich und →Thymian neu als schädliche Unkräuter abwertete. Künzles Schrift enthält keine Abbildungen, da diese das Büchlein verteuert hätten. Ein doppelt so teurer «Bilder-Atlas» zu «Chrut und Uchrut» für einen Franken sollte die fehlenden Illustrationen ersetzen. Künzles Kräuterbüchlein erreichte schon vor dem Ersten Weltkrieg die beachtliche Auflage von 270 000 Exemplaren; 1930 belief sie sich auf 720 000 Stück.

Der kleine Ratgeber brachte von 1911 bis 1988 (42. Auflage) eine offensichtlich beliebte Mischung aus Kräuteranwendungen für Mensch und Vieh, ans Wunderbare grenzende Erzählungen von geheilten Übeln, aber auch barocker Kanzelschelte nachempfundenen Morallehren über Gutes und Böses, Richtiges und Falsches, Gescheites und Törichtes auf dieser Welt. Ein Beispiel zur richtigen und falschen Erziehung von Kindern, vor allem jenen weiblichen Geschlechts, soll hier genügen: «Kinder, die den Sommer über barfuß gegangen sind, ertragen dreimal so

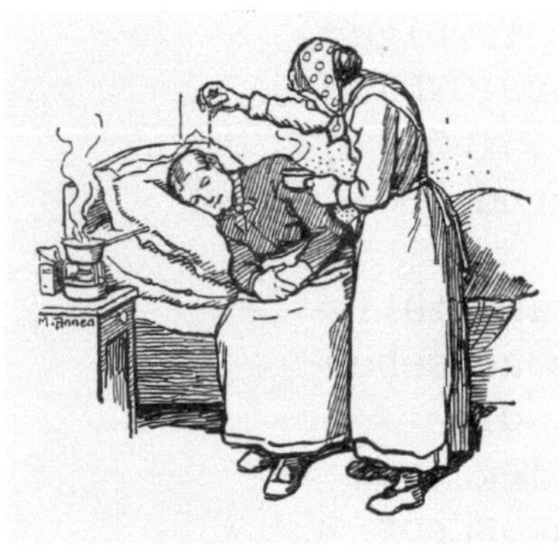

Weibliche Hilfe bei der Behandlung von Schwerhörigkeit

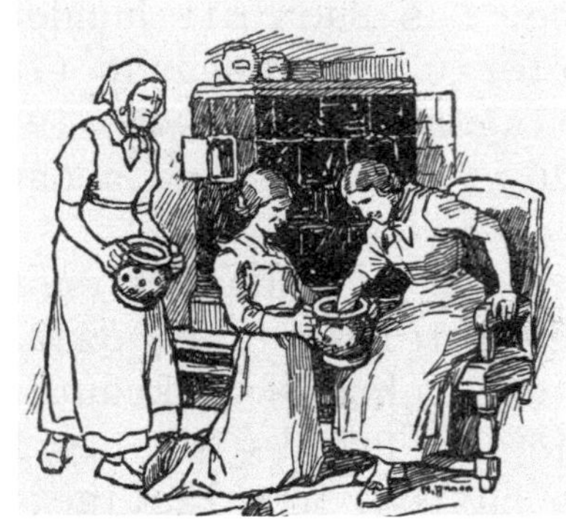

Nachbarinnenhilfe bei einer Brandverletzung

viel Kälte und sind dreifach ausdauernder, als die verwöhnten und verhätschelten Kinder, die selbst im Hochsommer als Adelszeichen Schüeli und Strümpfli tragen. Wenn die bei 40 Grad Wärme noch frieren und Strümpfli brauchen, um Himmelswillen, welches Bärenfell wird dick genug sein bei 10 Grad Kälte! Sie sehen aber auch immer danach aus, diese Puppenkinder, bleich wie Mehlsäcke, leicht wie Federn und gebrechlich wie ‹Kaffeebeckeli›; kaum der Schule entlassen müssen sie oft doktern, tragen im Winter Bänder und Decken wie vermummte Wilderer, verfallen der Bleichsucht und dem Kopfweh und dem ewigen Zahnweh; fallen dann solche Puppen in den Ehestand wie die Fliegen ins heiße Wasser, dann hat der Mann seinen Lebtag Musik genug, denn er hat eine Jammerorgel im Hause, und mit jeder Geburt kommt ein neues Register hinzu.»

Obwohl Künzle die Frauen geringschätzte, konnte er zumindest in Bezug auf die Geschichten und die Bebilderung seines ebenfalls überaus beliebten «Volkskalenders» ihre unentbehrliche Rolle als Krankenpflegerinnen und Heilpflanzenkennerinnen nicht ausblenden. Nur schon der Jahrgang 1937 enthält folgende Illustrationen:
Eine alte Frau wäscht einen bettlägerigen Kranken; die alte Base eines Kranken bringt ihrem Vetter, der an Harnverhaltung leidet, heilende →Queckenwurzeln; eine alte Kräuterfrau schenkt einem Knaben, den es am ganzen Körper juckt, ein Heilkraut; eine junge Frau aus dem Volk streckt einem Arzt triumphierend einen Strauss mit Heilkräutern entgegen: «Die stolze Wissenschaft kennt diese einfachen Mittel nicht», lautete der Kommentar zum Bild; Frauen behandeln sich gegenseitig ihre Ohren aufgrund von Schwerhörigkeit mit Kräutern; eine hilfreiche Frau versucht, die Verbrennung an der Hand ihrer Nachbarin mit Johannisöl zu heilen; eine junge Frau reibt die Kopfhaut ihrer an Haarausfall leidenden Schwester oder Freundin mit dem Alkoholauszug aus →Walnussschösslingen ein; eine alte Frau reicht ihrem Mann eine Tasse →Petersilientee gegen seine Blasenprobleme.

Generell sei festgestellt, dass Künzle es als seine Aufgabe betrachtete, alte Traditionen wiederzubeleben: die als veraltet geltende Pflanzenheilkunde, die alte Lehre von «verhockten Säften» in den Organen, dem angeblichen Ursprung aller Krankheiten, die bildhafte Rhetorik der Barockprediger und die alte Tradition der geistlichen Heiler. Darüber hinaus führte der Kräuterpfarrer sogar seine Diagnosestellung mit dem Pendel als alte Methode an, dank derer man Verborgenes aus der Tiefe holen könne. Trotz aller Angriffe hielt er bis ins hohe Alter am höchst umstrittenen Pendeln fest und verstieg sich nach früheren Kontakten mit dem ebenfalls pendelnden Abbé Alexis Mermet zu folgenden Behauptungen hinsichtlich der Influenzapandemie von 1918: «Seit uralter Zeit suchte man mit Hilfe des Pendels Quellen, später fand man mit seiner Hilfe Metalle, Kohle usw. Warum sollte man nicht mit seiner Hilfe die Herde der Krankheiten im Körper feststellen können? Mag auch viel Humbug [!] mit dem Pendel getrieben werden, sicher ist auf alle Fälle, daß ich im Grippejahr 1918 die Angriffspunkte der heimtückischen Krankheit fand und entsprechende Maßnahmen in meiner Pfarrei [Wangs] vorsehen konnte. Niemand in meiner Pfarrei starb an Grippe, außer zwei Männern, die schon schwer krank aus der Fremde heimkehrten.»

Die Vorkehrung Künzles gegen die Grippe bestand aus einer Teemischung mit Wiesensalbei (→Salbei), →Stechpalme und →Wermut, die er verkaufte oder verteilte. Der Historiker Beat Frei und der Medizinhistoriker Eberhard Wolff haben den Mythos von der Wirkung des antiviralen Wangser «Zaubertranks» aus unterschiedlicher Perspektive zerstört. Doch was hatte die Schulmedizin gegen die Pandemie zu bieten? Der 1906 geborene, in Trübbach (Kt. St. Gallen) praktizierende Landarzt Walter Sulser meinte vergleichend: «Zur Vorbeugung gegen diese Grippe wurde damals im Volk nur künstliches, durch schwere Arbeit oder durch Aspirin erzeugtes Schwitzen empfohlen. Weder Volks- noch Schulmedizin hatten ein wirksames Mittel gegen diese Epidemie.»

Doch die Dreikräuter-Grippeteemischung blieb nicht die einzige Präventionsmassnahme Künzles. In einem in den «Neuen Zürcher Nachrichten» veröffentlichten Artikel vom 5. Oktober 1918 mit dem Titel «Automatische Diagnose» behauptete Künzle unter Berufung auf Abbé Mermet, ein neues Naturgesetz entdeckt zu haben, «nämlich: jede Störung und jede Unregelmässigkeit in irgendeinem Organismus produziert den entgegengesetzten Magnetismus». In Bezug auf eine Ansteckung mit der grassierenden Grippe bedeutete dies laut Künzle eine Diagnose zum Voraus: «Da der Pendel jede, auch die kleinste Störung im Organismus nachweist, lässt sich zum Beispiel gerade die Grippe im allerersten Auftreten schon nachweisen, fünf Tage bevor der Mensch ihre Anwesenheit spürt. Man braucht nur die Uhr an der Kette hinzuhalten an beiden Schläfen und an den Hinterkopf; ist Grippeinfektion da, so pendelt die Uhr bei Mannspersonen über dem Handrücken im Kreise, bei Frauenzimmern gerade. Ist die Grippe schon im Blute, so hält man die Uhr über dem Handrücken; läuft sie verkehrt, so ist die Grippe im Blute und höchste Vorsicht geboten und viel Schweiss nötig, um sie herauszubringen, ansonst langsame Blutzersetzung erfolgt.» Mit dem ihm eigenen Selbstbewusstsein, das in diesem Fall die Grenze zur Selbstüberschätzung überschritt, wandte sich Künzle mit seiner «Erfindung» an die Wissenschaftler: «Die Herren der Wissenschaft tun gut, die Sache erst zu prüfen, bevor sie dieselbe verwerfen; denn schliesslich wird eine solche Erfindung rasch den Gang über die Erde machen; dann werden jene am Ende doch noch nachhinken, die sie anfangs verworfen haben.» Die «Erfindung» Künzles ging nicht «über die Erde», und niemand hinkte ihr nach, sondern sie erweckte nicht nur den Protest der Ärzte und der freisinnigen Politiker, sondern veranlasste auch den Bischof von St. Gallen, Robert Bürkler, den Kräuterpfarrer zum Aufgeben seiner Praxis zu bewegen. Das Pendeln verstiess gemäss dem Bischof gegen katholische Glaubensgrundsätze, doch der Hauptgrund lag darin, dass Bürkler das Einschreiten der Kantonsregierung befürchtete, der die Aufsicht über das Gesundheitswesen oblag – im Kanton St. Gallen war es verboten, ohne kantonales Patent zu praktizieren.

Nach einer Bedenkzeit entschied sich Künzle gegen das Pfarramt und für die Pflanzenheilkunde. Am 12. August zog der Kräutermann von Wangs, wo er von 1909 bis 1920 als Priester und Heilkundiger gewirkt hatte, nach Zizers um. An seinem neuen Wirkungsort kehrte freilich um seine Person keine Ruhe ein, da er seine Heilpraxis gegen das Gesetz eröffnet hatte. Es folgten eine Geldbusse samt Konsultationsverbot. Aufgrund gesammelter Unterschriften kam es zu einer Volksinitiative und am 30. April 1922 zur kantonalen Abstimmung über den «Initiativvorschlag betr. Gestattung der giftfreien Kräuterheilmethode». Das Bündner Stimmvolk entschied die Abstimmung zugunsten Künzles gegen die Ärzteschaft und den Grossen Rat mit 12 419 Ja zu 8293 Nein, wie dem «Freien Rätier» vom 1. Mai 1922 zu entnehmen ist. Künzle bestand mit Bravour die von ihm verlangte Zulassungsprüfung als Kräuterheiler und führte in Zizers bis zu seinem Tod im Jahr 1945 vollamtlich seine gut besuchte Praxis und seinen florierenden Versandhandel mit Kräuterprodukten weiter.

Darüber hinaus gab er seinen Kalender und neu die «Salvia. Monatshefte für giftfreie Kräuterheilkunde» heraus. 1937 erschien eine surselvische Ausgabe von «Chrut und Uchrut» unter dem Titel «Flurems e zerclems». Für die Übersetzung zeichnete Ramun Vieli, renommierter Romanist und Sprachpfleger des Surselvischen. Massgebliche Unterstützung bei seiner vielseitigen Tätigkeit erhielt der Kräuterpfarrer von seiner Nichte Christine Künzle, einer gewieften Geschäftsfrau, seinem Assistenten Pfarrer Albert Emmenegger (1899–1967), der 1941 in Maienfeld eine eigene Kräuterpraxis eröffnen und ebenfalls Diagnosen mit dem Pendel stellen sollte, und seinem Neffen Dr. med. Alfons Künzle.

Bislang noch nicht problematisiert wurde, weshalb sich auch in Chur, dem Ort mit der grössten Ärztedichte, der «Gewalthaufen» (so die gar nicht mehr so frei-sinnige Zeitung «Der Freie Rätier») mit 1607 zu 1076 Stimmen für die «giftfreie Kräuterheilmethode» aussprach. Künzles Therapien waren günstiger als jene der Schulmedizin, und seine Heilerfolge stärkten seinen guten Ruf nachhaltig. Dazu kommt etwas, das medizinische Laien kaum erfahren: die Wirkungen und Nebenwirkungen der ersten chemischen Arzneimittel. Der oben genannte Landarzt Walter Sulser berichtete in aller Offenheit darüber, welche Heilmittel den Ärzten in den 1930er-Jahren und vorher zur Verfügung standen. Er begann seine Ausführungen mit dem Aspirin, einem seit 1899 synthetisch hergestellten Medi-

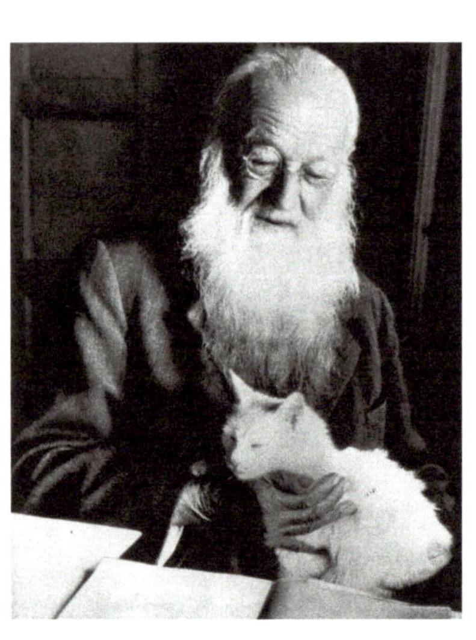

Kräuterpfarrer Künzle mit seiner Lieblingskatze

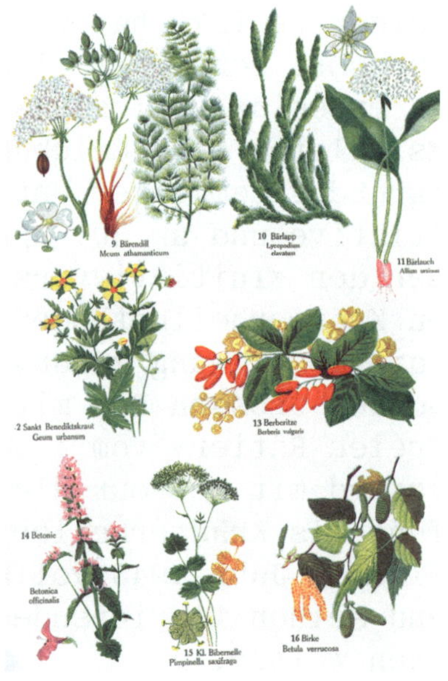

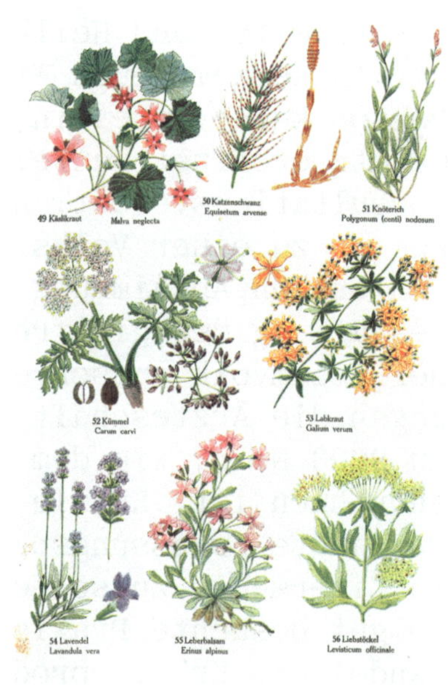

Seiten aus Pfarrer Künzles Kräuteratlas (1930)

kament: «In erster Linie gab es das Aspirin. Es war das am meisten verwendete Mittel gegen Fieber, Rheuma, Kopfweh, Grippe und vieles mehr. Es wurde auch ohne ärztliche Behandlung so oft eingenommen, dass zu viele Leute schon Magenweh davon bekamen. Weil viele Menschen Aspirin nötig gehabt hätten, dieses aber wegen Magenschmerzen nicht brauchen konnten, wurden neue Mittel hergestellt, Pyramidon und Phenacetin. Es war uns ein Trost, über diese ausgezeichneten Rheumamittel verfügen zu können, welche vom Magen bestens vertragen wurden. Aber nach Jahren stellte sich heraus, dass Pyramidon die Blutbildung behindern, und Phenacetin, das wirksame Mittel im Saridon, die Nieren schädigen konnte. Damals begann die Diskussion um Wirkung und Nebenwirkung der Medikamente. Es war deshalb kein Wunder, dass die Leute mehr auf die harmlosen Pflanzenmittel setzten oder anderen Praktiken nachgingen.» Im Klartext bedeutet dies, dass die seit dem Aufkommen chemisch-synthetisch hergestellter Arzneien auf ein Nebengeleise verschobene Phytotherapie wieder vermehrt Beachtung fand. Künzle kannte jede Schwachstelle der akademischen Medizin seiner Zeit und hielt dieser seine Theorie des gestörten Stoffwechsels am Beispiel der Epilepsie entgegen: «Epilepsie, auch fallendes Weh genannt, kommt immer häufiger vor; unheilbar ist diese Krankheit nur, wenn sie herkommt von einem organischen Fehler im Gehirn; das trifft jedoch nur zu in $\frac{1}{10}$ der Fälle; in allen andern Fällen fehlt es am Stoffwechsel und ist dann das Uebel heilbar. Dieser Stoffwechsel wird nicht bloß bewirkt durch den Stuhlgang, sondern auch durch die Tätigkeit von Herz, Nieren und Leber. Der Urin-Untersuch ist dabei sehr wichtig; je nach dem Resultat muß sich die Behandlung einsetzen. – Die Wissenschaft ‹heilt› dieses Leiden mit Brom, das jedoch das Herz schwächt und die Nerven und allmählich das Gehirn verblödet.» Erst 1945 veröffentlichte Künzle im «Grossen Kräuterheilbuch» seine Empfehlungen gegen Epilepsie. Die Kranken sollten Alkohol, Kaffee, Bohnen, Zwiebeln, Knoblauch, Pfeffer, Senf, ranzigen Speck und gedörrtes Fleisch meiden und Salz sparsam verwenden. Als Heilmittel empfahl er eine Teemischung mit den traditionsbedingt als antiepileptisch geltenden Pflanzen Kalmus, →Mistel, →Pfingstrose, →Salbei, →Tausendgüldenkraut und →Weinraute. Für die 1974 geplante Neuauflage des «Grossen Kräuterheilbuchs» beauftragte der Walter-Verlag in Olten den deutschen Arzt und renommierten Phytotherapeuten

Rudolf Fritz Weiss, Künzles Werk wissenschaftlichen Erkenntnissen anzupassen, was Weiss konsequent an die Hand nahm. Trotz seinem Respekt vor Künzles Wissen verschwanden nun dessen Ratschläge zur Selbstbehandlung der Epilepsie und andere medizinische Tollkühnheiten – zum Wohl der Kranken, das stets auch beim Kräuterpfarrer im Zentrum seines Wirkens gestanden hatte.

Es darf indes keineswegs unerwähnt bleiben, dass die wissenschaftliche Phytotherapie der Gegenwart die Wirkkraft folgender vom Kräuterpfarrer empfohlener und hier besprochener Pflanzen bestätigt: Andorn, Arnika, Augentrost, Baldrian, Bärentraube, Benediktenkraut, Besenheide, Bibernelle, Birke, Bockshornklee, Bohne, Borretsch, Brennnessel, Brunnenkresse, Efeu, Eibisch, Eiche, Engelwurz, Enzian, Erdrauch, Fieberklee, Fingerkraut, Föhre, Frauenmantel, Goldrute, Hauhechel, Heidelbeere, Herzgespann, Hirtentäschchen, Holunder, Honigklee, Hopfen, Huflattich, Isländisch Moos, Johanniskraut, Kamille, Knoblauch, Königskerze, Kümmel, Kürbis, Lavendel, Lein, Liebstöckel, Linde, Löwenzahn, Malve, Mistel, Mutterwurz, Nelkenwurz, Odermennig, Pestwurz, Petersilie, Pfefferminze, Quecke, Rettich, Ringelblume, Rose, Rosmarin, Rosskastanie, Salbei, Sanddorn, Sanikel, Schachtelhalm, Schafgarbe, Schlehe, Schlüsselblume, Schöllkraut, Spargel, Spitzwegerich, Stiefmütterchen, Tanne, Taubnessel, Tausendgüldenkraut, Thymian, Tormentill, Vogelknöterich, Wacholder, Wallwurz, Walnuss, Wegwarte, Weide, Weissdorn, Wermut, Wiesengeissbart, Zitronenmelisse und Zwiebel.

Aufgrund neuer wissenschaftlicher Erkenntnisse haben sich bei gewissen Pflanzen freilich Heilanzeigen und Anwendung geändert.

Der 2005 gegründete Kräuter-Pfarrer Künzle Verein in Wangs (Kt. St. Gallen) setzt sich zum Ziel, das Wissenserbe dieses bedeutenden Schweizer Pflanzenheilkundigen zu bewahren. Der 2015 in Amden (Kt. St. Gallen) gegründete Verein Chrut und Uchrut betreut das Archiv des Kräuterpfarrers.

Literatur und Abbildungen

Egloff, Peter, Joh. Künzle, Pfr. (1857–1945), in: Magazin Tages-Anzeiger, Nr. 50, 16.12.1978, 23–31 (Analyse der Jahrgänge 1918 bis 1943 von «Chrut und Uchrut für Lib u. Seel. Pfarrer Künzles Schweizerischer Volkskalender»); Wittern, Renate, Natur kontra Naturwissenschaft. Zur Auseinandersetzung zwischen Naturheilkunde und Schulmedizin im späten 19. Jahrhundert. Erlanger Universitätsreden, Nr. 37, 1992, 3. Folge, 5–32; 14; Fasser, Carl piae memoriae, L'apoteca da meis bap, in: Il Chalender Ladin 72 (1977), 49f.; Abbondio-Künzle, Gotthold Otto Schmid, Gedenkschrift zum 100. Geburtstage des Chrüterpfarrers Johann Künzle 1857–1945, Fryburg [Freiburg] 1957, 12; (Übertragung aus der Mundart ins Hochdeutsche U.B.-B.); Künzle, Johann, Allerlei Süsses und Saures oder was ein 80jähriger Mann aus vielbewegtem Leben berichtet, in: Pfarrer Künzle's Volkskalender 1937, 35–48, 47; Ingold, Kommerzialisierung, 34; Pfarrer Künzle's Volkskalender 1937, 50, 56, 81, 91, 95f.; «Biographie», in: Künzle, Kräuterheilbuch, 22; Entstehung und einfache Heilung von Krankheiten, in: Künzle, Kräuterheilbuch, 195–295; Chrut und Uchrut (1915), 5, 32ff., 36, 47f.; Chrut und Uchrut. Der Klassiker der Kräuterheilkunde, aktualisiert und erweitert von Peter Oppliger, 2008, 3. Auflage 2017 (überarb., von Künzles Original stark abweichende Version); Klein, Unkräuter, XXXI–XLII; Frei, Beat, Wangs und sein Kräuterpfarrer, Wangs 2007, 62–67; Wolff, Zaubertrank, 733ff.; Sulser, Walter, Erinnerungen eines Landarztes, in: Werdenberger Nachrichten 1993, 102–107; 103; Künzle, Johann, Automatische Diagnose, abgedruckt mit Quellenangabe, in: Das Kurpfuscherei- und Geheimmittelunwesen. Eine Studie von Dr. med. A. Zimmermann, Sekretär der Direktion des Gesundheitswesens des Kantons Zürich, Zürich 1919, 43ff.; Fliri, Michael, Kräuterpfarrer Johann, Künzle – zwischen Publizistik und Kräuterheilkunde, in: Chrut und Uchrut vergond ned, 56–75; Wanger, Thomas Ernst, Pfarrer Albert Emmenegger – Naturheilkundler, Kneippianer und Heilpendler, in: Chrut und Uchrut vergond ned, 76–81; Der freie Rätier, 15.3.1941 (Inserat Praxiseröffnung Pfarrer A. Emmenegger, Maienfeld); Der freie Rätier, 1.5.1922 (Abstimmungsresultat Chur); Sulser (wie oben), 106; Salvia XII (1932), 32; Künzle, Kräuterheilbuch, 246; Das große Kräuterheilbuch. Ratgeber für gesunde und kranke Tage, verfaßt von Kräuterpfarrer Johann Künzle, neu bearb. von Dr. med. R. F. Weiß, Olten, Freiburg i. Br. 1974; https://www.pfarrerkuenzle.ch (Zugriff 20.2.2021); https://www.chrutunduchrut.ch (Zugriff 20.2.2021); Abbildungen: Correvon/Rivier/Robert, Champs et bois fleuris, Tf. 26; Pfarrer Künzle's Volkskalender 1937 (Jubiläumsausgabe zum 80. Geburtstage von Kräuterpfarrer Joh. Künzle), 42; Künzle, Kräuteratlas (1930), S. 2 und 7.

DEN HEILPFLANZEN DES VALPOSCHIAVO AUF DER SPUR

Seit 1918 bis zu seinem Tod im Jahr 1945 wirkte der 1878 in Prada (Gemeinde Poschiavo) geborene Tobia Marchioli als Kaplan des Augustinerinnenklosters und des Spitals San Sisto in Poschiavo. Der vielseitig gebildete Geistliche interessierte sich nicht nur mit Leidenschaft für die Botanik an sich. Über Artenkenntnis und Systematik hinaus soll nämlich «il nostro ‹parroco Künzle›», wie sein Amtsbruder Don Felice Menghini im Nekrolog schrieb, von jeder im Tal wachsenden Pflanze die medizinischen Qualitäten gekannt haben: «Per ogni male egli aveva pronto la sua erba medicinale.» Beeinflusst von den katholischen Pfarrern Johann Künzle und Sebastian Kneipp, die sich desgleichen der Leibsorge zugewandt hatten, wollte er sein erworbenes Wissen über die im Valposchiavo wachsenden Heilpflanzen in einer wohlfeilen Schrift der mehrheitlich armen und medizinisch unterversorgten Bevölkerung weitervermitteln: Sein in der ganzen italienischen Schweiz beliebtes Büchlein «Le piante medicinali più conosciute» erschien 1925, 1933, 1938 und postum 1993. Auf Illustrationen hatte der Autor verzichten müssen, zu teuer wäre seine in der Tipografia F. Menghini in Poschiavo gedruckte Schrift geworden und hätte deshalb weitaus geringeren Absatz gefunden. Die Broschüre enthält die Beschreibung von 118 Heilpflanzen, geordnet nach deren Vorkommen, was das Sammeln erleichtern sollte. Dieses Anordnungsprinzip hatte Marchioli vermutlich dem von Künzle eigens für die Jugend verfassten Kräuterbüchlein «Der junge Botanist» oder der Broschüre «Gottessegen in der Pflanzenwelt» von Hauptlehrer Johann Alfred Ulsamer übernommen. Die vom Puschlaver Kräuterpfarrer besprochenen Gewächse verteilen sich auf folgende Standorte:
26 in Gärten kultivierte Pflanzen samt von den Bauern verhassten Unkräutern wie →Erdrauch und →Quecke, vierzig Wiesen- und Ackergewächse, ebenfalls samt Unkräutern, etwa die →Zaunwinde und die damals noch wild wachsende →Kornblume sowie 52 Wald- und Alpenpflanzen, darunter zwei in Vergessenheit geratene Farne, die →Hirschzunge und das →Venushaar. In diesem den Heilpflanzen des Valposchiavo gewidmeten Büchlein finden sich, bedingt durch den traditionellen Rebbau im benachbarten Veltlin, Rezepte für Traubensirup zur Stärkung von Kranken und die Anweisung, den Absud aus Weintraubenblättern zur Reinigung von Milz, Leber und Nieren einzunehmen. Den Unterleib liess der Pfarrer aus Prüderie beiseite, er erscheint indes als ein zu reinigendes Organsystem im weitverbrei-

teten Buch «Unsere Schweizer Heilkräuter» des Herboristen Karl Schönenberger-Steiger, Marchiolis ungenannter Quelle. Ausserdem dienten ihm die Schriften Kneipps, Künzles und das Kräuterbuch des Tabernaemontanus als Quellen.
Es sei auch erwähnt, dass Don Tobia mehrere Dialektbezeichnungen der von ihm vorgestellten Heilpflanzen brachte, um deren arzneiliche Verwendung in der Bevölkerung zu fördern, zum Beispiel: Pisciola (→Schachtelhalm), Fil da fèrr (→Vogelknöterich), Erba rüga (→Weinraute).

Der Lehrer und Kulturvermittler Giovanni Ruatti sammelte 2014 das Wissen über fünfzig im Tal wachsende Heilpflanzen bei Frauen und Männern, die «im Laufe ihres Lebens ein besonderes Verhältnis zur Natur aufgebaut haben und dieses weiter pflegen». Im Vergleich mit Marchioli fällt der starke Rückgang des Heilpflanzenwissens ins Auge; dasselbe gilt für den Vergleich des Valposchiavo mit dem Prättigau, wo 2012/13 insgesamt sogar 204 Arten dokumentiert werden konnten.

In beiden Tälern ist nicht nur der Einfluss der Schriften Künzles, sondern auch jener der Bestsellerautorin Maria Treben festzustellen.

Literatur

D. F. M. [Don Felice Menghini], In morte del Rev.mo Vicario Foraneo di Poschiavo Prof. Don Tobia Marchioli, in: Il Grigione Italiano, 30.5.1945; Dähler, Adrian, Encheiridion 2000 Curiensium sacerdotum, Zürich 2000, 498; Il Grigione Italiano 10.6.1925, 2.8.1933, 15.6.1938, 5.8.1993; Marchioli, 29; Schönenberger-Steiger, 93f., 207–211; Wegmann, Prättigau, 7; Treben, Gesundheit; Treben/Storl.

MARIA TREBEN – «SCHAMANIN» UND «GOTTESAPOTHEKERIN»?

Die Journalistin Maria Treben (1907–1991), geboren in Saaz im ehemaligen «Sudetenland» (heute Tschechien), gelangte im Januar 1947 anlässlich der Zwangsaussiedlung der Deutschen in ein Sammellager auf der Wülzburg bei Weissenburg (Bayern). Dort erkrankte sie nach drei Wochen Aufenthalt an Bauchtyphus und Gelbsucht. Sie wurde in ein Krankenhaus verlegt, wo ihr die Schwestern mangels anderer Medikamente auf Anordnung des Arztes →Schöllkrautsaft verdünnt in Tee verabreichten, worauf sich ihr Zustand sofort besserte. Maria Treben verdankte ihr Leben dem professionellen Umgang mit einer in der wissenschaftlichen Phytotherapie als zwar gallewirksam geltenden, doch alkaloidhaltigen Giftpflanze. Umso mehr vermag ihr eigenes verantwortungsloses Hantieren mit Schöllkraut zu erstaunen: «Die Pflanze wirkt blutreinigend und blutbildend. Ich würde sie im Verein mit →Brennnessel und →Holunderschossen bei Leukämie verwenden. Nur muss man von diesem Mischtee mindestens täglich zwei Liter trinken, um guten Erfolg zu haben.» Der von Trebens Mutter und ihr selbst verehrte Naturheiler und Hydrotherapeut Pfarrer Sebastian Kneipp wandte Schöllkraut nur äusserlich an.

Ihr 1980 erstmals erschienenes Hauptwerk «Gesundheit aus der Apotheke Gottes», aus dem das obige Zitat stammt, erreichte gemäss Angabe in der 97. Auflage (2020) bislang über neun Millionen verkaufte Exemplare.

Ihre Schrift spricht bis heute sowohl christlich-konservative Frauen als auch Feministinnen an, die Selbsterfahrung und Selbstbestimmung ins Zentrum ihres Lebens stellen – obwohl Maria Trebens wortgewaltige Heilungsversprechen bei schweren Tumorleiden sowie ihre Erzählungen über angeblich wunderbare Heilungen, aber auch die universale und uneingeschränkte Verwendung des

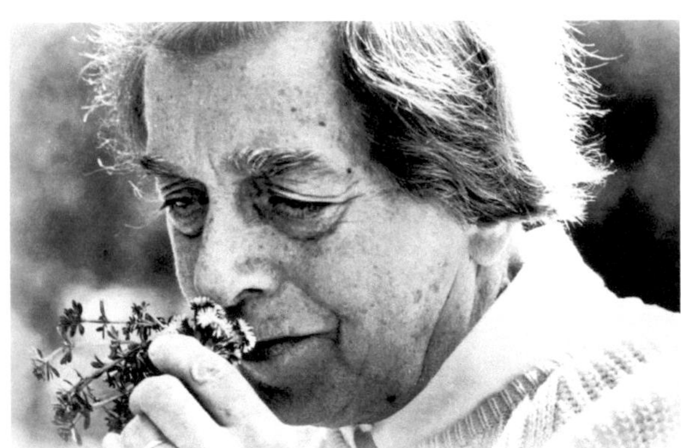

Maria Treben

von ihr propagierten Kräuterelixirs «Kleiner Schwedenbitter» sogar bei überzeugten Anhängerinnen der Kräuterheilkunde umstritten sind. Bislang kaum beachtet, kam die Abwendung von Maria Trebens Umgang mit Heilpflanzen nach anfänglicher Begeisterung schon früh, und zwar von Karl Rauscher (1916–1979), Pfarrer in Münchreith bei Karlstein und Markt Karlstein (Bayrischer Wald, Niederösterreich) sowie Gründer des Vereins Freunde der Heilkräuter. Der am 25. Juni 1978 gegründete Verein zählte in Kürze mehrere Tausend Mitglieder: «Man erkannte aber bald, dass die Treben-Broschüre bei allem Enthusiasmus fachlich problematisch war. Daher veranlasste Rauscher ein sachlicheres und umfassenderes Kräuterbuch, das sog. ‹grüne Buch›.» Dieses trägt den Titel «Heilkräuter. Geschenke Gottes für Deine Gesundheit. Herausgeber Verein Freunde der Heilkräuter A-3822 Karlstein-Thaya 1979». Dem Impressum lässt sich entnehmen, dass die Texte «unter Mitwirkung eines Doktors der Pharmakologie und eines Doktors der Medizin» überprüft und zusammengestellt wurden.

Ungeachtet dieser und weiterer kritischer Stimmen erhob der Ethnobotaniker Wolf-Dieter Storl die tiefgläubige katholische Frau aufgrund ihrer Marienerscheinungen postum nach dem Prinzip esoterischer Beliebigkeit zur «Schamanin» und «Gottesapothekerin», was ihrer Glorifizierung und der Verbreitung ihrer Bücher nochmals Aufschwung verlieh.

Maria Trebens Kommentare zur Entstehung von spastischer Lähmung schienen und scheinen ihre Anhängerschaft nicht zu stören. Mütter mit chronisch kranken Kindern erhielten nicht nur Ratschläge zu deren Pflege, sondern auch eine Kostprobe ihrer unmenschlichen Moral: «In vielen Fällen liegt bei spastisch gelähmten Kindern die Ursache im Verhalten der Mutter während der Schwangerschaft. Neben Zigaretten, Alkohol, Drogen, wäre auch der Bohnenkaffee in dieser Zeit zu meiden.» Dass Treben 1939 der NSDAP beigetreten und von deren Ungeist geprägt wurde, mag ihre Kaltherzigkeit erklären. Es ist indes nicht von der Hand zu weisen, dass Maria Treben, abgesehen von den erwähnten Irrungen und Wirrungen, in der Kräuterheilkunde bewandert war und mit ihren Ratschlägen manches Leid zu lindern oder gar zu heilen vermochte.

Es sei kurz darauf hingewiesen, dass während des Nationalsozialismus in Deutschland das Sammeln von wilden Heil- und Nahrungspflanzen intensiv gefördert wurde, was Maria Trebens Kräuterbegeisterung entsprach. In der Kraft der Pflanzen des «germanischen Bodens» lag angeblich die wahre Medizin für das deutsche Volk, dessen Wirtschaft «kriegsfähig» und dessen Heer «einsatzfähig» sein sollte. Ab 1938 wurde das Sammeln und Kultivieren von Heilkräutern durch die «Reicharbeitsgemeinschaft für Heilpflanzenkunde und Heilpflanzenbeschaffung» zentral organisiert, um Deutschlands Unabhängigkeit in Bezug auf ausländische Heilmittel und Gewürze zu erreichen. Hierzu bildete man mittels populärer illustrierter Schriften, beispielsweise der «Pflanzen-Taschenbüchlein» von Bernhard Hörmann (1889–1977), Arzt und NS-Funktionär im Gesundheitswesen, auch Schulkinder im Sammeln von Heil- und Nahrungspflanzen aus. In der Kräutergrossgärtnerei des Konzentrationslagers Dachau schufteten zeitweilig mehr als tausend Häftlinge unter menschenunwürdigen Bedingungen. Die Kräuter dienten unter anderem zur Pflege der Verwundeten in den Lazaretten. Im Konzentrationslager Buchenwald wurden an Häftlingen, denen Verbrennungen mit Phosphormasse zugefügt worden waren, Versuche zur Wundheilung mit →Sonnenhut vorgenommen. Wie in jeder Sparte der Alltagsgeschichte fehlen auch in der Heilpflanzennutzung Abgründe der Unmenschlichkeit nicht.

Literatur und Abbildung

Kerckhoff, Wichtige Frauen, 163–177; Treben, Apotheke Gottes, 68f.; Schilcher, Phytotherapie, 289ff.; kraeuterpfarrer.at/info/pfarrer_rauscher (Zugriff 9.8.2021); Treben/Storl, 17–20; Kerckhoff, Wichtige Frauen, 166; Treben, Apotheke Gottes, 111; Stock, Uwe, Der Kräuterplan der Nazis. «Tee für Heer und Heimat», https://www.spiegel.de/geschichte/der-kraeuterplan-der-nazis-a-947694.html (4.9.2008; Zugriff 2.7.2021); Jütte, Geschichte der Alternativen Medizin, 172f.; de.wikipedia.org/wiki/Bernhard_Hörmann (Zugriff 2.7.2021); Haug, Roswitha, Die Auswirkungen der NS-Doktrin auf Homöopathie und Phytotherapie. Eine vergleichende Analyse von einer medizinischen und zwei pharmazeutischen Zeitschriften, Braunschweig 2009 (Digitalisat), 440f.; Abbildung: Ennsthaler Verlag.

KNEIPPEN ALS FAMILIENERBE – DIE CONDRAU IN DISENTIS

Der Arzt Fidel Augustin Anton Condrau (1846–1928) übernahm 1870 in Disentis die vakante Praxis seines Vaters. Sieben Jahre später eröffnete er das Kurhaus und Hotel Disentiserhof. Neben der Leitung des Hotels betreute er die Kurgäste, die dank Bädern in der stärksten Radonquelle der Schweiz auf Heilung ihrer Leiden hofften. 1892 begab sich Condrau nach Wörishofen, um das ganzheitliche Fünf-Säulen-Prinzip des damals schon als Naturheiler berühmten katholischen Priesters Sebastian Kneipp vor Ort kennenzulernen. Anschliessend leitete er in Dussnang das Kneippkurhaus, bis er 1895 an den Disentiserhof zurückkehrte. Eine Kneipp-Kur und generell eine gesunde Lebensweise im Alltag bestand und besteht noch heute aus den Komponenten Bewegung, ausgewogene Ernährung, Heilpflanzenanwendung, Wassertherapie und Lebensordnung, was körperlich-seelisches Gleichgewicht bedeutet. Von 1895 bis 1954 konnte man im Disentiserhof original kneippen, denn Fidel Augustin Antons Sohn Leo (1889–1966) praktizierte dort ebenfalls als Kurarzt. Dessen Sohn Augustin (*1935) arbeitete zwar als Krankenpfleger in Zürich, doch als Gründer und langjähriger Präsident des Kneipp-Vereins Surselva pflegte er das Wissenserbe des Familienlehrmeisters Kneipp in seiner Heimatregion weiter. Mit der Schrift «Heilkräuter, Wurzeln und Wildfrüchte der Alpen» wollte Condrau zur Selbsthilfe bei leichten Erkrankungen anregen. Als seine bevorzugten Kräuter erwähnte er →Alpenrose, →Bärlauch, →Brennnessel, →Goldrute, →Holunder, →Iva, →Löwenzahn, →Meisterwurz und →Weissdorn.

Die Wurzel der Meisterwurz stellte für Augustin Condrau wie für die Menschen früherer Generationen in den abgelegenen Bergdörfern der Surselva das «Allerweltsmittel für fast alle Krankheiten» dar: «Heute erzählen mir noch alte Leute aus dem Bündner-Oberland wie sie früher diese Pflanze brauchten für die Familie und für das Vieh, bis der Arzt vom Tal hinauf kam, um verschiedene Krankheiten zu kurieren.» Wenn Kinder an Zahnweh litten, wurde die zwei Zentimeter lange Wurzel der Länge nach aufgeschnitten, und die Kinder mussten darauf beissen. Bereits Kleinkinder erhielten laut Condrau bei Unwohlsein pulverisierte Meisterwurz in den Schoppen, bis der Arzt kam.

Als Kneippianer legte Condrau nicht nur grossen Wert auf die Herstellung von Tee, Badezusätzen, Wickeln und Tinkturen, sondern auch auf das traditionelle Sammeln und Verarbeiten von Wildpflanzen zu Schnäpsen, Likören, Sirup, Konfitüre, Gelee oder als Zutat eines Gerichts.

Die von ihm hochgeschätzte Meisterwurz erscheint denn auch in seiner Schrift «Alpine Speisen» in Kuh- oder Ziegenkäsen, Polentaschnitten, Omeletten, Wähen, Ravioli, Pizokel, Capuns, Hackfleischwickeln und als Spinat.

Auf dem von Augustin Condrau 2007 in Disentis eingerichteten natürlichen Kneipp-Weg lernt man, dass zum Kneippen nicht nur Brunnen- und Flusswasser gehören, sondern auch die Nutzung von Heilpflanzen.

Literatur

Condrau, Heilkräuter, 4f., Condrau, Wickel; Condrau, Alpine Speisen, 15–20; Condrau, Alexander, Helfen und Heilen. Aussergewöhnliche Bündner Ärzte vom 17. Jahrhundert bis heute, 2., erweiterte Auflage, Chur, Zürich 2009, 73–76, 95; Uehleke, Bernhard, Kneipp, Sebastian, in: Enzyklopädie Medizingeschichte, 766.

UNTERWEGS FÜR DEN NOTFALL GERÜSTET – DIE KRÄUTERFRAU GUDRUN TURNER

Die 1955 in Henningsdorf bei Berlin geborene Gudrun Turner interessierte sich schon als Zehnjährige für Heilpflanzen. Sie lernte Arztgehilfin und beschäftigte sich mit verschiedenen Therapien der Naturheilkunde. Seit 1981 lebt sie mit ihrem Mann in Saas im Prättigau, wo sie ihr Wissen über Heilkräuter stetig erweitert. Ihre bevorzugten Kräuterbücher sind jene der bayrischen Kräuterfrau Eva Aschenbrenner (1924–2013), deren Kräuteranwendungen, vornehmlich mit einheimischen Wildpflanzen, von Lebenserfahrung, Bescheidenheit, grossem Wissen und Verantwortungsbewusstsein zeugen. So empfahl sie im Gegensatz zu Maria Treben, Schöllkraut nur äusserlich anzuwenden oder bei Gallenleiden, hohem Blutdruck und Husten standardisierte Fertigpräparate einzunehmen.

2005 gab Gudrun Turner das mit eigenen Zeichnungen illustrierte Büchlein «Wildkräuter-Notfallapotheke für unterwegs. Direktanwendung von Heilpflanzen unterwegs» heraus, 2011 folgte die zweite, aktualisierte und erweiterte Ausgabe mit 19 Pflanzen. Da die diplomierte Wanderleiterin viel in der Natur unterwegs ist, weiss sie, dass Erste Hilfe im Notfall Komplikationen und Schmerzen zu lindern vermag. Ihre Verbände mit Huflattich-, Pestwurz- und Alpenampferblättern, deren Herstellung sie auch in Kursen vermittelt, sind weit über das Prättigau hinaus beliebt.

Darüber hinaus beherrscht sie die Kunst der Herstellung von Tinkturen, Salben und Kräutersalzen. Ihre Lieblingspflanze ist der Löwenzahn, mit dessen Milchsaft sie als Mädchen in einem spontanen Einfall ihre von Brennnesselquaddeln entzündete Haut beruhigte.

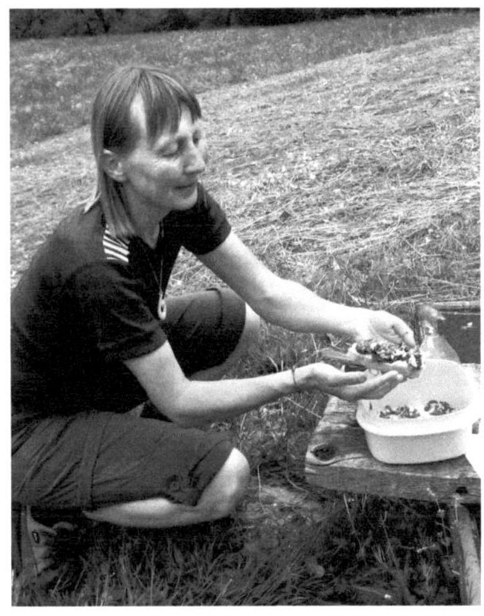

Gudrun Turner vermittelt ihr Wissen in Wildkräuter- und Beerenkursen

Seit 2008 schreibt Gudrun Turner wöchentlich in der «Klosterser Zeitung» ihre Kolumne «Gudruns Kräuterecke». Sie ist die einzige Bündner Kräuterfrau, die ihr Erfahrungswissen kontinuierlich veröffentlicht.

Literatur und Abbildung

Kerckhoff, Wichtige Frauen in der Naturheilkunde, 49–53; Aschenbrenner, Neue Kräuterapotheke, 126ff.; Turner, Wildkräuter-Notfallapotheke; Wegmann, 49; Abbildung: Turner, naturerlebnisse.ch/index.php/portfolioreader/wildkraeuter-u-beerenkurs.html (Zugriff 20.10.2022).

TEIL 3

HEILPFLANZEN EINST UND HEUTE

ALANT

Flora Helvetica: Echter Alant, Inula helenium L.; Korbblütler, Asteraceae

Vorkommen
In Gärten kultiviert; verwildert an Waldrändern, bei Gebüschen und auf Schuttplätzen; Blütezeit: Juli bis August.

Wissensgeschichte:
Der Alant zählt zu den ältesten Arzneipflanzen. Der antike griechische Arzt Dioskurides empfahl in seinem Werk «De Materia medica», die getrocknete, zerschnittene Wurzel in Süsswein zu kochen und den Heiltrank bei Erkrankungen der Atemwege wie Husten, Verschleimung, Engbrüstigkeit (Atemnot, Asthma) und Blutsturz einzunehmen. Der Alantwein sollte auch gegen Blähungen und den Biss giftiger Tiere helfen, die Ausscheidung von Urin fördern, die verzögerte Menstruation auslösen und Darmwürmer töten.

Ein Alantpflaster gegen Darmkrämpfe

Das Kraut mit dem Kraut Tag und Nacht [= Glaskraut] genennet gesotten, darnach mit Oel zu einem Pflaster gestossen / und warm auf den Bauch gelegt / stillet das Darmgegicht.

Jacob Theodor Tabernaemontanus, Caspar Bauhin, Neu vollkommen Kräuter-Buch (1687)

Vermutlich brachten Mönche im Frühmittelalter die in Südeuropa und Südosteuropa wild wachsende Pflanze in die Regionen nördlich der Alpen, wo sie allerdings nur in Gärten gedeiht. Alant zusammen mit

Echter Alant

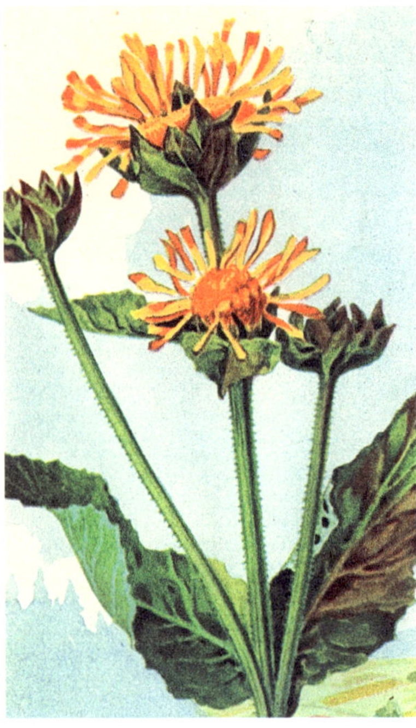

Fenchelsamen, Pfeffer und Honig ergibt gemäss dem anonymen Verfasser des um 785 entstandenen «Lorscher Arzneibuchs» ein hochwirksames Mittel gegen zahlreiche Übel: Darmkrampf, Nierenschmerz, Blähungen, Magenschmerz, Überfluss an Schleim, Bauchgrimmen, Hämorrhoiden, Leberkrankheiten, Milzsucht, Schwindsucht und Fallsucht. Die Mischung beseitigt dem gelehrten Benediktiner zufolge nicht nur Blasen-, sondern alle Schmerzen und Beschwerden.

Die Pflanze erscheint im wirkmächtigen Lehrgedicht «De viribus herbarum» (Über die Kräfte der Kräuter, 2. Hälfte 11. Jh.) des Mönchs Odo Magdunensis ohne Beschreibung, denn «wie sie aussieht, weiss jedermann». Doch wer kennt heute noch den stattlichen Alant? Odo verordnete ihn gegen Husten, Verstopfung, Nierenleiden und eine unregelmässige Menstruation.

Hildegard von Bingen verwendete den Alant wie Dioskurides bei Lungenschmerzen, da er gemäss der heilkundigen Äbtissin das Gift – damit ist Eiter gemeint – aus dem Organ vertreibt. Darüber hinaus unterdrückt nach Hildegard der Genuss des Alantweins einen Migräneanfall und reinigt die Augen. Kopfschmerzen wurden in der Klostermedizin allgemein mit einem Übermass an Phlegma (Schleim) erklärt.

Tabernaemontanus fasste das medizinische Wissen der Antike und des Mittelalters zusammen; zusätzlich beschrieb er die Herstellung eines Pflasters mit den Blättern und der Wurzel gegen Hüftschmerzen, verursacht durch Kälte. Ein Pflaster mit der frischen Wurzel sollte Geschwüre an den Sexualorganen zum Verschwinden bringen; diese schweren Hautveränderungen waren vermutlich der damals weitverbreiteten Syphilis oder einer anderen sexuell übertragbaren Krankheit geschuldet. Eine Salbe mit Schweineschmalz und der zerstossenen, zuvor in Essig gekochten Wurzel galt als heilsam gegen die Krätze und andere Hautleiden. Theodor Zwinger empfahl in seinem «Theatrum Botanicum» (1696) schwangeren Frauen, die eine Frühgeburt befürchteten, eine aus den Blüten hergestellte Latwerge.

Auch in Chur wusste man Ende 17. Jahrhunderts in einer vornehmen Familie, wie einem handschriftlichen Kochbuch zu entnehmen ist, den traditionellen Alantwein mit vergärtem Traubensaft herzustellen und bei schwachem Magen, gegen Husten, Traurigkeit und Zorn sowie zur Stärkung der Augen zu nutzen.

Am Ende des 18. Jahrhunderts wuchs die Pflanze in Gärten des Prättigaus, wie der Pfarrer und ökonomische Patriot Andreas Michael Gujan 1781 in der Zeitschrift «Der Sammler» feststellte: «Wenn sie gleich nicht einheimisch, sondern eine Gartenpflanze ist, so ist sie doch wie einheimisch geworden, denn wo sie einmal Wurzel gefasset hat, da dauert sie ohne Pflanzung immer fort.»

Gujan und später auch Kräuterpfarrer Künzle griffen

beide auf Tabernaemontanus zurück; der Saaser Pfarrer vermittelte die ganze traditionelle Anwendungsbreite des Alants weiter, während Künzle die Abkochung der getrockneten Wurzel nur noch bei «Katarrh, Lungenverschleimung und Asthma» einsetzte. Seine Empfehlungen werden in der gegenwärtigen medizinischen Selbsthilfe weiterhin befolgt. Bei den Räucherungen mit Alant als Vorbeugung gegen Grippe scheint es sich um eine neue Anwendungsform zu handeln, die in den untersuchten historischen Kräuterbüchern nicht vorkommt.

Inula helenium ist zudem ein homöopathisches Mittel und eine Heilpflanze der neuen Hildegard-Medizin.

Heutige Anwendung

Im Haus
Bronchitis: Tinktur, innerlich; Aufguss des getrockneten Rhizoms mit Haupt- und Nebenwurzeln, innerlich (Prättigau).
Vorbeugung von Grippe: Räuchern mit den oben erwähnten Pflanzenteilen (Prättigau).

Kultivierung in Kräuterschau- und Klostergärten

Iert d'ervas medicinalas des Museum Regiunal, Savognin; Kräutergarten Bidem, Vals; Medizinalgarten, Chur; Pfarrer Künzle's Chrüterparadies, Zizers; Benediktinerinnenkloster St. Johann, Müstair; Benediktinerkloster St. Martin, Disentis.

Literatur und Abbildung

Lauber/Wagner/Gygax, Flora Helvetica, 1104; Dioskurides/Berendes, 54f., Lorscher Arzneibuch/Stoll, 111; Odo Magdunensis/Mayer/Goehl, 83, 171; Mayer, Klosterfrauen, 105f., 129f.; Mattioli/Handsch, 19r–20r; Tabernaemontanus/Bauhin, 953f.; Zwinger, 528; Letsch, Kochbuch, Nr. 167; Ludwig, Phytologia, Nr. 164; Der Sammler 3 (1781), 256f.; Künzle, Kräuterheilbuch, 287; Hertzka/Strehlow, Hildegard-Apotheke, 271; Vonarburg, Homöotanik, Bd. 2, 85; Schilcher, Phytotherapie, 369; Wegmann, Prättigau, 32; Müller, Klostergarten, 5 (Müstair); Steigner, Klostergarten, 3 (Disentis); Thurner-Steier, Savognin, Thema 2; Künzle, Kräuteratlas (2017), Nr. 21; Abbildung: Herba, Nr. 165.

ALLERMANNS-HARNISCH

Allium victorialis L.; Narzissengewächse, Amaryllidaceae

Vorkommen
Grasige und felsige Hänge, steinige Böden, Hochstaudenfluren; Blütezeit: Juni bis August.

Wissensgeschichte:
Die Namen Allermannsharnisch und Siegwurz für Allium victorialis beziehen sich auf die netzigen Faserhüllen der Wurzel, die gemäss der antiken Signaturenlehre auf einen Schutzpanzer verwiesen. Demzufolge glaubte man, die Wurzel mache, wenn man sie auf sich trüge, hieb- und stichfest. Das Vertrauen in die Kraft der Wurzel galt indes als gottloser Aberglaube und kostete 1655, zur Zeit der Hexenverfolgung in den Drei Bünden, den Heiler Oswald Perr von St. Antönien (Prättigau) das Leben.

Wie der Botanikerarzt Adam Lonitzer in seinem Kräuterbuch (1564) berichtete, wurde die

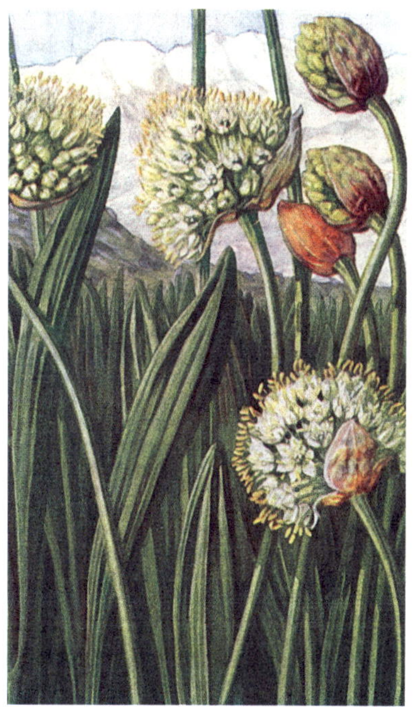

Wurzel den Frauen zur Erleichterung der Geburt angehängt. Tabernaemontanus brachte eine bloss vage formulierte Heilanzeige aus der Volksmedizin: «Die Bawren und Hirten lobens gar sehr wider alle schädliche Lufft und Bradem Dämpfe.» Die Hirten und Bauern fühlten sich dank des starken Geruchs der Wurzel, die sie vermutlich als Amulett an einer Schnur um den Hals trugen, vor schädlichen Dämpfen geschützt. Im zweiten von Tabernaemontanus angeführten Fall handelt es sich um ein zum Schutz gegen Dämonen getragenes Amulett: «Die Siegwurtz wird also genenet / dieweil die Bergknappen sich derselbigen sehr gebrauchen / die Gespenst und böse Geister darmit zu vertreiben / von welchen sie sehr angefochten werden.»

Johann Barandun aus Feldis vermittelte 1719 in seinem handschriftlichen Kräuterbuch «Lustgarten da las Ligias» traditionsgebundenes Heilwissen über den Allermannsharnisch. Die Anwendungsbereiche hatte er der Schrift «Eydgnössischer Lust-Garte» (1715) des Zürcher Stadtarztes Johann von Muralt entnommen: «Hänget man die Siegwurtzel an den Hals / und traget sie beständig daran / so wird der Mensch nicht contract [= verkrüppelt], sie heilet aller Thieren Biß und Stich / ist der guldenen Ader [= Hämorrhoiden] dienlich / stillet die Gichter [= Krämpfe] und Zahnschmerzen.»

Der Arzt und Naturforscher Albrecht von Haller (1708–1777) teilte am Ende des 18. Jahrhunderts mit, dass die Alpenbewohner die Pflanze oft verwendeten, doch fast immer abergläubisch als Amulett, so auch die Schwangeren gegen den «Klamm» (Krämpfe). Von Muralt hatte im Unterschied zu Albrecht von Haller hinsichtlich des Amulettgebrauchs der Wurzel des Allermannsharnischs noch nicht zwischen universitärer Medizin und populärer Heilkultur unterschieden.

Informanten berichteten dem Sagensammler Arnold Büchli (1885–1970), dass nach den Wurzeln gegraben wurde und sie an der Oberschwelle von Stall-, Haus- und Stubentüren befestigt wurden, um Hexen und bösen Geistern den Eintritt zu versperren. Im Oberhalbstein bohrte man ein Loch in den Balken hinter der Türe, steckte ein Stück Wurzel hinein und verschloss das Loch mit einem Zapfen.

In der medizinischen Selbsthilfe wird Allermannsharnisch nicht mehr genutzt.

Literatur und Abbildung

Lauber/Wagner/Gygax, Flora Helvetica, 1312; Brunold-Bigler, Teufelsmacht, 62; Tabernaemontanus/Bauhin, 875; Lonitzer, CCXCIXv; Barandun, Nr. 156; von Muralt, 313f.; Ludwig, Phytologia, Nr. 356; Haller, 25; Büchli, Mythologische Landeskunde, Bd. 1, 246 (Oberhalbstein), 393 (Langwies); Abbildung: Klein, Alpenblumen, Bd. 1, Tf. 2.

ALOE

Flora Helvetica: Echte Aloe, Aloe vera (L.) BURM. F.; Grasbaumgewächse, Xanthorrhoeaceae

Vorkommen
In Töpfen oder Kübeln kultiviert; Blütezeit: ganzjährig.

Wissensgeschichte:
Zu medizinischen Zwecken diente der eingedickte und eingetrocknete Zellsaft der Aloe, einer seit dem alten Ägypten bekannten Heilpflanze; heute wird indes vermehrt der frisch gepresste Saft genutzt. Zur Einbalsamierung des Leichnams Jesu wurde wahrscheinlich die Echte Aloe verwendet: «Es kam auch Nikodemus, der früher einmal Jesus bei Nacht aufgesucht hatte. Er brachte eine Mischung aus Myrrhe und Aloe, etwa hundert Pfund. Sie nahmen den Leichnam Jesu und umwickelten ihn mit Leinenbinden, zusammen mit den wohlriechenden Salben, wie beim jüdischen Begräbnis Sitte ist.»

Aloe-vera-Pulver – Pfarrer Kneipps Augenmittel

Wer kranke, trübe rot unterlaufene Augen hat, aus denen Eiter und anderer Unrat sich ausscheidet, bereitet sich aus Aloe ein vorzügliches Augenwasser. Eine kräftige Messerspitze Aloe wird in ein Medizinglas geschüttet, mit heißem Wasser übergossen, gerüttelt – das Augenwasser ist zum sofortigen Gebrauch fertig. Drei- bis viermal täglich wasche man die Augen äußerlich und innerlich aus. Das anfängliche Jucken und leichte Brennen darf einen nicht stören.

Kneipps Haus-Apotheke (1886)

Dioskurides schrieb in seinem Werk «De Materia medica» über die Aloe: «Mit Harz genossen, oder mit Wasser oder Honig gekocht und genommen löst sie den Bauch [...]. Mit anderen Abführmitteln gemischt bewirkt sie, dass diese den Magen weniger angreifen. Trocken aufgestreut verklebt sie die Wunden, bringt Geschwüre zum Vernarben und besänftigt. Vornehmlich heilt sie Geschwüre an den Geschlechtstheilen und verklebt die eingerissene Vorhaut der Knaben. Mit süssem Wein gemischt heilt sie auch Feigwarzen und Risse.» Die wesentlichen arzneilichen Einsatzgebiete nannte Dioskurides also bereits vor gut 2000 Jahren, nämlich Verstopfung (innerlich) und die Behandlung von Wunden (äusserlich).

Ein heilkundiger Mönch, Verfasser eines um 785 im Benediktinerkloster Lorsch entstandenen, umfangreichen Arzneibuchs, wandte die äusserst beliebte Aloe unter anderem äusserlich gegen Brechreiz in Form eines Pflasters zusammen mit Myrrhe, Mastix und Eiklar an.

Der salernitanische Arzt Matthaeus Platearius empfahl in seiner «Circa Instans» genannten, um 1150 verfassten Arzneikunde erstmals Aloe, um die Menstruation auszulösen und den Weissfluss zu trocknen.

Die Äbtissin Hildegard von Bingen liess aus Aloe Zugpflaster zum Aufbrechen von Abszessen und Herausziehen des Eiters zubereiten und brachte zusätzlich die positive Wirkung der Pflanze auf die Leber zur Sprache. Hiermit nahm sie Bezug auf die antike Signaturenlehre, denn das leberartige Aussehen der getrockneten Aloe

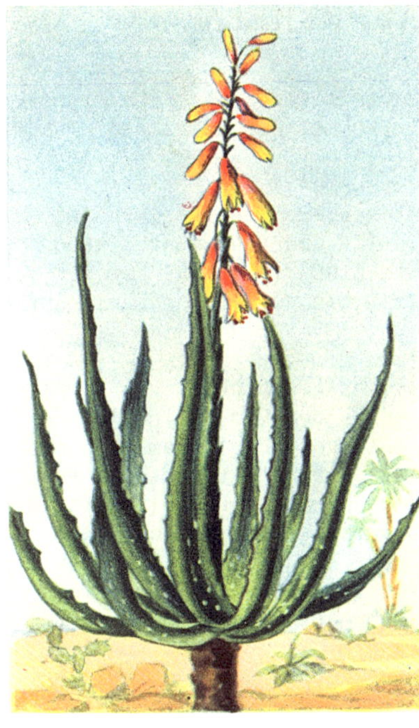

zeigte Hildegard deren Wirkung an. Ausser bei Haut- und Leberleiden sollte die Pflanze auch bei Erkältungskrankheiten mit Fieber, Husten und Schüttelfrost helfen, denn ein Mittel, das den Verdauungstrakt reinigt, kann auch die Atemwege befreien, mochte Hildegard sich überlegt haben.

Der Botanikerarzt Pietro Andrea Mattioli erhoffte sich von gepulverter Aloe gar Hilfe gegen die Pest, worunter allerdings auch andere Seuchen verstanden wurden: «Aloe täglich ein wenig genossen / verhüttet [=bewahrt] den menschen vor vilen zufallenden / schwerlichen Seuchen [...].» Gemäss dem Arzt und Alchemisten Joachim Johann Becher (1635–1682) sollte die Aloe Darmwürmer austreiben und die verzögerte Menstruation auslösen. Tabernaemontanus berichtete, die Pflanze werde in Italien in Töpfen kultiviert, doch «mehr zum Spectackel dann zum Gebrauch». Darüber hinaus erteilte er Ratschläge zur korrekten Haltung der neu in ein raues Klima importierten Pflanze: «In Teutschland haben wirs auch in Häffen / aber kann beschwerlich vor der Kälte gehalten werden; dann auch der Regen diesem Gewächs gar zu wider ist. Etliche nemmens auß den Häffen gegen November / und henckens in die Stuben auf / bleibet also zu Zeiten zwey Jahr unversehrt / wie die Meerzwiebeln / und sagen etliche / daß sie also auffgehencket auch blühe.» In deutschen Gärten hatte sich das Gewächs im 16. Jahrhundert wie vorgängig in Südeuropa als Topf- oder Kübelpflanze eingebürgert.

Pfarrer Sebastian Kneipp riet, auf Tabernaemontanus zurückgreifend, das in Apotheken erhältliche Aloe-vera-Pulver als Abführmittel einzunehmen, auf schlecht heilende Wunden zu streuen und in Form von Waschungen gegen eiternde Augen zu verwenden. Das 1952 von der Oltner Schokolade- und «Diätnährmittel»-Fabrik Nago in vierter Auflage herausgegebene Sammelbildchenalbum «Herba» mit Kurzbeschreibungen von 200 Heilpflanzen in drei Landessprachen (Deutsch, Französisch, Italienisch) vermittelte als eines der letzten schweizweit verbreiteten Kräuterbücher die Kneipp'schen Anwendungsbereiche für Aloe vera.

Die fast in Vergessenheit geratene Pflanze erlebte vor bald vierzig Jahren aufgrund ihrer Wiederentdeckung durch Maria Treben und die neue Hildegard-Medizin sowie intensiver Werbung in den Medien einen regelrechten Boom, indem sie als Allheilmittel auch für schwerste Krankheiten sowie als Trank für ewige Schönheit und anhaltendes Wohlbefinden vermarktet wurde. Darüber hinaus bezeichnete der deutsche Ayurveda-Arzt Ernst Schrott in seinem phytotherapeutischen Grundlagenwerk die Aloe vera als «eine der großen ayurvedischen Arzneipflanzen».

Die Töpfe mit der fremden Schönheit in Prättigauer Gärten sind als Folge dieser Reaktualisierung zu verstehen.

Heutige Anwendung

Im Haus
Bei Wunden, Schnitten, Schürfungen, Insektenstichen: Kompressen mit frischen, zerstossenen Blättern auftragen (Prättigau).

Literatur und Abbildung

Häusl, Garten Eden, 49ff.; Joh 19, 39–42 (Einheitsübersetzung); Eggli, Urs, Sukkulenten, 2., vollst. überarb. Auflage, Stuttgart 2008, 156; Fingerhut & Herzgespann, 206; Dioskurides/Berendes, 276f.; Lorscher Arzneibuch/Stoll, 237; Circa Instans/Goehl, 177; Mayer, Klosterfrauen, 146ff.; Madaus, Biologische Heilmittel, Bd. 1, 486f.; Mattioli/Handsch, 274v–276r; Becher, 304; Tabernaemontanus/Bauhin, 1083; Kneipps Haus-Apotheke, 34ff.; Hertzka/Strehlow, Hildegard-Apotheke, 24, 92, 119; Treben/Storl, 176, 226; Schrott/Ammon, 138f.; Schilcher, Phytotherapie, 47ff.; Wegmann, Prättigau, 43; Abbildung: Herba, Nr. 106.

ALPENHELM

Bartsia alpina L.; Sommerwurzgewächse, Orobanchaceae

Vorkommen
Wiesen, Weiden, Steinrasen, Quell- und Flachmoore, 1000 bis 3100 m ü. M.; Blütezeit: Juni bis August.

Wissensgeschichte:
Gemäss den von Seminarlehrer August Ulrich am Ende des 19. Jahrhunderts getätigten Forschungen zur «Volksbotanik» Graubündens wurde das gepulverte Kraut in St. Antönien (Prättigau) auf Eiterbeulen gestreut. Der Alpenhelm ist in den historischen Kräuterbüchern nicht aufgeführt. Es handelt sich deshalb um ein regional oder bloss lokal genutztes Heilkraut aus der einheimischen medizinischen Selbsthilfe, das möglicherweise als Ersatz für den nur in Apotheken erhältlichen →Bockshornklee diente.

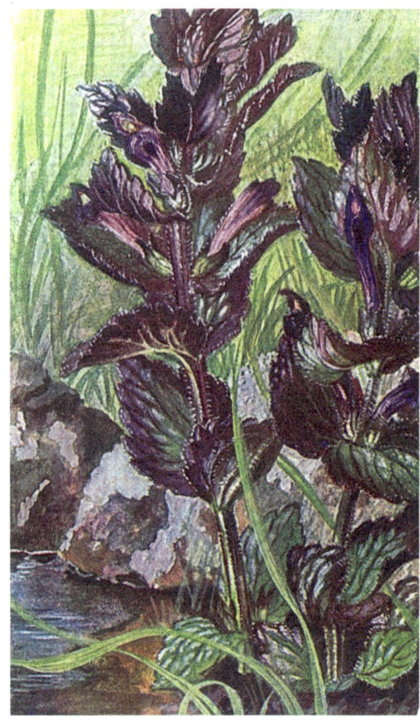

Alpenhelm

Literatur und Abbildung

Lauber/Wagner/Gygax, Flora Helvetica, 966; Griebl, Alpenflora, 262; Ulrich, Bündnerische Volksbotanik, 9; Abbildung: Klein, Alpenblumen, Bd. 2, Tf. 49.

ALPEN-MANNSTREU

Eryngium alpinum L.; Doldengewächse, Apiaceae

Vorkommen
Hochstaudenfluren, Wildheuplanken; Blütezeit: Juli bis August.

Wissensgeschichte:
Bei der von dem antiken Arzt Pedanios Dioskurides als Heil- und Nahrungspflanze beschriebenen Eryngium-Art handelt es sich wahrscheinlich um den mediterranen Feldmannstreu (Eryngium campestre L.). In der Apotheke des am Heinzenberg und im Domleschg wirkenden Arztes Johann Anton Grass waren indes die Wurzeln des einheimischen Alpen-Mannstreus vorhanden. Theodor Zwinger, Professor für Botanik und Anatomie an der Universität Basel, bei dem Grass Medizin studiert hatte, hob in seinem «Theatrum Botanicum» die blaue Farbe des Mannstreus und die Dicke seiner Wurzel hervor, die er auch hinsichtlich des Geruchs mit jener des →Alants verglich. An arzneilichen Eigenschaften rühmte der Botanikerarzt die Rotweinabkochung der Wurzel als Heiltrank gegen Gelb- und Wassersucht, Krämpfe und Epilepsie, zur Auslösung der verzögerten Menstruation und Förderung der Geburt sowie zur Austreibung von Nierensteinen. Um eine Frühgeburt zu verhindern, sollte die Wurzel in Rotwein gekocht und als Pflaster auf den Bauch der Schwangeren gelegt werden. Das Destillat aus den jungen Blättern wurde gegen Fieber und Malaria eingesetzt, vor allem aber gegen die «Frantzosenblattern / denn es reiniget das geblüt wunderbarlich von dieser Seuch». Damit waren ausser der allgegenwärtigen Syphilis auch andere sexuell übertragbare Krankheiten gemeint. Zusätzlich galt die ansehnliche Wurzel gemäss der antiken Signaturenlehre als probates Mittel, wenn «einer etwan durch Zauberey oder sonsten umb seine Männliche Krafft kommen wäre». Auch Zwinger glaubte zur Zeit der Hexenverfolgung, dass die Kraft der Wurzel von Alpen-Mannstreu den von einer «Teufelsbündnerin» verzauberten Penis «zu heilen» vermag.

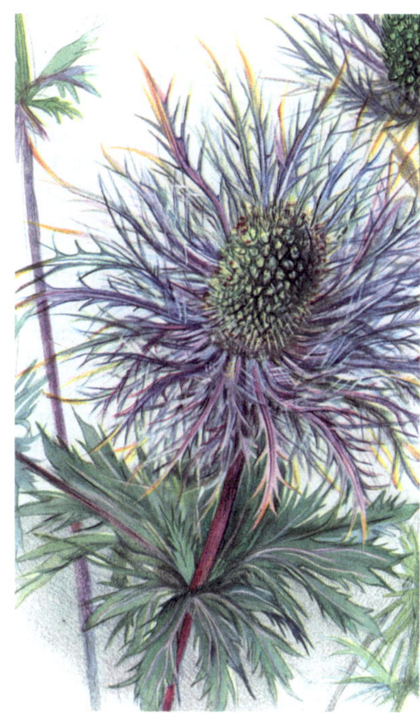

Literatur und Abbildung

Lauber/Wagner/Gygax, Flora Helvetica, 978, 980; Dioskurides/Berendes, 275f.; Daems, Johann Anton Grass, 19, 209; Zwinger, 654f.; Abbildung: Meierhofer/Baumberger, Bergblumen, 101.

ALPENROSE

Flora Helvetica: Rostblättrige Alpenrose, Rhododendron ferrugineum L.; Heidekrautgewächse, Ericaceae

Vorkommen
Wälder, Weiden, kalkmeidend, 1500 bis 2600 m ü. M., vereinzelt auch höher; Blütezeit: Juni bis August.

Wissensgeschichte:
Die deutschen Naturforscher Samuel Gottlieb Gmelin (1744–1774) und Peter Simon Pallas (1741–1811) hatten auf ihren Expeditionen durch Sibirien die Goldgelbe Alpenrose kennengelernt, die von Jägern und Fraueneisgräbern bei Erschöpfung und heftigen Gliederschmerzen genutzt wurde. «Fraueneis» ist eine alte Bezeichnung für Gipsspat und diente zur Herstellung von Spiegeln. Erst als sich die Beschaffung der Pflanze aus Sibirien als schwierig erwies, experimentierten Ärzte und Apotheker in Deutschland und der Schweiz um 1820 an Kranken, die an Gicht und Rheuma litten, mit den ihnen bekannten einheimischen Alpenrosen-Arten.

Der Münchner Apotheker und Heilpflanzenforscher Ludwig Kroeber (1872–1950) bemerkte zu Recht, dass der Botanikerarzt Tabernaemontanus die einheimischen Alpenrosen zwar beschrieb, doch über deren Heilnutzen nichts mitzuteilen wusste. Kroeber selbst berichtete, dass in der Volksmedizin alpiner Regionen die Blätter der Pflanze bei Gicht, Rheumatismus und Steinleiden eingesetzt wurden.

«Der Schweizer Kräutersammler» erwähnte aus der Volksmedizin Savoyens die Nutzung eines Murmeltierölmazerats aus Alpenrosenknospen gegen Gliederschmerzen und zur Heilung von Geschwüren. Der Seminarlehrer August Ulrich notierte im Rahmen seiner um 1895 getätigten Recherchen, dass in Conters (Prättigau) die Abkochung der Blüten der Bewimperten Alpenrose als Blutreinigungstee diente.

In Ergänzung zu diesen Beobachtungen konnte ein älterer Beleg populären Heilwissens über die Alpenrose gefunden werden. Johann Rudolf Wyss (1782–1830), Dichter und Professor für Philosophie, liess sich auf seiner Reise durch das Berner Oberland die arzneiliche Nutzung der Pflanze erklären: «[…] aus den Schösslingen wird von manchen Älplern ein Thee bereitet, der gegen Erkältung und Rheumatismen für heilsam gilt; die Blüte wird sodann getrocknet und dient gegen schlechte und rote Milch der Kühe, nur dass man noch Lohrbohnen [Beeren des Lorbeerbaums] und Salpeter hinzufügen muss. Dem Thee pflegt man Reckholterbeeren [→Wacholder] und Schosse von Bergdroseln [= Alpenerle, →Erle] beyzumischen, worauf er gegen die Folgen des Stiches [= Brustfell- oder Lungenentzündung] und der Erkältung, 14 Tage gebraucht, vortrefflich wirken soll, doch müssen die Reckholterbeeren dazu in einer Kaffeemühle zermalmt werden.» Die Berner Älpler hatten demzufolge mit den einheimischen Alpenrosen dieselbe Erfahrung gemacht wie die sibirischen Schwerarbeiter mit der in ihrem Umkreis wachsenden Art, die ähnliche Wirkstoffe wie die beiden alpinen enthält. Die pharmakologisch ausgebildeten Fachkräfte hätten sich den Leerlauf mit der Sibirischen Alpenrose ersparen können, wenn sie sich in der medizinischen Selbsthilfe der Alpenbewohner umgehört hätten.

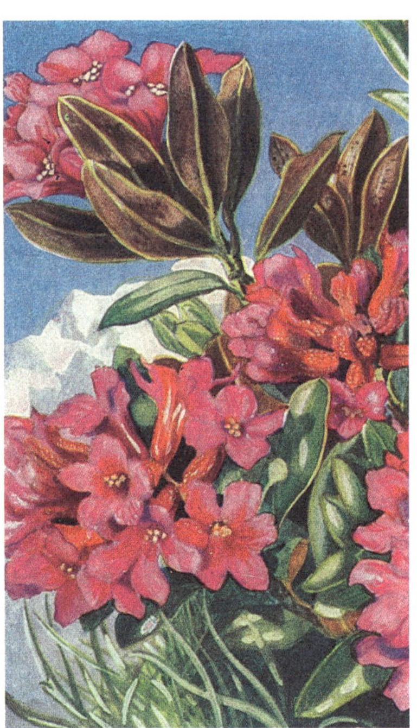

Rostblättrige Alpenrose

Heilanzeigen für die Alpenrose – Keuchhusten, Steinleiden, Gicht, Rheuma (Abkochung aus Blättern und Blüten) – beschrieb Karl Schönenberger-Steiger 1920 in seinem weitverbreiteten Buch «Unsere Schweizer Heilkräuter».

Der in Disentis aufgewachsene, in Zürich wirkende Krankenpfleger, Präsident des Kneipp-Vereins Surselva und Kräuterkundige Augustin Condrau (*1935) zählte die Alpenrose neben →Bärlauch, →Brennnessel, →Goldrute, →Holunder, →Iva, →Löwenzahn, →Meisterwurz und →Weissdorn zu seinen neun wichtigsten Heilpflanzen. Er brachte noch in seiner 1994 in zweiter Auflage erschienenen Broschüre die Einnahme des alkoholischen Auszugs aus den Blüten für zahlreiche Anwendungsbereiche für das Kraut: Schmerzen und Entzündungen bei Gicht, Arthritis, Multiple Sklerose, Gelenkschmerzen, Rheuma, Kreuz- und Kopfschmerzen bei Wetterumschlag, Nässe, Schweiss am ganzen Körper und Jucken der Haut, Infektionen, wandernder Schmerz, Harndrang, widerlicher Geruch, Knochenhautentzündungen. Dieselbe Darreichungsform empfahl Condrau für Pferde, Ziegen, Schafe und Kühe, die an Arthritis und durch Nässe bedingten Gehbeschwerden leiden. Aus der populären Heilkultur stammt laut der erfahrenen Kräuterfrau Ursula Favre-Tobler (*1942, ehemals Kräuterhaus Tobler, Praden) die Empfehlung, bettnässenden Kindern mit den Blüten der Alpenrose hergestellten Sirup zu verabreichen.

Das einst auf den Alpen als Unkraut verhasste Gewächs wird gegenwärtig als Zeichen der «Schönheit und Widerstandskraft der Alpen» inszeniert und mehrheitlich in Form von Kosmetika und Tee vermarktet. Darüber hinaus haben die Blüten der Alpenrose aufgrund ihrer Wiederentdeckung durch die sogenannte Wildkräuterkulinarik eine symbolische Neuaufwertung erfahren.

Heutige Anwendung

Im Stall

Appetitmangel, Erkältungen: Aufguss der Knospen, innerlich (Safiental).

Ausschilderung auf Kräuterlehrpfad Wildkräuterpfad Oberalppass–Tschamut, Nr. 3.

Literatur und Abbildung

Lauber/Wagner/Gygax, Flora Helvetica, 728; Griebl, Alpenflora, 192; Tabernaemontanus/Bauhin, 1466f.; Kroeber 1 (1929), 24f.; Ulrich, Bündnerische Volksbotanik, 13; Madaus, Biologische Heilmittel, Bd. 3, 2307–2311; Kölpin, Alexander Bernhard, Praktische Bemerkungen über den Gebrauch der sibirischen Schneerose in Gichtkrankheiten, Berlin 1779 (Digitalisat); Bemerkungen über die sibirische Schneerose und Alpenrose, von Kantonsapotheker Hans Jakob Ulrich Irminger (1785–1838) in Zürich, in: Röttig, David, Berichte von Zürcher Ärzten, Chirurgen und Apothekern anlässlich der Halbjahrestagung der Medicinisch-chirurgischen Gesellschaft des Kantons Zürich 1815–1820, Transkription (www.zora.uzh.ch); Der Schweizer Kräutersammler, 7f.; Wyss, Johann Rudolf, Reise in das Berner Oberland, Bern 1816/17, 758; Schönenberger-Steiger, 22; Condrau, Wickel, unpag.; Condrau, Heilkräuter, 4a; Schilcher, Phytotherapie, 369; Joos, 102 (Safiental); DRG 3, 528 (chavrir); Tscharner, Wald, 10, 131ff.; Meier, Wildkräuter-Fibel, Nr. 3 (Heil- und Nahrungspflanze); Abbildung: Klein, Alpenblumen, Bd. 2, Tf. 10.

Wiesensauerampfer

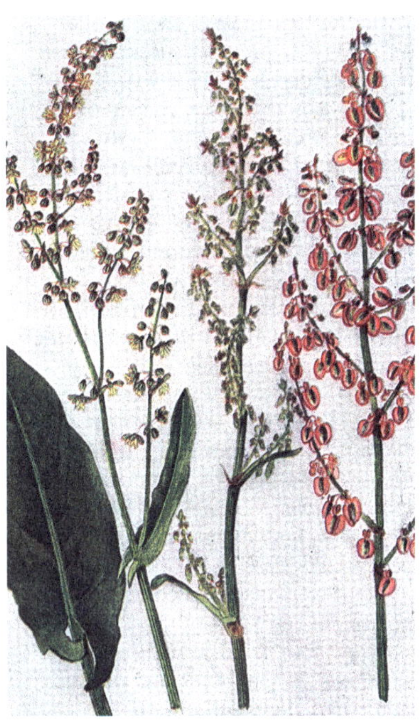

AMPFER

Zwei Arten; Knöterichgewächse, Polygonaceae

– Flora Helvetica: Wiesensauerampfer, Rumex acetosa L.

Vorkommen
Fettwiesen, Hügellandzone bis subalpin; Blütezeit: Mai bis August.

– Flora Helvetica: Alpenampfer, Blacke, Rumex alpinus L.

Vorkommen
Lägerstellen, Umgebung von Alphütten, überdüngte Wiesen; Blütezeit: Juli bis August.

Wissensgeschichte:
Der Sauerampfer zählt zu den ältesten Heilpflanzen. Dioskurides empfahl, den Samen des Sauerampfers mit Wasser und Wein gegen Dysenterie, Verdauungskrankheiten und zur Vorbeugung der schädlichen Folgen von Skorpionstichen einzunehmen.

Ein Pflaster mit →Huflattich und Sauerampfer bringt Furunkel zum Reifen

Hufflattich und Saurampffer Blätter unter heissen Aschen gekocht / darnach mit Schweinen Schmaltz oder Hirschen Marck zu einem Pflaster gemacht / machen die Blutschwären geschwind zeitig [= reif] / und bringen sie zum Eiter.

Jacob Theodor Tabernaemontanus, Caspar Bauhin, Neu vollkommen Kräuter-Buch (1687)

Wie der Mönch Odo Magdunensis in seinem Lehrgedicht «De viribus herbarum» (Über die Kräfte der Kräuter, 2. Hälfte 11. Jh.) erwähnte, galt das Kraut nach der eintönigen Ernährung während des langen Winters als erfrischend und appetitanregend: «Manche Leute verzehren es gierig im Frühling / und halten es für bewährte Erfahrung, dass ihnen dies Abscheu vor Speise nimmt.» Odo verwendete den Sauerampfer bei Brandwunden, Hautgeschwüren, Skorpionstichen und dem «Antoniusfeuer», einer schweren Durchblutungsstörung, verursacht durch mit Mutterkornpilz verseuchtem Roggen.

Für Hildegard von Bingen hingegen zählte der Sauerampfer zu jenen Pflanzen, die dem Menschen weder als Nahrung noch als Arznei dienen. Die heilkundige Äbtissin vertrat demzufolge die Auffassung, er tauge lediglich zum Futter für Ochsen und Schafe, da diese Tiere kräftigere Eingeweide besässen als der Mensch.

Im Gegensatz zu Hildegard schrieben die frühneuzeitlichen Botanikerärzte dem Kraut eine Vielfalt an Kräften zu: Die Wurzeln heilen Wunden und Ausschläge, wirken abführend, reinigen Leber und Galle, befreien Nieren und Blase von Steinen, vertreiben Zahn- und Ohrenschmerzen und fördern die verzögerte Menstruation. Der mit den Blättern zubereitete Sirup sollte den nächtlichen Samenfluss, verursacht durch «grosse Hitz», eindämmen. Die Ampfersamen hingegen stillen nach einhelliger Auffassung den Durchfall. Das Kraut wurde gegen Fieber mit starkem Durst eingesetzt, selbst bei Pestkranken. Die lokale Anwendung des Destillats stärkt die Augen und heilt fressende Geschwüre und Ausschläge. In Notzeiten sammelten Kinder die Blätter des Krausen Ampfers, um diese zu essen, wie Theodor Zwinger berichtete.

Der Arzt und Naturforscher Albrecht von Haller, der eine hervorragende Ausbildung an renommierten Spitälern und Lehranstalten in Frankreich genossen hatte, erinnerte sich im Alter an die Kultivierung der Pflanze als Heilnahrung: «Der Sauer-Ampfer auf Wiesen läßt sich gut essen, die Franzosen bedienen sich desselben gewöhnlich, und besäen zu diesem Behufe ganze Felder damit. Dieß ist eine gesunde Nahrung, welche Scharbockkranke sogleich wieder hergestellt hat, sobald sie sie erlangen konnten.» Bereits im Mittelalter hatten Seeleute das Kraut gegen Scharbock, eine alte Bezeichnung für Skorbut, genutzt. Diese Mangelkrankheit wird durch Fehlen von Vitamin C in der Nahrung ausgelöst.

Der Botanikerarzt Adam Lonitzer erklärte in seinem Kräuterbuch (1564) den Namen einer Ampfer-Art, des Mönchsrhabarbers, einer in Vergessenheit geratenen Heil- und Gemüsepflanze: «Wirt Münchrhabarbara genant / dieweil es die Münch inn Clöstern anstatt des Rhabarbari haben auffgezogen / und im die tugent des Rhabarbari zugeben.» Dies bedeutet, dass in der Klostermedizin der einheimische, kostenlose Gartenampfer statt des aus China importierten, teuren Medizinalrhabarbers als

Abführmittel angewandt wurde. Johann Barandun vermittelte in seinem Kräuterbuch «Lustgarten da las Ligias» (1719) altbekanntes Heilwissen über drei Ampfer-Arten. Die Indikation für den Mönchsrhabarber (Nr. 233) – Verstopfung – stammt aus der 1715 erschienenen Schrift «Eydgnössischer Lust-Garte» des Zürcher Stadtarztes Johann von Muralt, während Barandun für die Nutzung des Alpenampfers und des Wiesensauerampfers die frühneuzeitlichen Kräuterbücher konsultiert hatte. Die 1756 von seinem Sohn Valentin verfertigte Teilabschrift des «Lustgarten» enthält die in der älteren Fassung verloren gegangene Nr. 107 mit Heilanzeigen für den Wiesensauerampfer.

«Der Sammler», die volksaufklärerische Wochenschrift der ökonomischen Patrioten Graubündens, empfahl zur Vorbeugung der Bräune bei Schweinen, diesen eine Handvoll Sauerampfer zum Fressen zu geben, ehe sie an heissen Sommertagen hinausgetrieben würden.

Wie aus den für den «Dicziunari Rumantsch Grischun» getätigten Recherchen hervorgeht, galten in der medizinischen Selbsthilfe der Surselva die alten Blätter des Alpenampfers traditionell als giftig, da sie Durchfall verursachen. Mit den getrockneten Samen hingegen kurierte man den Durchfall bei Kälbern.

Der Puschlaver Kräuterpfarrer Tobia Marchioli pries die gepulverte Wurzel des Alpenampfers aufgrund ihres Eisengehalts, den die französischen Ärzte Augustin Nicolas Gilbert und Pierre Lereboullet um 1900 entdeckt hatten, als Mittel gegen Blutarmut und allgemeine Schwäche. Marchioli empfahl zudem, die Blätter des Wiesensauerampfers in der Minestra zusammen mit Spinat zu kochen oder als Brei zuzubereiten.

Der «Kräuter-Pfarrer Künzle Verein» vertreibt eine «Blacken-Salbe» gegen Insektenstiche, Verbrennungen aller Art, Sonnenbrand, Verstauchungen, Arthritis, Schlag- und Stossverletzungen sowie Gicht.

Bei Sonnenbrand, Bluterguss, Gelenkentzündungen, Quetschungen, Verstauchungen und Kopfschmerzen rät die Kräuterfrau Gudrun Turner in Saas (Prättigau) in ihrer Schrift «Wildkräuter-Notfallapotheke» zu kühlenden Auflagen mit den zerquetschten frischen Blättern des Alpenampfers. Die Ampfer-Arten werden zwar weiterhin in der medizinischen Selbsthilfe genutzt, doch innere Anwendungen finden sich nur in der Viehmedizin. Rumex crispus ist ausserdem ein homöopathisches Mittel.

Ampfer-Arten sind traditionelle Wildgemüse. Im Frühling werden die Blätter des Alpenampfers im Prättigau in Suppen, Gemüsemischungen sowie Salaten und im Valposchiavo in Pizzoccheri und im Cörisc (Gemüsereis) gegessen. Die jungen, zarten Blätter dienen in gewissen Orten der Surselva weiterhin anstelle von Mangold zum Einwickeln der Capuns.

Ampfer hat aufgrund seiner Wiederentdeckung durch die sogenannte Wildkräuterkulinarik eine symbolische Neuaufwertung erfahren.

Heutige Anwendung

Im Stall

Unterstützung der Säuberung nach der Geburt des Kalbes: Verfütterung der untersten weissen Stängelabschnitte, vor allem der jungen Triebe, des sogenannten Blackenspecks (Safiental).

Insektenstiche, Verbrennungen, durch Entzündungen verursachte Schwellungen, offene Wunden, Euterentzündungen, Panaritium (Palusa) bei Schafen: Blackensalbe auftragen (Safiental, Prättigau, Surselva).

Panaritium beim Rindvieh: Verband mit frischen Blättern (Valposchiavo).

Gesunderhaltung der Schweine: Blacken in der Futtersuppe mitkochen (Valposchiavo).

Kultivierung in Kräuterschau- und Klostergärten

Kräutergarten Bidem, Vals; Heididorf, Maienfeld; Kräuterstall Hennägadä, Klosters (Ausstellung); Benediktinerinnenkloster St. Johann, Müstair; Ausschilderung auf Kräuterlehrpfad: Wildkräuterpfad Oberalppass–Tschamut, Nr. 7.

Literatur und Abbildung

Lauber/Wagner/Gygax, Flora Helvetica, 708ff., 714; Dioskurides/Berendes, 216; Odo Magdunensis/Mayer/Goehl, 63, 144f., 190; Hildegard von Bingen/Riha, 52; Tabernaemontanus/Bauhin, 826–829; Zwinger, 452ff.; Haller, 340; Tshisuaka, Barbara, I.: Skorbut, in: Enzyklopädie Medizingeschichte, 1338f.; Marchioli, 34f. (Krauser Ampfer), 72 (Wiesensauerampfer); Wegmann, Prättigau, 40; Ruatti, Valposchiavo, 100; Saum/Mayer/Witasek, Klosterernährung, 63; Lonitzer, CLXIIIIr; Barandun, Nr. 43, 233; Barandun, Valentin, Nr. 107; von Muralt, 166; Ludwig, Phytologia, Nr. 7, 182; Der Sammler 2 (1780), 143; DRG 10, 636–639 (Lavazza); Turner, 8; Joos, 93 (Safiental); Klarer/Stöger/Meier, Jenzerwurz, 65, 102, 126, 135f.; Salben (Flyer Kräuter-Pfarrer Künzle Verein, Wangs o. J.); Vonarburg, Homöotanik, Bd. 2, 494–497; Wildhaber, Robert, Etwas über die Blaktenernte, in: Schweizer Volkskunde 38, 1948, 50–57; Condrau, Alpine Speisen, 18; Tscharner, Wald, 130ff.; Müller, Klostergarten, 5 (Müstair); Meier, Wildkräuter-Fibel, Nr. 7 (Heil- und Nahrungspflanze); Abbildung: Klein, Wiesenpflanzen, Tf. 16.

ANDORN

Flora Helvetica: Gemeiner Andorn, Marrubium vulgare L.; Lippenblütler, Lamiaceae

Vorkommen
Wegränder, Schuttplätze;
Blütezeit: Juni bis September.

Wissensgeschichte:
Der Andorn zählt zu den ältesten Heilpflanzen. Schon die antike Medizin nutzte ihn ausgiebig. Dioskurides verordnete die Blätter oder die Samen, in Wasser gekocht, als Heiltrank gegen Husten, Lungenentzündung und Asthma. Anstelle der Wasserabkochung konnte auch der frische Presssaft mit Honig eingenommen werden. Zusätzlich empfahl er das Kraut bei ausbleibender Menstruation, zur Beschleunigung der Geburt und Austreibung der Nachgeburt, bei Schlangenbissen, fressenden Geschwüren und Wunden, Ohrenschmerzen, Gelbsucht und Beschwerden der Verdauungsorgane.

Dampfsitzbäder mit Andorn – ein Mittel aus dem Erfahrungswissen der Frauen

Es machen ihnen auch die Weiber Bähungen hiemit, die verstandene Zeit [= ausbleibende Menstruation] wieder zu bringen.

Jacob Theodor Tabernaemontanus, Caspar Bauhin, Neu vollkommen Kräuter-Buch (1687)

Die Pflanze gelangte im Frühmittelalter aus dem Mittelmeergebiet über die Alpen und zählte zu den wichtigsten Arzneipflanzen der Klostermedizin. Ekzeme am Kopf, Hämorrhoiden sowie Nieren- und Blasenleiden kamen zu den Indikationen der Antike hinzu.

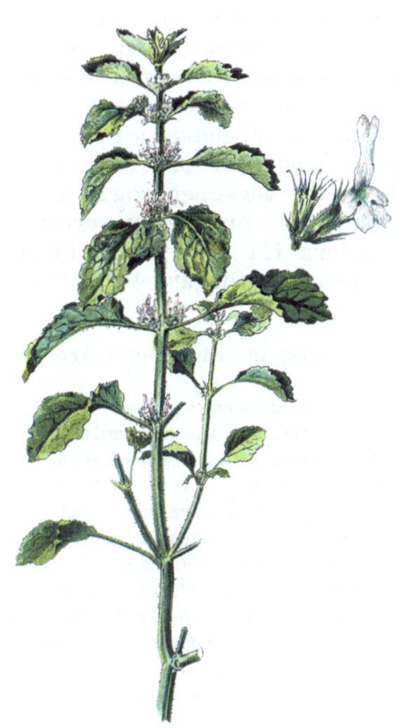

Ein heilkundiger Benediktinermönch, Verfasser eines um 785 im Kloster Lorsch entstandenen, umfangreichen Arzneibuchs, setzte bei Knoten und Schmerzen in der weiblichen Brust ein Kataplasma mit zerstossenem Andorn und Schweinefett ein.

Walahfrid Strabo, Prinzenerzieher am Kaiserhof zu Aachen und späterer Abt des Klosters Reichenau, pries in seinem Gartengedicht «Hortulus» (entstanden zwischen 829 und 838) den Andorn, der im Klostergarten neben dem ebenfalls bitter schmeckenden →Wermut wuchs, nicht nur als linderndes Getränk bei «quälender Beklemmung der Brust», sondern auch als lebensrettendes Antidot für alle, die Opfer eines Giftanschlags ihrer Stiefmutter geworden seien: «Und wenn einmal feindselige Stiefmütter Gifte zusammensuchen und sie dir ins Getränk mischen, wenn sie schädlichen Eisenhut in trügerische Speisen geben, so unterdrückt ein sogleich genommener Trank des heilsamen Andorns die drohende Lebensgefahr.» Der Eisenhut ist seit je als äusserst gefährliche Giftpflanze gefürchtet. Die tödliche Dosis der Droge liegt bei zwei Gramm. Schon das Pflücken kann gefährlich sein, da das Gift durch die Haut eindringt.

Der Mönch Odo Magdunensis empfahl in seinem Lehrgedicht «De viribus herbarum» (Über die Kraft der Kräuter, 2. Hälfte 11. Jh.) Andorn zwar bei Husten und Asthma, riet aber Blasen- und Nierenkranken von der Einnahme ab. Äusserlich angewandt, diente die Pflanze als Auflage bei eitrigen Wunden und Geschwüren.

Die Äbtissin Hildegard von Bingen hinterliess zwei Rezepte, in denen sie die Weinabkochung als Heiltrank bei Halsweh, Husten und Verdauungsproblemen verordnete.

Der Frankfurter Stadtarzt Johann Wonnecke von Kaub versuchte, Kranken zu helfen, die an Koliken litten, und zwar mit einem Heiltrank, wofür Andorn zusammen mit Lakritze, →Fenchel und Zucker in Wein gekocht wurde.

Andornsalbe bei Überanstrengung

Wo einer hart bemüdet worden von strenger Arbeit oder harten Gehen / dardurch die Glieder verhartet und schmertzen davon entspringet / der mache ein sälblein vom safft von Andorn mit Rosenöl / und bestreich sie damit.

Jacob Theodor Tabernaemontanus, Caspar Bauhin, Neu vollkommen Kräuter-Buch (1687)

Der anonyme Verfasser des 1576 erstmals aufgelegten Kräuterbuchs «Horn des Heyls» sah sich der Astromedizin verpflichtet: «Die Wurtzel ist dem Lewen [= Löwen] unnd der Sonnen zugethan / darvon hat sie wärme / die Venus und der Jupiter geben ihr die farb und liblichkeit.» Der aus der Wurzel gewonnene Saft, vermischt mit →Rosenwasser, sollte als Heiltrank Melancholie und seltsame Fantasien vertreiben, Darmwürmer und Schlangen aus dem Leib entfernen und in Seuchenzeiten vor Ansteckung schützen. Auflagen mit dem Saft heilen dem Autor des «Horn des Heyls» zufolge Syphilis- und Brustkrebsgeschwüre.

Tabernaemontanus trug wie die anderen Botanikerärzte der Frühen Neuzeit kaum Neues an Heilwissen bei.

Der in Nürnberg wirkende Leibarzt des Herzogs von Württemberg, Alchemist und Astrologe Johannes Hiskias Cardilucius (um 1630–1697), deutete in seinem 1684 erschienenen Werk «Königlicher Chymischer und Artzneyischer Palast» die «Wolligkeit» des Andorns als Signatur der weiblichen «Schaamhaarigkeit» und hielt deswegen das Kraut für ein Frauenheilmittel. Der Arzt und Naturforscher Albrecht von Haller kannte die volkstümliche Bezeichnung «Mariennessel», die auf den Bezug des Andorns zur Gottesmutter und somit zur Gynäkologie hinweist. Präzisere Angaben zu diesem wichtigen Anwendungsbereich finden sich in der «Phytologia», einem in Vallader abgefassten, handschriftlichen Heilpflanzenlexikon des zwischen 1738 und 1776 im Unterengadin wirkenden Arztes Paduot Ludwig von Ardez: Andorn wirkte auf die Gebärmutter, helfe während einer schweren Geburt und förderte den Wochenfluss. Der Heiltrank muss indes mit Süssholz und Rosinen verbessert werden, damit er nicht schadet. Sein Wissen bezog der Bündner Landarzt aus der «Flora Francica Rediviva» (1716) seines Kollegen Georg Franck von Franckenau.

Obwohl Künzle in seinem «Grossen Kräuterheilbuch» das Kraut beschrieben hatte, liess der Drogist Peter Oppliger in dem von ihm 2008 aktualisierten und erweiterten Kräuterbüchlein «Chrut und Uchrut» den Andorn ausser Acht, obwohl er einige Heilpflanzen wieder ins Zentrum rücken wollte, die «heute in Vergessenheit geraten sind oder bei vielen unwissenden Menschen sogar als ‹Unkräuter› angesehen werden».

Andorn ist eine Heilpflanze der neuen Hildegard-Medizin.

Kultivierung in Kräuterschaugärten

Andorn wird zusammen mit zwölf anderen traditionellen Hustenmitteln, nämlich →Bibernelle, →Ehrenpreis, →Eibisch, →Frauenmantel, →Holunder, →Malve, →Pfefferminze, →Salbei, →Schafgarbe, →Schlüsselblume, →Spitzwegerich und →Thymian, im von der Firma Richterich/Laufen angelegten Kräuterschaugarten in Pontresina (Oberengadin) und entlang des Ricola Erlebniswegs in Arosa kultiviert. Sein Wissen über die schleimlösende Wirkung des Andorns bezog der Bäcker- und Konditormeister Emil Richterich in Laufen, der 1940 das Ricola-Bonbon erfand, aus Pfarrer Künzles Schriften und dem Kräuterbuch von Karl Schönenberger-Steiger.
Andorn wird zudem in folgenden Kräuterschaugärten angebaut: Iert d'ervas medicinalas des Museum Regiunal, Savognin; Kräutergarten Bidem, Vals; Landwirtschaftliche Schule Plantahof, Landquart.

Literatur und Abbildung

Lauber/Wagner/Gygax, Flora Helvetica, 842; Dioskurides/Berendes, 334f.; Lorscher Arzneibuch/Stoll, 159; Strabo/Berschin/Erbar/Fels, 62ff.; Odo Magdunensis/Mayer/Goehl, 169f.; Hildegard von Bingen/Riha, 47; Wonnecke von Kaub, Cap. 256; Tabernaemontanus/Bauhin, 927; Philomusus Anonymus, Horn des Heyls, Cap. XXXV; Cardilucius, 908; Haller, 244; Ludwig, Phytologia, Nr. 202; Franck von Franckenau, 357; Künzle, Kräuterheilbuch, 287f.; Kräuterpfarrer Johann Künzle, Chrut und Uchrut. Der Klassiker der Kräuterheilkunde, aktualisiert und erweitert von Peter Oppliger, Baden, München 2008, 35; www.ricola.com/de/uber-ricola/unternehmen/geschichte (Zugriff 19.10.2022); Hertzka/Strehlow, Hildegard-Apotheke, 79, 147, 153, 212, 370, 490; Schilcher, Phytotherapie, 52f.; Thurner-Steier, Savognin, Thema 4; Künzle, Kräuteratlas (2017), Nr. 42; Abbildung: Künzle, Kräuterheilbuch, Tf. 51 (Zeichnung Pia Roshardt).

ANIS

Pimpinella anisum L.; Doldengewächse, Apiaceae

Vorkommen
In Gärten kultiviert; Blütezeit: Juni bis September.

Wissensgeschichte:
Der Anis zählt zu den ältesten Heilpflanzen. Dioskurides nutzte die Abkochung der Früchte bei Wassersucht, als Gegengift bei Tierbissen, bei Husten und Blähungen. Zudem empfahl er, Anis gegen Durchfall und Weissfluss, zur Förderung der Milchbildung bei stillenden Müttern und als Aphrodisiakum einzunehmen. Mit dem aufsteigenden Rauch der verbrannten Früchte linderte er Kopfweh, und gegen Ohrenschmerzen träufelte er →Rosenöl, in welchem die Früchte gezogen hatten, ins kranke Ohr.

Anissäcklein gegen schlechte Träume

Aniß in ein säcklein genehet / für die nasen gehebt / und daran geschmeckt / vertreibt die bösen trewme.

Pietro Andrea Mattioli, New Kreüterbuch (1563)

Ein heilkundiger Benediktinermönch, Verfasser eines um 785 im Kloster Lorsch entstandenen Arzneibuchs, schätzte Anis als wirksames Mittel zur Förderung der Verdauung, bei Erkrankungen der Atemwege und gegen Melancholie.

Der Arzt Matthaeus Platearius beschrieb in seiner Arzneikunde «Circa Instans» (um 1150) neu das Rezept für ein Pflaster mit zerstossenem Anis, Kreuzkümmel (→Kümmel) und warmem Bienenwachs, das auf Blutergüsse, vor allem rund um das Auge, aufgelegt werden sollte.

Die Botanikerärzte der Frühen Neuzeit erwähnten zahlreiche weitere Heilanzeigen: Schwindel, Schlafstörungen, drohenden Schlaganfall, fliegende Mücken vor den Augen, Epilepsie, Krampfanfälle bei Kindern, Gelbsucht, Bauchkrämpfe, Durchfall, übermässige Menstruation, weibliche Sterilität, Probleme während der Geburt und Gebärmutterkrämpfe danach, Milchstauung in den Brüsten, Fieber, Harnverhaltung, «Cachexia» (fortschreitenden Gewebszerfall) sowie Nieren- und Blasensteine. Vor allem Tabernaemontanus hob die Doppelfunktion der Früchte als Heil- und Gewürzpflanze hervor, indem er mit Anis gewürzte Speisen für die erwähnten Indikationen empfahl.

Anisfrüchte befanden sich in der Apotheke des am Heinzenberg und im Domleschg wirkenden Arztes Johann Anton Grass, der bei Theodor Zwinger, dem Autor des «Theatrum Botanicum» (1696), Medizin studiert hatte. Zwinger verordnete Anis zur Vorbeugung von Nierensteinen und jenen Frauen, die zu Gebärmutterleiden neigten.

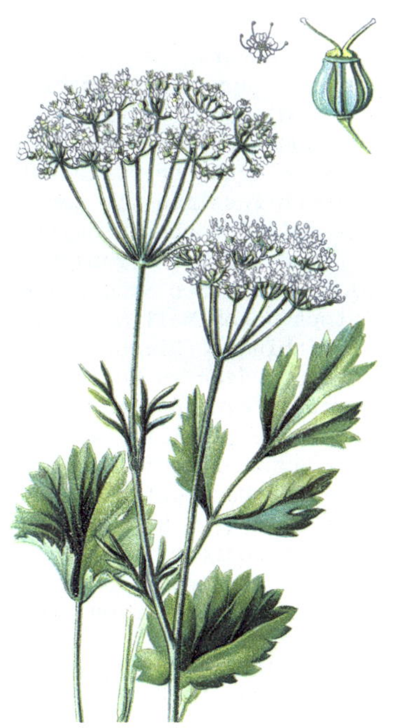

Johann Barandun von Feldis vermittelte 1719 in seinem handschriftlichen «Lustgarten da las Ligias» Heilwissen über den Anis. Die Indikationen sind dieselben wie in den Werken der frühneuzeitlichen Botanikerärzte.

Anis kam auch in der historischen Viehmedizin zur Anwendung, wie der Beitrag «Darmgicht der Pferde» belegt, der 1780 in der volksaufklärerischen Wochenschrift «Der Sammler» erschien. Die von Darmkoliken geplagten Tiere sollten einen Heiltrank mit Anis, →Wacholderbeeren, →Kümmel und →Fenchel in Aschewasser erhalten. Die Abkochung des Anis erhielten im Val Müstair die Kühe, um zu verhindern, dass sie wieder stierig wurden.

Es wundert, dass Kräuterpfarrer Johann Künzle das Kraut in seinem «Grossen Kräuterheilbuch» nicht berücksichtigte. Zwei andere, wirksamere Doldengewächse, →Fenchel und →Kümmel, dürften Anis als Hustenmittel und Verdauungshelfer an den Rand gedrängt haben. In der medizinischen Selbsthilfe im Stall, aber auch als Gewürz wird Anis weiterhin genutzt.

Der Ayurveda-Arzt Ernst Schrott machte in seinem phytotherapeutischen Grundlagenwerk Anis als ayurvedische Heilpflanze bekannt.

Die Brasciadèla, das aus Roggenmehl gebackene Puschlaver Ringbrot, enthält verdauungsfördernden Anis. Dieser ist neben Koriander, Zimt, Sternanis und Gewürznelken in der Gewürzmischung für das als Bündner Spezialität geltende Birnbrot enthalten.

Heutige Anwendung

Im Stall
Unterstützung der Säuberung: Getrocknetes Kraut verfüttern (Safiental).

Literatur und Abbildung

Schönfelder/Schönfelder, Heilpflanzenführer, 80; Fischer, Heilpflanzen, 220; Dioskurides/Berendes, 301; Mayer/Uehleke/Saum, Klosterheilkunde, 46f.; Circa Instans/Goehl, 194; Mattioli/Handsch, 313v–314r; Tabernaemontanus/Bauhin, 171–176; Daems, Johann Anton Grass, 19, 210; Zwinger, 700; Barandun, Nr. 42; Ludwig, Phytologia, Nr. 31; Der Sammler 2 (1780), 309; DRG 1, 287 (Anisch); Vogel, Der kleine Doktor, 59; Schrott/Ammon, 274f.; Schilcher, Phytotherapie, 55f.; Joos, 102 (Safiental); patrimoineculinaire.ch/Produkte (Zugriff 29.5.2020); Abbildung: Dinand, Heilpflanzen, Tf. 3.

APFELBAUM

Flora Helvetica: Kulturapfelbaum, Malus pumila MILL.; Rosengewächse, Rosaceae

Vorkommen
Auf Feldern und in Gärten kultiviert; Blütezeit: Mai.

Wissensgeschichte:
Der Kulturapfelbaum stammt ursprünglich aus dem Südwesten Chinas. Er entstand vermutlich durch eine Kreuzung zwischen dem Wilden Holzapfel und dem Frühblühenden Apfel.

Nach Dioskurides lösen «Honigäpfel», die als Frühsorte angebauten Sommer- oder Kornäpfel, Verstopfungen und treiben Darmwürmer aus. Sie schaden freilich aufgrund ihrer Säure dem Magen im Gegensatz zu den ursprünglich aus Epirus stammenden «Epirotischen Äpfeln», die als bekömmlich gelten, den Durchfall hemmen und den Urin treiben, so die antike medizinische Autorität.

Der Apfel – ein Heilmittel bei Schusswunden

Wider den Brand des Pulvers seudt man ein süssen Apffel in breiten Wegerichwasser [= Breitwegerichdestillat] / biß er wol weich wird / darnach legt man ihn mit Milch über den Schaden.

Jacob Theodor Tabernaemontanus, Caspar Bauhin, Neu vollkommen Kräuter-Buch (1687)

Mit den Römern war der Obstanbau über die Alpen nach Mitteleuropa gelangt, wo er in den Klöstern des Frühmittelalters weiterkultiviert wurde.

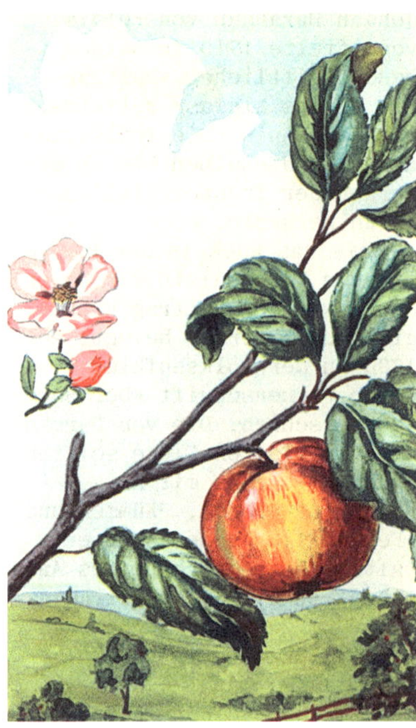

Die heilkundige Äbtissin Hildegard von Bingen nutzte den Apfelbaum auf vielfältige Weise. Sie riet bei trüben Augen, die jungen Blätter zu zerstossen, mit Rebtränen zu mischen und damit die Augen zu benetzen. Ein mit dem im Frühling aufsteigenden Baumsaft getränktes Hirschleder sollte, auf die Lenden gelegt, Nierenschmerzen stillen. Bei Migräne, verursacht durch Milz- oder Leberleiden, empfahl Hildegard eine Kopfmassage mit «Baumöl» (Olivenöl), in welches die Knospen des Apfelbaumes eingelegt worden waren. Schmerzen in den Schultern, den Lenden und im Bauch heilte sie mit Auflagen erwärmter Erde, die vom aufsteigenden Saft des im Frühling blühenden Baumes durchtränkt war. Nur gesunde Menschen durften nach Hildegard rohe Äpfel essen; gekocht oder gebraten seien sie indes für alle gut. Dasselbe gelte für alte und runzlige Früchte.

Der Botanikerarzt Pietro Andrea Mattioli beschrieb gegen die Melancholie einen Heiltrank mit dem Saft aus süssen Äpfeln und dem Destillat aus der Ochsenzunge. Eine aus weinsauren Äpfeln gekochte Latwerge sollte den Durst stillen, das Fieber senken sowie Herz und Magen stärken. Der aus allen Sorten von Äpfeln gepresste Saft hilft zusammen mit →Safran bei Vergiftungen und treibt dem Botanikerarzt zufolge die Darmwürmer aus dem Leibe. Als äussere Anwendung kannte Mattioli bei «anhebenden hitzigen Geschwulsten» – vermutlich handelt es sich um Furunkel – eine Auflage mit zerstossenen frischen Blättern oder dem daraus gepressten frischen Saft.

Das Kräuterbuch des Tabernaemontanus enthält neue Heilanzeigen und Zubereitungsformen. Eine Auflage aus einem in heisser Asche gebratenen Apfel, über ein krankes Auge gelegt, vertreibt dessen Schmerzen. Ein Pflaster auf die gleiche Art, doch mit zerstossenen Weihrauchkörnern zubereitet, hilft bei Seitenstechen (Lungen- oder Brustfellentzündung). Mit Zucker zu Sirup gekochte Äpfel stärken ein schwaches Herz und vertreiben die Melancholie. Waschungen mit dem Destillat aus Apfelblüten klären gerötete und unreine Haut; zudem verhindern sie das Einfressen der «schwartzen gifftigen Hundsblatteren» (Pocken), so der Botanikerarzt.

Johannes Janett von Tschlin (1729–1803), ab 1787 Pfarrer in Bondo-Promontogno, liess sein handschriftliches Arzneibuch zusammen mit der volksaufklärerischen Schrift «Die Hausmittel» (Ausgabe von 1786) des Kemptner Stadtarztes Christoph Jakob Mellin (1744–1817) einbinden. Dieser warnte vor der unbedachten Heilnutzung von Äpfeln in der medizinischen Selbsthilfe: «Das Mark gedämpfter Aepfel legt der gemeine Mann auf die entzündete[n] Augen, selten mit Nutzen, um so mehr, weil er auch noch Kampfer hinzu thut, welchen entzündete Augen nicht ertragen.»

Der Puschlaver Kräuterpfarrer Tobia Marchioli riet gegen

Wassereinlagerungen, Hämorrhoiden, Blasenleiden und Gicht zum Trinken von Süssmost. Er ist der Einzige, der zudem Einläufe mit Apfelbaumrinde gegen Diarrhöe und Weissfluss empfahl. Marchiolis Quellen bleiben wie jene seines Amtsbruders Johann Künzle im Dunkeln. Dieser prophezeite, dass eine Teemischung mit gedörrten Apfelschalen, →Zitronenmelisse, Zimt, Zitronensaft, Honig und wenig Bittermandeln «den Schwarztee und alle Kunstprodukte der chemischen Industrie» weit übertreffen werde; denn dieses Getränk erfrische, stille den Durst, senke das Fieber, stärke Nerven und Gedächtnis, löse Verstopfung, beeinflusse Stein-, Gicht- und Magenleiden, Herzschwäche und Fettleibigkeit günstig, reinige das Blut und bilde neues.

Vom vielfältigen Heilwissen über den Apfelbaum hat sich freilich in der gegenwärtigen medizinischen Selbsthilfe für Mensch und Vieh bloss wenig erhalten.

Eine von den traditionellen Darreichungsformen und Heilanzeigen abweichende Nutzung der Holzapfelblüte stellt die Bachblüten-Essenz Nr. 10 (Crab Apple, die Reinigungsblüte) dar.

Der Apfelbaum ist eine Heilpflanze der neuen Hildegard-Medizin.

Heutige Anwendung

Im Haus
Erfrischungstee aus den Blüten und dem Kernhaus (Prättigau).

Im Stall
Gestörte Vormagenfunktion mit stiller Völle oder Pansenlähmung beim Rindvieh: gekochte Früchte zerstampft eingeben (Surselva).

Ausschilderung auf Kräuterlehrpfad

Bachblüten-Heilkräuterweg Maladers (Wilder Holzapfel).

Literatur und Abbildung

Lauber/Wagner/Gygax, Flora Helvetica, 296; Saum/Mayer/Witasek, Klosterernährung, 70; Dioskurides/Berendes, 136; Hildegard von Bingen/Riha, 185; Mattioli/Handsch, 91v–92r; Tabernaemontanus/Bauhin, 1415, 1418; Mellin, 5; Marchioli, 39; Künzle, Kräuterheilbuch, 288ff.; Vogel, Der kleine Doktor, 24, 217; Scheffer, Original Bach-Blütentherapie, 106–110; Hertzka/Strehlow, Hildegard-Apotheke, 38, 222, 241, 367; Wegmann, Prättigau, 41; Klarer/Stöger/Meier, Jenzerwurz, 64f.; Abbildung: Herba, Nr. 34.

ARNIKA

Arnica montana L.;
Korbblütler, Asteraceae

Vorkommen
Bergwiesen, Weiden, saure Moorböden, bis etwa 3000 m ü. M.; Blütezeit: Juni bis August.

Wissensgeschichte:
Die Arnika ging nicht in den antiken Heilpflanzenschatz ein, und im Mittelalter finden sich bloss wenige gesicherte Spuren. Hildegard von Bingen fürchtete sich vor gefährlichen magischen Kräften, welche die Pflanze im Liebeszauber entfalte: «Arnika ist sehr heiss und enthält eine giftige Hitze. Wenn ein Mann oder eine Frau in Begierde brennt: Wenn ein Mensch jenen oder jene an der Haut mit frischer Arnika berührt hat, wird er oder sie in Liebe zu jenem brennen, und danach, wenn das Kraut gedorrt ist, wird der Mann oder die Frau, die mit diesem Kraut berührt wurden, von der Liebe zu jener Person, durch die er oder sie entflammt wurde, fast

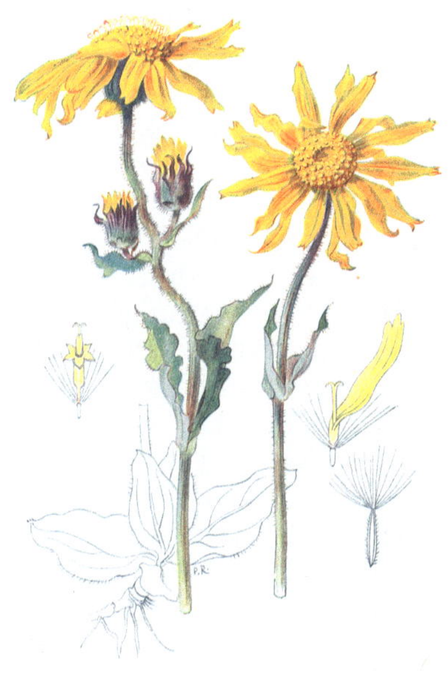

Arnika

betört, so dass er oder sie in der Folge einfältig sein wird.»

Eine bedeutende medizinische Heilanzeige findet sich erst in einem frauenheilkundlichen Rezept aus der zweiten Hälfte des 15. Jahrhunderts, worin empfohlen wird, bei ausbleibender Menstruation Arnika in Wein zu trinken: «[…] eine [Frau] nehme Arnika und sieben Pfefferkörner und zerstosse sie zusammen und trinke das mit gutem, altem Wein, bevor sie nachts schlafen gehen will. Es wird kommen.» Daraus lässt sich schliessen, dass Arnika wie alle Pflanzen, welche die verzögerte Menstruation fördern, als Abortivum eingesetzt wurde.

Kräuterpfarrer Künzles Arnika-Tinktur

Man nimmt eine tüchtige Handvoll Arnikablüten, wirft sie in ein Einmachglas oder in eine helle Flasche, gießt einen halben Liter Branntwein dazu, schließt fest ab und stellt es acht Tage an die Sonne. Nachher filtert man die Flüssigkeit durch ein Tüchlein in eine Flasche und bewahrt sie auf. Bei Wundeiterung, Quetschungen, Verstauchungen wäscht man die verletzte Stelle mit dieser Tinktur. Bei offenen Wunden ist die Tinktur mit vier- bis fünfmal soviel Wasser zu verdünnen.

Johann Künzle, Das grosse Kräuterheilbuch (1945)

Tabernaemontanus berichtete, die «Mutterwurtz» – diese Bezeichnung erinnert an die alte Nutzung der Pflanze als Frauenarznei – werde in Sachsen vom «gemein volck» bei Verletzungen aller Art genutzt, vor allem bei jenen, die durch Sturz verursacht worden seien. Erst am Ende des 16. Jahrhunderts hatten die Ärzte, so auch der Greifswalder Stadtarzt Franz Joël, begonnen, die von Bauern auch bei inneren Verletzungen verwendete Arnika als Heilmittel wahrzunehmen. Vor dieser Entdeckung hatten die akademisch gebildeten Ärzte «wider das geronnene Geblüt vom Fallen oder Schlagen» die Einnahme der gepulverten →Aronstabwurzel verschrieben, wie Balthasar Ehrhart, Stadtarzt in Memmingen, in der von ihm 1737 ergänzten Auflage von Adam Lonitzers Kräuterbuch festhielt.

Die innere Anwendung der Wurzel gegen Magen-Darm-Beschwerden sowie Vergiftungen bei Mensch und Vieh geht auf eine Verwechslung mit dem Gemeinen Froschlöffel im 16./17. Jahrhundert zurück, einer Pflanze, die Dioskurides in seinem Werk «De Materia medica» unter der Bezeichnung «Alisma» behandelt hatte.

Die Blüten der Arnika oder deren Wurzel wurden bis ins 19. Jahrhundert hinein auch in Wasser, Bier oder in Wein gesotten und als Heiltrank eingenommen. Hierzu sei erwähnt, dass eine Tasse Arnikatee den alten Goethe 1823 nach einem Herzinfarkt am Leben erhielt. Seit dem 18. Jahrhundert galt Arnika als Medikament, das den Kreislauf stabilisiert. Eine von Ursula Favre-Tobler (*1942, ehemals Kräuterhaus Tobler, Praden) hergestellte Arnika-Salbe soll gegen Herzschmerzen eingerieben werden. Dieses Leiden lässt sich gemäss der erfahrenen Kräuterfrau auch mit Wickeln mit Arnika-Tinktur lindern.

Andreas Michael Gujan experimentierte bei Unfällen mit dem Aufguss des ganzen Krauts, um so «stockendes Blut» aufzulösen: «Von diesem Tränklein hab ich verschiedene Male bei gefallenen Personen recht vortreffliche Wirkungen wahrgenommen: auch bin ich in der Dosis um die Helfte höher gestiegen. Es wird nicht weniger dem gefallenen Rindvieh mit Nutzen gegeben.»

Der Puschlaver Kräuterpfarrer Tobia Marchioli empfahl, auf Tabernaemontanus zurückgreifend, die Einnahme einer aus den Blüten hergestellten Tinktur bei nervösen Magen-Darm-Beschwerden sowie bei Entzündungen der erwähnten Organe.

Künzle verwendete, desgleichen an Tabernaemontanus anlehnend, die Pflanze bei Verletzungen und Wunden aller Art, jedoch ausschliesslich in Form von Waschungen mit der Tinktur. Aufgrund der wachsenden Kommerzialisierung der Kräuterheilkunde war Arnika nach dem Zweiten Weltkrieg von der Ausrottung bedroht: «Die ‹Flores Arnicae›, das heißt die am Schatten getrockneten Arnikablüten, werden nicht nur seit alter Zeit in der Volksmedizin verwendet, sondern auch von den Kräutersammlern in oft beängstigenden Mengen an Apotheken und Heilmittelfabriken abgeliefert. Da ist es weiter nicht verwunderlich, daß die Pflanze trotz ihrer Anspruchslosigkeit in einzelnen Berggegenden bereits selten geworden ist.» Heute wird Arnika in grossen Mengen von der Erboristeria Biologica Raselli in Le Prese (Valposchiavo) kultiviert.

Der «Kräuter-Pfarrer Künzle Verein» vertreibt eine Arnika-Tinktur zur innerlichen Anwendung bei Verletzungen aller Art, gegen Seekrankheit, Herzbeschwerden, Gicht, Rheuma, Magenkrämpfe, Fieber, Kreislaufbeschwerden sowie zum Gurgeln bei Mundschleimhaut- und Zahnfleischentzündung. Derselbe Verein empfiehlt die von ihm hergestellte Arnika-Salbe bei Gelenkschmerzen, Rheuma, Gicht, Furunkeln, Entzündungen von Insektenstichen, Hautentzündungen, Hämatomen, Muskelkater, Thrombosen, Venenentzündungen und -schwäche.

In der medizinischen Selbsthilfe für Mensch und Vieh ist Arnika nach wie vor eine beliebte Heilpflanze. Arnica montana ist ausserdem ein homöopathisches Mittel.

Heutige Anwendung

Im Haus
Knochenschmerzen, Gelenkschmerzen und Verstauchungen: Tinktur aus Blüten einreiben (Prättigau); Rheuma (Valposchiavo).

Im Stall
Wundreinigung, Verstauchungen, Zerrungen, Quetschungen, Blutergüsse, Glieder- und Gelenkschmerzen, Gelenkentzündungen, Prellungen, Lahmheit unbekannter Ursache, Verstauchungen, Schläge, Sehnenanriss an der Strecksehne (Pferde): Tinktur, Salbe, äusserlich (Safiental, Prättigau, Oberhalbstein, Mesolcina, Surselva).

Innere Verletzungen: Tinktur, Ölauszug, Salbe, äusserlich (Safiental).

Abszesse bei Schafen: Zugsalbe aus Arnika-Öl →Johannis-Öl und Bienenwachs (Oberhalbstein).

Eitrige Wunden bei Rindern, Schafen und Ziegen, Euterverletzungen, Schrunden: Salbe aus den Blüten (Oberhalbstein); Prellungen, Zerrungen (Safiental).

Euterpocken bei Schafen (bei Lämmern an den Lippen): Salbe mit Arnika- und →Johannis-Öl (Oberhalbstein).

Euterentzündung, geschwollener Euterviertel nach dem Abkalben: Arnika-Thymian-Salbe (Surselva).

Kommerzieller Anbau, Kultivierung in Kräuterschau- und Klostergärten

Arnika wird von der Erboristeria Biologica Raselli, Le Prese (Valposchiavo), angebaut.
Arnica montana oder die verwandte Wiesenarnika (Arnica chamissonis ssp. foliosa) werden in folgenden Kräuterschau- und Klostergärten kultiviert: Medizinalgarten, Chur; Iert d'ervas medicinalas des Museum Regiunal, Savognin; Kräutergarten Bidem, Vals; Kräutergarten in der Burgruine Belfort, Brienz/Brinzauls; Hochalpiner Heilkräutergarten Madrisa, Klosters; Benediktinerinnenkloster St. Johann, Müstair; Benediktinerkloster St. Martin, Disentis; Ausschilderung auf Kräuterlehrpfad: Wildkräuterpfad Oberalppass–Tschamut, Nr. 4.

Literatur und Abbildung

Lauber/Wagner/Gygax, Flora Helvetica, 1144; Hildegard von Bingen/Riha, 137; Kruse, Mittelalterliche Frauenrezepte, 246; Leibrock-Plehn, Hexenkräuter, 17; Lonitzer/Ehrhart, 69 (Anhang); Tabernaemontanus/Bauhin, 714f., 1116; Madaus, Biologische Heilmittel, Bd. 1, 585; Sprengel, Kurt, Versuch einer pragmatischen Geschichte der Heilkunde, Teil 5, Halle 1803, 350ff.; http://www.klostermedizin.de/index.php/heilpflanzen/historische-monographien/41-bergwohlverleih-arnica-montana-l-asteraceae (Zugriff 9.6.2019); Ludwig, Phytologia, Nr. 39; Der Sammler 3 (1781), 258; Marchioli, 79; Künzle, Kräuterheilbuch, 290f.; Vogel, Der kleine Doktor, 16, 31, 63f., 77; Meierhofer/Baumberger, Bergblumen, 32; Treben/Storl, 32ff.; Vonarburg, Homöotanik, Bd. 1, 175–178; Schilcher, Phytotherapie, 56–59; Wegmann, Prättigau, 3; Ruatti, Valposchiavo, 18; Joos, 93 (Safiental); Klarer/Stöger/Meier, Jenzerwurz, 101, 124f., 142f., 147; Tinkturen (Flyer Kräuter-Pfarrer Künzle Verein, Wangs o. J.); Thurner-Steier, Savognin, Thema 3; Würzen, Nr. 28 (Flyer Kräutergarten Burgruine Belfort); Steigner, Klostergarten, 4 (Disentis); Meier, Wildkräuter-Fibel, Nr. 4 (Heil- und Nahrungspflanze); Abbildung: Künzle, Kräuterheilbuch, Tf. 12 (Zeichnung Pia Roshardt).

ARONSTAB

Flora Helvetica: Gemeiner Aronstab, Arum maculatum L.; Aronstabgewächse, Araceae

Vorkommen
Feuchte Laubmischwälder; Blütezeit: April bis Mai.

Wissensgeschichte:
Der Aronstab zählt zu den ältesten Heilpflanzen. Gemäss Dioskurides bergen Wurzel, Blätter und Samen des Aronstabs dieselbe Kraft wie Teile der Gemeinen Drachenwurz. Die geröstete, mit Honig gekochte Wurzel setzte der wirkmächtigste Arzt der Antike gegen Krämpfe, Husten, Katarrh und zur Heilung innerer Brüche ein. In Wein getrunken, sollte die Wurzel des Aronstabs die sexuelle Lust anregen. Mit Honig zerrieben und aufgelegt, reinigt sie Krebsgeschwüre, entfernt Flügelfelle (Wucherung auf der Bindehaut) und Nasenpolypen. Auflagen mit Aronstabwurzel und Rindermist sollten die Gicht vertreiben. Die mit Honig gestampfte Wurzel wurde in die Gebärmutter eingeführt, um den Fötus abzutreiben. Der Saft des Aronstabs galt als wirksames Augenmittel, und mit Öl gemischt und ins Ohr geträufelt, sollte er Ohrenschmerzen vertreiben. Gegen Frostbeulen und Gicht empfahl Dioskurides, die gekochten Blätter auf die schmerzenden Stellen zu legen.

Hildegard von Bingens Lob auf den Aronstab

Aronstab ist weder lauwarm noch zu stark, sondern hat eine gleichmässige und durchmischte Wärme, wie die Sonne nach ihrem Aufgang sanfte Wärme besitzt und wie der Tau im

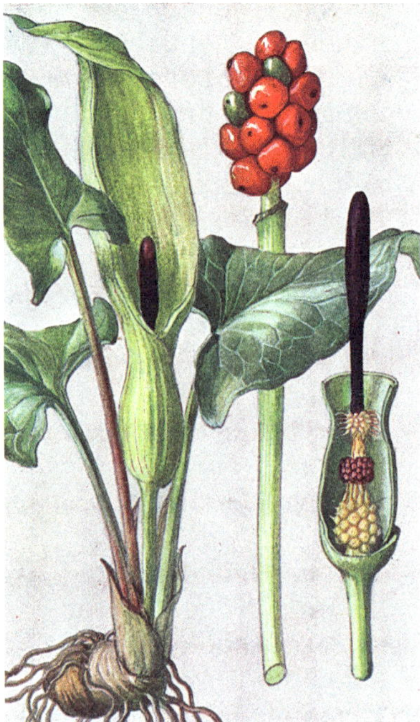

Sommer vor Tagesanbruch mild ist, und deshalb kann er zu allem nutzbar gemacht werden wie ein liebenswürdiger Mann, der auch Gefahren ertragen kann und zu Recht Wohlstand erlangt.

Hildegard von Bingen, Physica (um 1160)

Der Mönch Odo Magdunensis bezeichnete den Aronstab als «Colubrina», auf Deutsch «Natterwurz». Diese Bezeichnung ist abgeleitet von «coluber», einer kleinen Schlange mit gefleckter Haut. Da der Aronstab gefleckte Blätter aufweist, nahm man auf der Basis der antiken Signaturenlehre an, die Pflanze wirke gegen Schlangenbisse. Darüber hinaus sollte das Kraut gegen Husten, Lungenleiden mit Blutspeien und Ohrenschmerzen helfen. Mit Honig und →Zaunrübe eingenommen, galt die Wurzel als Heilmittel gegen krebsartige, fressende Geschwüre, eiternde Wunden und Fisteln.

Mit Wein getrunken, regt der Aronstab gemäss Odo, der sich an der antiken Signaturenlehre orientierte und den braunvioletten Kolben als erigierten Penis deutete, die Liebeskraft an.

Ein Abtreibungsmittel

Wenn eine Schwangere den Duft der verwelkenden Blüte mit der Nase einsaugt, soll dies die Leibesfrucht abtreiben; gleiche Wirkung erfolgt, wenn die gestampfte Wurzel mit einem Wollzäpfchen von unten zur Gebärmutter geführt wird.

Odo Magdunensis, De viribus herbarum (2. Hälfte 11. Jh.)

Hildegard von Bingen verordnete den Aronstab innerlich gegen Milzbrand, Lähmungen, Fieber, verschleimten Magen, Melancholie, Gicht und zur Erleichterung der Todesqualen bei der Beulenpest.

Einer frauenmedizinischen Handschrift aus dem 15. Jahrhundert zufolge sollte das Kraut die übermässige Monatsblutung stillen. Der Frankfurter Stadtarzt Johann Wonnecke von Kaub versuchte, Kranken mit Mastdarmvorfall zu helfen, indem er ihnen dazu riet, auf Wolle zu sitzen, die zusammen mit Aronwurzel in Wein gesotten worden war. Tabernaemontanus nahm die Pflanze als traditionelle Pestarznei in sein Kräuterbuch auf, da die Seuche zu seiner Zeit erneut wütete: «Wann die Pest regiret / soll man Aron fleissig in der Speiß gebrauchen / dann sie widerstehet dem Gifft sehr.» Er empfahl zudem, Wurzel und Blätter bei allen Arten von Hautaffektionen wie Pestbeulen, Fisteln, eiternden Geschwüren, Ausschlägen und

Feigwarzen aufzulegen, wie es schon Odo Magdunensis geraten hatte. Aus dem Abortivum der Antike und des Mittelalters wurde bei Tabernaemontanus indes ein Mittel zur Reinigung der Gebärmutter nach der Geburt: «Aronwurtzel gebrauchet / reiniget die Weiber nach der Geburt.»

Johann Barandun vermittelte 1719 in seinem «Lustgarten da las Ligias» traditionsgebundenes Heilwissen über den Aronstab, dessen Saft und Wurzel er als Pestmittel betrachtete.

Gemäss einer 1748 datierten viehmedizinischen Handschrift aus der Surselva sollten Aronstabwurzeln einer kalbenden Kuh verfüttert werden, wenn sich die Geburt des Kalbes hinauszögerte. Als Quelle der romanischen Handschrift lag dem unbekannten Übersetzer das kurz zuvor erschienene, in Leipzig und Frankfurt gedruckte Volksbüchlein «Bewährte Arzney-Mittel für das Rind-Vieh, Schaafe und Schweine» vor.

Künzle vermittelte, an Tabernaemontanus anlehnend, alle historischen Indikationen ausser den frauenmedizinischen weiter. Der Kräuterpfarrer warnte zudem vor dem Genuss der Blätter des Aronstabs als Spinat oder Salat. Ebenso riet er, die getrockneten Blätter nur in Mischungen mit anderen Kräutern wie →Engelwurz, →Thymian und →Pfefferminze zu verwenden. Er empfahl allerdings Aronstab in Form von Wein, Likör und Sirup zur Reinigung von Magen und Lungen sowie zur Vorbeugung der Grippe. Die frischen, zerquetschten Blätter dienten als Auflage bei unreiner Haut, schlecht heilenden Wunden und Knoten am Körper. Frische, in Öl und Wein gesottene Blätter sollten den Vorfall des Mastdarms beheben.

Der «Kräuter-Pfarrer Künzle Verein» vertreibt eine Aronstab-Tinktur zur innerlichen Anwendung bei Erkältungen, Heiserkeit, Husten, Halsweh, Mundschleimhaut- sowie Darmentzündung. Der als Heilpflanze in den Hintergrund gerückte Aronstab hat durch dieses Produkt eine Reaktualisierung erfahren. Arum maculatum ist ausserdem ein homöopathisches Mittel und eine Heilpflanze der neuen Hildegard-Medizin.

Literatur und Abbildung

Lauber/Wagner/Gygax, Flora Helvetica, 1276; Dioskurides/Berendes, 243ff.; Odo Magdunensis/Mayer/Goehl, 92, 180f.; Cardilucius, 903; Hildegard von Bingen/Riha, 58f.; Kruse, Mittelalterliche Frauenrezepte, 249; Wonnecke von Kaub, Cap. XVI; Tabernaemontanus/Bauhin, 1125; Barandun, Nr. 186; Nizeivels miez, Nr. 39; Bewährte Arzney-Mittel, 20; Künzle, Kräuterheilbuch, 291f.; Tinkturen (Flyer Kräuter-Pfarrer Künzle Verein, Wangs o. J.); Hertzka/Strehlow, Hildegard-Apotheke, 290, 338; Vonarburg, Homöotanik, Bd. 1, 201f.; Abbildung: Klein, Waldblumen, Tf. 3.

ARVE

Pinus cembra L.; Kieferngewächse, Pinaceae

Vorkommen
Bergwälder, in Graubünden bis 2400 m ü. M.; Blütezeit: Juni bis August.

Wissensgeschichte:
In der deutschen Ausgabe des Kräuterbuchs von Pietro Andrea Mattioli, erschienen 1563 in Prag, finden sich, wie sein Übersetzer und Mitarbeiter, der Arzt Georg Handsch, in seiner Vorrede bemerkt, zahlreiche erstmals beschriebene Gewächse, zu denen auch die Arve zählt. Mattioli schenkte vor allem deren «Zirbeln», das heisst den Zapfen, seine Aufmerksamkeit: «Unter den wilden Fichten bringt dieser baum allein nüsse / die man pflegt zu essen.» Die den Piniensamen zugeschriebenen und von dem römischen Naturkundigen Plinius dem Älteren bezeugten Eigenschaften übertrug Mattioli auf jene der Arve, sodass er deren Nüsschen desgleichen als Potenzmittel und gegen Blasenleiden einsetzte. Darüber hinaus nutzte er weitere Teile der Arve. Die gepulverte Rinde galt als gutes Mittel gegen den Wolf, wundgescheuerte und entzündete Haut zwischen den Oberschenkeln, und Hautgeschwüre. Um den Fötus und die Nachgeburt auszutreiben, riet er zur Räucherung mit der Rinde. Deren Abkochung stillt nach Mattioli, der auf die medizinische Pinien-Nutzung des Dioskurides zurückgriff, den Durchfall, während eine Auflage der zerriebenen Nadeln eine Hautentzündung heilt oder eine Verletzung vor Entzündung bewahrt. Der Heiltrank mit der Wasser- oder Honigmetabkochung der Nadeln hilft Leberkranken. Eine warme Mundspülung mit der Essigabkochung der Nadeln besänftigt Zahnschmerzen; dasselbe gilt für die Abkochung aus fein geschnit-

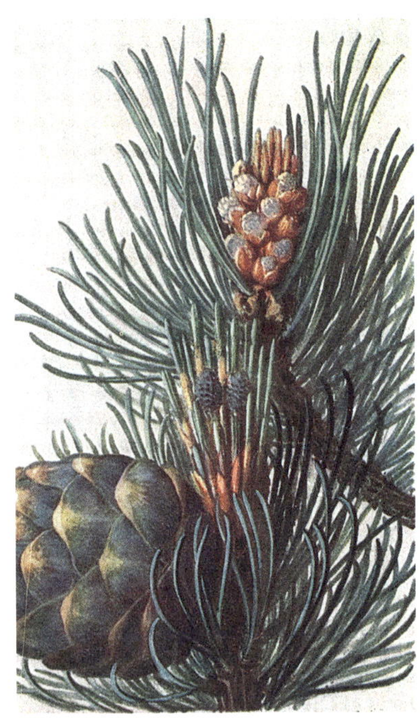

tenen Kienspänen. Der Russ aus denselben dient gegen entzündete Augen. Die Samen fördern die Verdauung und helfen bei Husten und Brustleiden. Die Weinabkochung der noch grünen Zapfen lindert Blasen- und Nierenleiden sowie Husten und «Schwindsucht» (fortschreitender Gewebszerfall). Neu erscheint bei Mattioli das aus den Samen gepresste, gewärmte Öl als Einreibemittel der von einem Schlaganfall geschädigten Glieder. Die Verwendung des Destillats aus den Zapfen sollte männlicher Perspektive zufolge eine Korrektur des weiblichen Körpers bewirken: «Das gebrant wasser von diesen Zirbeln tilget auß die runtzlen im angesicht / lest die brüste nicht groß wachsen / so man leine tüchle darein netzet / und offt aufflegt. Treibt wiederum hinein die außfallende mutter [=Gebärmutter] / und macht das gemach [=Vagina] enger / damit gewaschen.»

Der Pfarrer und Humanist Ulrich Campell erwähnte in seiner 1573 vollendeten «Raetiae alpestris topographica descriptio», dass die Arvennüsse einen angenehmen Geschmack und, gestützt auf Plinius, eine seltene Heilkraft gegen Husten hätten. Er rühmte auch die Wirkung des in der medizinischen Selbsthilfe im Unterengadin verwendeten Arvenharzes bei Wunden, während bei Brüchen ohne verletzte Haut «von unsern Chirurgen aus dem Volke» das Fichten- oder Rottannenharz (→Tanne) bevorzugt werde.

Johann Barandun vermittelte 1719 im «Lustgarten da las Ligias» traditionsgebundenes Heilwissen über die Arvensamen, das er den Werken der frühneuzeitlichen Botanikerärzte entnommen hatte.

> Die Arvenzapfen stärken das Herz, säubern die Eingeweide und den Darm, stillen den Husten und reinigen die Nieren. Sie nähren die Harnblase.
>
> Johann Barandun, Lustgarten da las Ligias (1719)

Dank den Forschungsreisen des in Halle wirkenden Arztes und Pharmakologen Friedrich Ludwig Krahmer (1810–1895) weiss man, dass im St. Moritzer Kurbad Arvennüsse als ein hochgeschätztes Heilmittel verschrieben wurden: «Die Arvenwälder (Pinus Cembra) in St. Moritz gehören zu den schönsten in Europa und ihre den Pinien ähnliche Früchte werden gegessen oder als Presssaft kurmässig gegen rheumatische Leiden gebraucht. Die Arvennüsse in St. Moritz fand ich ungleich angenehmer und wohlschmeckender, als die im Eisack-Thale zum Verkauf ausgebotenen und ihr Pressaft war kein widerwärtiges Getränk.»

Nicht zufällig im Engadin, wo sich mit dem God da Tamangur zuhinterst im Val S-charl südlich von Scuol der höchste zusammenhängende Arvenwald Europas befindet, wird seit etwa zehn Jahren der Baum unter der Symbolik «Die Arve steht für Stärke und Reinheit» für den Gesundheits- und Wellnessbereich inszeniert. Die Drogistin Isabella Mosca in Scuol kombiniert in einer Salbe das seit Jahrhunderten bei Muskel-, Gelenk- und Sehnenbeschwerden verwendete Murmeltieröl mit Arven-Essenz. Diese wird nach der Methode des englischen Arztes Edward Bach hergestellt. Erwähnt seien zudem Arvenkissen mit speziell gehobelten Spänen als Füllmaterial, die aufgrund ihres Duftes für einen tiefen, gesunden Schlaf sorgen sollen.

Heutige Anwendung

Im Haus

Bei Verdauungsproblemen: Schnaps aus den jungen Zapfen (Prättigau, Engadin).

Literatur und Abbildung

Lauber/Wagner/Gygax, Flora Helvetica, 100; Mattioli/Handsch, Vorrede von Georg Handsch (unpaginiert); Mattioli/Handsch, 25r–26v; Dioskurides/Berendes, 87f.; Barandun, Nr. 97 (Übersetzung U.B.-B.); Wegmann, Prättigau, 39; Zehnder, Leo, Volkskundliches in der älteren schweizerischen Chronistik, Basel 1976, 309, 541f.; Campell/Hitz, 813; Krahmer, L.[udwig]: Aerztliche Heilmittellehre oder Darstellung der in medizinischen Kuranstalten zur Anwendung gebrachten Heil- und der offizinellen Arzneimittel, Halle 1861, 309 (Digitalisat); Abbildung: Klein, Waldbäume und Sträucher, Tf. 9.

AUGENTROST

Flora Helvetica: Wiesenaugentrost, Euphrasia rostkoviana HAYNE subsp. rostkoviana; Sommerwurzgewächse, Orobanchaceae

Vorkommen
Wiesen, Weiden, Flachmoore; Mittelgebirge ab 1000 bis 2800 m ü. M.; Blütezeit: Juni bis Oktober.

Wissensgeschichte:
Das Werk «De Materia medica» des Pedanios Dioskurides enthält keine Beschreibung des Augentrosts, obwohl die Pflanze mit der Signatur des Auges im geografischen Wirkungsfeld des antiken Arztes vorkommt.

> Destillat aus Augentrost als Mittel gegen Nierensteine
>
> Dis Wasser oft getrunken / soll auch den Stein brechen / daher es viel für ein Steinbrech halten.
>
> Jacob Theodor Tabernaemontanus, Caspar Bauhin, Neu vollkommen Kräuter-Buch (1687)

Einer der Ersten, der die Heilkraft des Krauts auf die Augen rühmte, war der katalanische Arzt Arnald von Villanova (1240–1311), der gegen Ende des 13. Jahrhunderts auf der berühmten Medizinschule in Montpellier lehrte. Die frische Pflanze wurde als eine Art Salat oder getrocknet als Pulver eingenommen.

Hildegard von Bingen empfahl heisse Auflagen mit «wundvurz» auf Geschwüre und Ausschläge, auch beim Vieh. Sie warnte indes davor, die Auflagen bei Wunden, verursacht durch eiserne Gegenstände, aufgrund der Eiterbildung anzuwenden.

Als besonders wirksam rühmte der frühneuzeitliche Botanikerarzt Pietro Andrea Mattioli einen Heiltrank mit Wein, in dem das Kraut vergärt worden war. Parallel zur innerlichen Anwendung legte man das frische zerstossene Kraut auf die Augen oder träufelte den Saft hinein. Der anonyme Autor des erstmals 1576 aufgelegten «Horn des Heyls» wies gemäss den Prinzipien der Astromedizin die als heiss und trocken geltenden Blüten des Augentrosts dem Saturn zu und verordnete das Weinmazerat nicht nur zur Stärkung der Sehkraft, sondern auch zur Auslösung der verzögerten Menstruation, gegen «kaltes Fieber» (Schüttelfrost), die Rote Ruhr, Gelbsucht und alle «kalten» Krankheiten.

Funde in hochmittelalterlichen Bodenschichten des Westhofs des Klosters Müstair belegen den Umgang der Benediktinerinnen mit Augentrost; Gefleckter Schierling, →Bilsenkraut und →Weidenrinde sind weitere Heilpflanzenfunde. Es fällt auf, dass es sich bei allen Pflanzen um Wundkräuter handelt.

Johann Barandun vermittelte 1719 Jahrhunderte später in seinem handschriftlichen Kräuterbuch «Lustgarten da las Ligias» altbekanntes Heilwissen über den Augentrost. Die Anwendungsbereiche – Augenkrankheiten, Gedächtnisschwäche, Schwindel – hatte er der 1715 erschienenen Schrift «Eydgnössischer Lust-Garte» des Zürcher Stadtarztes Johann von Muralt entnommen.

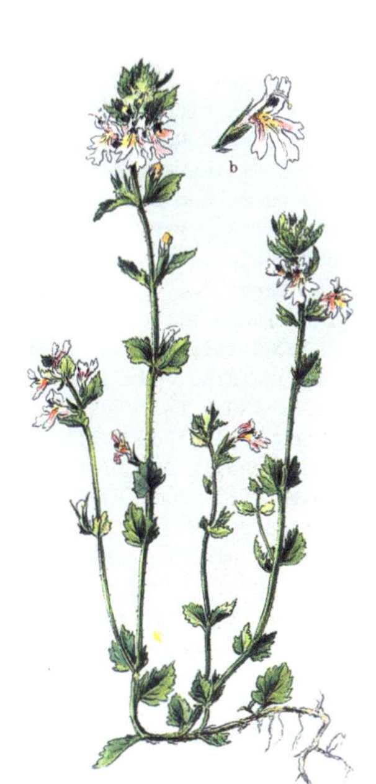

Kräuterpfarrer Johann Künzle empfahl bei schwachen und überanstrengten Augen erst in zweiter Linie zu Waschungen mit der kostenlosen Abkochung des Krauts. Der geschäftstüchtige Geistliche wollte vorerst sein Augentrostpräparat unter dem Namen einer Heiligen absetzen, was die katholische Kundschaft besonders ansprechen sollte: «Wir benützen den Augentrost, zusammen mit der edlen Raute [→Weinraute] und dem würzigen →Fenchel, nach dem uralten Rezept der hl. Theodora zur Herstellung unseres Augenwassers ‹Theodora›». Diese Heiligengestalt kann als die heilkundige Mutter der Zwillinge Cosmas und Damian, der Patrone der Ärzte, identifiziert werden, der im Mittelalter die Herstellung augenheilkundlicher Arzneien zugeschrieben wurde. Künzle mussten diese Zusammenhänge bekannt gewesen sein. Doch was sollte bei Tabernaemontanus, auf den er immer wieder zurückgriff, bei schwachen Augen helfen? Der gelehrte Botanikerarzt lieferte hierzu ein genaues Rezept: «Nimb die Cronen vom →Fenchel mit den Blättern / zwey theil/en und Augentrost / jeds ein theil. Seud diese Stück miteinander in einem Hafen mit Wasser / und empfahe den Dampff darvon in die Augen / so offt es die Nothdurft erfordert.» Der Kräuterdampf aus dem alten Kräuterbuch schonte den Geldbeutel, während das von Künzle mit denselben Pflanzen zubereitete Augenwasser samt Porto bezahlt werden musste.

Nach Auffassung des deutschen Arztes Wilhelm Georg Kranichfeld (1789 bis um 1870) war der Augentrost im

Wiesenaugentrost

19. Jahrhundert trotz seinem sprechenden Namen allgemein in Vergessenheit geraten, doch aufgrund seiner Erfahrung in der Praxis half die Tinktur bei Kranken, die an Schnupfen, Husten, Nervosität und Appetitlosigkeit litten – dieselben Indikationen finden sich noch mehr als 160 Jahre später in der medizinischen Selbsthilfe des Valposchiavo. Der kräuterkundige Hauptlehrer Johann Alfred Ulsamer bezeichnete desgleichen um 1900 die Einnahme des gepulverten Krauts bei Gelbsucht und Magenschwäche als «geachtetes Volksmittel».

Da der Augentrost ein Halbschmarotzer ist, der mithilfe von Saugwurzeln den Wurzeln der benachbarten Pflanzen Wasser und Nährstoffe entzieht, gilt er bei den Bauern als Weide- oder Milchdieb, dem der Garaus gemacht werden muss, wie die Kräuterfrau Maria Treben bemerkte: «Hat der Bauer es unterlassen, den Boden gut zu düngen, so ist das dem Augentrost gerade recht, denn der Dünger ist ja sein Todfeind. Deshalb hat die Landwirtschaft dem Augentrost den Tod angesagt und rückt ihm mit dem besten Dünger zu Leibe.»

Euphrasia ist auch ein homöopathisches Mittel.

Heutige Anwendung

Im Haus

Gereizte, rote, schmerzende Augen: mit dem Aufguss des getrockneten Krauts auswaschen, zugleich Aufguss, innerlich; Salbe aus Augentrost auftragen (Prättigau).

Sonnenstich, Hautentzündungen: mit der Abkochung getränkte Kompresse auf Augen und Haut auflegen (Valposchiavo).

Bei Grippe mit Migräne, Nebenhöhlenentzündung, Schnupfen, Allergien, leichten Magenproblemen und zur Beruhigung: Heissauszug, innerlich (Valposchiavo).

Im Stall

Augenentzündungen, Verletzungen im Augenbereich: mit Aufguss krankes Auge auswaschen (Safiental, Oberhalbstein, Val Calanca).

Kultivierung in Kräuterschaugärten

Medizinalgarten, Chur; Pfarrer Künzle's Chrüterparadies, Zizers; Hochalpiner Heilkräutergarten Madrisa, Klosters; Ausschilderung auf Kräuterlehrpfad: Wildkräuterpfad Oberalppass–Tschamut, Nr. 5.

Literatur und Abbildung

Lauber/Wagner/Gygax, Flora Helvetica, 954; Marzell, Geschichte und Volkskunde der deutschen Heilpflanzen, 237f.; Daems, Willem F. (gemeinsam mit Mientje Daems und Gundolf Keil), Euphrasia. Beiträge zur mittelalterlichen Pharmakologie des Augentrosts und der Erdbeere, in: Würzburger medizinhistorische Mitteilungen 14 (1996), 253–260 (Digitalisat); Hildegard von Bingen/Riha, 54f.; Mattioli/Handsch, 438r–439v; Philomusus Anonymus, Horn des Heyls, Cap. VII; Goll, Jürg, Erich Tscholl, Der Wirtschaftshof im Kloster St. Johann in Müstair. Der Baubestand des Westhofs bis heute, Regensburg 2019, 205; Barandun, Nr. 161; von Muralt, 237f.; Ludwig, Phytologia, Nr. 139; Tabernaemontanus/Bauhin, 1246; Künzle, Kräuterheilbuch, 292f.; Leidig, Frauenheilkunde, 243; Kranichfeld, Wilh.[elm] G.: Ueber die Heilkräfte der Euphrasia officinalis, in: Journal der practischen Heilkunde, hrsg. von C. W. Hufeland und E. Osann, VI. Stück, December 1836, 36–55 (Digitalisat); Ruatti, Valposchiavo, 20f.; Ulsamer, 125; Treben/Storl, 177; Vonarburg, Homöotanik, Bd. 1, 636ff.; Schilcher, Phytotherapie, 369; Wegmann, Prättigau, 39; Joos, 93 (Safiental); Klarer/Stöger/Meier, Jenzerwurz, 152; Künzle, Kräuteratlas (2017), Nr. 96; Meier, Wildkräuter-Fibel, Nr. 5 (Heil- und Nahrungspflanze); Abbildung: Dinand, Heilpflanzen, Tf. 6.

BALDRIAN

Flora Helvetica: Arzneibaldrian, Valeriana officinalis L.; Geissblattgewächse, Caprifoliaceae

Vorkommen
Feuchte Wiesen und Wälder, Dämme und Gebüsche, von der Ebene bis in Bergwälder; Blütezeit: Mai bis August.

Wissensgeschichte:
Der Baldrian zählt zu den ältesten Heilmitteln. Dioskurides rühmte die Wurzel als Mittel gegen das «Seitenstechen» (Brustfell- oder Lungenentzündung), zur Förderung der Verdauung und der Harnausscheidung, zur Auslösung der verzögerten Menstruation sowie als Gegengift im Theriak. Ein Anwendungsbereich der Antike, nämlich Brustfell- oder Lungenentzündung, erscheint wiederum bei Hildegard von Bingen, die als Anwendungsform Heilküchlein aus Baldrianpulver, Katzenminze, Mehl, Wasser und Fett verordnete.

Schon im «Lorscher Arzneibuch», das ein heilkundiger Benediktinermönch um 785 verfasste, kam neben den antiken Indikationen die wichtigste heutige dazu, nämlich Unruhezustände und Schlaflosigkeit, wobei Baldrian eine harmonisierende Wirkung zugeschrieben wurde: «Allzu viel Schlaf gleicht das Mittel mit Wachen aus, bei übermässiger Schlaflosigkeit sorgt es für entsprechenden Schlaf, es befreit von Erschöpfung, nimmt die Trägheit […].»

Eine Medizin, die Trägheit und Erschöpfung vertreibt, sorgt für eine gute Atmosphäre und regt die Libido an. Dies muss sich der unbekannte Autor einer im 15. Jahrhundert verfassten Arzneihandschrift gedacht haben: «Wiltu gute freuntschaft machen under manne und weibe, so nym valerianam und stoß die zu pulver und gib ins zu trincken in Wein.»

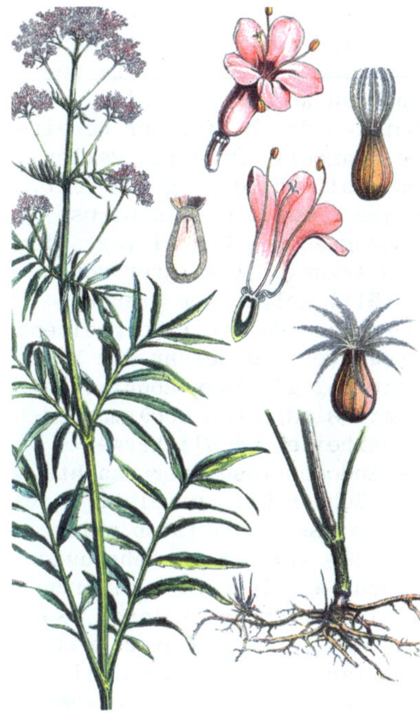

Die harmoniestiftende Wirkung des Baldrians hob auch der Botanikerarzt Otto Brunfels in seinem 1532 erschienenen Kräuterbuch hervor: «Macht holdselig, eyns und fridsam, wo zwei des Wassers [= Destillat] drincken.»

Der anonyme, der Astromedizin verpflichtete Verfasser des 1576 erstmals erschienenen Kräuterbuchs «Horn des Heyls» ordnete die Baldrianwurzel dem Tierkreiszeichen Fische und dem Planeten Jupiter zu und pries den warmen und bis in den zweiten Grad trockenen Pflanzenteil als erprobtes Mittel für den Kopf. Wein, in der die Wurzel eingelegt worden sei, helfe alten Leuten mit einem schwachen Gehirn, die deshalb fantasierten und in Zorn ausbrächen. In der zweiten Hälfte des 18. Jahrhunderts rühmte Christoph Wilhelm Friedrich Hufeland (1762–1836), ein herausragender Arzt seiner Zeit, Baldrian als «eins der besten» Nervenmittel.

Der salernitanische Arzt Matthaeus Platearius nutzte als Erster die Pflanze als gynäkologische Arznei. In seiner Arzneikunde «Circa Instans» (um 1150) verschrieb er Frauen, die an Ausfluss aus der Gebärmutter litten, einen «wärmenden Wickel mit Wasser, in dem Baldrian abgekocht worden ist; oder man stellt Zäpfchen her aus Baumwolle, die man in eine Zubereitung aus Baldrianpulver und Moschusöl oder gemeinem Öl getunkt hat».

Eine alte Frauenarznei

Baldriankraut mit der Wurzel zerschnitten und in Wasser gesotten / darnach den warmen Dampff davon durch ein Trechter / des Morgens und Abends in die Mutter empfangen / fürdert die verstandene Monatblumen. Das thut auch / so man aus gemeldetem Kraut ein Lendenbad machet. Die erkalten Weiber so unfruchtbar sind / sollen solche Lendenbäder von dem Baldriankraut und Wurzel gebrauchen / die Geburtglieder damit zu reinigen und zu erwärmen.

Jacob Theodor Tabernaemontanus, Caspar Bauhin, Neu vollkommen Kräuter-Buch (1687)

Gemäss dem Verfasser des «Horn des Heyls» sollten Hebammen Baldrianstängel, die er dem Tierkreiszeichen Zwillinge und dem Planeten Jupiter zuordnete, in Wein sieden, um mit diesem Heiltrank die Geburt zu beschleunigen. Tabernaemontanus setzte die Pflanze desgleichen in der Frauenheilkunde ein, nämlich in Dampf- und Sitzbädern gegen das Ausbleiben der Menstruation und bei weiblicher Unfruchtbarkeit.

Das Destillat wandte der Botanikerarzt bei kleinen Kindern an, die «sonst keine Artzney gebrauchen können», um Spulwürmer auszutreiben.

Darüber hinaus rühmten die medizinischen Autoritäten des 16. und 17. Jahrhunderts die Baldrianwurzel als das Augenmedikament schlechthin. Mehrere Kräuterbücher, so auch jenes von Tabernaemontanus, brachten die Sensationserzählung von einem Würzburger Goldschmied, der dank dem Baldrian seine Sehkraft dermassen geschärft habe, dass er auf eine entzweigebrochene Nadel einen Löwen mit allen erkennbaren Gliedmassen habe stechen können. Die stark riechende Wurzel sollte zudem die Pest fernhalten, ja sogar Pestbeulen in Form eines Pflasters zum Aufbrechen bringen.

Ein historischer Beleg aus dem Engadin zur arzneilichen Verwendung des Baldrians findet sich in der 1573 vollendeten «Raetiae alpestris topographica descriptio» des Pfarrers und Humanisten Ulrich Campell. Dieser zählte die Pflanze zu den mit vortrefflichen Kräften ausgestatteten Kräutern und Wurzeln, «die den Arzneikundigen und Chirurgen und den Salbenhändlern von großem Nutzen und deshalb bekannt sind». Der Botanikerarzt Hieronymus Bock hatte in seinem Kräuterbuch (1551) Auflagen mit der zerstossenen Wurzel und Blättern gegen die gefürchtete Wundrose empfohlen.

Johann Barandun von Feldis vermittelte in seinem Kräuterbuch «Lustgarten da las Ligias» (1719) traditionsgebundenes Heilwissen über den Baldrian, das er aus den Werken der frühneuzeitlichen Botanikerärzte zusammengetragen hatte. Die 1756 von seinem Sohn Valentin verfertigte Teilabschrift des «Lustgartens» enthält die in der älteren Fassung verloren gegangene Nr. 112.

Andreas Michael Gujan stellte am Ende des 18. Jahrhunderts fest, dass der Bergbaldrian an einigen Stellen fast ausgerottet sei. Dieser Raubbau an der Natur ist vermutlich dem Bedarf der bereits bei Campell erwähnten Heiler und Salbenhändler geschuldet. Gujan empfahl die im Herbst auszugrabende Wurzel vor allem als Arznei bei «hysterischen Zufälligkeiten der Frauenspersonen, da sie Blödigkeiten, Unmachten und Gefahr der Erstickung gählings überfallen». Damit sind durch Gebärmutterkrankheiten, möglicherweise Endometriose, verursachte Schwächeanfälle gemeint.

Gewisse Herboristen orientierten sich im 20. Jahrhundert erneut am älteren, breiteren Heilspektrum der Pflanze. So empfahl der Puschlaver Kräuterpfarrer Tobia Marchioli die Abkochung der getrockneten Wurzel bei Herzkrämpfen, Halsbeschwerden, Magenleiden, Koliken, Migräne, Diarrhöe, Hypochondrie, Asthma und Epilepsie. Auch Künzle, der sich an Tabernaemontanus orientierte, erweiterte die Liste der Heilanzeigen und machte die Pflanze an der Schwelle zur Gegenwart erneut zum Universalheilmittel: Ausser bei nervösen Leiden sollte Baldrian bei Schwächezuständen infolge Blutarmut, Sehschwäche, Atembeschwerden, Nierensteinen, Kopfschmerzen und Gicht helfen sowie Nieren, Leber, Milz und Galle reinigen.

In der gegenwärtigen medizinischen Selbsthilfe wird das Kraut ausschliesslich zur Beruhigung verwendet.

Der Ayurveda-Arzt Ernst Schrott beschrieb in seinem phytotherapeutischen Grundlagenwerk den Baldrian auf der Basis der ayurvedischen Arzneimittellehre. Valeriana officinalis ist ausserdem ein homöopathisches Mittel und zudem eine Heilpflanze der neuen Hildegard-Medizin.

Heutige Anwendung

Im Haus

Beruhigung, Schlaflosigkeit: Aufguss des Krauts oder Tinktur, innerlich (Prättigau); Aufguss der zerriebenen getrockneten Wurzel, innerlich (Valposchiavo).

Kultivierung in Kräuterschau- und Klostergärten

Iert d'ervas medicinalas des Museum Regiunal, Savognin; Kräutergarten Bidem, Vals; Kräutergarten in der Burgruine Belfort, Brienz/Brinzauls; Landwirtschaftliche Schule Plantahof, Landquart; Medizinalgarten, Chur; Pfarrer Künzle's Chrüterparadies, Zizers; Hochalpiner Heilkräutergarten Madrisa (Bergbaldrian), Klosters; Benediktinerinnenkloster St. Johann, Müstair; Benediktinerkloster St. Martin, Disentis; Ausschilderung auf Kräuterlehrpfad: Bachblüten-Heilkräuterweg Maladers.

Literatur und Abbildung

Lauber/Wagner/Gygax, Flora Helvetica, 1040; Dioskurides/Berendes, 33; www. Klostermedizin. de/index.php/heilpflanzen/historische-monographien/38-baldrian-valeriana-officinalis-l-valerianaceae (Zugriff 4.10.2019); Hildegard von Bingen/Riha, 130; Mayer/Goehl/Englert, Pflanzen der Klostermedizin, 81; Circa Instans/Goehl, 273f.; Philomusus Anonymus, Horn des Heyls, Cap. XXIII; Tabernaemontanus/Bauhin, 456, 458f.; Campell/Hitz, 797; Bock, XXIIIr; Barandun, Valentin, Nr. 112; Ludwig, Phytologia, Nr. 351; Der Sammler 4 (1784), 277ff.; Madaus, Biologische Heilmittel, Bd. 3, 2772–2775; Marchioli, 48f.; Künzle, Kräuterheilbuch, 293f.; Vogel, Der kleine Doktor, 261; Treben/Storl, 178; Hertzka/Strehlow, Hildegard-Apotheke, 340; Schrott/Ammon, 322f.; Vonarburg, Homöotanik, Bd. 2, 683f.; Schilcher, Phytotherapie, 63ff.; Wegmann, Prättigau, 34; Ruatti, Valposchiavo, 100; Müller, Klostergarten, 5 (Müstair); Steigner, Klostergarten, 5 (Disentis); Würzen, Nr. 29 (Flyer Kräutergarten Burgruine Belfort); Thurner-Steier, Savognin, Thema 7; Künzle, Kräuteratlas (2017), Nr. 52; Abbildung: Dinand, Heilpflanzen, Tf. 7.

BÄRENKLAU

Flora Helvetica: Gewöhnlicher Wiesenbärenklau, Heracleum sphondylium L.; Doldengewächse, Apiaceae

Vorkommen
Fettwiesen, Auenwälder, Hochstaudenfluren; Blütezeit: Mai bis September.

Wissensgeschichte:
Der Bärenklau zählt zu den ältesten Heilpflanzen. Dioskurides empfahl die Abkochung der Früchte zur Ausscheidung des Schleims aus dem Darm sowie gegen Leberleiden, Gelbsucht, Atemnot beim Liegen, Epilepsie und Gebärmutterkrämpfe. Bei Gehirnkrankheiten und Kopfschmerzen verordnete er das Einreiben des Ölmazerats aus den Früchten. Eine Räucherung mit den getrockneten Früchten sollte die Schlafsüchtigen von ihrem Übel befreien. Dioskurides träufelte den Saft aus frischen Blüten in vereiterte Ohren und weichte mit einem Pflaster aus der geriebenen frischen Wurzel Fisteln auf.

Traditionelle Heilanzeigen

Pulver der Wurzel bei Verdauungsbeschwerden, nervösem Leiden, Epilepsie, Durchfall, Ruhr, Unterleibsstockungen (8 gr. pro Tag). Abkochung der Samen bei heftigen Durchfällen.

Herba (1952)

Die Botanikerärzte der Frühen Neuzeit knüpften an die antike Tradition an. Leonhart Fuchs liess das Kraut sieden und auf Geschwüre legen. Mit Gerste gekocht, verhilft die Wurzel laut Fuchs geschwächten Kranken wieder zu Kräften. Pflaster mit der zerstossenen Wurzel sollten Gichtschmerzen lindern.

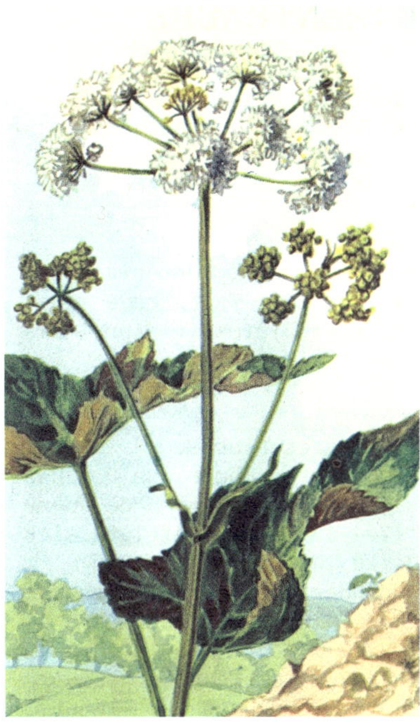

Laut dem Arzt und Alchemisten Joachim Johann Becher hilft Bärenklau bei Leberbeschwerden, Gelbsucht, Verstopfung und Gebärmutterleiden. Tabernaemontanus berichtete, dass Frauen die Pflanze auch als Wildgemüse zubereiteten: «Beerenklawe / wann es im Frühling noch jung und zart ist / kochen es unsere Weiber unter die Müser / mit andern Kräutlein / als junge →Hopffen und süssen Hanenfuß [=Kriechender Hahnenfuss] / jungen Nesseln [→Brennesseln] und Wiesenköle [=Kohl-Kratzdistel] also daß es seinen Platz neben der Arzeney auch in der Küchen funden hat / deßgleichen auch die Wurtzen davon. So man aber ein solches Müßlein bereiten will / muß man des Beerenklawes nicht zu viel nehmen / dann er sonst gewaltig treibet durch den Stuhlgang.» Bei Tabernaemontanus finden sich zusätzlich Rezepte zur Frauenheilkunde, nämlich bei Verhärtungen in der weiblichen Brust, verspäteter Menstruation, Geschwülsten in der Gebärmutter und starken Uterusschmerzen, gefolgt von Ohnmacht. Die Gebärmutter wurde als eine im Körper lebende Kröte gedacht, die, sobald sie aufsteige, Schmerzen verursache. Das Kraut sollte diesem Übel entgegenwirken: «Der angezündete Dampff des Beerenklawensaamens in die Nase empfangen / erwecket die Weiber die von dem auffstossen der Beermutter hingefallen sind.» Der im Unterengadin wirkende Arzt Padruot Ludwig von Ardez, dessen Tätigkeit zwischen 1738 und 1776 belegt ist, betrachtete in seiner handschriftlichen «Phytologia», einem in Vallader abgefassten Heilpflanzenlexikon, den Bärenklau als eines der fünf wichtigen aufweichenden Mitteln, das in Klistieren und Umschlägen verwendet werden sollte.

Der Arzt und Naturforscher Albrecht von Haller zählte zwar den Bärenklau am Ende des 18. Jahrhunderts noch traditionsbedingt zu den «Erweichungsmitteln», doch das Kraut verschwand zunehmend aus dem Arzneimittelfundus.

Das 1952 von der Oltner Fabrik Nago herausgegebene Sammelbildchenalbum «Herba» mit Kurzbeschreibungen von 200 Heilpflanzen enthält als eines der letzten schweizweit verbreiteten Kräuterbücher traditionelle Anwendungsbereiche für den Bärenklau. Die Kräuterfrau Maria Treben holte die Pflanze in ihrem 1980 erstmals erschienenen Buch «Gesundheit aus der Apotheke Gottes» wiederum aus dem Vergessen, indem sie das Kraut bei Multipler Sklerose einsetzte: «Neue und gute Erfahrungen sind Wiesenbärenklau-Blätterauflagen über den ganzen Körper. […] Es stellt sich sehr oft eine merkliche Besserung ein.»

Heracleum sphondylium ist zudem ein homöopathisches Mittel.

Der Bärenklau hat aufgrund seiner Wiederentdeckung durch die sogenannte Wildkräuterkulinarik eine Neuaufwertung erfahren.

Literatur und Abbildung

Lauber/Wagner/Gygax, Flora Helvetica, 1018; Dioskurides/Berendes, 313; Fuchs, Cap. XV; Becher, 360; Tabernaemontanus/Bauhin, 282; Ludwig, Phytologia, Nr. 61; Franck von Franckenau, 88; Haller, 193; Herba, Nr. 110; Tscharner, Wald, 23; Treben, Apotheke Gottes, 110; Vonarburg, Homöotanik, Bd. 2, 35f.; Clopath, Wildpflanzen, 4–7; Abbildung: Herba, Nr. 110.

BÄRENTRAUBE

Flora Helvetica: Immergrüne Bärentraube, Arctostaphylos uva-ursi (L.) SPRENG; Heidekrautgewächse, Ericaceae

Vorkommen
Steinige Orte, Föhrenwälder, bis über die Waldgrenze verbreitet; Blütezeit: April bis Juli.

Wissensgeschichte:
Erst der berühmte aus Den Haag stammende Arzt Anton de Haen (1704–1776) beschäftigte sich Mitte 18. Jahrhunderts eingehender mit der Pflanze und ihrer Wirkung auf den Harntrakt. Im Jahr 1756 machte er aufgrund von Selbststudien seine Beobachtungen bekannt. Um 1770 stellte er daraufhin mehrere Versuche bei Patienten des Wiener Bürgerspitals über die Wirkung der Bärentraube auf Nierensteine an. Immerhin vermochte die Pflanze das damals als schwer geltende Leiden zu lindern, sodass sie gemäss Kräuterpfarrer Johann Künzle «sogar den meisten sonst kräuterscheuen Ärzten» bekannt war. Er selbst empfahl, um die Wirkung der Bärentraube auf Entzündungen des Harntrakts zu steigern, eine Mischung mit →Vogelknöterich, Schliessgraswurzeln (→Quecke), →Taubnessel, →Heidnisch Wundkraut und →Engelsüsswurzeln.

Der Puschlaver Kräuterpfarrer Tobia Marchioli riet nicht nur bei Nieren- und Blasenproblemen, sondern auch im Fall von Blähungen und Durchfall, verursacht durch Nervosität, zur Einnahme von vier Tassen Bärentraubentee pro Tag.

Bärentraubenblätter, auch im praktischen Teebeutel, werden in der gegenwärtigen medizinischen Selbsthilfe für Mensch und Vieh weiterhin genutzt. Uva ursi ist ausserdem ein homöopathisches Mittel.

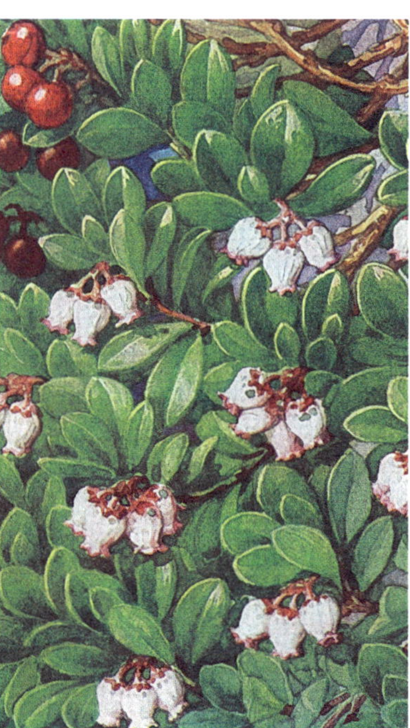

Immergrüne Bärentraube

Heutige Anwendung

Im Haus
Bei Entzündungen des Harnapparats, Nierensteinen, Durchfall und Lippenherpes: erwärmten Kaltauszug aus den getrockneten Blättern, innerlich (Valposchiavo).

Im Stall
Harnabsatzprobleme bei Rindern und Pferden: Aufguss (Teebeutel) mit Rohrzucker gesüsst über Tränke verabreichen (Surselva).

Kultivierung in Kräuterschaugärten

Iert d'ervas medicinalas des Museum Regiunal, Savognin; Kräutergarten in der Burgruine Belfort, Brienz/Brinzauls; Medizinalgarten, Chur; Ausschilderung auf Kräuterlehrpfad: Hochalpiner Heilkräutergarten Madrisa, Klosters.

Literatur und Abbildung

Lauber/Wagner/Gygax, Flora Helvetica, 726; Madaus, Biologische Heilmittel, Bd. 3, 2761; Künzle, Kräuterheilbuch, 294f.; Marchioli, 78; Ruatti, Valposchiavo, 22f.; Klarer/Stöger/Meier, Jenzerwurz, 99; Treben/Storl, 179; Vonarburg, Homöotanik, Bd. 2, 163; Schilcher, Phytotherapie, 67f.; Würzen, Nr. 27 (Flyer Kräutergarten Burgruine Belfort); Thurner-Steier, Savognin, Thema 1; Abbildung: Klein, Alpenblumen, Bd. 2, Tf. 13.

BÄRENWURZ

Meum athamanticum JACQ.; Doldengewächse, Apiaceae

Vorkommen
Bergwiesen, magere Weiden; Blütezeit: Mai bis August.

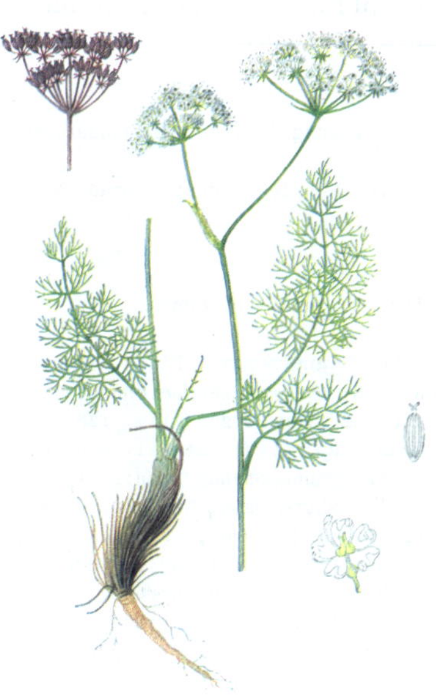

Wissensgeschichte:
Die Bärenwurz zählt zu den ältesten Heilpflanzen. Schon Dioskurides rühmte die Wirkung der wohlriechenden, gekochten oder fein zerriebenen Wurzel gegen Blasenschmerzen, Harnverhaltung, Blähungen, Koliken, Gebärmutterleiden, Gelenkschmerzen und Erkältungen. Die Abkochung, verwendet im Sitzbad, sollte die verzögerte Menstruation auslösen.

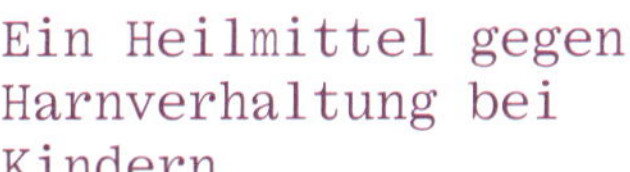

Ein Heilmittel gegen Harnverhaltung bei Kindern

Den jungen kindern / welche den harn schwerlich ablassen / hilfft diese wurtzel / mit weissem wein und baumöl ein mal auffgesotten / und pflasterweise warm uber das gemächte gebunden.

Pietro Andrea Mattioli, New Kreüterbuch (1563)

Hildegard von Bingen wich wie oftmals von Dioskurides, der wirkmächtigsten antiken Autorität, ab und ging auch hinsichtlich der Bärenwurznutzung eigene Wege. Sie verabreichte Kranken, die stark fieberten oder an Gicht litten, das gepulverte Kraut zusammen mit Brot vor und nach den Mahlzeiten. Die frische Wurzel liess sie mit Essig zerstossen oder mit Essig eine Suppe zubereiten, um damit Gelbsucht zu heilen. Gemäss ihrer Auffassung rührte Gelbsucht von überflüssigem Phlegma (Schleim) her, das durch die Wärme der Bärenwurz vertrieben wird.

Der Botanikerarzt Leonhart Fuchs nannte als Anwendungsbereiche Verschleimung der Lunge (Latwerge aus der gepulverten Wurzel einnehmen), Nierensteine und Weissfluss (Weinabkochung der Samen als Heiltrank). Bei Tabernaemontanus erscheint die Pflanze neu im Rezept für eine Wundsalbe, das ausser Bärenwurz-Sprossen →Sanikel, →Leinöl, Lorbeeröl, Galbanharz, Mastix und Myrrhe enthielt. Bei eitrigen Wunden kamen Spangrün und Vitriol dazu. Das Destillat aus der Wurzel, dem Kraut und den halbreifen Samen der Bärenwurz sollte bei Leber-, Nieren-, Blasen-, Gebärmutterleiden sowie Wasser- und Gelbsucht eingenommen werden.

Künzle vermittelte in seinem «Kräuteratlas» (1930) als einzige Indikation für die Bärenwurz Verschleimung des Magens; im «Grossen Kräuterheilbuch» findet sich die Pflanze nicht mehr. Maria Treben hat indes die Bärenwurz als Magenmittel wieder in den Vordergrund gerückt; sie ist zudem eine Heilpflanze der neuen Hildegard-Medizin.

Kultivierung im Kräuterschaugarten

Pfarrer Künzle's Chrüterparadies, Zizers.

Literatur und Abbildung

Lauber/Wagner/Gygax, Flora Helvetica, 998; Dioskurides/Berendes, 26f.; Hildegard von Bingen/Riha, 125; Fuchs, Cap. CCCV; Mattioli/Hansch, 5v; Tabernaemontanus/Bauhin, 190; Ludwig, Phytologia, Nr. 213; Künzle, Kräuteratlas (1930), Nr. 9; Künzle, Kräuteratlas (2017), Nr. 7; Hertzka/Strehlow, Hildegard-Apotheke, 292; Treben/Storl, 179; Abbildung: Künzle, Kräuterheilbuch, Tf. 57 (Zeichnung Pia Roshardt).

BÄRLAPP

Flora Helvetica: Keulenbärlapp, Lycopodium clavatum L.; Bärlappgewächse, Lycopodiaceae

Vorkommen
Moosige Wälder und Weiden; Sporangienbildung: Juli bis September.

Wissensgeschichte:
Bärlapp findet sich erst in der botanisch-medizinischen Literatur der Frühen Neuzeit, und zwar unter der Bezeichnung «Muscus terrestris», was auf Deutsch «Erdmoos» bedeutet. Nach Mattioli zerreibt die Weinabkochung Nierensteine und treibt sie aus; dasselbe gilt für das Destillat. Ein Quäntlein des Pulvers, in Rotwein getrunken, sollte Durchfall und die Rote Ruhr stillen. Gegen Gicht empfahl der Botanikerarzt Auflagen mit dem zerstossenen oder in Wein gesottenen Kraut. Zu Mundspülungen mit der Weinabkochung riet er bei lockeren Zähnen. Die Sporen wurden erstmals von Johann Schröder (1600–1664), der seit 1635 in Frankfurt als Stadtarzt wirkte, zum Bestreuen von Wunden verordnet, wie der Arzt und Unternehmer Gerhard Madaus (1890–1942) leider ohne Quelle angibt.

Bärlapp verbessert abgestandenen Wein

Dieses krauts wenig oder vil / nach dem ein vas [=Fass] klein oder groß ist / in den zähen seygern [=Fäden ziehend] wein gehenckt / bringt in on zweiffel wider zu recht / in kurtzen tagen.

Pietro Andrea Mattioli, New Kreüterbuch (1563)

Keulenbärlapp

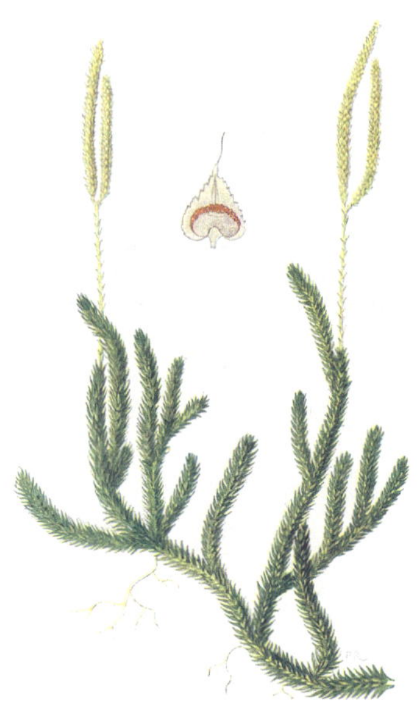

Der Kemptner Stadtarzt Christoph Jakob Mellin stellte in seiner Schrift «Die Hausmittel» (1786) klar, was unter richtiger und falscher Nutzung des Bärlapps zu verstehen sei, nämlich bei kleinen Kindern, wenn sie fratt werden [=Windeldermatitis], doch «Aberglauben war's wenn die Weiber welche stark flossen sich einen Gürtel von diesem Moose um den Leib hiengen». Mellins Werk befand sich in der Bibliothek von Johannes Janett, ab 1787 Pfarrer von Promontogno.

Dem Puschlaver Kräuterpfarrer Tobia Marchioli zufolge hilft Bärlapptee bei Harnverhaltung, Blasenkatarrh, Durchfall und Rheuma.

Künzle schrieb dem Bärlapp bei Durchblutungsstörungen dieselbe «radioaktive Kraft» (?) zu wie dem Farn. Darüber hinaus sollte man mit der Abkochung sich und auch das Vieh waschen, um Läuse und anderes Ungeziefer zu vertreiben. Der Empfehlung Künzles und Maria Trebens, bei Nieren- und Gallensteinen Wein oder Wasser, in dem Bärlapp gesotten wurde, kurmässig einzunehmen – eine Heilanzeige und Anwendungsform, die sich vorgängig in den Kräuterbüchern der Frühen Neuzeit finden – wird aufgrund der giftigen Inhaltsstoffe der Pflanze in der wissenschaftlichen Phytotherapie nicht mehr gefolgt.

Lycopodium clavatum ist ein homöopathisches Mittel.

Die Pflanze wurde in der historischen Milchverarbeitung zum Stopfen der Vollä, eines hölzernen Gefässes zum Abseihen der Milch, benutzt.

Heutige Anwendung

Im Haus
Zur Anregung der Blutzirkulation, bei Krämpfen in der Hüfte und kalten Füssen: Kompressen oder Kraut in einem Sack auflegen (Prättigau).

Bei Krebs: einen mit dem Kraut gefüllten Sack ins Bett legen (Prättigau). Dieser problematische Anwendungsbereich geht möglicherweise auf die Kräuterfrau Maria Treben zurück, die bei Hodenkrebs empfahl, Bärlapp-Aufguss einzunehmen.

Literatur und Abbildung

Lauber/Wagner/Gygax, Flora Helvetica, 56; Mattioli/Handsch, 16r–16v; Tabernaemontanus/Bauhin, 1196; Madaus, Biologische Heilmittel, Bd. 2, 1803; Ludwig, Phytologia, Nr. 221; Mellin, 13; Marchioli, 61; Künzle, Kräuterheilbuch, 295; Wegmann, Prättigau, 38; Treben/Storl, 34–37; Vonarburg, Homöotanik, Bd. 2, 185–196; DRG 4, 348 (Culem); Künzle, Kräuteratlas (2017), Nr. 64; Abbildung: Künzle, Kräuterheilbuch, Tf. 48 (Zeichnung Pia Roshardt).

BÄRLAUCH

Allium ursinum L.; Narzissengewächse, Amaryllidaceae

Vorkommen
Feuchte Laubwälder, bis 2000 m ü. M.; Blütezeit: April bis Mai.

Wissensgeschichte:
In der antiken Heilkunde musste sich der Bärlauch den Platz mit dem →Knoblauch teilen. Im Mittelalter spielte das Kraut immerhin eine gewisse Rolle in der Medizingeschichte. Gemäss Platearius, Verfasser des «Circa Instans» (um 1150), wirken die Blüten harntreibend und helfen gegen Harnkrampf und Harnzwang (Blasenschmerzen mit unwillkürlichem Urinabgang), aber auch bei Vergiftungen.

Die Botanikerärzte der Frühen Neuzeit standen dem Bärlauch eher skeptisch gegenüber. So betrachtete zum Beispiel Mattioli den «Wilden Knoblauch» oder «Waldknoblauch» zwar für kräftiger als den in Gärten kultivierten Verwandten, dennoch fiel sein Urteil über den Bärlauch nicht gerade schmeichelhaft aus: «Stinckt so ubel / und reucht so starck / das so in das vihe versucht / die milch den geschmack an sich nimpt / und der käß / so auß solcher milch gemacht wird.» Als Medizin aus der Küche wurde der Bärlauch aufgrund seiner ihm zugeschriebenen blutreinigenden Kraft indes seit Langem geschätzt. In einem 1559 datierten Kochbuch einer vornehmen Churer Familie erscheint ein Rezept für die schon damals nach einem langen Winter ohne frische Nahrung beliebte Sauce mit Frühlingskräutern wie eben Bärlauch, →Ampfer, →Beifuss und →Honigklee.

Es war freilich erst Kräuterpfarrer Johann Künzle, der den im Volk fälschlicherweise als giftig verschrienen Bärlauch als «eine der stärksten und gewaltigsten Medizinen in des Herrgotts Apotheke» bekannt machen wollte und die Pflanze in seinem «Kräuterheilbuch» von 1945 als zur Reinigung von Magen, Darm, und Blut mit gewohnt drastischen Worten rühmte: «Ewig kränkelnde Leute, Leute mit Flechten und Aißen und Ausschlägen, die Skrofulösen und Bleichsüchtigen sollten den Bärlauch verehren wie Gold. In den Kostgebereien und Instituten sollte diese Pflanze vielmehr verwendet werden. Die jungen Leute würden dabei trüehen [= wachsen] wie ein Rosenspalier und aufgehen wie die Tannzapfen an der Sonne. Auch die Metzger könnten sich einen Namen machen, wenn sie ihren Wurstwaren Bärlauch beimischen würden.» Künzle war sich freilich auch seiner grossen Verantwortung bewusst, indem er mit aller Deutlichkeit auf eine folgenschwere Verwechslung hinwies: «In der Form gleichen die Bärlauchblätter jenen der →Herbstzeitlose. Kinder und ungeschickte Leute schicke man deshalb nie aus, um Bärlauch zu sammeln, da sie leicht giftige und todbringende Herbstzeitlose heimbringen könnten.»

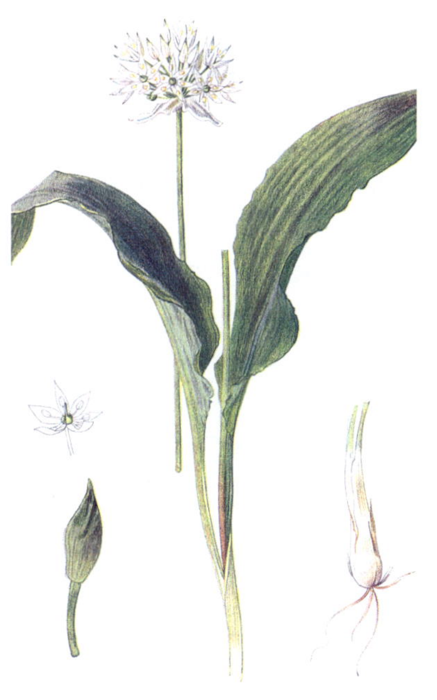

Bärlauch

Kräuterkundige der Gegenwart, so die bayerische Kräuterfrau Eva Aschenbrenner, warnten darüber hinaus vor einer Verwechslung mit den ebenfalls giftigen →Maiglöckchenblättern. Der ehemals schlechte Ruf des Bärlauchs ist sicherlich der Verwechslungsgefahr mit den beiden erwähnten Giftpflanzen geschuldet: «In der modernen Zeit ist dieses heilsame Pflänzchen trotz der Naturschwärmerei in Vergessenheit, ja sogar in Misskredit geraten: in vielen Gegenden wurde es als Giftkraut angeschaut», meinte Künzle.

Dessen Aufruf zur alltäglichen Nutzung des Bärlauchs fand vorerst kein Echo. Erst im Zuge der in den 1970er-Jahren einsetzenden Heilkräuterbewegung, der sich auch die weithin bekannte Kräuterfrau Maria Treben angeschlossen hatte, wurde der Frühlingsblüher neu entdeckt: «Die Blätter haben eine blutreinigende Wirkung und eignen sich deshalb bestens für eine Entschlackungskur im Frühjahr [...]», schrieb Frau Treben über den Bärlauch.

Die Reaktualisierung des Bärlauchs als Nahrungspflanze darf als erfolgreich bezeichnet werden. Das Kraut ist schier überall zu finden: in Broten, Füllungen von Ravioli und Tortellini, Spätzli- und Gnocchiteigen, Saucen, Pesto und, wie von Künzle einst gewünscht, in Wurstwaren.

Heutige Anwendung

Im Haus
Entgiftung, Reinigung: Beigabe im Salat, Wildgemüse (Prättigau).

Kultivierung in Kräuterschaugärten

Iert d'ervas medicinalas des Museum Regiunal, Savognin; Pfarrer Künzle's Chrüterparadies, Zizers.

Literatur und Abbildung

Lauber/Wagner/Gygax, Flora Helvetica, 1312; Circa Instans/Goehl, 205f.; Mattioli/Handsch, 208r; Tabernaemontanus/Bauhin, 876; Letsch, Kochbuch, Nr. 4; Künzle, Kräuterheilbuch, 295ff.; Aschenbrenner, Kräuterapotheke, 21; Vogel, Der kleine Doktor, 17f.; Treben/Storl, 38ff.; Wegmann, Prättigau, 28; Thurner-Steier, Savognin, Thema 5; Tscharner, Wald, 15, 18, 71, 94, 96, 98, 105; Künzle, Kräuteratlas (2017), Nr. 6; Abbildung: Künzle, Kräuterheilbuch, Tf. 7 (Zeichnung Pia Roshardt).

BEIFUSS

Flora Helvetica: Gemeiner Beifuss, Artemisia vulgaris L.; Korbblütler, Asteraceae

Vorkommen
Wegränder, Ufer, Kiesgruben, wild wachsend in Gärten; Blütezeit: Juli bis September.

Wissensgeschichte:
Der Beifuss zählt zu den ältesten Heilpflanzen. Schon Dioskurides empfahl das Kraut als Mittel der Frauenheilkunde, nämlich zur Förderung der verzögerten Menstruation und Austreibung der Nachgeburt. Der Name Artemisia leitet sich von der griechischen Göttin Artemis, der Beschützerin der Gebärenden, ab und verweist somit auf die häufige Verwendung der Pflanze in Gynäkologie und Geburtshilfe.

Magische Praktiken mit verrotteten Beifusswurzeln

Es treiben nicht allein die alten Weiber / sondern auch viel hoher Leute / die doch sich vor sehr weiß und verständig halten / viel Aberglauben mit dem Beyfuß / welches vielmehr einer Zauberey / dann natürlichen Künsten zu vergleichen. Etliche graben dieses Kraut auff gewisse Tage und Stund / suchen Narrenkohlen oder Thorellenstein darunter / das hencken sie an vor Fieber und andere Kranckheiten. Andere machen Kränz darauß / und gürten es umb

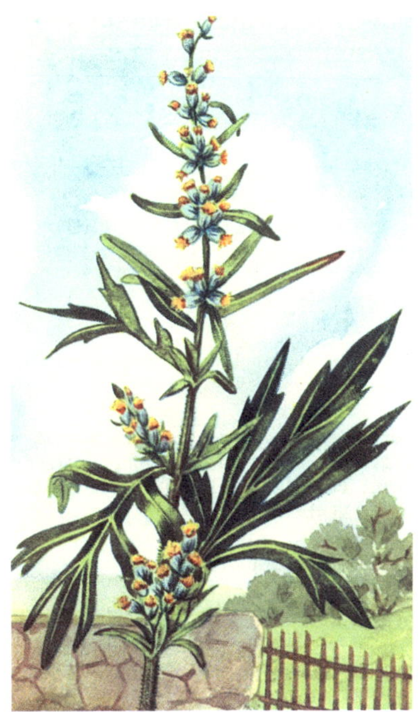

den Leib / werffen es darnach mit ihren besonderen Reymen und Sprüchen in S. Johanns Fewer auff S. Johannsen des heiligen Täuffers Tag / vermeynen damit alles ihres Unglücks entledigt zu werden.

Jacob Theodor Tabernaemontanus, Caspar Bauhin, Neu vollkommen Kräuter-Buch (1687)

Walahfrid Strabo, Prinzenerzieher am Kaiserhof zu Aachen und späterer Abt des Klosters Reichenau, verzichtete in seinem Gartengedicht «Hortulus» (entstanden zwischen 829 und 838) darauf, die «Mutter der Kräuter» zu beschreiben, da die Pflanze in der Klostermedizin seiner Zeit als hochgeschätzte Arznei bekannt war. Der Mönch Odo Magdunensis rühmte freilich im Unterschied zu Walahfrid den Beifuss als Frauenmittel, insbesondere zur Förderung der verzögerten Menstruation, Abtreibung der Leibesfrucht und Heilung von Geschwülsten in der Gebärmutter. An weiteren Indikationen nannte Odo Blasen- und Nierensteine, Gelbsucht sowie Magen-, Herz- und Brustleiden. Aufgrund ihres starken Geruchs wurden der Pflanze magische Kräfte nachgesagt, wie Odo überlieferte: «Manche Gewährsleute versichern uns: wer immer sie gekostet hat, der kann durch keine schädliche Arznei ein Leid erfahren, und kein wildes Tier wird ihn mit seinem Biß bedrohen. Die Wurzel, um den Hals gehängt, soll Schlangen, die in Hecken leben, und allen bösen Kröten widerstehen; und auch ihr Saft, mit Wein getrunken, hilft dazu.»

Gemäss der Arzneikunde «Circa Instans» (um 1150) des salernitanischen Arztes Matthaeus Platearius dürfen ausschliesslich fettsüchtige, als feucht geltende Frauen den als erwärmend und trocknend im dritten Grad eingestuften Beifuss verwenden, um ihre Empfängnisfähigkeit zu fördern.

Hildegard von Bingen kannte den Beifuss nur als Magenmittel und riet, das Kraut mit der Nahrung zusammen einzunehmen: «Aber wenn jemand ißt und trinkt und davon Schmerzen leidet, dann koche er mit Fleisch, oder mit Fett oder in Mus oder in einer andern Würze und Gemisch den Beifuß und esse ihn […].» Offene Geschwüre behandelte Hildegard mit einer Paste aus Beifusssaft, Honig und Eiweiss.

Meister Blumentrost, ein im 15. Jahrhundert wirkender Arzt, verordnete gegen angeblich übermässige sexuelle Lust der Frau den Saft «heisser» Pflanzen wie eben Beifuss, →Brennnessel, →Dill, Gänsefingerkraut [→Fingerkraut], →Schöllkraut, →Weinraute und →Wermut. Dahinter steckt die Lehrmeinung, dass die Lust der Frau naturbedingt schwächer sei als jene des Mannes; empfinde sie jedoch gleich stark, sei sie unfruchtbar wie ein Acker, der von der Sonne verbrannt werde. Darüber hinaus orientierte sich Blumentrost am antiken medizinischen Prinzip «Similia similibus curantur» – Gleiches wird mit Gleichem geheilt, nämlich ein «hitziger» Zustand mit einer «heissen» Pflanze.

Die Botanikerärzte der Frühen Neuzeit empfahlen insbesondere Wöchnerinnen und Frauen mit schwacher Menstruation – gemäss damaliger Auffassung eine ungenügende Reinigung des Körpers –, Speisen und Getränke mit Beifuss zu würzen. Der in Nürnberg wirkende Leibarzt des Herzogs von Württemberg, Alchemist und Astrologe Johannes Hiskias Cardilucius, deutete in seinem 1684 erschienenen Werk «Königlicher Chymischer und Artzneyischer Palast» die filzigen Blätter des Beifusses als Signatur der weiblichen «Schaamhaarigkeit» und hielt das Kraut daher für ein Frauenheilmittel.

Es gab keine Krankheit, nicht einmal die Pest, bei der die Pflanze, ob innerlich oder äusserlich angewandt, nach damaliger Auffassung, nicht geholfen hätte. Menschen mit müden Gliedmassen sollten mit Beifussöl eingerieben werden oder ihre Füsse in der Abkochung der Pflanze baden, um wieder zu Kräften zu kommen. Zudem nannte Tabernaemontanus als Indikationen Magen-, Leber-, und Nierenprobleme, Wunden und Ausschläge sowie zahlreiche Frauenleiden – weibliche Unfruchtbarkeit, das Ausbleiben der Menstruation, Verzögerungen während der Geburt, das Austreiben einer Totgeburt und eines «Mondkindes» (Gewächs in der Gebärmutter). Der Botanikerarzt Adam Lonitzer schrieb in seinem Kräuterbuch (1564) dem Beifuss die magische Kraft zu, den lebenden oder toten Fötus ohne Schwierigkeiten auszutreiben, wenn man der Schwangeren das gesottene Kraut auf die rechte Taille binde.

Beifuss galt als Mittel gegen heftiges Fieber, und seine für Kohlen gehaltenen verrotteten Wurzeln – als «Narrenkohlen» oder «Thorellensteine» bezeichnet – dienten, um den Hals getragen, aufgrund ihres starken Geruchs als Abwehrmittel gegen Epilepsie. «Fertiger Aberglaube», kommentierte der Zürcher Stadtarzt und Universalgelehrte Conrad Gessner. Ebenso aufschlussreich in Bezug auf die historische Wahrnehmung der Pflanze ist Gessners Bemerkung, dass die Beifuss-Art mit rötlicher Frucht – es handelt sich vermutlich um den Feldbeifuss – von den Ärzten vorgezogen werde.

Tabernaemontanus wollte Opfern vermeintlichen Schadenzaubers mit einem Rezept aus drei als zauberwidrig geltenden Pflanzen Linderung verschaffen: «Weisser Beyfuß heilet alle Schäden, die von Zauberey kommen / beide äusserlich und innerlich auff alleweg genützt. Man seud den in fliessendem Wasser und schlägt ihnen warm über / und hänget dem Geschädigten das Kraut an Halß / und lässet ihn darüber trincken. Oder nimb Weissen Beifuß 2 theil, Güldenwiderthot [= Gewöhnliches Widertonmoos] / der Blumen oder Zapffen von Haselhecken oder Stauden / jedes ein theil / sieds in fliessendem Wasser / behebe den Schaden warm damit / darnach schlag die Kräuter warm darüber.»

Ein aus dem Unterengadin stammender historischer Beleg zur arzneilichen Verwendung von Beifuss findet sich in der 1573 vollendeten «Raetiae alpestris topographica descriptio» des Ulrich Campell. Dieser zählte die Pflanze zu den mit vortrefflichen Kräften ausgestatteten Kräutern und Wurzeln, «die den Arzneikundigen und Chirurgen und den Salbenhändlern von großem Nutzen und deshalb bekannt sind». Adam Lonitzer empfahl, Beifuss und Dillsamen zu zerpulvern und auf Feigwarzen und aufgeschnittene Beulen an den Ohren zu streuen.

Der in Saas wirkende Pfarrer Andreas Michael Gujan empfahl Beifuss als Bestandteil der ländlichen Hausapotheke traditionsbedingt gegen gynäkologische Probleme und Magenbeschwerden. Anwendungsformen waren Aufgüsse, Abkochungen, das Weinmazerat und Bäder. Der Kemptner Stadtarzt Christoph Jakob Mellin vermutete, der Name des Krauts stamme daher, «weil man ehemals einfältig genug glaubte, es vertreibe, wenn man es in die Schuhe lege, alle Müdigkeit». Mellins Schrift «Die Hausmittel» (Ausgabe von 1786) befand sich in der Bibliothek von Johannes Janett, ab 1787 Pfarrer in Bondo-Promontogno.

Künzle liess in seinem «Grossen Kräuterheilbuch» den Beifuss ausser Acht, im Unterschied zu seinem Puschlaver Amtsbruder Tobia Marchioli, der ihn zur Regulierung der Menstruation, bei Krämpfen und Epilepsie als Aufguss und in Dampfbädern empfahl.

Es haben sich alle traditionellen Heilanzeigen bis in die Gegenwart erhalten. Beifuss ist eine Heilpflanze der neuen Hildegard-Medizin. Der deutsche Ayurveda-Arzt Ernst Schrott machte den Beifuss in seinem phytotherapeutischen Grundlagenwerk als ayurvedische Arzneipflanze bekannt.

Heutige Anwendung

Im Haus
Abwehr von Krankheiten, Entgiftung: Räuchern, auch im Stall für das Vieh (Prättigau).

Magenkrämpfe, Menstruationsbeschwerden, Appetitlosigkeit, Nervosität und Erschöpfung: Aufguss des Krauts, innerlich (Valposchiavo).

Schwellungen, Wunden, Insektenstiche und müde Muskeln: heissen Breiumschlag auflegen (Valposchiavo).

Schlaflosigkeit: Kissen mit dem Kraut füllen (Valposchiavo).

Kultivierung in Kräuterschau- und Klostergärten

Iert d'ervas medicinalas des Museum Regiunal, Savognin; Heididorf, Maienfeld; Benediktinerinnenkloster St. Johann, Müstair.

Literatur und Abbildung

Lauber/Wagner/Gygax, Flora Helvetica, 1134; Dioskurides/Berendes, 339; Holzapfel, Otto, Lexikon der abendländischen Mythologie, Freiburg i. Br. 1993, 59; Strabo/Berschin/Erbar/Fels, 60f.; Odo Magdunensis/Mayer/Goehl, 122f.; Circa Instans/Goehl, 70, 198f.; Kruse, Britta-Juliane, Darstellung und Indikation einiger exemplarischer Frauenkräuter in einer spätmittelalterlichen Handschrift, in: Wahrig, Bettina (Hrsg.): Arzneien für das «schöne Geschlecht». Geschlechtsverhältnisse in Phytotherapie und Pharmazie vom Mittelalter bis zum 19. Jahrhundert, Stuttgart 2004, 1–23; Hildegard von Bingen/Riha, 100; Kruse, Mittelalterliche Frauenrezepte, 134f.; Cardilucius, 908; Tabernaemontanus/Bauhin, 32–38; Fretz, Gessner, 160f.; Campell/Hitz, 801; Lonitzer, CCXXXIv; Ludwig, Phytologia, Nr. 40; Der Sammler 4 (1782), 291f.; Mellin, 17; Marchioli, 55; Hertzka/Strehlow, Hildegard-Apotheke, 292; Schrott/Ammon, 158f.; Vonarburg, Homöotanik, Bd. 1, 193ff.; Schilcher, Phytotherapie, 370; Wegmann, Prättigau, 32; Ruatti, Valposchiavo, 24; Tscharner, Wald, 152ff.; Müller, Klostergarten, 5 (Müstair); Thurner-Steier, Savognin, Thema 7; Abbildung: Herba, Nr. 197.

BENEDIKTENKRAUT

Centaurea benedicta L.;
Korbblütler, Asteraceae

Vorkommen
Kulturland, Brachland, gelegentlich aus Kulturen verwildert; Blütezeit: April bis Juli.

Wissensgeschichte:
Die antiken Ärzte nahmen das Benediktenkraut nicht in ihren Arzneimittelfundus auf. Erst Hildegard von Bingen begann, über die Heilwirkung der aus dem Mittelmeerraum stammenden und nördlich der Alpen in Gärten kultivierten, «gesegneten» Pflanze zu berichten. Sie betrachtete allerdings das Benediktenkraut mit Skepsis: «Wenn jemand es isst oder im Getränk einnimmt, entflammt es ihn zur Glut der Begierde.» Die Abkochung diene indes allen, deren Körperkräfte schwinden, als heilender Trank. Doch wem es wieder besser gehe, der müsse das Kraut aufgrund seiner starken Hitze meiden, lauteten die Anweisungen Hildegards.

Das Benediktenkraut – die gesegnete Distel

[…] und hat diese Distel das Lob über alle Distelkräuter / und zu vielen Presten innwendig und auswendig gebrauchet / daher dann um seiner grossen und heilsamen Krafft gesegneter Distel genannt wird.

Jacob Theodor Tabernaemontanus, Caspar Bauhin, Neu vollkommen Kräuter-Buch (1687)

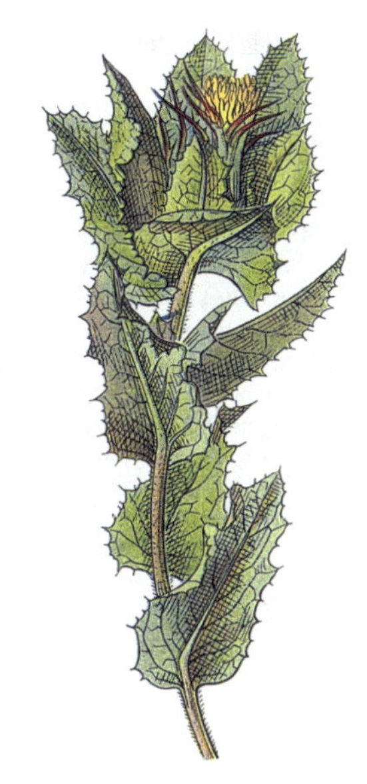

Der Botanikerarzt Pietro Andrea Mattioli rühmte das Benediktenkraut gar als ein äusserlich und innerlich anzuwendendes Universalmittel: als Arznei zur Vorbeugung und Heilung der Pest, bei Magenbeschwerden, verschleimter Brust, Lungenentzündung, von der auch Martin Luther geheilt worden sei. Abmagerung, Fieber, innere Geschwüre, Kopfschmerzen über den Augen, von «etlichen der Nagel genandt», Augenentzündungen, Nierensteine, Bisse und Stiche giftiger Tiere sowie ausbleibende Menstruation erscheinen als weitere Indikationen. Darüber hinaus schrieb Mattioli der Pflanze starke Heilkraft bei «fressenden» Wunden zu: «[Einer] weibßperson / welcher die brüste von dem Krebs biß auff das bein außgefressen waren / derselbigen ist mit dem gesottenen wasser von Cardobenedict / den schaden darmit gewaschen / und volgendts das pulver darein gestrewet / geholffen worden.»

Bei Tabernaemontanus kamen Krampfanfälle bei Kleinkindern (gepulvertes Kraut oder Samen, innerlich), Herzschwäche (gepulvertes Kraut oder Samen, innerlich), Gelb- und Wassersucht (Abkochung als Heiltrank), Darmwürmer (gepulvertes Kraut oder Samen, innerlich), schwaches Gedächtnis (Destillat, innerlich), Schwerhörigkeit (erwärmtes Destillat in die Ohren träufeln) und Schäden an der Haut der Geschlechtsorgane (Auflagen mit dem Destillat) dazu. Laut dem Botanikerarzt war das Benediktenkraut zu seiner Zeit «ein edel berühmt Kraut / jederman wol bekant». Da beim Ernten des Benediktenkrauts ein blutroter Saft herausfliesst, verwies dies gemäss der antiken Signaturenlehre auf das Blut und somit auf frische Wunden, die ausgebliebene Menstruation, durch ein Übermass an Säften verdorbenes Blut, Nasenbluten und innere Verletzungen nach einem schweren Fall.

Der in Nürnberg wirkende Leibarzt des Herzogs von Württemberg, Alchemist und Astrologe Johannes Hiskias Cardilucius, deutete in seinem 1684 erschienenen Werk «Königlicher Chymischer und Artzneyischer Palast» die Stacheln des Benediktenkrauts als Signatur tobender, stechender Schmerzen und folglich als ein Mittel gegen «Seitenstechen» (Lungen-Rippenfellentzündung) und Koliken.

Johann Barandun aus Feldis vermittelte 1719 im «Lustgarten da las Ligias» Heilwissen über das Benediktenkraut, das er den Werken der frühneuzeitlichen Botanikerärzte entnommen hatte.

Vorbeugendes Mittel gegen die Pest

Wer eine Nussschale voll Benediktenkraut mit Wein trinkt, dem wird die Pest in der Zeit von 24 Stunden nicht schaden können.

Johann Barandun, Lustgarten da las Ligias (1719)

Benediktenkrautwurzeln waren in der Apotheke des am Heinzenberg und im Domleschg wirkenden Arztes Johann Anton Grass vorhanden; dieser hatte bei Theodor Zwinger, dem Autor des «Theatrum Botanicum» (1696), an der Universität Basel Medizin studiert. Das Destillat sollte laut Zwinger nicht nur gegen Gifte aller Art, sondern sogar gegen Giftschlangen im Körper wirken. Er berichtete, auf den italienischen Botanikerarzt Castore Durante (1529–1590) zurückgreifend, von einem Knaben, dem «als er auff dem feld mit offenem Mund geschlaffen / ein Schlang dadurch in Leib kommen / aber so bald er dieses wassers getruncken / durch den Affter widerumb herauß gekrochen». In der damaligen medizinischen Selbsthilfe des «gemeinen Mannes» galt die gepulverte Wurzel im Heiltrank mit Wein als Malariamittel.

Im 20. Jahrhundert, 1945, schrieb Kräuterpfarrer Johann Künzle realitätsbewusster als sein gewichtiger Wissensvermittler, der Botanikerarzt Tabernaemontanus, über die schwierige Kultivierung der Pflanze in Mitteleuropa: «Die Heildistel gedeiht in Italien wild, bei uns aber bedarf sie der sachkundigen, gärtnerischen Pflege. Man trifft sie daher nur etwa in gut gepflegten Ziergärten.»

In der Gegenwart hat das Benediktenkraut durch die Schriften Maria Trebens eine Reaktualisierung erfahren; Carduus benedictus (alte Nomenklatur) ist ausserdem ein homöopathisches Mittel und eine Heilpflanze der neuen Hildegard-Medizin.

Literatur und Abbildung

Schönfelder/Schönfelder, Mittelmeerflora, 100; Hildegard von Bingen/Riha, 141; Mattioli/Handsch, 268r; Fretz, Gessner, 160f.; Tabernaemontanus/Bauhin, 1066ff.; Cardilucius, 916; Barandun, Nr. 37; Ludwig, Phytologia, Nr. 75; Daems, Johann Anton Grass, 19, 207; Zwinger, 645ff.; Künzle, Kräuterheilbuch, 337f.; Schönfelder/Schönfelder, Heilpflanzenführer, 182; Hertzka/Strehlow, Hildegard-Apotheke, 441; Treben/Storl, 180; Vonarburg, Homöotanik, Bd. 1, 434; Schilcher, Phytotherapie, 72f.; Abbildung: Flück, Heilpflanzen, 144.

BERBERITZE

Flora Helvetica: Gemeine Berberitze, Berberis vulgaris L.; Sauerdorngewächse, Berberidaceae

Vorkommen
Gebüsche, Hecken, felsige Orte; Blütezeit: Mai bis Juni, Fruchtreife: Oktober.

Wissensgeschichte:
Für Hildegard von Bingen bedeutete die Berberitze, die sie als Erste beschrieb, den Todeskampf. Aufgrund seiner Kälte taugt der heilkundigen Äbtissin zufolge der Saft kaum zu Arzneien, sondern nur zum Verbrennen im Feuer. Trotz ihres vernichtenden Urteils vermittelte Hildegard ein Salbenrezept gegen Skrofeln (Geschwülste an den Halslymphknoten) mit Berberitzenfrüchten, Wein, Schweineschmalz und gepulvertem Maulwurf.

Kräuterpfarrer Künzles Berberitzensirup

Man preßt die Früchte aus, läßt den Saft 24 Stunden stehen, entfernt darauf den Bodensatz, fügt endlich soviel Zucker dazu als notwendig ist, um den von Natur aus sauren Saft genießbar zu machen und läßt ihn 14 Tage an der Sonne oder an einem warmen Orte mit nur leicht aufgesetztem Zapfen stehen und bewahrt ihn nachher in verschlossenen Flaschen auf.

Johann Künzle, Das grosse Kräuterheilbuch (1945)

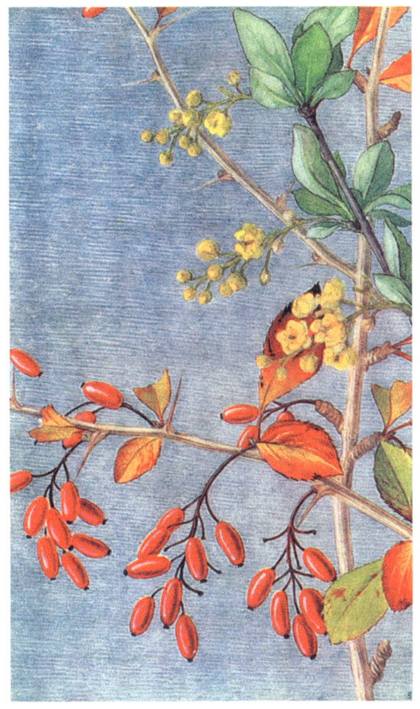

Der Frankfurter Stadtarzt Johann Wonnecke von Kaub empfahl in seinem 1485 erstmals gedruckten «Gart der Gesundheit» ein Pflaster mit den Beeren, das, auf den Bauch der Frau gelegt, den toten Fötus austreiben sollte.

Die roten Beeren helfen gemäss der auch von Tabernaemontanus hochgehaltenen antiken Signaturenlehre bei der Roten Ruhr, Hämorrhoiden, Blutspeien und starker Menstruation. Ein Pflaster mit den Beeren des Nachtschattens (Schwarzer Nachtschatten?) und jenen der Berberitze, auf die Leber gelegt, sollte das Organ kühlen. Der kühlende, in Fässern gelagerte Berberitzensaft galt als hilfreich «bei allerley hitzigen Kranckheiten des Magens». Der Saft der Berberitze, mit Zucker oder Honig gekocht, verhindert laut der Lehre vom Gleichgewicht der Körpersäfte das Aufwallen der Galle und hilft somit bei Kopfschmerzen. Spülungen mit der Abkochung der Rinde, der Blätter und der Beeren. Tabernaemontanus setzte Blätter und Beeren, in Wein und Essig gekocht, bei Mundfäule und schwachem Zahnfleisch ein. Dieselben Heilanzeigen und Zubereitungsformen finden sich bereits in der Arzneikunde «Circa Instans» (um 1150) von Platearius, was die Wirkmacht dieses Werks belegt.

Der in Nürnberg wirkende Leibarzt des Herzogs von Württemberg, Alchemist und Astrologe Johannes Hiskias Cardilucius, betrachtete das Gelb der Rinde gemäss der antiken Signaturenlehre als Farbe der Galle und somit als Heilmittel gegen Gelbsucht.

Johann Barandun vermittelte 1719 im «Lustgarten da las Ligias» traditionelles Heilwissen über die Berberitze. Die Anwendungsbereiche – Magen- und Leberschwäche, Fieber, Ruhr, Durchfall – hatte Barandun der Schrift «Eydgnössischer Lust-Garte» (1715) des Zürcher Stadtarztes Johann von Muralt entnommen.

Die ökonomischen Patrioten in Graubünden propagierten am Ende des 18. Jahrhunderts zusätzlich Berberitzensaft als einheimisches, wohlfeiles Mittel vornehmlich für Fieberkranke, das den für die Armen unerschwinglichen Zitronensaft ersetzen sollte. Darüber hinaus empfahl der ökonomische Patriot Carl Ulysses von Salis-Marschlins (1760–1818) in der volksaufklärerischen Wochenschrift «Der neue Sammler» von 1805 Berberitze als günstigen einheimischen Farbstoff zum Färben von Wolle.

Kräuterpfarrer Johann Künzle griff nicht nur auf Tabernaemontanus zurück, sondern ergänzte die Anwendungsbereiche um weitere «hitzige Krankheiten» wie Lungenentzündung, Brustfellentzündung und Fieber aller Art, wozu er sich an Mattioli orientierte. Da Künzle die Nutzung der Berberitze für seine Leserschaft fördern und im wörtlichen Sinne schmackhaft machen wollte, aktualisierte er zu diesem Zweck das Siruprezept des Tabernaemontanus.

In der gegenwärtigen medizinischen Selbsthilfe finden sich weiterhin die traditionellen Heilanzeigen. Berberis vulgaris ist zudem ein homöopathisches Mittel und eine Heilpflanze der neuen Hildegard-Medizin.

Berberitzenbeeren haben aufgrund ihrer Wiederentdeckung durch die sogenannte Wildkräuterkulinarik eine symbolische Neuaufwertung erfahren.

Heutige Anwendung

Im Haus

Erkältungen, Husten, Lungenprobleme, allgemein zur Stärkung: Konfitüre oder Saft (Prättigau).

Durchfall: Konfitüre; Abkochung der Blätter, als Heiltrank (Valposchiavo).

Gallen- und harntreibend, Gebärmutterblutungen, Diabetes und Cholesterin: Abkochung der Rinde oder Blätter, als Heiltrank (Valposchiavo).

Zahnfleischblutungen: Mund mit der Abkochung spülen (Valposchiavo).

Im Stall

Schutz der Kälber vor Flechtenbefall im Winter: Zweige im Stall aufhängen (Safiental).

Kultivierung in Kräuterschaugärten

Iert d'ervas medicinalas des Museum Regiunal, Savognin; Pfarrer Künzle's Chrüterparadies, Zizers.

BERTRAM

Literatur und Abbildung

Lauber/Wagner/Gygax, Flora Helvetica, 162; Madaus, Biologische Heilmittel, Bd. 1, 702; Hildegard von Bingen/Riha, 234f.; Wonnecke von Kaub, Cap. LV; Tabernaemontanus/Bauhin, 1449; Cardilucius, 928; Mattioli/Handsch, 51v–53r; Circa Instans/Goehl, 214; Barandun, Nr. 92; von Muralt, 151f.; Ludwig, Phytologia, Nr. 54; Der Sammler 3 (1781), 219–226; Der neue Sammler 1 (1805), 317; Künzle, Kräuterheilbuch, 298; Vonarburg, Homöotanik, Bd. 1, 265ff.; Schilcher, Phytotherapie 370; Wegmann, Prättigau, 33; Marchioli, 75ff.; Ruatti, Valposchiavo, 26; Joos, 102 (Safiental); Tscharner, Wald, 11, 50, 52; Thurner-Steier, Savognin, Thema 8; Künzle, Kräuteratlas (2017), Nr. 40; Abbildung: Correvon/Rivier/Robert, Champs et bois fleuris, Tf. 15.

Römischer Bertram, Anacyclus pyrethrum (L.) LINK; Korbblütler, Asteraceae

Vorkommen
In Gärten kultiviert; Blütezeit: Juni bis September.

Wissensgeschichte:
Der Bertram zählt zu den ältesten Arzneipflanzen. Dioskurides schätzte ihn aufgrund seiner schleimlösenden Wirkung. Die mit Essig gekochte Wurzel mit brennendem Geschmack hilft dem Arzt zufolge bei Zahnschmerzen. Mit Öl eingerieben, treibt sie den Schweiss, behebt Schüttelfrost und lindert Erfrierungen.

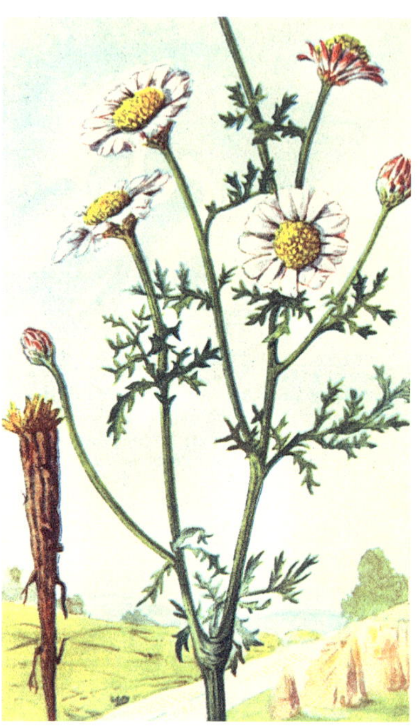

Ein um 785 im Benediktinerkloster Lorsch entstandenes, umfangreiches Arzneibuch enthält ein Rezept zum Zertrümmern von Blasensteinen, wozu im Mörser zerstossene Bertramwurzeln, in Wein getrunken, benötigt wurden.

Der Mönch Odo Magdunensis empfahl in seinem Lehrgedicht «De viribus herbarum» (Über die Kräfte der Kräuter, 2. Hälfte 11. Jh.) neu das Gurgeln mit Bertram und Essig bei geschwollener Zunge und gesunkenem Halszäpfchen. Die Salbung des Körpers mit Öl, in dem Bertram gesotten wurde, vertreibt Nierenschmerzen, heilt gelähmte Glieder und löst den Starrkrampf. Mit Honig genossen, sollte Bertram die Fallsucht und desgleichen Lähmungen heilen. Möglicherweise stammte das folgende vorsichtig formulierte Rezept, in dem die Wurzel des Bertrams als Amulett genützt wurde, aus der Volksmedizin: «Um den Nacken gehängt, soll er fallsuchtleidenden Knaben hilfreich sein, allein durch seinen Duft.»

Gemäss Hildegard von Bingen verhilft Bertram zu gutem Blut und bewirkt einen klaren

Traditionelle Heilanzeigen

Wurzel: Kauen bei Zahnschmerzen, auch bei rheumatischen Zahnschmerzen, gegen Zungenlähmung, Trockenheit des Mundes: innerlich Wurzel mit Vorsicht verwenden, nur 1/10 bis 1/4 gr. pro Tag.

Pulver der Wurzel bei Verstopfung, nervöser Schwäche, Verdauungsschwäche: 2 mal täglich eine kleine Messerspitze voll. Pulver in Brennnesseltee, 1 Messerspitze pro Tasse, gegen chronischen Rheumatismus, Verstopfung, Wechselfieber [=Malaria]. Tinktur gleiche Wirkung.

Herba (1952)

Verstand. Er bringt erschöpfte Kranke wieder zu Kräften und verschafft eine gute Verdauung. Da er nach damaliger Auffassung den Schleim im Kopf vermindert, beugt er Kopfschmerzen vor. Die Wurzel, gemischt mit Ingwer und Pfeffer, in Wein getrunken, hilft gegen Gicht. Sie vertreibt Brustfellleiden und bringt klare Augen, wenn sie oft eingenommen wird. Der heilkundigen Äbtissin zufolge dient die Bertramwurzel Kranken und Gesunden zugleich, denn sie heilt Krankheiten und verhindert sie. Da bei Hildegard der aus dem mediterranen Raum stammende Bertram in der Gruppe der importierten Heilpflanzen erscheint, ist es fraglich, ob er schon zu ihren Lebzeiten im Klostergarten kultiviert wurde.

Mattioli verordnete die in Öl gekochte und zu einer Salbe verarbeitete Wurzel bei Wechselfieber (Malaria), da er sie als schweisstreibend betrachtete. Er setzte diese Salbe auch bei gelähmten und krampfenden Gliedern ein. Er liess die Wurzel in Branntwein beizen und strich mit dem Mazerat die gelähmte Zunge ein.

Tabernaemontanus verordnete Bertram bei Zahnschmerzen, Krankheiten des Mund-Rachen-Raums, einseitigen Kopfschmerzen sowie zur Vorbeugung eines Schlaganfalls.

Heilwissen über den Bertram findet sich in einer um 1700 in der Surselva abgefassten Arzneihandschrift: Bertramwurzel wird zusammen mit Mastix und →Knoblauch in Wein eingelegt und als Mundspülmittel gegen Zahnschmerzen verordnet.

Die aromatische Pflanze diente in der Küche nicht nur als Gewürz der als kühlend gedachten Fische, sondern auch zur Herstellung von Essig, indem die Wurzel in Wein eingelegt und in die Sonne gestellt wurde. Um das Sauerwerden des Biers zu verhindern, hängte man Bertramwurzeln und →Tausendgüldenkraut in einem Leinensäckchen in das Fass.

Ebenso diente Bertram der Konservierung von Wein, wie einer Churer Kochbuchhandschrift aus dem Ende 17. Jahrhundert zu entnehmen ist.

Bertram fehlt in den populären Kräuterbüchern von Schönenberger-Steiger und Künzle, erscheint indes unter der Bezeichnung «Zahnwurz» im schweizweit verbreiteten Sammelbildchenalbum «Herba» (1952). In der Gegenwart hat Bertram durch Maria Treben eine Reaktualisierung erfahren; er ist auch eine Heilpflanze der neuen Hildegard-Medizin.

Der deutsche Ayurveda-Arzt Ernst Schrott machte in seinem phytotherapeutischen Grundlagenwerk den Bertram als ayurvedische Arzneipflanze bekannt.

Literatur und Abbildung

Hensel, Welche Heilpflanze ist das?, 117; Dioskurides/Berendes, 311; Lorscher Arzneibuch/Stoll, 311; Odo Magdunensis/Mayer/Goehl, 193f.; Hildegard von Bingen/Riha, 37f.; Mattioli/Handsch, 325r; Tabernaemontanus/Bauhin, 298; Decurtins, Alexi (ed.), Cudisch da medischinas, 15; Letsch, Kochbuch, Nr. 142, 159b, 168; Ludwig, Phytologia, Nr. 270; Herba, Nr. 178; Hertzka/Strehlow, Hildegard-Apotheke, 57, 293, 444, Treben/Storl, 180; Schrott/Ammon, 146f.; Abbildung: Herba, Nr. 178.

BESENHEIDE

Calluna vulgaris (L.) HULL; Heidekrautgewächse, Ericaceae

Vorkommen
Zwergstrauchheiden, Moore, magere Weiden; Blütezeit: August bis Oktober.

Wissensgeschichte:
Die Botanikerärzte der Frühen Neuzeit verliehen der Besenheide als Erste medizinische Konturen. Bei Schlangenbissen verwendeten sie die Abkochung aus Kraut und Blüten als Heiltrank und Auflage. Das Destillat aus den Blüten verordneten sie als Heiltrank bei Darmkoliken. Der aus den Blättern gepresste Saft oder das Destillat aus dem Kraut diente, in die Augen geträufelt, gegen Entzündungen, während ein Dampfbad mit den frischen Blüten, «wie Ettliche machen», die Schmerzen der Gichtkranken lindern sollte. Möglicherweise verweist Mattiolis Bemerkung zu Heilanzeige und Zubereitungsform auf das Erfahrungswissen heilender Laien.

Tabernaemontanus bezog sich auf Dioskurides, der Blätter und Blüten als Pflaster nicht nur bei Schlangenbissen, sondern auch bei Geschwülsten eingesetzt hatte. Dioskurides hatte allerdings eine im Mittelmeerraum vorkommende Art genutzt. Darüber hinaus sollte eine aus den Blüten hergestellte Latwerge, mit Honig und Zucker eingemacht, den Milzkranken und an Quartanfieber (Viertagefieber, eine Form der Malaria) Leidenden helfen. Der Ölauszug aus den Blüten «wird hochgelobt» gegen Flechten, schrieb Tabernaemontanus. Darreichungsform und Heilanzeigen könnten aufgrund der von Tabernaemontanus verwendeten Formulierung desgleichen aus dem Erfahrungswissen heilkundiger Laien stammen.

Der Puschlaver Kräuterpfarrer Tobia Marchioli empfahl die Abkochung aus Blättern und Blüten nicht nur bei Milzleiden, sondern auch gegen Nierensteine. Diese Heilanzeige findet sich bereits bei Tabernaemontanus, doch der Botanikerarzt sprach von Lendenweh, was Marchioli als Nierenschmerzen, verursacht durch Nierensteine, deutete. Gegen Rheuma sollte das frische Kraut nach einem heissen Bad aufgelegt werden. Bei Künzle kamen Durchfall und Weissfluss dazu, doch der Heidekrauttee durfte dem Kräuterpfarrer zufolge «wegen seiner Schärfe» nur zusammen mit →Wacholderbeeren oder →Salbei sowie in Rotwein getrunken werden.

In der gegenwärtigen medizinischen Selbsthilfe des Valposchiavo finden sich Harnwegs- und Prostatainfektionen als Heilanzeigen für die Besenheide. Diese Indikationen, die in den Kräuterbüchern der Frühen Neuzeit nicht belegt sind, stammen aus der okzitanischen Volksmedizin, deren empirisches Wissen der international bekannte Herborist Maurice Mességué in seinem Buch «Mon herbier de santé» (Das Mességué Heilkräuter-Lexikon) vermittelt hat.

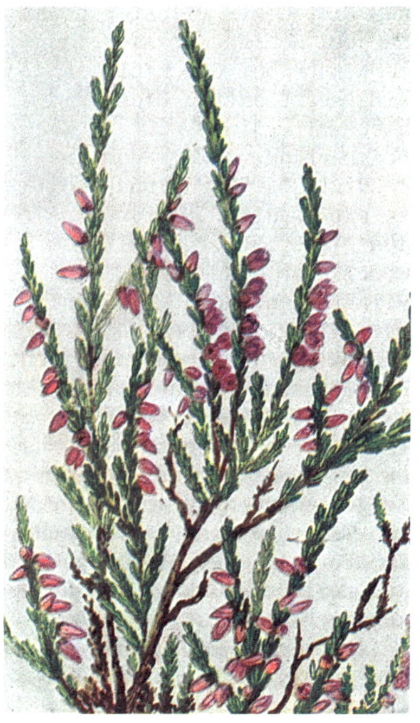

Besenheide

Die Knospen der Besenheide werden in der Gemmotherapie genutzt. Eine von den traditionellen Darreichungsformen und Heilanzeigen abweichende Nutzung der Besenheideblüte stellt zudem die Bachblüten-Essenz Nr. 14 (Heather, die Identitätsblüte) dar.

Heutige Anwendung

Im Haus
Harnwegsinfektionen: Aufguss der blühenden Pflanzenspitzen, innerlich (Valposchiavo).

Ausschilderung auf Kräuterlehrpfad

Wildkräuterpfad Oberalppass–Tschamut, Nr. 17.

Literatur und Abbildung

Lauber/Wagner/Gygax, Flora Helvetica, 726; Schönfelder/Schönfelder, Mittelmeerflora, 193f.; Mattioli/Handsch, 47v–48r; Tabernaemontanus/Bauhin, 1520; Marchioli, 74f.; Ruatti, Valposchiavo, 102; Künzle, Kräuterheilbuch, 335f.; Das Mességué Heilkräuter Lexikon, 135f.; Scheffer, Original Bach-Blütentherapie, 123–127; Bichsel/Brönnimann, Gemmotherapie, 44f.; Schilcher, Phytotherapie, 372; Meier, Wildkräuter-Fibel, Nr. 17 (Heil- und Nahrungspflanze); Abbildung: Klein, Wiesenpflanzen, Tf. 95.

BETONIE

Flora Helvetica: Echte Betonie, Stachys officinalis (L.) TREVIS.; Lippenblütler, Lamiaceae

Vorkommen
Magerwiesen, Gebüsche; Blütezeit: Juli bis September.

Wissensgeschichte:
Die Betonie zählt zu den ältesten arzneilich genutzten Pflanzen. Dioskurides verordnete die Wurzel, mit Honigwasser eingenommen, zum Erbrechen überschüssiger Galle. Im Unterschied zur Wurzel deckten die Blätter ein grossflächiges Spektrum an Heilanzeigen ab. Der antike Arzt verschrieb sie bei allen Arten von Krämpfen, inneren Brüchen, Gebärmutterleiden, verzögerter Menstruation, Epilepsie, Leber- und Milzleiden, Nieren- und Blasenkrankheiten, Magenproblemen, Verstopfung, Blutspeien, Ischias, Lungenleiden sowie, innerlich und äusserlich angewandt, bei Bissen giftiger Tiere.

Traditionelle Heilanzeigen

Tee von Blättern bei Asthma, Gicht, Nervenschwäche, Lungenverschleimung, Sodbrennen; mit Kandiszucker gekocht gegen Husten (10 gr. auf 1/2 l. Wasser alle 2 Stunden ein Esslöffel. Abkochung mit Wein bei Blutspeien, Brustleiden. Saft, mit Honigwasser vermischt, bei Wasser- und Gelbsucht (3 Teelöffel täglich).

Aeusserlich: Abkochungen als Umschläge bei Verstauchungen.

Herba (1952)

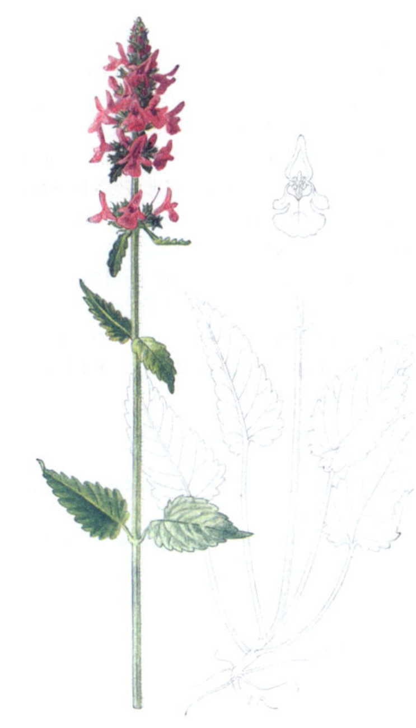

Das Früh- und Hochmittelalter behielten die in der Antike von Antonius Musa, Plinius dem Älteren, Dioskurides und Galen erwähnten Heilanzeigen im Wesentlichen bei. Der römische Naturkundige Plinius der Ältere hatte indes in seiner «Naturalis historia» eine selten erwähnte gynäkologische Indikation weitervermittelt: Betonienpulver, in Ziegenmilch getrunken, stillt das aus den Brüsten fliessende Blut. Hinter diesem Symptom könnte sich ein Mammakarzinom verbergen. Zusätzlich hatte Plinius der Betonie im Zusammenhang mit Schlangenbissen magische Kräfte zugedacht: Schlangen, die man in einen Kreis von Betonien einschliesst, werden sich selbst mit Schlägen zu Tode bringen, und ein Haus, um das Betonien gepflanzt sind, wird vor allen Übeln bewahrt.

Ein heilkundiger Benediktinermönch, Autor eines um 785 im Kloster Lorsch entstandenen Arzneibuchs, befasste sich neu mit der Geburtshilfe. Er riet Frauen, die während einer schweren Geburt in Krämpfe fielen, die warme Abkochung zu trinken. Demselben heilkundigen Mönch zufolge heilt eine Abkochung der Betonien- und Selleriesamen eine schmerzende Blase. Walahfrid Strabo, Prinzenerzieher am Kaiserhof zu Aachen und späterer Abt des Klosters Reichenau, rühmte die Betonie in seinem Gartengedicht «Hortulus» (entstanden zwischen 829 und 838) vor allem für ihre Kraft, Wunden zu heilen. Er wertschätzte die Pflanze so sehr, dass er sie im Klostergarten anbauen liess, obwohl sie damals in Wald und Flur häufig vorkam: «Mag auch in Bergen und Wäldern, in Wiesen und Talgründen ringsum, aller Orten beinah, der Betonie köstliche Fülle häufig wildwachsend stehn, so besitzt doch auch sie unser Garten, und im bebauten Gefild gewöhnt er sie, sittsam zu werden.»

Hildegard von Bingen ging hinsichtlich der Indikationen andere Wege als die viel kopierten antiken Autoritäten. Die heilkundige Äbtissin warnte die Menschen vor der Pflanze, die vermutlich auch in ihrem Klostergarten wuchs. Denn der Teufel sei klug und kenne alle Kräfte der Kräuter, daher breite er in manchen Fällen seine Schatten der Täuschung über die Betonie aus. Denn die Pflanze bringe den Menschen um seinen Verstand und treibe ihn in den Wahnsinn, wenn sie verzehrt werde. Wahnsinnige Menschen könnten indes dank Auflagen mit dem zerstossenen Kraut auf Brust und Herz den verlorenen Verstand zurückgewinnen. Ins Bett gelegt, vermöge die Betonie quälende Träume zu verscheuchen. Männliche und weibliche Opfer eines Liebeszaubers würden dank der Kraft einer Pflanze, mit der weder Schaden- noch Liebeszauber betrieben worden sei, von der Raserei der Liebe befreit.

Zahlreiche frauenheilkundliche Rezepte in volkssprachigen Arznei- und Kräuterbüchern des 12. bis 15. Jahrhunderts enthalten Anweisungen zur Verwendung der Betonie bei Gebärmuttersenkung, ausbleibender und übermässiger Menstruation, zum Abbruch der Schwangerschaft, zur Dämpfung der angeblich übermässigen sexuellen Lust der Frau und bei Komplikationen im Kindbett. Da die Betonie als heiss galt, sollte ein Bad unter Zusatz des Krauts die weibliche Sterilität bekämpfen, deren vermeintliche Ursache in der übermässigen sexuellen Lust der Frau lag. Gemäss dem antiken medizinischen Grundgedanken, dass Gleiches mit Gleichem geheilt wird, bekämpft eine «heisse» Pflanze einen «hitzigen» Zustand. Dieselbe Auffassung findet sich im «Circa Instans», der um 1150 vom salernitanischen Arzt Matthaeus Platearius verfassten Arzneikunde. Um die Empfängnisfähigkeit zu fördern, erhielten die Frauen wärmende Umschläge und Scheidenzäpfchen mit der Abkochung der Betonie sowie innerlich eine Latwerge mit Betonienpulver und Honig.

Laut der im 16. Jahrhundert beliebten Astromedizin sind die als heiss und trocken eingestuften Blüten der Betonie dem Tierkreiszeichen Zwillinge und dem Planeten Merkur unterworfen. Diese Kräuter sollten vor allem Leiden des Gehirns heilen. Die Astromedizin brachte indes grundsätzlich nichts Neues. Schon Dioskurides hatte die Betonie gegen Epilepsie genutzt; Platearius empfahl sie gegen Kopfschmerzen. Das Destillat aus den Blüten, so der anonyme Astromediziner und Autor des 1576 erstmals aufgelegten «Horn des Heyls», helfe den vom Schlaganfall betroffenen alten Leuten und bringe ihnen wieder den Verstand sowie die Sprache zurück. Auch beuge das «Wasser» (= Destillat), täglich eingenommen, der Pest vor und lindere Atemnot. Tabernaemontanus schrieb dem Kraut darüber hinaus die Kraft zu, die Gebärmutter zu stärken und «die Frucht zu erhalten / daß sie nicht für der Zeit abgehe». Die Botanikerärzte griffen generell auf die antiken Indikationen zurück und rühmten somit die Pflanze wiederum als Allheilmittel: «Es seyn die Betonien ein edles und tugendtreiches Kraut / zu vielen innerlichen und eusserlichen Gebrechen deß leibes heylsam und wol zu gebrauchen. Dann gar nahe kein leiblicher Gebrechen den Menschen beleidigen mag / darfür ihm diß Kraut nicht ein besondere Hülff beweisen könne / und ist ein besondere Artzney für allerley Fieber innerhalb und ausserhalb deß Leibs gebrauchet», meinte Tabernaemontanus.

Johann Barandun von Feldis notierte 1719 in seinem Kräuterbuch «Lustgarten da las Ligias» traditionelles Heilwissen über die Betonie. Die Anwendungsbereiche und Wirkungen – harntreibend, Wunden, Stärkung des Kopfs, der Milz und der Gebärmutter – hatte er der Schrift «Eydgnössischer Lust-Garte» (1715) des Zürcher Stadtarztes Johann von Muralt entnommen. Die 1756 von Valentin Barandun, Johanns Sohn, verfertigte Teilabschrift des «Lustgartens» enthält die in der älteren Fassung verloren gegangene Nr. 117.

In der Apotheke des am Heinzenberg und im Domleschg tätigen Arztes Johann Anton Grass befand sich Betonienkraut. Der Landarzt hatte bei Theodor Zwinger, dem Autor des «Theatrum Botanicum» (1696), an der Universität Basel Medizin studiert. Zwinger rühmte Betonie, mit Wein getrunken, als Mittel zur Verhinderung einer Frühgeburt.

Hielt die Pflanze nicht, was die Tradition an Milderung oder gar Heilung der Beschwerden versprochen hatte? Kräuterpfarrer Johann Künzle gelang es nämlich nicht, die Betonie wieder in die ländlichen Hausapotheken zu bringen. Heutzutage kennt kaum jemand mehr den Namen des einst als Universalmittel gepriesenen Krauts, das noch 1952 im schweizweit verbreiteten Sammelbildchenalbum «Herba» beschrieben wurde. Im Prättigau ist die Betonie nur noch als Genussteekraut bekannt.

Stachys betonica (alte Nomenklatur) ist ein homöopathisches Mittel und eine Heilpflanze der neuen Hildegard-Medizin.

Kultivierung im Kräuterschaugarten

Iert d'ervas medicinalas des Museum Regiunal Savognin.

Literatur und Abbildung

Lauber/Wagner/Gygax, Flora Helvetica, 854; Dioskurides/Berendes, 365f.; Verhoeven, Michael, Stachys officinalis – Eine große Arzneipflanze der traditionellen europäischen Medizin. Ihr historischer Stellenwert und ihre aktuelle Bedeutung, Diss. Universität Würzburg 2011, 67 (Digitalisat); Plinius XXVI, 97; Lorscher Arzneibuch/Stoll, 287; Strabo/Berschin/Erbar/Fels, 82f.; 102f.; Circa Instans/Goehl, 212f.; Hildegard von Bingen/Riha, 119f.; Leidig, Frauenheilkunde, 236, 273, 306, 375, 411 u. a.; Kruse, Mittelalterliche Frauenrezepte, 140; Mattioli/Handsch, 391r–392r; Philomusus Anonymus, Horn des Heyls, Cap. VI; Tabernaemontanus/Bauhin, 931–934; Barandun, Valentin, Nr. 117; von Muralt, 323f.; Daems, Johann Anton Grass, 19, 208; Zwinger, 801; Ludwig, Phytologia, Nr. 56; Künzle, Kräuterheilbuch, 299; Herba, Nr. 169; Hertzka/Strehlow, Hildegard-Apotheke, 57, 293, 444; Vonarburg, Homöotanik, Bd. 1, 270; Wegmann, Prättigau, 38; Thurner-Steier, Savognin, Thema 4; Abbildung: Künzle, Kräuterheilbuch, Tf. 88 (Zeichnung Pia Roshardt).

BIBERNELLE

Flora Helvetica: Gewöhnliche Kleine Bibernelle, Pimpinella saxifraga L.; Doldengewächse, Apiaceae

Vorkommen
Rasen, Geröll; Blütezeit: Juli bis Oktober.

Wissensgeschichte:
Die Bibernelle spielte bei den antiken Ärzten keine Rolle, da sie in Griechenland nicht vorkommt. Nach Hildegard von Bingen taugte die Pflanze aufgrund ihres scharfen Saftes zwar nicht sonderlich zum medizinischen Gebrauch, aber wer sie sich um den Hals hänge, werde weder durch Anrufungen von Dämonen noch durch magische Worte oder ein Zaubermittel, das man gegessen oder getrunken habe, zu Schaden kommen.

Bibernelle gegen Quecksilbervergiftungen

Wann einer zu hart mit der Quecksilber-Salben in der Franzosen-Chur geschmieret worden were / oder Quecksilber eingenommen hette / der seude Bibernellenkraut und Wurtzel in Wein zum halben theil eyn / seihe es durch ein Tuch und trincke des Morgens nüchtern drey Stunden vor dem Morgen-Imbiß / deßgleichen auch Abends vor dem Nacht-Imbiß / jedesmal 4 Untz warm darvon und beharr das selbig ein Tag oder etlich / es hilfft ihnen gewiß

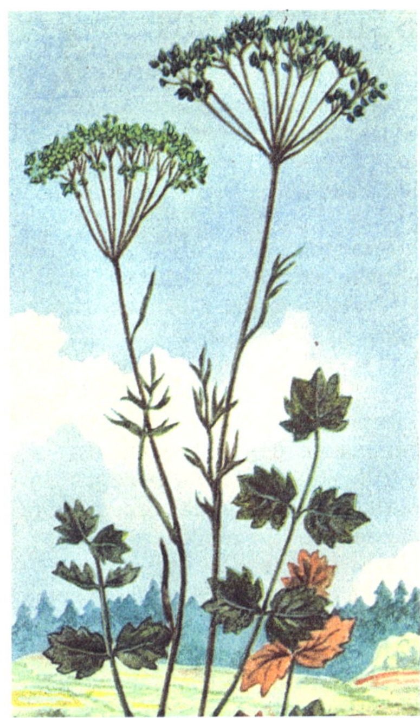

/ dann diese Artzeney ein sonderlich Experiment ist / und etlichen darmit geholfen worden ist / denen man das Quecksilber in den Adern hat sehen hin und her lauffen. Diese Artzeney ist auch dienlich den Goldschmiden / wann sie mit Quecksilber vergülden / sollen sie dieselbige brauchen wider den vergifften Rauch des Quecksilbers.

Jacob Theodor Tabernaemontanus, Caspar Bauhin, Neu vollkommen Kräuter-Buch (1687)

Die Botanikerärzte der Frühen Neuzeit nutzten die Bibernelle im Unterschied zu Hildegard als Heilpflanze. Der anonyme, astromedizinisch orientierte Verfasser des erstmals 1576 erschienenen Kräuterbuchs «Horn des Heyls» ordnete die Blätter Venus, Sonne und Mars zu: «Die Venus deutet den Blettern die farb / die Sonn die hitze und trückne / der Mars die rässe.» Ein Heiltrank aus den gepulverten Blättern mit Wein verschafft der Astromedizin zufolge einen leichten Kopf, vertreibt den Schwindel und stärkt das Gehirn.

Die von Hildegard von Bingen vermittelte Vorstellung, das blosse Tragen der Wurzel auf der Haut wende jedes Unheil ab, lebte bei Tabernaemontanus weiter. Denn er empfahl diese Anwendungsform zur Empfängnisverhütung (!) und als Pestprävention. Zudem riet er dem «gemeinen Mann», die gedörrte Wurzel zu mahlen und das Pulver – statt des importierten teuren Pfeffers – unter die Speisen zu mischen, um sich im Frühling, Herbst und Winter vor der «Pestilenzischen Contagion» zu schützen. Es handelt sich hier wahrscheinlich aufgrund des saisonalen Auftretens der Krankheit eher um die Vorbeugung gegen Grippe als gegen die Pest. In Graubünden hat sich das Wissen über Bibernelle und Eberwurz (→Silberdistel) als Pestmittel auch in einer Sage erhalten: Ein betrunkenes Wildmännlein verrät die geheime Kraft dieser Pflanzen einem Bauern, der es dazu überlistet hat, Wein zu trinken.

Im Gegensatz zur Nutzung der Bibernelle als Pestpflanze sind die gynäkologischen Heilanzeigen völlig in Vergessenheit geraten: als Mittel zur Auslösung der verzögerten Menstruation, der Erleichterung der Geburt, der Austreibung der Nachgeburt und der Förderung der Milchbildung. Gemäss Tabernaemontanus hilft die Pflanze darüber hinaus gegen Lungen-, Magen-, Nieren-, Blasen- sowie Augenbeschwerden und Darmwürmer. Kulturgeschichtlich von besonderem Interesse ist der Einsatz der Bibernelle bei der allgemein als «Franzosenkrankheit» bezeichneten Syphilis und den durch die Behandlung mit Quecksilber verursachten Nebenwirkungen. Der Botanikerarzt betrachtete die Bibernelle sogar als wirksamere Syphilisarznei als die erstmals 1586 von den Spaniern aus Mexiko in ihre Heimat importierte Sarsaparillewurzel, doch «wir Teutschen thun wie die Affen / was frembd und seltzam ist / beliebt uns mehr / als das jenige so bey uns wächst und gemein ist», schalt Tabernaemontanus seine Landsleute.

Einen historischen Nachweis aus dem Unterengadin zur arzneilichen Verwendung der Bibernelle enthält die 1573 vollendete «Raetiae alpestris topographica descriptio» des Pfarrers und Humanisten Ulrich Campell. Dieser zählte die Heilpflanze zu den mit vortrefflichen Kräften ausgestatteten Kräutern und Wurzeln, «die den Arzneikundigen und Chirurgen und den Salbenhändlern von großem Nutzen und deshalb bekannt sind». Der Botanikerarzt Hieronymus Bock berichtete zur Information der Wundärzte über ein an Hähnen durchgeführtes grausames Experiment, das die Heilkraft der Pflanze insbesondere bei Kopfverletzungen belegen sollte. Den Tieren wurde die Hirnschale durchgestochen, Bibernellsaft in die Wunde geträufelt und das zerstossene Kraut aufgelegt. Die Heilung soll in «kurtzen Tagen» erfolgt sein.

Johann Barandun von Feldis vermittelte 1719 in seinem Kräuterbuch «Lustgarten da las Ligias» traditionelles Heilwissen über die Bibernelle. Die Anwendungsbereiche und Wirkungen – schweiss- und harntreibend, verdauungsfördernd, schleimlösend, Nieren- und Blasensteine, Bauchgrimmen, Husten, Atemnot, «Franzosenkrankheit» (Syphilis oder andere sexuell übertragbare Krankheiten), Pest, Wunden – hatte er der Schrift «Eydgnössischer Lust-Garte» (1715) des Zürcher Stadtarztes Johann von Muralt entnommen. Laut Barandun wurde die gepulverte Wurzel anstelle von Pfeffer verwendet.

Bibernellwurzeln enthielt die Apotheke des am Heinzenberg und im Domleschg wirkenden Arztes Johann Anton Grass, der bei Theodor Zwinger, dem Autor des «Theatrum Botanicum» (1696), an der Universität Basel Medizin studiert hatte. Zwinger rühmte aufgrund von Erfahrungen die Wirkung der Bibernelle in Heiltränken bei Kopfwunden und zum Schutz vor Tollwut.

Der Puschlaver Kräuterpfarrer Tobia Marchioli empfahl die Abkochung der Wurzel als Mittel zur Reinigung von Nieren und Blase sowie als beste Arznei gegen Gicht. Gemäss Künzle handelt es sich bei der Bibernelle, die «gewaltig geißböckelet», um eine äusserst wirksame Heilpflanze, «die verhockte und eiternde Stoffe aus Kehlkopf, Lunge, Magen und Gedärmen verjagt und daher Heiserkeit, Darmkatarrh und Lungenkatarrh heilt». Immer wieder benutzte der geschäftstüchtige Künzle sein «Grosses Kräuterheilbuch» als Plattform, um für seine Produkte zu werben: «Aus dem Bibernell-Pulver haben wir ein Bibernell-Bonbon hergestellt, das bei Heiserkeit, Husten, Katarrh, Lungen- und Magenverschleimung sehr gute Dienste leistet. Die Bibernell-Bonbons wirken zwar langsamer als das reine Pulver, sie sind aber bedeutend angenehmer für den Gaumen.»

In der medizinischen Selbsthilfe wird die Bibernellwurzel weiterhin gegen Erkältungen verwendet. Pimpinella ist darüber hinaus ein homöopathisches Mittel und eine Heilpflanze der neuen Hildegard-Medizin.

Heutige Anwendung

Im Haus
Kopfschmerzen, Halsschmerzen: Aufguss der Wurzel, innerlich (Prättigau).

Husten: Aufguss der Wurzel, innerlich (Valposchiavo).

Kultivierung in Kräuterschaugärten

Bibernelle wird zusammen mit zwölf weiteren traditionellen Hustenmitteln, nämlich →Andorn, →Ehrenpreis, →Eibisch, →Frauenmantel, →Holunder, →Malve, →Pfefferminze, →Salbei, →Schafgarbe, →Schlüsselblume, →Spitzwegerich und →Thymian, im von der Firma Richterich/Laufen angelegten Kräuterschaugarten in Pontresina (Oberengadin) und entlang des Ricola Erlebniswegs in Arosa kultiviert. Sein Wissen über die schleimlösende Wirkung der Bibernelle bezog der Bäcker- und Konditormeister Emil Richterich in Laufen, der 1940 das Ricola-Bonbon erfand, aus Pfarrer Künzles Schriften und dem Kräuterbuch von Karl Schönenberger-Steiger. Bibernelle wächst zudem in folgenden Kräuterschaugärten: Iert d'ervas medicinalas des Museum Regiunal, Savognin; Medizinalgarten, Chur; Pfarrer Künzle's Chrüterparadies, Zizers.

Literatur und Abbildung

Lauber/Wagner/Gygax, Flora Helvetica, 990; Hildegard von Bingen/Riha, 123; Mattioli/Handsch, 4. Buch, Cap. LII; Philomusus Anonymus, Horn des Heyls, Cap. XLIII; Tabernaemontanus/Bauhin, 254–263 (Zitat 258f.); Campell/Hitz, 797; Bock, CLXXIIIv–CLXXIIIIv; Barandun, Nr. 59, 122; von Muralt, 273; Ludwig, Phytologia, Nr. 251; Henne-Am Rhyn, Otto, Die deutsche Volkssage. Beitrag zur vergleichenden Mythologie mit tausend eingeschalteten Originalsagen, Leipzig 1874, 157f.; Gerabek, Werner E.: Syphilis, in: Enzyklopädie Medizingeschichte, 1371–1374; Madaus, Biologische Heilmittel, Bd. 3, 2452; Daems, Johann Anton 19, 209; Zwinger, 870; Marchioli, 46f.; Künzle, Kräuterheilbuch, 299f.; Vogel, Der kleine Doktor, 12, 113; Treben/Storl, 180f. (Kleine Bibernelle, Pimpinella saxifraga L.); Hertzka/Strehlow, Hildegard-Apotheke, 294, 381; Vonarburg, Homöotanik, Bd. 2, 358; Schilcher, Phytotherapie, 75, 370; Wegmann, Prättigau, 31; Ruatti, Valposchiavo, 102; www.ricola.com/de/uber-ricola/unternehmen/geschichte (Zugriff 19.10.2022); Thurner-Steier, Savognin, Thema 2; Künzle, Kräuteratlas (2017), Nr. 65; Abbildung: Herba, Nr. 53.

BILSENKRAUT

Flora Helvetica: Schwarzes Bilsenkraut, Hyoscyamus niger L.; Nachtschattengewächse, Solanaceae

Vorkommen
Wegränder, Schuttplätze, in warmen Lagen; Blütezeit: Juni bis September.

Wissensgeschichte:
Die Samen des Bilsenkrauts wurde nachweislich bereits in babylonischer Zeit gegen Zahnschmerzen verwendet. Dioskurides warnte vor der Arzneinutzung sowohl des Schwarzen Bilsenkrauts als auch des Gelben Bilsenkrauts, da beide Wahnsinn und Lethargie verursachten, während er das Weisse Bilsenkraut als Arzneipflanze wertschätzte. Die jungen Triebe wurden zerstossen und zusammen mit Weizenmehl zu Kollyrien, einer Art Heilbrötchen, gebacken. Diese stellte man auch mit den Samen her. Sie dienten, mit warmem Wasser aufgeweicht, als Pflaster zum Heilen von Ohrenschmerzen, Gebärmutterleiden und Entzündungen. Umschläge mit den Blättern wurden bei Gicht, auf geschwollene Hoden und entzündete Brüste nach der Geburt gelegt. Laut Dioskurides lindern die Samen, gering dosiert, im Heiltrank zusammen mit Honigmet und Mohnsamen (→Klatschmohn) starken Husten, Katarrh und heftige Augenschmerzen und stillen die übermässige Menstruation sowie sonstige Blutungen.

Die Ärzte der Medizinschule von Salerno legten fiebernden Kranken einen Wickel mit Bilsenkrautdestillat um die Füsse sowie auf Stirn und Schläfen. Gestossenes Bilsenkraut in Form von Pflastern sollte Eiterknoten zum Reifen bringen. Bilsenkrautpflaster mit Eiklar, Milch, Honig, Essig und Weihrauch setzten die Ärzte gegen den Tränenfluss ein.

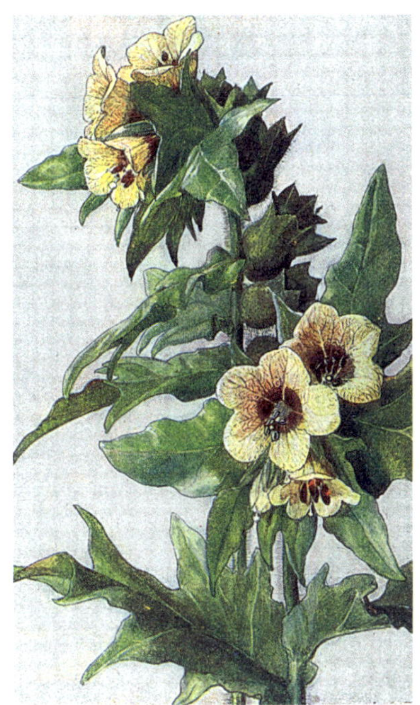

Nördlich der Alpen kommt nur das Schwarze Bilsenkraut vor, dessen schmerzstillende Wirkung dem Autor eines um 785 im Benediktinerkloster Lorsch entstandenen Arzneibuchs bekannt war. Sein Pflasterrezept gegen geschwollene und verhärtete Brüste enthält ausser Bilsenkraut und Schwarzem Nachtschatten Bohnenmehl, Wein und Öl. Hildegard von Bingen wandte den giftigen Bilsenkrautsaft nur äusserlich an, um Würmer unter der Haut (Larven der Dasselfliege, Hypoderma diana?) abzutöten. Bei brennenden Schmerzen in den Gliedern rieb sie das aus den Samen gewonnene Öl ein. Betrunkenen erleichterte die heilkundige Äbtissin das Nüchternwerden, indem sie in kaltes Wasser eingeweichte Blätter auf Stirn, Schläfen und Kehle legen liess.

Um Komplikationen unter der Geburt zu vermeiden, wurde Frauen Schwarzes Bilsenkraut an das rechte Bein gebunden, wie Rezepten zur Geburtshilfe aus dem 15. Jahrhundert zu entnehmen ist. Da dem Kraut magische Kräfte zugedacht wurden, enthalten gewisse Rezepte die Anweisung, die Pflanze rechtzeitig zu entfernen, damit sie nicht die Eingeweide aus dem Körper der Frau reisse. Zur Förderung der Milch bei stillenden Müttern und Säugammen wurde die wohldosierte Einnahme von Bilsenkraut empfohlen.

Das Bilsenkraut – bei innerer Anwendung ist Vorsicht geboten

Es ist höchst schädlich im Leibe zu gebrauchen / jedoch wird das Blutspeyen darmit vertrieben. Von aussen wird es auf hitzige Geschwäre [= eitrige Hautentzündungen] / in dem Podagra [= Gicht] und wider die Zahnschmertzen übergeschlagen.

Johann von Muralt, Eydgnössischer Lust-Garte (1715)

Nach Auffassung der akademischen Mediziner gehörte das Bilsenkraut nicht in die Hände von heilenden Laien, die damit, wie ihnen unterstellt wurde, nur Missbrauch betrieben. Wie aus Hexenprozessakten des 16. Jahrhunderts hervorgeht, standen Frauen im Verdacht, Bilsenkraut im Liebeszauber missbraucht zu haben, was als schwarze Magie und somit als Verbrechen galt. In den Bereich der den Hexen zur Last gelegten schwarzen Magie gehörte auch die angebliche Herstellung einer Flugsalbe, die unter anderem Bilsenkraut enthalten sollte. Der Botanikerarzt Leonhart Fuchs betrachtete die medizinische Nutzung der Pflanze durch «Landstreicher» – damit sind fahrende Laienheiler gemeint – als einen von der Obrigkeit zu Unrecht tolerierten Missbrauch.

Hieronymus Bock hatte beobachtet, dass die Fahrenden Aasköder mit Bilsenkraut- und Kokkelstrauchsamen ins Wasser warfen, um die so betäubten Fische mit der Hand fangen zu können. Mit dem Rauch aus den Samen wurden angeblich die Hühner von ihren Balken heruntergeholt. Mattioli beschrieb die Wirkung von eingenommenen Bilsensamen an italienischen Bauernkindern: «Die waren allso tämisch und unsinnig / das die eltern meinten / sie weren vom bösen Geyst besessen.» Tabernaemontanus warnte davor, Bilsenkraut einzunehmen, empfahl indes eine vorsichtige äussere Anwendung als Schlaf-, Schmerz- und Wundmittel, bei zu starker Menstruation und Entzündungen aller Art, auch der Augen und Ohren.

Der in Nürnberg wirkende Leibarzt des Herzogs von Württemberg, Alchemist und Astrologe Johannes Hiskias Cardilucius, deutete in seinem 1684 erschienenen Werk «Königlicher Chymischer und Artzneyischer Palast» die Samenschalen des Bilsenkrauts auf der Basis der antiken Signaturenlehre als Backenzähne und empfahl somit die Pflanze als Heilmittel gegen Zahnschmerzen.

Funde in hochmittelalterlichen Bodenschichten des Westhofs des Klosters Müstair belegen den geschulten Umgang der Benediktinerinnen mit den Giftpflanzen Bilsenkraut und Geflecktem Schierling; →Augentrost und →Weidenrinde sind weitere Heilpflanzenfunde. Es fällt auf, dass es sich bei allen Pflanzen um Wundkräuter handelt.

Johann Barandun vermittelte 1719 Jahrhunderte später in seinem handschriftlichen Kräuterbuch «Lustgarten da las Ligias» altbekanntes Heilwissen über das Bilsenkraut.

In einem 1747 in Ardez niedergeschriebenen Arzneibuch wird zur schmerzlosen Entfernung eines Zahns empfohlen, Ammoniak und Bilsenkraut auf das Zahnfleisch zu streichen. Das in Vallader notierte Rezept hatte der einheimische Schreiber dem «Theatrum Botanicum» (1696) des Theodor Zwinger entnommen, wobei er es stark vereinfachte und hinzufügte, dass Bilsenkraut auf der Burg Steinsberg bei Ardez wachse. Dieselbe Handschrift enthält eine Anleitung, aus Natterkopf, →Bertram, Bilsenkraut und Bienenwachs ein Kügelchen zu drehen und in den hohlen Zahn zu schieben. Dahinter steckt die Vorstellung, mit dieser «Zahnkerze» den Schmerzen verursachenden Zahnwurm abtöten zu können. Die schon im «Circa Instans» um 1150 belegte Zahnwurmkerze fand mittels schriftlicher und mündlicher Tradierung weite, lang anhaltende Verbreitung.

Das giftige Bilsenkraut wird in der medizinischen Selbsthilfe nicht mehr genutzt. Hyoscyamus niger ist ein homöopathisches Mittel.

Kultivierung in Kräuterschaugärten

Iert d'ervas medicinalas des Museum Regiunal, Savognin; Medizinalgarten, Chur.

Literatur und Abbildung

Lauber/Wagner/Gygax, Flora Helvetica, 824; Mayer/Uehleke/Saum, Klosterheilkunde, 58f.; Dioskurides/Berendes, 402f.; Lorscher Arzneibuch/Stoll, 289; Circa Instans/Goehl, 286f.; Hildegard von Bingen/Riha, 103; Kruse, Mittelalterliche Frauenrezepte, 164, 185; Marzell, Geschichte und Volkskunde der deutschen Heilpflanzen, 223; Brunold-Bigler, Zauberpflanzen, 40–44; Fuchs, Cap. CCCXXIIII; Bock, XLIXr; Mattioli/Handsch, 460r–461r; Cardilucius, 891; Tabernaemontanus/Bauhin, 968ff.; Goll, Jürg, Erich Tscholl, Der Wirtschaftshof im Kloster St. Johann in Müstair. Der Baubestand des Westhofs bis heute, Regensburg 2019, 205; Barandun, Nr. 176; von Muralt, 402f.; Ludwig, Phytologia, Nr. 169; Dec. 7, 136, 147, 153; Zwinger, 887; Gerabek, Werner E., Bilsenkraut, in: Enzyklopädie Medizingeschichte, 180f.; Vonarburg, Homöotanik, Bd. 2, 57–60; Schilcher, Phytotherapie, 75f.; Thurner-Steier, Thema 1; Abbildung: Klein, Unkräuter, Tf. 78.

BINGELKRAUT

Flora Helvetica: Waldbingelkraut, Mercurialis perennis L.; Wolfsmilchgewächse, Euphorbiaceae

Vorkommen
Buchen- und Mischwälder, meist in grossen Beständen; Blütezeit: März bis April.

Wissensgeschichte:
Bingelkraut-Arten zählen zu den ältesten Heilpflanzen. Dioskurides verwendete das in mediterranen Regionen wachsende Einjährige Bingelkraut. Er unterschied bei dem tatsächlich zweihäusigen Bingelkraut ein weibliches und ein männliches Exemplar. Da er jedoch die zweifächerige Frucht als Signatur der Hoden deutete, hielt er die weibliche Pflanze für die männliche und umgekehrt. Dioskurides zufolge dient das Einjährige Bingelkraut als Mittel, das Geschlecht des Kindes zu beeinflussen: «Es scheint, als ob die Blätter der weiblichen [Pflanze], fein gestossen und getrunken oder nach der Menstruation im Zäpfchen eingelegt, die Empfängnis eines Mädchens, die der männlichen, in derselben Weise angewandt, die Erzeugung eines Knaben bewirken.»

Traditionelle Anwendungsbereiche

Tee bei Verstopfung, Ausbleiben der Menstruation, Wassersucht 10–20 gr. auf 1/2 l. Wasser. Missbrauch soll zu Betäubung, heftigem Kopfweh, Gliederzittern, Erbrechen und noch Schlimmerem führen.

Herba (1952)

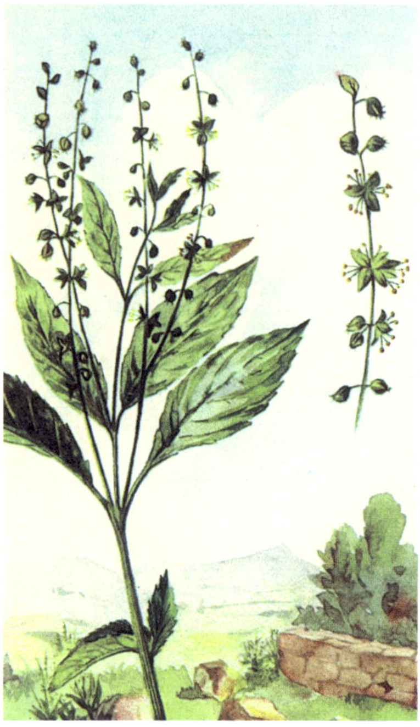

Das Bingelkraut bildet zusammen mit →Wegwarte, →Mondraute, →Eisenkraut, →Hauswurz und →Venushaar einen Bestandteil der ältesten Hexenflugsalbe. Deren Rezeptur hatte Johannes Hartlieb, angesehener Leibarzt der Herzöge Albrecht von Bayern-München und Sigmund von Bayern, erfunden und angeblichen Hexen angelastet. Wie schon aus den Ausführungen des Dioskurides hervorgeht, war das Bingelkraut eine traditionelle Frauenpflanze, mit der die Hexen Johannes Hartlieb zufolge gotteslästerlichen Missbrauch trieben.

Tabernaemontanus bezog sich auf den griechischen Arzt Hippokrates, der das Bingelkraut «in den Gebrechen der Weiblichen Geburtglieder» gerühmt und zur Förderung der verzögerten Menstruation sowie zur Austreibung der Nachgeburt genutzt hatte. Aufgrund der Giftigkeit des Bingelkrauts bevorzugte man äussere Anwendungen wie Klistiere, Bäder und Dampfbäder bei den erwähnten Heilanzeigen sowie Pflaster gegen Harntröpfeln und Brennen beim Urinieren. Das Destillat aus der Pflanze wurde geschnupft, um eine Verbesserung des Hör- und Sehvermögens sowie des Geruchssinns zu erlangen. Das Kraut wurde zudem gekocht gegessen, um Verstopfungen zu beheben, wie der Botanikerarzt berichtete.

Der in Nürnberg wirkende Leibarzt des Herzogs von Württemberg, Alchemist und Astrologe Johannes Hiskias Cardilucius, deutete in seinem 1684 erschienenen Werk «Königlicher Chymischer und Artzeneyischer Palast» die knäueligen Blütenstände der Pflanze als Signatur von Hautknoten, die mittels Auflagen mit der Abkochung aus Bingelkraut und Mechaocanna (Jalapenwurzel) aufgelöst werden sollten.

Die volksaufklärerische, in Chur gedruckte Wochenschrift «Der Sammler» brachte 1779 eine Abhandlung über Würmer bei Pferden und Mauleseln, wozu ein Klistier mit dem Absud aus Bingelkraut, →Eibisch, →Malve, →Veilchen und Glaskraut eingesetzt wurde. Der im zweiten Drittel des 18. Jahrhunderts im Unterengadin tätige Arzt Padruot Ludwig von Ardez riet Müttern, deren Kinder an Bauchgrimmen litten, Bingelkraut unter den Brei zu mischen. Sein Wissen hatte der Bündner Landarzt der «Flora Francica Rediviva» (1716) seines Kollegen Georg Franck von Franckenau entnommen.

Der Bündner ökonomische Patriot Carl Ulysses von Salis-Marschlins empfahl zudem im Jahrgang 1805 in der volksaufklärerischen Zeitschrift «Der neue Sammler» der Landbevölkerung die gesottene Wurzel des einheimischen Bingelkrauts zum Blaufärben von Wolle, anstatt importierte teure Farbstoffe zu kaufen. Seine Informationen bezog von Salis aus der 1804 erschienenen «Anleitung zur Benutzung einheimischer Pflanzen» von C. von Essen.

In Graubünden kommt sowohl das Waldbingelkraut als auch das Einjährige Bingelkraut vor. Es konnten keine Belege zur Anwendung der beiden Bingelkraut-Arten in der gegenwärtigen medizinischen Selbsthilfe gefunden werden, obwohl das Sammelbildchenalbum «Herba» (1952) traditionelle Anwendungsbereiche für das Einjährige Bingelkraut weitervermittelt hatte.

Mercurialis perennis ist ein homöopathisches Mittel.

Literatur und Abbildung

Lauber/Wagner/Gygax, Flora Helvetica, 446, 448; Hartlieb/Fürbeth, 45; Brunold-Bigler, Zauberpflanzen, 43; Tabernaemontanus/Bauhin, 941; Dioskurides/Berendes, 474; Cardilucius, 932; Ludwig, Phytologia, Nr. 211; Franck von Franckenau, 369; Der Sammler 1 (1779), 106; Der neue Sammler 1 (1805), 317; Herba, Nr. 117; Vonarburg, Homöotanik, Bd. 2, 240ff.; Abbildung: Herba, Nr. 117.

BIRKE

Flora Helvetica: Hängebirke, Betula pendula ROTH; Birkengewächse, Betulaceae

Vorkommen
Ufergelände, Torfmoore, Wälder; Blütezeit: April bis Mai.

Wissensgeschichte:

Die Birke war den antiken Ärzten, da sie eher in nördlichen Breiten vorkommt, nur flüchtig bekannt. Als Erste beschrieb Hildegard von Bingen die Heilwirkung des Baums, den sie als das Glück bezeichnete. Sie erwärmte die «Kätzchen» (männliche Blütenstände) an der Sonne oder am Feuer und legte sie auf schmerzende Hautstellen. Der Saft der Birke sollte die schädlichen Körpersäfte reduzieren und somit Schwellungen verhindern.

Nach Tabernaemontanus treibt der im Frühjahr durch Aufschlitzen der Rinde gewonnene und eingenommene Saft Nieren- und Blasensteine aus und heilt Gelbsucht. Spülungen mit dem Destillat aus dem Saft sollten die Mundfäule vertreiben. Das Birkenwasser oder die Abkochung des Laubs diente auch als Wundheil- und Hautmittel. Darüber hinaus wandte Tabernaemontanus den Saft, der aus dem angezündeten Holz fliesst, bei Augenkrankheiten an.

Kräuterpfarrer Künzles Birkenknospentinktur

Im März oder April pflückt man die Birkenknospen, legt sie in Feinsprit und läßt sie 10 Tage an der Sonne oder an warmem Orte ziehen. Dann wird in Flaschen abgefiltert. Im Bedarfsfalle wird die Wunde zweimal täglich mit der Birkentinktur ausgewaschen. – Mit Wasser verdünnt kann sie auch als blutreinigende Medizin getrunken werden. Dies ist sogar ratsam, um die Heilung schwerer Verwundungen zu fördern.

Johann Künzle, Das grosse Kräuterheilbuch (1945)

Der in Nürnberg wirkende Leibarzt des Herzogs von Württemberg, Alchemist und Astrologe Johannes Hiskias Cardilucius, deutete in seinem 1684 erschienenen Werk «Königlicher Chymischer und Artzeneyischer Palast» die innere grüne Rinde der Birke auf der Basis der antiken Signaturenlehre als Gebärmutter und «dahero purgieret das decoct [= Abkochung]» der Rinde das Organ.

Der vermutlich als Heiler tätige Johann Barandun von Feldis empfahl in seinem Kräuterbuch «Lustgarten da las Ligias» von 1719 Birkenasche zum Ausheilen einer Wunde, die «der Fisch» genannt wurde. Es handelt sich möglicherweise um eine Form von Ichthyose (Fischschuppenkrankheit) oder Psoriasis (Schuppenflechte). Die sich ablösende, dünne papierartige Borke könnte von Barandun selbst als Signatur der schuppigen Ablösungen der Haut gedeutet worden sein.

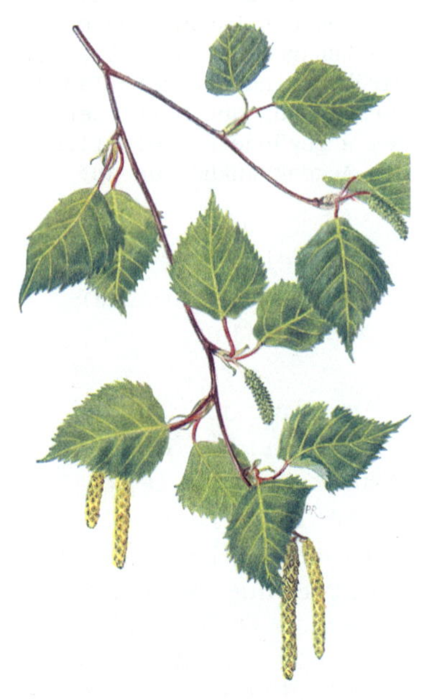

Kräuterpfarrer Künzle riet gemäss den Vorgaben der frühneuzeitlichen Botanikerärzte, bei schwereren Verwundungen die Verletzung nicht nur mit der Tinktur aus den Knospen auszuwaschen, sondern diese auch als blutreinigende Medizin einzunehmen.

Die arzneiliche Nutzung der Birke bei Augenleiden und Krankheiten der Gebärmutter geriet in der medizinischen Selbsthilfe in Vergessenheit, während die anderen überlieferten Heilanzeigen dank den Schriften von Marchioli, Künzle und Treben aktuell geblieben sind.

Aus den Knospen der Birke wird eine gemmotherapeutische Arznei hergestellt. Eine von den traditionellen Darreichungsformen und Heilanzeigen abweichende Nutzung der Birkenblüte stellt die Bachblüten-Essenz Nr. 3 (Beech, die Toleranzblüte) dar.

Heutige Anwendung

Im Haus

Nieren- und Blasenprobleme, Blutreinigung: Aufguss der Knospen oder jungen Blätter, innerlich (Prättigau).

Stärkung der Haare: Waschungen mit dem Aufguss der jungen Blätter (Prättigau).

Förderung der Verdauung, Fieber: Abkochung der getrockneten Rinde als Heiltrank (Valposchiavo).

Hautausschläge, Gallen- und Nierensteine: Saft als Heiltrank (Valposchiavo).

Im Stall

Blasenprobleme, Blutreinigung: Aufguss der jungen Blätter als Heiltrank (Safiental).

Kultivierung im Kräuterschaugarten

Pfarrer Künzle's Chrüterparadies, Zizers; Ausschilderung auf Kräuterlehrpfad: Bachblüten-Heilkräuterweg Maladers.

Literatur und Abbildung

Lauber/Wagner/Gygax, Flora Helvetica, 224; Mayer/Uehleke/Saum, Klosterheilkunde, 60f.; Hildegard von Bingen/Riha, 227; Cardilucius, 907; Tabernaemontanus/Bauhin, 1397f.; Barandun, Nr. 87; Ludwig, Phytologia, Nr. 57; Marchioli, 64f.; Künzle, Kräuterheilbuch, 300f.; Vogel, Der kleine Doktor, 45, 346; Treben/Storl, 181; Scheffer, Original Bach-Blütentherapie, 71–75; Wegmann, Prättigau, 33; Ruatti, Valposchiavo, 28f.; Joos, 92, 102 (Safiental); Künzle, Kräuteratlas (2017), Nr. 8; Bichsel/Brönnimann, Gemmotherapie, 40f.; Schilcher, Phytotherapie, 77f.; Abbildung: Künzle, Kräuterheilbuch, Tf. 18 (Zeichnung Pia Roshardt).

BLASENKIRSCHE

Flora Helvetica: Gewöhnliche Blasenkirsche, Physalis alkekengi L.; Nachtschattengewächse, Solanaceae

Vorkommen
Wegränder, Gebüsche, Rebberge, verwildert und zum Teil eingebürgert; Blütezeit: Mai bis August.

Wissensgeschichte:
Mit «Strychnos Halikakabos» meinte Pedanios Dioskurides, die einflussreichste medizinische Autorität der Antike, wohl nicht die Gewöhnliche Blasenkirsche, sondern eher die Schlafbeere, die er gegen Gelbsucht einsetzte.

Traditionelle Heilanzeigen

Abkochung gegen Griess, Blasenstein, Blasen- und Nierenleiden, Leberkrankheiten, Urinverhaltung, bei leichter Wassersucht, Gallenkrämpfen, Gicht, Rheumatismus, Blutspeien; 15–30 gr. pro 1/2 l. Wasser.

Man kann statt Tee auch Beeren geniessen; 10–20 Stück.

Herba (1952)

Ob Hildegard von Bingen mit den Bezeichnungen «Boberelle», «helcana», «vincella» und «viticella» die Blasenkirsche gemeint hat, bleibt ungewiss. Die Beeren wurden äusserlich zur Stärkung der Sehkraft und gegen Ohrgeräusche angewandt. Als Pflaster, zusammen mit erwärmter Weizenkleie auf den Bauch gelegt, sollten sie

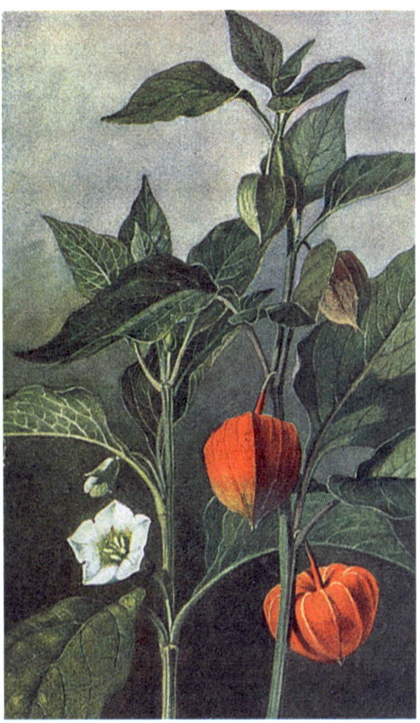

gegen Geschwüre helfen. Gegen Atemnot empfahl die heilkundige Äbtissin, im Rauch getrocknete Beeren zu essen.

Es waren die Botanikerärzte der Frühen Neuzeit, welche die antiken Heilanzeigen für die Arzneinutzung der Schlafbeere auf die Gewöhnliche Blasenkirsche übertrugen. Deren historischer Name Judenkirsche ist dem zur Fruchtzeit lampionartigen Kelch der Pflanze geschuldet, der dem stigmatisierenden Hut ähnelt, den jüdische Männer im Spätmittelalter als Kennzeichen tragen mussten.

Gemäss Tabernaemontanus, der das Wissen seiner Zeit zusammenfasste, trägt die Pflanze auch den Namen Grosser Steinbrech, da man ihr zuschrieb, Nieren, Harnwege und Blase von Steinen zu reinigen. Gicht, Gelbsucht und von starkem Juckreiz begleitete Augenentzündungen bilden weitere Anwendungsgebiete.

Johann Barandun von Feldis notierte 1719 in seinem handschriftlichen Kräuterbuch «Lustgarten da las Ligias» traditionsgebundenes Heilwissen über die Blasenkirsche. Die 1756 von seinem Sohn Valentin verfertigte Teilabschrift des «Lustgartens» enthält die in der älteren Fassung verloren gegangene Nr. 105. Die Anwendungsbereiche – Nierensteine, Gelbsucht und verstocktes Blut – hatte Johann Barandun der Schrift «Eydgnössischer Lust-Garte» (1715) des Zürcher Stadtarztes Johann von Muralt entnommen.

Das 1952 erschienene Sammelbildchenalbum «Herba» vermittelte Angaben zur Heilnutzung der Blasenkirsche weiter. Es konnten dennoch keine Anwendungsbereiche in der gegenwärtigen medizinischen Selbsthilfe gefunden werden.

Physalis alkegengi ist ein homöopathisches Mittel und eine Heilpflanze der neuen Hildegard-Medizin.

Literatur und Abbildung

Lauber/Wagner/Gygax, Flora Helvetica, 826; Dioskurides/Berendes, 405f.; Mentgen, Gerd, Juden. Zwischen Koexistenz und Pogrom, in: Hergemöller, Bernd-Ulrich, Randgruppen der spätmittelalterlichen Gesellschaft. Neu bearbeitete Ausgabe, Warendorf 2001, 341ff.; Hildegard von Bingen/Riha, 65; Lonitzer, CLIIIv; Tabernaemontanus/Bauhin, 975f.; Barandun, Valentin, Nr. 105; von Muralt, 297f.; Ludwig, Phytologia, Nr. 18; Herba, Nr. 123; Hertzka/Strehlow, Hildegard-Apotheke, 85, 373; Vonarburg, Homöotanik, Bd. 2, 342f.; Abbildung: Klein, Unkräuter, Tf. 56.

BLUTWEIDERICH

Lythrum salicaria L.; Weiderichgewächse, Lythraceae

Vorkommen
Feuchte Wiesen, Flachmoore, Gräben; Blütezeit: Juli bis August.

Wissensgeschichte:
Der Blutweiderich zählt zu den ältesten Heilpflanzen. Dioskurides schrieb ihm auch gelbe Blüten zu, weshalb es naheliegt, dass der rot blühende Blutweiderich mit dem gelb blühenden Gemeinen Gilbweiderich zusammengeworfen wurde. Dioskurides wandte die Pflanze mit den roten Blüten, die gemäss der antiken Signaturenlehre auf Blutungen verweisen, in Heiltrank und Klistier gegen Blutauswurf und blutige Durchfälle an. Gegen übermässige Menstruation und Nasenbluten dienten mit dem Saft durchtränkte Zäpfchen.

Kräuterpfarrer Künzle nutzte den Aufguss der Blüten und Blätter auf der Grundlage von Tabernaemontanus bei schlecht heilenden Wunden, Koliken, gegen Durchfall, Weissfluss, Ekzeme sowie Magen- und Darmentzündungen. Hinzu kamen die bislang unbekannten Heilanzeigen «Verlust von Eiweiss und Zucker».

Johann Barandun von Feldis vermittelte in seinem «Lustgarten da las Ligias» (1719) traditionelles Heilwissen über den Blutweiderich. Indikation und Darreichungsform – gegen Zahnschmerzen einen Umschlag mit dem Kraut auf den Kopf legen – hatte er der «Flora Francica Rediviva» (1716) des angesehenen Arztes Georg Franck von Franckenau entnommen.

Der Blutweiderich ist in der medizinischen Selbsthilfe in Vergessenheit geraten.

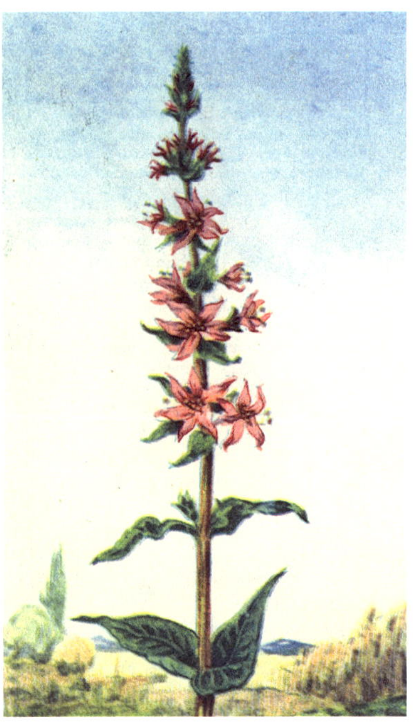

Blutweiderich

Kultivierung im Kräuterschaugarten

Pfarrer Künzle's Chrüterparadies, Zizers.

Literatur und Abbildung

Lauber/Wagner/Gygax, Flora Helvetica, 574 (Blutweiderich), 754 (Gemeiner Gilbweiderich); Dioskurides/Berendes, 367f.; Tabernaemontanus/Bauhin, 1238f.; Barandun, Nr. 236; Franck von Franckenau, 348; Künzle, Kräuterheilbuch, 406f.; Künzle, Kräuteratlas (2017), Nr. 10; Schönfelder/Schönfelder, Heilpflanzenführer, 232; Abbildung: Herba, Nr. 59.

BOCKSHORNKLEE

Trigonella foenum-graecum L.; Schmetterlingsblütler, Fabaceae

Vorkommen
In Gärten kultiviert; Blütezeit: Juni bis Juli.

Wissensgeschichte:
Der Bockshornklee zählt zu den ältesten Heilpflanzen. Bereits in den Schriften der Hippokratiker (6. und 5. Jh. v. Chr.) wurde er in erster Linie als Schleimmittel beschrieben. Dioskurides kannte die Verwendung als erweichende und zerteilende Arznei bei Milz- und Frauenkrankheiten sowie zur Entfernung lästiger Haare, von Schorf und Ekzemen.

Ein um 785 im Benediktinerkloster Lorsch verfasstes, umfangreiches Arzneibuch enthält ein Latwergenrezept gegen chronische Brustschmerzen ohne Fieber mit Bockshornklee, Datteln und Honig. Gegen Gichtschmerzen empfahl der Autor, ein heilkundiger Mönch, das zerkleinerte Kraut mit Essig zu vermischen, auf ein Leinentuch zu streichen und auf die schmerzenden Gelenke zu legen. Der heilkundige Mönch Odo Magdunensis riet in seinem Lehrgedicht «De viribus herbarum» (Über die Kräfte der Kräuter, 2. Hälfte 11. Jh.) gegen dieselbe Krankheit, dem Pflaster noch →Kabis beizumengen.

Platearius beschrieb in seinem «Circa Instans» (um 1150) ein Salbenrezept, um Eiterknoten aufzulösen: «Das Kraut wird fünfzehn Tage lang in Wein und Öl geweicht und dann sehr gut gekocht; dem Abgeseihten gibt man Bienenwachs und Bockshornkleemehl bei und macht eine Salbe daraus: sie hilft hervorragend, um die Eiterknoten zur Reifung zu bringen.» Hildegard von Bingen empfahl in ihrer um 1160 verfassten «Physica» jenen Kranken, die an täglichen Fieber-

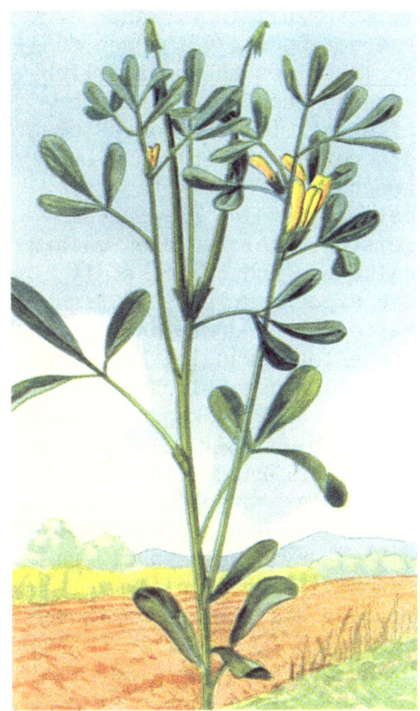

anfällen litten, im Sommer die Weinabkochung des Krauts und im Winter jene aus den Samen einzunehmen. Warme Umschläge während der Nacht mit der gekochten Pflanze auf Füsse und Unterschenkel und der Heiltrank mit der Abkochung aus den Samen sollten das Viertagefieber, eine Form der Malaria, vertreiben. Der Äbtissin zufolge lässt der starke Duft der Pflanze den Teufel zurückschrecken und wehrt böse Geister ab; bei rasenden Kopfschmerzen genüge es, an der Pflanze zu riechen. Gegen Herzbeschwerden mischte Hildegard ein Pulver aus Bockshornklee, →Kümmel und weissem Pfeffer, das sowohl nüchtern als auch nach dem Essen mit Brot eingenommen werden musste.

Laut einem mittelalterlichen frauenheilkundlichen Rezept sollte ein mit →Gerste, →Lein, Lorbeer, →Malve und Bockshornklee zubereitetes Bad Komplikationen während der Geburt beheben. Ein Pflaster aus Ochsenmist und Bockshornkleesamen diente dazu, geschwollene Brüste stillender Mütter abzuschwellen, während der Heiltrank mit der Abkochung aus den Samen die Milchproduktion fördern sollte.

Mattioli setzte bei inneren Geschwülsten und den dadurch verursachten Schmerzen sowie bei langwierigem Husten die Honigwasserabkochung der Samen als Heiltrank ein. Da seines Erachtens der Bockshornklee mehr äusserlich als innerlich verwendet wurde, verordnete er Pflaster, Klistiere und Dampfbäder gegen Geschwüre, nässende Ausschläge, blutige Durchfälle, Stuhlzwang und Gicht. Als Heilmittel gegen die Räude erwähnte Mattioli ein Pflaster, das mit Essig zerstossene Bockshornklee- und →Brunnenkresse-Samen enthielt. Bei Gebärmutterleiden wurde ein Zäpfchen aus Leinwand hergestellt, das mit der Abkochung der Samen getränkt und, mit Gänseschmalz geschmiert, in die Scheide eingeführt wurde.

Die handschriftliche «Phytologia», ein in Vallader abgefasstes Heilpflanzenlexikon des im zweiten Drittel des 18. Jahrhunderts im Unterengadin wirkenden Arztes Padruot Ludwig von Ardez, enthält die Empfehlung, den Schleim des Bockshornklees bei Augenblutungen aufzulegen. Diese Heilanzeige hatte sich der Bündner Landarzt aus der «Flora Francica Rediviva» (1716) seines Kollegen Georg Franck von Franckenau geholt.

Kräuterpfarrer Künzle vermittelte mehrere traditionelle Anwendungsbereiche für den Bockshornklee weiter: ein Pflaster mit dem gemahlenen Samen, verrührt mit Wasser oder Essig, bei verhärteten Geschwüren, Furunkeln, Karfunkeln, Brustknoten, Drüsenschwellungen, bei Nagelbettentzündung, zum Herausziehen von Fremdkörpern, bei Knochenhautentzündung und gegen Steinkropf. Bei eitriger Halsentzündung sollte man mit der Abkochung der Samen, der zur Hälfte →Salbei beigefügt wurde, gurgeln. Da ein Abführmittel gemäss Künzle den Darm nicht zu sehr reizen darf, musste stets etwas Bockshornklee beigemischt werden. Dieses Wissen hatte Künzle der 1886 erstmals erschienenen «Kneipps Haus-Apotheke» entnommen.

Maria Treben setzte als Einzige den Aufguss des Bockshornklees zusammen mit →Schafgarbe als Heiltrank gegen Knochenschwund ein.

Der Ayurveda-Arzt Ernst Schrott beschrieb in seinem phytotherapeutischen Grundlagenwerk den Bockshornklee nach ayurvedischen Gesichtspunkten. Bockshornklee ist darüber hinaus eine Heilpflanze der neuen Hildegard-Medizin.

Kultivierung in Kräuterschau- und Klostergärten

Iert d'ervas medicinalas des Museum Regiunal, Savognin; Benediktinerkloster St. Martin, Disentis.

Literatur und Abbildung

Flück, Heilpflanzen, 56; Madaus, Biologische Heilmittel, Bd. 2, 1364f.; Lorscher Arzneibuch/Stoll, 187, 283; Odo Magdunensis/Mayer/Goehl, 163; Circa Instans/Goehl, 276; Hildegard von Bingen/Riha, 48f.; Leidig, Frauenheilkunde, 97; Kruse, Mittelalterliche Frauenrezepte, 83, 185; Mattioli/Handsch, 128r–128v; Ludwig, Phytologia, Nr. 146; Franck von Franckenau, 224; Künzle, Kräuterheilbuch, 302f.; Kneipps Haus-Apotheke, 62f.; Hertzka/Strehlow, Hildegard-Apotheke, 95; Treben/Storl, 182; Schrott/Ammon, 320f.; Schilcher, Phytotherapie, 84f.; Steigner, Klostergarten, 7; Thurner-Steier, Savognin, Thema 3; Abbildung: Herba, Nr. 107.

BORRETSCH

Borago officinalis L.; Borretschgewächse, Boraginaceae

Vorkommen
In Gärten kultiviert, verwildert in Weinbergen, auf Schuttplätzen und Buntbrachen; Blütezeit: Mai bis August.

Wissensgeschichte:
Der Borretsch zählt zu den ältesten Heilpflanzen. Schon der griechische Arzt Hippokrates verschrieb ihn gegen Depressionen, während die Ärzte des Frühmittelalters ihm kaum Beachtung schenkten.

Borretschblüten heitern das Gemüt auf

Die holselige Borragenblumen mögen in der speiß und tranck frölich genützt werden / dann sie stercken das hertz / und hirn / erwecken die verzagte / traurige / Melancholische menschen zur frewd und leichtsinnigkeit [= Heiterkeit] / leitert [= reinigt] das geblütt.

Pietro Andrea Mattioli, New Kreüterbuch (1563)

Laut dem salernitanischen Arzt Matthaeus Platearius und seinem «Circa Instans» (um 1150) verhilft Borretsch zu gutem Blut, weshalb er die Genesenden stärkt, überschüssige Schwarzgalle abführt und gegen Ohnmacht und epileptische Anfälle wirkt. Frische Borretschblätter wurden zusammen mit Fleisch gekocht oder zu Sirup verarbeitet.

Im Unterschied dazu nutzte Mattioli die leuchtend blauen Blüten auch in Speisen und Getränken und hob deren Heilkraft auf das Gemüt hervor. Tabernaemontanus vermittelte einen antiken Analogiezauber, den er nicht als Aberglauben, sondern als «Geheimnuß der Natur» bezeichnete. Zur Bekämpfung des Dreitagefiebers, einer Form der Malaria, hätten die Alten, die antiken medizinischen Autoritäten, einen Borretschstock mit drei Stängeln in Wein gekocht und die Abkochung getrunken, gegen das Viertagesfieber, ebenfalls eine Form von Malaria, jedoch einen mit vier Stängeln. Nur bei Tabernaemontanus findet sich ein Rat für stillende Mütter. Um die Milch wieder zum Fliessen zu bringen, sollten sie Borretschsamen mit Wein trinken. Darüber hinaus riet der Botanikerarzt bei Entzündungen in der Mundhöhle und im Rachen, mit der Abkochung zu gurgeln und den Mund zu spülen. Das Destillat diente in Form von Umschlägen bei entzündeten Augen, Kopfschmerzen, Lungenentzündungen und dem sogenannten «Brand» (periphere arterielle Verschlusskrankheit). Der im zweiten Drittel des 18. Jahrhunderts im Unterengadin wirkende Arzt Padruot Ludwig von Ardez zählte in seinem handschriftlich abgefassten Heilpflanzenlexikon «Phytologia» die Blüten des Borretschs zu den vier geschätzten Herzblüten: Sie beleben demnach die Lebensgeister, gleichen die Schwarzgalle aus und heilen somit die Hypochondrie. Sein Wissen hatte der Bündner Landarzt aus der «Flora Francica Rediviva» (1716) seines Kollegen Georg Franck von Franckenau bezogen.

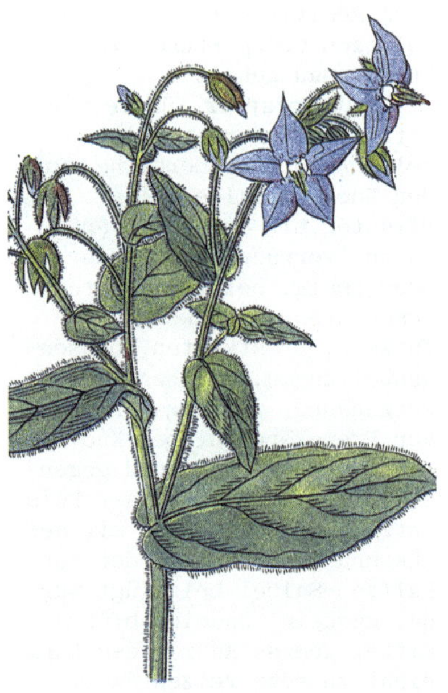

Der Disentiser Benediktinerpater Karl Hager (1862–1918) wies aufgrund seiner naturkundlichen und kulturhistorischen Forschungsexkursionen durch die Surselva die Kultivierung des Borretschs in Bauerngärten nach. Der Puschlaver Kräuterpfarrer Tobia Marchioli empfahl, die blühende Pflanze in Salate, Bohnengerichte und die Minestra zu schnetzeln. Er schrieb zudem der Abkochung aus dem Borretsch Wirkkraft gegen Typhus, Scharlach, Röteln, Nesselsucht, Fieber und Lungenentzündung zu. Kräuterpfarrer Johann Künzle verordnete Borretschtee nur gegen Rheumatismus.

Gegenwärtig wird dem Borretsch nicht nur als Küchenkraut, sondern auch als Arzneipflanze gegen Depressionen wieder vermehrt Beachtung geschenkt. Darüber hinaus soll das aus den Samen gewonnene Öl Neurodermitis lindern.

Heutige Anwendung

Im Haus
Entgiftung, allgemeine Stärkung: Blüten und Blätter im Wildkräutersalat und als Wildgemüse (Prättigau).

Kultivierung in Kräuterschaugärten

Iert d'ervas medicinalas des Museum Regiunal, Savognin; Kräutergarten Bidem, Vals; Heididorf, Maienfeld.

Literatur und Abbildung

Lauber/Wagner/Gygax, Flora Helvetica, 812; Mendelson, Scott D., Herbal Treatment of Major Depression: Scientific Basis and Practical Use, Boca Raton 2020, 77; Mayer/Uehleke/Saum, Klosterheilkunde, 64f.; Circa Instans/Goehl, 211; Mattioli/Handsch, 416r–417v; Tabernaemontanus/Bauhin, 799ff.; Ludwig, Nr. 60; Franck von Franckenau, 86f.; Hager, 280; Marchioli, 24f.; Künzle, Kräuterheilbuch, 303; Schönfelder/Schönfelder, Heilpflanzenführer, 268; Schilcher, Phytotherapie, 86f., 370; Wegmann, Prättigau, 33; Thurner-Steier, Savognin, Thema 7; Abbildung: Flück, Heilpflanzen, 93.

BRAUNWURZ

Flora Helvetica: Knotige Braunwurz, Scrophularia nodosa L.; Braunwurzgewächse, Scrophulariaceae

Vorkommen
Waldschläge, Gebüsche, Auenwälder; Blütezeit: Juni bis Juli.

Wissensgeschichte:
Gemäss der antiken Signaturenlehre verwies der knotig verdickte Wurzelstock des Krauts auf Skrofeln, wie Geschwülste an den Halslymphknoten bezeichnet wurden. Die medizinische Verwendung verschiedener Braunwurz-Arten war schon im Altertum bekannt, weshalb sie zu den ältesten Heilpflanzen zählen. Dioskurides wandte die im Mittelmeerraum vorkommende Fremde Braunwurz indes nicht nur gegen Drüsengeschwülste am Hals an: «Die Blätter, sowie der Stengel, der Saft und die Frucht haben die Kraft, Carcinome, Drüsen am Ohr und an der Schamgegend zu zertheilen. Man muss sie zweimal des Tages mit Essig auflegen und ein warmes Kataplasma davon machen. Ihre Abkochung wird vortheilhaft zum Bähen [hier: warme Umschläge] benutzt. Sie ist auch von guter Wirkung gegen fressende Geschwüre, Gangrän und faulige Geschwüre, wenn sie mit Salz aufgelegt wird.»

Traditionelle Heilanzeigen

Tee: Gegen Drüsenkrankheiten und Kropf. Aeusserlich: Abkochung von 30 gr. pro 1/2 l. ist gut für Umschläge gegen Kropf, Grind, Krätze, Skrofeln, Ekzeme, Räude. Salbe: Sie wirkt gegen diese Leiden noch besser, ist auch bei Hämorrhoiden dienlich.

Herba (1952)

Knotige Braunwurz

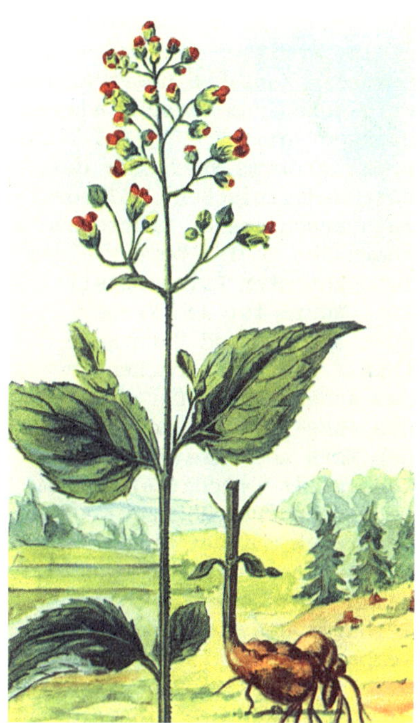

Der Frankfurter Stadtarzt Johann Wonnecke von Kaub beschrieb in seinem «Gart der Gesundheit» (Erstdruck 1485) ein einfach herzustellendes Rezept, welches Skrofeln (Geschwülste an den Halslymphknoten) zum Verschwinden bringen sollte: «Diß wurtzel gedorret und gepulvert und also gemischet mit honig und also davon gemacht eyn electuarium [= Latwerge], diß electuarium genutzet des abentz und des morgens das man zwo oder dry stund dar uff fast dryben hin die druosen die den luden wachsen an den helsen.»

Der Botanikerarzt Pietro Andrea Mattioli erklärte seiner Leserschaft, das Kraut heisse auch «Sauwurtz», da man es, wenn die Schweine Würmer in den Wunden hätten, gebrauche. Er verwendete die Pflanze traditionsgemäss, um schwere Entzündungen der Haut, die «fast einem Aussatz gleicheten», zu heilen, experimentierte indes mit Braunwurz-Branntwein-Wickeln, womit er die durch sexuelle Kontakte übertragenen Feigwarzen zum Verschwinden bringen wollte.

Der anonyme Verfasser des astromedizinischen, 1576 erstmals erschienenen Kräuterbuchs «Horn des Heyls» bemerkte zum imposantesten Pflanzenteil: «Die Wurtz ist dem Krebs / auch dem Mon und Mars zugethan / kalt und drucken in dem andern grad. Der Mon gibt die wässerigkeit und farb / der Mars aber die rässe und handigkeit [= scharfer, zusammenziehender Geschmack].» Ein Heiltrank mit dem Wurzelsaft sollte der Pest vorbeugen.

Der in Nürnberg wirkende Leibarzt des Herzogs von Württemberg, Alchemist und Astrologe Johannes Hiskias Cardilucius, betrachtete die Pflanze in seinem 1684 erschienenen Werk «Königlicher Chymischer und Artzneyischer Palast» als «kräfftig wider alles / was Beulen aufwirfft / wie da thut die Pest / krebs / Frantzosen / Kröpffe / und so fort an / und halten Verständige dafür / daß die Braunwurtz von Gott mit solcher hockerichten Signatur gezeichnet sey / daß man sie soll darzu brauchen was Beulen aufwirfft».

Die Botanikerärzte der Frühen Neuzeit verwendeten das Kraut kaum innerlich. War ihnen dessen herzschädigende Wirkung bekannt? Tabernaemontanus empfahl allerdings einen Heiltrank mit den Samen in Wein gegen Darmwürmer, Bisse giftiger Tiere und Hüftschmerzen. Er beizte die Wurzel in Wein und stellte daraus ein Destillat her, um damit Wunden und entzündete Augen zu heilen. Pflaster mit der Braunwurz gegen Kropfleiden hielt er für wirksamer, als die Pflanze bloss um den Hals zu hängen. Tabernaemontanus hatte beobachtet, dass die Frauen dem Vieh, das an Darmwürmern litt, die Wurzel bloss aufbanden, da sie ihr magische Kräfte zuschrieben. Doch nicht nur die ungebildeten Bäuerinnen, sondern auch der gelehrte Arzt Georg Franck von Franckenau schrieb der Braunwurz in seiner mehrmals aufgelegten «Flora Francica Rediviva» (1716) übernatürliche Heilkraft zu: «Wenn man das Kraut mit Saltz vermenget, und öffters in Händen träget, so stillet es alle Flüsse; sie mögen Nahmen haben wie sie wollen, und hält an.» Obwohl der im zweiten Drittel des 18. Jahrhunderts im Unterengadin wirkende Arzt Padruot Ludwig von Ardez mehrheitlich auf das Werk Francks von Franckenau zurückgriff, hielt er in seiner handschriftlichen «Phytologia», einem Heilpflanzenlexikon, auch eigene Erfahrungen fest: Nasenpolypen verschwinden, wenn man Braunwurzpulver zusammen mit Enzianpulver schnupft.

Künzle nutzte die giftige Pflanze nicht. Dies hatte mit zur Folge, dass die Braunwurz in der medizinischen Selbsthilfe in Vergessenheit geriet, obwohl das 1952 herausgegebene Sammelbildchenalbum «Herba» als eines der letzten schweizweit verbreiteten Kräuterbücher traditionelles Heilwissen über die Braunwurz weitervermittelt hatte.

Scrophularia nodosa ist ein homöopathisches Mittel.

Kultivierung in Kräuterschaugärten

Iert d'ervas medicinalas des Museum Regiunal, Savognin; Benediktinerinnenkloster St. Johann, Müstair.

Literatur und Abbildung

Lauber/Wagner/Gygax, Flora Helvetica, 936; Madaus, Biologische Heilmittel, Bd. 3, 2493–2497; Mayer/Goehl/Englert, Pflanzen der Klostermedizin, 147f.; Dioskurides/Berendes, 421f.; Wonnecke von Kaub, Cap. CCCLXXXVI; Mattioli/Handsch, 493r; Cardilucius, 655; Philomusus Anonymus, Horn des Heyls, Cap. XLIII; Tabernaemontanus/Bauhin, 930f.; Franck von Franckenau, 525; Ludwig, Phytologia, Nr. 313; Herba, Nr. 68; Vonarburg, Homöotanik, Bd. 2, 547f.; Thurner-Steier, Savognin, Thema 8; Schönfelder/Schönfelder, Heilpflanzenführer, 258; Abbildung: Herba, Nr. 68.

BREITBLÄTTRIGE PRIMEL

Primula latifolia LAPEYR.; Schlüsselblumengewächse, Primulaceae

Vorkommen
Felsen, Felsschutt, kalkmeidend, bis 2800 m ü. M. steigend; Blütezeit: Juni bis Juli.

Wissensgeschichte:
Tabernaemontanus bezeichnete mehrere alpine Primel-Arten, darunter die Breitblättrige Primel, als «Bergsanickel», was die Pflanzen als Wundkräuter auswies. Darüber hinaus empfahl er sie gegen «übermässige Flüsse», wobei an Blutungen, Schnupfen und Rheuma zu denken ist. Über die gelb blühende Aurikel vermittelte Tabernaemontanus, gestützt auf Mattioli und Conrad Gessner, populäres Heilwissen: «Die Jäger in hohen Gebirgen brauchen die Wurtzel gegen Schwindel / deswegen sie es Schwindelkraut und Krafftkraut nennen.» Der Zürcher Stadtarzt Johann von Muralt schrieb Ende des

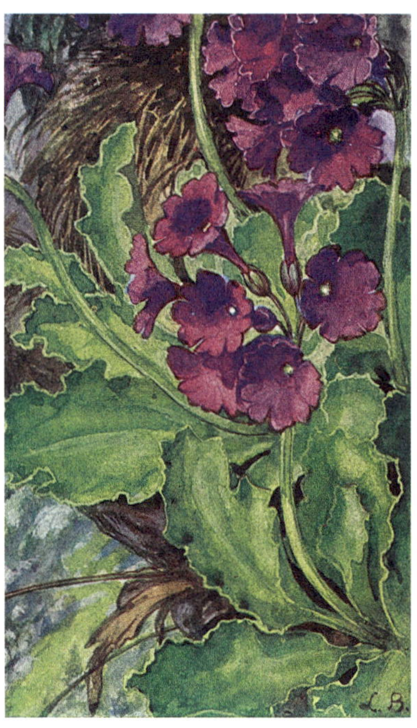

Breitblättrige Primel

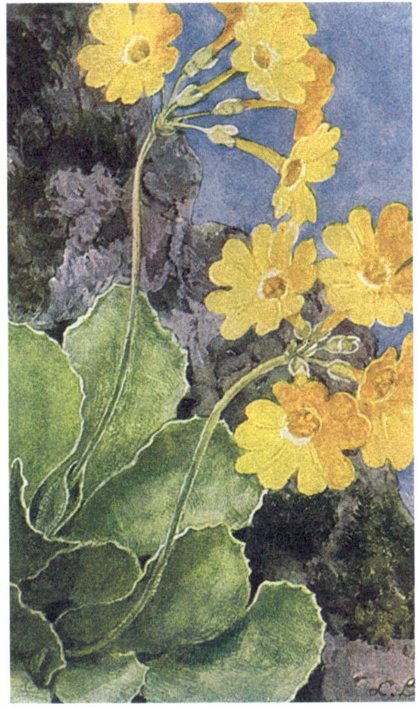

17. Jahrhunderts der Mehlprimel die Wirkung zu, sowohl Wunden als auch Leisten- und Windbrüche (Lungenvorfälle) zu heilen. Die Apotheker führten in ihrem Sortiment keine alpinen Primeln, da das Sammeln Probleme bot, wie Tabernaemontanus berichtete.

Die Aurikel – wenige Heilanzeigen in der Volksmedizin

Die Bewohner der Alpen wenden sie gegen Husten und Schwindsucht an, sowie zur Stärkung des Kopfes und gegen Schwindel.

Der Schweizer Kräutersammler (1879)

Die Aurikel – ein Allheilmittel im Kräuterbuch

Anwendung innerlich findet die Blüte mit Kelch ohne Stiele bei Brust- und Unterleibsbeschwerden, Schwindelanfällen, Migräne, Halsleiden, Husten, Nieren- und Blasenkrankheiten, Gicht und Rheumatismus, Schlagfluß, Lähmungen, Engbrüstigkeit und krampfartigen Zuständen speziell der Nerven, wirkt jedoch bei manchen Personen etwas aufregend.

Aeußerlich wird der Absud als Bade- und Waschwasser verwendet bei Gelenkschmerzen und Wunden.

Karl Schönenberger-Steiger, Unsere Schweizer Heilkräuter (1920)

Durch das 1920 erschienene populäre Kräuterbuch von Karl Schönenberger-Steiger wurde das Wissen des Volkes über die medizinische Verwendung der Aurikel stark erweitert.

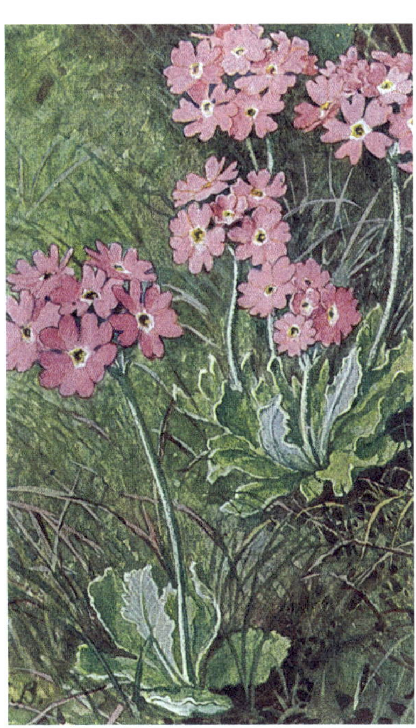

Mehlprimel

Der in Medel wirkende Pfarrer Tumaisch Giusep Berther orientierte sich um 1900 an Tabernaemontanus und empfahl bei Rheuma, Gelenkschmerzen sowie Erkältungen und Schnupfen, den Aufguss der Breitblättrigen Primel zu trinken oder die Tinktur aus der im Hochgebirge wachsenden und deshalb als besonders heilkräftig betrachteten Pflanze einzunehmen.

Literatur und Abbildungen

Lauber/Wagner/Gygax, Flora Helvetica, 742; Griebl, Alpenflora, 308; Der Schweizer Kräutersammler, 179; Tabernaemontanus/Bauhin, 707; von Muralt, 139f.; Schönenberger-Steiger, 27; B.[erther], T.[umaisch] G.[iusep], L'apotheca de casa, in: Calender Romontsch 1918, 104; Abbildungen: Klein, Alpenblumen, Bd. 2, Tf. 16, (Aurikel), 17 (Mehlprimel), 18 (Breitblättrige Primel).

BRENNNESSEL

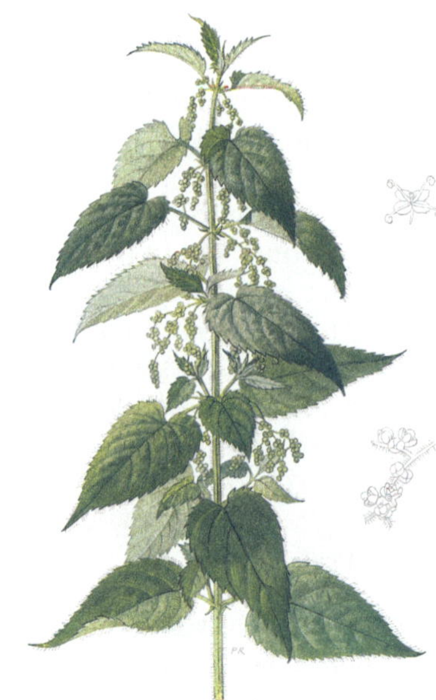

Flora Helvetica: Grosse Brennnessel, Urtica dioica L.; Brennnesselgewächse, Urticaceae

Vorkommen
Nitratreiche Böden, Schuttplätze, Gebüsche, Viehläger; Blütezeit: Juni bis September.

Wissensgeschichte:
Die Brennnessel zählt zu den ältesten Heilpflanzen. Dioskurides setzte zwei Nessel-Arten, die Pillennessel und die Brennnessel, ein. Auflagen mit Salz kamen auf Hundebisse, Gangrän, Hautkrebs, Geschwülste an Ohren und Geschlechtsorganen sowie auf Abszesse zu liegen. Zerriebene frische Blätter empfahl er, in die Nase zu stecken, um die Blutung zu stillen. Zusammen mit Myrrhe als Zäpfchen in die Vagina eingeführt, lösen die Blätter die verzögerte Menstruation aus, während die Blätter allein einen Vorfall der Gebärmutter beheben. Ein Heiltrank mit den Samen in Rosinenwein galt als Aphrodisiakum. Eine Latwerge mit den Samen und Honig setzte Dioskurides bei Lungen- und Brustfellentzündungen ein. Brennnesselblätter, zusammen mit Muscheln gekocht, empfahl er bei Verstopfung, Blähungen und zur Förderung der Harnausscheidung. Gurgeln mit dem Saft sollte die Schwellung des Halszäpfchens beseitigen.

Ein heilkundiger Mönch, Verfasser eines um 785 im Benediktinerkloster Lorsch entstandenen Arzneibuchs, empfahl, Brennnesselsamen einen Tag und eine Nacht einzuweichen, sie zu zerreiben und die Masse auf juckende Ausschläge am Kopf zu legen. Ein Pflaster mit zerriebenen Brennnesseln wandte er bei Erfrierungen an. Bei dunkel gefärbten, vom Aussatz verursachten Geschwüren sollten Auflagen mit Brennnesselasche Linderung verschaffen. Gegen Zahnschmerzen riet der Verfasser zum Kauen der Wurzel.

> Brennnesseltinktur gegen Haarausfall – ein Rezept des Puschlaver Kräuterpfarrers
>
> Man lässt 1 Teil Brennnesselblätter mit 3 Teilen Alkohol während 15 Tagen an der Sonne stehen, dann seiht man ab und nimmt 3 Kochlöffel davon auf einen Viertel Wasser zum Waschen der Haare.
>
> Tobia Marchioli, Le piante medicinali più conosciute (1938)

Nach Hildegard von Bingen taugt die Pflanze «wegen ihrer Rauheit in keiner Weise, roh gegessen zu werden». Sie riet indes dazu, den Brennnessel-, →Königskerze- und Nussbaumblättersaft mit Essig und Honig zu kochen, um mit diesem Heiltrank Spulwürmer zu vertreiben. Brennnesselsaft mit Olivenöl sollte auf Schläfen und Brust eingerieben werden, um die Vergesslichkeit zu bekämpfen. Hildegard wollte nicht nur kranken Menschen, sondern auch leidenden Tieren helfen. Hustende Pferde liess sie einen Dampf aus Brennnesseln und →Liebstöckel inhalieren; wenn die Tiere an Bauchschmerzen litten, erhielten sie Brennnesseln und Liebstöckel unter das Futter gemischt.

Meister Blumentrost, ein im 15. Jahrhundert wirkender Arzt, verordnete in einer gynäkologischen Handschrift gegen angeblich übermässige sexuelle Lust der Frau den Saft «heisser» Pflanzen wie eben Brennnessel, →Beifuss, →Dill, Gänsefingerkraut [→Fingerkraut], →Schöllkraut, →Weinraute und →Wermut. Dahinter steckt die Lehrmeinung, dass die Lust der Frau naturgemäss schwächer sei als jene des Mannes; empfinde sie jedoch gleich stark, sei sie unfruchtbar. Darüber hinaus orientierte sich Blumentrost am antiken medizinischen Grundgedanken, der besagt, dass Gleiches mit Gleichem geheilt werde, nämlich ein «hitziger» Zustand mit einer «heissen» Pflanze.

Einem frauenheilkundlichen Rezept des 15. Jahrhunderts zufolge galt ein Heiltrank mit Wein und den Samen als Mittel gegen männliche Impotenz. Laut Mattioli «locken» Nesselsamen stärker als die Blätter zur «Unkeuschheit». Tabernaemontanus brachte – mit Skepsis – eine laienmedizinische Anwendung gegen Lähmungserscheinungen: «Die Balbierer und der gemeine Mann pflegen die erlahmten kalten Glieder mit den Nesseln zu reiben / vermeinen also dieselbige darmit wider zu erwärmen […].»

In Surselvisch vermitteltes Heilwissen über die Brennnessel findet sich in Baranduns «Lustgarten da las Ligias» aus dem Jahr 1719. Die aufgeführten Indikationen sind dieselben wie in den Werken der frühneuzeitlichen Botanikerärzte.

Gemäss einer 1748 ebenfalls in Surselvisch niedergeschriebenen viehmedizinischen Rezeptsammlung sollte eine Brennnesselwurzel aufgelegt werden, um eine durch Aderlass verursachte Blutung bei Rindern zu stillen. Als Quelle lag dem Übersetzer das kurz vorher erschienene, in Leipzig und Frankfurt gedruckte Volksbüchlein «Bewährte Arzney-Mittel für das Rind-Vieh, Schaafe und Schweine» vor. Der Puschlaver Kräuterpfarrer Tobia Marchioli brachte in seiner Schrift «Le piante medicinali più conosciute» ein Rezept gegen Haarausfall. Diese Heilanzeige war in der Frühen Neuzeit mittels der antiken Signaturenlehre gefunden worden: So dicht wie die Brennhaare der Pflanze sollte das schüttere Kopfhaar werden.

Kräuterpfarrer Künzle, auf dessen Schriften sämtliche aktuellen Indikationen zurückgehen und der wiederum auf Tabernaemontanus und Hildegard von Bingen zurückgriff, wandte die Brennnessel innerlich und äusserlich bei rheumatischen Krankheiten an. Er verglich die Pflanze mit einem «‹ruchen Cholderi›, einem Mann mit grimmigem Gebaren aber mit hilfreichem Herzen. Sie ist wohl das einzige Kraut, das allen Leuten bekannt ist; denn ihr ‹Händedruck› ist unvergesslich.» Der liebe Gott habe dieser Pflanze das Feuer gegeben, um sie vor unvernünftiger Naschhaftigkeit und Ausrottung zu schützen, denn ihre Geschmacks- und Nährstoffe seien bei den Tieren, von der Schmetterlingslarve bis zur Kuh, geschätzt wie bei den Menschen die «süße Nidel». Der «Kräuter-Pfarrer Künzle Verein» vertreibt eine Brennnessel-Tinktur, die gegen Gicht, Haarausfall, Verstopfung, Bluthochdruck, Diabetes (unterstützend), Rheumatismus, Nierenschwäche und Frühjahrsmüdigkeit eingesetzt werden kann.

Die Brennessel – kurz und bündig beschrieben

Am besten beschreibt man die Pflanze, indem man erklärt, dass sie auf jedem Mist wächst und fähig ist, jeden Mist aus unserem Körper zu führen.

Heidi Meier, Wildkräuter-Fibel (2012)

Über die Heilwirkung der Brennnessel schrieb der Disentiser Benediktinerpater und Heilkundige Thomas Häberle (1912–1997) aus eigener Erfahrung: «Eine einzige Teemischung habe ich anhand von Experimenten gefunden: den →Stechpalmen-Brennnesseltee: 6 Teile Brennnessel, 1 Teil Stechpalmentee (separat bereitet und dann gemischt), tagsüber schluckweise getrunken, hilft gegen Gallen-, Nieren-, Blasensteine und -grieß mit nachweislich gutem Erfolg bei Kindern und Erwachsenen – oft zum Erstaunen der Ärzte.»

Das Kraut hat seinen Platz dank der Wissensvermittlung von Kräuterpfarrer Künzle, dem Naturheilkunde-Pionier Alfred Vogel und der Kräuterfrau Maria Treben in der medizinischen Selbsthilfe für Menschen und Vieh behauptet. Urtica urens ist ausserdem ein homöopathisches Mittel und eine Heilpflanze der neuen Hildegard-Medizin.

Die Brennnessel ist im Prättigau eine traditionelle Nahrungspflanze im Wildkräutersalat, Wildspinat und zum Würzen der Speisen.

Heutige Anwendung

Im Haus

Entgiftung, Reinigung, Magenprobleme, Migräne, Schwindel, Mangel an Vitalität: Aufguss der frischen oder getrockneten Blätter, innerlich (Prättigau).

Allgemeine Stärkung: getrocknete Samen, innerlich (Prättigau).

Rheuma: Kaltauszug aus der Wurzel einreiben (Prättigau).

Gelenkentzündungen, Gicht, Rheuma, Akne, Katarrh: Aufguss des Krauts, innerlich (Valposchiavo).

Wundheilung, Hautreizungen: Waschungen mit dem Aufguss des Krauts (Valposchiavo).

Bekämpfung von Haarausfall: Kraut mit Apfelessig kochen, die Lotion einreiben, zwei Stunden einwirken lassen, ausspülen (Valposchiavo).

Im Stall

Steigerung der Milchproduktion, Stärkungsmittel nach der Abkalbung, auch für Kälber, Schweine, Hühner und Kaninchen: getrocknete, zerriebene Pflanze verfüttern (Prättigau, Safiental, Surselva).

Magendarmbeschwerden, Unterstützung der Säuberung nach Abkalbung: Aufguss, innerlich (Safiental, Prättigau).

Schlechter Allgemeinzustand, Futterverweigerung: getrocknetes Kraut verfüttern (Mesolcina).

Kommerzieller Anbau, Kultivierung in Kräuterschau- und Klostergärten

Brennnessel wird von der Erboristeria Biologica Raselli, Le Prese, und der Azienda Agricola Biologica Al Canton (Familie Zanetti-Lazzarini), Le Prese, kultiviert.
Die Pflanze wächst in folgenden Kräuterschaugärten: Iert d'ervas medicinalas des Museum Regiunal, Savognin; Medizinalgarten, Chur; Pfarrer Künzle's Chrüterparadies, Zizers; Heididorf, Maienfeld; Benediktinerkloster St. Martin, Disentis; Ausschilderung auf Kräuterlehrpfaden: Bachblüten-Heilkräuterweg Maladers; Wildkräuterpfad Oberalppass-Tschamut, Nr. 8.

Literatur und Abbildung

Lauber/Wagner/Gygax, Flora Helvetica, 232; Dioskurides/Berendes, 421; Saum/Mayer/Witasek, Klosterernährung, 38; Lorscher Arzneibuch/Stoll, 137, 145, 201, 279; Hildegard von Bingen/Riha, 94f.; Kruse, Mittelalterliche Frauenrezepte, 147; Mattioli/Handsch, 490r–490v; Tabernaemontanus/Bauhin, 921ff.; Barandun, Nr. 182; Ludwig, Nr. 364; Nizeivels miez, Nr. 8; Bewährte Arzney-Mittel, 8; Marchioli, 67 (Übersetzung U.B.-B.); Künzle, Kräuterheilbuch, 304f.; Vogel, Der kleine Doktor, 149, 199, 471ff.; Treben/Storl, 45–52; Hertzka/Strehlow, Hildegard-Apotheke, 59, 295, 343, 382, 479; Vonarburg, Homöotanik, Bd. 2, 673ff.; Schilcher, Phytotherapie, 87–90; Häberle, Sammeln und Sichten, 16; Wegmann, Prättigau, 42; Ruatti, Valposchiavo, 30f.; Joos, 93f. (Safiental); Klarer/Stöger/Meier, Jenzerwurz, 66, 90f.; Tinkturen (Flyer Kräuter-Pfarrer Künzle Verein, Wangs o. J.); Condrau, Speisen, 6, 9; Tscharner, Wald, 15, 17f., 20, 68–71, 88, 132; Clopath, Wildpflanzen, 8–11; Thurner-Steier, Savognin, Thema 1; Steigner, Klostergarten, 8 (Disentis); Künzle, Kräuteratlas (2017), Nr. 58; Meier, Wildkräuter-Fibel, Nr. 8 (Heil- und Nahrungspflanze); Abbildung: Künzle, Kräuterheilbuch, Tf. 95 (Zeichnung Pia Roshardt).

BROMBEERE

Zwei Arten; Rosengewächse, Rosaceae

– Echte Brombeere, Rubus fruticosus aggr.

Vorkommen
Hecken, Gebüsche, Waldränder, Wälder; Blütezeit: Mai bis August; Fruchtreife: Ende Juli bis Oktober.

– Mittelmeerbrombeere, Rubus ulmifolius SCHOTT

Vorkommen
Hecken, Waldränder; Blütezeit: April bis September, Fruchtreife: August bis September.

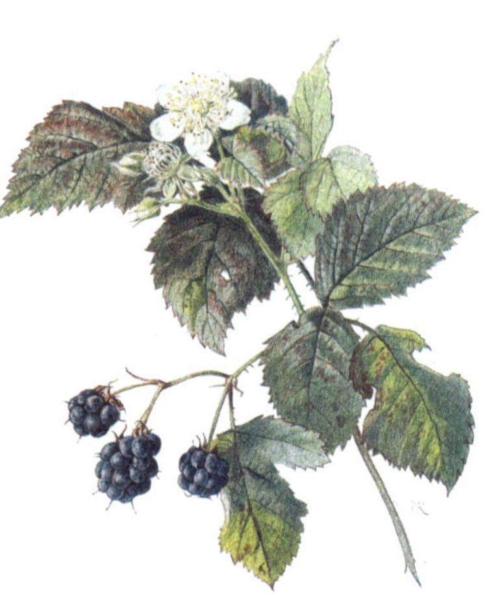

Wissensgeschichte:
Medizinisch genutzt wurden und werden, ihrem Vorkommen entsprechend, die Arten Echte Brombeere und Mittelmeerbrombeere.

Die Brombeere zählt zu den ältesten Heilpflanzen. Dioskurides schrieb Brombeerblättern und -beeren adstringierende Wirkung zu und empfahl sie demzufolge als Abkochung gegen Durchfall und starke Monatsblutungen; gekaute Blätter und die Früchte sollten bei entzündetem Zahnfleisch und Soor helfen. Pflaster mit den Blättern oder mit dem an der Sonne eingedickten Saft aus Stängeln und Blättern verwendete er bei Geschwüren auf der Haut, Ausschlägen am Kopf, dem Vorfall der Augen, bei Feigwarzen und Hämorrhoiden.

Hildegard von Bingen sott Brombeerblätter zusammen mit →Bertram, →Ysop, Majoran (→Dost) und Honig in Wein, um mit dem Heiltrank bei Husten Schleim aus der Lunge zu lösen. Gegen Würmer unter der Haut bei Menschen und Tieren streute sie die getrockneten, zu Pulver zerriebenen Blätter auf.

Mattioli vermittelte einen Einblick in die Praxis von Laienmedizinern, den Barbieren, indem er über deren Anwendung von in Wein gesottenen Blättern und Schösslingen berichtete: «Dienet den Balbierern wol / fliessende geschwär / und grinde des haupts [= Ausschläge am Kopf] / angesichts / und der heimlichen orten [= Geschlechtsorgane] / offt darmit zu waschen.» Der Botanikerarzt empfahl neu bei Nierengriess und -steinen der Kinder, ihnen das Destillat aus den Früchten, morgens und abends zwei Lot, zu verabreichen. Auf Geschwüre des Viehs sollten gedörrte, gepulverte Blätter gestreut werden. Tabernaemontanus fasste das Heilwissen seiner Zeit über die Brombeere zusammen: «In summa es werden die Beern / die Blumen / das Kraut und die Wurtzel nutzlich gebrauchet wider alles unmässiges Fliessen der innerlichen und eusserlichen Gliedmassen / als da seyn Bauchflüß [= Durchfall] / rote Ruhr / Blutspeyen / Nasenbluten / unmässige Zeiten der Weiber / Gonorrhaea und was dergleichen mehr seyn.» Zu «dergleichen mehr» gehörten auch die als «gulden Adern» bezeichneten Hämorrhoiden, auf die ein mit Brombeersaft getränktes Tuch gelegt werden sollte. Die arzneiliche Nutzung der Brombeere bei all diesen «blutigen» Problemen ist der antiken Signaturenlehre geschuldet, die die dunkelrote Farbe der Früchte mit Blut in Verbindung brachte.

Johann Barandun vermittelte 1719 in seinem «Lustgarten da las Ligias» traditionelles Heilwissen über die Brombeere. Die Anwendungsbereiche – Durchfall, Mundfäule und -geschwüre, Wundheilung, Räude – hatte er der Schrift «Eydgnössischer Lust-Garte» (1715) des Zürcher Stadtarztes Johann von Muralt entnommen.

Die in der gegenwärtigen medizinischen Selbsthilfe belegten Heilanzeigen fussen auf den Schriften der Kräuterpfarrer Marchioli und Künzle, die sich wiederum auf die Kräuterbücher der Frühen Neuzeit abstützten.

Die Knospen der Brombeere werden auch in der Gemmotherapie angewandt; die Blätter sind Mittel der neuen Hildegard-Medizin.

Heutige Anwendung

Im Haus
Bauchschmerzen, Durchfall, starke Monatsblutungen, Hämorrhoiden, Akne: Aufguss der Blätter, innerlich (Valposchiavo).

Wundheilung: Umschläge mit dem Aufguss der Blätter (Valposchiavo).

Schmerzendes Zahnfleisch, Verletzungen der Mundhöhle, Halsschmerzen: Spülungen mit dem Aufguss der Blätter (Valposchiavo).

Im Stall
Durchfall bei Milchkälbern, speziell nach Alpung: Aufguss der frischen oder getrockneten Blätter verabreichen (Surselva).

Kultivierung in Kräuterschaugärten

Medizinalgarten, Chur; Pfarrer Künzle's Chrüterparadies, Zizers.

Literatur und Abbildung

Lauber/Wagner/Gygax, Flora Helvetica, 242; Schönfelder/Schönfelder, Mittelmeerflora, 312; Dioskurides/Berendes, 384; Hildegard von Bingen/Riha, 144f.; Mattioli/Handsch, 427v.; Tabernaemontanus/Bauhin, 1297f.; Barandun, Nr. 101; von Muralt, 286; Ludwig, Phytologia, Nr. 288; Künzle, Kräuterheilbuch, 305f.; Treben/Storl, 183f.; Schilcher, Phytotherapie, 90, 370; Wegmann, Prättigau, 41; Marchioli, 40; Ruatti, Valposchiavo, 70f.; Klarer/Stöger/Meier, Jenzerwurz, 67; Tscharner, Wald, 11, 47f., 78; Künzle, Kräuteratlas (2017), Nr. 14; Bichsel/Brönnimann, Gemmotherapie, 72f.; Hertzka/Strehlow, Hildegard-Apotheke, 273; Abbildung: Künzle, Kräuterheilbuch, Tf. 75 (Zeichnung Pia Roshardt).

BRUNNENKRESSE

Echte Brunnenkresse, Nasturtium officinale R. BR.; Kreuzblütler, Brassicaceae

Vorkommen
In Bächen und Gräben wild wachsend, kultiviert in Brunnen; Blütezeit: Juni bis September.

Wissensgeschichte:
Die Brunnenkresse zählt zu den ältesten Heilpflanzen. Dioskurides beschrieb das Kraut, das roh auch gegessen werde, als eine im Wasser gedeihende Pflanze mit harntreibender Wirkung. Äusserlich angewandt, vertreibt es Leber- und Sonnenbrandflecken.

Heilmittel der Schule von Salerno

Kressensaft hält die Haare fest, die dir entfallen wollen. Es gibt auch Praktiker, die damit Zahnweh heilen sollen. Mit Honig aufgeschmiert, kuriert er Schuppen und Hautknollen.

Regimen sanitatis Salernitanum (zwischen 1198 und 1211)

Ein heilkundiger Mönch, Verfasser eines um 785 im Benediktinerkloster Lorsch entstandenen, umfangreichen Arzneibuchs, empfahl gegen Brustschmerzen einen Heiltrank mit in Ziegenmilch oder Wasser gekochter Brunnenkresse. Bei Geschwülsten bedurfte es eines Kataplasmas mit dem frischen Kraut, bei Furunkeln noch mit Malz oder Hefe.

Der heilkundige Mönch Odo Magdunensis schrieb in seinem Lehrgedicht «De viribus herbarum» (Über die Kräfte der Kräuter, 2. Hälfte 11. Jh.) der Brunnenkresse stark wär-

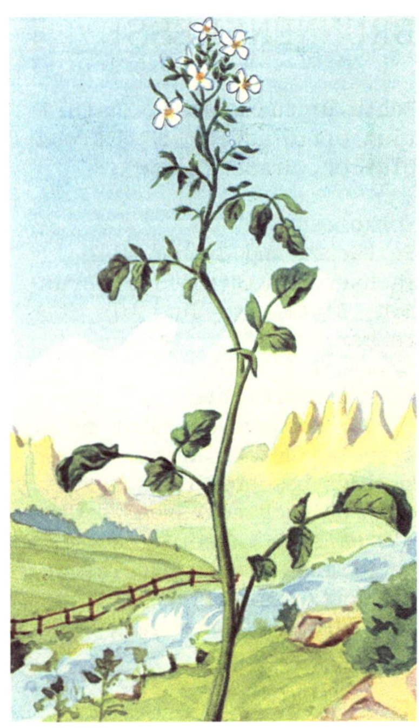

mende, trocknende Kräfte zu, welche die Liebeskraft austrockneten, wenn man das Kraut oft geniesse. Bei Verstopfung und Husten riet Odo, die Samen mit Honig einzunehmen. Die Samen dienten auch als Mittel gegen Darmwürmer, und im Pflaster galten sie als erprobt gegen Furunkel und Krätze.

Gemäss Hildegard von Bingen sollten Kranke das gedünstete Kraut bei Fieber, Gelbsucht und nach schwer verdaulichen Speisen essen. Da Zahnschmerzen nach der Beobachtung Hildegards oft «ins Ohr der Kopfseite, wo der böse Zahn sitzt», ausstrahlen, empfahl sie, in das kranke Ohr den Saft der Brunnenkresse zu träufeln.

Tabernaemontanus bezog sich auf eine hoch angesehene antike Autorität, den römischen Naturkundigen Plinius den Älteren, als er Schwangere vor dem Genuss der Brunnenkresse warnte: «Es sollen sich aber die schwangeren Weiber mit diesem Kraut fürsehen / und sich dessen enthalten / […]. In Wein gesotten und getruncken / und auch übergeschlagen [= als Auflage] treibet es nicht allein den Harn und den Stein / sondern auch der Frawen Zeit.» Der Botanikerarzt empfahl das Kraut zudem allen, die an Skorbut litten.

Gemäss einem um 1700 in der Surselva niedergeschriebenen «Cudisch da medischinas» sollten Warzen zuerst mit einem Strohhalm weggebrannt und die Wunden anschliessend mit einem Pflaster aus zerstossener Brunnenkresse und →Senf bedeckt werden. Gegen Hitze in der Leber galt es, Kresse im Salat zu essen.

Johann Barandun notierte 1719 im «Lustgarten da las Ligias» traditionsgebundenes Heilwissen über die Brunnenkresse. Die 1756 von seinem Sohn Valentin verfertigte Teilabschrift des «Lustgartens» enthält die in der älteren Fassung verloren gegangene Nr. 110 mit Anwendungsbereichen, die Johann Barandun aus den Werken der frühneuzeitlichen Botanikerärzte übernommen hatte.

> Brunnenkressesuppe mit Essig zubereitet und eingenommen, nimmt die Krankheit genannt Schlafsucht weg, ebenso die Geschwulst der Milz.
>
> Valentin Barandun, Lustgarten da las Ligias (1756)

Der Puschlaver Kräuterpfarrer Tobia Marchioli verordnete die Abkochung als Blutreinigungsmittel, bei geschwollenen Drüsen am Hals und gegen Verstopfung. Darüber hinaus rühmte er einen Frühlingssalat aus Brunnenkresse, →Ehrenpreis, Radicchio und →Wegwartenblättern als Heilmittel gegen Wasserstauungen, Skorbut und Gelbsucht. Auflagen mit den zerstossenen Blättern sollten Kinder von der Krätze befreien. Innerlich angewandt, galten die Blätter als wirksam bei Lungenleiden und Darmwürmern.

Kräuterpfarrer Künzle schätzte den aus den Blättern zubereiteten Frühlingssalat, da dieser Magen, Gedärme und die Lungen reinigen sowie Ausschläge, Nieren-, Leber- und Milzbeschwerden heilen sowie Darmwürmer vertreiben sollte. Obwohl Marchioli und Künzle sowie die neue Hildegard-Medizin versucht hatten, die Brunnenkresse als Heilpflanze wiederzubeleben, blieb der Effekt in der medizinischen Selbsthilfe überwiegend aus.

Heutige Anwendung

Im Haus

Stärkung des Körpers in der Rekonvaleszenz: frische Blätter im Wildkräutersalat (Valposchiavo).

Kultivierung in Kräuterschaugärten

Pfarrer Künzle's Chrüterparadies, Zizers; Ausschilderung auf Kräuterlehrpfad: Wildkräuterpfad Oberalppass–Tschamut, Nr. 9.

Literatur und Abbildung

Lauber/Wagner/Gygax, Flora Helvetica, 500; Goehl, Mittelalterliche Gesundheitsregeln aus Salerno, 23; Dioskurides/Berendes, 223; Marzell, Geschichte und Volkskunde der deutschen Heilpflanzen, 95; Lorscher Arzneibuch/Stoll, 153, 195, 197, 249; Odo Magdunensis/Mayer/Goehl, 154; Hildegard von Bingen/Riha, 80; Philomusus Anonymus, Horn des Heyls, Cap. 53; Tabernaemontanus/Bauhin, 846f.; Decurtins, Alexi (ed.), Cudisch da medischinas, 9, 17; Barandun, Valentin, Nr. 110; Ludwig, Phytologia, Nr. 225; Hertzka/Strehlow, Hildegard-Apotheke, 96, 295; Schilcher, Phytotherapie, 92f.; Marchioli, 43; Künzle, Kräuterheilbuch, 307; Vogel, Der kleine Doktor, 131, 167, 227; Ruatti, Valposchiavo, 102; Künzle, Kräuteratlas (2017), Nr. 15; Meier, Wildkräuter-Fibel, Nr. 9 (Heil- und Nahrungspflanze); Abbildung: Herba, Nr. 112.

CHRISTROSE

Helleborus niger L.; Hahnenfussgewächse, Ranunculaceae

Vorkommen
In Gärten kultiviert; Blütezeit: Dezember bis März.

Wissensgeschichte:
Die zur Weihnachtszeit blühende, aus dem Mittelmeerraum stammende Christrose zählt zu den ältesten Heilpflanzen. Dioskurides nutzte die stark abführende Wurzel, die auch mit Linsen und in Suppen gekocht wurde, gegen Epilepsie, Melancholie, Gicht und Lähmungserscheinungen. In der Gynäkologie diente sie, als Zäpfchen eingelegt, zur Förderung der verzögerten Menstruation und Tötung des Embryos. In die Ohren gesteckt, sollte sie Schwerhörigkeit heilen. Gegen Krätze mischte Dioskurides eine Salbe, die ausser der Wurzel der Christrose Weihrauch oder Bienenwachs, Teer und Zedernöl enthielt. Kataplasmen mit den Wurzeln wurden auf weisse Flecken, Flechten und Aussatz gelegt; die geriebenen Wurzeln, gemischt mit Gerstenmehl, ergaben Pflaster für an Wassersucht leidende Kranke. Um Fisteln zu reinigen, setzte Dioskurides die Wurzel während dreier Tage als Quellmeissel ein, wodurch eine künstliche Wunde entstand und der Eiter abfliessen konnte.

In der Klostermedizin nördlich der Alpen erscheint die Christrose erstmals in der zweiten Hälfte des 11. Jahrhunderts. Der Mönch Odo Magdunensis brachte in seinem Lehrgedicht «De viribus herbarum» als neue Indikation Gelenkleiden, die durch Einnahme der Wurzel behoben werden sollten.

Platearius beschrieb um 1150 in seiner Arzneikunde «Circa Instans» die sowohl der Weissen Nieswurz (→Germer) als auch der Schwarzen Nieswurz (Christrose) zugeschriebene Wirkung: «Eine Arznei, die Weiße Nieswurz enthält, purgiert den Weißschleim (flegma); wenn sie Schwarze Nieswurz enthält, purgiert sie die Schwarzgalle (melancolia); enthält sie beide Nieswurz-Arten, tut sie bei beiden Körpersäften Wirkung.» Ein mit der gepulverten Wurzel der Christrose ausgelöster Niesanfall sollte Schlafsucht und Epilepsie vertreiben.

Traditionelle Heilanzeigen für die Wurzel der Christrose

Aeußerlich wendet man sie gegen chronische Hautausschläge, Krätze, Ungeziefer, Schwerhörigkeit, Zahnschmerz und Wassersucht an.

Der Schweizer Kräutersammler (1879)

Da die Christrose starken Durchfall und Erbrechen hervorruft, durfte sie keinem schwachen und magersüchtigen Kranken verabreicht werden. Hildegard von Bingen verordnete gegen den Verlust des Verstandes eine Salbe mit Christrose, →Fenchel, Quendel (→Thymian) und Schmalz, wobei Kopf und Hals mit der heissen Salbe eingeschmiert und mit Tüchern verbunden wurden.

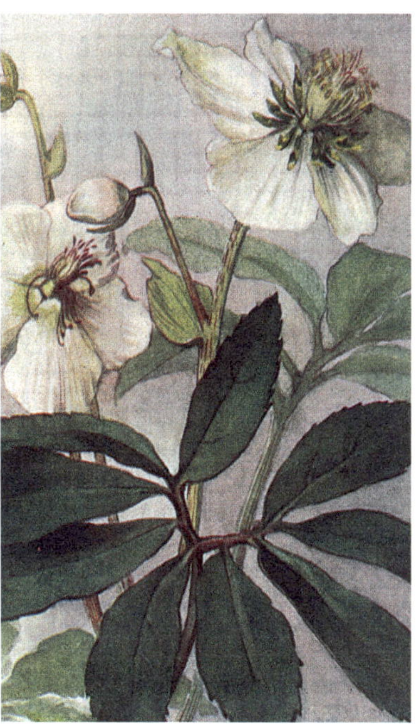

Der frühneuzeitliche Botanikerarzt Hieronymus Bock erwähnte, dass alte Heilerinnen die Christrose zur Reinigung des Körpers nutzten.

Mattioli beschrieb eine aus der Praxis der nichtakademischen Militärärzte stammende, bei der Beulenpest angewandte Therapie. Neben der Beule wurde die Haut mit einer Zange aufgerissen, ein glühendes Stück Eisen in die Wunde gestossen und ein Stück mit frischer Butter bestrichene Christrosenwurzel in das entstandene Loch gelegt. Die durch das Einsetzen der Wurzel entstandene Eiterung sollte das im Körper kursierende Gift an sich ziehen.

In einer um 1700 in der Surselva abgefassten Rezeptsammlung wurde gegen geschwollenes und abgestorbenes Zahnfleisch empfohlen, mit der Abkochung der Wurzel den Mund zu spülen.

Wie man in einer viehmedizinischen Handschrift von 1748 aus der Surselva nachlesen kann, wurde das von Mattioli erwähnte Wurzelstechen auch am Ohr von Schweinen angewandt, bei denen man annahm, dass sie giftige Schlangen gefressen hätten. Ebenso erhielten Rinder dieselbe Therapie gegen Gelbsucht. Wenn sie sich dagegen wehrten, verabreichte man ihnen Wasser oder Essig, in dem Wurzeln der Christrose gezogen hatten. Als Quelle lag dem Übersetzer das kurz vorher erschienene, in Leipzig und Frankfurt gedruckte Volksbüchlein «Bewährte Arzney-Mittel für das Rind-Vieh, Schaafe und Schweine» vor.

Christrosenwurzeln befanden sich in der Apotheke des am Heinzenberg und im Domleschg wirkenden Arztes Johann Anton Grass, der bei Theodor Zwinger, dem Autor des «Theatrum Botanicum» (1696), an der Universität Basel Medizin studiert hatte. Zwinger empfahl den vorsichtigen Gebrauch der giftigen Wurzeln in abführenden Kräuterweinen.

Helleborus niger ist ein homöopathisches Mittel.

Literatur und Abbildung

Lauber/Wagner/Gygax, Flora Helvetica, 114; Der Schweizer Kräutersammler, 169; Dioskurides/Berendes, 446f.; Odo Magdunensis/Mayer/Goehl, 184f.; Circa Instans/Goehl, 266ff.; Hildegard von Bingen/Riha, 121; Mattioli/Handsch, 525v; Bock, CXLIXv; Decurtins, Alexi (ed.), Cudisch da medischinas, 20; Nizeivels miez, 23 (Rinder), 1 (Schweine); Bewährte Arzney-Mittel, 11, 36; Jørgensen Brøndegaard, Vagn, Das Wurzelstechen, in: Sudhoffs Archiv 67 (1983), 199–209; Daems, Johann Anton Grass, 19, 209; Zwinger, 961; Vonarburg, Homöotanik, Bd. 2, 20–23; Abbildung: Klein, Frühlingsblumen, Bd. 1, Tf. 34.

DILL

Anethum graveolens L.; Doldengewächse, Apiaceae

Vorkommen
In Gärten kultiviert, selten verwildert; Blütezeit: Juli bis August.

Wissensgeschichte:
Der Dill zählt zu den ältesten Heilpflanzen. Im Alten Testament brachte der Prophet Jesaja den sachgerechten Umgang mit den Arznei- und Gewürzpflanzen Dill und Kreuzkümmel (→Kümmel) als Gleichnis, um den Israeliten die von Gott vorgegebene Ordnung vor Augen zu führen: «Auch fährt man nicht mit dem Dreschschlitten über den Dill und mit den Wagenrädern über den Kümmel, sondern man klopft den Dill mit dem Stock aus und den Kümmel mit Stecken.» (Jesaja 28,27, Einheitsübersetzung). Im Matthäusevangelium (23,23) kommt Dill zusammen mit Kreuzkümmel und einer nicht bestimmbaren Minzen-Art vor. Dass auf diese Kräuter der Tempelzehnten erhoben wurde, belegt desgleichen deren frühe Wertschätzung.

Der Dill findet sich im Heilmittelfundus des Pedanios Dioskurides, des wirkmächtigsten Arztes der Antike. Dieser empfahl die Abkochung aus den getrockneten Dolden und den Früchten als Heiltrank zur Förderung der Muttermilchbildung, der Linderung von Bauchkrämpfen sowie bei Blähungen, leichtem Erbrechen, Schluckauf und Wasseransammlungen. Dioskurides warnte indes vor lang anhaltendem Gebrauch, denn dieser bewirke die Schwächung der Seh- und Zeugungskraft. An äusseren Anwendungen nannte er Sitzbäder mit der Abkochung bei Gebärmutterleiden und Auflagen mit den verbrannten Samen bei Geschwülsten am After (Hämorrhoiden und Feigwarzen).

Vermutlich brachten Mönche den aus dem östlichen Mittelmeerraum stammenden Dill in die Klostergärten nördlich der Alpen. Das «Lorscher Arzneibuch», entstanden um 785, enthält ein breites Spektrum an Heilanzeigen, zum Beispiel Flügelfelle (Wucherung auf der Bindehaut), Magenbeschwerden, Wechselfieber (Malaria), Husten und Heiserkeit. Der Mönch Odo Magdunensis brachte in seinem Lehrgedicht «De viribus herbarum» (Über die Kräfte der Kräuter, 2. Hälfte 11. Jh.), dem bedeutendsten Werk der Klostermedizin, neue Indikationen. Die Asche der verbrannten Früchte spritzte er auf ein entzündetes Halszäpfchen, und die Wurzelasche legte er auf fressende Geschwüre und eiternde Wunden, dies habe sich vor allem bei Schäden am Penis bewährt. Mit dem Öl, in dem die Blüten gekocht worden waren, strich er vom Frost beschädigte Glieder, den schmerzenden Kopf und die verspannte Muskulatur ein.

Hildegard von Bingen stand dem Dill mit Skepsis gegenüber; generell schrieb sie ihm die schlechte Eigenschaft zu, traurig zu machen. Roh schade er, doch gekocht gegessen, vermag er ihr zufolge, die Gicht zu bekämpfen. Bei Nasenbluten sollte man im Sommer das frische Kraut auf Stirn, Schläfen und Brust legen, im Winter dienten zum selben Zweck Säcklein, die das mit Wein benetzte, gepulverte Kraut enthielten. Um «Wollust und fleischliche Begierde» abzutöten – eine Erfordernis des Klosterlebens –, empfahl sie, eine Sauce mit Dill, Wasserminze, der Wurzel der Illyrischen Iris und Essig einzunehmen. Die heilkundige Äbtissin sorgte sich zudem um das Wohl des Viehs. Bei feuchter und milder Luft, einer für Rinder ungünstigen Witterung, sollte man den Tieren Dill und die Wurzel der Illyrischen Iris oder Schwertlilienwurzel unter das Futter mischen, um die verdorbenen Säfte auszuleiten.

Meister Blumentrost, ein im 15. Jahrhundert wirkender Arzt,

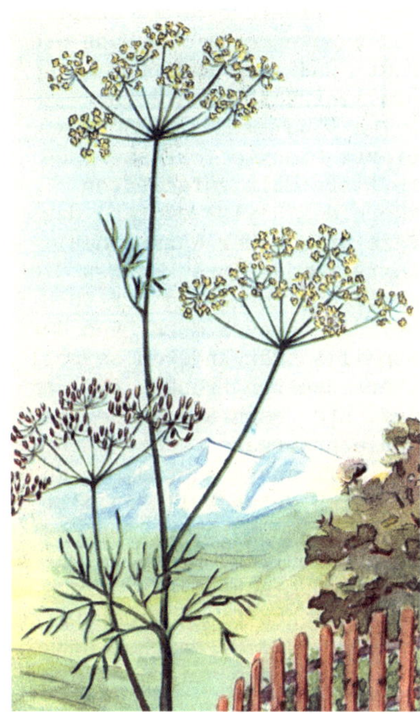

verordnete in einer gynäkologischen Handschrift gegen angeblich übermässige sexuelle Lust der Frau den Saft «heisser» Pflanzen wie eben Dill, →Beifuss, →Brennnessel, Gänsefingerkraut (→Fingerkraut), →Schöllkraut, →Weinraute und →Wermut. Dahinter steckt die Lehrmeinung, dass die Lust der Frau naturbedingt schwächer sei als jene des Mannes; empfinde sie jedoch gleich stark, sei sie unfruchtbar. Darüber hinaus orientierte sich Blumentrost, aber auch Hildegard, am antiken medizinischen Grundgedanken, dass Gleiches mit Gleichem geheilt werde, nämlich ein «hitziger» Zustand dank einer «heissen» Pflanze.

Tabernaemontanus griff Jahrhunderte später auf Odo zurück, indem er traditionsbedingt Dill bei Schlaflosigkeit und zur Heilung von Wunden am Penis einsetzte, freilich nicht ohne die nichtuniversitären Wundärzte zu disqualifizieren: «Etliche machen aus der Aschen des Dillkrauts ein lindes Sälblein / vermischens mit Honig / und streuchen die Löcher und Geschwer zum offtermal mit an: Aber nichts bessers ist / dann Fäselein von leininem Tuch geschabet / und dieselben mit dem gemeldten Sälblein in die Löchlein eingelegt / das soll man des Tags zweymal thun / und zuvor den Schaden allwegen wäschen und reinigen / mit Wasser darinn Myrthenblätter gesotten seynd. Mit dieser geringen Artzeney habe ich vielen geholffen / die sich an ungesunden Weibspersonen verunreiniget haben / und solche umb sich fressende Löcher bekommen / daß wo man denen nicht zu hülff kommen / man ihnen das Männliche Glied hette müssen hinweg schneiden / wie dann etliches geschehen / die sich unseren unerfahrnen vermeynten Wundärtzten und Bartscherern vertrawet haben.»

Tabernaemontanus fasste nicht nur das Heilwissen der Antike und des Mittelalters über den Dill zusammen, sondern hob auch die gesundheitsfördernde, vielfältige Verwendung der Pflanze als Gewürz, auch für die Armen, hervor: «Das grüne Kraut wird in Suppen und Gemüß nützlich gebraucht / und gibt denselben ein guten Geschmack. Mit dem Saamen machet man die jungen Cucumern [=Gurken] eyn / so brauchen ihnen auch die Weiber zum Kappeskraut / wann sie das über Jahr zu brauchen einsaltzen / welches ihm nicht allein ein guten geschmack gibt / sondern er benimbt ihm auch die Windigkeit / und machet es desto verdaulicher. Deßgleichen wird der Saamen nützlich gebraucht / das Fleisch damit einzumachen / und zu den Würsten / darvon dann alle solche Speisen ein anmüthigen Geschmack bekommen / und auch desto verdäulicher werden. In summa / unsere Weiber und Köch können des Dills in ihren Küchen keineswegs entbehren.»

In seinem in Vallader abgefassten handschriftlichen Heilpflanzenlexikon «Phytologia» erwähnte der im zweiten Drittel des 18. Jahrhunderts tätige Arzt Padruot Ludwig in Ardez die Wirkung des Dills auf die Förderung der Muttermilch. Sein Wissen hatte der Bündner Landarzt der «Flora Francica Rediviva» (1716) seines Kollegen Georg Franck von Franckenau entnommen.

Maria Treben, die bekannteste Kräuterfrau der Gegenwart, und die neue Hildegard-Medizin holten den Dill als magenstärkende Heil- und Gewürzpflanze aus dem Vergessen. Der deutsche Ayurveda-Arzt Ernst Schrott machte in seinem phytotherapeutischen Grundlagenwerk den Dill als ayurvedische Arzneipflanze bekannt.

Kommerzieller Anbau

Guarda Kräuter.
Dill wird im Kräuterschaugarten Heididorf, Maienfeld, kultiviert.

Literatur und Abbildung

Lauber/Wagner/Gygax, Flora Helvetica, 996; Häusl, Garten Eden, 55; Dioskurides/Berendes, 302; Lorscher Arzneibuch/Stoll, 115, 161, 213, 237, 241, 249; Odo Magdunensis/Mayer/Goehl, 134f.; Hildegard von Bingen/Riha, 76; Leidig, Frauenheilkunde, 134f.; Tabernaemontanus/Bauhin, 165–171; Franck von Franckenau, 39; Ludwig, Phytologia, Nr. 29; Hertzka/Strehlow, Hildegard-Apotheke, 274, 331, 397; Vogel, Der kleine Doktor, 59; Treben/Storl, 184; Schrott/Ammon, 150f.; Schilcher, Phytotherapie, 107, 371; Wegmann, Prättigau, 30; Abbildung: Herba, Nr. 131.

DOST

Flora Helvetica: Echter Dost, Origanum vulgare L.; Lippenblütler, Lamiaceae

Vorkommen
Gebüsche, Waldränder, Trockenwiesen; Blütezeit: Juli bis September.

Wissensgeschichte:
Dioskurides nutzte vermutlich den in mediterranen Regionen weitverbreiteten Borstigen Dost in folgenden Anwendungsbereichen: Bisse giftiger Tiere, Vergiftungen mit dem Gefleckten Schierling, Mohn (→Klatschmohn) und →Herbstzeitlose, Krämpfe und innere Brüche. Dost mit Honig als Latwerge eingenommen, vertreibt laut Dioskurides den Husten. Gegen Hautjucken, Krätze und Gelbsucht empfahl er die Abkochung als Badezusatz. Der Saft sollte mittels Gurgeln und Mundspülungen Halsentzündungen und Soor heilen. Der Heiltrank mit der Milchabkochung galt als lindernd bei Ohrenschmerzen. Dioskurides verordnete zudem ein Salböl, das die Menstruation, die Nachgeburt und die Leibesfrucht aus dem «verstopften» Uterus «herauszog», also auch als Abtreibungsmittel verwendet wurde.

Der Dost behebt Verstopfung

Wer grosse begirde zum stulgang hett / und doch mit drucken und zwang nichts schaffen köndtt / der neme pulver von Dosten / strewe es auff den afftern / er wirdt gelindert im leib und ergibt sich.

Pietro Andrea Mattioli, New Kreüterbuch (1563)

Die Klostermedizin ersetzte die südeuropäische Dost-Art durch den mitteleuropäischen Echten Dost. Dost und →Ysop drei Tage in Most eingeweicht und an der Sonne erwärmt, ergeben gemäss dem Autor des um 785 entstandenen «Lorscher Arzneibuchs» ein gutes Gurgelmittel, um Kopf, Brust und Magen zu reinigen. Die Therapie sollte lang anhaltende Kopf-, Zahn- und Ohrenschmerzen beseitigen, indem die Krankheitsstoffe durch den Mund herausgezogen wurden. Der Mönch Odo Magdunensis empfahl in seinem Werk «De viribus herbarum» (Über die Kräfte der Kräuter, 2. Hälfte 11. Jh.) den Dost bei denselben Beschwerden wie Dioskurides. Einzig bei einer gynäkologischen Heilanzeige fällt ins Auge, dass Odo das Kraut als Heiltrank und Pflaster gegen übermässige Monatsblutungen und nicht zur Förderung der verzögerten Menstruation einsetzte. Neu nutzte Odo den Dost im Heiltrank, mit Weisswein oder warmem Wasser bei zögerlicher Verdauung. Umschläge mit dem Saft und einer Mischung aus Öl und Essig sollten Schmerzen bei Verstauchungen und Quetschungen lindern. Einem stark wärmenden und trocknenden Kraut wie dem Dost wurde generell zugeschrieben, Harn, Schweiss, Schleim und Darmwürmer auszutreiben. Ein wärmender Wickel mit der Abkochung reinigte die Gebärmutter von überflüssigen, schädlichen Säften, so der salernitanische Arzt Matthaeus Platearius in seinem «Circa Instans» (um 1150).

Hildegard von Bingen schrieb dem Dost im Gegensatz zu Odo eine zu schwach wärmende und trocknende Wirkung zu, sodass die innere Anwendung starke Ausschläge, aufgeblähte Lungen und Leberversagen verursache. Nur wer an täglichem Fieber leidet, darf gemäss Hildegard einen Heiltrank mit Dost, Kampfer und →Tormentill in Wein zu sich nehmen. Gegen Ekzeme verschrieb die heilkundige Äbtissin eine im Dampfbad anzuwendende Mischung aus Dost- und →Andornsaft sowie →Bilsenkrautöl und Wein.

Der astromedizinisch orientierte anonyme Verfasser des 1576 erstmals aufgelegten «Horn des Heyls» empfahl das Mazerat aus der Wurzel des Dosts als Heiltrank gegen die Pest. Die Abkochung der Wurzel diente auch dazu, von der Syphilis oder anderen sexuell übertragbaren Krankheiten verursachte Geschwüre an den Geschlechtsorganen auszuwaschen. Der Saft aus den Stängeln wurde allen Melancholikern als Heiltrank angeraten, denn er mache fröhlich, einen leichten Kopf und beschere ein langes Leben. Schon Dioskurides hatte dem Dost die Eigenschaft zugedacht, überschüssige Schwarzgalle auszuleiten.

Von Tabernaemontanus stammt ein frauenmedizinisches Rezept, bei welchem wiederum die austreibende Kraft der auch als «Wolgemuth» bezeichneten Pflanze Wirkung zeigen sollte: «Welche Weiber Mangel an Milch haben / die sollen nüchtern Wohlgemuth essen / so wird ihnen die milch gemehret / und ist auch dem Kind nutzlich.» Ein zweiter historischer Name des Dosts, «Unser Frauen Bettstroh», erinnert an eine Legende, nach der die Muttergottes das Jesuskind in der Krippe auf Dost gebettet habe. Wie jede Marienpflanze galt auch der Dost als Frauenmittel. Tabernaemontanus nutzte zudem die trocknende Eigenschaft der Pflanze, indem er sie in einem Heiltrank, gekocht mit Feigen, →Weinraute und Honig, gegen chronischen Schnupfen alter Leute und Durchfall einsetzte.

Ein aus dem Unterengadin stammender historischer Beleg zur arzneilichen Verwendung des Dosts findet sich in der 1573 vollendeten «Raetiae alpestris topographica descriptio» des Pfarrers und Humanisten Ulrich Campell. Dieser zählte die romanisch «tousta» genannte Wildpflanze zu den

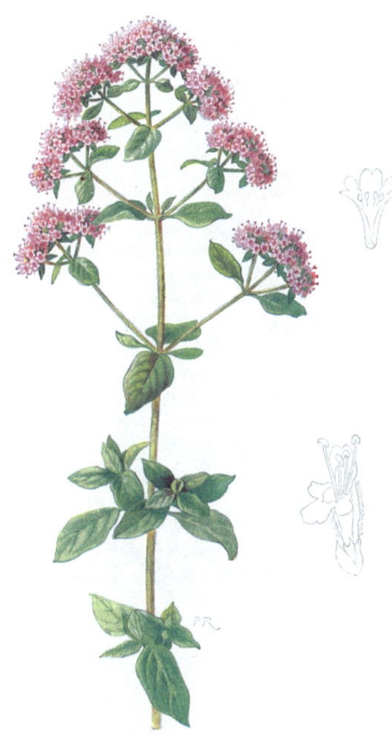

mit den vortrefflichen Kräften ausgestatteten Kräutern und Wurzeln, «die den Arzneikundigen und Chirurgen und den Salbenhändlern von großem Nutzen und deshalb bekannt sind». Über den Majoran, eine botanisch verwandte Art, schrieb er, dass dieser in Gärten «durch menschliche Pflege und Kunst» gehegt werde. Der Botanikerarzt Hieronymus Bock verschrieb gegen äussere Entzündungen Umschläge mit in Wein gesottenem Dost.

Aus den Werken der frühneuzeitlichen Botanikerärzte vermitteltes Heilwissen über Dost und Majoran findet sich im 1719 von Johann Barandun niedergeschriebenen Kräuterbuch «Lustgarten da las Ligias». Laut Barandun, der sich vermutlich als Heiler betätigte, wurde Majoran wie →Lavendel in Töpfen gezüchtet.

Eine 1747 datierte Arzneihandschrift aus Ardez enthält ein Rezept für einen Heiltrank mit der Weinabkochung aus →Dost, →Enzian und →Meisterwurz gegen Nieren- und Milzerkältung.

Der Disentiser Benediktinerpater Karl Hager wies aufgrund seiner naturkundlichen und kulturhistorischen Forschungsexkursionen durch die Surselva die Kultivierung des Majorans in Bauerngärten nach.

Der Puschlaver Kräuterpfarrer Tobia Marchioli verschrieb Kopfwaschungen mit dem Aufguss des Majorans zur Stärkung der Nerven, bei Schwindel, Kopfschmerzen und gegen die Schlafkrankheit. Kräuterpfarrer Künzle warnte auf der Grundlage der historischen Energetik – warm und trocken im dritten Grad – vor der Anwendung des Dosts und des Majorans bei hohem Blutdruck, Entzündungen und Fieber, empfahl jedoch die Abkochung als Essenz für Kraftbäder: «Schon viele Genesende, schwache Frauen, serbelnde Kinder sind durch diese Majoranbäder wieder zum Aufblühen gekommen.» Künzle rauchte und schnupfte mit grosser Wahrscheinlichkeit selbst das gedörrte Kraut, das er als «guten Tabak» rühmte.

In der gegenwärtigen medizinischen Selbsthilfe werden anstelle des Dosts eher →Thymian-Arten verwendet. Der Ayurveda-Arzt Ernst Schrott stellte in seinem phytotherapeutischen Grundlagenwerk den Majoran als ayurvedische Heilpflanze vor. Origanum majorana ist zudem ein homöopathisches Mittel und eine Heilpflanze der neuen Hildegard-Medizin.

Kultivierung in Kräuterschau- und Klostergärten (Dost und Majoran)

Iert d'ervas medicinalas des Museum Regiunal, Savognin; Kräutergarten Bidem, Vals; Kräutergarten in der Burgruine Belfort, Brienz/Brinzauls; Landwirtschaftliche Schule Plantahof, Landquart; Medizinalgarten Chur; Pfarrer Künzle's Chrüterparadies, Zizers; Heididorf, Maienfeld; Benediktinerinnenkloster St. Johann, Müstair; Benediktinerkloster St. Martin, Disentis.
Kommerzieller Anbau des Majorans: Erboristeria Biologica Raselli, Le Prese (Valposchiavo); Guarda Kräuter.

Literatur und Abbildung

Lauber/Wagner/Gygax, Flora Helvetica, 868; Dioskurides/Berendes, 282; Leibrock-Plehn, Hexenkräuter, 39, 46; Lorscher Arzneibuch/Stoll, 135; Odo Magdunensis/Mayer/Goehl, 164f.; Circa Instans/Goehl, 325, 334f.; Hildegard von Bingen/Riha, 105f.; Philomusus Anonymus, Horn des Heyls, Cap. XXIIII; Mattioli/Handsch, 265r; Tabernaemontanus/Bauhin, 725–728; Campell/Hitz, 801; Bock, XVr; Dec. 7, 132; Barandun, Nr. 29, 56; Ludwig, Phytologia, Nr. 197, 235; Hager, 280; Marchioli, 19f.; Künzle, Kräuterheilbuch, 359f.; Schönfelder/Schönfelder, Heilpflanzen, 254; Hertzka/Strehlow, Hildegard-Apotheke, 370; Schrott/Ammon, 268f.; Vonarburg, Homöotanik, Bd. 2, 311f.; Schilcher, Phytotherapie, 371, 375; Tscharner, Wald, 43ff., 71, 153f.; Müller, Klostergarten, 5 (Müstair); Steigner, Klostergarten, 22 (Disentis); Thurner-Steier, Savognin, Thema 2; Würzen, Nr. 6, 9 (Flyer Kräutergarten Burgruine Belfort); Künzle, Kräuteratlas (2017), Nr. 22; Abbildung: Künzle, Kräuterheilbuch, Tf. 61 (Zeichnung Pia Roshardt).

EBERRAUTE

Artemisia abrotanum L.; Korbblütler, Asteraceae

Vorkommen
In Gärten kultiviert; Blütezeit: Juli bis September.

Wissensgeschichte:
Die Eberraute zählt zu den ältesten Heilpflanzen. Dioskurides nutzte nur die Samen. Die Abkochung daraus verwendete er bei Atemnot, inneren Brüchen, Krämpfen, Ischias, Harnverhaltung, verzögerter Menstruation und nach der Einnahme starker Gifte. Mit Öl zerrieben, ergaben die Samen eine Salbe gegen Frostbeulen. Augenentzündungen versuchte Dioskurides mit Pflastern, die aus den Samen, gekochten Quitten oder Brot bestanden, zu heilen.

Die Eberraute – Heilpflanze erfahrener Wundärzte

Die erfahrnen Wundärzt pflegen die Stabwurtz under ihre pflaster zu vermischen / welche dorn / spreissen und anders / so im fleisch stecken verbleibet / außziehen sollt.

Theodor Zwinger, Theatrum Botanicum (1696)

Ein um 785 im Benediktinerkloster Lorsch entstandenes, umfangreiches Arzneibuch enthält ein Rezept für einen Heiltrank mit Eberraute, →Gundelrebe, Salz und Pfeffer, in Wein und Wasser gerührt, gegen Kopfschmerzen. Walahfrid Strabo, Prinzenerzieher am Kaiserhof zu Aachen und späterer Abt des Klosters Reichenau, pries in seinem Gartengedicht «Hortulus» (entstanden zwischen 829 und 838) die Eberraute als eine Pflanze, die so viele Kräfte habe wie haarfeine Blätter. Als Indikationen nannte Walahfrid bloss jene, die ihm am bedeutsamsten erschienen: Fieber, Seitenstechen (Lungen- oder Brustfellentzündung) und Gicht.

Der Mönch Odo Magdunensis, der einflussreichste mittelalterliche Heilkundige, empfahl das Kraut, auf Dioskurides zurückgreifend, vor allem als Lungen- und Frauenmittel sowie als Antidot. Dank seinem Geruch vertreibe es die Schlangen und mache deren Gift unschädlich, wenn man es trinke. Laut Odo entfaltet der Geruch eine aphrodisische und magisch-schützende Wirkung zugleich: «Auch die Liebeskraft regt es an, sobald du es nur unters Kissen legst; und wenn du's trinkst, widersetzt es sich allem, was der Liebeskraft schaden kann.»

Im Gegensatz zu Odo betrachtete Hildegard den Geruch der Pflanze als schädlich, denn er löse im Menschen Melancholie und Jähzorn aus und ermüde sein Haupt. Ungeachtet dessen empfahl sie den Saft der Pflanze und das zerstossene Kraut in Auflagen bei Ausschlägen, Beulen und Kontraktionen der Gliedmassen. Um Gichtkranken zu helfen, mischte sie eine Salbe aus Eberraute, altem Schweineschmalz und Olivenöl.

Mattioli schätzte zwar die milde Wirkung des Krauts zur Reinigung der Gebärmutter von Wöchnerinnen, doch in der Tradition Hildegards stehend, warnte er vor dem Geruch der Pflanze: «Wenn ein weib nach der geburt nicht wol gereinigt wirdt / darff sie doch nit starcke ding brauchen / und ist diß ein sehr gutte aerztney / die vilen geholfen hat: Sie soll Stabwurtz [= Eberraute] in wasser sieden / und in das gesottene wasser sitzen / biß zum nabel / sich mit dem kraut hinten und vornen umlegen / auch das haupt mit tuechern bedecken / das sie

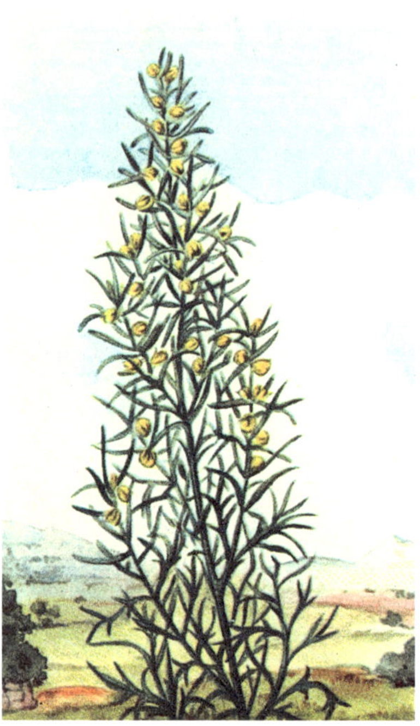

den starcken geruch nicht empfinde.»

In Bezug auf die Frauenheilkunde brachte Tabernaemontanus ein neues Rezept, nämlich ein Pflaster mit Eberraute, Lupinenmehl (kultivierte oder wilde Art), →Safran und Myrrhe. Die Zutaten mussten in Wein gekocht und mit Schweineschmalz vermengt werden. Die Auflage diente zur Heilung von Geschwüren und Geschwülsten an der weiblichen Brust. Der Lutheraner Tabernaemontanus tadelte alte katholische Frauen, welche Eberrauten für einen Strauss sammelten, den sie an Mariä Himmelfahrt (15. August) auf den Altar legen wollten, um ihn vom Priester segnen zu lassen. Der Segen sollte sowohl die Wirkung der Kräuter steigern und die Häuser vor Blitzschlag schützen, was Tabernaemontanus als Aberglauben abtat: «Es wird die Stabwurtz von den alten Weibern auch zu den Würtzwischen [= Kräutersträusse] gesamblet / darmit sie dann mancherley abergläubische Fantaseyen treiben / welches wir als ein unnütz Fabelwerck fahren lassen.» Wie dem Kräuterbuch des Tabernaemontanus weiter zu entnehmen ist, galt die Abkochung der Eberraute, das destillierte Wasser oder der Saft, als probates Kopf- und Barthaarwuchsmittel, dessen Wirkung gemäss einem Rezept im Notizbuch des Emser Händlers Johann Joseph Ender (1838–1908) mit Bärenfett verstärkt werden musste. Dieses sollte schütteres Haar in eine Bärenmähne verwandeln. Das antike medizinische Prinzip «Similia similibus curantur» (Gleiches wird durch Gleiches geheilt) kam also auch bei tierischen Arzneien zum Tragen.

Der Botanikerarzt Theodor Zwinger empfahl bei Verlust des Geruchs eine Räucherung mit der getrockneten Eberraute.

Heilanzeigen für das Heiligenkraut

Es widersteht dem fortschreitenden Gewebszerfall und dem Gift, treibt den Harn, tötet die Bauchwürmer. Das Auflegen einiger Zweige soll auch das Kopfweh zum Verschwinden bringen. Seine Kraft liegt im Kraut und nicht in der Wurzel.

Johann Barandun, Lustgarten da las Ligias (1719)

Einen Nachweis aus dem Unterengadin zur Wertschätzung der Eberraute enthält die 1573 vollendete «Raetiae alpestris topographica descriptio» des Pfarrers und Humanisten Ulrich Campell. Dieser zählte die Pflanze zu jenen heilenden Gewächsen, die «in Gärten durch menschliche Pflege und Kunst gehegt werden». Das ebenfalls in einheimischen Gärten kultivierte Scheinzypressen-Heiligenkraut – es findet sich in den handschriftlichen Kräuterbüchern des Heilers Johann Barandun (1719) und des Arztes Padruot Ludwig (2. Drittel 18. Jh.) – setzten die frühneuzeitlichen Botanikerärzte hinsichtlich der Wirkung der Eberraute gleich.

Bis ins 18. Jahrhundert wurde das auch als Stabwurz bezeichnete Kraut in Graubünden als Heilpflanze verwendet. In einer 1747 in Ardez niedergeschriebenen Arzneihandschrift finden sich Rezepte zur Reinigung des Magens, gegen geschwollene Gelenke, Räude, Krätze und Darmwürmer. Den Engadiner Auskunftspersonen des «Dicziunari Rumantsch Grischun» war um 1910 die Eberraute allerdings nur noch als wohlriechende Gartenpflanze bekannt. Möglicherweise hatten zwei Artemisia-Arten, der →Beifuss als Frauen- und der →Wermut als Magenmittel, die Eberraute aus den ländlichen Hausapotheken verdrängt.

Abrotanum ist ein homöopathisches Mittel und eine Heilpflanze der neuen Hildegard-Medizin.

In der Surselva heisst die Pflanze «Caglia frontscha», französischer Strauch, was darauf hinweist, dass sie einst aus Frankreich importiert wurde. Sie ist weiterhin ein beliebtes Gewürz für die eher schwer verdaulichen Capuns sowie Suppen und Risotto.

Kultivierung in Kräuterschau- und Klostergärten

Landwirtschaftliche Schule Plantahof, Landquart; Benediktinerinnenkloster St. Johann, Müstair.

Literatur und Abbildung

Schönfelder/Schönfelder, Heilpflanzenführer, 174 (Eberraute), 170 (Heiligenkraut); Dioskurides/Berendes, 280; Lorscher Arzneibuch/Stoll, 115; Strabo/Berschin/Erbar/Fels, 50f.; Odo Magdunensis/Mayer/Goehl, 123; Hildegard von Bingen/Riha, 99f.; Mattioli/Handsch, 279v 280r, Tabernaemontanus/Bauhin, 53ff.; Camenisch, Paul (Hrsg.), Andressenbuch [sic!] von Johann Joseph Ender (1838–1908), Aufzeichnungen von 1859–1908, [Domat/Ems 2022], 87; Zwinger, 515; Campell/Hitz, 801; Schönfelder/Schönfelder, Mittelmeerflora, 122; Barandun, Nr. 177 (Übersetzung U.B.-B.); von Muralt, 433; Ludwig, Phytologia, Nr. 2, 116; Dec. 7, 131f., 135, 152; Hertzka/Strehlow, Hildegard-Apotheke, 138, 180, 238; Vonarburg, Homöotanik, Bd. 1, 180ff.; DRG 1, 233 (Ambrödel); Müller, Klostergarten, 5 (Müstair); Abbildung: Herba, Nr. 179.

EDELKASTANIE

Castanea sativa MILL.; Buchengewächse, Fagaceae

Vorkommen
Als Waldbaum besonders im Valposchiavo, Misox, Calancatal und Bergell; Blütezeit: Juni.

Wissensgeschichte:
Die Edelkastanie zählt zu den ältesten Heilmitteln. Dioskurides nahm sie in seine Arzneimittellehre «De Materia medica» auf, da er die adstringierende Wirkung der Früchte kannte und sie bei Vergiftungen mit einer Art Herbstzeitlose einsetzte.

Ein heilkundiger Benediktiner, Autor eines um 785 im Kloster Lorsch entstandenen, umfangreichen Arzneibuchs, empfahl bei triefenden Augen eine Auflage aus Kastanienpulver, Linsen und Hagebuttensamen (→Rose).

Traditionelle Heilanzeige

Wer schwer Wasser lösen kann, soll Kastanien dörren und zu Pulver zerreiben und dieses in Wasser einnehmen, das hilft.

Johann Barandun, Lustgarten da las Ligias (1719, Übersetzung: U.B.-B.)

Für Hildegard von Bingen bedeutete der Baum nicht nur das Unterscheidungsvermögen, sie wertschätzte ihn auch als Allheilmittel: «Alles, was an ihm ist, ist nützlich, und auch seine Frucht ist nützlich gegen jede Krankheit, die im Menschen ist.» Ein Stock aus Kastanienholz, in der Hand gehalten, stärkt ihr zufolge die Adern und die Körperkräfte; der Duft des Holzes macht einen kranken Kopf gesund. Die

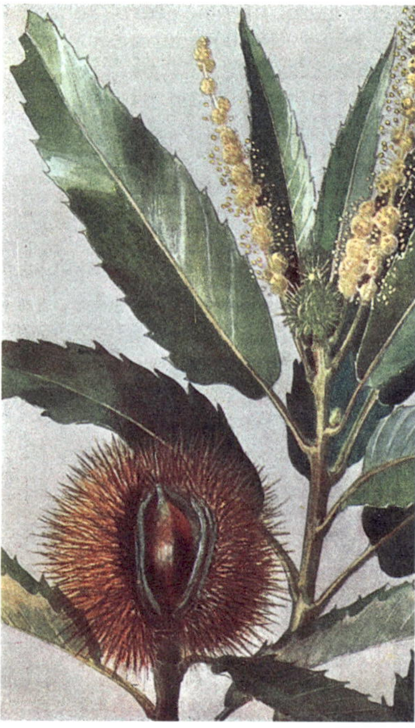

heilkundige Äbtissin empfahl Dampfbäder mit den Blättern und Fruchthülsen gegen Gicht. Die Früchte verschrieb sie bei Kopfschmerzen, Herz-, Milz-, Leber- und Magenbeschwerden. Den rohen Früchten schrieb sie herzstärkende Wirkung zu, ansonsten wurden die Kastanien zu Heilzwecken gekocht oder am Feuer geröstet. Hildegard widmete sich in ihren Heilpflanzenbeschreibungen oftmals auch den Leiden der Nutztiere. Wasser, in welches zerstossene Rinde eingelegt wurde, sollte den «Schelmo», den Milzbrand der Pferde, Esel, Rinder, Schafe und Schweine, vertreiben. Den Haustieren, die etwas Giftiges gefressen hatten, verabreichte sie Kastanienblätter oder streute sie gepulvert ins Trinkwasser.

Der Botanikerarzt Leonhart Fuchs beschrieb in seinem Kräuterbuch (1543) unter anderem ein gynäkologisches Rezept, nämlich ein Pflaster aus gebratenen, zerstossenen Kastanien, gemischt mit Essig und →Gerstenmehl, das die Härte in der weiblichen Brust «zertheylen» sollte.

Mattioli öffnete seiner Leserschaft die Augen für die Bedeutung des Baums im Alltag der Bergbevölkerung: «Auff den gebirgen / da es am getreide mangelt / neeren sich die einwoner von den castanien / denn sie braten sie / und essens. Auch machen sie mehl und broot darauß / derhalben da vil castanien wachsen / darff man sich keiner hungersnot besorgen. Das holtz vom Castanienbaum braucht man zu vilen dingen / dann man macht darauß trömen [=Balken] / latten / brätter / räbstecken / und weinfesser.» Aufgrund ihrer zusammenziehenden Wirkung wandte Mattioli die Früchte gegen Durchfälle, die Rote Ruhr, starke Menstruationsblutungen und Blutspeien an. Er hegte indes auch moralische Bedenken gegen den Genuss gedörrter und gebratener Kastanien: «[…] so man sie mit pfeffer und saltz bestreuet / und isset / machen sie die natur geyl unnd unkeusch.» Mit Honig oder Zucker gegessen, sollten die Früchte indes den Husten vertreiben.

In Südbünden, wo die Edelkastanie aufgrund des milden Klimas gedeiht, findet sich sogar auf einem spätmittelalterlichen Monatsbild für den Oktober, von der Tradition abweichend, eine Darstellung der einheimischen Kastanienernte. An der Nordwand der Kirche Santa Maria del Castello in Mesocco malten die ursprünglich aus der Lombardei stammenden Brüder Cristoforo und Nicolao da Seregno um 1459 ein Bauernpaar bei der Ernte der für die Ernährung der Armen lebenswichtigen Früchte der Edelkastanie. Üblicherweise stehen für den Monat Oktober Illustrationen, auf denen Bauern die Eicheln für die Schweinemast vom Baum schlagen.

In Surselvisch vermitteltes Heilwissen über die Edelkastanie findet sich im Kräuterbuch «Lustgarten da las Ligias» (1719) von Johann Barandun. Die aufgeführten Heilanzeigen sind dieselben wie in den Werken der frühneuzeitlichen

Botanikerärzte. Barandun bemerkte zur Herkunft der Edelkastanie: «Dieser Baum wächst wie der Lorbeer im Veltlin und Chiavenna und in der dortigen Umgebung.»

Die gedörrten, als Festspeise geschätzten Früchte sollten im 19. Jahrhundert gemäss einem volksmedizinischen Rezept aus der Surselva in Ziegenmilch gekocht werden, um Darmwürmer zu vertreiben. Um einen Bandwurm abzutöten, genügte die Abkochung in Wasser.

Nur im Valposchiavo, wo die Früchte des Baumes traditionsbedingt als Nahrungsmittel dienen, kommen seine Blätter, basierend auf Mattioli, in der gegenwärtigen medizinischen Selbsthilfe zum Zuge.

Die Knospen der Edelkastanie werden in der Gemmotherapie eingesetzt. Castanea vesca (alte Nomenklatur) ist ein homöopathisches Mittel und eine Heilpflanze der neuen Hildegard-Medizin. Eine von den traditionellen Darreichungsformen und Heilanzeigen abweichende Nutzung der Edelkastanienblüte stellt desgleichen die Bachblüten-Essenz Nr. 30 (Sweet Chestnut, die Gedankenblüte) dar.

Heutige Anwendung

Im Haus
Mund- und Schleimhautentzündungen, Husten, auch Keuchhusten: Aufguss der Blätter, die im April und Mai geerntet und getrocknet wurden, innerlich (Valposchiavo).

Literatur und Abbildung

Lauber/Wagner/Gygax, Flora Helvetica, 220; Dioskurides/Berendes, 126; Lorscher Arzneibuch/Stoll, 115; Hildegard von Bingen/Riha, 202ff.; Fuchs, Cap. CXLI; Tabernaemontanus/Bauhin, 1384f.; Mattioli/Handsch, 74r–74v; Conedera, Marco, Die Kastanie: der Brotbaum. Vergangenheit, Gegenwart und Zukunft der «Waldfrucht par excellence», in: Bündner Wald 49, 1996, Heft 6, 28–46; Maissen, Manuel, Im Schatten der Burg. Die Kirche Santa Maria del Castello in Mesocco, in: Bündner Monatsblatt 2018, 96–115, 106f.; Engelmann, Ursmar, Die Monatsbilder von S. Maria del Castello, Basel, Freiburg, Wien 1977, 20; Barandun, Nr. 75; Ludwig, Phytologia, Nr. 82; Dec. 4, 989; Scheffer, Original Bach-Blütentherapie, 198–201; Ruatti, Valposchiavo, 32f.; Hertzka/Strehlow, Hildegard-Apotheke, 230, 258, 264, 297, 322, 345f., 398, 493; Scheffer, Original Bach-Blütentherapie, 198–201; Bichsel/Brönnimann, Gemmotherapie, 48f.; Vonarburg, Homöotanik, Bd. 1, 344f.; Schilcher, Phytotherapie, 373; Abbildung: Klein, Waldbäume und Sträucher, Tf. 17.

EDELWEISS

Leontopodium alpinum CASS.;
Korbblütler, Asteraceae

Vorkommen
Steinige Rasen, Felsbänder, auf Kalk; 1500 bis 3100 m ü. M.;
Blütezeit: Juli bis September.

Wissensgeschichte:
Das Edelweiss, das in der Schweiz erst ab den 1860er-Jahren in der botanischen Fachliteratur unter dieser Bezeichnung erscheint, figurierte vorher unter dem deutschen Namen «Löwenfuss» und unter der lateinischen Bezeichnung «Leontopodium» – wohl aufgrund seiner wolligen Hochblätter, die einem Raubtierfuss ähneln.

Das Edelweiss fördert die Liebe und heilt Geschwülste

Man glaubet, es soll dieses Kraut, wenn es angehangen wird, die Liebe zuwege bringen, und Schwulsten zertheilen.

Georg Franck von Franckenau,
Flora Francica Rediviva (1728)

Tabernaemontanus zählte das Edelweiss zu den «Ruhrkräutern». Damit sind mehrere Gnaphalium-Arten gemeint, die als Heilpflanzen gegen schwere Durchfallerkrankungen angewendet wurden. Der Botanikerarzt griff einerseits auf die Schriften der antiken Ärzte Dioskurides und Galen zurück, die ein nicht bestimmbares Ruhrkraut, in saurem Wein gesotten, gegen die Rote Ruhr und starke Menstruationsblutungen empfohlen hatten. Tabernaemontanus bezog sich anderseits auf Mattioli, der gegen Angina Ruhrkräutersaft mit Wein und Milch vermischte und die Kranken damit gurgeln

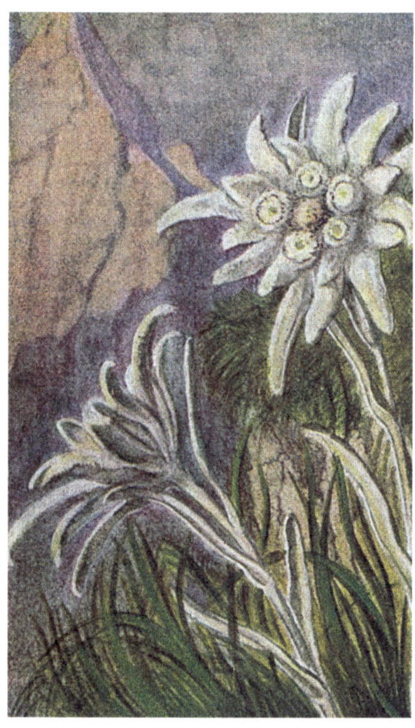

liess. Auch Kühe sollten mit Ruhrkräutern gegen die «Hyndsche», eine Entzündung des Euters, behandelt werden. Tabernaemontanus berief sich weiter auf das Kräuterbuch des flämischen Botanikerarztes Rembert Dodoens (1517–1585), der das Destillat aus den Ruhrkräutern, in welchem auch Haselwurzblätter ziehen konnten, in Form von Umschlägen bei Brustkrebs anwandte. Das Destillat sollte überdies eine übermässige Menstruation stillen.

Der in Nürnberg wirkende Leibarzt des Herzogs von Württemberg, Alchemist und Astrologe Johannes Hiskias Cardilucius, deutete in seinem 1684 erschienenen Werk «Königlicher Chymischer und Artzneyischer Palast» die «Wolligkeit» der Edelweiss-Pflanze als Signatur der weiblichen «Schaamhaarigkeit» und betrachtete deshalb das Kraut als Frauenmittel.

Der Zürcher Stadtarzt und Chirurg Johann von Muralt behandelte das Edelweiss in seinem 1715 erschienenen Werk «Eydgnössischer Lust-Garte» unter den drei Bezeichnungen «Gnaphalium montanum rotundiore flore» (Bergruhrkraut mit runder Blüte), «Engelblum» und «Nagelkraut». Laut von Muralt vermag die Pflanze die «Hauptflüsse» (Fliessschnupfen) zu stillen. Zudem brachte er eine Anwendungsform aus der Astromedizin, die er möglicherweise von einem Heiler oder einer Kräuterfrau erfahren hatte: «Man hänget es nach dem Lauff des Monds / wann der in den Krebs steiget / in einem Bündelein an den Halß / und nimmet es bey folgendem Eintritt des Monds in den Krebs wider ab / die Flecken der Augen [= Wucherung auf der Bindehaut] zu vertreiben.»

In der populären Heilkultur des 18. Jahrhunderts galt das Edelweiss, als Amulett um den Hals gehängt, auch als Liebesmittel und Geschwülste zerteilendes Kraut.

Wie die Alpenrose hat das Edelweiss in der alpinen Volksmedizin eine eher marginale Rolle gespielt; es wird auch heute nur vereinzelt gegen Verdauungsbeschwerden bei Mensch und Vieh angewendet. Beiden Pflanzen ist indes gemeinsam, dass durch Neuaufwertung in Kosmetik und Wellness der alte Mythos von der verjüngenden Naturkraft aus dem Hochgebirge wiederbelebt worden ist. Dieser speist sich aus der am Ende des 18. Jahrhunderts aufkommenden Romantisierung des Alpenraums.

Das Edelweiss steht unter Schutz. In der gegenwärtigen medizinischen Selbsthilfe und den erwähnten Nutzungsbereichen werden deshalb kultivierte Pflanzen verwendet. Seit 2004 stellt die in Savognin lebende Drogistin Astrid Thurner-Steier, die Pionierin der Edelweiss-Neubelebung in Graubünden, Kosmetikprodukte, Schnaps und einen Genusstee mit von ihr selbst gezüchteten Pflanzen her. Der Tee enthält ausser Edelweiss →Eisenkraut, Karkade, Hagebutten (→Rose), →Lindenblüten, Himbeerblätter, →Heidelbeeren und →Schlüsselblumen.

Zu den Ruhrkräutern zählten die frühneuzeitlichen Botanikerärzte auch das Katzenpfötchen, Antennaria dioica (L.) GÄRTNER. Als Anwendungsbereiche der Blütenabkochung nannte der 1879 erschienene «Schweizer Kräutersammler» Husten, Blutspeien und Lungengeschwüre. Die vielseitig eingesetzte Alpenpflanze erfreute sich noch im 20. Jahrhundert grosser Beliebtheit: «Die Katzenpfötchen werden oft für Apotheker und Kräuterzentralen massenhaft gesammelt. Man verwendet das getrocknete blühende Kraut zur Herstellung eines Tees gegen Durchfall und andere Verdauungsstörungen.»

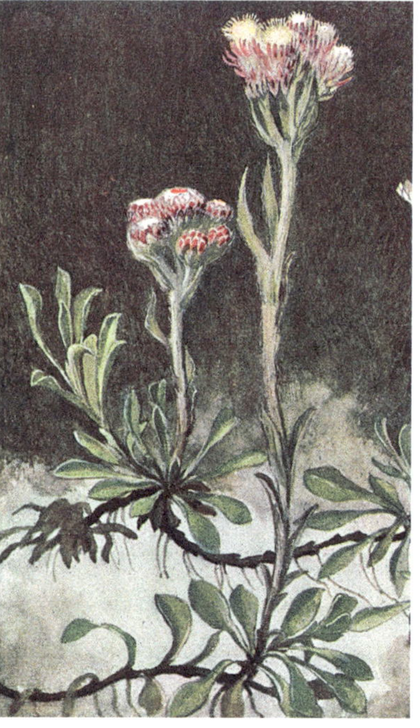

Katzenpfötchen

Heutige Anwendung

Im Haus
Magenschmerzen, Durchfall, Tonikum nach einem Unfall: Aufguss der Blüten, innerlich (Prättigau).

Im Stall Durchfallerkrankungen: Aufguss der Blüten, innerlich (Safiental).

Kommerzieller Anbau

Plantagen für die Edelweiss-Produkte der Drogeria Surses bei Savognin, im Albulatal und über St. Moritz; Erboristeria Biologica Raselli, Le Prese (Valposchiavo); Azienda Agricola Biologica Al Canton (Familie Zanetti-Lazzarini), Le Prese; Guarda Kräuter.

Literatur und Abbildungen

Lauber/Wagner/Gygax, Flora Helvetica, 1096 (Edelweiss, Katzenpfötchen); Griebl, Alpenflora, 82; Franck von Franckenau, Flora Francica Rediviva, Leipzig 1728, 333; Scheidegger, Tobias, Mythos Edelweiss. Zur Kulturgeschichte eines alpinen Symbols. Recherchiert und verfasst im Auftrag der Botanischen Gärten Zürich und Genf, 2008, www.expo-edelweiss.ch (Zugriff 12.5.2021); Dioskurides/Berendes, 342; Cardilucius, 908; Tabernaemontanus/Bauhin, 779–782; von Muralt, 165; Meierhofer/Baumberger, Bergblumen, 20; Wegmann, Prättigau, 32; Joos, 103 (Safiental); Der Schweizer Kräutersammler, 126; Abbildungen: Klein, Alpenblumen 2, Tf. 75; Klein, Wiesenpflanzen, Tf. 66 (Katzenpfötchen).

EFEU

Hedera helix L.; Efeugewächse, Araliaceae

Vorkommen
An Bäumen, Felsen, Mauern; Blütezeit: September bis Oktober.

Wissensgeschichte:
Efeu zählt zu den ältesten Heilpflanzen. Dioskurides verordnete die Blüten in Wein als Heiltrank gegen die Ruhr, und die mit Wachs zerriebenen Blüten kamen auf Brandwunden zu liegen. In Wein gekochte Blätter dienten als Pflaster auf Geschwüren, Brandwunden und Sonnenbrandschäden. In Essig gekochte oder roh mit Brot zerriebene Efeublätter sollten als Auflagen gegen Milzleiden helfen. Gegen Kopfschmerzen empfahl Dioskurides, ein Pflaster aus den Blättern, zerrieben mit →Rosenöl und Essig, auf die Stirn zu legen. Äusserlich angewandt, galt der Saft aus den Blättern und Fruchtdolden als Mittel gegen vereiterte Ohren und Zahnschmerzen. Der Saft aus den Fruchtdolden sollte, in die Nase geträufelt, stinkende Geschwüre heilen. Die fein zerstossenen Fruchtdolden wurden als Zäpfchen eingelegt, um die verzögerte Menstruation auszulösen und den Embryo abzutreiben. Dasselbe galt für die mit Honig bestrichenen Blattknospen. Den Saft aus den Fruchtdolden setzte Dioskurides zur Empfängnisverhütung ein. Gleichzeitig mahnte er bei der Einnahme des Safts zur Vorsicht, denn im Übermass genossen verursache dieser Unfruchtbarkeit und schade dem Verstand.

Ein heilkundiger Benediktiner, Autor eines um 785 im Kloster Lorsch entstandenen, umfangreichen Arzneibuchs, riet bei Blasensteinen, fünf, sieben oder elf zerriebene Efeubeeren mit Wasser einzunehmen.

Kräuterpfarrer Künzles Efeublüten-Tinktur

Aus den Blüten – bei uns blüht nur alter und sonnig gelegener Efeu – läßt sich ein vorzügliches Mund- und Gurgelwasser herstellen, das zugleich heilkräftig gegen Mandeleiterungen und Zahnfisteln ist. Die Efeublüten werden in Feinsprit angesetzt und etwa 8 Tage an die Sonne gestellt.

Johann Künzle, Das grosse Kräuterheilbuch (1945)

Obwohl Hildegard von Bingen den Efeu aufgrund seiner kalten Natur als «für den Menschen unnütz zu essen wie Unkraut» hielt, ging sie hinsichtlich der Indikationen neue Wege. Sie liess gegen Gelbsucht Efeu mit Schmalz anbraten und als Pflaster auf den Magen der Kranken legen. Wer an einem Zwerchfellriss litt, sollte einen Heiltrank aus Efeu, Beinwell (→Wallwurz), Zitwerpulver, Zucker und Honig einnehmen und ein Pflaster mit den gekochten Kräutern auf der Stelle, wo der Riss vermutet wurde, anbringen. Gegen Menstruationsstörungen riet die Äbtissin desgleichen zu einem Pflaster mit dem in Wasser gekochten Kraut.

Der Frankfurter Stadtarzt Johann Wonnecke von Kaub widmete in seinem «Gart der Gesundheit» (Erstdruck 1485) dem Efeu nur ein kurzes Kapitel, worin er dem in die Nase geträufelten Saft, auf Dioskurides zurückgreifend, die Wirkung zuschrieb, das Haupt von «kalten Flüssen» zu reinigen – also gegen Schnupfen zu helfen.

Mattioli empfahl, anstatt einer Erbse ein Efeublatt in

eine Fontanelle – eine absichtlich zugefügte Wunde zwecks Ausleitung schlechter Körpersäfte – zu legen, um die Verletzung vor Verunreinigung zu schützen und die spätere Heilung zu fördern. Weiter brachte der Botanikerarzt neu eine aus der Medizin der Frauen stammende Indikation und Praktik: «Ettliche weiber machen auß den blättern hütle / legen sie den kindern / so den fliessenden erbgrind [= geschwürige Eiterflechte] auf dem haupt haben / uber / dann sie trucknen und heilen sicherlich wohl.» Bei Gelenkleiden riet Tabernaemontanus, das aus den Beeren destillierte Öl einzuschmieren.

Ein in der Surselva um 1700 niedergeschriebenes «Cudisch da medischinas» enthält den Rat, bei Milzbeschwerden das Destillat aus dem Efeu einzunehmen sowie bei Kopfschmerzen und Räude ein Pflaster mit dem Kraut aufzulegen. In einer 1748 datierten, in Sursilvan abgefassten veterinärmedizinischen Handschrift wurde empfohlen, die Abkochung des Efeus, der an Eichenbäumen wächst, dem an «Harnwinde» (Blasenkrämpfe, Blasenentzündung) leidenden Vieh einzuflössen. Als Quelle lag dem Übersetzer das kurz vorher erschienene, in Leipzig und Frankfurt gedruckte Volksbüchlein «Bewährte Arzney-Mittel für das Rind-Vieh, Schaafe und Schweine» vor. Gemäss der antiken Signaturenlehre verwies die sich um Bäume windende Pflanze auf Koliken, während derer sich die Kranken vor Schmerz winden.

Um Hühneraugen aufzuweichen, riet der Churer Alt-Reallehrer Caspar Patzen in seinem 1899 erstmalig erschienenen «Hausfreund», einer Sammlung mit Hausmittelrezepten, zu einer Auflage mit in Essig gekochten Blättern. Der Puschlaver Kräuterpfarrer Tobia Marchioli nutzte die frischen Blätter zur Wundheilung, während er die Früchte als abführendes, schweisstreibendes und Gallensteine ausleitendes Mittel rühmte. Kräuterpfarrer Künzle berief sich wie sein Amtsbruder auf die Heilanzeigen der Botanikerärzte der Frühen Neuzeit. In der medizinischen Selbsthilfe befragter Personen wird der Efeu kaum noch genutzt. Hedera helix ist ein homöopathisches Mittel und eine Heilpflanze der neuen Hildegard-Medizin.

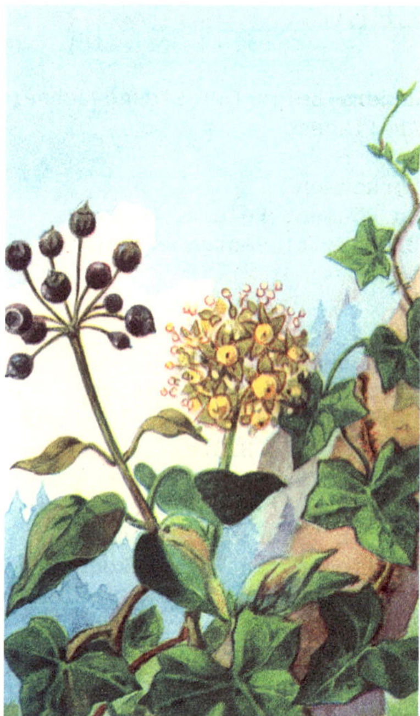

Heutige Anwendung

Im Stall

Nachgeburtsverhalten bei Kühen, Schafen und Ziegen: Abkochung der Blätter als Heiltrank (Val Calanca).

Kultivierung in Kräuterschaugärten

Iert d'ervas medicinalas des Museum Regiunal, Savognin; Medizinalgarten, Chur.

Literatur und Abbildung

Lauber/Wagner/Gygax, Flora Helvetica, 976; Dioskurides/Berendes, 254f.; Lorscher Arzneibuch/Stoll, 135, 281; Hildegard von Bingen/Riha, 128f.; Wonnecke von Kaub, Cap. CLXIII; Mattioli/Handsch, 245r–245v; Metzke, Historische Krankheitsbezeichnungen, 53; Tabernaemontanus/Bauhin, 1279; Zwinger, 745; Decurtins, Alexi (ed.) Cudisch da medischinas, 15, 20; Ludwig, Phytologia, Nr. 163; Nizeivels miez, Nr. 48; Bewährte Arzney-Mittel, 22; Cardilucius, 916; Patzen, Nr. 219; Marchioli, 59f.; Künzle, Kräuterheilbuch, 308ff.; Vogel, Der kleine Doktor, 34f.; Hertzka/Strehlow, Hildegard-Apotheke, 108; Madaus, Biologische Heilmittel, Bd. 2, 515f.; Vonarburg, Homöotanik, Bd. 2, 12f.; Schilcher, Phytotherapie, 111f.; Klarer/Stöger/Meier, Jenzerwurz, 92; Thurner-Steier, Savognin, Thema 2; Abbildung: Herba, Nr. 193.

EHRENPREIS

Flora Helvetica: Echter Ehrenpreis, Veronica officinalis L.; Wegerichgewächse, Plantaginaceae

Vorkommen
Wälder, Weiden; Blütezeit: Mai bis Juni.

Wissensgeschichte:
Erst die Botanikerärzte der Frühen Neuzeit setzten mehrere Ehrenpreis-Arten innerlich und äusserlich ein. Vor der Entdeckung der Pflanzen durch die Gelehrten war deren Wirkkraft schon im Volk bekannt gewesen, wie Hieronymus Bock in seinem Kräuterbuch (1551) bezeugte. Der Botanikerarzt rückte aber gleichzeitig die kräuterkundigen Frauen mit ihrem Erfahrungswissen in den Dunstkreis der antiken bösen Zauberin Kirke und somit der Hexen: «Unsere Doctores brauchen das kraut auch / wiewol sie nichts in der geschrifft [= medizinische Literatur] davon wissen / lernen täglich von den Empirischen Weibern, die der Circes künst können.» Ergänzend dazu berichtete Mattioli über Männer aus dem Volk, die mit Kräutern heilten: «Es haben auch die Hirten ire sondere erfarung von Ehrenpreiß / dann sie geben dieselbige dem vihe gepulvert / und mit saltz vermischt / wider den husten.» Wie etliche geschrieben hätten, führte Mattioli weiter aus, «sey ein König in Franckreich mit dem aussatz behafft gewesen / dem habe ein jäger allein mit diesem kraut widerumb zur reinigkeit und gesundtheit geholffen». Innerlich angewandt, dienten die vielfach mythisch überhöhten Ehrenpreis-Arten als Heilmittel bei Problemen der Atemwege wie Husten, Asthma und «Schwindsucht». Mit dieser Bezeichnung könnten Tuberkulose, Krebs, Muskelschwund und Diabetes gemeint sein. Dem Theriak beigefügt, bringt der Ehrenpreis gemäss Mattioli sogar den Pestkranken Heilung. Ein Schwämmlein in das Destillat aus Ehrenpreis getunkt und in einem Bisamapfel – einem kugelförmigen Behälter mit Duftstoffzubereitungen – getragen, sollte der Seuche vorbeugen. Ehrenpreis im Bisamapfel wurde auch schwangeren Frauen empfohlen, um sie vor schlechten Gerüchen zu schützen.

Das Destillat aus den Stängeln der Pflanze galt für den anonymen Autor des 1576 erstmals erschienenen Kräuterbuchs «Horn des Heyls» als erprobtes Mittel, die verzögerte Menstruation auszulösen, die Geburt zu fördern und Kinder von Darmwürmern zu befreien. Tabernaemontanus verschrieb das Destillat und das gepulverte Kraut korpulenten Frauen, die wegen ihrer Leibesfülle nicht schwanger wurden.

Bei Hautirritationen, der zweiten bedeutenden Indikation – genannt werden ausser dem «Aussatz» (Lepra oder geschwürige Ausschläge) Wunden, Stiche und Tierbisse sowie Ausschläge aller Art, auch an den Geschlechtsorganen –, empfahl Mattioli das Destillat einzunehmen, um die Gifte im Blut auszuschwitzen; gleichzeitig sollten die betroffenen Stellen mit der Flüssigkeit ausgewaschen werden. Um das Aufbrechen von Syphilisgeschwüren im Rachen zu verhindern, mussten die Kranken gemäss Vorschrift des Tabernaemontanus mit dem Destillat gurgeln.

Das Ehrenpreis-Kraut befand sich in der Apotheke des am Heinzenberg und im Domleschg wirkenden Arztes Johann Anton Grass, der bei Theodor Zwinger, Autor des «Theatrum Botanicum» (1696), an der Universität Basel Medizin studiert hatte. Zwinger verordnete Auflagen mit dem in Bier gekochten Ehrenpreis auf Wunden am Schienbein, die vom Scharbock (Skorbut) herrührten. Übergewichtigen Frauen, die nicht schwanger wurden, empfahl er, das gepulverte Kraut mit dem Destillat einzunehmen.

Johann Barandun notierte 1719 in seinem Kräuterbuch «Lustgarten da las Ligias» traditionelles Heilwissen sowohl über den Echten Ehrenpreis (Heilanzeigen: Lungenkrankheiten, Vorbeugung der Pest, Wunden) als auch den Bachbungen-Ehrenpreis (Heilanzeigen: Nieren- und Blasensteine, verzögerte Menstruation, Wunden). Als Wissensquelle nutzte er die 1715 erschienene Schrift «Eydgnössischer Lust-Garte» des Zürcher Stadtarztes Johann von Muralt.

Andreas Michael Gujan konnte eine von einem langwierigen Husten geplagte Person dank Ehrenpreis-Tee von ihrem Übel befreien. Er warnte indes aus eigener Erfahrung davor, das gepulverte Kraut in eine offene Quetschwunde zu streuen, da die Verletzung sich entzündete und zu eitern begann. Dies hatte zur Folge, dass Gujan den Ehrenpreis nicht mehr «als Arzneipflanze erster Grösse» rühmen wollte und folglich Bezeichnungen wie «Grundheil» und «Heil aller Welt» als hochtrabend betrachtete.

Der Puschlaver Kräuterpfarrer Tobia Marchioli griff auf Mattioli zurück, indem er

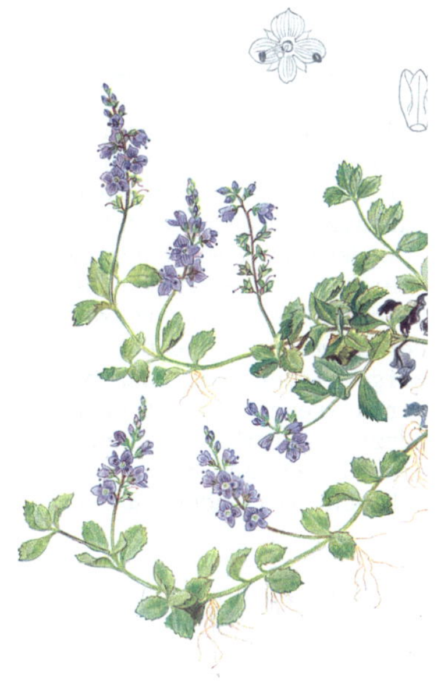

Echter Ehrenpreis

Ehrenpreisaufguss gegen Krankheiten der Atemwege und der Blase einsetzte. Künzle pries den bis 2800 m ü. M. wachsenden Halbstrauchigen Ehrenpreis als die wirksamste Art, die er bei «viel Kopfarbeit» in Form von Tee oder Pillen empfahl. Bei dieser Indikation orientierte er sich an Mattioli, der den Ehrenpreis zur Stärkung des Gedächtnisses gerühmt hatte. Im Rahmen seines Ehrenpreis-Porträts warb der Kräuterpfarrer einmal mehr geschickt für seine eigenen Produkte: Die Pflanze «bildet einen Bestandteil unseres Professorentees und unserer Nervenpillen». Wie bei der Werbung für sein Dorothea-Augenwasser stellte Künzle zur Absatzförderung speziell in katholischen Regionen einen religiösen Bezug her: «Weil die Blüten einem strahlenden Angesichte gleichen, gaben die vom Christentum durchdrungenen Alten der Pflanze den botanischen Namen Veronica, d. h. das wahrhafte Bild vom Antlitz unseres Herrn.» Künzle spielte hiermit auf die Legende der hl. Veronika an, nach der die Heilige Christus auf dem Kreuzweg ein Schweisstuch gereicht und dieses mit dem Abdruck seines Gesichtes (vera icon = wahres Abbild) zurückerhalten habe. Der lateinische Name des Krauts kann freilich nicht mit der Veronika-Legende erklärt werden, da Veronica eine Falschlesung von Vetonica, der alten lateinischen Bezeichnung für die →Betonie, darstellt.

Gegenwärtig wird der Ehrenpreis in der medizinischen Selbsthilfe bei Erkrankungen der Atemwege – diese Heilanzeige findet sich noch bei Maria Treben – nicht mehr genutzt; weiterhin bekannt ist die äussere Anwendung bei schlecht heilenden Wunden.

Heutige Anwendung

Im Hausw
Wunden, Hämatome:

Salbe aus den gedörrten Blättern (Prättigau).

Steigerung des Wohlgefühls: Aufguss, innerlich (Valposchiavo).

Kultivierung in Kräuterschaugärten

Der Ehrenpreis wird zusammen mit zwölf anderen traditionellen Hustenmitteln, nämlich →Andorn, →Bibernelle, →Eibisch, →Frauenmantel, →Holunder, →Malve, →Pfefferminze, →Salbei, →Schafgarbe, →Schlüsselblume, →Spitzwegerich und →Thymian, im von der Firma Richterich/Laufen angelegten Kräuterschaugarten in Pontresina (Oberengadin) und entlang des Ricola Erlebniswegs in Arosa kultiviert. Sein Wissen über die schleimlösende Wirkung der Pflanze bezog der Bäcker- und Konditormeister Emil Richterich in Laufen, der 1940 das Ricola-Bonbon erfand, aus Pfarrer Künzles Schriften und dem Kräuterbuch von Karl Schönenberger-Steiger.
Ehrenpreis wächst zudem im Iert d'ervas medicinalas des Museum Regiunal, Savognin, und in Pfarrer Künzle's Chrüterparadies, Zizers; Ausschilderung auf Kräuterlehrpfad: Wildkräuterpfad Oberalppass–Tschamut, Nr. 10.

Literatur und Abbildung

Lauber/Wagner/Gygax, Flora Helvetica, 912; Griebl, Alpenflora, 290; Bock, LXXVIIv; Metzke, Historische Krankheitsbezeichnungen, 32f.; Mattioli/Handsch, 280r–28v; Philomusus Anonymus, Horn des Heyls, Cap. XVII; Tabernaemontanus/Bauhin, 772–775; Daems, Johann Anton Grass, 19, 208; Zwinger, 665, 683; Barandun, Nr. 165; von Muralt, 147; Ludwig, Nr. 28; Der Sammler 6 (1784), 276f.; Marchioli, 49; Künzle, Kräuterheilbuch, 310; Treben/Storl, 53–56; Wimmer, Otto, Kennzeichen und Attribute der Heiligen, Innsbruck/Wien 2000, 282; Marzell, Geschichte und Volkskunde der deutschen Heilpflanzen, 235; Wegmann, Prättigau, 54; Ruatti, Valposchiavo, 100; Tscharner, Wald, 78, 84, 86; www.ricola.com/de/uber-ricola/unternehmen/geschichte (Zugriff 19.10.2022); Schilcher, Phytotherapie, 371; Thurner-Steier, Savognin, Thema 2; Künzle, Kräuteratlas (2017), Nr. 23; Meier, Wildkräuter-Fibel, Nr. 10 (Heil- und Nahrungspflanze); Abbildung: Künzle, Kräuterheilbuch, Tf. 98 (Zeichnung Pia Roshardt).

EIBISCH

Flora Helvetica: Echter Eibisch, Althaea officinalis L.; Malvengewächse, Malvaceae

Vorkommen
In Gärten angepflanzt, auch verwildert; Blütezeit: Juli bis August.

Wissensgeschichte:
Der Eibisch zählt zu den ältesten Heilpflanzen. Gemäss Dioskurides, dem wirkmächtigsten Arzt der Antike, heilt Eibisch Wunden aller Art, Abszesse am After und Entzündungen der weiblichen Brust. Zur innerlichen Behandlung empfahl er die Pflanze hauptsächlich bei Zahnschmerzen, Krankheiten der Harnwege, Steinleiden und Durchfall. Ein Zäpfchen mit in Wein gesottenem Eibisch und Gänse- oder Schweinefett sollte gegen Gebärmutterentzündungen helfen und das Organ nach der Geburt reinigen. Ein heilkundiger Mönch, Autor eines um 785 im Benediktinerkloster Lorsch entstandenen, umfangreichen Arzneibuchs, empfahl, gegen Schwindsucht eine Latwerge mit der in Honig gekochten, zerstossenen Wurzel unter Zugabe von Ingwerpulver und Zimt einzunehmen. Eibischwurzeln mit Leinsamen und Bockshornklee dienten auch zur Herstellung einer lindernden Salbe.

Der Eibisch – Helfer nach der Geburt

Die wurtzel in wasser gesotten / und getruncken / treibt auß das bürdlin [= Nachgeburt] / und ander überflüssigkeit / so nach der geburt ist im mutterleibe blieben.

Pietro Andrea Mattioli,
New Kreüterbuch (1563)

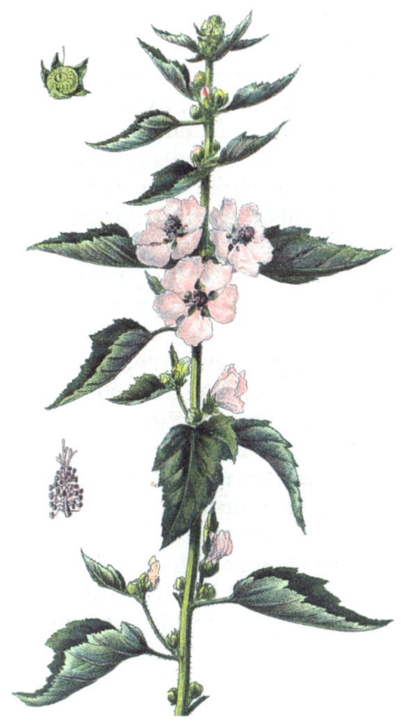

Im Lehrgedicht «De viribus herbarum» (Über die Kräfte der Kräuter, 2. Hälfte 11. Jh.) des Mönchs Odo Magdunensis kamen als Indikationen für die Eibischsalbe Muskelverspannungen und die Beseitigung von Leberflecken hinzu. Hildegard von Bingen nannte als Anwendungsgebiete Fieber und Kopfschmerzen.

Der Frankfurter Stadtarzt Johann Wonnecke von Kaub verschrieb in seinem 1485 erstmals gedruckten «Gart der Gesundheit» die Weinabkochung der Wurzel als Heiltrank bei inneren Verletzungen, die von Schlägen, Stössen und Stürzen herrührten.

In der Frühen Neuzeit griff Mattioli auf die Heilanzeigen der Antike zurück, vereinfachte indes die Darreichungsform. Anstelle des Zäpfchens trat die Abkochung der Wurzel, um die Nachgeburt auszutreiben und die Gebärmutter zu reinigen.

Nach Künzle war der Eibisch «eine Heilpflanze, die in unseren Gärten noch vielfach gehegt wird». Im «Grossen Kräuterheilbuch» des Kräuterpfarrers erscheinen dieselben Heilanzeigen und Darreichungsformen wie bei Tabernaemontanus, beispielsweise ein Heiltrank mit den in Milch gekochten Blättern gegen Husten oder ein Pflaster mit den Wurzeln oder den Blättern, in Honig verrührt, bei Hals- und Ohrenschmerzen.

In der medizinischen Selbsthilfe des Prättigaus kennt man den Eibisch weiterhin als Haut- und Hustenmittel. Die Schriften Künzles und Trebens sowie die neue Hildegard-Medizin haben das traditionelle Wissen über das Kraut in die Gegenwart weitervermittelt.

Heutige Anwendung

Im Haus

Wunden, Hautirritationen: Bäder oder Waschungen mit dem Aufguss der Blätter (Prättigau).

Husten: Aufguss der Wurzeln, innerlich (Prättigau).

Kultivierung in Kräuterschaugärten

Eibisch wird zusammen mit zwölf anderen traditionellen Hustenmitteln, nämlich →Andorn, →Bibernelle, →Ehrenpreis, →Frauenmantel, →Holunder, →Malve, →Pfefferminze, →Salbei, →Schafgarbe, →Schlüsselblume, →Spitzwegerich und →Thymian, im von der Firma Richterich/Laufen angelegten Kräuterschaugarten in Pontresina (Oberengadin) und entlang des Ricola Erlebniswegs in Arosa kultiviert. Sein Wissen über die schleimlösende Wirkung des Andorns bezog der Bäcker- und Konditormeister Emil Richterich in Laufen, der 1940 das Ricola-Bonbon erfand, aus Pfarrer Künzles Schriften und dem Kräuterbuch von Karl Schönenberger-Steiger.
Eibisch wächst zudem in folgenden Kräuterschaugärten: Iert d'ervas medicinalas des Museum Regiunal, Savognin; Kräutergarten Bidem, Vals; Kräuterstall Hennägadä, Klosters; Medinzinalgarten, Chur.

Literatur und Abbildung

Lauber/Wagner/Gygax, Flora Helvetica, 470; Dioskurides/Berendes, 357f.; Lorscher Arzneibuch/Stoll, 111, 241; Mayer/Uehleke/Saum, Klosterheilkunde, 74; Hildegard von Bingen/Riha, 129; Wonnecke von Kaub, Cap. XII; Mattioli/Handsch, 156v–157r; Tabernaemontanus/Bauhin, 1154; Ludwig, Phytologia, Nr. 21; Künzle, Kräuterheilbuch, 310f.; Hertzka/Strehlow, Hildegard-Apotheke, 97, 242; Treben/Storl, 185; Schrott/Ammon, 142f.; Schilcher, Phytotherapie, 112ff.; Wegmann, Prättigau, 38; www.ricola.com/de/uber-ricola/unternehmen/geschichte (Zugriff 19.10.2022); Thurner-Steier, Savognin, Thema 2; Abbildung: Dinand, Heilpflanzen, Tf. 13.

Stieleiche

EICHE

Flora Helvetica: Stieleiche, Quercus robur L.; Buchengewächse, Fagaceae

Vorkommen
Wälder; Blütezeit: April bis Mai.

Wissensgeschichte:
Die Eiche zählt zu den ältesten Heilpflanzen. Schon Dioskurides erkannte ihre adstringierende Kraft. Die Abkochung der Bastschicht verschrieb er bei Magenproblemen, gegen die Ruhr und das Spucken von Blut. Frauen, die an Weissfluss litten, verordnete er Scheidenzäpfchen aus der gepulverten Bastschicht. Gegen Vergiftungen verordnete er einen Heiltrank mit Kuhmilch sowie der Abkochung aus Rinde und Früchten. Ein Salbenumschlag aus rohen, zerstossenen Eicheln und gesalzenem Schweinefett liess nach Dioskurides bösartige Verhärtungen und schlimme Geschwüre aufbrechen.

Im Unterschied zu Dioskurides hielt Hildegard von Bingen die Eiche, die sie gar mit der Leichtfertigkeit gleichsetzte, für medizinische Anwendungen aufgrund ihrer ungünstigen Primärqualitäten als ungeeignet: «Zu Arzneien aber taugt weder ihr Holz noch ihre Frucht viel, weil diese nicht in guter Wärme erstarken.» Mit dieser Beurteilung grenzte sich Hildegard klar von den mittelalterlichen Kräuterbuchautoren ab. So rühmte der Autor der im 15. Jahrhundert entstandenen Leipziger Arzneikunde die Wirkung der Eichenfrüchte bei Durchfall, Erbrechen, zu starken Monatsblutungen und Nasenbluten. Andere Kräuterbücher des Spätmittelalters enthalten Rezepte gegen Zahnfleischentzündung, Hämorrhoiden, Ausschläge und zur Förderung der Wundheilung.

Tabernaemontanus fügte den traditionellen Indikationen nur wenige neue hinzu, etwa gegen unwillkürliche Pollutionen, Nierensteine, Blasenentzündung, Mundfäule der Kinder und durch Schnupfen verursachte Zahnschmerzen.

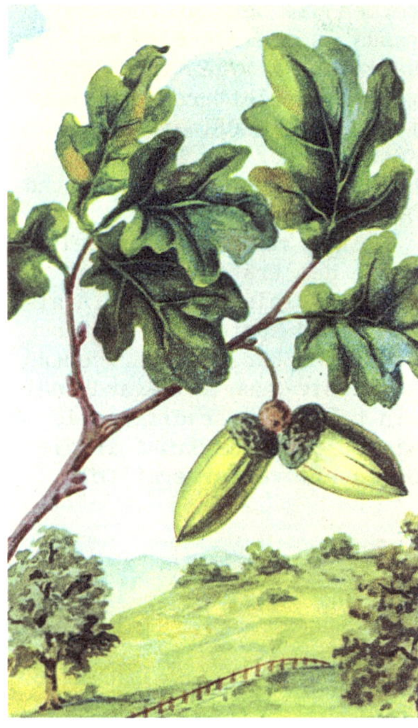

Johann Barandun vermittelte in seinem Kräuterbuch «Lustgarten da las Ligias» traditionsgebundenes Heilwissen über die Eiche. Die Anwendungsbereiche – Schwäche des Magens und anderer innerer Organe, Gliederschwäche, Wunden und Durchfall – hatte er der Schrift «Eydgnössischer Lust-Garte» (1715) des Zürcher Stadtarztes Johann von Muralt entnommen. Die 1756 von Valentin Barandun, Johanns Sohn, verfertigte Teilabschrift des «Lustgartens» enthält die in der älteren Fassung verloren gegangene Nr. 70.

Eine viehmedizinische, in Sursilvan abgefasste Handschrift von 1748 enthält Rezepte mit dürrem Eichenlaub oder dürren Eicheln gegen Blutharnen des Rindviehs. Als Quelle lag dem Übersetzer das kurz zuvor erschienene, in Leipzig und Frankfurt gedruckte Volksbüchlein «Bewährte Arzney-Mittel für das Rind-Vieh, Schaafe und Schweine» vor.

Ein Arzt namens A.H. Keiser in Hannover brachte im Jahrgang 1782 des «Sammlers», der Zeitschrift der ökonomischen Patrioten Graubündens, drei Fallberichte von Patienten, die angeblich mit Eichelkaffee von der «Dörrsucht» (fortschreitendem Kräfteverfall, verursacht durch verschiedene Krankheiten) geheilt worden waren.

Umschläge mit der Abkochung der Rinde galten um 1900 als erprobtes Hausmittel bei Verstauchungen und Verrenkungen. Gegen Warzen riet der Churer Alt-Reallehrer Caspar Patzen in seinem 1899 erstmals erschienenen «Hausfreund», einem Büchlein mit Hausmitteln, dürre Eichenblätter aufzubinden.

Kräuterpfarrer Künzle griff auf Tabernaemontanus zurück, indem er Bäder und Umschläge mit Abkochungen aus Eichenrinde bei Hautproblemen aller Art und Tee aus den Blättern gegen Blutspeien, Durchfall und Weissfluss empfahl.

Der Disentiser Benediktinerpater und Heilkundige Thomas Häberle verordnete Frauen mit Myomen und gutartigen Tumoren in der Brust schluckweises Trinken von Eichenrindentee.

Das Wissen über die Heilkraft der Eiche hat sich in Graubünden aufgrund der grossen Wirkmacht von Künzles und Trebens Schriften bis in die Gegenwart erhalten.

Eine von den traditionellen Darreichungsformen und Heilanzeigen abweichende Nutzung der Eichenblüte stellt die Bachblüten-Essenz Nr. 22 (Oak, die Ausdauerblüte) dar. Quercus robur ist zudem ein homöopathisches Mittel.

Heutige Anwendung

Im Haus

Magenparasiten (Bakterien, Pilze): erwärmter Kaltauszug aus der Rinde, innerlich (Prättigau).

Pilzinfektionen an Füssen und Genitalien: Bäder mit der Abkochung der Rinde (Prättigau).

Im Stall
Unterstützung der Säuberung nach der Abkalbung: Mazerat der Rinde dem Tränkewasser beigeben (Safiental).

Durchfall: gepulverte Rinde, innerlich (Safiental).

Fruchtbarkeitsstörung, auch nach Verwerfen, keine Brunst, Nachgeburtsverhalten, Gebärmutterverhärtung, Schleim mit Eiterfetzen nach der Abkalbung: Scheidenspülungen mit der Abkochung der Rinde (Surselva, Prättigau, Safiental).

Ausschilderung auf Kräuterlehrpfad

Bachblüten-Heilkräuterweg Maladers.

Literatur und Abbildung

Lauber/Wagner/Gygax, Flora Helvetica, 222; Dioskurides/Berendes, 125f., 221; Mayer/Uehleke/Saum, Klosterheilkunde, 76; Hildegard von Bingen/Riha, 220f.; Tabernaemontanus/Bauhin, 1374f.; von Muralt, 278f.; Barandun, Valentin, Nr. 70; Ludwig, Phytologia, Nr. 273; Nizeivels miez, Nr. 24; Bewährte Arzney-Mittel, 15; Der Sammler 4 (1782), 17–23; Patzen, Nr. 16; Patzen, Nachtrags-Sammlung, Nr. 350; Häberle, Helfen und Heilen, 52f.; Künzle, Kräuterheilbuch, 311f.; Vogel, Der kleine Doktor, 228; Treben/Storl, 186; Scheffer, Original Bach Blütentherapie, 161–165; Vonarburg, Homöotanik, Bd. 2, 434f.; Schilcher, Phytotherapie, 114f.; Wegmann, Prättigau, 35; Klarer/Stöger/Meier, Jenzerwurz, 96; Abbildung: Herba, Nr. 78.

EINBEERE

Flora Helvetica: Vierblättrige Einbeere, Paris quadrifolia L.; Germergewächse, Melanthiaceae

Vorkommen
Wälder; Blütezeit: April bis Mai, Fruchtreife: Juli bis September.

Wissensgeschichte:
Die Einbeere wurde erst von den Botanikerärzten der Frühen Neuzeit arzneilich genutzt. Mattioli brachte einen Anwendungsbereich aus seiner Praxis, den angeblichen Schadenzauber der Hexen: «Ja ich weiß / unnd habs selbs erfaren / das etliche menschen / so durch unholden und zauberey irer vernunfft beraubt gewesen / mit diesen beeren wiederumb sey geholfen worden / da sie die körner auß den beeren gedörrt / gestossen / alle tag früe ein quentle schwer im warmen wein getruncken / und solchs drey wochen nacheinander gethan haben.» Tabernaemontanus empfahl, die Beeren bei Vergiftungen mit Arsenik und gegen die Pest einzunehmen. Als Pflaster sollten die Blätter und die Beeren auf Pestbeulen, eitrige Geschwüre, entzündete Augen und Nagelbettvereiterungen gelegt werden. Die blauschwarzen Beeren verwiesen der antiken Signaturenlehre zufolge auf die gleichfarbigen Pestbeulen. Ein Tüchlein mit erwärmtem, aus den Beeren destilliertem Öl stillt gemäss Tabernaemontanus auch den grossen Schmerz der Hämorrhoiden, der sogenannten «gulden Adern». Laut der antiken Signaturenlehre stellt die Beere ausserdem den Augenstern dar, weshalb das Einbeeröl als hochwirksames Augenmittel, ja sogar als «Seele der Augen» gerühmt wurde.

Kräuterpfarrer Johann Künzle warnte aufgrund der Giftigkeit der Pflanze vor deren Einnahme, riet aber, die zerstossenen Blätter auf frische Schnittwunden zu legen, um einer Blutvergiftung vorzubeugen. Die Blätter der Einbeere und des Wundklees, mit Schweineschmalz zubereitet, ergeben nach Künzle eine «gute Heilsalbe».

Die aktuelle Anwendung der Einbeere in Salbenform gegen rheumatische Erkrankungen und Abszesse lässt sich als traditionsbasierte Massnahme gegen «hitzige Schäden» deuten. Paris quadrifolia ist ausserdem ein homöopathisches Mittel.

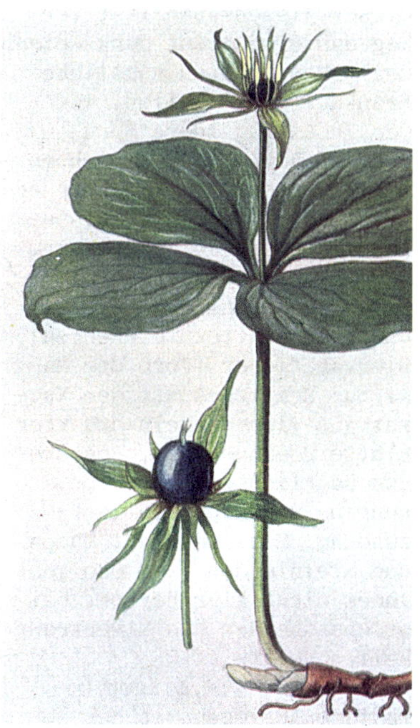

Vierblättrige Einbeere

Heutige Anwendung

Im Haus
Arthritis, Rheuma, Gicht: Salbe aus Beeren mit Schweineschmalz (Prättigau).

Im Stall
Knoten im Euter: Salbe auftragen (Prättigau).

Abszesse, Prellungen, diverse stumpfe

Verletzungen, Rheuma, Gelenkschmerzen: Salbe auftragen (Safiental).

Kultivierung im Kräuterschaugarten

Pfarrer Künzle's Chrüterparadies, Zizers.

Literatur und Abbildung

Lauber/Wagner/Gygax, Flora Helvetica, 1288; Mattioli/Handsch, 472r; Tabernaemontanus/Bauhin, 1095; Cardilucius, 888; Ludwig, Nr. 240; Künzle, Kräuterheilbuch, 312; Vonarburg, Homöotanik, Bd. 2, 328ff.; Wegmann, Prättigau, 38; Joos, 103 (Safiental); Künzle, Kräuteratlas (2017), Nr. 90; Abbildung: Klein, Waldblumen, Tf. 25.

EISENKRAUT

Verbena officinalis L.; Eisenkrautgewächse, Verbenaceae

Vorkommen
Wegränder, Ödland; Blütezeit: Juni bis September.

Wissensgeschichte:
Ein heilkundiger Mönch, Autor eines um 785 im Benediktinerkloster Lorsch entstandenen Arzneibuchs, riet, gegen Harnverhaltung während eines Bades einen Heiltrank mit zerriebenem Eisenkraut in Wein einzunehmen. Ein Pflaster mit Eisenkraut, Geigenharz, Bienenwachs und Öl sollte bei Kopf- und Zahnschmerzen, triefenden Augen, Harnverhaltung, Skorpionstichen und Sehnenscheidenentzündungen gelegt werden. Der unbekannte Verfasser bezog sich nicht auf antike Quellen.

Erst der Mönch Odo Magdunensis, der wirkmächtigste Autor der Klostermedizin, befasste sich in seinem Lehrgedicht «De viribus herbarum» mit der «Naturalis historia» des römischen Naturkundigen Plinius des Älteren. Gemäss dieser Wissensautorität vermag das Eisenkraut dank seinen magischen Kräften sämtliche Krankheiten zu heilen, was Odo indes für leere Sprüche und Altweibergeschichten hielt. Namentlich erwähnte er Gelbsucht, Mundfäule, Bisse, Wunden, Dreitagefieber (Form der Malaria; Heiltrank mit dem Mazerat aus drei Wurzeln und drei Blättern einnehmen), Viertagefieber (Form der Malaria; Heiltrank mit dem Mazerat aus vier Wurzeln und vier Blättern einnehmen), Beschwerden sämtlicher Eingeweide, Lungen- und Rippenfellentzündung, Schwindsucht, Mumps und Steinleiden. Bei Odo geht indes nicht klar hervor, bei welchen Leiden das Eisenkraut helfen sollte.

Hildegard von Bingen bereitete Auflagen mit der Abkochung bei fauligen Wunden, Geschwüren und Wurmstellen zu. Pflaster, mit dem Kraut auf den geschwollenen Hals gelegt, sollten Linderung bringen. Eisenkraut, «Brachwurz» (Scharfe Wolfsmilch) oder Steinbrech (eine Saxifraga-Art?) sowie →Pfennigkraut wurden in Wein eingelegt und das Mazerat nüchtern bei Gelbsucht getrunken. Eine andere Darreichungsform bestand in der Zubereitung einer Art Rührei mit Eisenkrautwein und Butter.

Der Tiroler Patrizier Hans Vintler schrieb 1411 in seinem moralischen Lehrgedicht «Pluemen der Tugent» gegen den Aberglauben seiner Zeit an, worunter er auch die Verwendung des Eisenkrauts im Liebeszauber zählte: «[…] so haben etleich leut den wa[h]n, das verbena das chraut mach die leut ainander traut, wenn man sei grabt ze sunnewent».

In einer frauenmedizinischen Handschrift aus dem 15. Jahrhundert wurde eine weitere magische Praktik empfohlen, nämlich gebärenden Frauen einen Kranz aus Eisenkraut um den Kopf zu binden, um den Verlauf der Geburt zu beschleunigen. Die Pflanze, die angeblich von Hexen am Dienstag, dem Tag des Planeten Mars, gesammelt wurde, bildet zusammen mit →Bingelkraut, →Hauswurz, →Mondraute, →Venushaar und →Wegwarte einen Bestandteil der ältesten Rezeptur für eine Hexenflugsalbe. Das Eisenkraut war aufgrund seiner alten magischen Anwendungsformen, insbesondere der von Frauen während der Geburt ausgeübten und neu als gotteslästerlich geltenden Zauberpraktiken, bei den Ärzten in Verruf geraten.

Auflagen mit Eisenkraut, das zusammen mit Essig zerquetscht wurde, sollte gemäss dem Botanikerarzt Hieronymus Bock die gefürchtete Wundrose heilen. Tabernaemontanus ermahnte die nichtakademischen Wundärzte, dass die Heilung von Wunden nicht nur der äusseren Anwendung mit Salben, Auflagen und Pflastern, sondern auch

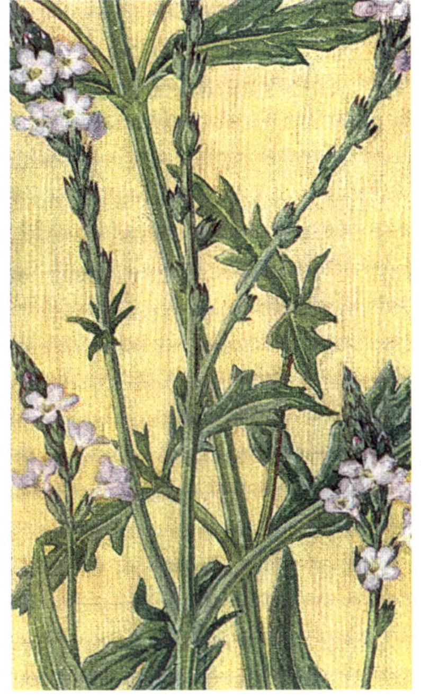

eines Heiltranks mit Eisenkraut bedürfe. Dies betreffe auch Geschwüre der «Franzosenkrankheit» (der Syphilis und anderer sexuell übertragbarer Krankheiten) und den nicht minder gefürchteten Aussatz, womit ausser Lepra auch andere geschwürige Ausschläge bezeichnet wurden.

Der Botanikerarzt verurteilte wie der römische Dichter Aemilius Macer den alten Aberglauben des Plinius, aber auch jenen seiner Zeit. Wie so oft waren es die Frauen, die angeblich falschem Wissen aufsassen, und zwar im Gegensatz zum Autor, der sich seiner auf Empirie beruhenden Kenntnisse rühmte: «Dieses Kraut aber wird noch heutigen Tages von unser Aberglaubischen alten Weibern / mehr zu der Zauberey dann zu der Arzteney in ihre Würtzwisch gesamlet und auffgehaben / welches alles wir als ein thorechtige / heydnische / aberglaubische Weiß / und uns Christen als ein verbottenes und ein verführerisches Fabelwerck wollen fahren lassen / und den nützlichen Gebrauch dieses Krauts / den wir aus täglicher langwiriger Erfahrung erlernt / anzeigen.»

Beim erwähnten «Würzwisch» handelt es sich um den am Fest Mariä Himmelfahrt (15. August) gesegneten Strauss aus Kräutern, den man aufgrund der Benediktion durch den Priester für besonders wirkmächtig hielt und deshalb für Krankheiten für Mensch und Vieh sowie Notsituationen wie heftige Gewitter aufbewahrte. Im Zeitalter des Konfessionalismus war es gang und gäbe, dass die Evangelischen katholische Bräuche als abergläubisch und heidnisch verurteilten.

Der frisch gepresste Saft diente nicht mehr wie bei Vintler angeblich dem Liebeszauber, sondern umgekehrt «denjenigen / so mit unersättlicher Begierde zur Unkeuschheit beladen seynd / dann wann sie diese Artzeney einmal gebrauchen / vertreibet es ihnen die unersättliche Lust und den Kützel sieben Tage lang».

An gynäkologischen Heilanzeigen nannte Tabernaemontanus Blutungen während der Schwangerschaft, verzögerte Menstruation, Komplikationen während der Geburt und Austreibung des toten Fötus. Um die Milch stillender Mütter zu vermehren, empfahl er ihnen, zweimal täglich das Destillat aus der Pflanze einzunehmen.

Tabernaemontanus wollte zudem Menschen mit Wahnvorstellungen, die gemäss der antiken Säftelehre von überschüssiger Schwarzgalle herrührten, mit Kopfwaschungen helfen. Das hierzu benötigte Mittel enthielt neben Eisenkraut die Kräuter Majoran (→Dost), Haselwurz, →Wegwarte, Ochsenzunge, →Beifuss und Quendel (→Thymian), die in Lauge gesotten wurden.

Dem fiebernden Rindvieh konnte laut dem Botanikerarzt ebenfalls mit dem Allheilmittel Eisenkraut geholfen werden, wenn man ihm Wein, in dem das Kraut gekocht worden war, einschüttete. Vom Reiten erschöpfte, an steifen Gliedern leidende Pferde benötigten eine Salzmischung aus Eisenkraut, →Enzian und →Wermut.

Johann Barandun zählte in seinem «Lustgarten da las Ligias» von 1719 das Eisenkraut zu den wichtigsten Wundkräutern. Die zusätzlich aufgeführten Indikationen – Kopf- und Augenkrankheiten, Atemnot, anhaltender Husten, Leber- und Milzverstopfung, Gelbsucht, Bauchschmerzen, Ruhr, Dreitagefieber (Form der Malaria) und Feigwarzen – hatte er der Schrift «Eydgnössischer Lust-Garte» (1715) des Zürcher Stadtarztes Johann von Muralt entnommen.

In Künzles «Kräuterheilbuch» erscheint der Rat des katholischen Priesters für die von unkeuschen Gedanken Geplagten in vereinfachter Form: «Ein Wisch Eisenkraut in die Bettkissen gelegt, stillt sinnliche Erregungszustände.» Weiter lässt sich feststellen, dass von Tabernaemontanus erwähnte Indikationen, etwa Ohrenschmerzen, Zahnweh, Heiserkeit, geschwollene Mandeln, Erkältungen, Augenleiden, Kopfschmerzen, Nervenschmerzen, Rheuma, Hautleiden, Nieren-, Milz- und Gallenleiden sowie Epilepsie, von Künzle aufgegriffen wurden, wozu er wie sein Vorbild das Kraut für den Heiltrank in Wein sott.

Die fast in Vergessenheit geratene Pflanze wird in der einheimischen medizinischen Selbsthilfe nur noch als Tee bei Blasenproblemen verwendet.

Das Eisenkraut ist eine Heilpflanze der neuen Hildegard-Medizin.

Eine von den traditionellen Darreichungsformen und Heilanzeigen abweichende Nutzung der Eisenkrautblüte stellt die Bachblüten-Essenz Nr. 31 (Vervain, die Begeisterungsblüte) dar.

Heutige Anwendung

Im Haus

Blasenprobleme: Aufguss, innerlich (Prättigau).

Kultivierung in Kräuterschau- und Klostergärten

Pfarrer Künzle's Chrüterparadies, Zizers; Benediktinerkloster St. Martin, Disentis; Ausschilderung auf Kräuterlehrpfad: Bachblüten-Heilkräuterweg Maladers.

Literatur und Abbildung

Lauber/Wagner/Gygax, Flora Helvetica, 834; Madaus, Biologische Heilmittel, Bd. 3, 2789; Lorscher Arzneibuch/Stoll, 245, 247; Odo Magdunensis/Mayer/Goehl, 186; Plinius XXV, 81; Vintler, 7821–7824; Hildegard von Bingen/Riha, 135f.; Kruse, Mittelalterliche Frauenrezepte, 252; Hartlieb/Fürbeth, 45; Brunold-Bigler, Zauberpflanzen, 42; Bock, 77v; Mattioli/Handsch, 4. Buch, Cap. LXII; Tabernaemontanus/Bauhin, 380–387; Barandun, Nr. 229; von Muralt, 305f.; Ludwig, Phytologia, Nr. 353; Künzle, Kräuterheilbuch, 312f.; Treben/Storl, 187; Scheffer, Original Bach-Blütentherapie, 202–205; Hertzka/Strehlow, Hildegard-Apotheke, 154, 162; Schilcher, Phytotherapie, 371; Wegmann, Prättigau, 43; Steigner, Klostergarten, 10 (Disentis); Künzle, Kräuteratlas (2017), Nr. 31; Abbildung: Correvon/Rivier/Robert, Champs et bois fleuris, Tf. 50.

ENGELSÜSS

Flora Helvetica: Gemeiner Tüpfelfarn, Polypodium vulgare L.; Tüpfelfarngewächse, Polypodiaceae

Vorkommen
Wälder, Felsen, Baumstrünke, kalkmeidend; Sporenreife: Juli bis August.

Wissensgeschichte:
Das Engelsüss zählt zu den ältesten Heilpflanzen. Dioskurides riet den an Verstopfung leidenden Kranken, die Wurzel des Farns entweder mit Hühnerfleisch oder Fisch zu kochen. Die vegetarische Variante wurde mit Bete oder Malve als Zutaten eingenommen. Getrocknete Wurzel des Engelsüss mit Honig sollte Galle und Schleim ausführen. Wohl aufgrund seiner abführenden Wirkung galt der Farn seit der Antike als Verhütungsmittel, das, nach dem Koitus eingenommen, die Befruchtung oder die Entwicklung des befruchteten Eis verhindern sollte.

Der Arzt Matthaeus Platearius vermittelte in seinem «Circa Instans» (um 1150) ein Rezept gegen Verstopfung aus der damaligen Volksmedizin: «Die Bauern aber stoßen die frischen Engelsüßwurzeln gut, geben Getreidemehl und Eier bei und machend daraus Fladen, die reichlich abführen und manchmal gar über Maß.»

Engelsüss bringt Nasenpolypen zum Verschwinden

Diese wurtzel gepulvert / und in die nasen gethan / verzert das ubrige fleisch darinne / das man Polypum nennet.

Pietro Andrea Mattioli, New Kreüterbuch (1563)

Hildegard von Bingen verordnete, die gepulverte Wurzel zusammen mit →Salbei gegen Bauchschmerzen einzunehmen, denn die Trockenheit von Engelsüß sowie die Wärme und Trockenheit von Salbei verminderten «schlechte Säfte und die überflüssige Feuchtigkeit».

Um ein gutes Destillat aus der Wurzel zu erhalten, musste man sie gemäss Tabernaemontanus aus Eichenstrünken und zwischen unser «Frawen Tagen», also den Festen Mariä Himmelfahrt (15. August) und dem Gedächtnis der Schmerzen Mariä (15. September), hervorholen. Als Indikationen erscheinen bei ihm überschüssige Schwarzgalle sowie Husten, Lungenprobleme und Nasenpolypen. Der Botanikerarzt schenkte auch den ökonomisch wichtigen Schweinen seine Aufmerksamkeit und vertraute in schweren Krankheitssituationen auf die reinigende Wirkung der Wurzel: «Wenn die Schwein anfangen zu sterben / soll man ihnen Engelsüß eingeben / so werden sie purgiert / und bewahret vor der Seuch.»

Johann Barandun hielt in seinem 1719 niedergeschriebenen Kräuterbuch «Lustgarten da las Ligias» traditionelles Heilwissen über das Engelsüss fest. Die Anwendungsbereiche – Förderung des Speichels, Ausleitung von Galle und Schleim, Verstopfung, Scharbock (Skorbut) – hatte er der 1715 erschienenen Schrift «Eydgnössischer Lust-Garte» des Zürcher Stadtarztes Johann von Muralt entnommen.

Wie Künzle bezeugt, war die Engelsüsswurzel vor der heutigen Allgegenwart des Rübenzuckers als natürliche Süssigkeitsspenderin bei Kindern beliebt: «Alle Bergbuben kennen und schätzen die kleine Farnsorte Engelsüß, da die Wurzel wirklich süß schmeckt.» Künzle nutzte im Unterschied zu Tabernaemontanus, der die Abkochung der Wurzel verordnete, den Aufguss der Blätter bei Problemen der oberen Atem-

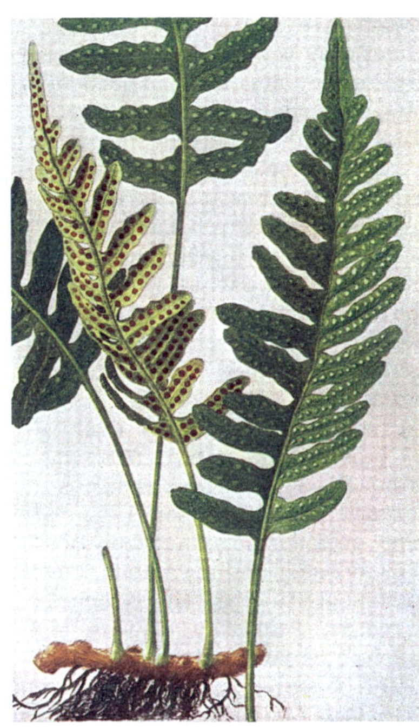

wege und der Lunge. Ebenfalls neu ist die Einnahme des Tees bei von Künzle nicht näher beschriebenen «Wasserbeschwerden», wohl Blasenproblemen oder Ödemen.

In der medizinischen Selbsthilfe des Valposchiavo haben sich die Heilanzeigen Verstopfung – die während Jahrhunderten wichtigste Indikation – sowie Hals- und Rachenentzündung erhalten.

Engelsüss ist eine Heilpflanze der neuen Hildegard-Medizin.

Heutige Anwendung

Im Haus

Gegen Verstopfung: Abkochung der Wurzel, innerlich (Valposchiavo).

Gegen Hals- und Rachenentzündungen: Abkochung der Wurzel, innerlich (Valposchiavo).

Kultivierung im Klostergarten

Benediktinerkloster St. Martin, Disentis.

Literatur und Abbildung

Lauber/Wagner/Gygax, Flora Helvetica, 96; Dioskurides/Berendes, 472f.; Kruse, Mittelalterliche Frauenrezepte, 149; Circa Instans/Goehl, 346f.; Hildegard von Bingen/Riha, 164; Mattioli/Handsch, 541r; Tabernaemontanus/Bauhin, 1188ff.; Barandun, Nr. 154; von Muralt, 372; Marchioli, 75; Künzle, Kräuterheilbuch, 314; Hertzka/Strehlow, Hildegard-Apotheke, 223; Ruatti, Valposchiavo, 86f.; Steigner, Klostergarten, 11 (Disentis); Abbildung: Klein, Waldblumen, Tf. 93.

ENGELWURZ

Echte Engelwurz, Angelica archangelica L.; Doldengewächse, Apiaceae

Vorkommen

In Gärten kultiviert; Blütezeit: Juni bis August.

Wissensgeschichte:

Die im Norden Europas verbreitete Engelwurz war den antiken medizinischen Autoritäten unbekannt. Desgleichen fehlt die Pflanze in den bedeutenden Schriften der Klostermedizin.

In Mitteleuropa verbreitete sich die Engelwurz, die gemäss einer Legende das Geschenk des Erzengels Raphaels an die Menschen gegen den Schwarzen Tod sein soll, erst im Zuge der grossen Pestwelle von 1348/49 und wurde im weiteren Verlauf des 14. Jahrhunderts auch in Klostergärten angebaut. Die wichtigsten Heilanzeigen dieser während Jahrhunderten bis in die Gegenwart hochgeschätzten Heilpflanze finden sich in einer anonymen Klosterhandschrift des 15. Jahrhunderts: «Angelikawasser [= Destillat] ist das alleredelste Wasser, das man in Seuchenzeiten haben kann. […] Vom Angelikawasser am Morgen und am Abend jeweils 2 Lot getrunken ist über alle Maßen gut für die Brust, sei sie von Eiter, von Schleim belastet, das Wasser macht sie wieder weit. Angelikawasser in gleicher Weise getrunken über 12 oder 14 Tage ist sehr gut bei einem schlechten, trägen Magen. Angelikawasser jeden Morgen nüchtern 2 Lot getrunken stärkt den ganzen Leib.» Wie Tabernaemontanus mitteilte, hatten sich Mönche des Kartäuserklosters in Freiburg im Breisgau auf den kommerziellen Anbau der Engelwurz spezialisiert.

Der anonyme astromedizinisch orientierte Verfasser des 1576 erstmals erschienenen Kräuterbuchs «Horn des Heyls» nutzte die dem Schützen und Jupiter zugeordneten Samen als Frauenheilmittel bei Weissfluss und übermässiger Menstruation, aber auch bei unwillkürlichen Pollutionen und Mastdarmvorfall.

Pfarrer Künzles Engelwurzlikör

Zur Herstellung eines Engelwurz-Likörs nimmt man 1 Teil Engelwurz (Wurzel, Stengel, Blätter, Blüten oder Samen, was gerade vorhanden ist, 2 Teile →Salbei, etwas →Thymian, Majoran [→Dost] und Kümmi [=Kümmel], zerhackt diese Kräuter gut, übergießt sie mit gutem Branntwein und stellt alles in ein Einmachglas 6 bis 8 Tage an die Sonne oder auf den warmen Ofen. Nachher gießt man die Flüssigkeit ab, süßt sie per Liter mit einem Pfund Zucker. Dieser Likör ist in fünf- bis zehnfacher Verdünnung zu nehmen.

Johann Künzle, Das grosse Kräuterheilbuch (1945)

Noch die Botanikerärzte der Frühen Neuzeit vertrauten während der Pestepidemien des 16. und 17. Jahrhunderts auf die Schutzwirkung der Pflanze, auch während anderen «Sterbensläuffen». Im Zeitalter der Hexenverfolgungen verwendeten sie die Engelwurz freilich auch als Schutzmittel gegen den Schadenzauber der «Teufelsbündnerinnen». Hierzu rieten sie, Kindern die Wurzel als Amulett um den Hals zu hängen. Schon Johannes Hartlieb hatte in seinem zwischen 1435 und 1440 verfassten Kräuterbuch die Pflanze als Abwehrmittel gegen Zauberei empfohlen. Zur Heilung von Geschwülsten, aus denen beim Aufbrechen «unnatürlich Ding» wie «Liechtbutzen [= verkohlter Teil eines Dochts], alte Lumpen, Werck [= Werg] und Fliegen» hervorkamen, bedurfte es laut Tabernaemontanus eines Wundtranks, der ausser Engelwurz →Beifuss, Haselmistel [→Mistel] und Gewöhnliches Widertonmoos enthielt. Darüber hinaus rühmte er die Engelwurz als Mittel zum Austreiben von Gift aus dem Körper, wozu er Darmwürmer sowie das Gift von Schlangen und Skorpionen zählte. Tabernaemontanus teilte mit dem einfachen Volk die Vorstellung, dass durch das Trinken von unreinem Wasser Schlangen und andere Ekeltiere in den Magen gelangten, die dort weiterwüchsen. Mit dem Pulver der Engelwurz und des Meerrettichs, schrieb der Botanikerarzt, habe er «von einem Mann ein Mollen [= Molch] oder Salamander getrieben / und dann drey Frösch von einer Weibspersonen». Wie eine 1940 in Langwies notierte Sage belegt, hielt sich die Vorstellung von lebendigem Ungeziefer im Magen, durch Kräuterbücher und Kalender gestützt, bis an die Schwelle zur Gegenwart.

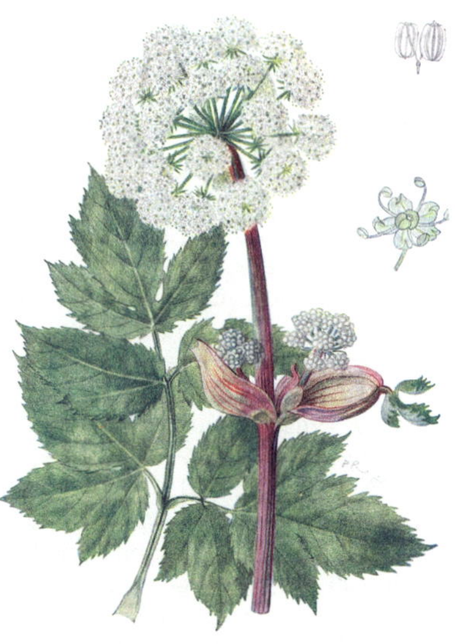

Möglicherweise handelt es sich bei der vom Pfarrer und Humanisten Ulrich Campell in seiner 1573 vollendeten «Raetiae alpestris topographica descriptio» erwähnten Heilpflanze namens «Alvust sulvady» um die Wilde Brustwurz oder Waldengelwurz, auf keinen Fall jedoch um den →Liebstöckel, wie im Kommentar von Traugott Schiess (1864–1935) zu lesen ist, der sich auf die Angaben des Kantonsschullehrers Emil Capeder abstützte. Liebstöckel wird in Gärten kultiviert und wächst nicht «sulvady», was wild bedeutet. Der Botanikerarzt Adam Lonitzer schrieb in seinem Kräuterbuch (1564) über die wilde Angelica-Art, sie sei schwächer an Geruch und Geschmack, wachse an dunklen, feuchten Orten und werde für ein Wundkraut gehalten.

Den Werken der frühneuzeitlichen Botanikerärzte entnommenes Heilwissen über die Engelwurz findet sich im 1719 von Johann Barandun aus Feldis niedergeschriebenen «Lustgarten da las Ligias».

Auf Tabernaemontanus zurückgreifend, empfahl Künzle die Pflanze als Lungen-, Leber- Herz-, und Magenmittel und zur Vorbeugung gegen Seuchen. Als Antidot vermöge die Wurzel sogar dem Tollkirschengift zu widerstehen, meinte der Kräuterpfarrer. Der katholische Geistliche liess allerdings die Frauenheilkunde beiseite. Sein grosses Vorbild, der Botanikerarzt Tabernaemontanus, hatte die Engelwurz in den Zubereitungsformen Destillat und Weinabkochung bei verzögerter Menstruation, Gebärmutterschmerzen sowie zur Förderung der Geburt und Austreibung der Nachgeburt empfohlen.

Die Engelwurz ist in der medizinischen Selbsthilfe trotz der Vermittlung Künzles,

Vogels und Trebens in den Hintergrund gerückt.

Heutige Anwendung

Im Haus

Anregung der Verdauung, Leber- und Gallenmittel: Tinktur aus der Wurzel, innerlich (Prättigau).

Vorbeugen von Krankheiten: Räucherungen mit der Wurzel (Prättigau).

Kultivierung in Kräuter- und Klostergärten

Medizinalgarten, Chur (Wilde Brustwurz, Angelica sylvestris); Kräutergarten Bidem, Vals; Kräutergarten in der Burgruine Belfort, Brienz/Brinzauls; Iert d'ervas medicinalas des Museum Regiunal, Savognin; Landwirtschaftliche Schule Plantahof, Landquart; Benediktinerkloster St. Martin, Disentis.

Literatur und Abbildung

Dal Cero, Heilpflanzen, 310f.; Mayer/Uehleke/Saum, Klosterheilkunde, 44f.; Philomusus Anonymus, Horn des Heyls, Cap. LV; Tabernaemontanus/Bauhin, 231–238; Hartlieb/Hayer/Schnell, Nr. 13; Brunold-Bigler, Kulturgeschichte, 26ff.; Campell/Hitz, 797; Lonitzer, CCCIr; Barandun, Nr. 51; Ludwig, Phytologia, Nr. 30; Künzle, Kräuterheilbuch, 314ff.; Vogel, Der kleine Doktor, 473f.; Treben/Storl, 187, 227; Schrott/Ammon, 152f.; Schilcher, Phytotherapie, 53f., 369; Wegmann, Prättigau, 30; Steigner, Klostergarten, 12 (Disentis); Würzen, Nr. 30 (Flyer Kräutergarten Burgruine Belfort); Thurner-Steier, Savognin, Thema 4; 53f.; Abbildung: Künzle, Kräuterheilbuch, Tf. 10 (Zeichnung Pia Roshardt).

ENZIAN

Flora Helvetica: Gelber Enzian, Gentiana lutea L.; Enziangewächse, Gentianaceae

Vorkommen
Alpweiden, Fettwiesen, kalkliebend, bis etwa 2500 m ü. M.; Blütezeit: Juni bis August.

Wissensgeschichte:
Der Gelbe Enzian zählt zu den ältesten Heilpflanzen. Dioskurides kannte die Heilkräfte des «auf den höchsten Bergrücken und an schattigen und wasserreichen Stellen» wachsenden Krauts. Er empfahl dessen Wurzel oder den daraus hergestellten Saft, zusammen mit der →Weinraute genossen, gegen den Biss giftiger Tiere, Brustfellentzündung, bei Sturzverletzungen, auch innerlichen, sowie Leber- und Magenproblemen. Der aus der Wurzel gewonnene Saft bringt Wunden und fistelartig fressende Geschwüre zur Heilung. Zu Salbe verarbeiteter Saft lässt Augenentzündungen abklingen und entfernt weisse Flecken in den Augen. Unter «Saft» verstand Dioskurides indes nicht den Presssaft, sondern ein weit aufwendigeres Verfahren. Zuerst wurde die frische Wurzel in Stücke geschnitten, fünf Tage in kaltes Wasser eingelegt und dieses anschliessend gekocht, bis es verdunstet war. Sodann wurde die Masse durch ein Tuch gepresst und die daraus gewonnene Flüssigkeit bis zu einer honigartigen Konsistenz eingekocht. Ein Wurzelstück, als Zäpfchen in die Scheide gelegt, treibt laut Dioskurides den Embryo aus. In der griechischen und römischen Antike wurde der mit Einwilligung der Schwangeren vollzogene Abort im Allgemeinen nicht strafrechtlich verfolgt.

Der salernitanische Arzt Mattaeus Platearius setzte die Enzianwurzel mit →Weinrautensaft auch bei chronischem Asthma und Epilepsie ein. Nach Hildegard von Bingen stärkt Enzianpulver – ob aus der getrockneten Wurzel oder aus dem gedörrten Kraut gewonnen, erwähnte sie nicht –, in einer warmen Brühe genossen, ein stark schmerzendes Herz und vertreibt das Fieber.

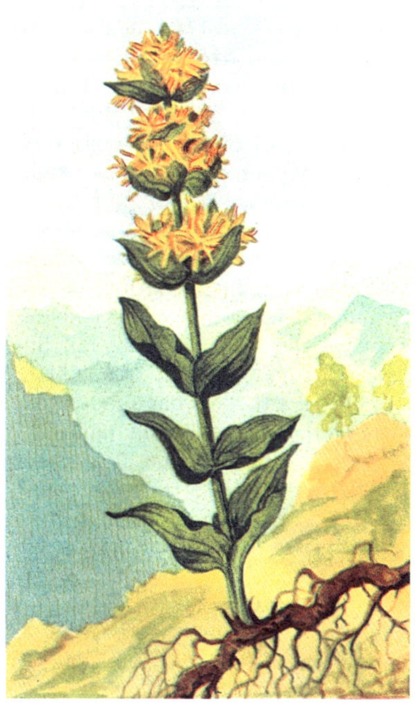

Heinrich von Pfalzpaint, Ordensritter und Wundarzt, widmete sich in seinem 1460 niedergeschriebenen medizinischen Lehrbuch «Wündärznei» zu einem grossen Teil der Behandlung von Kriegsverletzungen. Er betrachtete die gedörrte Wurzel des Gelben Enzians als besten Quellmeissel zur Erweiterung des Wundkanals, um blutiges Schneiden zu vermeiden.

Der anonyme, astromedizinisch gebildete Botanikerarzt des 1576 erstmals aufgelegten Kräuterbuchs «Horn des Heyls» brachte Zubereitungsformen und Heilanzeigen, die bei den namhaften Autoren nicht vorhanden sind. Die dem Tierkreiszeichen Wassermann und dem Planeten Saturn untergeordneten bis in den dritten Grad kalten und trockenen Blätter wurden gepresst, in Olivenöl gekocht und zusammen mit den Blüten an die Sonne gestellt. Mit dieser Salbe sollte bei Augenproblemen die Stirn eingerieben werden, doch sie hilft dem Verfasser zufolge auch bei Ohrenschmerzen, Beinbrüchen, Polypen in der Nase und Mastdarmvorfall. Der Astromediziner liess die Blüten des Gelben Enzians, die der Sonne und dem Löwen zugeordnet wurden und als heiss und trocken im vierten Grad galten, in Honig einlegen und an die Sonne stellen. Mit dem daraus gewonnenen Öl sollten sich Männer gegen unwillkürliche Pollutionen die Geschlechtsorgane einschmieren.

Mattioli und Tabernaemontanus verordneten Enzian ausser bei Magen- und Darmproblemen zur Auslösung der verzögerten Menstruation, doch schwangere Frauen sollten sich vor der Einnahme hüten. Erst zur Förderung der Geburt, Austreibung eines toten Fötus und der Nachgeburt durfte ein Stück Wurzel als «Mutterzäpflein» in die Scheide eingelegt werden.

Enzianbranntwein hilft nicht nur der Frau bei verzögerter Menstruation, so Mattioli, sondern auch dem Mann, wenn er «vergeben [= vergiftet] were mit dem frawengifft / nemlich mit irem bösen blutt menstruum genannt». Das Menstrualblut galt also zu der Zeit Mattiolis als Gift für Männer und wurde von ihnen als Krankheitsursache gefürchtet.

Ein historischer Beleg aus dem Unterengadin zur medizinischen Verwendung des Gelben Enzians findet sich in der 1573 vollendeten Landesbeschreibung «Raetiae alpestris topographica descriptio» des Pfarrers und Humanisten Ulrich Campell. Dieser zählte eine nicht identifizierbare Enzian-Art zu den mit vortrefflichen Kräften ausgestatteten Kräutern und Wurzeln, «die den Arzneikundigen und Chirurgen und den Salbenhändlern von großem Nutzen und deshalb bekannt sind». Die Wurzel des Gelben Enzians wurde im Arzneitrank von Hieronymus Bock als äusserst wirksames Mittel bei Bissen eines tollwütigen Hundes und, äusserlich angewandt, als Mittel bei tiefen Wunden gerühmt.

Über den blauen Kreuzblättrigen Enzian berichtete Bock, dass die Frauen den Weinabsud aus der Wurzel als ein kräftiges Wundkraut für Pferde betrachteten. Hirten beugten dem Schweinesterben vor, indem sie die zerhackte Wurzel den Tieren in den After steckten und dazu Zauberformeln sprachen. Bock erwähnte darüber hinaus, dass die Anhängerinnen der griechischen Zauberin Circe, im Klartext die heilenden, im Verruf der Hexerei stehenden Frauen, die wie die Vulva gespaltene Wurzel als Spalte im Fleisch, als Wunde deuteten: «Sie ist wie ein weiblich glid / zerspalten in der mitten / darumb die Circeischen weibe riren handel mit treiben / sagen darbei / es sei ein wunderbarlich kraut zu offenen wunden / nennens derhalben Heil allen schadens.» Es versteht sich von selbst, dass Bock diese populären Heilpraktiken als Aberglauben abwertete.

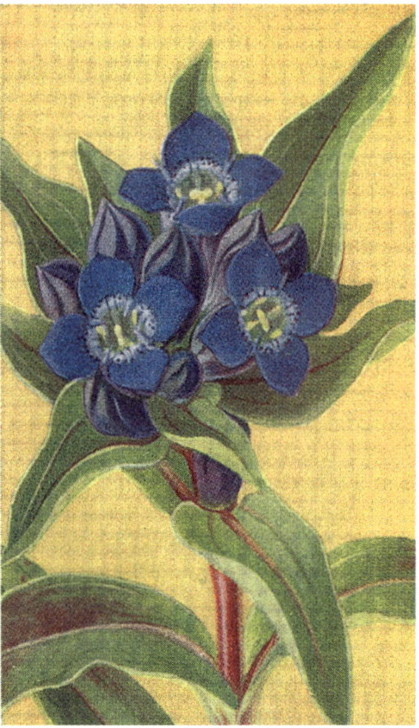

Man beachte indes, dass auch die nichtuniversitären Heilerinnen sich an der antiken Signaturenlehre orientierten.

Johann Barandun notierte 1719 in seinem handschriftlichen Kräuterbuch «Lustgarten da las Ligias» Heilwissen über den Gelben Enzian, das er der Schrift «Eydgnössischer Lust-Garte» (1715) des Zürcher Stadtarztes Johann von Muralt entnommen hatte. Als Indikationen galten Pest, Vergiftungen, Wassersucht, Fieber und die Heilung tiefer Wunden (Wurzel als Wundmeissel).

Der Puschlaver Kräuterpfarrer Tobia Marchioli rühmte die Wirkung des Enzians bei Appetitmangel, Fieber, Schwächezuständen bei Blutarmut, Bleichsucht, Gicht und Skrofeln (Geschwülste an den Halslymphknoten).

Der surselvische Schriftsteller Gion Deplazes (1918–2015) beschrieb in seiner 1961 erschienenen Novelle «Levzas petras» (Bittere Lippen, deutsche Übersetzung 1978; Verfilmung durch das rätoromanische Fernsehen 1993) realitätsgetreu die entbehrungsreiche Arbeit der Enzianwurzelgräber und Schnapsbrenner seiner Heimatregion, der Cadi. Da die Herstellung des während Jahrhunderten als Universalmedizin geschätzten Enzianbranntweins teure Gerätschaften und spezielle Kenntnisse erforderte, empfahl Kräuterpfarrer Künzle für den häuslichen Gebrauch, die fein zerhackte Wurzel in Branntwein einzulegen und ziehen zu lassen.

Marchioli und Künzle wussten auch den Silikat-Glockenenzian, dessen Blüten an sonnigen Junitagen gesammelt werden sollten, als Arznei zu nutzen. Marchioli wandte, auf Mattioli zurückgreifend, diese Enzian-Art bei Fieber und Verdauungsproblemen an. Um einen «buon aperitivo» zu erhalten, sollte man die ganze Pflanze einige Tage an einem kühlen Ort in Weisswein ziehen lassen. Künzle machte in seinem «Grossen Kräuterheilbuch» ein auf seiner Erfahrung beruhendes Rezept allgemein bekannt: «Tee von blauen Enzianblüten, mit Zugabe von jungen →Tannenschossen und →Wacholderbeeren, ist ein vorzügliches Frühlings-Blutreinigungsmittel; er stärkt den Magen, vertreibt Magenvergiftungen und Durchfall.» In seinem für die Jugend bestimmten, 1914 erschienenen Heilkräuterbüchlein «Der junge Botanist» hatte der Kräuterpfarrer Blätter und Blüten des Kreuzblättrigen Enzians und des Silikat-Glocken-Enzians zur Stärkung der Verdauung und gegen Fieber empfohlen.

Enzian-Arten erfreuen sich in der gegenwärtigen medizinischen Selbsthilfe für Mensch und Vieh weiterhin grosser Beliebtheit. Der Gelbe Enzian ist eine Heilpflanze der neuen Hildegard-Medizin.

Eine von den traditionellen Darreichungsformen und Heilanzeigen abweichende Nutzung einer Enzian-Art, des Bitteren Enzians, stellt die Bachblüten-Essenz Nr. 12 (Gentian, die Glaubensblüte) dar. Gentiana lutea und Gentiana cruciata (Kreuzblättriger Enzian) sind ausserdem homöopathische Mittel.

Heutige Anwendung

Im Haus

Verdauungsschwierigkeiten, Herzprobleme: aus den Wurzeln gebrannter Schnaps (Prättigau).

Bei Blutmangel, Magen- und Darmstörungen, geistiger und körperlicher Erschöpfung, Rekonvaleszenz, gegen Fieber, Husten und Darmwürmer: Abkochung oder Kaltauszug aus der Wurzel mit Weisswein als Heiltrank (Valposchiavo). Im Valposchiavo ist der Getüpfelte Enzian (Gentiana punctata) stärker verbreitet und wird deshalb öfter verwendet.

Im Stall

Husten bei Pferden: Tiere mit getrocknetem Kraut füttern (Prättigau).

Magenverstimmung, Koliken beim Rindvieh: Aufguss der getrockneten Wurzel; alkoholischer Auszug aus der Wurzel (Safiental).

Magenverstimmung und Durchfall beim Rindvieh: Scheibchen der getrockneten Wurzel direkt ins Maul geben (Prättigau).

Durchfall (Ruhr), Appetitlosigkeit, Fieber: Abkochung der Wurzel mit Milch eingeben (Surselva).

Kultivierung in Kräuterschau- und Klostergärten

Iert d'ervas medicinalas des Museum Regiunal, Savognin; Medizinalgarten, Chur; Hochalpiner Heilkräutergarten Madrisa, Klosters; Benediktinerkloster St. Martin, Disentis; Ausschilderung auf Kräuterlehrpfad: Bachblüten-Heilkräuterweg Maladers.

Literatur und Abbildungen

Lauber/Wagner/Gygax, Flora Helvetica, 764 (Gelber Enzian, Getüpfelter Enzian), 766 (Kreuzblättriger Enzian), 768 (Silikat-Glocken-Enzian), 774 (Bitterer Enzian); Dioskurides/Berendes, 262f.; Leibrock-Plehn, Hexenkräuter, 19; Circa Instans/Goehl, 278f.; Hildegard von Bingen/Riha, 46; Mayer/Uehleke/Saum, Klosterheilkunde, 78; Richter, Heinrich von Pfalzpaint, 191; Mattioli/Handsch, 257r; Philomusus Anonymus, Horn des Heyls, Cap. LVI; Tabernaemontanus/Bauhin, 1103; Campell/Hitz, 797; Bock, LXIIIIv, XCIIIIr (Modelgeer = Kreuzblättriger Enzian); Barandun, Nr. 57; von Muralt, 346f.; Ludwig, Phytologia, Nr. 156; Künzle, Kräuterheilbuch, 316f.; Hertzka/Strehlow, Hildegard-Apotheke, 164, 190; Treben/Storl, 187f.; Wegmann, Prättigau, 36; Ruatti, Valposchiavo, 42f.; Marchioli, 67f.; Scheffer, Original Bach-Blütentherapie, 115–118; Vonarburg, Homöotanik, Bd. 1, 678–683; Schilcher, Phytotherapie, 115f.; Joos, 103 (Safiental); Klarer/Stöger/Meier, Jenzerwurz, 69; Steigner, Klostergarten, 13 (Disentis); Thurner-Steier, Savognin, Thema 4; Künzle, Kräuteratlas (2017), Nr. 38; Abbildungen: Herba, Nr. 87; Correvon/Rivier/Robert, Champs et bois fleuris, Tf. 47.

ERDRAUCH

Flora Helvetica: Echter Erdrauch, Fumaria officinalis L.; Mohngewächse, Papaveraceae

Vorkommen
Äcker, Ödland, Schuttplätze; Blütezeit: Mai bis September.

Wissensgeschichte:
Der Erdrauch zählt zwar zu den ältesten Heilpflanzen, doch Dioskurides wusste darüber nur wenig zu berichten. Das Kraut habe die Kraft, das Wiederwachsen der ausgezogenen Haare auf den Augenlidern zu verhindern, wenn er zusammen mit Gummi arabicum aufgetragen werde. Innerlich genutzt, vertreibe der Erdrauch den galligen Harn.

Die arabischen Ärzte schätzten die Pflanze besonders als Blutreinigungsmittel. Über die Medizinschule von Salerno gelangte dieses Heilwissen in die europäische Kräuterbuchliteratur. Johann Wonnecke von Kaub erklärte in seinem 1485 erstmals erschienenen «Gart der Gesundheit» den Namen der Pflanze: «Unnd heysset darumb erdtrauch wann es wechst auff der erden von dem groben tampffe des erdtrichs und steet auf dem erdtrich geleycherweyse als rauch der über sich geht.» Wonnecke zufolge muss das frische Kraut genutzt werden, gedörrt hat es seine Kraft verloren. Gemäss dem damaligen Körperbild entfernt der Erdrauch in Form eines Heiltranks oder einer Salbe den Überschuss an schwarzer Galle und somit starke Hautausschläge.

Wonnecke empfahl den Saft mit →Herbstzeitlosenpulver bei Wassersucht und Gicht sowie zur Regulierung der Gallentätigkeit. Mattioli verordnete ihn zur Stärkung der Sehkraft, während Tabernaemontanus dem Erdrauch die Kraft zuschrieb, sogar die «Franzosenkrankheit» (Syphilis- und andere sexuell übertragbare Krankheiten) sowie die Pest oder andere Seuchen zu heilen.

Der anonyme Autor des 1576 erstmals aufgelegten Kräuterbuchs «Horn des Heyls» wies die Blüten gemäss den astromedizinischen Prinzipien den Zwillingen und dem Merkur zu und riet alten Leuten, das Destillat zur Stärkung des Verstands einzunehmen. Zudem empfahl er, mit dem Ölmazerat aus den Samen die Fusssohlen jähzorniger alter Menschen einzureiben. Weiter lässt sich im «Horn des Heyls» nachlesen, dass ein Heiltrank mit der in Wein gesottenen Wurzel närrische Fantasien, Eigensinnigkeit, Melancholie und Verrücktheit vertreibe, da das Blut gereinigt werde.

Der Arzt und Alchemist Johann Joachim Becher erwähnte in seinem «Parnassus medicinalis» (1663) zwei gynäkologische Indikationen, nämlich Förderung der verzögerten Menstruation und Austreibung des toten Fötus.

Auf Tabernaemontanus zurückgreifend, verordnete Kräuterpfarrer Johann Künzle einen Heiltrank mit Erdrauch und →Salbei gegen Ausschläge aller Art, Milchschorf bei Kindern, «Überröti» (Wundrose), Gelbsucht, Leber- und Milzleiden, Arterienverkalkung sowie als Spülungen gegen Mundfäule.

Es sind keine Belege zur Nutzung des Erdrauchs in der gegenwärtigen medizinischen Selbsthilfe der befragten Personen bekannt.

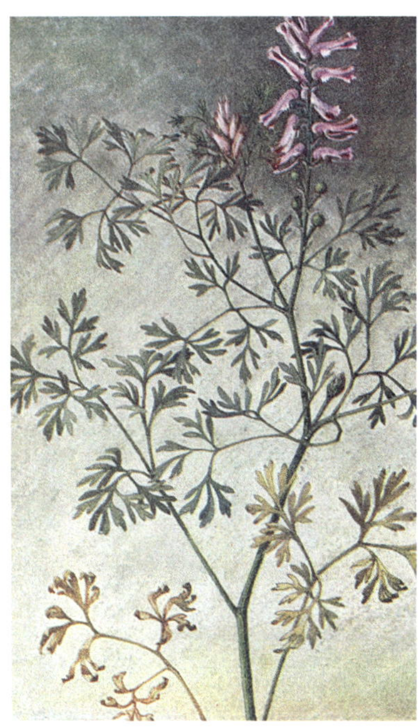

Echter Erdrauch

Kultivierung in Kräuterschaugärten

Medizinalgarten, Chur; Benediktinerinnenkloster St. Johann, Müstair.

Literatur und Abbildung

Lauber/Wagner/Gygax, Flora Helvetica, 174; Dioskurides/Berendes, 427f.; Circa Instans/Goehl, 272f.; Mayer/Uehleke/Saum, Klosterheilkunde, 79; Wonnecke von Kaub, Cap. 176; Mattioli/Handsch, 507v; Becher, 560; Philomusus Anonymus, Horn des Heyls, Cap. XIII; Tabernaemontanus/Bauhin, 85–91; Ludwig, Phytologia, Nr. 150; Marchioli, 26f.; Künzle, Kräuterheilbuch, 318f.; Treben/Storl, 188; Schönfelder/Schönfelder, Heilpflanzenführer, 244; Schilcher, Phytotherapie, 117f.; Müller, Klostergarten, 5 (Müstair); Abbildung: Klein, Unkräuter, Tf. 20.

ERLE

Flora Helvetica: Schwarzerle, Alnus glutinosa (L.) GAERTN.; Birkengewächse, Betulaceae

Vorkommen
Ufer, feuchte Wälder; Blütezeit: Februar bis April.

Wissensgeschichte:
Die Schwarzerle zählt zu den ältesten Heilpflanzen. Der römische Naturkundige Plinius der Ältere (23–79 n. Chr.) berichtete, dass man ihre frischen Blätter auf Geschwülste lege. Hildegard von Bingen deutete den Baum als die Nichtsnutzigkeit, weshalb er nicht viel zu Arzneien tauge. Immerhin riet sie dazu, frische junge Blätter auf Geschwüre zu legen. Gemäss einer frauenmedizinischen Handschrift des Mittelalters sollte Erlensaft mit dem Eingeweidefett des Schafsbocks gekocht und die Salbe auf Brustgeschwülste aufgetragen werden.

> Wer hätte gedacht, daß der liebe Gott selbst diesem verachteten Wasserstrauch noch Kräfte verliehen hätte.
>
> Johann Künzle, Der junge Botanist ([3]1914)

Ebenfalls in den Bereich der Gynäkologie gehört die Empfehlung, zur Förderung der verzögerten Menstruation und zur Austreibung der Nachgeburt die Weinabkochung der Blätter zu trinken. Diese Rezeptur findet sich in einem «Cudisch da medischinas», das um 1700 in der Surselva verfasst wurde. Eine 1748 ebenfalls in Sursilvan niedergeschriebene, veterinärmedizinische Handschrift enthält ein Rezept mit Erlenkohle, die dem Vieh gegen den «Schelm» (Milzbrand) helfen sollte. Als Quelle lag dem Übersetzer das kurz zuvor erschienene, in Leipzig und Frankfurt gedruckte Volksbüchlein «Bewährte Arzney-Mittel für das Rind-Vieh, Schaafe und Schweine» vor.

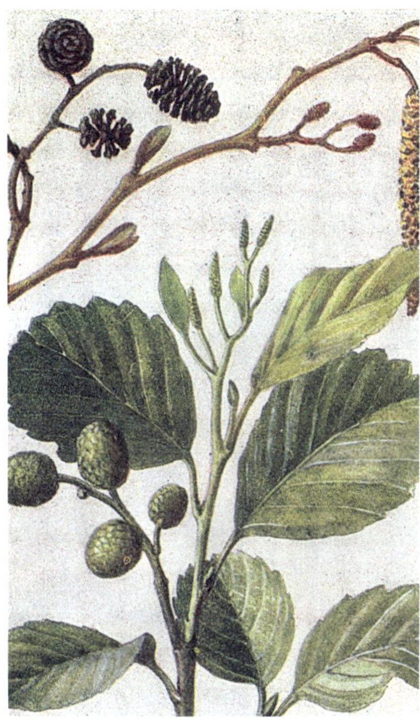

Der Alt-Reallehrer Caspar Patzen in Chur empfahl in seinem 1899 erstmalig herausgegebenen «Hausfreund», einem Hausmittelbüchlein, bei Schnittwunden, Axthieben und Quetschungen frische Erlenblätter aufzulegen. Nach Auffassung von Pfarrer Tumaisch Giusep Berther gehören Teile der Schwarzerle sogar in jede Hausapotheke. Er setzte die Abkochung der Blätter bei Rachen- und Mandelentzündungen sowie als Gurgelmittel gegen Fieber ein. Die zerquetschten Blätter sollten auf brennende Füsse gelegt und bei Müdigkeit, die das Weitergehen verunmögliche, in die Schuhe gestopft werden. Diese Heilanzeige bezog Berther aus der 1914 erschienenen Schrift «Der junge Botanist» von Kräuterpfarrer Johann Künzle. Dieser wiederum hatte bei Mattioli nachgelesen: «Das grüne laub ist eusserlich gutt zu hitzigen schäden. In die schuch gelegt allso grün / und darauff gangen / zeuchts auß den / schmertzen / hitz / und müdigkeit der füß.»

In der gegenwärtigen medizinischen Selbsthilfe spielt der Baum keine Rolle mehr.

Die Knospen der Erle werden in der Gemmotherapie und die Erlenblätter in der neuen Hildegard-Medizin angewandt.

Literatur und Abbildung

Lauber/Wagner/Gygax, Flora Helvetica, 226; Plinius XXIV, Hildegard von Bingen/Riha, 224; Leidig, Frauenheilkunde, 359; Tabernaemontanus/Bauhin, 1395f.; Decurtins, Alexi (ed.), Cudisch da medischinas, 8; Nizeivels miez, Nr. 27; Bewährte Arzney-Mittel, 17; Mattioli/Handsch, 43r; Patzen, Nachtrags-Sammlung, Nr. 338; B.[erther], T.[umaisch] G.[iusep], L'apotheca de casa, in: Calender Romontsch 1918, 104; Künzle, Botanist, 23; Hertzka/Strehlow, Hildegard-Apotheke, 165; Bichsel/Brönnimann, Gemmotherapie, 38f.; Abbildung: Klein, Waldbäume und Sträucher, Tf. 22.

ESCHE

Flora Helvetica: Gemeine Esche, Fraxinus excelsior L.; Ölbaumgewächse, Oleaceae

Vorkommen
Feuchte Wälder; Blütezeit: April bis Mai.

Wissensgeschichte:
Die griechischen Ärzte der Antike nahmen die Esche nicht in ihren Heilmittelschatz auf. Auch der Mönch Odo Magdunensis wusste in seinem Lehrgedicht «De viribus herbarum» (Über die Kräfte der Kräuter, 2. Hälfte 11. Jh.) nichts über die Esche zu berichten. Erst Platearius empfahl in seiner «Circa Instans» genannten Arzneikunde um 1150, die Abkochung der Rinde als Umschlag anzubringen, und zwar bei Durchfall, beim Durchgang unverdauter Speisen und blutigem Stuhl – sowie die Verabreichung eines Heiltranks mit der gepulverten Rinde in Wasser. Gegen Brechreiz wurde Eschenrinde in Essig gekocht und ein darin getunkter Schwamm auf den Bauch gelegt. Hildegard von Bingen widmete sich in ihrer «Physica» nur kurz dem Baum, der für sie den Rat bedeutete. Gichtkranken verordnete sie, warme Pflaster mit den gekochten Blättern auf die schmerzenden Stellen zu legen. Gegen Magen- und Lungenleiden liess Hildegard ein Heilbier aus Hafer brauen, dem sie reichlich Eschenblätter hinzufügte. Kranke Ziegen soll man der Äbtissin zufolge mit Eschenblättern füttern, weil die starke Wärme der Blätter des Baumes die verdorbenen Säfte, aus denen das Übel in diesen Tieren entsteht, unterdrückt.

Gemeine Esche

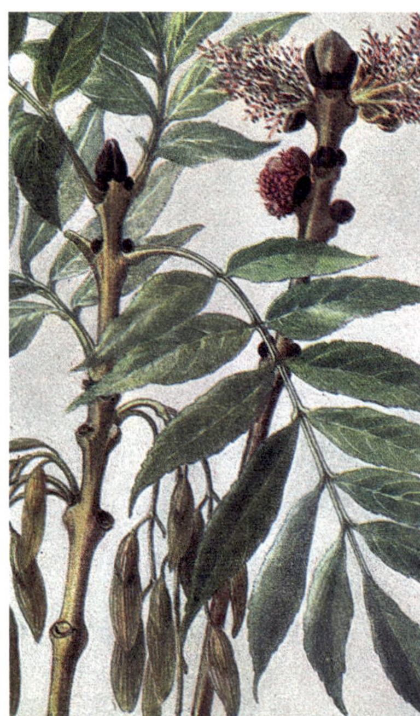

Eschen-Tinktur

Man kann den Eschensamen […] in Branntwein ansetzen, acht Tage der Sonne aussetzen und dann in Flaschen abfiltern. Diese Tinktur eignet sich zu Einreibungen bei rheumatischen Leiden, und sofern der verwendete Branntwein von Qualität war, kann man sie, mit Wasser stark verdünnt, als inneres Mittel gebrauchen.

Johann Künzle, Das grosse Kräuterheilbuch (1945)

Die Botanikerärzte der Frühen Neuzeit schrieben der Rinde, dem Holz, den Blättern und den Samen Heilkräfte zu. Als Heiltrank verwendeten sie die Weinabkochung der Pflanzenteile vor allem gegen Rheuma, Rippenfellentzündung, Nierensteine, Herzrhythmusstörungen, Wasserstauungen im Körper sowie Krankheiten der Leber und «Milzsucht» (Hypochondrie). Frische Wunden wuschen sie mit der Abkochung der Rinde aus. Hautausschläge behandelten sie mit Eschenbranntwein. Die im Herbst gesammelten, gelb gewordenen Samen des Baumes empfahl Tabernaemontanus in Form von Naschwerk als Aphrodisiakum für den Mann: «… zweyer Gülden schwer / mit Zirbelnüßlein [= Arvennüsslein] oder Pinienkörnern / Pistacien und Indianischen Nüssen [= Kokosnuss] vermenget / und offt gegessen / reitzen zu den ehelichen Wercken / und mehret die natur [=Sperma, sexuelle Lust]. Man kann auch Zecken [= Samen des Wunderbaums] darzuthun / also ein confect / gleich dem Marcipan davon zurichten.» Den Saft, der aus dem angezündeten Holz fliesst, verwendete Tabernaemontanus als Ohrentropfen gegen Schwerhörigkeit.

Im späten 18. Jahrhundert waren es in Graubünden die ökonomischen Patrioten, welche die Gesundheit der Landbevölkerung mit billigen Arzneien fördern wollten. So brachte Andreas Michael Gujan, Pfarrer in Saas (Prättigau), 1783 in der volksaufklärerischen Zeitschrift «Der Sammler» unter anderem ein Teerezept mit Eschenblättern und →Eibischsirup zur Bekämpfung der Gicht.

Die beiden Bündner Kräuterpfarrer Tobia Marchioli und Johann Künzle, die Kräuterfrau Maria Treben und die neue Hildegard-Medizin haben in ihren Schriften traditionelles Heilwissen über die Esche in die Gegenwart weitervermittelt. Die Knospen der Esche werden zusätzlich in der Gemmotherapie genutzt.

Heutige Anwendung

Im Haus
Rheuma, Muskelschmerzen: Kompresse mit Tee (Prättigau).

Harntreibende Wirkung, gegen Rheuma: Aufguss der Blätter,

innerlich (Valposchiavo).

Gelenkschmerzen: Kompresse mit dem Aufguss (Valposchiavo).

Gegen Fieber: erwärmter Kaltauszug aus der Rinde, innerlich (Valposchiavo).

Literatur und Abbildung

Lauber/Wagner/Gygax, Flora Helvetica, 924; Circa Instans/Goehl, 275; Hildegard von Bingen/Riha, 223; Mattioli/Handsch, 39r–40r; Tabernaemontanus/Bauhin, 1428f.; Ludwig, Phytologia, Nr. 148; Der Sammler 5 (1783), 64; Künzle, Kräuterheilbuch, 319f.; Hertzka/Strehlow, Hildegard-Apotheke, 399f.; Treben/Storl, 188; Bichsel/Brönnimann, Gemmotherapie, 56f.; Schilcher, Phytotherapie, 371; Wegmann, Prättigau, 39; Marchioli, 86; Ruatti, Valposchiavo, 34f.; Abbildung: Klein, Waldbäume und Sträucher, Tf. 88.

FELSENMISPEL

Amelanchier ovalis MEDIK.; Rosengewächse, Rosaceae

Vorkommen
Felsige Berghänge; Blütezeit: April bis Mai.

Wissensgeschichte:
Der Strauch wird in der historischen Kräuterbuchliteratur nicht aufgeführt.

Johann Barandun vermittelte in seinem Kräuterbuch von 1719 Erfahrungswissen über die Früchte der Felsenmispel. Gemäss Barandun, der sich vermutlich als Heiler betätigte, lösen sie die verzögerte Menstruation aus, weichen auf, nähren, lassen reifen, trennen und helfen verdauen.

Laut den für den «Dicziunari Rumantsch Grischun» durchgeführten Recherchen kamen die am St.-Anna-Tag (26. Juli) reifen Früchte ins Brot, oder die Mütter buken für jedes Kind ein Brötchen mit Felsenmispeln. Man mischte sie auch unter den Birnenbrotteig.

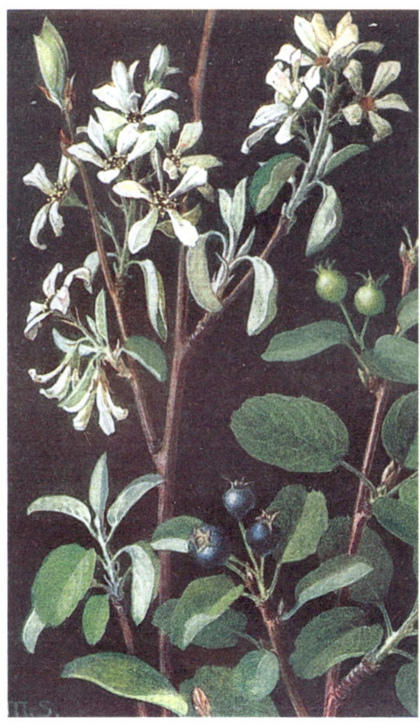

Felsenmispel

Literatur und Abbildung

Lauber/Wagner/Gygax, Flora Helvetica, 300; DRG 1, 502 (Atschispa, Suspidauna); Barandun, Nr. 90; Abbildung: Klein, Waldbäume und Sträucher, Tf. 61.

FENCHEL

Foeniculum vulgare MILL.; Doldengewächse, Apiaceae

Vorkommen
In Gärten kultiviert, gelegentlich verwildert, zum Teil in Weinbergen, an Mauern und Wegrändern eingebürgert; Blütezeit: Juli bis Oktober.

Wissensgeschichte:
Der Fenchel zählt zu den ältesten arzneilich genutzten Pflanzen und zu den Frauenmitteln mit langer Heilnutzung. Bereits Dioskurides empfahl die in Wein gesottenen Blütenstängel zur Förderung der verzögerten Menstruation und Austreibung der Nachgeburt. Stillende Mütter sollten Blütenstängel, Kraut oder Samen abkochen, um die Milchbildung anzuregen. Weitere bedeutsame Indikationen sind Magenleiden, Blasen- und Nierenbeschwerden sowie die Stärkung der Sehkraft.

Ein heilkundiger Benediktinermönch, Verfasser eines um 785 im Kloster Lorsch entstandenen, umfangreichen Arzneibuchs, empfahl, bei Zahnschmerzen frischen Fenchel zu kauen und den Saft im Mund zu behalten. Bei Brustschmerzen riet er, geriebene Fenchelblätter mit Essig zu vermengen, als Pflaster aufzulegen und gleichzeitig die Mischung als Heiltrank zu verabreichen. Walahfrid Strabo, Prinzenerzieher am Kaiserhof zu Aachen und späterer Abt des Klosters Reichenau, rühmte in seinem Gartengedicht «Hortulus» (entstanden zwischen 829 und 838) den süssen Geschmack und Geruch des Fenchels, woraus sich schliessen lässt, dass Walahfrid eine Kulturform und nicht die bittere Wildpflanze meinte. Er kannte einen Heiltrank mit Ziegenmilch und Fenchelsamen gegen Blähungen; der Heiltrank mit der Wurzel in Wein hilft laut Walahfrid gegen Keuchhusten.

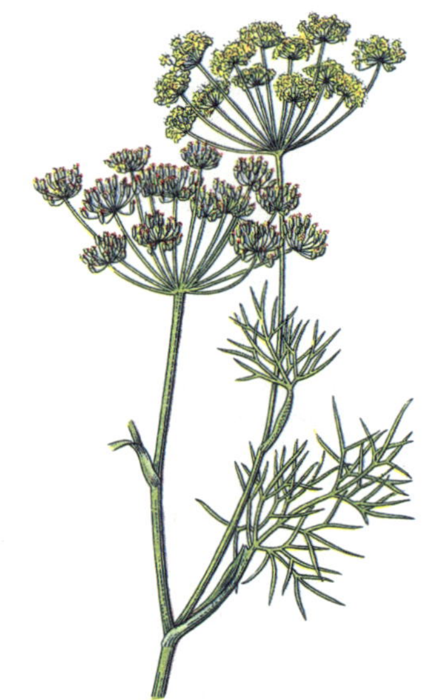

Der Mönch Odo Magdunensis erwähnte in seinem Lehrgedicht «De viribus herbarum» (Über die Kräfte der Kräuter, 2. Hälfte 11. Jh.) zwei Begründungen für die Wirkkraft des Fenchels auf schwache Augen, nämlich die Klugheit der Schlangen und das darauf fussende menschliche Erfahrungswissen: «Wenn eine Schlange trübe Augen hat und sie hellsichtig machen will, nimmt sie Fenchel zu sich; von daher weiß man, daß dies Kraut auch menschlichen Augen Nutzen bringen kann […].» Odo verzichtete darauf, die von ihm verwendete Quelle, die «Naturalis historia» des römischen Naturkundigen Plinius des Älteren, anzugeben. Neu kommen bei Odo männerspezifische Probleme hinzu: «In Wein gekocht und dann als Wickel aufgelegt, stillt die Wurzel die Schmerzen, die das männliche Glied zu leiden hat; ebenfalls wenn du sie mit Öl verquickst und so als Salbe brauchst. Schwellungen und Geschwülste, durch Stoß und Schlag oder anders entstanden, mäßigt das Kraut / nur mit Essig gemischt und aufgelegt.» Darüber hinaus sollten die mit Wein genossenen Samen die Potenz fördern. Das «Circa Instans», um 1150 vom salernitanischen Arzt Matthaeus Platearius verfasst, enthält dieselben Heilanzeigen wie das Werk «De Materia medica» des Dioskurides.

Nach Hildegard von Bingen macht der Fenchel froh, hilft bei erkrankten Atemwegen und trüben Augen, bringt guten Schlaf und gute Verdauung. Ein Heiltrank mit dem Pulver aus Fenchelsamen, Galgant, Diptam und →Habichtskraut in Wein stärkt die Kranken und erhält die Gesunden. Bei Hodenschwellung riet Hildegard zu einer Salbenauflage mit Fenchel, dreimal so viel →Bockshornklee und Kuhbutter. Die heilkundige Äbtissin verordnete zudem einen Kräuterwickel, um Frauen in Geburtsnöten zu helfen: «Wenn ferner eine schwangere Frau bei der Geburt sehr leidet, sollen mit Vorsicht und großer Zurückhaltung milde Kräutlein, wie Fenchel und →Gundelrebe, in Wasser gekocht werden. Dann drückt man das Wasser aus und lege sie noch warm um ihre Oberschenkel und ihren Rücken. Mit einem umgebundenen Tuch sollen sie sanft festgehalten werden, damit sich der Schmerz und die Verschlüsse umso sanfter und leichter lösen.» Hildegard kannte ausserdem ein einfaches Rezept, um kranken Schafen zu helfen: Fenchel und etwas weniger →Dill ins Trinkwasser geben.

Der frühneuzeitliche Botanikerarzt Pietro Andrea Mattioli beschrieb ein neues gynäkologisches Rezept, in dem er bei Entzündungen der weiblichen Brust Auflagen mit der in Wasser oder Wein gesottenen Fenchelwurzel empfahl. Tabernaemontanus hielt dafür, Kraut, Wurzel und Samen seien als ein wohlfeiles, einheimisches Gewürz anstelle der teuren exotischen Spezereien zu verwenden, um die Gesundheit zu fördern und die Wirkung der damit zubereiteten Arzneien zu verstärken. Als gynäkologische Heilanzeigen erscheinen bei ihm die Reinigung der Gebärmutter nach der Geburt, zu schwache Menstruation und weibliche Sterilität. Auf Tabernaemontanus geht ein heute noch auf dieselbe Weise zubereiteter Fenchelhonig – Bienenhonig mit gepulverten Fenchelsamen vermischt – zurück. Verdauungsprobleme und Erkältungen sind die Heilanzeigen. Den mit Zucker gesüssten Saft aus der Wurzel verschrieb der Botanikerarzt hustenden Kindern. Jahrhunderte später empfahl der bedeutende Naturheiler Pfarrer Sebastian Kneipp einen Heiltrank mit in Milch gekochten Fenchelsamen gegen Krämpfe, wie es Walahfrid Strabo, Prinzenerzieher am Kaiserhof zu Aachen und späterer Abt des Klosters Reichenau, in seinem Gartengedicht «Hortulus» (entstanden zwischen 829 und 838) fast tausend Jahre vor ihm getan hatte. Der Rückgriff Kneipps auf Walahfrid ist offensichtlich, standen doch dem belesenen Geistlichen mehrere «Hortulus»-Editionen zur Verfügung.

Johann Barandun notierte in seinem «Lustgarten da las Ligias» von 1719 traditionelles Heilwissen über den Fenchel. Die 1756 von seinem Sohn Valentin verfertigte Teilabschrift enthält die in der älteren Fassung verloren gegangene Nr. 36. Die Anwendungsbereiche – Magen- und Leberschwäche, Wassersucht, Blutstauungen, Förderung der Milchbildung – hatte Johann Barandun der Schrift «Eydgnössischer Lust-Garte» (1715) des Zürcher Stadtarztes Johann von Muralt entnommen.

Fenchelfrüchte befanden sich in der Apotheke des am Heinzenberg und im Domleschg wirkenden Arztes Johann Anton Grass, der bei Theodor Zwinger, dem Autor des «Theatrum Botanicum» (1696), an der Universität Basel Medizin studiert hatte. Zwinger empfahl bei Ohrenschmerzen und vermindertem Gehör ein heisses Säckchen mit Fenchel- und →Kümmelfrüchten und →Wacholderbeeren mit wenig Kampfer aufzulegen.

Der Disentiser Benediktinerpater Karl Hager wies aufgrund seiner naturkundlichen und kulturhistorischen Forschungsexkursionen durch die Surselva die Kultivierung des Fenchels in Bauerngärten nach.

Obwohl Kräuterpfarrer Künzle in seinem «Grossen Kräuterheilbuch» und auch Maria Treben den Fenchel nicht behandelten, geriet dessen Heilkraft in der medizinischen Selbsthilfe für Mensch und Vieh nicht in Vergessenheit. Die Schriften des bedeutenden Naturheilers Pfarrer Sebastian Kneipp und das mehrfach aufgelegte, populärwissenschaftliche Werk «Unsere Heilpflanzen» (Erstauflage 1941) des Pharmazeuten Hans Flück dienten als Wissensvermittler. Darüber hinaus ist Fenchel eine Heilpflanze der neuen Hildegard-Medizin.

In seinem 2012 erschienenen phytotherapeutischen Grundlagenwerk beschrieb der Ayurveda-Arzt Ernst Schrott den Fenchel als ayurvedische Heilpflanze.

Heutige Anwendung

Im Haus

Verdauungsprobleme, Blasenentzündung: erwärmter Kaltauszug aus den zerquetschten Samen, innerlich (Prättigau).

Im Stall

Durchfall der Kälber: erwärmten, gezuckerten Kaltwasserauszug mit Milch einflössen (Safiental).

Verdauungsbeschwerden bei Kühen: erwärmten Kaltwasserauszug einflössen (Safiental).

Starker Durchfall beim Rindvieh, Jungtieren: Aufguss zusammen mit Ei und Backpulver (Oberhalbstein).

Kommerzieller Anbau, Kultivierung in Kräuterschaugärten

Fenchel wird von der Erboristeria Biologica Raselli, Le Prese (Valposchiavo), angebaut und in folgenden Kräuterschaugärten kultiviert: Iert d'ervas medicinalas des Museum Regiunal, Savognin; Kräutergarten Bidem, Vals; Medizinalgarten, Chur.

Literatur und Abbildung

Lauber/Wagner/Gygax, Flora Helvetica, 996; Dioskurides/Berendes, 308f.; Lorscher Arzneibuch/Stoll, 275; Strabo/Berschin/Erbar/Fels, 64f.; Odo Magdunensis/Mayer/Goehl, 143f.; Plinius XX, 157; Circa Instans/Goehl, 275f.; Hildegard von Bingen/Riha, 73ff.; Mattioli/Handsch, 323v; Tabernaemontanus/Bauhin, 150; Barandun, Valentin, Nr. 36; von Muralt, 344f.; Ludwig, Phytologia, Nr. 145; Daems, Johann Anton Grass, 19, 210; Zwinger, 717; Hager, 280; Marchioli, 54; Madaus, Biologische Heilmittel, Bd. 2, 1142f.; Künzle, Kräuterheilbuch, 352f.; Kneipps Haus-Apotheke, 60; Vogel, Der kleine Doktor, 59; Flück, Heilpflanzen, 80; Schrott/Ammon, 226f.; Hertzka/Strehlow, Hildegard-Apotheke, 32, 35f., 109, 191, 299, 333, 385, 459; Schilcher, Phytotherapie, 122ff.; Wegmann, Prättigau, 31; Joos, 95 (Safiental); Klarer/Stöger/Meier, Jenzerwurz, 70; Thurner-Steier, Savognin, Thema 4; Abbildung: Flück, Heilpflanzen, 80.

FETTHENNE

Flora Helvetica: Gewöhnliches Riesenfettkraut, Sedum telephium subsp. maximum (L.) KIRSCHL.; Dickblattgewächse, Crassulaceae

Vorkommen
Steinige, buschige Orte, Rasen, Felsen; Blütezeit: Juni bis September.

Wissensgeschichte:
Wie der 1460 entstandenen «Wündärznei» des Deutschordensritters und Wundarztes Heinrich von Pfalzpaint zu entnehmen ist, spielte die Fetthenne in der spätmittelalterlichen Feldchirurgie und Traumatologie eine bedeutende Rolle. Eine besondere Herausforderung für die Wundärzte bildeten mit Schiesspulver verunreinigte Verletzungen.

Salbe bei Verbrennungen

Ein köstlich Brandsalbe wird auch auß diesem frischen Kraut gemacht / wenn man es mit grün-safftigen →Epheublättern zerstoßt / hernach in frischem Butter siedet / endlich auch Speck darein wirfft / nach dem durch ein tuch getruckt/erkalten lassen / und also offt über die verbrannten Glieder schmieret.

Theodor Zwinger, Theatrum Botanicum (1696)

Mattioli rühmte die Abkochung oder das Destillat aus dem Kraut als Heiltrank bei innerlichen Verletzungen und Brüchen sowie für die von der

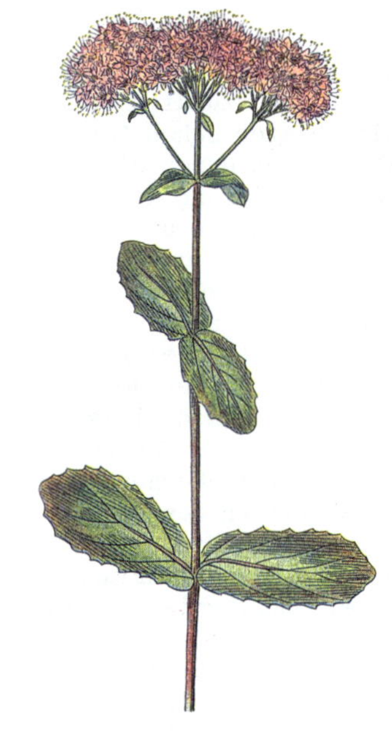

Roten Ruhr «zerschabenen / vernagten» Därme. Die zerquetschten Blätter legte man auf Wunden, auch blutende, und offene Brustwarzen von Wöchnerinnen.

Tabernaemontanus, der das gesamte Wissen seiner Zeit zusammenfasste, brachte eine sympathetische, laienmedizinische Praktik, der er allerdings skeptisch gegenüberstand: «Es sagen die alten Weiber / wann ein Knäblein gebrochen wer / demselbigen Kind sol man ein Stock dieses Krauts zwischen die Bein in ein Garten [= Gurt] setzen / so das Kraut anfange zu bekleiben [= anzuwachsen] / sol der Bruch deß Kinds heylen. Stehet zu versuchen: Ich halte aber mehr von dem gebrandten Wasser.» Gemäss der antiken Signaturenlehre deuteten die Botanikerärzte die kleinen Verdickungen des Rhizoms als Knabenhoden und setzten daher die Pflanze bei Hodenbrüchen und Hämorrhoidenknoten ein. Doch auch bei letzterer Indikation bedurfte es des Glaubens an die magische Kraft des Rhizoms, wie Theodor Zwinger berichtete: «Die frische wurtzel dieses Krauts an einem faden zwischen die Schulterblat auff den Rucken gehenckt / nimt mit Verwunderung hinweg die Geschwulst und Schmertzen der Gulden-ader […].» Die in den Kräuterbüchern der Botanikerärzte auch «Fotzzwang» genannte Pflanze sollte dank ihrer adstringierenden Wirkung die Vagina wieder in ihren jungfräulichen, engen Zustand zurückversetzen.

Johann Barandun notierte in seinem Kräuterbuch «Lustgarten da las Ligias» (1719) traditionsgebundenes Heilwissen über die Fetthenne. Die aufgeführte Wirkung des Fettkrauts – Förderung der Wundheilung – hatte er der Schrift «Eydgnössischer Lust-Garte» (1715) des Zürcher Stadtarztes Johann von Muralt entnommen.

In der gegenwärtigen medizinischen Selbsthilfe wird die Fetthenne nicht mehr genutzt.

Literatur und Abbildung

Lauber/Wagner/Gygax, Flora Helvetica, 186; Richter, Heinrich von Pfalzpaint, 199; Mattioli/Handsch, 250v–251r; Tabernaemontanus/Bauhin, 1228f.; Zwinger, 628; Barandun, Nr. 237; von Muralt, 379; Ludwig, Phytologia, Nr. 141; Jørgensen Brøndegaard, Vagn, Tripmadam. Untersuchungen zu einer genitalbezogenen Benennungsmotivation aus dem Bereich der Dickblattgewächse, in: Sudhoffs Archiv 70 (1986), 235–238; Abbildung: Flück, Heilpflanzen, 39.

FIEBERKLEE

Menyanthes trifoliata L.; Fieberkleegewächse, Menyanthaceae

Vorkommen
Verlandungszonen an Teichen, Sümpfen, meist im Wasser stehend; Blütezeit: Mai bis Juni.

Wissensgeschichte:
Indikationen für den Fieber- oder Bitterklee erscheinen erst in den Werken der frühneuzeitlichen Botanikerärzte, doch auch sie wussten nur wenig über die Heilwirkung der Pflanze. Hieronymus Bock empfahl den «Wysen-Mangoldt» zur Stillung einer Unterleibsblutung und «andere[r] Weibischer blödigkeit» (= Menstruation); das in Wein gesottene Kraut oder den Samen setzte er als Heiltrank und äusserlich gegen entzündete Geschwüre und Schmerzen ein. Tabernaemontanus führte zwar die Pflanze unter den Bezeichnungen «Biberklee» und «Trifolium fibrinum» an, doch ohne Heilanzeigen und Darreichungsformen.

Im ersten Viertel des 18. Jahrhunderts wurde der Fieberklee als Skorbutpflanze schlechthin gerühmt. Ein gewisser, nicht identifizierbarer N. K. P. S., der als Praktiker beim Stadtphysikus in Löbau (Oberlausitz) gearbeitet hatte, widmete dem Kraut eine ganze Abhandlung. Ihm zufolge waren es Kräuterfrauen und Kräutermänner aus dem Volk, welche als Erste die Heilwirkung des Fieberklees gegen Skorbut entdeckt hatten.

Johann Barandun vermittelte 1719 in seinem «Lustgarten da las Ligias» traditionelles Heilwissen über den Fieberklee. Dessen Anwendung gegen Skorbut hatte er der 1715 erschienenen Schrift «Eydgnössischer Lust-Garte» des Zürcher Stadtarztes Johann von Muralt entnommen. Dieser schrieb aufgrund seiner Erfahrung, dass der Fieberklee das «Schlangenkraut» (→Pfennigkraut) an Kraft übertreffe.

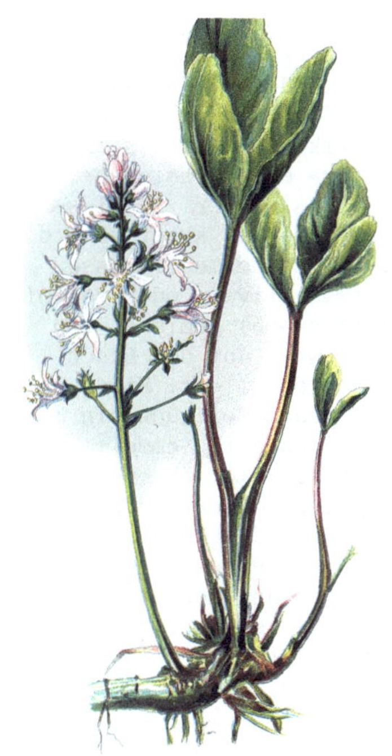

In der zweiten Hälfte des 18. Jahrhunderts diente der Fieberklee weiterhin der Bekämpfung von Skorbut und sollte deshalb in den ländlichen Hausapotheken vorhanden sein. Der in Saas wirkende Pfarrer Gujan führte ausser Skorbut weitere Indikationen an: durch schlechtes Essen und Trinken verdorbenen Magen, Husten und Atemnot aufgrund zähen Schleimes, Mundfäule und -geschwüre, Darmwürmer, kaltes Fieber, beginnende Schwindsucht, beginnende Wassersucht, Milzsucht, Melancholie, Gliedersucht, Gelbsucht, «veraltete» Verstopfung der Eingeweide, Gebärmutterkrankheiten, Koliken, wilde Wehen während der Geburt, chronische Krätze und alte fliessende Wunden.

Künzle nutzte die Pflanze traditionsbedingt gegen Fieber, Magenleiden, Gelbsucht und bei «bösem Blutfluss».

In der gegenwärtigen medizinischen Selbsthilfe wird das unter Schutz stehende Kraut nicht mehr verwendet. Menyanthes trifoliata ist ein homöopathisches Mittel.

Kultivierung im Kräuterschaugarten

Pfarrer Künzle's Chrüterparadies, Zizers.

Literatur und Abbildung

Lauber/Wagner/Gygax, Flora Helvetica, 1056; Madaus, Biologische Heilmittel, Bd. 3, 1887ff.; Bock, CCLXIIIIr; Tabernaemontanus/Bauhin, 906; Der Edle Scharbocks- Oder Fieber-Klee […], Dem Land-Manne zum Besten herausgegeben von N. K. P. S., Leipzig und Görlitz 1724; Barandun, Nr. 174; von Muralt, 210f.; Der Sammler 6 (1784), 285ff.; Künzle, Kräuterheilbuch, 301; Künzle, Kräuteratlas (2017), Nr. 9; Vonarburg, Homöotanik, Bd. 2, 238f.; Schilcher, Phytotherapie, 80f.; Abbildung: Dinand, Heilpflanzen, Tf. 10.

FINGERKRAUT

Zwei Arten; Rosengewächse, Rosaceae

– Fünffingerkraut, Potentilla reptans L.

Vorkommen
Wegränder, Brachland, Schuttplätze; Blütezeit: Juni bis August.

– Gänsefingerkraut, Potentilla anserina L.

Vorkommen
Wegränder, Gräben, Weiden; Blütezeit: Mai bis September.

Wissensgeschichte:
Das Fünffingerkraut zählt zu den ältesten Heilpflanzen. Dioskurides setzte es gegen Durchfall, Ruhr und Epilepsie ein.

Heilküchlein mit Fünffingerkraut gegen Gelbsucht

Backe Küchlein mit Fünffingerkraut, das sich an Weg- und Strassenrändern findet, und mit Semmelmehl und iss das während neun Tagen.

Cudisch da medischinas (um 1700)

Ein heilkundiger Benediktinermönch, Verfasser eines um 785 im Kloster Lorsch entstandenen, umfangreichen Arzneibuchs, empfahl zur Vorbeugung von Zahnschmerzen, die in Essig oder Wein gekochte Wurzel einer Fingerkraut-Art im Mund zu behalten. Gegen Diphtherie, damals auch «Halsbräune» genannt, riet er, mit drei Schalen Fingerkrautsaft zu gurgeln. Zudem verordnete er Lungenkranken drei Schalen Fingerkrautsaft als Heiltrank.

Hildegard von Bingen lobte das Fünffingerkraut als Fiebermittel, denn die als heiss geltende Pflanze bekämpft gemäss dem antiken «Similia similibus curantur» einen «heissen» Zustand, das Fieber. Zu diesem Zweck wurde das Kraut zerstossen, mit Semmelmehl, Wasser und etwas Oliven- oder Mohnöl (→Klatschmohn) gemischt und als Pflaster auf den Bauch der Kranken gelegt. Hildegard backte zudem Heilküchlein mit Fünffingerkraut, Semmelmehl und Wasser, die während neun Tagen eingenommen wurden. Das Weinmazerat diente als Augenwasser bei Sehbeschwerden. Gemäss der antiken Signaturenlehre stellte die Blüte den Augapfel dar. Die gelbe Blüte deutete die heilkundige Äbtissin, derselben Lehre folgend, als Zeichen der Natur gegen die gelbe Krankheit, die Gelbsucht.

Meister Blumentrost, ein im 15. Jahrhundert wirkender Arzt, verordnete in einer gynäkologischen Handschrift gegen die angeblich übermässige sexuelle Lust der Frau den Saft «heisser» Pflanzen wie eben Gänsefingerkraut, →Beifuss, →Brennnessel, →Dill, →Schöllkraut, →Weinraute und →Wermut. Dahinter steckt die Lehrmeinung, dass die Lust der Frau naturgemäss schwächer sei als jene des Mannes; empfinde sie jedoch gleich stark, sei sie unfruchtbar. Darüber hinaus orientierte sich Blumentrost ebenfalls am antiken medizinischen Grundgedanken, dass Gleiches mit Gleichem geheilt werde, nämlich ein «hitziger» Zustand mit einer «heissen Pflanze».

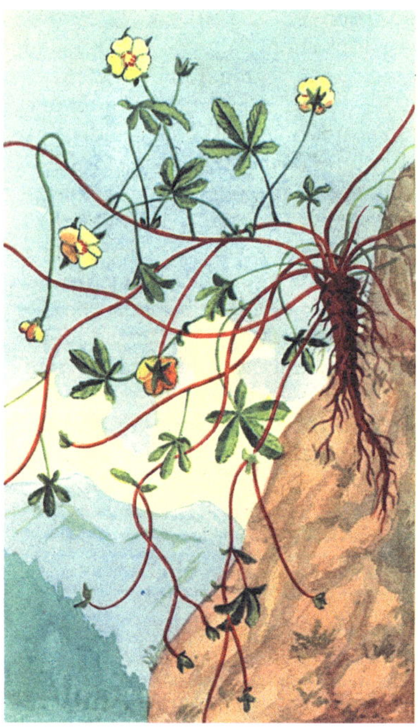

Fünffingerkraut

Das traditionsbedingt in der Frauenmedizin verwendete Fünffingerkraut wurde in der Mitte des 16. Jahrhunderts als Bestandteil einer angeblich von Hexen benutzten Flugsalbe betrachtet. Es handelt sich dem historischen Hexenbild zufolge um einen von «Teufelsbündnerinnen» ausgeübten Missbrauch von Heilpflanzen, die zum Wohl der Frauen geschaffen wurden.

Bei Tabernaemontanus erscheint der Heiltrank mit der Wasser- oder Weinabkochung der Wurzel als Universalmittel, weshalb hier der Schwerpunkt auf die gynäkologischen Anwendungen gelegt sei. In Bezug auf die Sterilität der Frau verglich er seine Erfahrung mit der exotischen Chinawurzel oder Stechwinde mit jener mit einheimischem Fünffingerkraut, über dessen Abkochung es heisst: «Gemeldter Tranck dient auch sehr wohl den unfruchtbaren Weibern / die von wegen der übrigen Feuchte und Schlüpfferigkeit der Mutter nicht empfangen können / noch den männlichen Samen behalten mögen / so sie diesen Tranck mit gebührlicher Reinigung des Leibes / nach ihren gehabten Monatblumen / ein Monat lang trincken / das rectificieret ihnen die Mutter / trucknet aus die übrige Feuchtigkeit / verzehret den Schleim und die Schlüpfferigkeit derselben / daß sie den männlichen Saamen nachmals behalten / und zu der Empfängnis geschickt werden / welches wir warhafftig erfahren / und das durch den gebrauch der Schina nicht haben können zu wegen bringen.»

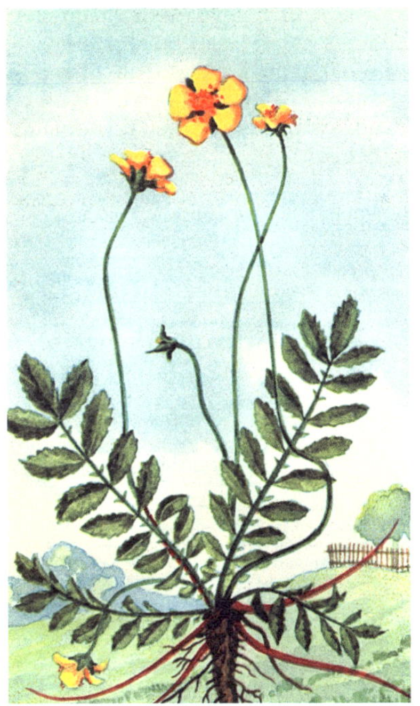

Mattioli erwähnte die gängige magische Vorstellung, das Kraut stille den Durchfall, wenn man den Hintern damit abwische und es sich auch in die Schuhe lege.

Ein Rezept zur Heilung von Gelbsucht mit Fünffingerkraut findet sich in einer um 1700 in der Surselva abgefassten Arzneihandschrift. Es stammt ursprünglich aus der «Physica» der heilkundigen Äbtissin Hildegard von Bingen.

Mit dem Gänsefingerkraut befasste sich Johann Barandun von Feldis 1719 in seinem Kräuterbuch «Lustgarten da las Ligias». Die Anwendungsbereiche hatte er den Werken der frühneuzeitlichen Botanikerärzte entnommen.

Künzle bezog sich hinsichtlich der Heilkraft des «Gänserichs» auf eine populäre Bezeichnung und erklärte diese: «Der Gänserich ist bei Krämpfen in Magen, bei Periodenkrämpfen ein so mächtiges Heilmittel, daß ihm das Volk den Namen Krampfkraut gegeben hat.» Wie Hildegard von Bingen, die er hoch verehrte, verwendete Künzle die Pflanze auch gegen Augenleiden, anstelle des Weinmazerats allerdings die Abkochung in Wasser. Der Kräuterpfarrer betrachtete das Gänsefingerkraut desgleichen als wirkkräftig gegen Fieber und verordnete es im Unterschied zur Äbtissin mit genauer Anleitung: «Bei Fiebern benützen wir das frische Kraut. Wir stampfen es zusammen mit Essig und Salz und binden es dem Patienten auf die Fußsohle. Dies leitet schnell Hitze und Fieber vom Kopf hinunter.»

In der heutigen medizinischen Selbsthilfe für Mensch und Vieh dienen die beiden Fingerkraut-Arten vor allem als Mittel gegen Bauchkrämpfe und Durchfall. Die stets neu aufgelegten Schriften Künzles und Trebens haben das Heilwissen über die Fingerkraut-Arten in die Gegenwart weitervermittelt.

Potentilla anserina ist ausserdem ein homöopathisches Mittel und eine Heilpflanze der neuen Hildegard-Medizin.

Heutige Anwendung

Im Haus

Krämpfe, Durchfall (seltener): Aufguss der Blätter und Blüten, innerlich (Prättigau).

Im Stall

Blutiger Durchfall beim Rindvieh: Aufguss der Blätter und Blüten, innerlich. Für Kälber Tee mit Milch mischen, Behandlung eventuell mit geröstetem Mehl kombinieren (Schams).

Kultivierung in Kräuterschaugärten

Iert d'ervas medicinalas des Museum Regiunal, Savognin; Medizinalgarten, Chur; Pfarrer Künzle's Chrüterparadies, Zizers.

Literatur und Abbildungen

Lauber/Wagner/Gygax, Flora Helvetica, 268, 270; Madaus, Biologische Heilmittel, Bd. 3, 2213; Lorscher Arzneibuch/Stoll, 145, 151, 247; Hildegard von Bingen/Riha, 61f.; Kruse, Mittelalterliche Frauenrezepte, 134f.; Voltmer, Hexen, 105f.; Tabernaemontanus/Bauhin, 344f., 356; Decurtins, Alexi (ed.), Cudisch da medischinas, 12 (Übersetzung U.B.-B.); Barandun, Nr. 120; Ludwig, Phytologia, Nr. 32, 274; Marchioli, 50f.; Künzle, Kräuterheilbuch, 323f.; Vogel, Der kleine Doktor, 25; Treben/Storl, 176f.; Hertzka/Strehlow, Hildegard-Apotheke, 121; Vonarburg, Homöotanik, Bd. 2, 394; Schilcher, Phytotherapie, 133f.; Wegmann, Prättigau, 41; Klarer/Stöger/Meier, Jenzerwurz, 71; Thurner-Steier, Savognin, Thema 6; Künzle, Kräuteratlas (2017), Nr. 34, 68; Abbildungen: Herba, Nr. 38, 41.

FÖHRE, KIEFER

Flora Helvetica: Waldföhre, Pinus sylvestris; Kieferngewächse, Pinaceae

Vorkommen
Wälder, Felsen, Alluvionen (Anschwemmungen); Blütezeit: Mai.

Wissensgeschichte:
Obwohl das Harz verschiedener Nadelbäume schon vor Hildegard von Bingen bei der Behandlung von Wunden in der Klostermedizin eine Rolle gespielt hatte, erfuhren Föhre und →Tanne erst durch die heilkundige Äbtissin eine grössere Bedeutung. Obwohl Hildegard die Föhre als Trauer deutete, rühmte sie deren Saft als Bestandteil von Augenmitteln und Salben. Laut der heilkundigen Äbtissin steigert Föhrensaft die Wirkung dieser Arzneien. Während des «Schelmo» (Milzbrand) sollte das Rindvieh an Föhrenästen riechen, um dank dem starken Geruch die verdorbenen Körpersäfte durch die Nüstern loszuwerden.

Mattioli empfahl, die noch grünen Zapfen zu zerstossen, in süssem Wein zu sieden und täglich bei Husten und «Schwindsucht» (fortschreitendem Gewebszerfall) zu trinken. Der Botanikerarzt brachte zudem ein Rezept zur Nutzung der Rinde in der Geburtshilfe: «So man die rindt anzündet / und den dampff in die schoß leßt fahren / treibt er auß die frucht und das bürdle [=Nachgeburt].»

Tabernaemontanus bezog sich bei der Behandlung von Zahnschmerzen auf den antiken Arzt Galen, doch dieser nutzte die mediterrane Pinie als Arznei. Es galt, die Nadeln in Essig zu sieden und damit den Mund auszuspülen; die zerstossenen Nadeln lindern auch, als Pflaster aufgelegt, hitzige Geschwülste. Theodor Zwinger wandte die Abkochung der Rinde, der Nadeln und der Schösslinge bei Nierensteinen, Durchfällen, Ruhr und Skorbut an. Das aus den grünen Föhrenzapfen gewonnene «Oleum Templinum» (Terpentinöl), vermischt mit →Rosenöl, rühmte er als Wundmittel, vor allem wenn «die Hirnschalen» gebrochen seien, sowie zur Heilung von Ausschlägen und Warzen.

Johann Barandun notierte in seinem «Lustgarten da las Ligias» von 1719 traditionsgebundenes Heilwissen über die Föhre, das er den Werken der frühneuzeitlichen Botanikerärzte entnommen hatte. Es lassen sich hinsichtlich der Heilanzeigen und Zubereitungsformen der Kieferngewächse seit der Frühen Neuzeit bloss geringfügige Unterschiede erkennen.

Eine von den traditionellen Darreichungsformen und Heilanzeigen abweichende Verwendung der Föhrenblüte stellt die Bachblüten-Essenz Nr. 24 (Pine, die Blüte der Selbstakzeptanz) dar. Die Knospen der Legföhre sind eine Arznei der Gemmotherapie. Pinus sylvestris ist zusätzlich ein homöopathisches Mittel und eine Heilpflanze der neuen Hildegard-Medizin.

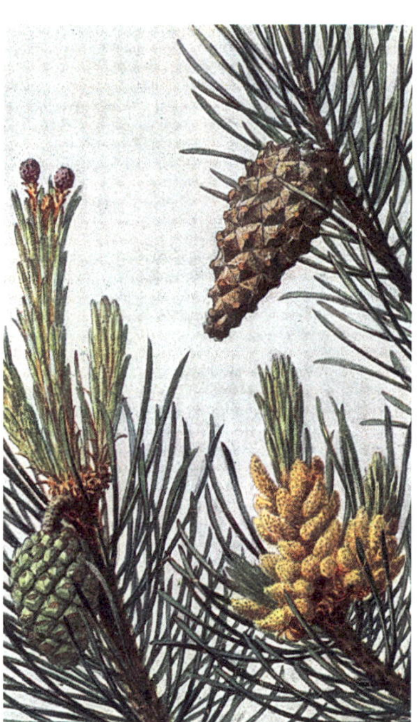

Waldföhre

Knospen und unreife Zapfen der Föhren haben aufgrund ihrer Wiederentdeckung durch die sogenannte Wildkräuterkulinarik eine symbolische Neuaufwertung erfahren.

Heutige Anwendung

Im Haus
Desinfektion der Atemwege, Grippe, Husten, Bronchitis, Halsschmerzen: junge Zapfen in Zucker einlegen, an die Sonne stellen, innerlich. Auch Inhalation mit dem Wasserdampf, der mit Knospen und Zapfen versetzt wurde (Valposchiavo).

Hautentzündungen, Anregung des Blutkreislaufs: Bäder mit der Abkochung aus Knospen und Zapfen (Valposchiavo).

Ausschilderung auf Kräuterlehrpfad

Bachblüten-Heilkräuterweg Maladers.

Literatur und Abbildung

Lauber/Wagner/Gygax, Flora Helvetica, 100; Mayer/Uehleke/Saum, Klosterheilkunde, 82f.; Hildegard von Bingen/Riha, 227f.; Mattioli/Handsch, 24v, 26v; Tabernaemontanus/Bauhin, 1346; Zwinger, 159f.; Barandun, Nr. 219; Künzle, Kräuterheilbuch, 394f.; Treben/Storl, 190f.; Ruatti, Valposchiavo, 64f.; Hertzka/Strehlow, Hildegard-Apotheke, 37; Scheffer, Original Bach-Blütentherapie, 170–174; Bichsel/Brönnimann, Gemmotherapie, 64f.; Vonarburg, Homöotanik, Bd. 2, 363f.; Schilcher, Phytotherapie, 187ff.; Tscharner, Wald, 10, 106, 110; Abbildung: Klein, Waldbäume, Tf. 5.

FRAUENMANTEL

Flora Helvetica: Gemeiner Frauenmantel, Alchemilla vulgaris aggr.; Rosengewächse, Rosaceae

Vorkommen
Gebüsche, lichte Wälder, im Gebirge auf Alpenmatten; Blütezeit: Mai bis September.

Wissensgeschichte:
Im bündnerischen Rheinwald trägt der Frauenmantel die populären Bezeichnungen «Toumänteli» und «Touplettli», doch bei dem typischen Tropfen, der morgens auf den Blättern liegt, handelt es sich nicht um Tau, sondern um Wasser, das die Blätter nachts ausscheiden.

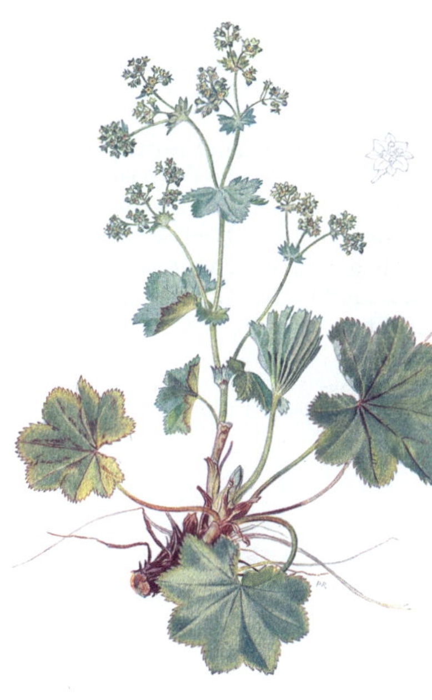

Ein Helfer der Frauen

Allen gesegneten Müttern ist täglicher Genuß von Frauenmanteltee sehr zu empfehlen, da er selbst unter schwierigsten Umständen eine leichte Geburt und ein gutes Kind bringt. Viele Frauenoperationen könnten bei frühzeitiger und kurmäßiger Anwendung dieses Heilkrautes vermieden werden.

Johann Künzle, Das grosse Kräuterheilbuch (1945)

Als Arzneipflanze erhält der Frauenmantel im «Gart der Gesundheit» (Erstdruck 1485) des Frankfurter Stadtarztes Johann Wonnecke von Kaub unter dem Namen Synau als Wundheil-, Magen- und Epilepsiemittel erste medizinische Konturen. Die heutige Bezeichnung Frauenmantel, die sich auf die lappigen Blätter bezieht und an den ausgebreiteten schützenden Mantel der Gottesmutter Maria erinnert, wird sich freilich erst Ende des 18. Jahrhunderts langsam durchsetzen, wie die Doppelbezeichnung Frauenmantel-Sinau in der «Arzneymittellehre» des Arztes und Naturforschers Albrecht von Haller bezeugt.

Arznei im Wochenbett

Jede Kindbetterin sollte 8 bis 10 Tage fleißig recht viel von diesem Kraut trinken. Manche Kinder hätten noch ihre Mutter und mancher geschlagene Witwer seine Frau, wenn sie diese Gottesgabe gekannt hätten.

Johann Künzle, Chrut und Uchrut (1915)

Der Botanikerarzt Leonhart Fuchs rühmte in seinem Kräuterbuch (1543) die Pflanze traditionsbedingt als Wund- und Bruchkraut, das er äusserlich in Form von Waschungen, Pflastern und Salben anwandte. Zur Heilung innerlicher Wunden und Brüche wie von der Ruhr angegriffener Därme verschrieb er einen Heiltrank mit der Weinabkochung der Wurzel oder die Einnahme des in Zucker konservierten Krauts. Auflagen mit der Wasserabkochung sollten den weiblichen Körper so formen, dass er dem männlichen Schönheitsideal entsprach: «Synaw gesotten in wasser und über die brüst der frawen und jungfrawen gelegt / macht dieselbigen hert / vest und starrend.» Tabernaemontanus erweiterte die männliche Wunschliste in Bezug auf den Frauenkörper um einen weiteren Punkt: Waschungen der Vulva mit der Abkochung des Krauts sollten bei Frauen die Scheide wieder so verengen, als «wann sie Jungfrauen weren». An gynäkologischen Indikationen finden sich Weissfluss, Harninkontinenz nach der Geburt und weibliche Sterilität. Diese rührte nach damaliger Lehrmeinung von einer zu feuchten Gebärmutter her, die den männlichen Samen nicht aufnehmen könne.

Der anonyme, astromedizinisch orientierte Verfasser des 1576 erstmals erschienenen Kräuterbuchs «Horn des Heyls» bemerkte zu den Blättern des Frauenmantels: «Die Bletter sind dem Stier / auch der Venus und dem Mars zugethan / kalt und feucht in dem dritten Grad / sind sperr [= trocken] und zusamenziehend. Die Venus deutet ihnen die farb / der Mars die schärpffe […].» Die Blätter, im Dampfbad eingesetzt, sollten die Geschwüre der «Franzosenkrankheit» (der Syphilis und anderer sexuell übertragbarer Krankheiten) heilen, deren Ursache der Autor tadelnd zur Sprache brachte: «So jemand an dem Gemächt schadhafft were / das ihm das heimlich glid auffgeschwilt / welches durch unzüchtigs leben und unkeuschheit geschicht / der soll sich etlich mal ab diesen Blettern dämpffen unnd

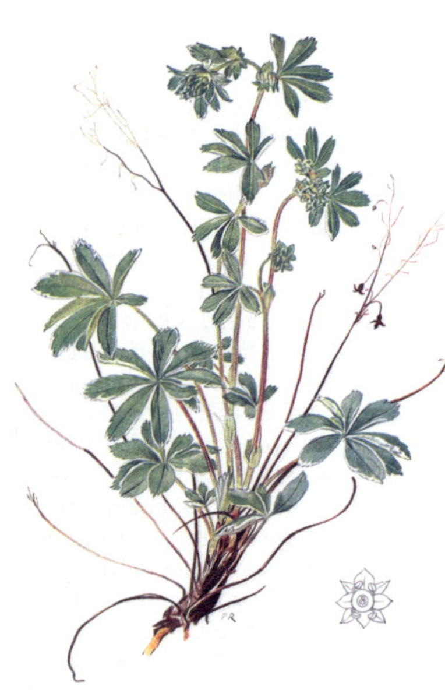

bähen / hilfft beyden Mann und Frawen.»

Darüber hinaus nutzte der Autor des «Horn des Heyls» den Auszug aus den Blüten gegen die «Melancholie» (überschüssige Schwarzgalle), Herzklopfen und Schwindel; jähzornigen Menschen und Kranken mit «Hitze» in der Lunge verordnete er einen Heiltrank mit Rotwein und den gepulverten, als kühlend geltenden Stängeln.

Der Zürcher Stadtarzt und Chirurg Johann von Muralt betrachtete zu Beginn des 18. Jahrhunderts den Frauenmantel als eines der «edelsten Wundkräuteren», das viel in Wundtränken gebraucht werde.

Kräuterpfarrer Künzle rühmte das Kraut nicht nur als alte Arznei für Schwangere und Wöchnerinnen, als Heiltrank bei inneren und äusseren Brüchen und Verletzungen, sondern auch als Nervenberuhigungs- und Heilmittel gegen Entzündungen aller Art. Die aktuelle Verwendung im Valposchiavo bei Herz- und Kreislaufproblemen geht auf den Einfluss der weitverbreiteten Schriften Maria Trebens zurück. Die Kräuterfrau Gudrun Turner in Saas (Prättigau) empfielt in ihrer «Wildkräuter-Notfallapotheke für unterwegs» die direkte Anwendung von zerquetschten Blättern als Auflage auf Wunden.

Der Alpenfrauenmantel oder Silbermantel wird weitgehend bei denselben Problemen verwendet und soll wirksamer sein als der Frauenmantel, was freilich wissenschaftlich nicht bewiesen ist.

Heutige Anwendung

Im Haus

Menstruationskrämpfe, starke Menstruationsblutungen: Aufguss, innerlich (Prättigau).

Husten, Durchfall: Aufguss der Blätter oder Tinktur, innerlich (Prättigau).

Hautentzündungen, Hautpilze: Bäder mit der Abkochung der Blätter (Prättigau).

Gereizte Augen: Wickel auflegen (Valposchiavo).

Kopfschmerzen, Blähungen, Durchfall, Körperschwäche, Herzschwäche, Vorbeugung von Arteriosklerose, Schlaflosigkeit: Tee aus Blättern, innerlich (Valposchiavo).

Stärkung des Vaginalgewebes, Dehnungsstreifen nach Schwangerschaft: Bäder (Valposchiavo).

Insektenstiche: frisches Kraut zerquetschen und auflegen (Valposchiavo).

Im Stall

Zur Unterstützung der Säuberung nach der Geburt bei Kühen, Schafen und Ziegen: Kräutermischung aus Frauenmantel, Silbermantel und Himbeerblättern.

An die Stelle von Himbeerblättern können Brennnesseln treten, in diesem Fall wird die Mischung als Aufguss verabreicht (Safiental).

Erkältung im Anfangsstadium: Mischung aus Frauenmantel, Silbermantel und Verwachsenem Frauenmantel, Aufguss der Blätter, innerlich (Prättigau).

Kommerzieller Anbau, Kultivierung in Kräuterschaugärten

Frauenmantel wird von der Erboristeria Biologica Raselli, Le Prese (Valposchiavo), und der Azienda Biologica Al Canton (Familie Zanetti-Lazzarini), Le Prese, angebaut. Frauenmantel wird zudem zusammen mit zwölf anderen traditionellen Hustenmitteln, nämlich →Andorn, →Ehrenpreis, →Eibisch, →Bibernelle, →Holunder, →Malve, →Pfefferminze, →Salbei, →Schafgarbe, →Schlüsselblume, →Spitzwegerich und →Thymian, im von der Firma Richterich/Laufen angelegten Kräuterschaugarten in Pontresina (Oberengadin) und entlang des Ricola Erlebniswegs in Arosa kultiviert. Sein Wissen über die Wirkung des Frauenmantels bezog der Bäcker- und Konditormeister Emil Richterich in Laufen, der 1940 das Ricola-Bonbon erfand, aus Pfarrer

Künzles Schriften und dem Kräuterbuch von Karl Schönenberger-Steiger. Frauenmantel und Silbermantel werden zudem in folgenden Kräuterschau- und Klostergärten kultiviert: Iert d'ervas medicinalas des Museum Regiunal, Savognin; Kräutergarten Bidem, Vals; Kräutergarten in der Burgruine Belfort, Brienz/Brinzauls; Medizinalgarten, Chur; Pfarrer Künzle's Chrüterparadies, Zizers; Ausschilderung auf Kräuterlehrpfaden: Bachblüten-Heilkräuterweg Maladers; Wildkräuterpfad Oberalppass–Tschamut, Nr. 11.

Literatur und Abbildungen

Lauber/Wagner/Gygax, Flora Helvetica, 286, 294 (Gemeiner Frauenmantel); Fingerhut & Herzgespann, 122; Flück, Heilpflanzen, 48f.; Lorez-Brunold, Christian und Tilly, Rheinwalder Mundartwörterbuch, Chur 1987, 185; Wonnecke von Kaub, Cap. 32; Kruse, Mittelalterliche Frauenrezepte, 141; von Haller, 21; Fuchs, Cap. CCXXXIIII; Philomusus Anonymus, Horn des Heyls, Cap. 48; von Muralt, 146; Ludwig, Phytologia, Nr. 17; Marchioli, 70f.; Künzle, Kräuterheilbuch, 325ff.; Künzle, Chrut und Uchrut (1915), 14f.; Treben/Storl, 57–60; Vogel, Der kleine Doktor, 25, 57, 229; Schilcher, Phytotherapie, 131, 369; Turner, 12; Wegmann, Prättigau, 41; Ruatti, Valposchiavo, 40f.; Joos, 95 (Safiental); Klarer/Stöger/Meier, Jenzerwurz, 55; Condrau, Speisen, 4; www.ricola.com/de/uber-ricola/unternehmen/geschichte (Zugriff 19.10.2022); Thurner-Steier, Savognin, Thema 6; Würzen, Nr. 26 (Flyer Kräutergarten Burgruine Belfort); Künzle, Kräuteratlas (2017), Nr. 43, 87; Meier, Wildkräuter-Fibel, Nr. 11 (Heil- und Nahrungspflanze); Abbildungen: Künzle, Kräuterheilbuch, Tf. 5 und 6 (Zeichnungen Pia Roshardt).

GAMANDER

Flora Helvetica: Edelgamander, Teucrium chamaedrys L.; Lippenblütler, Lamiaceae

Vorkommen
Trockenwiesen, Felsensteppen; Blütezeit: Juni bis August.

Wissensgeschichte:
Dioskurides meinte mit dem von ihm als «Chamaidrys» bezeichneten, niedrigen Strauch wohl den auch in Gärten kultivierten Katzengamander, der damit zu den ältesten Heilpflanzen zählt. Die Abkochung als Heiltrank hilft Dioskurides zufolge bei Krämpfen, Husten, Leberverhärtung, Harnverhaltung und beginnender Wassersucht. Darüber hinaus galt die Pflanze als menstruationsfördernd und abortiv. Äusserlich und innerlich angewandt, sollte sie gegen den Biss giftiger Tiere wirken und alte Wunden heilen. Die Blätter wurden mit Öl fein zerstossen und bei Augenproblemen auf das kranke Organ gelegt.

> Schneller Helfer bei Hämorrhoiden
>
> Wider den schmertzen der goldadern an dem hintern ein gewisse [= sichere] ärtzney / die eylends thut helffen: Nim Gamanderle / kochs in Baumöl [= Olivenöl] / und bestreich den gebresten.
>
> Pietro Andrea Mattioli, New Kreüterbuch (1563)

Der Katzengamander hilft gemäss Platearius, dem Autor des «Circa Instans» (um 1150), bei Erkältungen, wozu das Kraut zusammen mit Rosinen in Wein gekocht werden sollte. Der Heiltrank mit der Weinabkochung vertreibe Schmerzen in Magen, Därmen, bei Blähungen sowie Harnzwang (= Blasenschmerzen mit unwillkürlichem Urinabgang) und Harnkrampf, so Platearius.

Nördlich der Alpen kam der Edelgamander zur Anwendung. Laut Hildegard von Bingen hilft diese Pflanze, mit Gemüse gegessen, bei übermässigem Afterbluten und äusserlich bei Krätze, sonst tauge sie weder für Mensch noch Vieh, denn sie vermindere das Blut und vermehre im Körper die Fäulnis.

Laut Mattioli und Tabernaemontanus galt es, bei «verstocktem Blut in der Brust» aufgrund eines Sturzes oder Aderlasses das Kraut in Skabiosen-Destillat und Weisswein einzulegen, den Saft auszupressen und einzunehmen. Darüber hinaus erweiterte Tabernaemontanus die Palette der gynäkologischen Indikationen. Zur Austreibung der Totgeburt sollten Frauen das Destillat einnehmen. In Form von Scheidenzäpfchen und Dampfbädern mit dem Destillat bekämpfte der Botanikerarzt Weissfluss, den er als Ursache weiblicher Sterilität betrachtete. Bei Rückenschmerzen aufgrund der verzögerten Menstruation empfahl Tabernaemontanus Einreibungen mit Gamander-Öl.

Andreas Michael Gujan wollte mit seiner «Apotheke für das Landvolk» die Gesundheit der Menschen mittels einheimischer Pflanzen, deren Heilkräfte er beschrieb, fördern. Der Viersäftelehre folgend, schrieb er dem Gamander die Kraft zu, die Körpersäfte durch die Ausleitung von Schweiss und Urin zu verbessern. So betrachtete er Gamander wirksamer gegen Fieber als die Chinarinde und rühmte ihn zusätzlich als Arznei gegen Gicht, Gebärmutterleiden und Wassersucht.

Während der 1782 in Graubünden wütenden Maul- und Klauenseuche schlitzte man mit einem Silbermesser die Blattern an der Zunge der Tiere auf und wusch die Wunden mit der Es-

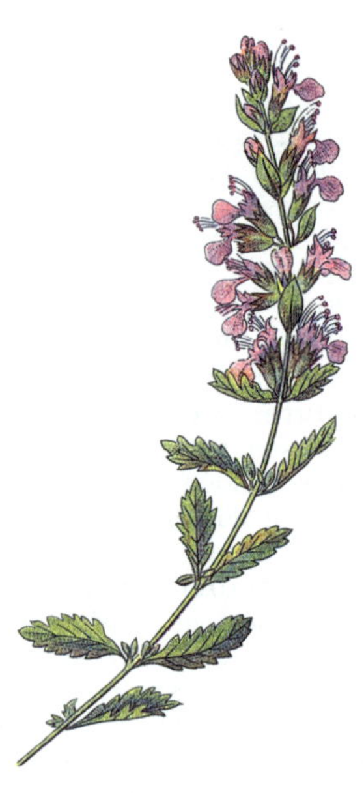

sigabkochung eines der folgenden Kräutern aus: Lachen-Knoblauch (Knoblauchgamander), →Alant, →Baldrian, →Bibernelle, →Holunderblüten, →Meisterwurz, →Schlangenknöterich, →Schwalbenwurz, →Silberdistel, →Tormentill und →Weinraute.

Kräuterpfarrer Künzle schrieb dem Berggamander die stärkste Wirkung bei jenen Heilanzeigen zu, welche die Botanikerärzte der Frühen Neuzeit bereits in ihren Kräuterbüchern erwähnt hatten. Zudem empfahl er alle Gamander-Arten zum Mitkochen in Suppen oder Gemüsen, besonders →Kartoffeln, denn «sie geben den Speisen Würze und Wohlgeschmack».

Kultivierung in Kräuterschaugärten

Iert d'ervas medicinalas des Museum Regiunal, Savognin (Salbeiblättriger Gamander, Teucrium scorodonia L.); Kräutergarten Bidem, Vals (Knoblauchgamander, Teucrium scordium L.).

Literatur und Abbildung

Schönfelder/Schönfelder, Mittelmeerflora, 266; Lauber/Wagner/Gygax, Flora Helvetica, 840; Dioskurides/Berendes, 330; Circa Instans/Goehl, 353; Hildegard von Bingen/Riha, 115f.; Mattioli/Handsch, 339r–339v; Tabernaemontanus/Bauhin, 769; Ludwig, Phytologia, Nr. 87, 342; Der Sammler 6 (1784), 155, 273f.; Hemmi, Jacob, Beitrag zur Geschichte des Sanitätswesens in Graubünden bis zum Anschluß an die Schweiz mit besonderer Berücksichtigung der Stadt Chur, in: Jahresbericht der Naturforschenden Gesellschaft Graubündens, neue Folge LV (1913/14), 45–179; 155; Künzle, Kräuterheilbuch, 327; Thurner-Steier, Savognin, Thema 2; Schönfelder/Schönfelder, Heilpflanzenführer, 248; Abbildung: Flück, Heilpflanzen, 96.

GÄMSWURZ

Flora Helvetica: Clusius' Gämswurz, Doronicum clusii (ALL.) TAUSCH; Korbblütler, Asteraceae

Vorkommen
Felsschutt, auf Silikatgestein, bis 3000 m ü. M.; Blütezeit: Juli bis August.

Wissensgeschichte:
Der Name «Gämswurz» verweist klar auf eine Pflanze der Alpen. Erklärungen zur deutschen Bezeichnung des Krauts brachte Theodor Zwinger in seinem «Theatrum Botanicum» (1696): «Gembsen-wurtzel wird sie der ursachen halben genannt / dieweil diese wurtzel den Gembsen gar annehmlich ist / und sie mit derselben ihren hunger stillen / daher so man die Gembsen fanget / findet man gemeiniglich in ihren Mägen eine Kugel / welche auß diesen Wurtzeln und andern Alpkräutern entspringet.» Wie Pfarrer Nicolin Sererhard in seiner 1742 verfassten Landesbeschreibung «Einfalte Delineation aller Gemeinden gemeiner dreyen Bünden» berichtete, wurden die von Jägern unter Schwierigkeiten beschafften, aus unverdaulichen Pflanzenteilen bestehenden und in Apotheken teuer verkauften Gämsballen als Mittel zur Erleichterung der Geburt verwendet. Zwinger brachte indes zahlreiche weitere Indikationen wie Schwindel, Fieber, Pest, Windpocken, Gebärmutterschmerzen, Schlaganfall, Epilepsie, zunehmende Sehschwäche, Sturzverletzungen, Nierensteine, Zittern, unwillkürliche Pollutionen, Magenleiden, blutige Durchfälle, Koliken und Kurzatmigkeit. Gämsballen dienten zusätzlich als Gegengift bei einer vermeintlichen Vergiftung durch einen Liebestrank.

Die von Gämsen – im Hochgebirge schwindelfrei kletternde Tiere – als Nahrungspflanze geschätzte Wurzel der Gämswurz wurde von den Jägern zur Vorbeugung gegen Schwindel eingenommen, wie Theodor Zwinger in seinem «Theatrum Botanicum» bezeugte. Der antike medizinische Grundgedanke, dass Gleiches mit Gleichem geheilt werde, kam auch hier zur Anwendung. Darüber hinaus rühmten die frühneuzeitlichen Botanikerärzte die Gämswurz als Mittel gegen Blähungen, Verstopfung, Ohnmachtsanfälle, Darmwürmer, Gebärmutterleiden sowie zur Förderung der Harnausscheidung und Stärkung des Herzens, auch bei Vergiftungen.

Johann Barandun vermittelte in seinem handschriftlichen Kräuterbuch «Lustgarten da las Ligias» (1719) traditionelles Heilwissen über die Gämswurz. Die Indikationen – Vergiftungen, Blähungen, Schwindel, Herzprobleme, Bisse giftiger Tiere – hatte er der Schrift «Eydgnössischer Lust-Garte» (1715) des Zürcher Stadtarztes Johann von Muralt entnommen. Zusätzlich erwähnte Barandun, der sich vermutlich als Heiler betätigte, die positive Wirkung der Gämswurz auf die Gebärmutter. In der 1756 von seinem Sohn Valentin verfertigten Teilabschrift des «Lustgartens» findet sich die in der älteren Fassung verloren gegangene Nr. 138.

Ein 1747 in Ardez geschriebenes «Cudesch da maschdinas» enthält im Gegensatz zu den Kräuterbüchern der Botanikerärzte ein genaues Rezept zur Anwendung der Gämswurz, nämlich gegen Ohnmacht auslösende Magenbeschwerden: «Nimm Gämswurz, die an einem Freitag im August ausgegraben wurde, lege fünf Wurzeln in Branntwein ein und trinke davon morgens auf nüchtern Magen und abends, wenn du zu Bett gehst; es wird helfen, wenn du es eine Woche lang machst.»

In der gegenwärtigen medizinischen Selbsthilfe sind keine Belege zur Nutzung der Alpenpflanze bekannt.

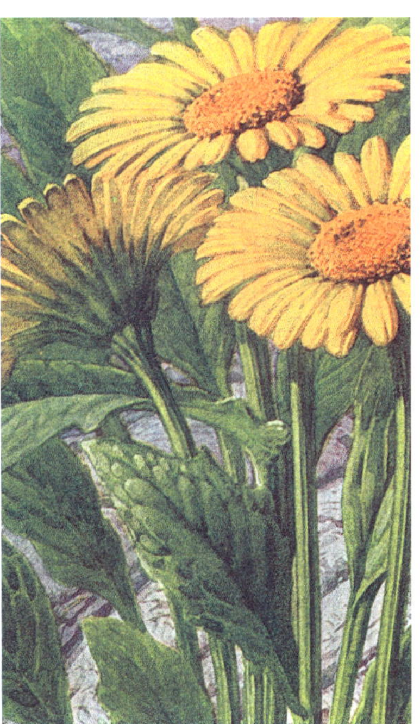

Clusius' Gämswurz

Literatur und Abbildung

Lauber/Wagner/Gygax, Flora Helvetica, 1144; Griebl, Alpenflora, 72; Zwinger, 595f.; Sererhard, 110; von Muralt, 394f.; Barandun, Valentin, Nr. 138; Ludwig, Phytologia, Nr. 128; Dec. 7, 142 (Übersetzung U.B.-B.); Abbildung: Klein, Alpenblumen, Bd. 2, Tf. 83.

GÄNSEBLÜMCHEN

Bellis perennis L.;
Korbblütler, Asteraceae

Vorkommen
Wiesen, Weiden, Rasen;
Blütezeit: Februar bis November.

Wissensgeschichte:
Nachweise für die Heilnutzung des Gänseblümchens und verwandter Arten finden sich im Spätmittelalter. In einem im ersten Viertel des 15. Jahrhunderts entstandenen Elsässer Manuskript erscheint Gänseblümchen-Branntwein als Heiltrank bei äusseren und inneren Wunden sowie gegen Verstopfung. Nikolaus Frauenburg von Hirschberg bereitete darüber hinaus Salben gegen schuppige Gesichtshaut, Sommersprossen und schwarze Flecken zu, wie er in seinem als «Elixir» bezeichneten Arzneibuch berichtete. Hustende Kinder liess er die Abkochung trinken. Einen zentralen Anwendungsbereich bildeten einfache und offene Knochenbrüche, auf die Pflaster mit der Wurzel oder dem erwärmten Kraut aufgetragen wurden.

Der Frankfurter Stadtarzt Johann Wonnecke von Kaub brachte in seinem erstmals 1485 gedruckten «Gart der Gesundheit» neu ein männerspezifisches Problem, nämlich geschwollene Hoden, zur Sprache. Auflagen mit der gesottenen Wurzel sollten für Abhilfe sorgen.

Mattioli berichtete ebenfalls neu über Erfahrungen von Patienten, die in der Abkochung aus Gänseblümchen, Attich und →Odermennig bei Lähmungserscheinungen an den Gliedmassen gebadet hatten und damit Erfolge verbuchen konnten.

Bei Tabernaemontanus finden sich als Hauptindikationen innere Verletzungen und Brüche, Verstopfung, Kurzatmigkeit bei Kindern, Krämpfe und

«Abnehmen» (fortschreitender Gewebszerfall). Ein Heiltrank mit der Abkochung oder dem Destillat sowie die Einnahme des gepulverten Krauts sollten dagegen helfen. Auflagen mit den Blättern und aus ihnen zubereitete Salben wurden zur Wundheilung und bei Gliederschmerzen eingesetzt.

Gänseblümchenblüten befanden sich in der Apotheke des am Heinzenberg und im Domleschg wirkenden Arztes Johann Anton Grass. Der Landarzt hatte bei Theodor Zwinger, dem Autor des «Theatrum Botanicum» (1696), an der Universität Basel Medizin studiert. Zwinger beschrieb als Einziger eine gynäkologische Nutzung: «Die Garten-Maßlieb / mit weissen gefüllten blumen / entweder rohe im Salat ohne Essig / oder das gekochte Tranck davon / oder auch der darauß zugerüstete Zucker offt eingenommen / heilet den weissen beschwerlichen fluß der weiberen.»

Johann Barandun hielt 1719 in seinem Kräuterbuch «Lustgarten da las Ligias» traditionsgebundenes Heilwissen über das Gänseblümchen fest. Die Anwendungsbereiche – Verstopfung bei Kindern, Eitergeschwüre – hatte er der 1715 erschienenen Schrift «Eydgnössischer Lust-Garte» des Zürcher Stadtarztes Johann von Muralt entnommen. Barandun schrieb indes dem Absud aus Gänseblümchen dieselbe Wirkung gegen den «Ettich» zu wie der Brennnesselabkochung. Hinter der Bezeichnung «Ettich» verbirgt sich eine fortschreitende Abmagerung bei Säuglingen und Kleinkindern, verursacht durch eine Ernährungsstörung. Als weiteren Anwendungsbereich fügte Barandun Geschwülste an den Hoden hinzu.

Pfarrer Andreas Michael Gujan betrachtete die Abkochung der Gänseblümchen, einer jahrhundertelangen literarischen Tradition folgend, als eine für Kinder geeignete Arznei: «Dieses Pflänzlein als Gemüß genossen öffnet den Leib.

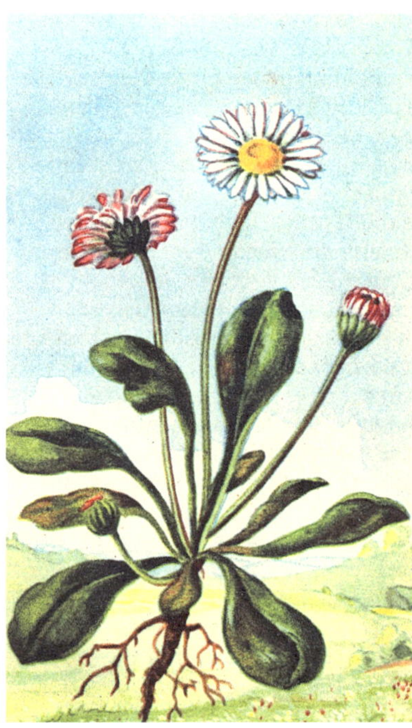

Wenn junge Kinder verstopft sind, soll man die gesäuberten Stöcklein, Blätter und Blumen, in Wasser sieden, und dieses ihnen zu trinken geben, oder ihr Müßlein damit kochen, so hilft es bald; oder man gebe ihnen den ausgetruckten Saft davon mit Zucker.»

Der Puschlaver Kräuterpfarrer Tobia Marchioli riet zu einem Heiltrank mit dem Aufguss der Blüten gegen Erkältung des Magens, leichte Verstopfung und Lungenschwäche.

Künzle versuchte vor allem die wichtigste historische Heilanzeige für das Gänseblümchen, die Heilung von inneren und äusseren Verletzungen, wieder ins kollektive Gedächtnis zurückzurufen, doch der Erfolg blieb bescheiden. Die Kräuterfrau Gudrun Turner in Saas (Prättigau) empfiehlt in ihrer «Wildkräuter-Notfallapotheke für unterwegs» die direkte Anwendung von zerquetschten Blättern als Auflage bei Verstauchungen, Wunden und Insektenstichen.

Heutige Anwendung

Im Haus

Blutreinigung: Wildgemüse aus den Blüten und Blättern (Prättigau).

Kultivierung in Kräuterschaugärten

Iert d'ervas medicinalas des Museum Regiunal, Savognin; Ausschilderung auf Kräuterlehrpfad: Wildkräuterpfad Oberalppass–Tschamut, Nr. 12.

Literatur und Abbildung

Lauber/Wagner/Gygax, Flora Helvetica, 1078; https://anthrowiki.at/Gänseblümchen_(Bellis_perennis), (Zugriff 25.10.2019); Wonnecke von Kaub, Cap. CCCXXXIII; Mattioli/Handsch, 382r; Becher, 420; Tabernaemontanus/Bauhin, 709f.; Barandun, Nr. 128; von Muralt, 73f.; Metzke, Historische Krankheitsbezeichnungen, 33; Daems, Johann Anton Grass, 19, 207; Zwinger, 789; Ludwig, Phytologia, Nr. 53; Der Sammler 4 (1782), 281f.; Marchioli, 80; Künzle, Kräuterheilbuch, 362; Vonarburg, Homöotanik, Bd. 1, 255–258; Turner, 14; Wegmann, Prättigau, 32; Tscharner, Wald, 18, 78, 86, 88; Thurner-Steier, Savognin, Thema 3; Meier, Wildkräuter-Fibel, Nr. 12 (Heil- und Nahrungspflanze); Abbildung: Herba, Nr. 52.

GARTENBOHNE

Phaseolus vulgaris L.; Schmetterlingsblütler, Fabaceae

Vorkommen
In vielen Sorten in Gärten kultiviert; Blütezeit: Juli bis August.

Wissensgeschichte:
Nach der Entdeckung Amerikas und der dort einheimischen Phaseolus-Bohne wurde die in Europa für die Kuhbohne verwendete Bezeichnung «Fasiolum, faseolus» auf die neuen amerikanischen Bohnen übertragen. Bei der altweltlichen Kuhbohne, deren Hülsen gegessen werden können, handelt es sich um eine ursprünglich aus Afrika stammende Sorte, die von der robusteren amerikanischen allmählich verdrängt wurde.

Rezept für Bohnensalat

Auß den unzeitigen [= unreifen] / frischen / weychen schoten macht man einen gutten Salat allso: Man seidet sie zuvor / darnach bestrewet man sie mit Pfeffer. Aber nach dem sie gesotten / röstet man sie in butter / besprengts mit Agrestensafft [= Saft aus unreifen Weintrauben] und Pfeffer. Allso bereyttet / erweychen sie den bauch / und fürdern den harn.

Pietro Andrea Mattioli, New Kreüterbuch (1563)

Der Botanikerarzt Leonhart Fuchs brachte in seinem Kräuterbuch (1543) erstmals eine Abbildung, einen kolorierten Holzschnitt, der von ihm als «Welsch Bonen» – welsch bedeutet hier ausländisch – bezeichneten neuen Pflanzenart. Es ist eine Stangenbohne, deren wahrscheinlich noch zähe, fädige Hülsen er als schwer verdaulich betrachtete und die deshalb zusammen mit Senf gegessen werden sollten. An medizinischen Eigenschaften schrieb Fuchs den «Welsch Bonen» harntreibende und menstruationsfördernde Wirkung zu.

Als äussere Anwendung setzte Mattioli Kataplasmen mit gekauten Bohnen auf Pferdebisse ein. Generell rühmte er die schmerzstillende, heilende Wirkung von Pflastern mit Acker- und Gartenbohnen, Saat-Wicken und Gartenerbsen auf Wunden und Geschwüren u.a. an Geschlechtsorganen.

Nach Tabernaemontanus mehren Bohnen, die er als «Faseln» bezeichnete, den «natürlichen samen / erreytzen die unkeusche gelust / und solches thun sie desto krefftiger / so man sie mit milch wol seudet / biß sie brechen / darnach mit Langem Pfeffer / Galgan / und zucker bestreuet.»

Kräuterpfarrer Johann Künzle wollte die nach seiner Ansicht kaum beachteten «heilsamen Kräfte» und Anwendungen der Bohne bekannt machen, indem er ausser den bei Mattioli erwähnten Pflastern das Mehl aus den gedörrten Bohnen als Auflage bei Bartflechte und die Abkochung als Heiltrank bei Diabetes, Herz- und Nierenleiden und «Wassersucht» empfahl.

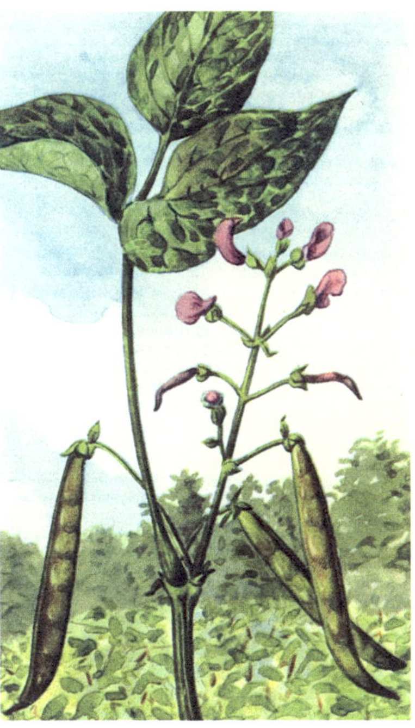

Der deutsche Arzt und Arzneimittelhersteller Gerhard Madaus hatte bereits in seinem 1938 erschienenen «Lehrbuch der biologischen Heilmittel» mehrere medizinische Studien in Bezug auf die Wirkung von Bohnenschalen auf Ekzeme (Kataplasmen), Wassersucht und Diabetes (Heiltrank) vorgestellt. Der sorgfältig abwägende Madaus sprach in Bezug auf die Wirkung der Bohnenschalen bei Diabetes bloss von «mittelmässigem Erfolg».

Eine Untersuchung von 1946 über den Bohnenanbau in Graubünden ergab, dass die Obergrenze bei 1200 Metern liegt, in bevorzugter Lage gediehen Buschbohnen auch noch auf 1300 Metern, doch vernichteten oft Fröste mitten im Sommer diese besonders empfindlichen Pflanzen, bevor sie einen Ertrag abwarfen.

Bei der von Johann Barandun in seinem «Lustgarten da las Ligias» von 1719 erwähnten «Fava lumbarda» (Lombardische Bohne) handelt es sich um die Acker-, Pferde- oder Saubohne, eine bevorzugt im Mittelmeerraum kultivierte Nahrungspflanze für Mensch und Vieh. Das Destillat aus dieser Bohnen-Art empfahl Barandun wie schon Tabernaemontanus äusserlich zur Verbesserung der Sehkraft und Verschönerung der Gesichtshaut.

Der Disentiser Benediktinerpater Karl Hager wies indes aufgrund seiner naturkundlichen und kulturhistorischen Forschungsexkursionen durch die Surselva die vereinzelte Kultivierung der Saubohne in Bauerngärten nach.

In der gegenwärtigen medizinischen Selbsthilfe werden Schalen der Gartenbohne gemäss

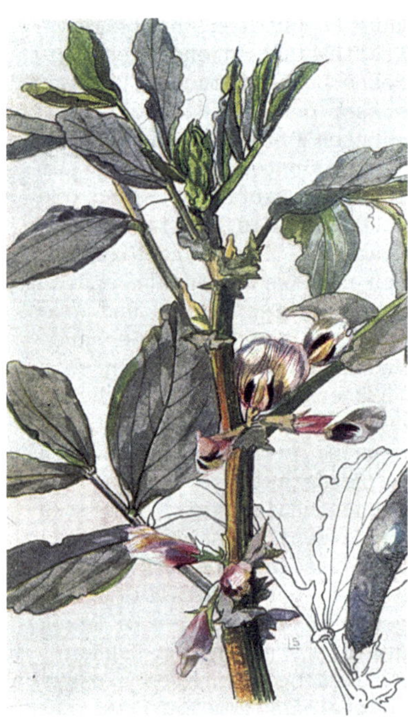

Pfarrer Künzles Empfehlung bei Blasenbeschwerden genutzt. Phaseolus nanus (Buschbohne) ist ausserdem ein homöopathisches Mittel.

Heutige Anwendung

Im Haus
Blasenentzündung: Aufguss der getrockneten Bohnen, innerlich (Prättigau).

Kultivierung in Kräuterschaugärten

Iert d'ervas medicinalas des Museum Regiunal, Savognin; Medizinalgarten, Chur.

Literatur und Abbildungen

Lauber/Wagner/Gygax, Flora Helvetica, 340; Körber-Grohne, Nutzpflanzen, 99–107; Fuchs, Cap. CCLXIX; Jacob und Wilhelm Grimm, Deutsches Wörterbuch, Bd. 27, Sp. 1349 (Digitalisat); Mattioli/Handsch, 140v; Tabernaemontanus/Bauhin, 879f.; Künzle, Kräuterheilbuch, 303; Madaus, Biologische Heilmittel, Bd. 3, 2097–2103; Vogel, Der kleine Doktor, 23; Schilcher, Phytotherapie, 134f.; Vonarburg, Homöotanik, Bd. 2, 340; Peyer, Arthur, Der Gemüsebau in Graubünden, in: 50 Jahre landwirtschaftliche Schule Plantahof 1896–1946, Schiers 1946, 133–144; 138; Ludwig, Phytologia, Nr. 140; Wegmann, Prättigau, 3; DRG 6, 166f. (Fav, Fava); Barandun, Nr. 12; Thurner-Steier, Savognin, Thema 1; Hager, 280; Abbildungen: Herba, Nr. 136; Klein, Nutzpflanzen, Tf. 7.

GAUCHHEIL

Flora Helvetica: Ackergauchheil, Anagallis arvensis L.; Schlüsselblumengewächse, Primulaceae

Vorkommen
Eher feuchte, lehmige Äcker, Gärten, Ödland; Blütezeit: Juni bis September.

Wissensgeschichte:
Gauchheil-Arten zählen zu den ältesten Heilpflanzen. Schon im Werk «De Materia medica» des Pedanios Dioskurides, des wirkmächtigsten Arztes der Antike, findet sich eine blau und eine rot blühende Anagallis-Art, wobei zu bemerken ist, dass Anagallis arvensis auch blaue Blüten tragen kann. Dioskurides empfahl, mit dem Saft zu gurgeln, um Schleim aus dem Kopf abzuleiten. Bei Zahnschmerzen sollte der Saft in das einem kranken Zahn gegenüberliegende Nasenloch geträufelt werden. Mit Honig auf das Auge gestrichen, heilt der Saft Flügelfelle (= Wucherung auf der Bindehaut) und hilft bei Sehproblemen. Leber- und Nierenkranke sowie die Opfer von Schlangenbissen erhielten einen Heiltrank mit Ackergauchheilsaft in Wein.

Traditionelle Heilanzeigen für den Ackergauchheil

In grossen Gaben wirkt [das Kraut] giftig. Man gebe als Tagesgabe als Pulver, im Aufguss oder als Tinktur, nie über 3 Gramm hinaus. Es wird genommen bei Wassersucht, Gelbsucht, Gicht, Fallsucht, Trübsinn und anderen seelischen Störungen.

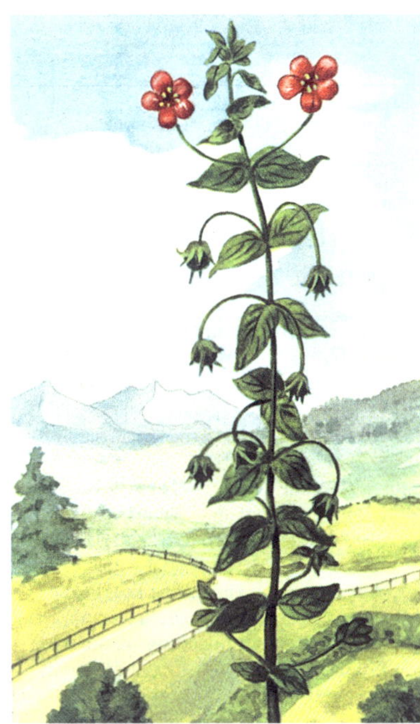

Mit dem Saft wurde früher oft eine Reinigungskur der Unterleibsorgane gemacht.

Herba (1952)

Laut Mattioli sollte die Abkochung gegen die gefürchtete Pest Wirkung entfalten. Zudem schrieb er, auf Dioskurides zurückgreifend, dem äusserlich angewandten Saft aus dem blau oder rot blühenden Kraut unterschiedliche Wirkung auf den After zu: «Gauchheyl mit den blawen blumen / treibt widerumb hindersich den außgedruckten affter / darm. Aber der ander mit den roten blumen / zeucht in herauß. Auß der ursachen brauchen ettliche den Gauchheyl zur gulden adern / hæmorrhoides genandt / den roten zur öffnung / den blawen zur verstellung [= zum Verschliessen] / streichen den safft an.»

Der Pflanze wurde zusätzlich die Wirkung zugedacht, Wunden und offene Geschwüre zu heilen sowie Dornen und Spriessen aus der Haut zu ziehen. Diese Anwendungsbereiche hatte Tabernaemontanus von dem antiken griechischen Arzt Galen übernommen. Zwinger teilte ein Rezept gegen Gicht aus der dänischen Volksmedizin mit: «Das gemeine Volck in Dennemarck siedet den rothen Gauchheil in Menschenharn / und braucht es wie ein Fußwasser / warmlicht wider die Schmertzen des Podagrams.» Ebenso erwähnte er eine heilkundige Witwe in Paris, die mit dem Destillat des Ackergauchheils Flügelfelle (Wucherung auf der Augenbindehaut) zum Verschwinden gebracht habe.

Die Hauptindikation für den Gauchheil – das Wort Gauch bedeutet Tor, Narr – bildete indes bis ins 20. Jahrhundert hinein die «Tollwut», worunter nicht nur Hundetollwut, sondern auch Tobsuchtsanfälle bei Psychosen und Urämie verstanden wurden. Tabernaemontanus berichtete mit der ihm eigenen Ausführlichkeit über die vorbeugende Anwendung des Krauts durch Jäger. Diese pflegten, «wann ihnen die Hund von andern wüthenden [= tollwütigen] Hunden gebissen werden / dieselbige Wunden in fliessendem Wasser wol mit Sand außzuwäschen / und hernach diß Kraut in gebackenen Eyern einzugeben; ist auch den Menschen dienlich / wann sie es / alsbald sie gebissen / einnemmen.»

Der Pfarrer Andreas Michael Gujan riet der Landbevölkerung, den «Wahnsinnigen» öfter Ackergauchheil als Gemüse aufzutischen, zur Heilung von Tollwut indes zu wirksameren Mitteln zu greifen, wie zur Ader zu lassen oder «spannische Mücken» (Canthariden) in die Wunde zu streuen. Der Ackergauchheil, einst von gemeinnützig-ökonomischen Gesellschaften aufgrund einer langen Wissenstradition als das Tollwutheilmittel Nummer eins propagiert, hatte im späten 18. Jahrhundert auch in Graubünden bereits an Glanz verloren.

Das 1952 herausgegebene Sammelbildchenalbum «Herba» vermittelte als eines der letzten schweizweit verbreiteten Kräuterbücher traditionelles Heilwissen über den Ackergauchheil. Es konnten dennoch keine Anwendungen in der gegenwärtigen medizinischen Selbsthilfe gefunden werden. Anagallis arvensis ist ein homöopathisches Mittel.

Literatur und Abbildung

Lauber/Wagner/Gygax, Flora Helvetica, 756; Dioskurides/Berendes, 253f.; Tabernaemontanus/Bauhin, 1092f.; Schweizerisches Idiotikon 2, 103f. (Digitalisat); Madaus, Biologische Heilmittel, Bd. 1, 511f.; Ludwig, Phytologia, Nr. 27; Der Sammler 6 (1784), 283f.; Schilling, Lothar, Von Hundswuth, Narrenkraut und ökonomischen Aufklärern. Zur Wissensgeschichte der Tollwuttherapie unter besonderer Berücksichtigung des Gauchheils in der zweiten Hälfte des 18. Jahrhunderts, in: Geschichte(n) des Wissens. Festschrift für Wolfgang E. J. Weber zum 65. Geburtstag, hrsg. von Mark Häberlein, Stefan Paulus und Gregor Weber, Augsburg 2015; 469–486; Herba, Nr. 127; Vonarburg, Homöotanik, Bd. 1, 132f.; Abbildung: Herba, Nr. 127.

GEISSFUSS

Aegopodium podagraria L.; Doldengewächse, Apiaceae

Vorkommen
Unbebaute Orte in schattigen Lagen; Blütezeit: Mai bis September.

Wissensgeschichte:
Seit eh und je galt der Geissfuss oder Giersch aufgrund seiner schnellen Vermehrung durch unterirdische Wurzelausläufer als ein «veracht und unachtsam Kraut». Der Botanikerarzt Tabernaemontanus rühmte ihn diesem schlechten Ruf zum Trotz als wirksame Arznei gegen Gicht, «Gliedsucht» (= Rheuma) und «Hüfftwehe». Im Geissfuss-Dampfbad sitzen und dazu ein Quintlein Wurzelpulver in Wein einnehmen, sollte den erwähnten Übeln vorbeugen. Denselben Heiltrank empfahl Tabernaemontanus auch bei «Faulfieber», womit er das gefürchtete, von Läusen verursachte Fleckfieber bezeichnete. Zusätzlich berichtete er, dass die Wundärzte, nichtakademische Praktiker, mit denen sich der Botanikerarzt ausgetauscht haben könnte, die Heilkraft des Krauts überaus zu schätzen wüssten.

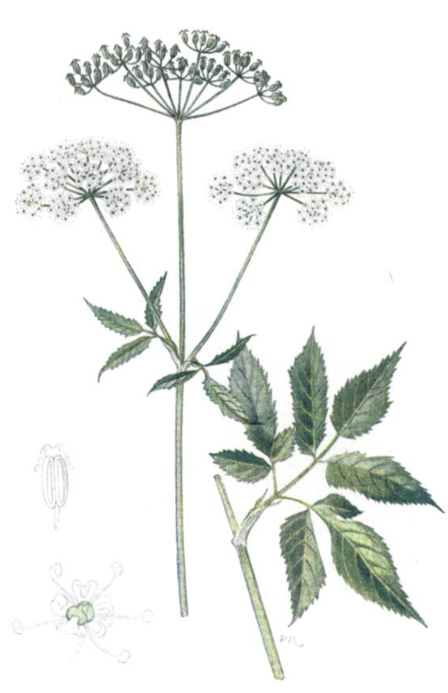

Erstes Mittel bei Vergiftungen

Nicht umsonst hat der liebe Gott diese Pflanze so zäh gemacht und dem Menschen überall hingestreut; sie kann dich hundertmal im Leben vor Krankenlager, Operation und Tod retten; sie ist nämlich das erste Mittel gegen innere und äußere Vergiftung.

Johann Künzle, Der junge Botanist ([3]1914)

Künzle versuchte vor allem die traditionelle Anwendung des Krauts gegen Rheuma und Gicht neu zu beleben: «Die jungen Blätter kann man als Salat zubereiten. Dieser Salat reinigt Magen und Därme, behebt Verstopfung und vertreibt Würmer. Rheumatiker und Gichtiker sollten diesen Salat kurmäßig genießen, denn er vertreibt ihnen die so schädliche Harnsäure.» Ausserdem empfahl er Bäder mit der Abkochung des Krauts bei brennenden Füssen und Krampfadern, Insektenstichen und Blutvergiftungen. Diese Heilanzeigen sind in der medizinischen Selbsthilfe nicht mehr belegt.

Der Geissfuss hat aufgrund seiner Wiederentdeckung durch die sogenannte Wildkräuterkulinarik eine symbolische Neuaufwertung erfahren.

Heutige Anwendung

Im Haus
Kräftigung, Reinigung: Wildgemüse, Salat (Prättigau).

Kultivierung im Kräuterschaugarten

Pfarrer Künzle's Chrüterparadies, Zizers.

Literatur und Abbildung

Lauber/Wagner/Gygax, Flora Helvetica, 988; Tabernaemontanus/Bauhin, 243; Künzle, Kräuterheilbuch, 328; Künzle, Botanist, 10; Wegmann, Prättigau, 30, 55; Künzle, Kräuteratlas (1930), Nr. 32; Tscharner, Wald, 15, 20, 101; Künzle, Kräuteratlas (2017), Nr. 37; Abbildung: Künzle, Kräuterheilbuch, Tf. 2 (Zeichnung Pia Roshardt).

GERMER

Flora Helvetica: Gemeiner Germer, Veratrum album L.; Germergewächse, Melanthiaceae

Vorkommen
Wiesen und Weiden, Hochstaudenfluren, Lägerstellen; Blütezeit: Juli.

Wissensgeschichte:
Welche Pflanze Dioskurides mit «Elleborus Leukos» bezeichnete, bleibt im Dunkeln. Er nutzte das unbekannte Kraut vor allem als Mittel, um den Körper durch Erbrechen oder Niesen zu reinigen. Der römische Naturkundige Plinius der Ältere bezeichnete mit Helleborus niger ein Hahnenfussgewächs mit schwarzem Rhizom, das den deutschen Namen →Christrose oder Schneerose trägt; mit Helleborus albus meinte er den mit der Christrose nicht verwandten Germer mit seinem weissen Rhizom.

Der Mönch Odo Magdunensis griff in seinem Lehrgedicht «De viribus herbarum» (Über die Kräfte der Kräuter, 2. Hälfte 11. Jh.) auf Plinius zurück und vertrat die Auffassung, dass die als Niespulver verarbeitete Wurzel Leiden des Kopfs wie Schwindel, Trübsinn, «Wahnwitz» (abwegiges, auch gefährliches Verhalten), Epilepsie und Mondsucht vertreiben. Der Wurzelstock der stark giftigen Pflanze enthält Substanzen, die zum Niesen reizen. Nach der Viersäftelehre, der antik-mittelalterlichen Medizintheorie, entstehen psychische Krankheiten durch einen Überschuss an schwarzer Galle, Melancholie genannt. Durch starkes Niesen sollte nun diese in den Kopf gestiegene Schwarzgalle herausgetrieben werden. Gicht, Aussatz, Starrkrampf, Husten, Magenleiden und Malaria galten bei Odo desgleichen als Heilanzeigen für den Germer.

Um das Gift der Pflanze abzuschwächen, riet der salernitanische Arzt Matthaeus Platearius in seiner um 1150 entstandenen Arzneikunde «Circa Instans», ein Loch entweder in eine →Fenchel- oder eine Selleriewurzel oder einen →Rettich zu bohren und ein Stück Germerwurzel hineinzulegen. Die so präparierte Wurzel wird laut Platearius in die Erde gesteckt, nach ein paar Tagen wieder ausgegraben, die Germerwurzel entfernt, die geimpfte Pflanze zerstossen, für drei, vier Tage in Essig gelegt und dann abgekocht. Die als Essigmet bezeichnete Abkochung diente als Heiltrank gegen Fieber und Gichtkrämpfe.

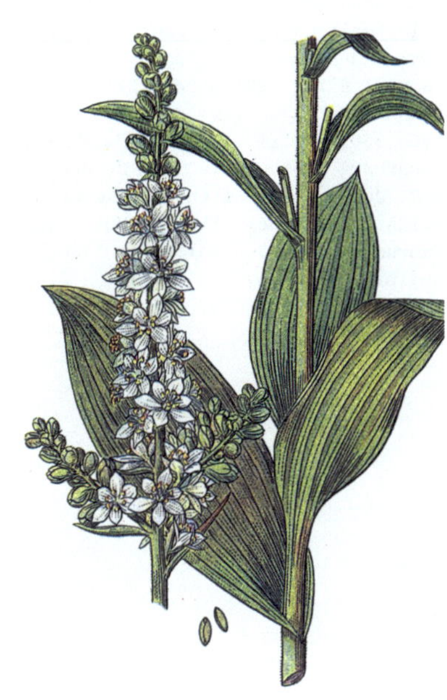

Die heilkundige Äbtissin Hildegard von Bingen befasste sich desgleichen mit der arzneilichen Nutzung des Krauts. Gegen psychische Leiden verordnete sie eine Salbenauflage mit Germer, altem Schmalz und →Fenchel, die warm auf Kopf und Hals aufgetragen wurde. Beim Ausbleiben der Menstruation hilft ihr zufolge ein Ölmazerat aus Germer und →Rosen, mit welchem die Nabelgegend und die Flanken eingerieben werden. Herzschmerzen und ein geschwollenes Halszäpfchen behandelte sie mit einer Salbe aus Germer, Maibutter, →Eberraute und einer unbekannt gebliebenen Pflanze namens Menna.

Eine arzneiliche Nutzung des Germers findet sich auch in der mittelalterlichen Gynäkologie. Vaginal angewendet, sollte die Wurzel den toten oder lebenden Fötus austreiben und, über die Scheide gelegt, die Geburt erleichtern. Um die verzögerte Menstruation durch Niesen anzuregen oder um die Geburt einzuleiten, mussten die Frauen das Wurzelpulver einatmen. Das Weinmazerat wurde als Heiltrank bei Komplikationen im Kindbett empfohlen.

Tabernaemontanus warnte angesichts der Giftigkeit des Germers vor unbedachter Anwendung und dem Kauf bei dubiosen Kräuterhändlern: «Die Wurtzelkrämer nennen sie Schampanienwurtzel / tragen sie geflochten feil / und bereden dz Volck / daß sie diese Wurtzel in Wein über Nacht legen / denselben durchseihen / und früh trincken / zur Außführung aller bösen Feuchtigkeit. Es verkauffen auch die Krämer die Wurtzel gepulvert / in kleinen liedernen [= ledernen] Säcklein genähet.» Laut Tabernaemontanus durften sich keine Alten, Kinder, Schwangeren und körperlich Schwachen mit der Wurzel «purgieren».

Ein historischer Beleg aus dem Unterengadin zur arzneilichen Verwendung des Germers findet sich in der 1573 vollendeten «Raetiae alpestris topographica descriptio» des Pfarrers und Humanisten Ulrich Campell. Dieser zählte die Pflanze zu den mit den vortrefflichen Kräften ausgestatteten Kräutern und Wurzeln, «die den Arzneikundigen und Chirurgen und den Salbenhändlern von großem Nutzen und deshalb bekannt sind». Gemäss dem Botanikerarzt Hieronymus Bock heilen Waschungen mit dem Absud aus der Wurzel Geschwüre, Ausschläge und alte Wunden.

Der vermutlich als Heiler tätige Johann Barandun aus

Feldis warnte in seinem handschriftlichen Kräuterbuch von 1719 generell vor der Gefährlichkeit des Germers und setzte ihn diesbezüglich mit der Herbstzeitlose gleich. Beide Pflanzen tragen dieselbe rätoromanische Bezeichnung «Malom / Malam», aber Barandun wählte, um sie voneinander unterscheiden zu können, das deutsche «Zitlosa» für die Herbstzeitlose.

In Ardez (Unterengadin) um 1750 abgefasste Arzneihandschriften enthalten Rezepte mit Germer, so eines gegen Zahnschmerzen, das schon Tabernaemontanus kannte: die Wurzel in Essig kochen und die Abkochung im Mund behalten. Darüber hinaus werden drei viehmedizinische Anwendungen vermittelt: Die Wurzel lässt den Rauschbrand verschwinden, wenn sie in einen Schnitt ins Fleisch des kranken Viehs hineingelegt wird. Wenn ein Rindvieh so aufgebläht ist, dass es zu platzen droht, soll man ihm Germerwurzel verabreichen. Die Abkochung der Wurzel tötet die Läuse bei den Kälbern ab. Diese Heilanzeige hat sich in der viehmedizinischen Selbsthilfe erhalten.

Veratrum album ist ausserdem ein homöopathisches Mittel.

Heutige Anwendung

Im Stall
Bekämpfung von Läusen: Abkochung der Wurzel, äusserlich (Safiental).

Ausschilderung auf Kräuterlehrpfad

Wildkräuterpfad Oberalppass–Tschamut, Nr. 14.

Literatur und Abbildung

Lauber/Wagner/Gygax, Flora Helvetica, 1290; Dioskurides/Berendes, 444ff.; Plinius XXV, 24f., 59f.; Odo Magdunensis/Mayer/Goehl, 93, 182ff.; Circa Instans/Goehl, 266ff.; Hildegard von Bingen/Riha, 121f.; Leidig, Frauenheilmittel, 246; Kruse, Mittelalterliche Frauenrezepte, 29, 72, 164; Tabernaemontanus/Bauhin, 1096f.; Campell/Hitz, 799; Bock, CLIIr; Barandun, Nr. 235, 119; Dec. 7, 133, 146, 160; DRG 12, 198–202 (Malam I); Vonarburg, Homöotanik, Bd. 2, 688–692; Joos, 106 (Safiental); Meier, Wildkräuter-Fibel, Nr. 14 (Heil- und Nahrungspflanze); Abbildung: Flück, Heilpflanzen, 14.

GERSTE

Flora Helvetica: Saatgerste, Hordeum vulgare L.; Süssgräser, Poaceae

Vorkommen
Auf Äckern kultiviert; Blütezeit: Mai bis Juni.

Wissensgeschichte:
Die Gerste zählt zu den ältesten Heilmitteln. Dioskurides rühmte den mit Gerstenschleim zubereiteten Heiltrank gegen Rauheit und Geschwüre des Halses. Er riet, ihn zusammen mit →Fenchel zu kochen, um die Milchbildung anzuregen und die Ausscheidung von Urin zu fördern. Gerstengraupen sollten den Durchfall stillen und Entzündungen lindern. Äusserlich angewandt, zerteilt Dioskurides zufolge das mit Feigen und Honigmet gekochte Gerstenmehl Eitergeschwüre und bringt Geschwülste zum Reifen. Gerstenmehl-Kataplasmen mit →Honigklee helfen bei Kopf- und Brustschmerzen. Ein Pflaster mit Gerstenmehl, →Leinsamen, →Bockshornkleepulver und →Weinraute vertreibt laut Dioskurides Blähungen.

Ein heilkundiger Benediktinermönch, Autor eines im Kloster Lorsch um 785 entstandenen Arzneibuchs, schätzte die Abkochung der Gerste als bekömmliches Reinigungsmittel des Körpers: «Um das zu erkennen, koche ungeröstete Gerste in Wasser: du wirst sehr reichlich Flüssigkeit abfließen sehen.» Der Mönch Odo Magdunesis riet in seinem Lehrgedicht «De viribus herbarum» (Über die Kraft der Kräuter, 2. Hälfte 11. Jh.) bei Bläschen aller Art zu einem Pflaster mit Gerstenmehl und →Meisterwurzsaft.

In mittelalterlichen Frauenrezepten finden sich desgleichen Anwendungen der Gerste: Räucherungen zur Förderung der Menstruation und Abtreibung des Fötus, Bäder bei Geburtskomplikationen, zur Austreibung der Nachgeburt und bei Gebärmuttererkrankungen.

Matthaeus Platearius vermittelte in seiner Arzneikunde «Circa Instans» (um 1150) Rezepte mit der Gerste in vier Zubereitungsformen, nämlich als Grütztrank, Mehl, Mus und Griess. Die Heilanzeigen blieben dieselben wie bei Dioskurides.

Aufgrund der Kälte des Getreides schadet gemäss Hildegard von Bingen das aus Gerste gebackene Brot sowohl Kranken als auch Gesunden. Wer so geschwächt ist, dass er kein Brot mehr essen kann, sollte eine Brühe aus Gerste, Hafer, →Fenchel und etwas Schmalz zu sich nehmen. Ein Bad mit der Abkochung aus Gerste verhilft der heilkundigen Äbtissin zufolge geschwächten Kranken wieder zu Kräften. Waschungen des Kopfes mit diesem Wasser befreien die von häufigem Kopfweh geplagten Menschen von ihrem Leiden. Bei harter, rauer und schuppiger Gesichtshaut sollte man das Gesicht mit der Abkochung waschen.

Zu Lebzeiten Mattiolis galt der Genuss von Gerstenbrot als Mittel zur Vorbeugung von Rheuma und Gicht. Stillenden Müttern, deren Milch versiegt war, wurde zu einem Heiltrunk mit der Abkochung aus Gerste und Langem Pfeffer geraten. Generell orientierte sich der Botanikerarzt an den Vorgaben des Dioskurides.

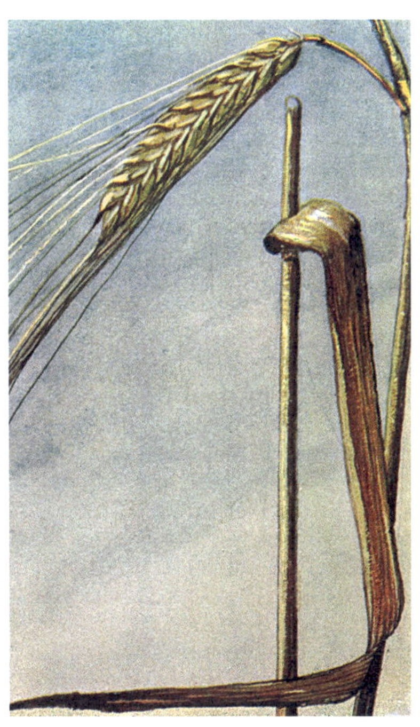

Saatgerste

Bei Tabernaemontanus fällt ins Auge, dass er gleich mehrere Rezepte zur Senkung von Fieber und gegen Durchfall beschrieb, da er traditionsbedingt das Getreide als kühlend und trocknend einschätzte.

Johann Barandun notierte 1719 in seinem Kräuterbuch «Lustgarten da las Ligias» im Alltag erprobtes Heilwissen über die Gerste. Die Kleie wurde mit Wasser und Essig zu Brei gekocht und auf stumpfe Verletzungen aufgetragen. Barandun betätigte sich vermutlich als Heiler.

In der Surselva heilte man Husten mit der Abkochung, und ein stark erkältetes Kind wickelten die Mütter in eine mit Gerstenmehl bestreute Schürze. In der Viehmedizin kam Gerste desgleichen zur Anwendung. Um Furunkel am Euter einer Kuh aufbrechen zu lassen, legte man im Oberhalbstein eine Paste aus Gerstenmehl und Heublumen auf. Gerstenschleim sollte Kühe nach dem Kalbern stärken. Kühe und Rinder erhielten Rollgerste zum Fressen, um zu verhindern, dass sie, nachdem sie gedeckt worden waren, wieder stierig wurden.

Der Puschlaver Kräuterpfarrer Tobia Marchioli empfahl die arzneiliche Nutzung von Gerste, um der Bevölkerung mit einem Hausmittel zu helfen, das rasch zur Hand war. In Essig gekochtes Gerstenmehl sollte als warmes Kataplasma auf entzündete Hautpartien gelegt werden, während Packungen mit Mehl und Essig Rheuma vertreiben sollten. Bei Halsschmerzen war Gurgeln mit der Abkochung angesagt. Die Heilanzeigen und Anwendungsformen hatte Marchioli dem Kräuterbuch von Mattioli entnommen.

Die Sommergerste hat dank früher Blüte eine sehr kurze Vegetationszeit und eignet sich daher auch im Gebirgskanton Graubünden für den Anbau in den höchsten Lagen. Gerste kann bis an die Grenzen der Besiedlung angebaut werden. Richard Braungart, Agrarwissenschaftler und Lehrer an der Central-Landwirtschaftsschule in Weihenstephan, betrachtete 1891 das Vorkommen von Feldern mit zweizeiliger Gerste bei Cresta und Celerina im Oberengadin auf mehr als 1700 Metern als «pflanzengeographische Merkwürdigkeit». Das Getreide wurde zwar auf Terrassen kultiviert, doch im Fall eines allzu frühen Winteranfangs musste es unreif geschnitten und dem Vieh verfüttert werden. Gerste war das wichtigste Getreide, vor allem in Form von Brei oder Suppe. Hierzu mussten die Körner zunächst durch verschiedene Verfahren, in einem Mörser, einer Stampfe oder mit einer Walze, von den Grannen befreit werden. Wie die für den «Dicziunari Rumantsch Grischun» getätigten Recherchen belegen, gab man in Vrin (Lumnezia) grob gemahlenes Mehl der vierzeiligen Nacktgerste in die Blutwürste und kochte mit dem Gerstengriess auch Breie und Hafenknollen. Die Bündner Gerstensuppe, traditionell eine Sonntags- und Feiertagsspeise, bestehend aus dem namengebenden Getreide, Speck oder Schinken sowie Bohnen, wird zwar seit der Wiederentdeckung regionaler Speisen in den 1970er-Jahren erneut geschätzt, hat allerdings nicht mehr die einstige Bedeutung als Festessen erlangt.

Heutige Anwendungen finden sich in der medizinischen Selbsthilfe für das Vieh.

Darüber hinaus machte der deutsche Ayurveda-Arzt Ernst Schrott in seinem phytotherapeutischen Grundlagenwerk die Gerste als ayurvedische Arzneipflanze bekannt.

Heutige Anwendung

Im Stall
Unterstützung der Säuberung: gezuckerte Suppe während zweier Wochen verabreichen oder nach der Geburt in Wasser gequollene Gerste verfüttern und das Einweichwasser zum Trinken geben (Safiental).

Literatur und Abbildung

Lauber/Wagner/Gygax, Flora Helvetica, 1508; Dioskurides/Berendes, 200f.; Lorscher Arzneibuch/Stoll, 393; Circa Instans/Goehl, 336f.; Hildegard von Bingen/Riha, 25f.; Odo Magdunensis/ Mayer/Goehl, 151; Kruse, Mittelalterliche Frauenrezepte, 29f.; Leidig, Frauenheilkunde, 97, 231, 377; Leibrock-Plehn, Hexenkräuter, 181; Mattioli/Handsch, 118v; Tabernaemontanus/Bauhin, 620–625; Barandun, Nr. 1; Ludwig, Phytologia, Nr. 167; Dec. 4, 990; DRG 7, 343–348 (Giuotta); Marchioli, 36; Schilperoord, Peer, Kulturpflanzen der Schweiz – Gerste, Alvaneu 2013, 9–42, 10 (Digitalisat); Braungart, Richard, Die Imperialgerste (Hordeum distichon L., var. Erectum Schübl), in: Deutsche landwirtschaftliche Presse 18 (1891, Heft 19), 173f., zit. von Schilperoord, wie oben, 20f.; Wildhaber, Robert, Gerstenmörser, Gerstenstampfe, in: Beiträge zur Volkskunde Graubündens, Chur 1982, 42–46 (1948 erstmals erschienen); Dec. 10, 363; Joos, 103 (Safiental); DRG 2, 490 (Bren); Schrott/Ammon, 234f.; Abbildung: Klein, Nutzpflanzen, Tf. 3.

GLETSCHER-EDELRAUTE

Artemisia glacialis L.; Korbblütler, Asteraceae

Vorkommen
Felsen, Felsschutt, 2100 bis 3300 m ü. M.; Blütezeit: Juli bis August.

Wissensgeschichte:
Der Aufguss der heute geschützten Hochgebirgspflanze wurde im Valposchiavo zur Förderung der Verdauung und bei Menstruationsstörungen eingenommen. Die mühevoll zu sammelnde Gletscher-Edelraute ist ein Heilkraut der regionalen medizinischen Selbsthilfe, das keinen Eingang in die Kräuterbuchliteratur gefunden hat.

Literatur und Abbildung

Griebl, Alpenflora, 54; Ruatti, Valposchiavo, 101; Abbildung: Hartinger, Anton, Atlas der Alpenflora, Bd. 2, Tf. 241, Wien 1884 (Digitalisat).

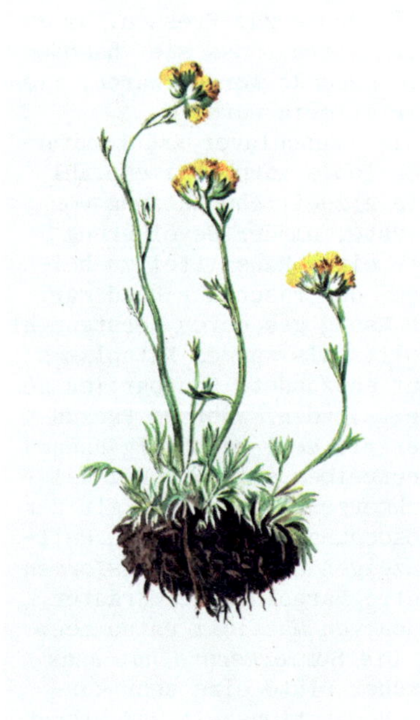

Gletscher-Edelraute

GOLDMELISSE

Monarda didyma L.; Lippenblütler, Lamiaceae

Vorkommen
In Gärten kultiviert; Blütezeit: Juli bis September.

Wissensgeschichte:
Die Gattung Monarda, die etwa 15 Arten zählt und wozu auch die Goldmelisse gehört, trägt ihren Namen zu Ehren des spanischen Arztes Nicolás Monardes (1493–1588), der als Erster in seinem dreiteiligen Werk «Historia medicinal de las cosas que se traen de las Indias occidentales, que sirven al uso de Medicina» (1565, 1571 und 1574) den Arzneifundus der indigenen Bevölkerung Nordamerikas beschrieb. Die Benennung der Pflanzen nach Monardes geht auf Carl von Linné (1707–1778), den berühmten schwedischen Naturforscher, zurück.

Die nordamerikanischen Indigenen bereiteten aus den Blättern und Blütenständen der Goldmelisse oder Grossen Monarde einen magenstärkenden, appetitanregenden und fiebersenkenden Tee zu. Das Kraut kam im 18. Jahrhundert von Nordamerika nach Europa, und zwar zuerst als Zierpflanze in die Gärten der Wohlhabenden. Wir finden die Goldmelisse 1738 in den Niederlanden im Garten des Bankiers George Clifford (1685–1760) in Hartecamp, 1760 war sie im Covent Garden in London bereits reichlich zu erwerben. Wenig später erreichte die Goldmelisse die Botanischen Gärten Deutschlands. Um 1850 begann man in bürgerlichen Kreisen nach englischem und amerikanischem Vorbild, ihre Blätter als Tee und in Umschlägen zu nutzen. Um 1900 wurde sie als altmodische Gartenpflanze eingestuft; wahrscheinlich war sie inzwischen in den Bauerngärten angekommen.

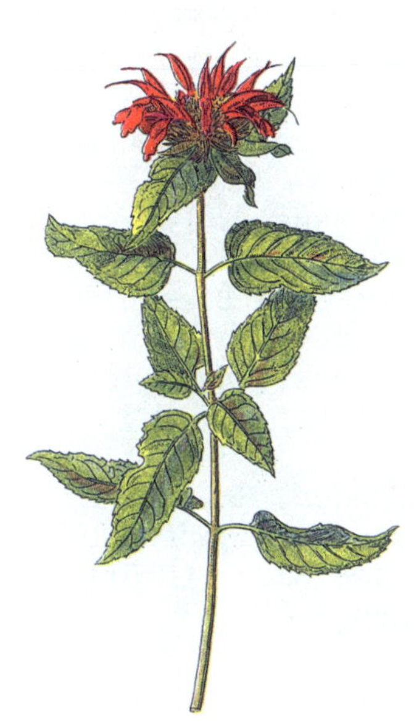

Wann die Bäuerinnen in der Schweiz die Goldmelisse als Heilpflanze in ihre Hausapotheken aufnahmen, ist aufgrund mangelnder Quellen unbekannt. Doch der «Jahresbericht über die Fortschritte der Pharmacognosie, Pharmacie und Toxicologie», Jahrgang 1906, enthält eine für diesen Zusammenhang bedeutsame Notiz: «In der Nähe von Bern gehört unter dem Namen Goldmelisse eine der amerikanischen Monarda-Arten zum Volks-Arzneischatz. Es ist dies Monarda didyma L., eine Labiate, die im Typus sehr der Salvia pratensis ähnelt. Die Pflanze ist heimisch vom südlichen Canada bis nach Georgia hin; in der Schweiz wird die geringe, dort verbrauchte Menge Goldmelisse angebaut.» 1923 bemerkte der Basler Botaniker Hermann Christ in seiner Geschichte der Schweizer Bauerngärten zur auffallenden Farbe der Monarda: «Gar teuer ist der Hausfrau die hohe, dunkelrote Monarda Goldmelisse, die als erstes Mittel gegen Blutungen gilt, ohne Zweifel der Farbe wegen.» Diese auf der antiken Signaturenlehre beruhende, populäre Heilanzeige geriet fast in Vergessenheit.

Da Pfarrer Künzle die Goldmelisse in seinem «Grossen Kräuterheilbuch» nicht berücksichtigte, ist ihr Weiterleben vermutlich dem 1941 erstmals und bis 2003 elf Mal aufgelegten Heilpflanzenbuch des Pharmakologen Hans Flück geschuldet. Ihm zufolge wirken Blüten und Kraut regulierend auf die Verdauung, «vermutlich auch auf die Periode», schleimlösend bei Bronchialkatarrh und beruhigend.

In der medizinischen Selbsthilfe ist die Goldmelisse eher in den Hintergrund geraten.

Heutige Anwendung

Im Haus
Beruhigung, Husten: Aufguss oder Sirup, verwendete Pflanzenteile: Blüten (Prättigau).

Kommerzieller Anbau, Kultivierung in Kräuterschau- und Klostergärten

Goldmelisse und Rosenmelisse (Monarda fistulosa x tetrapoid) werden in der Azienda Agricola Biologica Al Canton (Familie Zanetti-Lazzarini), Le Prese, angebaut. Im Sortiment der Guarda Kräuter findet sich die Goldmelisse ebenfalls.
Kräuterschaugärten: Kräutergarten Bidem, Vals; Iert d'ervas medicinalas des Museum Regiunal, Savognin; Landwirtschaftliche Schule Plantahof, Landquart; Heididorf, Maienfeld; Benediktinerkloster St. Martin, Disentis.

Literatur und Abbildung

Krausch, Kaiserkron, 298f.; Conversations-Lexicon der kaufmännischen Wissenschaften III, 2. Auflage, Grimma o. J. (um 1850, Digitalisat), 415; Jahresbericht über die Fortschritte der Pharmacognosie, Pharmacie und Toxicologie 1906, 78 (Digitalisat); Christ, Hermann, Zur Geschichte des alten Bauerngartens der Schweiz und angrenzender Gegenden, 2., sehr vermehrte Auflage, Basel 1923, 70; Flück, Heilpflanzen, 102; Wegmann, Prättigau, 37; Steigner, Klostergarten, 14 (Disentis); Thurner-Steier, Savognin, Thema 7; Abbildung: Flück, Heilpflanzen, 102.

GOLDRUTE

Flora Helvetica: Echte Goldrute, Solidago virgaurea L.; Korbblütler, Asteraceae

Vorkommen
Lichte Wälder, Gebüsche; Blütezeit: August bis Oktober.

Wissensgeschichte:
In den Kräuterbüchern der Frühen Neuzeit und weit bis ins 20. Jahrhundert hinein erscheint die Goldrute unter der Bezeichnung «Heidnisch Wundkraut». Im Unterschied dazu verwendet die «Flora Helvetica», das Standardwerk zur Flora der Schweiz, den Namen →«Heidnisch Wundkraut» für die Heilpflanze «Senecio ovatus L.».

Goldruten-Salbe bei Haut- und Knochenverletzungen

Goldrutenblätter und -blüten während einer Stunde auf kleinem Feuer in ein wenig Butter zerdrücken. Dann abseihen und ein wenig flüssiges Bienenwachs dazu giessen, bis man die Konsistenz einer Salbe erhält.

Tobia Marchioli, *Le piante medicinali più conosciute* (1938)

Die antiken Ärzte nahmen die Goldrute nicht in ihren Arzneipflanzenfundus auf. Erst eine im alemannischen Sprachraum in der zweiten Hälfte des 15. Jahrhunderts entstandene frauenheilkundliche Handschrift empfahl bei schmerzenden Brüsten, den Jahreszeiten entsprechend, Auflagen mit der frischen oder der gedörrten Pflanze. Diese trägt zwar keinen Namen, doch dank der genauen Beschreibung konnte sie als Solidago virgaurea identifiziert werden.

Der Botanikerarzt Hieronymus Bock berichtete in seinem Kräuterbuch (1551), die Pflanze habe bei den Gelehrten keinen Namen und werde von «den Wurtzelern [= Kräutersammlern] / Juden / Zygeunern und weibern Wundtkraut» geheissen. Es macht den Anschein, dass die von den Ärzten hochgeschätzte Goldrute zuerst bei den von ihnen verachteten Heilkundigen aus dem Volk arzneilich genutzt wurde.

Der anonyme, der Astromedizin verpflichtete Autor des 1576 erstmals aufgelegten «Horn des Heyls» riet bei ausgebliebener Menstruation und zögerlicher Geburt zu einem Vollbad, dem die Abkochung aus den Blättern der Goldrute zugefügt werden sollte. Diese standen nach dem Prinzip der Astromedizin unter dem Einfluss von Stier und Venus und galten als kalt und feucht im dritten Grad.

Tabernaemontanus rühmte insbesondere die Abkochung als Heiltrank bei Entzündungen im Hals und in der Mundhöhle sowie bei inneren und äusseren Verletzungen. Das Destillat aus der Weinabkochung sollte eingenommen sowie zum Auswaschen von Wunden angewandt werden, auch solchen an den männlichen und weiblichen Geschlechtsorganen. Als Ursache denke man an Syphilis oder andere sexuell übertragbare Krankheiten. Weitere Anwendungsbereiche bildeten Blutungen, Durchfall und lockere Zähne.

Bei Künzle kamen Diabetes sowie Nieren- und Blasenleiden als zentrale Indikationen dazu. Desgleichen findet sich bei dieser Pflanze ein für den Kräuterpfarrer seltener Hinweis auf gynäkologische Probleme: «Frauen, die nach der Geburt mit dem Wasserlösen Schwierigkeiten haben, sollen zu dieser Pflanze Zuflucht nehmen.» Mattiolis Kräuterbuch (1563) stellte für Künzle hinsichtlich der Anwendung der Goldrute bei Nieren- und Blasenproblemen eine wichtige Quelle dar: «Arnoldus de noua villa preyset diß kraut treffenlich hoch / nemlich daß es den harn gewaltig treibe / den stein breche / und außführe / in weissem wein gesotten und getruncken.» Der Botanikerarzt berief sich auf den hoch angesehenen katalanischen Arzt Arnald von Villanova.

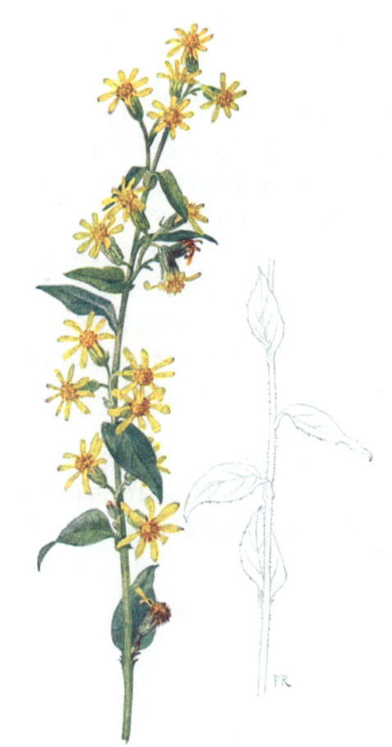

Künzles Orientierung an Mattioli ist offensichtlich, denn er entnahm sogar das Rezept für den Goldruten-Wein dem Werk des renommierten Heilkundigen. Tabernaemontanus, Künzles grosses Vorbild, hatte die urologischen Heilanzeigen seltsamerweise ausser Acht gelassen. Der Kräuterpfarrer empfahl, dem Goldruten-Tee immer etwas →Salbei, Silber- oder →Frauenmantel, →Tausendgüldenkraut oder →Wacholder beizufügen, da Goldrute allein stark kühle und sehr bitter sei.

Die traditionellen Heilanzeigen Nieren- und Blasenleiden sowie Wunden und Knochenverletzungen bei Mensch und Vieh sind in der medizinischen Selbsthilfe weiterhin aktuell. Solidago virgaurea ist ausserdem ein homöopathisches Mittel.

Heutige Anwendung

Im Haus

Magenprobleme, Nieren- und Blasenleiden: Aufguss des Krauts, innerlich (Prättigau).

Wunden, Hautentzündungen: Kompressen oder Bäder (Prättigau).

Darmentzündungen, Zahnen bei Kindern: Sirup aus den Blüten (Valposchiavo).

Muskelverspannungen, Gliederverletzungen: Salbe mit dem Kraut (Valposchiavo).

Blutreinigung, Rheuma, Gicht, Zellulitis, Darmentzündungen: Aufguss, innerlich (Valposchiavo).

Im Stall

Blasenentzündung: Aufguss des ganzen Krauts zusammen mit →Schachtelhalm, →Brennnesseln und Hagebutten (→Rose) eingeben (Safiental).

Offene Wunden: mit dem Aufguss der Blüten und Blätter getränkte Kompresse auflegen (Valposchiavo).

Panaritium: mit dem Aufguss getränkten Verband anlegen (Prättigau).

Eiternde, schlecht heilende Sprunggelenksverletzung: getrocknetes Kraut mit heissem Wasser übergiessen und aufbinden (Safiental).

Kommerzieller Anbau, Kultivierung in Kräuterschaugärten, Ausschilderung

Goldrute wird von der Erboristeria Biologica Raselli, Le Prese, kultiviert.
Kräuterschaugärten: Iert d'ervas medicinalas des Museum Regiunal, Savognin; Medizinalgarten, Chur; Hochalpiner Heilkräutergarten Madrisa, Klosters; Pfarrer Künzle's Chrüterparadies, Zizers; Ausschilderung auf Kräuterlehrpfad: Wildkräuterpfad Oberalppass–Tschamut, Nr. 1.

Literatur und Abbildung

Lauber/Wagner/Gygax, Flora Helvetica, 1076; Kruse, Mittelalterliche Frauenrezepte, 241; Bock, CLXXXIr–CLXIv; Philomusus Anonymus, Horn des Heyls, Cap. XIX; Mattioli/Handsch, 426v; Tabernaemontanus/Bauhin, 946; Ludwig, Phytologia, Nr. 361, 362; Keil, Gundolf, Arnald von Villanova, in: Enzyklopädie Medizingeschichte, 100; Marchioli, 82 (Übersetzung U.B.-B.); Künzle, Kräuterheilbuch, 330; Vogel, Der kleine Doktor, 28, 40, 59, 84, 237, 346; Treben/Storl, 61f.; Schilcher, Phytotherapie, 144f.; Vonarburg, Homöotanik, Bd. 2, 599f.; Wegmann, Prättigau, 32; Ruatti, Valposchiavo, 44f.; Joos, 103 (Safiental); Klarer/Stöger/Meier, Jenzerwurz, 119, 138, 149; Thurner-Steier, Savognin, Thema 3; Künzle, Kräuteratlas (2017), Nr. 49; Meier, Wildkräuter-Fibel, Nr. 1 (Heil- und Nahrungspflanze); Abbildung: Künzle, Kräuterheilbuch, Tf. 85 (Zeichnung Pia Roshardt).

GUNDELREBE

Glechoma hederacea L.; Lippenblütler, Lamiaceae

Vorkommen
Wiesen, Gebüsche, Waldränder; Blütezeit: April bis Mai.

Wissensgeschichte:
Ein heilkundiger Benediktiner, Autor eines um 785 im Kloster Lorsch entstandenen Arzneibuchs, verlieh der Gundelrebe erstmals Konturen arzneilicher Nutzung. Ein Heiltrank mit Wasser, Wein, Salz, Pfeffer, zerriebener Gundelrebe und →Eberraute sollte Kopfschmerzen beheben. Ein Dampfbad, ebenfalls bei Kopfschmerzen eingesetzt, enthält nebst Gundelrebe die Bestandteile →Wermut, Rüben, →Tausendgüldenkraut, →Andorn, →Beifuss, Wegerich und →Dill.

Hildegard von Bingen verordnete matten und abgemagerten Menschen, die Abkochung der Pflanze ins Badewasser zu schütten und das Kraut als Beigabe zum Mus, in Suppen, mit Fleisch oder zusammen mit Küchlein zu essen. Kopfwaschungen mit der Abkochung beugen ihr zufolge Krankheiten des Kopfes vor. Heisse Auflagen mit Gundelrebe sollten die lästigen Ohrgeräusche zum Verschwinden bringen. Dieselbe Anwendungsform, allerdings während eines Bades, empfahl Hildegard gegen Brustschmerzen. Einen Heiltrank mit der Weinabkochung aus Gundelrebe, Basilikum, Muskatnuss und Galgant setzte sie gegen Krankheiten der Lunge ein.

Der Frankfurter Stadtarzt Johann Wonnecke von Kaub verschrieb in seinem 1485 erstmals gedruckten «Gart der Gesundheit» die Abkochung der Blätter als Heiltrank bei Gelbsucht. Die Abkochung als Zusatz im Bad sollte Nierensteine und Gicht bekämpfen.

Mattioli erweiterte das Spektrum der Heilanzeigen, indem er einen Heiltrank mit der Weinabkochung des Krauts als harntreibendes Mittel, bei verzögerter Menstruation, Darmwürmern, Gelbsucht und Ischias anwandte. Das Kraut vertreibt laut dem Botanikerarzt das Gift durch den Schweiss und wurde deshalb auch von den Rossärzten genutzt, wenn die Pferde am «Feifel» (Darmkoliken) litten.

Bei Halsleiden und Mundfäule wurde mit der Abkochung gegurgelt; im Unterschied dazu galt es, Ausschläge, Geschwüre an den Geschlechtsorganen (Symptome der Syphilis oder anderer sexuell übertragbarer Krankheiten), Fisteln und eiternde Wunden mit der Abkochung zu waschen. Im Falle von schweren äusseren und inneren Verletzungen berief sich der zeitweise in Italien wirkende Mattioli auf das Wissen der einheimischen Scherer, der nichtakademischen Wundärzte: «Und ist diese Gundelräben ein gebreuchlich wundkraut bey den Welschen Scherern / sonderlich zu der verwundten brust / und därmen / darzu haben sie einen bewerten wundtranck / der wirdt also gemacht: Nim Ferberröte / die wurtzel von gemeinem Diptam / →Betonien

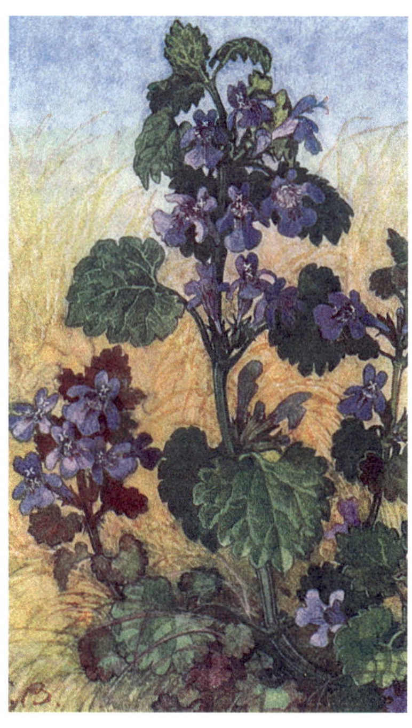

/ Meußöhr [→Habichtskraut] / Welsch Bibernell oder Hergotßbärtlein [→Wiesenknopf] / Fünffingerkraut [→Fingerkraut] / Drachenwurtz / →Tormentill / Erdbeerkraut / Camelstro / Roten cköl jedes in gleicher wag / koch es alles zusammen geschnitten in weissem Wein / biß das dritteyl einsiede / darnach seyge es durch / unnd machs süß mit →Rosenhonig nach deinem gefallen / von diesem soll der verwundte all mal frühe warm trincken / ettliche tag nacheinander.»

Tabernaemontanus beschrieb neue Zubereitungsformen, die das Fieber senken (das Kraut auf Hände und Füsse aufbinden), Verstopfung beheben und vor der Pest schützen sollten (das Kraut nüchtern in den Händen halten und daran riechen). Ebenfalls neu kamen bei Tabernaemontanus volksmedizinische gynäkologische Praktiken hinzu: «Auß dem Kraut ein Lendenbad gemacht, eröffnet die Nieren und heilt den Weibern ihre reinigung: daher dann etliche weiber in gemein / daß sie es in die Schuh legen / in den Händen lassen erwärmen / und daran riechen. Es wird auch dies Kraut eusserlich in Fußbaden gebraucht / die verstopfte und verschlossene Mutter wieder zu eröffnen und die verstandene menses wieder zu bringen / doch soll man auch Chamillen [→Kamille] / Pappeln [→Malven] / →Beyfuss / Ackermünz / Dürrwurtz [Dürrwurz-Alant] und Osterlucey dazu thun / sich damit warm bähen [= im Dampfbad sitzen] und das Kraut auch selbst über die Mutter und geburtglieder halten.» Das Kraut diente also in diesen Anwendungsformen dazu, die verzögerte Menstruation auszulösen.

Johann Barandun notierte 1719 in seinem «Lustgarten da las Ligias» traditionelles Heilwissen über die Gundelrebe, das er in den Werken der frühneuzeitlichen Botanikerärzte gefunden hatte.

Gegen das Galtwerden der Kühe sollte Gundelrebe helfen, wie einem Rezept aus einer 1748 in Sursilvan niedergeschriebenen viehmedizinischen Handschrift zu entnehmen ist. Als Quelle lag dem Übersetzer das kurz zuvor erschienene, in Leipzig und Frankfurt gedruckte Volksbüchlein «Bewährte Arzney-Mittel für das Rind-Vieh, Schaafe und Schweine» vor.

Der in Saas wirkende Andreas Michael Gujan warnte aus eigener Praxiserfahrung davor, die frischen Blätter der Gundelrebe auf eine offene Quetschwunde zu legen, da die Verletzung zu eitern begonnen habe.

Kräuterpfarrer Künzle wollte mit einer Beschreibung der Pflanze in seinem «Grossen Kräuterheilbuch» gegen die mangelnde Wertschätzung ankämpfen: «Von Bauern und Gärtnern wird die Gundelrebe den Unkräutern beigezählt. Sie ist ein verachtetes Kräutlein, weil sie schattenhalb und auf Schutthaufen wächst, nicht höher wird als ein Finger lang und mit langen Ausläufern dem Boden nachkriecht.» An traditionellen Heilanzeigen, die er wieder im kollektiven Gedächtnis verankert wissen wollte, nannte er: Lungenleiden, Blutspeien, Magenverstimmung, Husten, Asthma, Ausschlag, Darmwürmer, Kopfschmerzen, Ohrenleiden und Fussgicht. Die gynäkologischen Indikationen blieben wie so oft bei Künzle ausser Acht.

Die Gundelrebe ist eine Heilpflanze der neuen Hildegard-Medizin.

Für eine Verwendung der Pflanze in der gegenwärtigen medizinischen Selbsthilfe befragter Personen konnten keine Belege gefunden werden.

Die Gundelrebe hat aufgrund ihrer Wiederentdeckung durch die sogenannte Wildkräuterkulinarik eine symbolische Neuaufwertung erfahren.

Kultivierung in Kräuterschau- und Klostergärten

Pfarrer Künzle's Chrüterparadies, Zizers; Heididorf, Maienfeld; Benediktinerinnenkloster St. Johann, Müstair.

Literatur und Abbildung

Lauber/Wagner/Gygax, Flora Helvetica, 860; Lorscher Arzneibuch/Stoll, 115, 235; Hildegard von Bingen/Riha, 98f.; Wonnecke von Kaub, Cap. CLXIIII; Mattioli/Handsch, 245v–246r; Tabernaemontanus/Bauhin, 1279–1281; Barandun, Nr. 131; Ludwig, Phytologia, Nr. 162; Nizeivels miez, Nr. 42; Bewährte Arzney-Mittel, 21; Der Sammler 6 (1784), 276; Künzle, Kräuterheilbuch, 330f.; Treben/Storl, 195; Tscharner, Wald, 18, 20, 45, 71, 74; Müller, Klostergarten, 5 (Müstair); Schönfelder/Schönfelder, Heilpflanzenführer, 284; Hertzka/Strehlow, Hildegard-Apotheke, 232, 252, 275, 372, 434, 440; Künzle, Kräuteratlas (2017), Nr. 16; Abbildung: Klein, Unkräuter, Tf. 64.

GUTER HEINRICH

Chenopodium bonus-henricus L.; Amarantgewächse, Amaranthaceae

Vorkommen
Bei Misthaufen und Jauchegruben, feuchte Schuttplätze; Blütezeit: Juli bis September.

Wissensgeschichte:
Der Gute Heinrich erscheint als Heilpflanze erst in den Kräuterbüchern der Frühen Neuzeit.

Eine Salbe gegen Hämorrhoidenschmerzen

Nim dieses Kraut / zerstosse und koche es bey einem linden kohlfewrlein / mit Butter und Milch / nachmalen drucke es auß / und schmiere den ort damit / ist ein gutes sälblein.

Theodor Zwinger, Theatrum Botanicum (1696)

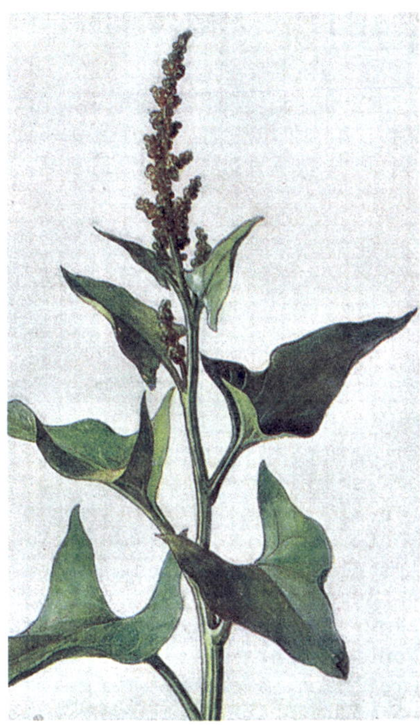

Leonhart Fuchs behandelte ihn 1543 irrtümlicherweise zusammen mit drei botanisch nicht verwandten Ampfern-Arten, nämlich Sauerampfer, Gartenampfer und Stumpfblättriger Ampfer unter dem Sammelbegriff «Mengelwurtz». Allen vier Pflanzen schrieb er dieselben Heilanzeigen zu, die indes unterschiedliche Anwendungsformen verlangten: «Die bletter aller Mengelwurtz gekocht wie andre grüne kreüter / machen ein linden bauch unn stulgang. So sie aber row zerstossen mit →rosenöl oder →saffran werden übergelegt / verzeren sie die geschwulst.» Der Heiltrank mit der Wein- oder Wasserabkochung der Samen des Guten Heinrichs, des Stumpfblättrigen Ampfers und des Sauerampfers beseitigt Fuchs zufolge die Rote Ruhr, Durchfall und Brechreiz und hilft gegen das Gift des Skorpions. Die rohen Wurzeln der «Mengelwurtz» wurden mit Essig zerstossen und auf Hautausschläge gestrichen. Ein Dampfbad mit der Wurzel sollte den Juckreiz lindern. Aus der damaligen Volksmedizin stammte der Rat, die Wurzel um den Hals zu hängen, um das Wachsen des Kropfes zu verhindern. In Wein gesottene Wurzeln dienten als Pflaster gegen Kröpfe und «Ohrmützel» (Geschwulst hinter den Ohren). Eine Wurzelauflage mit Essig sollte die geschwollene Milz zum Abschwellen bringen. Die zerstossene Wurzel, auf den Bauch gelegt, stillt laut Fuchs die übermässige Menstruation. Der Heiltrank mit der Weinabkochung der Wurzel bekämpft die Gelbsucht, treibt Blasensteine aus und löst die verzögerte Menstruation aus, so Leonhart Fuchs.

Nach Tabernaemontanus vermag der Gute Heinrich, wie nur knapp erwähnt, Wunden zu heilen; die zahlreichen, bei Fuchs verzeichneten Indikationen liess er ausser Acht. Theodor Zwinger trug in seinem «Theatrum Botanicum» (1696) noch ein Rezept für die Behandlung von Hämorrhoiden und eines für die Zubereitung von Wildgemüse bei.

Gemäss einem Rezept in einer Arzneihandschrift, 1747 niedergeschrieben in Ardez, bekämpft der Heiltrank mit der Abkochung der Wurzel traditionsgemäss Verstopfung. Der Kemptner Stadtarzt Christoph Jakob Mellin berichtete in seiner Schrift «Die Hausmittel» (Ausgabe von 1786) über eigene Heilerfolge dank einem Verband mit den Blättern des Guten Heinrichs: «Ich habe sie auch bei einer Fußgeschwulst […] gebraucht, der ganze Fuß unter den Blättern war mit einem zähen Schleim wie Seifenwasser reichlich bedeckt, und in wenig Tagen wiche die Geschwulst.» Mellins Schrift befand sich in der Bibliothek von Johannes Janett, der seit 1787 Pfarrer in Bondo-Promontogno gewesen war.

Der Puschlaver Kräuterpfarrer Tobia Marchioli rühmte die Abkochung aus Wurzel und Kraut, auf die Väter der Botanik zurückgreifend, als Blutreinigungs- und Abführmittel.

Wie einem surselvischen Volkslied aus dem 19. Jahrhundert zu entnehmen ist, diente der Gute Heinrich zusammen mit Weissem Gänsefuss, →Brennnesseln und Blacken (→Ampfer), in Wasser gekocht und ohne Schmalz, im Hungerjahr 1817 den Armen als Nahrung. In der Surselva bildete um 1900 ein Schweinskopf mit Gutem Heinrich als Beilage das traditionelle Mittagessen am Auffahrtstag. Im Unterengadin und im Val Müstair pflanzte man den Guten Heinrich bis ins 20. Jahrhundert hinein an, um ihn als Salat, Spinat und Schweinefutter zu verwenden. Im Valposchiavo kam er anstelle von Spinat in die Capunets, eine Art Spätzli. Als Heilpflanze ist der Gute Heinrich fast in Vergessenheit geraten.

Heutige Anwendung

Im Haus
Allgemeine Stärkung, Entgiftung: Salat, Gemüse, Suppe (Prättigau).

Harntreibende Wirkung: Aufguss der Blätter, innerlich (Prättigau).

Ausschilderung auf Kräuterlehrpfad

Wildkräuterpfad Oberalppass-Tschamut, Nr. 15.

Literatur und Abbildung

Lauber/Wagner/Gygax, Flora Helvetica, 614; Fuchs, Cap. CLXXV; Tabernaemontanus/Bauhin, 810; Zwinger, 457; Dec. 7, 132; DRG 3, 725 (Clichamola); Dec. 1, 522; DRG 12, 704f. (Mangauns); Mellin, 7; Marchioli, 69; Dec. 4, 1017; Parolini, Waldnutzung, 85; Wegmann, Prättigau, 30; Ruatti, Valposchiavo, 101, Condrau, Speisen, 21; Tscharner, Wald, 66, 88; Meier, Wildkräuter-Fibel, Nr. 15 (Heil- und Nahrungspflanze); Abbildung: Klein, Unkräuter, Tf. 77.

HABICHTSKRAUT

Flora Helvetica: Langhaariges Habichtskraut, Hieracium pilosella L.; Korbblütler, Asteraceae

Vorkommen
Trockenrasen, magere Weiden; Blütezeit: Mai bis Oktober.

Wissensgeschichte:
Das Habichtskraut zählt zu den ältesten Heilpflanzen. Der römische Naturkundige Plinius der Ältere erklärte in seiner «Naturalis historia» ihren Namen mit der angeblich erneuerbaren Sehschärfe der Habichte. Diese schlitzten das Kraut auf und befeuchteten mit dem Saft die Augen, «wenn sie gemerkt haben, daß sie nicht mehr gut sehen können». Was alten Habichtsaugen neue Kraft verleiht, so die Schlussfolgerung der antiken Gelehrten, wird auch schwache Menschenaugen heilen.

Hildegard von Bingen empfahl, die Pflanze als Stärkungsmittel für das Herz einzunehmen, und zwar aufgrund ihrer Bitterkeit entweder mit wenig Diptam oder Galgant oder auch Zitwer. Laut der heilkundigen Äbtissin zerteilt diese Mischung mit zwei Herzmitteln die schlechten Säfte, die sich an einer Stelle im Körper angesammelt haben.

Im um 1490/1500 entstandenen Arzneibuch des Elsässer Laienmediziners oder Apothekers Anton Trutmann erscheinen zwei Rezepte mit Habichtskraut gegen Menstruationsbeschwerden: ein warmer Umschlag auf den Bauch mit dem Kraut, das mit Butter angeschwitzt wurde, und ein Heiltrank mit der Abkochung gegen Blutungen.

Die Botanikerärzte der Frühen Neuzeit nutzten das Kraut bei Leberverstopfung, Gelbsucht und Wassersucht im Heiltrank sowie äusserlich bei Augenproblemen, Ohrgeräuschen, Mastdarmvorfall und Zahnschmerzen. In Bezug auf die stopfende Wirkung des Krauts bezeugte Mattioli, dass Ärzte von der Erfahrung kluger Hirten gelernt hätten: […] dann die fleissige und erfarne hirten oder schäfer geben gute achtung darauff / darmit sie ire schäfle an die weyde und stellen nicht bringen / da dieses Meußörle vil wechst / dann so die schafe darvon essen / gerathen sie in solche verstopffung des bauchs / das sie auch offt davon sterben.» Daraus hätten die Ärzte gefolgert, dass diese Pflanze Brechdurchfälle, die Rote Ruhr und übermässige Menstruation stille sowie Wunden und Brüche heile.

Tabernaemontanus ging auf dem Gebiet der Frauenmedizin einen Schritt weiter, indem er genaue Zubereitungsformen vermittelte. Bei übermässiger Menstruation empfahl er, das zerstossene Kraut in die Scheide zu stecken oder Zäpfchen aus Baumwolle zu drehen und diese im Saft des Habichtskrauts zu tränken. Bei einer weiteren Anwendungsform wurde das Kraut in einem Sack abgekocht, und die Patientin sollte eine Stunde oder anderthalb mit dem um die Lenden gelegten Sack im Badewasser sitzen. Zur Heilung von «fressenden Gebärmuttergeschwüren» (Gebärmutterkrebs?) wurde der Saft des Habichtskrauts mittels einer Spritze in das Organ eingeführt. Tabernaemontanus nutzte die Pflanze zusätzlich zur Heilung von Wunden aller Art, wobei er dem Erfahrungswissen der nichtakademischen Wundärzte vertraute. Diese schrieben der Pflanze eine starke Wirkkraft zu: «Mäußöhrleinkraut getrucknet und zu einem subtilen Pulver gestossen / und desselbigen einer Haselnuß groß mit einem weichen Eye zu supen geben / bringet die schwachen / verwundten und verblute Menschen wieder zurecht / als wann sie gleich vom Todt erlöset wurden / derowegen dieses Kräutlein in hohen Würden von erfahrnen Wundärtzten ge-

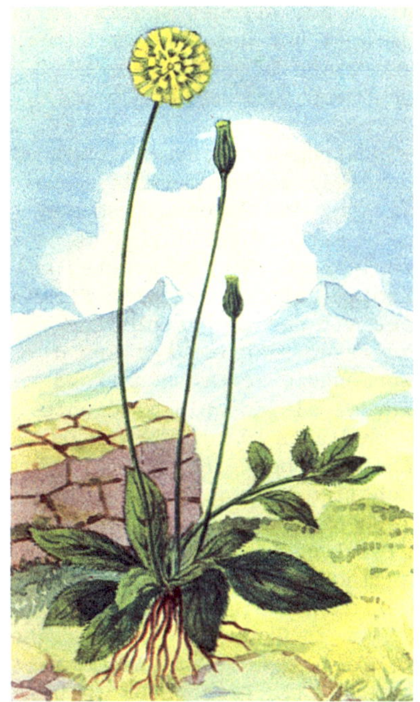

halten wird.» Theodor Zwinger versuchte in seinem «Theatrum Botanicum» (1696), vermutlich das Heilwissen der Rossknechte nutzend, Pferden zu helfen, die an einem Augenleiden, geschwollenen Beinen, entzündeten Ohrdrüsen oder vereiterten, vernagelten Hufen litten. Habichtskraut, unter das Futter gemischt, sollte diese Übel beseitigen. Auf der Grundlage der antiken Signaturenlehre bildete der Heiltrank mit der Abkochung aus den hohlen Stängeln des Habichtskrauts «ein specificum in Eiteriger Entzündung des Männlichen Gliedes».

In einem um 1700 in der Surselva abgefassten Arzneibuch wird empfohlen, das Destillat gegen Gebärmutterleiden zu nutzen. Die in die Ohren geträufelte Abkochung sollte das Ungeziefer daraus vertreiben.

Johann Barandun notierte in seinem handschriftlichen Kräuterbuch «Lustgarten da las Ligias» von 1719 altbekanntes Heilwissen über das Habichtskraut. Die Indikationen – Ruhr, Durchfall, Leistenbrüche bei Kindern, Wunden – hatte er der Schrift «Eydgnössischer Lust-Garte» (1715) des Zürcher Stadtarztes Johann von Muralt entnommen.

Der im zweiten Drittel des 18. Jahrhunderts im Unterengadin wirkende Arzt Padruot Ludwig von Ardez teilte in seinem handschriftlichen, in Vallader abgefassten Heilpflanzenlexikon «Phytologia» mit, das Alpenhabichtskraut helfe bei Lungengeschwüren und Blutspucken. Das Wissen des Landarztes über die arzneiliche Verwendung dieser Alpenpflanze stammt nicht aus der populären Heilkultur, sondern aus der mehrfach aufgelegten «Flora Francica Rediviva» (1716) des renommierten Arztes Georg Franck von Franckenau.

Marchioli und Künzle bezogen sich auf die in den Kräuterbüchern der Botanikerärzte angeführten Heilwirkungen, doch zwei traditionelle Anwendungsgebiete – Augenmedizin und Frauenheilkunde – blieben ausser Acht.

Das Habichtskraut ist eine Heilpflanze der neuen Hildegard-Medizin; es ist in der medizinischen Selbsthilfe befragter Personen in Vergessenheit geraten.

Kultivierung im Kräuterschaugarten

Pfarrer Künzle's Chrüterparadies, Zizers.

Literatur und Abbildung

Lauber/Wagner/Gygax, Flora Helvetica, 1234; Plinius XX, 49; Hildegard von Bingen/Riha, 110; Leidig, Frauenheilkunde, 327, 334, 339; Mattioli/Handsch, 404v; Tabernaemontanus/Bauhin, 507–510; Zwinger, 823; Cardilucius, 903; Decurtins, Alexi (ed.), Cudisch da medischinas, 14, 18; Barandun, Nr. 135; von Muralt, 188f.; Ludwig, Phytologia, Nr. 166; Franck von Franckenau, 279; Marchioli, 90; Künzle, Kräuterheilbuch, 331f.; Hertzka/Strehlow, Hildegard-Apotheke, 77, 199; Künzle, Kräuteratlas (2017), Nr. 70; Abbildung: Herba, Nr. 65.

HANF

Cannabis sativa L.; Hanfgewächse, Cannabaceae

Vorkommen
In Gärten kultiviert. Verwildert auf Ödland und Schuttplätzen; Blütezeit: Juli bis August.

Wissensgeschichte:
Schon Dioskurides warnte vor übermässigem Genuss der Samen, da diese die Zeugungskraft der Männer zerstören würden. Den Frischpflanzensaft träufelte der wirkmächtigste antike Arzt bei Ohrenschmerzen direkt in den Gehörgang.

Traditionelle Heilanzeigen

Abkochung von Hanfsamen in Milch gegen Gelbsucht, Leberverstopfung, unwillkürliche Pollutionen (3–4 Esslöffel voll in 1 l Milch, über Tags getrunken). Abkochung der Blätter gegen chron. Rheumatismus (15–20 gr. in 1/2 l. Wasser). Aeusserlich: Brei von Samen als Auflage bei rheumatischen Schmerzen und Rotlauf [= Wundrose].

Herba (1952)

Ein heilkundiger Benediktiner, Autor eines im Kloster Lorsch um 785 entstandenen Arzneibuchs, setzte ein Pflaster mit Hanfsamen, -blättern und Lauch gegen Gicht ein.

Simeon Seth, ein im 11. Jahrhundert lebender byzantinischer Mönchsarzt, brachte mit seiner einflussreichen Schrift über die Heilkraft von Nahrungsmitteln arabisches Wissen in die abendländische Medizin ein. Bei Hanf riet er zu Vorsicht, ein ausgiebiger Verzehr führe zu Geistesgestörtheit, Rauschzuständen und zur Verminderung von Sperma.

Hildegard von Bingen riet zwar geschwächten Menschen davon ab, Hanfsamen zu verzehren, den Gesunden aber dient der Äbtissin zufolge der Hanfsamenbrei zur Erhaltung der Gesundheit und Förderung der Verdauung. Auf Galen zurückgreifend, hob Hildegard hervor, dass Hanf, in reichlicher Menge genossen, Kopfschmerzen verursache. Bemerkenswert ist, dass Hildegard aus Hanf hergestelltem Verbandsmaterial heilungsfördernde Eigenschaft zuschrieb; in der Gynäkologie des Spätmittelalters sollte das Erfahrungswissen der Äbtissin weiterleben. Wie die Württembergische Hebammenverordnung von 1480 vorschrieb, musste einer Frau, an der die Hebamme einen Kaiserschnitt vorgenommen hatte, ein Pflaster aus drei Eiern, Armenischer Erde (medizinische Tonerde) und Hanfstoff auf die zugenähte Wunde gelegt werden. Der Frankfurter Stadtarzt Johann Wonnecke von Kaub vertrat in seinem «Gart der Gesundheit» (Erstdruck 1485) sogar die Ansicht, dass die Pflanze Tobsucht hervorrufe, wenn man sie in die Hand nehme. Zur Vorbeugung der Pest und anderer Seuchen riet Wonnecke zu einem aus heutiger Sicht obskuren und ekelerregenden Getränk aus Hanf-, →Weinrauten-, →Ysop- und →Wasserdostsaft, Mumienpulver sowie Rosen- und Kandiszucker. Dasselbe Getränk vertreibt laut Wonnecke auch die Gelb- und Wassersucht.

Die Auffassung, Hanf schade dem Kopf, findet sich weiterhin bei Tabernaemontanus, der die Mütter von Kindern, die an der Fallsucht (Krampfanfälle) litten, davor warnte, diesen oft Hanfsuppe vorzusetzen. Denn die Ursache dieser Krankheit liege im Kopf, und Hanf

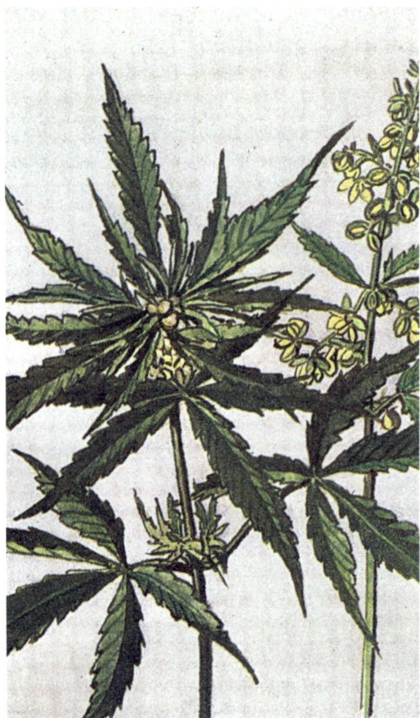

vermöge diesem zu schaden. Theodor Zwinger schrieb 1696 in seinem «Theatrum Botanicum», dass das Kraut aufgrund seiner «schlaffbringenden / und dumm machenden krafft nicht sonderlich gebraucht» werde. Es ist daher anzunehmen, dass der Gehalt an psychoaktivem THC recht hoch war. Die traditionsbedingte Vorstellung, der starke Geruch des Hanfsamens, besonders zur Zeit der Ernte, schade dem Gehirn und verursache einen Schlaganfall, lebte noch um 1900 in den Köpfen vieler weiter.

In der europäischen Heilpflanzenliteratur und der darauf fussenden medizinischen Selbsthilfe überwiegen aufgrund des Erfahrungswissens über die negative Wirkung von Hanf auf das Gehirn äussere Anwendungen.

Gemäss Tabernaemontanus hilft der eingeatmete Rauch brennender Hanffasern jenen Frauen, die an starken, eine Ohnmacht auslösenden Gebärmutterschmerzen leiden. Dampfbäder mit halb in Wasser, halb in Wein gesottenen Hanfwischen verschrieb der Botanikerarzt gegen Harnverhaltung. Hanfsaft wurde bei offenen Wunden angewandt und das aus den Samen gepresste Öl in schmerzende Ohren geträufelt. Theodor Zwinger erwähnte in seinem «Theatrum Botanicum» (1696) generell die schmerzstillende Wirkung des Samens, insbesondere auf die weiblichen Sexualorgane. Er verordnete, bei Knoten auf den Gelenken Pflaster mit der gesottenen Wurzel zu legen, während bei Brandwunden die zerstossene rohe Wurzel als Kataplasma diente.

Auflagen mit Hanfwerg, das man sich bei einem Seiler beschaffen konnte, galten um 1900 als ein bewährtes Hausmittel gegen Rheuma und «rheumatische Zahnschmerzen» (Trigeminusneuralgie).

Der in Geneveys-sur-Coffrane wirkende Herborist und Botaniker Camille Droz (1866–1939), der sein Heilpflanzenbuch nach 35-jähriger praktischer Erfahrung erstmals 1926 auf Französisch und Deutsch herausgab, brachte als Indikation eine schwere Vergiftung des Körpers und ermöglichte somit den seltenen Einblick in gefährliche Arbeitswelten: «Die Bleikolik, diese so schmerzhafte Krankheit, die besonders die Bleiarbeiter, die Anstreicher und im allgemeinen alle diejenigen befällt, die mit Bleisalzen zu tun haben, wird radikal geheilt durch die Anwendung von Hanfsamenöl, das man zweimal täglich, morgens und abends, in der Form von Klistieren einnimmt.»

Das 1952 herausgegebene Sammelbildchenalbum «Herba» vermittelte Anwendungsbereiche für Hanfsamen und -blätter, die für die Hausapotheke breiter Kreise bestimmt waren. Das Interesse an der Gespinst- und Arzneipflanze Hanf hatte freilich nach dem Zweiten Weltkrieg stark abgenommen.

Johann Barandun hielt 1719 in seinem «Lustgarten da las Ligias» traditionsgebundenes Heilwissen über den Hanf fest. Das Hanföl empfahl Barandun, der vermutlich als Heiler tätig war, zur Heilung von Verbrennungen. Hanfsträhnen hingegen sollten in die Betten gelegt werden, um Flöhe zu vertreiben.

Eine viehmedizinische Handschrift, 1748 in Sursilvan abgefasst, enthält ein Rezept für einen Brei aus Hanfsamen und Roggen, wenn die Kühe zu wenig Milch lieferten.

Wie die im Rahmen des «Dicziunari Rumantsch Grischun» getätigten Recherchen am Ende des 19. Jahrhunderts ergaben, wurde ein Teil der Samen als Aussaat für das kommende Jahr zurückgelegt. Gestampfte Hanfsamen schätzte man als Futter für die Schweine- und Kälbermast. Im Vergleich zum Leinsamen presste man aus jenem des Hanfs verhältnismässig selten Öl, um damit zu kochen, die Talglampen zu füllen oder Gebresten zu lindern. Die volksmedizinischen Heilanzeigen decken sich teilweise mit jenen von Tabernaemontanus. Bei Augenschmerzen legte man einen Lappen mit Hanföl auf. Bei Rheumatismus wurden die schmerzenden Stellen mit Hanföl eingerieben. Die Hausmütter sotten eine frisch gesponnene, rohe Hanfsträhne und legten sie so heiss als möglich auf schmerzende Stellen, um den Harn zu treiben oder Halsweh, Gelenkschmerzen und Bauchgrimmen zum Verschwinden zu bringen (alle Belege aus der Surselva). Aus Brail im Oberengadin ist eine magische Praktik gegen Verstauchungen belegt: Man nimmt eine Strähne oder einen Büschel Hanf, bestreicht ihn zur Hälfte mit Fett und bindet ihn um den Fuss oder Arm, jedoch ohne einen Knoten zu machen, sondern indem man ihn einfach dreimal unten hindurch zieht. Darauf wird die andere Hälfte der Strähne mit Fett bestrichen und in gleicher Weise umgebunden, und zwar jedes Mal, indem man die drei heiligen Namen (Vater, Sohn und Heiliger Geist) anruft. Hier spielte das Analogiedenken eine Rolle: So wie die Faserstränge ohne Knoten zusammengefügt wurden, so sollte auch das verletzte Gelenk heilen. In der medizinischen Selbsthilfe werden die weiblichen Blüten in Olivenöl eingelegt, und mit Bienenwachs wird eine Salbe hergestellt. Gegenwärtig liegen CBD-haltige Schmerz- und Beruhigungsmittel im Trend. Cannabis sativa ist zudem ein homöopathisches Mittel.

In Graubünden bestehen Versuche, den legalen Anbau der einst hochgeschätzten Gespinst- und Nahrungspflanze wiederzubeleben, mit dem Ziel, Früchte und Öl in die Küche zurückzubringen.

Heutige Anwendung

Im Haus
Menstruationsschmerzen: Aufguss der Blätter, innerlich; mit einer aus den weiblichen Blüten hergestellten Salbe den Unterleib einreiben (Prättigau).

Kultivierung im Kräuterschaugarten

Medizinalgarten, Chur.

Literatur und Abbildung

Lauber/Wagner/Gygax, Flora Helvetica, 230; Dioskurides/Berendes, 359; Müller, Hildegard von Bingen, Nr. 49; Lorscher Arzneibuch/Stoll, 297; Brunet, Marc Émile, Siméon Seth. Sa vie – son œuvre, Bordeaux 1939, 73; Tabernaemontanus/Bauhin, 936f.; Madaus, Biologische Heilmittel, Bd. 1, 809; Hildegard von Bingen/Riha, 29; Kruse, Mittelalterliche Frauenrezepte, 176; Wonnecke von Kaub, Cap. XC; Zwinger, 93f.; Schweizerisches Idiotikon 7, 934; Tabernaemontanus/Bauhin, 936f.; Zwinger, 93f.; Patzen, Nr. 18; Droz, Heilpflanzen, 61; Herba, Nr. 190; Barandun, Nr. 26; Ludwig, Phytologia, Nr. 70; Nizeivels miez, Nr. 44; DRG 3, 303f. (Chanv); Ruff, Margarethe, Zauberpraktiken, 152; Vonarburg, Homöotanik, Bd. 1, 329ff.; Schilcher, Phytotherapie, 149ff.; Wegmann, Prättigau, 33; Clopath, Hanf; Abbildung: Klein, Nutzpflanzen, Tf. 23.

HARTRIEGEL

Cornus sanguinea L.; Hornstrauchgewächse, Cornaceae

Vorkommen
Hecken, Laubwälder; Blütezeit: Mai.

Wissensgeschichte:
Hildegard von Bingen befasste sich als Erste mit dem Hartriegel. Sie bezeichnete den Strauch als kurze, genauer «zu kurze Kunst», was «kaum nützlich» bedeutet: «Er taugt wenig zur Nutzung durch den Menschen, weil der Mensch davon weder wächst noch gestärkt wird noch sich ernähren kann, und er taugt auch nicht für Arzneien.»

Tabernaemontanus erklärte den Namen des Hartriegels mit der Härte des Holzes, das sich dem Eisen widersetze, denn es lasse sich kaum schneiden und durchbohren, weshalb es zu Radspeichen und «Karchgeschirr» (Geschirr am Karren) tauge. Zu den Beeren meinte er, dass sie «gar unfreundlich zu geniessen / ein Speiß der Vögel» seien. Theodor Zwinger

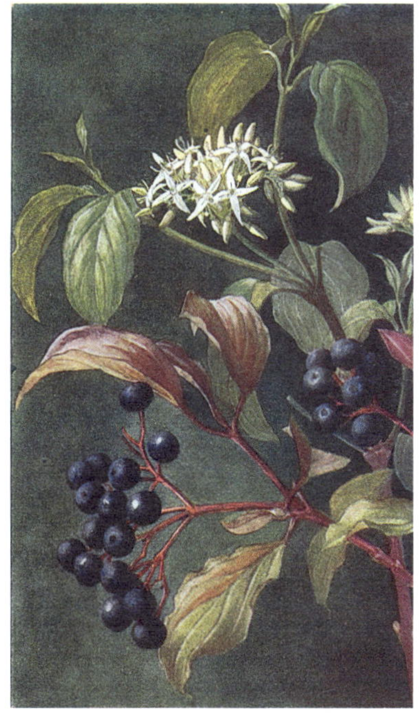

vermittelte in seinem «Theatrum Botanicum» (1696) populäres Wissen aus Italien über den Strauch: Wer von der Tollwut genesen sei und ein Stück Hartriegelholz in den Händen halte, bis es warm werde, erleide einen Rückfall. Mit dem Destillat aus dem Holz hoffte man, Kröpfe zum Verwinden zu bringen oder zumindest zu verkleinern. In Trient gewann man durch Auskochen der kleinen Beeren ein Lampenöl, was auf die Armut der Bevölkerung verweist. Diese Informationen stammen aus Mattiolis Kräuterbuch.

Johann Barandun vermittelte in seinem Kräuterbuch «Lustgarten da las Ligias» von 1719 traditionsgebundenes Heilwissen über den Hartriegel: Gurgeln mit der Abkochung der Blätter hilft bei Halsgeschwüren, während Spülungen Mund und Zahnfleisch reinigen. Als Heiltrank stillt die Abkochung Durchfall und heilt den Scharbock (Skorbut). Diese Angaben hatte Barandun der «Flora Francica Rediviva» (1716) des Arztes Georg Franck von Franckenau entnommen.

Literatur und Abbildung

Lauber/Wagner/Gygax, Flora Helvetica, 722; Hildegard von Bingen/Riha, 235; Tabernaemontanus/Bauhin, 1460; Zwinger, 46; Barandun, Nr. 94; Franck von Franckenau, 337; Tshisuaka, Barbara, I.: Skorbut, in: Enzyklopädie Medizingeschichte, 1338f.; DRG 4, 567 (Curnal I); Abbildung: Klein, Waldbäume und Sträucher, Tf. 87.

HASENOHR

Flora Helvetica: Rundblättriges Hasenohr, Bupleurum rotundifolium L.; Doldengewächse, Apiaceae

Vorkommen
Trockene Äcker, Schuttplätze; Blütezeit: Juni bis Juli.

Wissensgeschichte:
Es war der Frankfurter Stadtarzt Johann Wonnecke von Kaub, der in seinem 1485 erstmals aufgelegten «Gart der Gesundheit» dem Hasenohr erstmals medizinische Konturen verlieh. Innerlich und äusserlich angewandt, sollte das Kraut Nabelbrüche von Kindern heilen.

Mattioli erklärte gleich mehrere Bezeichnungen der Pflanze: «Durchwachs ist allso genannt / dieweil die stengel durch die bletter wachsen. An etlichen orten nennt mans Stopsloch. Wirdt auch bruchwurtz geheyssen / dann es wurde gebraucht zu dem bruche des nabels unnd der gemächte [=Hodenbruch]. Die Stein und brüche schneider pflantzens in gärten, wiewol es auch von sich selbst wechst auff den Weytzen und Speltzen äckern [=Dinkeläcker].»

Tabernaemontanus betrachtete das Hasenohr nicht nur als ein ausgezeichnetes Wundmittel, sondern setzte das Kraut auch als Pflaster zusammen mit Bienenkittharz gegen Kröpfe, geschwollene Gliedmassen und Überbeine ein.

Der lutherische Pfarrer Konrad Rosbach liess 1588 sein «Paradeißgärtlein» drucken, mit der Absicht, den lesefähigen Hausvätern, Frauen und Jungfrauen die Zweifachwirkung von Heilkräutern auf Leib und Seele zu vermitteln. Was auf den ersten Blick als löblich erscheinen mag, entpuppt sich bei der Beschreibung des Rundblättrigen Hasenohrs als Tadel jener alten Frauen, die sich in den Augen des geistlichen Herrn erfrechten, mit dem Kraut Wunden und Brüche zu behandeln. Diese Tätigkeit sei den Ärzten zu überlassen, denn die Aufgaben der alten Frauen seien ausschliesslich Kochen, Pflanzen und Pflegen.

Der in Nürnberg wirkende Leibarzt des Herzogs von Württemberg, Alchemist und Astrologe Johannes Hiskias Cardilucius, deutete in seinem 1684 erschienenen Werk «Königlicher Chymischer und Artzneyischer Palast» die durchgewachsenen Blätter auf der Grundlage der antiken Signaturenlehre als zusammengefügte Wundränder, was die Pflanze als Heilmittel für «alle gehauenen, gestochenen, gebissenen und andern Wunden» auswies.

Johann Barandun brachte 1719 in seinem handschriftlichen Kräuterbuch «Lustgarten da las Ligias» altbekanntes Heilwissen über das Hasenohr, das er aus den Werken der frühneuzeitlichen Botanikerärzte zusammengestellt hatte. Laut Barandun wurde das Kraut auch in Gärten kultiviert.

Bereits am Ende des 18. Jahrhunderts fand das Hasenohr als Heilpflanze nur noch selten Verwendung, wie der «Arzneymittellehre» des

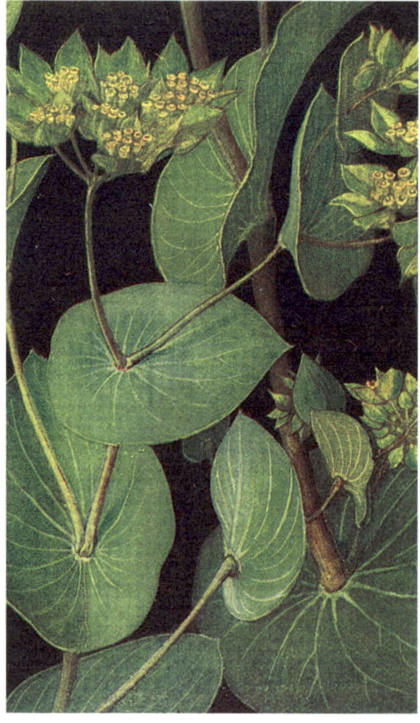

Rundblättriges Hasenohr

Arztes und Naturforschers Albrecht von Haller zu entnehmen ist.

Literatur und Abbildung

Lauber/Wagner/Gygax, Flora Helvetica, 1000; Wonnecke von Kaub, Cap. CLIII; Mattioli/Handsch, 504v–505v; Tabernaemontanus/Bauhin, 1140; Rosbach, Paradeißgärtlein, 154f.; Cardilucius, 946; Barandun, Nr. 54; Ludwig, Phytologia, Nr. 243; von Haller, 86; Abbildung: Klein, Unkräuter, Tf. 13.

HAUHECHEL

Flora Helvetica: Dornige Hauhechel, Ononis spinosa L.; Schmetterlingsblütler, Fabaceae

Vorkommen
Magere Rasen und Weiden, Weg- und Waldränder, Böschungen, Dämme. Häufig, vor allem in Kalkgebieten; Blütezeit: Juni bis September.

Wissensgeschichte:
Die Hauhechel zählt zu den ältesten Arzneipflanzen. Genutzt wurde seit der Antike grossmehrheitlich die Wurzel. Pedanios Dioskurides empfahl die Weinabkochung der Wurzelrinde als Heiltrank, um die Ausscheidung von Harn zu fördern und Nierensteine zu zertrümmern. Zur Heilung tiefer Wunden galt es, den Schorf mit der Weinabkochung zu entfernen. Ein Heiltrank mit der Weinabkochung wurde gegen Hämorrhoiden eingesetzt. Gegen Zahnschmerzen sollte der Mund mit der Essigwasser-Abkochung gespült werden.

Mittelalterliche Zeugnisse zur medizinischen Nutzung der Hauhechel liegen keine vor. Die Botanikerärzte der Frühen Neuzeit fügten den antiken Indikationen Bauchwassersucht, Feigwarzen, Leber- und Milzverstopfung sowie Gelbsucht hinzu. Nur Fuchs berichtete in seinem Kräuterbuch (1543), dass die junge Wurzel als Nahrung verwendet und zu diesem Zweck in Salz konserviert wurde.

Ausser Heilanzeigen erwähnte Mattioli den Verdruss, den die Pflanze verursachte. Die Bauern mussten nämlich das Ackerunkraut, das Dornen in Form einer Flachshechel trägt, mit der Haue ausgraben. Die populäre Bezeichnung «Ochsenbrech» weist darauf hin, dass die Zugtiere über den kleinen Strauch stolperten. Zudem hassten die barfüssigen Bauern die Hauhechel, da sie sich beim Arbeiten an ihren Dornen stachen. Beliebter war die Pflanze bei den Pferdeknechten, da das «Stallkraut» ihre Tiere, wenn sie an Harnverhaltung litten, wieder zum «Stallen», das heisst Urinieren, brachte.

Da gemäss Künzle Herzkranke den reinen Hauhechelaufguss nicht vertragen, riet er ihnen, →Salbei, →Tausendgüldenkraut und →Wacholder beizumischen. Hinsichtlich der Heilanzeigen orientierte sich der Kräuterpfarrer an Tabernaemontanus.

In der medizinischen Selbsthilfe ist die Hauhechel in den Hintergrund gerückt; Ononis spinosa ist ein homöopathisches Mittel. Aufgrund ihrer Wiederentdeckung durch die sogenannte Wildkräuterkulinarik hat die Pflanze eine symbolische Neuaufwertung erfahren.

Dornige Hauhechel

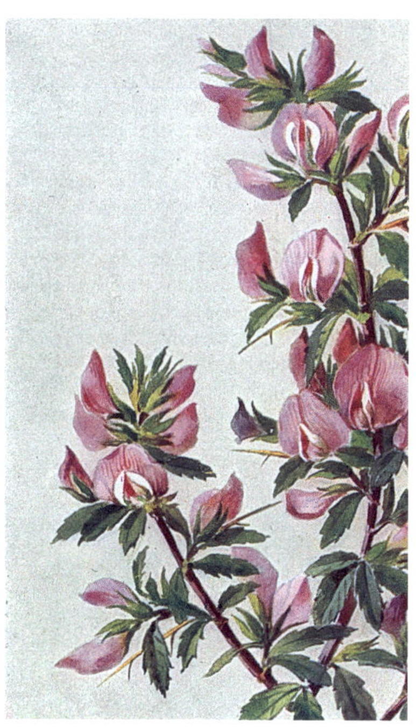

Kultivierung in Kräuterschaugärten

Iert d'ervas medicinalas des Museum Regiunal, Savognin; Medizinalgarten, Chur; Pfarrer Künzle's Kräuterparadies, Zizers.

HAUSWURZ

Flora Helvetica: Dachhauswurz, Sempervivum tectorum L.; Dickblattgewächse, Crassulaceae

Vorkommen
Felsen, Mauern, Trockenwiesen, auch in Töpfen kultiviert; Blütezeit: Juli bis August.

Wissensgeschichte:
Die Hauswurz zählt zu den ältesten Heilmitteln. Dioskurides rühmte die kühlende, zusammenziehende Wirkung der Hauswurz bei Geschwüren, Augenentzündungen, Brandwunden und Gicht. Als Zäpfchen in die Scheide gelegt, sollte die Pflanze eine starke Menstruation stillen. Den Saft verschrieb er als Heiltrank bei Schlangenbissen und starken Durchfällen.

> Ein frisches Blatt täglich aufgelegt, vertreibt die Ueberbeine bei Menschen und Pferden.
>
> Der Schweizer Kräutersammler (1879)

Bereits in der Antike wurde die Pflanze in Töpfen auf den Dächern kultiviert. Den Grund dafür finden wir allerdings erst im Kräuterbuch Mattiolis: «Hausswurtz nennet man auch Donderbar / darumb das man vermeinet / wo diß kraut auff einem hause wachst / da möge das wetter keinen schaden thuen / noch der blitz und donner darein schlagen.» Wie Tabernaemontanus mitteilte, schrieben «die Alten» – damit sind die antiken Ärzte gemeint – der Hauswurz weitere magische Kräfte zu: Wer das Kraut bei sich trage, den könne kein Skorpion stechen.

Der heilkundigen Äbtissin Hildegard von Bingen zufolge hilft in die Ohren geträufelter Hauswurzsaft zusammen

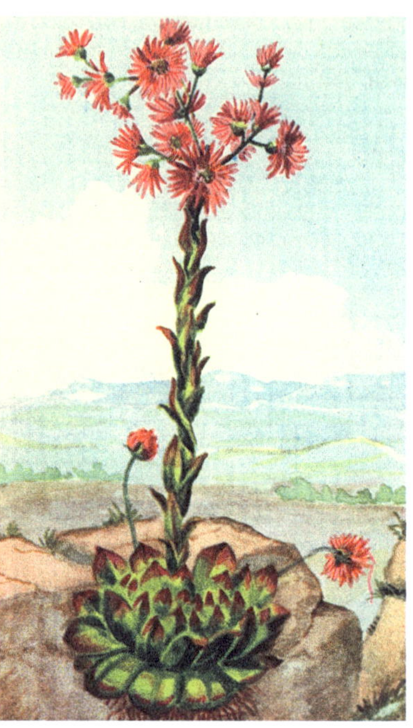

mit der Milch einer Frau, die einen Knaben geboren hat, gegen Schwerhörigkeit. Diese Milch galt als stärker als jene, die von der Mutter eines Mädchens stammte. Muttermilch genoss schon in der Antike den Ruf eines besonders wirksamen Heilmittels.

Der Hauswurz wurden im Mittelalter und in der Frühen Neuzeit heilende Kräfte bei sexuellen Problemen zugeschrieben. Hildegard warnte freilich vor der Wirkung der Pflanze auf gesunde Menschen, da sie in rasende Begierde versetze. Männern hingegen, deren Samen trocken sei, verhelfe die Hauswurz wieder zu Nachkommenschaft. Ein erstaunlich genaues Rezept zur Behebung der männlichen Impotenz fügte Hildegard hinzu: «Und wenn ein Mann hinsichtlich seines Samens trocken ist, so dass der Samen in ihm fehlt, ohne dass er alt wäre, der lege so lange Hauswurz in Ziegenmilch, bis sie ganz von dieser Milch durchdrungen ist, und dann koche er sie mit dieser Milch und füge auch einige Eier hinzu, damit sie geniessbar wird, und er esse sie über drei oder fünf Tage, und sein

Literatur und Abbildung

Spohn/Golte-Bechtle/Spohn, Was blüht denn da?, 76; Lauber/Wagner/Gygax, Flora Helvetica, 366; Dioskurides/Berendes, 273; Fuchs, Cap. XVIII; Mattioli/Handsch, 270v–271r; Tabernaemontanus/Bauhin, 914; Ludwig, Nr. 234; Künzle, Kräuterheilbuch, 334f.; Vonarburg, Homöotanik, Bd. 2, 298; Schönfelder/Schönfelder, Heilpflanzenführer, 244; Schilcher, Phytotherapie, 152f.; Thurner-Steier, Savognin, Thema 1; Tscharner, Wald, 86; Künzle, Kräuteratlas (2017), Nr. 46; Abbildung: Klein, Wiesenpflanzen, Tf. 55.

Samen wird die Zeugungskraft zurückerlangen und zur Nachkommenschaft erblühen.»

Die Fruchtbarkeit von Frauen hingegen werde nicht erhöht, nur deren Begierde, warnte die Äbtissin. Entgegen Hildegards Bedenken finden sich in mittelalterlichen Frauenhandschriften Rezepte mit Hauswurz, um die sexuelle Lust von Frauen, die angeblich den männlichen Samen verbrannte, zu dämpfen.

Die schon von Hildegard als für Frauen gefährlich betrachtete Hauswurz erscheint 1456 im «Buch aller verbotenen Künste» des renommierten Arztes Johannes Hartlieb neben →Bingelkraut, →Eisenkraut, →Mondraute, →Venushaar und →Wegwarte als Zutat einer von ihm erfundenen und den Hexen angelasteten Flugsalbe.

Mattioli widmete sich der männlichen Sexualität, indem er den ebenfalls als Sempervivum (immer lebend) betrachteten Spanischen Mauerpfeffer gegen unwillkürliche Pollutionen empfahl: «Welchem manne der natürliche samen entgehet uber seinen willen / der soll die bletter der kleinen Haußwurtz in die schue legen unter die blossen füsse / und darauff gehen / es hilft.» Dem Destillat als Heiltrank schrieb der Botanikerarzt bei Durchfällen und Fiebern aller Art Linderung zu, während der Saft Darmwürmer vertreiben, eine zu starke Menstruation stillen und von einem Sturz herrührende Blutgerinnsel auflösen sollte. Als äussere Anwendungen von Destillat und Saft nannte Tabernaemontanus Ohrenleiden, Ausschläge, eiternde, fressende Wunden, Geschwülste, Probleme der weiblichen Brust, Kröpfe, Brandwunden, vom «Antoniusfeuer» (Mutterkornvergiftung) verursachte Schäden, Kopfschmerzen, Augenentzündungen und Gicht.

Eine 1747 in Ardez (Unterengadin) abgefasste Arzneihandschrift enthält das Rezept für eine Salbe mit Hauswurz, Gewürznelken, Schaffett und Salz gegen das Wachsen eines Kropfes.

Die Heilanzeigen der gegenwärtigen medizinischen Selbsthilfe im Valposchiavo – im Prättigau ist nur die äussere Anwendung bei Schnitten belegt – basieren mehrheitlich auf Künzle und Treben, wobei der traditionelle Bezug der Hauswurz zur Sexualität in Vergessenheit geraten ist.

Sempervivum tectorum ist ein homöopathisches Mittel und eine Heilpflanze der neuen Hildegard-Medizin.

Heutige Anwendung

Im Haus

Schnitte: Blätter auflegen (Prättigau).

Zahnschmerzen: Blätter kauen (Valposchiavo).

Halsschmerzen: Mundspülungen mit der Abkochung (Valposchiavo).

Magenkrämpfe, Fieber, Durchfall: Abkochung als Heiltrank (Valposchiavo).

Juckreiz, Hautausschläge, Insektenstiche, Warzen: Blätter zerstossen und auflegen (Valposchiavo).

Verbrennungen: den zerstossenen Blättern Olivenöl beimischen, das Gemisch in Gaze wickeln und auflegen (Valposchiavo).

Aufweichen von Hornhaut: den zerstossenen Blättern Essig beimischen (Valposchiavo).

Erfrischung: Saft, innerlich (Valposchiavo).

Kultivierung in Kräuterschaugärten

Kräutergarten in der Burgruine Belfort, Brienz/Brinzauls (Berghauswurz, Sempervivum montanum); Pfarrer Künzle's Chrüterparadies, Zizers.

Literatur und Abbildung

Lauber/Wagner/Gygax, Flora Helvetica, 184; Der Schweizer Kräutersammler, 113; Dioskurides/Berendes, 418f.; Mattioli/Handsch, 485r–487r; Hildegard von Bingen/Riha, 52f.; Kruse, Mittelalterliche Frauenrezepte, 134f.; Hartlieb/Fürbeth, 45; Brunold-Bigler, Zauberpflanzen, 43; Madaus, Biologische Heilmittel, Bd. 3, 2522; Tabernaemontanus/Bauhin, 1224f.; Künzle, Kräuterheilbuch, 335; Ludwig, Phytologia, Nr. 317; Dec. 7, 135; Treben/Storl, 63; Hertzka/Strehlow, Hildegard-Apotheke, 418; Vonarburg, Homöotanik, Bd. 2, 555; Wegmann, Prättigau, 43; Ruatti, Valposchiavo, 16; Würzen, Nr. 31 (Flyer Kräutergarten Burgruine Belfort); Künzle, Kräuteratlas (2017), Nr. 45; Abbildung: Herba, Nr. 149.

HEIDELBEERE

Vaccinium myrtillus L.; Heidekrautgewächse, Ericaceae

Vorkommen
Wälder, Heiden, Moore; Blütezeit: April bis Juni, Fruchtreife: Juli bis September.

Wissensgeschichte:
In der «Physica» der Hildegard von Bingen stösst man erstmals auf eine Wahrnehmung der Heidelbeere, deren Kraut und Früchte die Äbtissin als wertlos für die Gesundheit bewertete: «Das Kraut, an dem die Waldbeeren wachsen [...] enthält in sich die grösste Kälte, wenn die Kälte schon etwas der Wärme weicht, so dass bereits aus der Erde und Steinen die Feuchtigkeit der Kälte aufsteigt, wenn es taut: Die Kälte schadet mehr als sie nützt, und (das Kraut) taugt nicht für Arzneien. Die Frucht schadet dem, der sie isst, indem sie in ihm Gicht hervorruft.»

Pfarrer Kneipps Heidelbeergeist

Man bringt Heidelbeeren, soviel man mit 2–3 Handvoll fassen kann, in ein Glas und gießt guten, echten Branntwein darauf. Je längere Zeit (selbst jahrelang) die angesetzten Beeren stehen, d.h. je besser dieselben ausgezogen werden, umso schärfer wird und wirkt die Medizin solchen Beerengeistes.

Kneipps Haus-Apotheke (1886)

Der Frankfurter Stadtarzt Johann Wonnecke von Kaub beschrieb in seinem «Gart der

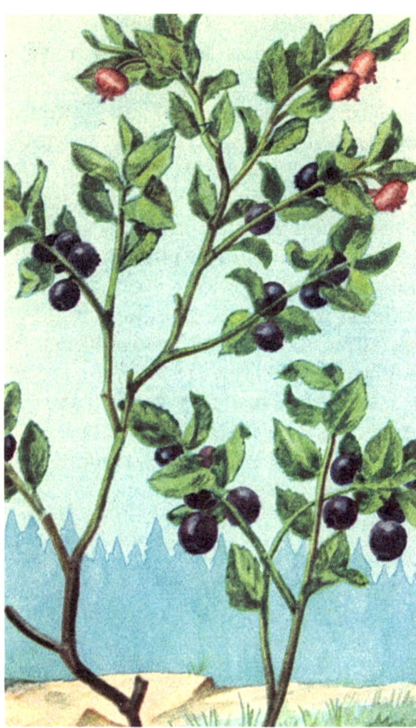

Gesundheit» (Erstdruck 1485) die Heilwirkung der Heidelbeerfrüchte, die im September geerntet werden und mit Zucker und Honig genossen gegen das Viertagefieber, eine Form der Malaria, wirken sollten. Darüber hinaus empfahl er den Genuss der Früchte zusammen mit →Dost, «Mausöhrchen» (→Habichtskraut) und Zucker gegen Weissfluss.

Der Botanikerarzt Adam Lonitzer schrieb der Heidelbeere in seinem Kräuterbuch (1564) mehrere Heilanzeigen zu, wofür er Blätter, Früchte und Wurzel nutzte. Die Weinabkochung aus Früchten und Blättern setzte er als Arzneitrank ein, um den Harn zu treiben, Blasensteine auszuleiten, die verzögerte Menstruation zu fördern sowie Gallenbeschwerden und Kopfschmerzen zu lindern. Spülungen mit dem Saft aus den Blättern helfen laut Lonitzer bei Mundfäule; mit Milch gemischt und aufgestrichen, lindert der Saft Hör- und Sehprobleme. Die gepulverte Wurzel dient der Heilung von Wunden. Ein Pflaster aus den Blättern, angerührt mit →Rosenöl, wurde auf Geschwüre an «heimlichen Orten» gelegt; vermutlich waren damit Syphilisgeschwüre gemeint. Eine Mischung mit gepulverter Heidelbeer- und →Fenchelwurzel sowie →Anis empfahl Lonitzer gegen Bauchgrimmen.

Tabernaemontanus wies als Erster auf die Anwendung der Früchte aufgrund ihrer zusammenziehenden Wirkung bei Durchfall hin. Ausser der Arzneinutzung erwähnte er, dass der Saft der Beeren, gemischt mit Alaun und Galläpfeln, «ein blaue Farb zum Brieffmahlen» ergebe. Ebenso vermittelte er ein Rezept zum Färben von Tuch und Garn: «Nimb ein Haffen voll des Saffts / ein Becher voll Essig / II. Loth gestossen Alaun / ein halb loth zerstossen Kupfferschlag / laß miteinander sieden / stoß in das Lau das Garn oder Tuch / truckne es am Lufft / wasche es auß kaltem Wasser / so ist es blau: Wiltu es liechtblau haben / so nimb kein Kupfferschlag dazu: Wiltu es noch satter haben / thue zwey loth gepülvert Galläpffel darzu.»

Wie der Forstwissenschaftler Karl Albrecht Kasthofer 1821 auf seiner Alpenreise durch Graubünden beobachtete, wurde im obersten Engadin der Heidelbeer-Strauch von der Bevölkerung vielfältig genutzt: «Erfreulich war es uns in Campfer [= Champfèr] zu vernehmen, dass die Frauen im Engadin die selber angefertigten Tücher mit den Früchten des Heidelbeerstrauchs schön blau zu färben wissen. Dieser so gering geschätzte Strauch dient also den armen Gebirgsbewohnern oft als einziges Feuerungsmittel, dann als Futter für die Schafe, und seine Früchte, die auch Branntwein und Gerbstoff liefern sollen, als Farbstoff.» Der Bündner ökonomische Patriot Carl Ulysses von Salis-Marschlins hatte im Jahrgang 1805 der Zeitschrift «Der neue Sammler» der Landbevölkerung die einheimische Heidelbeere zum Färben von Wolle empfohlen, anstatt importierte teure Farbstoffe zu kaufen.

Traditionelles Heilwissen über die Heidelbeere findet sich im 1719 von Johann Barandun niedergeschriebenen Kräuterbuch «Lustgarten da las Ligias». Die aufgeführten Heilanzeigen sind mehrheitlich dieselben wie in den Werken der frühneuzeitlichen Botanikerärzte. Eine Besonderheit bei Barandun bildet die Empfehlung, Heidelbeersirup bei Lungenproblemen einzunehmen. Aus dem Val Müstair ist parallel dazu folgende Heilanzeige belegt: «Eine gute Hausfrau hat immer getrocknete Heidelbeeren und Kirschen im Hause, das ist gut gegen Husten.» Gemäss dem Arzt und Naturforscher Albrecht von Haller geht die Nutzung der Heidelbeere bei Lungenleiden auf Caspar Hofmann (1572–1648), Professor für Medizin an der Nürnbergischen Universität Altdorf, zurück.

Auf Tabernaemontanus zurückgreifend, betrachtete der Naturheiler und Pfarrer Sebastian Kneipp seinen Heidelbeergeist als Durchfallmittel Nummer eins auch in schweren Fällen mit Blutabgang.

Kräuterpfarrer Künzle riet in seinem «Grossen Kräuterheilbuch» (1945) zu einer Teemischung mit Heidelbeer-, →Brombeer- und →Fingerkrautblättern als Mittel «gegen die bösartige Zuckerkrankheit». In seiner für die Jugend bestimmten Schrift «Der junge Botanist» ([3]1914) hatte er der Rauschbeere eine stärkere Wirkkraft gegen Diabetes zugeschrieben.

Die arzneiliche Nutzung der Heidelbeere in der gegenwärtigen medizinischen Selbsthilfe in Haus und Stall basiert sowohl auf den Werken der frühneuzeitlichen Botanikerärzte als auch auf den Kräuterbüchern Künzles und Trebens.

Heutige Anwendung

Im Haus

Durchfall, Hämorrhoiden, Harnwegsinfektion, Mundhöhlenentzündung, Stärkung des Sehvermögens, zur Vorbeugung von Darmgeschwüren, Herz- und Kreislauferkrankungen, Erkrankungen des Nervensystems: Früchte, innerlich (Valposchiavo).

Hämorrhoiden, Hals- und Mundentzündungen, Harnwegsinfektionen, Diabetes, Arteriosklerose, Kreislaufprobleme: Aufguss der Blätter als Heiltrank (Valposchiavo).

Im Stall

Durchfall: Aufguss der getrockneten Früchte oder getrocknete Früchte als Heiltrank (Safiental).

Durchfall bei Milchkälbern: Abkochung aus den frischen oder getrockneten Blättern als Heiltrank (Surselva).

Kultivierung in Kräuterschaugärten

Iert d'ervas medicinalas des Museum Regiunal, Savognin; Kräutergarten Bidem, Vals; Medizinalgarten, Chur; Ausschilderung auf Kräuterlehrpfad: Hochalpiner Heilkräutergarten Madrisa, Klosters, Wildkräuterpfad Oberalppass–Tschamut, Nr. 18.

Literatur und Abbildung

Lauber/Wagner/Gygax, Flora Helvetica, 730; Hildegard von Bingen/Riha, 146; Wonnecke von Kaub, Cap. 264; Lonitzer, CVv; Tabernaemontanus/Bauhin, 1488; Kasthofer, Karl Albrecht, Bemerkungen auf einer Alpen-Reise über den Brünig, Bragel, Kerenzerberg und über die Flüela, den Maloja und Splügen, Bern 1825, 207; Der neue Sammler 1 (1805), 317; Barandun, Nr. 103; Ludwig, Phytologia, Nr. 222; DRG 1, 313 (Anzola); von Haller, 405; Kneipps Haus-Apotheke, 67ff.; Marchioli, 77; Künzle, Kräuterheilbuch, 336f.; Künzle, Botanist, 30; Madaus, Biologische Heilmittel, Bd. 3, 1952f.; Vogel, Der kleine Doktor, 23, 25, 292; Schilcher, Phytotherapie, 153f., 372; Ruatti, Valposchiavo, 46f.; Joos, 95 (Safiental); Klarer/Meier/Stöger, Jenzerwurz, 72; Thurner-Steier, Savognin, Thema 8; Meier, Wildkräuter-Fibel, Nr. 18 (Heil- und Nahrungspflanze); Abbildung: Herba, Nr. 57.

HEIDNISCH WUNDKRAUT

Flora Helvetica: Fuchs' Greiskraut, Senecio ovatus aggr.; Korbblütler, Asteraceae

Vorkommen
Bergwälder, Hochstaudenfluren; Blütezeit: Juli bis September.

Wissensgeschichte:
Pfarrer Künzle bezeichnete in seinem «Grossen Kräuterheilbuch» Senecio ovatus L. als «Heidnisch Wundkraut», während in gewissen Gegenden der Schweiz, so im Prättigau, die →Goldrute diesen Namen trägt.

Eine magische Fieberpflanze

Es vertreibet auch das Andertägig Kaltwehe [=Wechselfieber] / so man das Grün in dem Mertzen oder Aprellen gesamlet frisch Kraut in einem Säcklein an einer hänffenen Schnur mit Schüttelfrost nächst vor dem Erschütteren [=Schüttelfrost] an den Hals biß auf das Hertzgrüblein hänget.

Johann von Muralt, Eydgnössischer Lust-Garte (1715)

Heidnisch Wundkraut zählt zu den ältesten Heilpflanzen. Dioskurides rühmte die kühlende Kraft der Blätter und Blüten, die er zur Wundheilung und gegen Entzündungen der Hoden und des Afters einsetzte. Dioskurides hatte zwar nur das Gemeine Kreuzkraut beschrieben, doch Tabernaemontanus bezog die erstmals von dem renommierten antiken Arzt erwähnten Indikationen auf mehrere Senecio-Arten, die bei ihm unter der Bezeichnung «Kreuzwurtz» oder «Kreuzwurtzel» erscheinen. Die Bezeichnung «Senecio» leitet sich von lateinisch Senex, der Greis, ab, da die Blüten der Pflanze schon im Frühling Pappi bilden, «ein grawe oder weisse wollen / die ist gleich dem grawen haar der allten menschen», wie der Botanikerarzt Leonhart Fuchs in seinem Kräuterbuch (1543) erläuterte.

Der Mönch Odo Magdunensis vermittelte in seinem Werk «De viribus herbarum» (Über die Kraft der Kräuter, 2. Hälfte 11. Jh.) einen Heilzauber mit der Kreuzkraut-Art Senecio vulgaris, den er der «Naturalis historia» des römischen Naturkundigen Plinius des Älteren entnommen hatte und von dessen Nutzen er überzeugt war: «Wenn jemand dieses Kraut mit einem Kreis umschreibt und es dann ohne Eisen (mit allen Würzlein) aus der Erde gräbt, hierauf einen schmerzenden Zahn dreimal damit berührt, nach der Berührung jeweils ausspeit, zuletzt das Kraut zurückträgt, dorthin, wo es gewachsen ist, und wieder pflanzt, so dass es grünt und fortblüht: dann wird der Zahn – das versichert uns Plinius – gar nicht mehr schmerzen.» Gänzlich der antiken Autorität nacheifernd, verordnete Odo, Blüten und Kraut auf Geschwülste, Wunden und Muskelschmerzen zu legen und den Heiltrank gegen Bauchgrimmen sowie Herz-, Leber- und Blasenleiden einzunehmen.

In seinem «Circa Instans» empfahl Platearius die Abkochung des Kreuzkrauts als Heiltrank zur Reinigung der Atmungsorgane und das Kraut als Umschlag gegen Darmgicht (Darmkoliken).

Der theologischen Lehrmeinung seiner Zeit verpflichtet, bezeichnete Tabernaemontanus im Unterschied zu Odo den antiken Heilzauber als Aberglauben und Abgötterei der Heiden. Der Botanikerarzt liess neu die Blätter der Senecio-Arten als Salat zur Anregung des Appetits von Gelbsuchtkranken und Austreibung von Darmwürmern zubereiten: «Es werden die zarten Blätter der Kreuzwurtzel den ganzen Winter über / deßgleichen auch im Frühling vor sich selbst allein / und bißweilen mit anderen Kräutern zu den Saläten mit Essig / Baumöle [=Olivenöl] und ein wenig Saltz gebrauchet / und ist solche Speiß fast [=sehr] dienlich den geelsüchtigen Menschen / sie erwecket auch den Lust und Appetit zum Essen.» Gemäss der antiken Signaturenlehre verweist die gelbe Farbe der Blüten auf deren Verwendung gegen Gelbsucht.

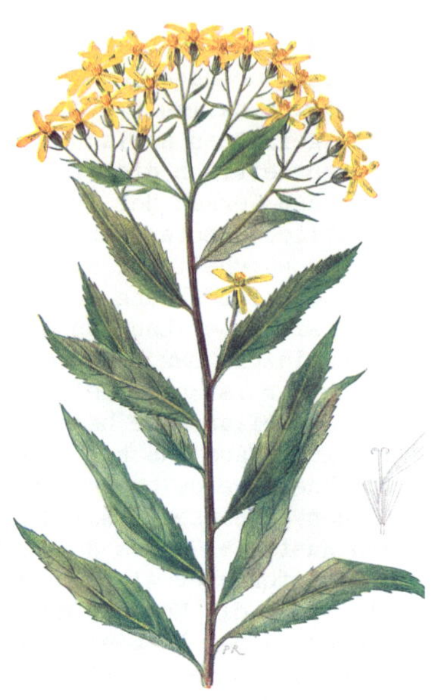

Auf dem Gebiet der Frauenheilkunde setzte Tabernaemontanus die Kreuzkrautwurzeln zusammen mit →Efeu als Pflaster auf Geschwülste der weiblichen Brust und bei schmerzenden Brüsten ein. Der Heiltrank mit dem gepulverten Kraut in Wein sollte starke Blutungen nach der Geburt sowie Lungen- und Darmblutungen stillen. Ausschläge auf der Kopfhaut, den gefürchteten krustenbildenden «Grind» – daher stammt der weitere alte Name «Grindwurtz» –, behandelte der erfahrenc Arzt äusserlich mit dem frisch gepressten Saft.

Künzle verordnete das Heidnisch Wundkraut nur äusserlich; der Saft des zerquetschten Krauts sollte auf Verletzungen der Haut geträufelt werden. Orientierte sich der Kräuterpfarrer in Bezug auf die Anwendungsform am Botanikerarzt Adam Lonitzer, der schon 1564 geschrieben hatte, das Kraut werde «selten in leib genommen»? Die gegenwärtige Nutzung des Krauts in der medizinischen Selbsthilfe in Haus und Stall basiert gänzlich auf Künzle.

Heutige Anwendung

In Haus und Stall
Blasen, nässende Wunden: das Kraut direkt auf die Wunde legen, auch bei Tieren (Prättigau).

Literatur und Abbildung

Lauber/Wagner/Gygax, Flora Helvetica, 1148; Dioskurides/Berendes, 422; Fuchs, Cap. CIX; Odo Magdunensis/Mayer/Goehl, 91, 178; Plinius XXV, 113f.; Circa Instans/Goehl, 382; Mattioli/Handsch, 4. Buch, Cap. XCIIII; Tabernaemontanus/Bauhin, 462ff.; von Muralt, 91; Ludwig, Nr. 318; Künzle, Kräuterheilbuch, 337; Wegmann, Prättigau, 32; Lonitzer, CLXXIIIr; Schilcher, Phytotherapie, 371; Abbildung: Künzle, Kräuterheilbuch, Tf. 84 (Zeichnung Pia Roshardt).

HERBSTZEITLOSE

Colchicum autumnale L.; Herbstzeitlosengewächse, Colchicaceae

Vorkommen
Fettwiesen, Riedwiesen; Blütezeit: August bis Oktober.

Wissensgeschichte:
Schon Dioskurides warnte eindringlich vor dem Genuss der Herbstzeitlose, deren Gift wie jenes von Pilzen durch Ersticken töte. Er lieferte zwar eine botanische Beschreibung der Pflanze, aber nur damit deren Zwiebel «nicht unversehens statt der Küchenzwiebel gegessen werde, denn wunderbar lockt sie die Unerfahrenen durch ihre Süsse an».

Diese Pflanze soll niemand zu sich nehmen, da sie tödlich ist, aber die Wurzel aufgelegt, kann grossen Schmerz wegnehmen. Die Pflanze mit Honig und Gerstenkleie zerstampft und aufgelegt, kann bei einem Menschen Dornen, Kügelchen und Pfeile herausziehen. Die Wurzel mit Bohnen- und Erbsenmehl gemischt und aufgelegt, heilt alle bösen Geschwüre und Geschwülste.

Johann Barandun, Lustgarten da las Ligias (1719)

Einem frühmittelalterlichen Bericht zufolge soll Karl der Grosse durch Auflagen mit dem gepulverten Samen von Hautkrebs geheilt worden sein. Der salernitanische Arzt Matthaeus Platearius setzte die Herbstzeitlose gegen Gicht, Darmkoliken und Fieberepidemien ein. Er verordnete einen Heiltrank mit in Honig gekochtem Fenchelsaft, dem nur eine geringe Menge Herbstzeitlosenknolle beigefügt wurde. Benediktenlatwerge (→Nelkenwurz) mit der Knolle diente als Gichtpflaster, ebenso die mit →Fenchelsamen und Zimt gemischte Knolle. Bei Wunden mit wildem Fleisch und gegen Nasenpolypen empfahl Platearius die äussere Anwendung der gepulverten Pflanze. Dieselbe Heilanzeige erscheint in einer um 1700 in der Surselva niedergeschriebenen Arzneihandschrift, was die lange Wirkungsmacht des «Circa Instans» belegt. Als literarische Brücke diente der 1485 erstmals im Druck erschienene «Gart der Gesundheit» des Frankfurter Stadtarztes Johann Wonnecke von Kaub.

Hildegard von Bingen zufolge durfte die Herbstzeitlose nicht eingenommen werden, da sie ein Nachlassen der gesunden Körperfunktionen bewirke und auch das Vieh davon langsam verkümmere.

Der Botanikerarzt Adam Lonitzer liess aus der Zwiebel der Herbstzeitlose und mit →Gerstenkleie oder →Boh-

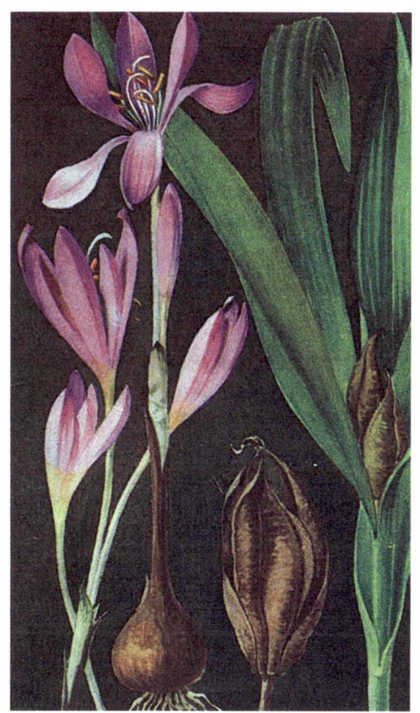

nen- und Erbsenmehl Pflaster herstellen, die bei grossen Schmerzen, Dornen unter der Haut und Eissen aufgelegt werden sollten. Nichtakademische Viehärzte und generell Praktiker auf dem Lande stellten indes laut Theodor Zwinger aus der hoch giftigen Herbstzeitlose Arzneien zur innerlichen Anwendung her: «Doch finden sich leichtsinnige Kälber-ärzte / welche die wurtzel der Wiesen-zeitlosen […] gebrauchen / und purgierende Artzneyen darauß machen […].»

Johann Barandun hielt in seinem «Lustgarten da las Ligias» von 1719 traditionelles Heilwissen über die Herbstzeitlose fest. Die Anwendungsbereiche hatte er Lonitzers Kräuterbuch entnommen und das Rezept leicht abgeändert.

Noch am Ende des 19. Jahrhunderts beobachtete Seminarlehrer August Ulrich bei seinen Recherchen in Graubünden mit Entsetzen, dass bei Gelbsucht die frische Zwiebel der Herbstzeitlose eingenommen wurde. Äusserlich angewandt, diente die Abkochung der Herbstzeitlosenzwiebel auch zum Abtöten von Läusen bei Mensch und Vieh, wie Recherchen für den «Dicziunari Rumantsch Grischun» aus der Surselva belegen. Der angehende Apotheker Kurt Rüegg warnte in seiner 1936 erschienenen Dissertation vor dem in Graubünden von medizinischen Laien hergestellten Zeitlosen-Wein und der Zeitlosen-Tinktur zur Heilung von Asthma, Gicht, Rheumatismus und Wassersucht. Ebenso riet er von der Verwendung einer Salbe ab, bestehend aus Fett, Staubgefässen und Stempel, die gegen aufgesprungene Hände eingesetzt wurde, denn das Gift könne durch die Haut resorbiert werden.

Kräuterpfarrer Johann Künzle empfahl gegen Hühneraugen frische Blätter der Herbstzeitlose in die Schuhe zu legen und brachte darüber hinaus eine Heilanzeige aus der populären Viehmedizin: «Viele Sennen legen mit Erfolg diese Blätter zerquetscht dem Vieh auf Geschwulsten, die nicht eitrig und nicht offen sind (rheumatische Geschwulsten).»

Die Verwendung der Pflanze ist aufgrund ihrer Giftigkeit in der medizinischen Selbsthilfe nicht mehr aktuell. Colchicum autumnale ist ein homöopathisches Mittel.

Kultivierung im Kräuterschaugarten

Medizinalgarten, Chur.

Literatur und Abbildung

Lauber/Wagner/Gygax, Flora Helvetica, 1280; Dioskurides/Berendes, 416f.; Keil, Gundolf, Das Krebs-Pulver-Rezept für Karl den Grossen, in: Würzburger medizinhistorische Mitteilungen 3 (1985), 243–255; Mayer/Uehleke/Saum, Klosterheilkunde, 91f.; Circa Instans/Goehl, 285f.; Decurtins, Alexi (ed.), Cudisch da medischinas, 16; Wonnecke von Kaub, Cap. CCXII; Hildegard von Bingen/Riha, 55f.; Lonitzer, CCLXXVIr; Zwinger, 341; Barandun, Nr. 119; Ulrich, Bündnerische Volksbotanik, 16f.; DRG 12, 198 (Malam I); Rüegg, 220; Künzle, Chrut und Uchrut (1915), 36; Vonarburg, Homöotanik, Bd. 1, 456–461; Schilcher, Phytotherapie, 154f.; Abbildung: Klein, Wiesenpflanzen, Tf. 31.

HERZGESPANN

Flora Helvetica: Löwenschwanz, Leonurus cardiaca L.; Lippenblütler, Lamiaceae

Vorkommen
Wegränder, Schuttplätze, um Häuser; Blütezeit: Juni bis September.

Wissensgeschichte:
Obwohl sich der Arzt Johann Wonnecke von Kaub in seinem «Gart der Gesundheit» von 1485, dem ersten gedruckten Kräuterbuch in deutscher Sprache, auf den antiken Arzt Pedanios Dioskurides berief, um die Wirkung der Pflanze zu beschreiben, bleibt es strittig, ob Dioskurides das Herzgespann tatsächlich kannte. Wonnecke ordnete dem Kraut reinigende und öffnende Wirkung zu. Herzgespann zusammen mit «romschköle» (Mangold), gesotten und gegessen, besänftige den Magen und fördere die Verdauung. Auflagen und Waschungen sollten bei Spasmen und Lähmungen der Gliedmassen Erleichterung bringen.

Laut dem Arzt und Alchemisten Johann Joachim Becher löst das Kraut die verzögerte Menstruation aus und fördert die Geburt sowie die Ausscheidung von Harn und Schleim aus der Lunge. Die hauptsächlichen Anwendungsbereiche betreffen indes seit dem Spätmittelalter Herzprobleme und Schwierigkeiten beim Atmen, wie der alte deutsche Name der Pflanze besagt.

Theodor Zwinger lieferte in seinem «Theatrum Botanicum» (1696) hierzu die Erklärung: «Hertzgespan oder Hertzgesperr wird dieses kraut genennt / dieweil es zu dem Zittern oder klopffen des Hertzens / und dem Bresten / so man Hertzgespan an den Kindern nennet / dienlich gebraucht wird.» Krankheit und Arznei tragen also dieselbe Bezeichnung. Der Arzt Johann Christoph Friedrich Bährens wies in seinem

1786 erschienenen Werk «Der sorgfältige Kinderarzt» alten Frauen und Hebammen die Schuld an der falschen Behandlung von Kindern zu, deren Herzgespann genannte Krankheit durch Blähungen verursacht werde: «Bei den alten Weibern ist diese Krankheit unter dem Nahmen Anwachsen bekannt und daher wissen sie dieselbe auch durch ihr Abstreichen zu kuriren. Oft aber verderben sie die Kinder dadurch und streichen wo nichts zu streichen ist. An einigen Orten haben die Wehmütter die Gewohnheit, wenn nach ihrer Redensart das Kind angewachsen ist, daß sie demselben Hände und Füsse auf dem Rükken kreuzweis zusammenfassen, welches wahrer Unsinn ist.» Es fällt ins Auge, dass sich bei Bährens nur noch der Krankheitsname, jedoch nicht die Anwendung der gleichnamigen Arzneipflanze erhalten hat. Bährens nutzte nämlich statt des traditionellen einheimischen Heilmittels importierte und für das einfache Volk kaum erhältliche, geschweige denn erschwingliche Arzneien wie Manna (eingedickter Saft der Manna-Esche) und Jalapenwurzel. Beide Pflanzen wurden als Abführmittel genutzt.

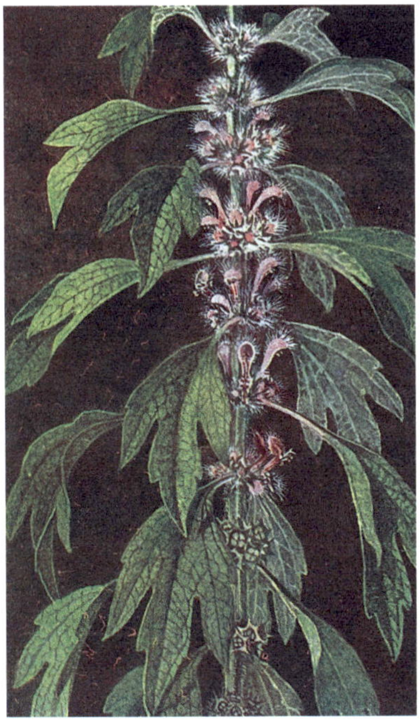

Der anonyme Autor des 1576 erstmals erschienenen, nach astromedizinischen Prinzipien aufgebauten Kräuterbuchs «Horn des Heyls» verordnete die gepulverte Wurzel, die Löwe und Sonne zugewiesen wurde, innerlich nicht nur bei Atemnot und Herzproblemen, sondern auch gegen den Brustkrebs bei Frauen. Den Saft der unter dem Einfluss von Wassermann, Saturn, Mars und Mond stehenden Blüten sollten Frauen einnehmen, um die Totgeburt auszutreiben. Die dem Tierkreis Wassermann und dem Planeten Saturn unterworfenen Samen wurden mit Öl zu einer Salbe verarbeitet, um alten Leuten den Schlaf zu bringen und ihre Gichtschmerzen zu lindern.

Erst Kräuterpfarrer Johann Künzle machte die Pflanze, auf Tabernaemontanus zurückgreifend, unter dem Namen «Löwenschwanz» mit seinem «Grossen Kräuterheilbuch» wiederum bekannt, doch er warb zugleich für seine Herzpillen, die das Kraut enthielten. Obwohl Maria Treben das Herzgespann in ihrem Mischtee bei Kreislaufschwäche, Herzinfarkt und Herzschaden empfahl, ist die Nutzung der Pflanze in der gegenwärtigen medizinischen Selbsthilfe nicht mehr belegt. Leonurus cardiaca ist ein homöopathisches Mittel.

Löwenschwanz

Kultivierung in Kräuterschaugärten

Iert d'ervas medicinalas des Museum Regiunal, Savognin; Kräutergarten Bidem, Vals; Medizinalgarten, Chur; Benediktinerinnenkloster St. Johann, Müstair.

Literatur und Abbildung

Lauber/Wagner/Gygax, Flora Helvetica, 852; Schantz, Peter, Dominik Groß, Weißdorn und Herzgespann, 99–120; Becher, 542; Wonnecke von Kaub, Cap. CVI; Tabernaemontanus/Bauhin, 934ff.; Bährens, Johann Christoph Friedrich, Der sorgfältige Kinderarzt: Ein medizinisches Handbuch für Ärzte und Nichtärzte, Leipzig 1786, 150f.; Philomusus Anonymus, Horn des Heyls, Cap. XIV; Ludwig, Phytologia, Nr. 74; Künzle, Kräuterheilbuch, 357f.; Treben/Storl, 196; Schönfelder/Schönfelder, Heilpflanzenführer, 250; Vonarburg, Homöotanik, Bd. 2, 145; Schilcher, Phytotherapie, 155f.; Thurner-Steier, Savognin, Thema 5; Müller, Klostergarten, 5 (Müstair); Abbildung: Klein, Unkräuter, Tf. 81.

HIRSCHZUNGE

Phyllitis scolopendrium (L.) NEWMAN; Streifenfarngewächse, Aspleniaceae

Vorkommen
Kalkhaltige Felsen, Schluchten, meist in schattig feuchter Lage; Sporenreife: Juni bis August.

Wissensgeschichte:
Die Hirschzunge, eine Streifenfarnart, zählt zu den ältesten Heilpflanzen. Dioskurides nutzte die Weinabkochung aus ihren Blättern als Antidot gegen Bisse giftiger Schlangen.

Hildegard von Bingen zufolge wirkt ein Heiltrank mit der Weinabkochung der Blätter, mit Honig, Langem Pfeffer und Zimt auf Leber, Lunge und schmerzende Eingeweide. Bei Kopf- und Brustschmerzen sollte das gepulverte Kraut nüchtern und bei Neigung zu Ohnmachtsanfällen in Wein eingenommen werden. Die Botanikerärzte der Frühen Neuzeit wandten die Hirschzunge v. a. gegen Milz-, Leber- und Magenbeschwerden an und schrieben dem Kraut die Wirkung zu, diese Organe von «melancholischer Feuchte» – schwarzer Galle – zu reinigen, die «schwäre Träum / Schwärmütigkeit / Unmuth und Traurigkeit» verursache.

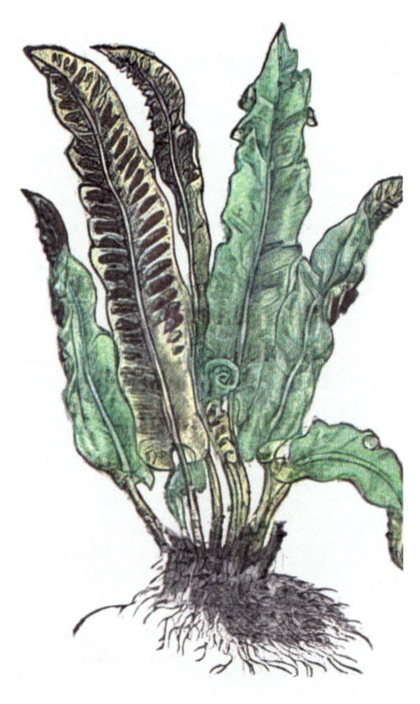

Barandun notierte im «Lustgarten da las Ligias» (1719) traditionelles Heilwissen über die Hirschzunge. Die Anwendungsbereiche – Krankheiten der Leber und der Milz, Blutspeien, Durchfall, Wunden und Eitergeschwüre – hatte er von Muralts Werk entnommen. Die Teilabschrift des «Lustgartens» von 1756 von Valentin Barandun, Johanns Sohn, enthält die in der älteren Fassung verloren gegangene Nr. 137.

Zwei weitere historische Zeugnisse zur Nutzung der Hirschzunge stammen ebenfalls aus der Rätoromania. In einem um 1700 in der Surselva niedergeschriebenen «Cudisch da medischinas» wird angeraten, bei Milzleiden das Destillat einzunehmen. Eine viehmedizinische Handschrift, 1748 in Sursilvan aufgesetzt, enthält ein Rezept, worin die Abkochung aus Hirschzunge und Rotem Mangold als Tränke gegen Husten empfohlen wird.

Der Puschlaver Kräuterpfarrer Tobia Marchioli nannte zudem als Indikation schwierige Harnwegsleiden. Die Hirschzunge ist eine Heilpflanze der neuen Hildegard-Medizin. Bei befragten Personen konnten keine Nachweise für die gegenwärtige Heilnutzung gefunden werden.

Literatur und Abbildung

Lauber/Wagner/Gygax, Flora Helvetica, 84; Dioskurides/Berendes, 335f.; Hildegard von Bingen/Riha, 45f.; Mattioli/Handsch, 350r–350v; Tabernaemontanus/Bauhin, 1193 (Zitat); von Muralt, 358f.; Barandun, Valentin, Nr. 137; Decurtins, Alexi (ed.), Cudisch da medischinas, 15; Ludwig, Phytologia, Nr. 310; Nizeivels miez, Nr. 52; Marchioli, 73; Hertzka/Strehlow, Hildegard-Apotheke, 278, 454; Schönfelder/Schönfelder, Heilpflanzenführer, 352; Abbildung: Mattioli/Camerarius (1590), 290r.

HIRTENTÄSCHCHEN

Flora Helvetica: Gemeines Hirtentäschchen, Capsella bursa-pastoris (L.) MEDIK.; Kreuzblütler, Brassicaceae

Vorkommen
Wegränder, Äcker, Ödland; Blütezeit: März bis November.

Wissensgeschichte:
Das Hirtentäschchen zählt zu den ältesten Heilpflanzen. Dioskurides nutzte den Samen als Klistier zum Abführen überschüssiger Galle bei Ischiasschmerzen und zum Öffnen innerlicher Abszesse. Auf dem Gebiet der Gynäkologie setzte er den Samen zur Abtreibung der Leibesfrucht und Förderung der verzögerten Menstruation ein.

In einer spätmittelalterlichen frauenmedizinischen Handschrift wird dem Kraut indes blutstillende Wirkung zugesprochen. Wenn eine Frau eine zu lange dauernde Menstruation beenden wollte, musste sie die Pflanze in der rechten Hand halten, um die rechte Seite des seit der Antike zweiteilig gedachten Uterus zu stärken: Die rechte Seite der Gebärmutter galt als die mit besserem Blut versorgte Höhlung zum Schutz des darin heranwachsenden männlichen Kindes.

Tabernaemontanus setzte den Saft der Pflanze nicht nur als Trank gegen «unmässigen Weiberfluß», sondern neu auch gegen Blutspeien, die Rote Ruhr und alle Arten von Durchfall (auch beim Vieh), Blut im Urin, alle innerlichen Verletzungen sowie unwillkürliche Pollutionen ein. Eiternde Ohren und triefende Augen wurden äusserlich mit dem Saft behandelt. Der Botanikerarzt empfahl zusätzlich, das Kraut in Suppen und anderen Speisen zu geniessen, um die gewünschte Heilwirkung zu erzielen.

Der Pflanze wurden kontinuierlich magische Qualitäten zugeschrieben. Bei Gelbsucht

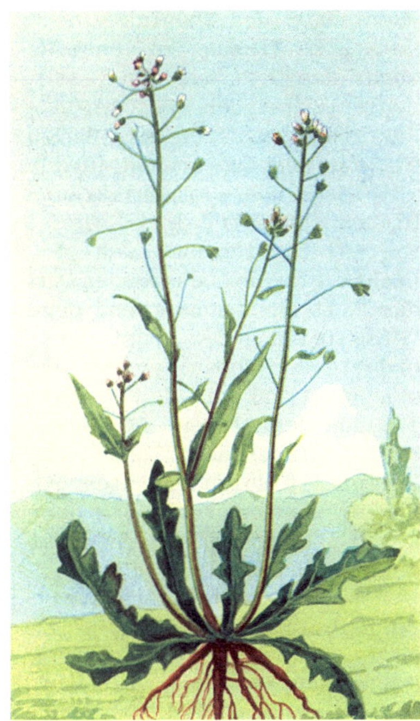

genüge es, sie in die Schuhe zu legen und mit nackten Füssen darauf zu gehen. Zur Stillung von Nasenbluten kamen desgleichen magische Praktiken zur Anwendung: «So einem die Nase blutet und das Blut nicht verstehen will / so gib ihm eine Handvoll Teschelkraut in die Hand / auff welcher Seiten das Blut herauslauffet / sobald das Kraut erwarmt / so gestehet das Blut. […] Etliche halten auch das Kraut dem blutenden vor Augen / daß er es nur anschauet / es hilft. Es werde aber dieses Kraut gebrauchet wie es wolle / so stillet es die Blutflüß gewaltig / vor allen andern Blutkräutern.»

Bei krankhaften «heissen» Phänomenen wie Entzündungen an den männlichen Geschlechtsorganen, Gicht, Geschwülsten und das durch das «Antoniusfeuer» (Mutterkornvergiftung) verursachte Absterben der Extremitäten verordnete Tabernaemontanus Auflagen mit dem zerstossenen frischen Kraut oder Umschläge mit dem Frischpflanzensaft, vermischt mit Weinessig.

Johann Barandun vermittelte 1719 in seinem «Lustgarten da las Ligias» altbekanntes Wissen über die Pflanze. Die Indikationen – Nasenbluten, Blutspeien, Blutharnen, Ruhr, übermässige Menstruation, Wunden – hatte er dem «Eydgnössischen Lust-Garte» Johann von Muralts entnommen.

Im Ersten Weltkrieg gelangte die vergessene Heilpflanze mangels der selten und teuer gewordenen blutstillenden Mittel Secale- und Hydrastisdrogen (Mutterkorn und Kanadische Gelbwurz) zu hohem Ansehen.

Künzle wollte in seinem «Grossen Kräuterheilbuch» die Menschen von der Heilwirkung des allseitig als lästig betrachteten Unkrauts in Kenntnis setzen und zugleich den Namen der Pflanze erklären: «Der liebe Gott hat dieses Kräutlein extra mit vielen kleinen Taschen, ähnlich den Taschen der Schafhirten ausgestattet. Der gütige Schöpfer gibt jedoch keine leeren Taschen, sondern legt immer etwas Gutes hinein. Und in diese Taschen hat er Kraft der Kühlung hineingelegt gegen den inneren und äusseren Brand, besonders in Nieren und Unterleib und dortige Blutungen und Beschwerden.» Die aktuellen Indikationen lassen sich auf Künzle zurückführen, der auf Tabernaemontanus fusst. Nicht nachweisbar ist Künzles Aussage über die Anwendung von Hirtentäschchen zur Dämpfung der weiblichen Libido in mittelalterlichen Texten: «Im Mittelalter gab man heranwachsenden Mädchen täglich eine Tasse mit Honig gesüßtem Hirtentaschentee, um den Geschlechtstrieb zu dämpfen.» Dies entspricht Künzles priesterlichem Wunschdenken, jedoch nicht der historischen Realität.

Die gegenwärtigen Anwendungsbereiche basieren auf Künzles Vorgaben. Capsella bursa-pastoris ist zudem ein homöopathisches Mittel. Das Hirtentäschchen hat aufgrund seiner Wiederentdeckung durch die sogenannte Wildkräuterkulinarik eine symbolische Neuaufwertung erfahren.

Heutige Anwendung

Im Haus

Blutstillung, Herzprobleme, Frauenkrankheiten: Aufguss des Krauts, innerlich (Prättigau).

Allgemeine Stärkung: Wildkräutersalat, Samen als Würzmittel (Prättigau).

Regulierung der Menstruation, auch während der Menopause, gegen Durchfall, Blutdrucksenkung, Desinfektion des Harnapparats: Aufguss des Krauts, Tinktur oder gepulvertes Kraut mit Honig, innerlich (Valposchiavo).

Kultivierung in Kräuterschau- und Klostergärten

Iert d'ervas medicinalas des Museum Regiunal, Savognin; Medizinalgarten, Chur; Benediktinerinnenkloster St. Johann, Müstair; Ausschilderung auf Kräuterlehrpfad: Wildkräuterpfad Oberalppass–Tschamut, Nr. 20.

Literatur und Abbildung

Lauber/Wagner/Gygax, Flora Helvetica, 538; Dioskurides/Berendes, 236f.; Kruse, Mittelalterliche Frauenrezepte, 71, 201; Tabernaemontanus/Bauhin, 512–515; Barandun, Nr. 167; von Muralt, 107f.; Ludwig, Phytologia, Nr. 64; Marchioli, 33f.; Madaus, Biologische Heilmittel, Bd. 1, 748; Künzle, Kräuterheilbuch, 339; Treben/Storl, 64ff.; Vonarburg, Homöotanik, Bd. 1, 333f.; Schilcher, Phytotherapie, 158f.; Wegmann, Prättigau, 33; Ruatti, Valposchiavo, 50f.; Tscharner, Wald, 152; Müller, Klostergarten, 5 (Müstair); Thurner-Steier, Savognin, Thema 6; Meier, Wildkräuter-Fibel, Nr. 20 (Heil- und Nahrungspflanze); Abbildung: Herba, Nr. 105.

HOLUNDER

Flora Helvetica: Schwarzer Holunder, Sambucus nigra L.; Bisamkrautgewächse, Adoxaceae

Vorkommen
Waldschläge, Gebüsche, oft auch angepflanzt; Blütezeit: Mai bis Juni, Fruchtreife: September.

Wissensgeschichte:
Der Schwarze Holunder zählt zu den ältesten Arzneipflanzen. Schon Dioskurides schätzte die Heilkräfte des Schwarzen Holunders. Er nutzte die Blätter und die Schösslinge, wie Gemüse gekocht, um Schleim und Galle abzuführen. Die Wurzel, in Wein gekocht, sollte überschüssiges Wasser und bei Schlangenbissen das Gift aus dem Körper schwemmen. Im Sitzbad öffnet die Abkochung der Wurzel gemäss Dioskurides die Gebärmutter und beseitigt deren Störungen. Dasselbe gilt für den Heiltrank mit Wein, in dem die Beeren gebeizt wurden. Die frischen, zarten Blätter wandte der wirkmächtigste Arzt der Antike als Umschläge bei Entzündungen, Verbrennungen, Hundebissen, Fisteln und Gichtschmerzen an.

Bei verrenkten, geschwollenen Knöcheln riet ein heilkundiger Benediktinermönch, Autor eines um 785 im Kloster Lorsch entstandenen, umfangreichen Arzneibuchs, zu einem Kataplasma mit zerriebenen Holunderblättern und Schweineschmalz.

Wer an Gelbsucht erkrankt war, dem empfahl Hildegard von Bingen folgende Schwitzkur, um die überschüssige Galle auszuleiten: «Wer also Gelbsucht hat, soll in ein Dampfbad gehen und die Blätter dieses Baumes über feuerheisse Steine legen und darüber Wasser giessen. Dann lege er auch seine Kügelchen [= Beeren] in reinen Wein, damit er davon den Geschmack annimmt, und trinke davon in Massen in dem gleichen Bad. Und nachdem er das Bad verlassen hat, soll er sich ins Bett legen, um zu schwitzen, und soll das oft tun, und er wird geheilt werden.»

Holunderblüten-Zucker für die Leber

Nimb Holderblüht wann sie wol zeitig sind / schütle die Blumen von den Dolden / und laß zwischen zweyen sauberen Tüchern verwelcken / hacks oder zerstoß klein / auff ein Pfund Blumen / nimb dritthalb Pfund Zucker / stelss an die Sonn / und rührs offt umb. Dieser öffnet die Leber / vertreibt Auffblähen des Bauchs / und wehret anfahender Wassersucht.

Jacob Theodor Tabernaemontanus, Caspar Bauhin, Neu vollkommen Kräuter-Buch (1687)

Der mittelalterliche Naturforscher Albertus Magnus (1193–1280) meinte, dass man ein Brechmittel erhalte, wenn man die innere Rinde des Holunders von unten nach oben abschabe; von oben nach unten entfernt, ergebe die Rinde hingegen ein Abführmittel. Der antike medizinische Grundgedanke, dass Gleiches mit Gleichem geheilt werde, kam auch hier zum Tragen.

Laut einem mittelalterlichen gynäkologischen Rezept löst ein Bad mit einem Zusatz von Holunderblüten die verzögerte Menstruation aus. Dieselbe Anwendungsform diente dazu, die weibliche Unfruchtbarkeit zu beheben.

Tabernaemontanus schrieb dem Kataplasma mit zerstossenen Blättern des Strauchs, →Senfsamen und Theriak eine so starke Wirkung zu, dass es sogar das Gift aus den Pestbeulen zu ziehen vermöge. Pestkranke mussten mit Olivenöl, das Auszüge aus →Holunder, →Eibisch- und →Johanniskrautblüten enthielt, drei- bis viermal täglich und auch nachts eingerieben werden, um das Gift auszuschwitzen. Gegen Verschleimung der Brust verordnete der Botanikerarzt einen Heiltrank mit dem Destillat aus den Blüten. An Neuem brachte Tabernaemontanus ein Rezept mit Holunderblüten und Zucker zur Unterstützung der Leber und gegen Wasserstauungen im Körper.

Johann Barandun vermittelte 1719 in seinem «Lustgarten da las Ligias» traditionelles Heilwissen über den Holunder. Die Anwendungsbereiche – Atemnot, Durchfall, Wundrosen, Viertagefieber (eine Form der Malaria), Bauchgrimmen, Wassersucht und Zahnschmerzen – hatte Barandun der 1715 erschienenen Schrift «Eydgnössischer Lust-Garte» des Zürcher Stadtarztes Johann von Muralt entnommen.

Holunderrinde befand sich in der Apotheke des am Heinzenberg und im Domleschg wirkenden Arztes Johann Anton Grass, der bei Theodor Zwinger, dem Autor des «Theatrum Botanicum» (1696), an der Universität Basel Medizin studiert hatte. Zwinger empfahl stillenden Müttern, deren Milch zu versiegen drohte, die gedörrten Blüten in Molke zu sieden, Tücher darin zu tränken und auf die Brüste zu legen. In seinem Kräuterbuch beschrieb Zwinger auch eines der wenigen magischen Rezepte, das er der «Praxis chymiatrica» (erstmals 1633) des Arztes und Astrochemikers Johannes Hartmann (1568–1631) entnommen hatte. Es handelt sich um ein Amulett, das die damals schwer zu behandelnde «fallende Sucht» (Epilepsie) durch Übertragung der Krankheit auf das Holunderholz heilen sollte: «Man nimmet ein Holderschoß / wel-

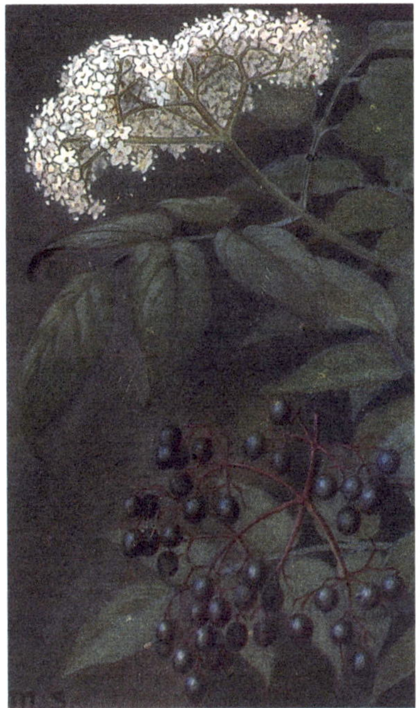

ches auff einem alten Weidenbaum gewachsen ist / schneidet solches in kleine scheiblein / deren neune man in ein leinen oder seiden säcklein bindet / hencket es an den hals / so weit hinunder / daß es des Krancken Magen berühre / und laßt es so lang hangen / biß es von sich selber bricht / oder hinunter fallet: denn alßdennn solle man das abgefallene Säcklein mit der Hand nicht anrühren / sondern mit einer Zangen fassen / und in ein abgelegen ort verscharren / damit nicht andere davon angesteckt werden. Vorgemeldter Herr befihlet auch, / so lang die Krancken dieses säcklein an dem hals tragen / daß sie durch die außgehölten rohr dieser Holderschossen ihr Tranck zu sich nehmen / und sich vor allen starcken Gemüths-bewegungen hüten sollen.»

Pfarrer Andreas Michael Gujan befasste sich vornehmlich mit dem Holunder zwecks Herstellung von Farbstoff, Latwergen und Branntwein, um die wirtschaftliche Lage der Bevölkerung zu verbessern. In Bezug auf die Gesundheit des Landvolks meinte er, aus seiner Erfahrung berichtend, die Kraft des Strauchs liege vornehmlich in der Blüte, «von der ich, als einen ganz einfachen und unvermischten Thee, oft recht gesegnete und wunderbare, gute und schnelle Wirkung gesehen». Leider verschwieg er, bei welchen Problemen er den Menschen mit Holunderblüten helfen konnte.

Der Holunder – vielseitig einsetzbar

Gegen leichte Verbrennungen, bei denen die Haut noch nicht weg ist, lege man die grüne Hollunderrinde darauf, dann werden rasch alle übeln Folgen verschwinden.

Der Schweizer Kräutersammler (1879)

Im Schanfigg wurde noch in den 1930er-Jahren die «Schwini» (fortschreitender Gewebszerfall) bei Schweinen und Menschen, aber auch Zahnschmerzen in einen Holunderstrauch verpflockt oder vernagelt. Anna Bühler-Calörtscher erzählte 1943 dem Sagensammler Arnold Büchli, was sie in Valendas, ihrem Dorf, über diese magische Praktik gehört hatte: «Ein Schlosser, ein grober Mann, von hier, sagte, man müsse einen Nagel nehmen. Und er habe damit im kranken Zahn das Blut kommen lassen und den Nagel in einen Holunderbaum geschlagen, das Zahnweh vernagelt.» Dahinter steckt die Absicht, den Krankheitsdämon aus dem Körper wegzuziehen und an einen anderen Ort zu verbannen.

Im Falle des Holunderstrauchs war es für Künzle ein Leichtes, das Wissen der alten Botanikerärzte mit Erfolg wiederzubeleben und bereits im Volk vorhandenes Wissen zu bestätigen, stand doch der Strauch traditionsbedingt in hohem Ansehen. «In suitg duess ins plantar sper mintga casa» (Einen Holunderstrauch sollte man neben jedes Haus pflanzen), hiess es in der Surselva, denn jedem Tee sollten zur Verstärkung der Wirkung Holunderblüten beigemischt werden. In derselben Region verband sich die Wertschätzung des Strauchs mit der Legende der hl. Emerita: Weil die Heilige auf einem Scheiterhaufen aus Holunderholz verbrannt worden sei, dürfe man nie Holunderholz verbrennen. Im Prättigau wurde noch vor siebzig Jahren Holunder für eine Holzart gehalten, aus der das Kreuz des Heilands angefertigt worden sei: «Wenn man durch ein frisches Schoss einen Querschnitt macht, kommt das Kreuz zum Vorschein» oder die Buchstaben J(esus) C(hristus). Auch im Prättigau durfte Holunderholz nicht verbrannt werden, weil Jesus, in der Nacht, als er verraten wurde, unter einem Holunderbaum gestanden sei. In Trimmis wurde Arnold Büchli 1938 erzählt, wie eine durch einen Nachtdämon verursachte Verletzung geheilt werden könne: von einem Holunderzweig die mittlere Rinde abschälen, diese mit Schmalz verbrennen und auf den Schaden auftragen. Die Kräuterfrau Ursula Favre-Tobler (*1942, ehemals Kräuterhaus Tobler, Praden) stellt eine Salbe aus dem grünen Kambium, Tannenharz, Bienenwachs und Olivenöl her, die gegen rheumatische Erkrankungen eingesetzt wird.

In der medizinischen Selbsthilfe spielt der Holunder weiterhin eine zentrale Rolle. Der Strauch ist eine Heilpflanze der neuen Hildegard-Medizin. Darüber hinaus sind seine Blüten und Früchte traditionsbedingt in der Küche äusserst beliebt.

Da im Val Calanca der Schwarze Holunder selten vorkommt, wurde der Rote Holunder genutzt. Gegen Zahnschmerzen kochte man das Kambium in wenig Wasser und legte mit dem Brei Umschläge auf.

Heutige Anwendung

Im Haus
Fieber, schweisstreibend: Aufguss der Blüten oder Sirup (Prättigau).

Krampflösend, gegen Husten und Erkältung, das Immunsystem stärkend, entgiftend: Latwerge, Sirup, Mus aus den Früchten (Prättigau).

Brandwunden, Hämorrhoiden, Abszesse, Furunkel: zerstossene frische Blätter und Blüten in Gaze wickeln und auflegen (Valposchiavo).

Arthritis, Rheuma: Aufguss der Blüten, innerlich (Valposchiavo).

Im Stall
Erkältungen: Aufguss der Blüten oder Saft eingeben (Safiental).

Blähungen: Ast ins Maul binden (Safiental, Surselva).

Kommerzieller Anbau, Kultivierung in Kräuterschau- und Klostergärten

Schwarzer Holunder wird von der Erboristeria Biologica Raselli, Le Prese (Valposchiavo), angebaut.
Der Strauch wird zusammen mit zwölf anderen traditionellen Hustenmitteln, nämlich →Andorn, →Ehrenpreis, →Eibisch, →Frauenmantel, →Bibernelle, →Malve, →Pfefferminze, →Salbei, →Schafgarbe, →Schlüsselblume, →Spitzwegerich und →Thymian, im von der Firma Richterich/Laufen angelegten Kräuterschaugarten in Pontresina (Oberengadin) und entlang des Ricola Erlebniswegs in Arosa kultiviert.
Sein Wissen über die schleimlösende Wirkung des Holunders bezog der Bäcker- und Konditormeister Emil Richterich in Laufen, der 1940 das Ricola-Bonbon erfand, aus Pfarrer Künzles Schriften und dem Kräuterbuch von Schönenberger-Steiger.
Kultivierung in weiteren Kräuterschaugärten: Kräutergarten Bidem, Vals; Medizinalgarten, Chur; Pfarrer Künzle's Chrüterparadies, Zizers; Benediktinerinnenkloster St. Johann, Müstair; Benediktinerkloster St. Martin, Disentis. Ausschilderung auf Kräuterlehrpfad: Bachblüten-Heilkräuterweg Maladers.

Literatur und Abbildung

Lauber/Wagner/Gygax, Flora Helvetica, 1028; Dioskurides/Berendes, 465f.; Lorscher Arzneibuch/Stoll, 279; Hildegard von Bingen/Riha, 234; Mayer/Uehleke/Saum, Klosterheilkunde, 93; Leidig, Frauenheilkunde, 190; Kruse, Mittelalterliche Frauenrezepte, 140; Tabernaemontanus/Bauhin, 1439–1442; Barandun, Nr. 80; von Muralt, 291f.; Ludwig, Phytologia, Nr. 296; Daems, Johann Anton Grass, 19, 207; Zwinger, 113; Der Sammler 1 (1779), 129–134; Der Schweizer Kräutersammler, 117; Büchli, Mythologische Landeskunde, Bd. 1, 528, 620, 813; Büchli, Bd. 2, 672 (Übertragung aus der Mundart U.B.-B.); Ruff, Margarethe, Zauberpraktiken, 144–149; Marchioli, 62f.; Künzle, Kräuterheilbuch, 340f.; Vogel, Der kleine Doktor, 84; Treben/Storl, 197f.; Hertzka/Strehlow, Hildegard-Apotheke, 121; Vonarburg, Homöotanik, Bd. 2, 522f.; Schilcher, Phytotherapie, 159f.; NC – Notizie della Calanca 9 (1988), 6; Wegmann, Prättigau, 30; Ruatti, Valposchiavo, 52f.; Dec. 4, 981; 2, 634; Büchli, Bd. 1, 202f., 215, 715; Joos, 96 (Safiental); Klarer/Stöger/Meier, Jenzerwurz, 73; Tscharner, Wald, 11, 26, 72f., 78, 84, 106, 114; www.ricola.com/de/uber-ricola/unternehmen/geschichte (Zugriff 19.10.2022); Müller, Klostergarten, 5 (Müstair); Steigner, Klostergarten, 29 (Disentis); Künzle, Kräuteratlas (2017), Nr. 81, 85; Abbildung: Klein, Waldbäume und Sträucher, Tf. 95.

HONIGKLEE

Flora Helvetica: Echter Honigklee, Steinklee, Melilotus officinalis LAM.; Schmetterlingsblütler, Fabaceae

Vorkommen
Wegränder, Kiesgruben, Schuttplätze, Schwemmböden; Blütezeit: Juni bis Oktober.

Wissensgeschichte:
Der Honigklee zählt zu den ältesten Heilpflanzen. Dioskurides kannte zwei mediterrane Arten des Honigklees, nämlich Melilotus creticus L. und Melilotus neapolitanus L., die nördlich der Alpen durch den Echten Honigklee ersetzt wurden. Dioskurides empfahl eine mediterrane Honigklee-Art in Form von Pflastern zum Aufweichen von Geschwüren an den Augen, der Gebärmutter, am After und an den Hoden sowie gegen Hautleiden. Ferner sollte der Saft, in das kranke Ohr geträufelt, Ohrenschmerzen lindern und, auf die Stirn gestrichen, Kopfschmerzen vertreiben. Im Heiltrank galt der Honigklee als erprobt bei Magenleiden.

In der Arzneikunde «Circa Instans» (um 1150) von Platearius finden sich nur wenige Angaben zum Honigklee. Seine Samen sollten Suppen und Speisen einen guten Geschmack verleihen. Ein Heiltrank mit der Weinabkochung wirkt stärkend, vertreibt Blähungen und öffnet durch Steine verstopfte Nieren und Blase, so Platearius. Diese Heilanzeige erklärt die ältere, noch gebräuchliche Bezeichnung «Steinklee».

Der Botanikerarzt Leonhart Fuchs rühmte in seinem Kräuterbuch (1543) zudem die schleimlösende Wirkung des erwähnten Heiltranks auf die Lunge; Auflagen mit dem Kraut sollten Flügelfelle (Wucherung auf der Bindehaut) heilen. Tabernaemontanus setzte das Destillat als Heiltrank zur Stärkung des Gehirns und Ge-

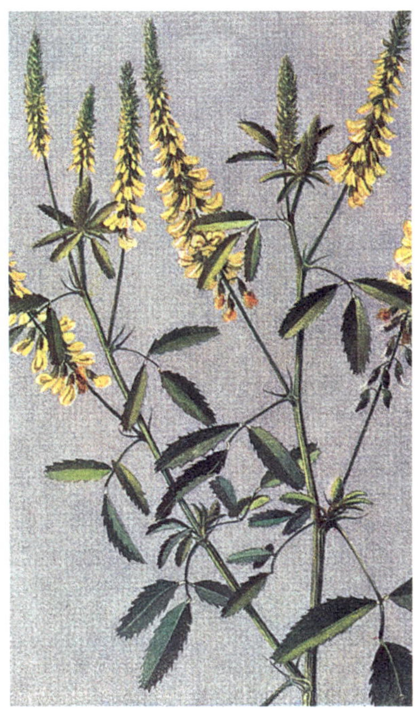

dächtnisses ein; äusserlich wandte er es als Umschlag an, und zwar bei allen Arten von Schmerzen, verursacht durch Geschwülste und Entzündungen.

Johann Barandun brachte traditionelles Heilwissen über den Honigklee. Die Indikationen – Eitergeschwüre, Augenentzündungen – hatte er dem «Lust-Garte» Johann von Muralts entnommen.

Es sind keine Belege zur gegenwärtigen Nutzung des Honigklees in der medizinischen Selbsthilfe bekannt. Melilotus officinalis ist ein homöopathisches Mittel.

Kultivierung in Kräuterschaugärten

Iert d'ervas medicinalas des Museum Regiunal, Savognin; Medizinalgarten, Chur.

Literatur und Abbildung

Lauber/Wagner/Gygax, Flora Helvetica, 368; Dioskurides/Berendes, 291; Circa Instans/Goehl, 305f.; Fuchs, Cap. CCLXXXVIIII; Tabernaemontanus/Bauhin, 896; Barandun, Nr. 230; von Muralt, 259f.; Ludwig, Phytologia, Nr. 206; Schilcher, Phytotherapie, 301ff.; Vonarburg, Homöotanik, Bd. 2, 224f.; Thurner-Steier, Savognin, Thema 5; Abbildung: Klein, Unkräuter, Tf. 48.

HOPFEN

Humulus lupulus L.; Hanfgewächse, Cannabaceae

Vorkommen
Heckcn, Waldränder; Blütezeit: Juli bis August.

Wissensgeschichte:
In der Antike scheint der Hopfen weder als Heilpflanze noch als Bitterstoff für die Bierherstellung genutzt worden zu sein. Erst der arabische Arzt Mesuë setzte im 8. Jahrhundert aus Hopfen hergestellten Sirup gegen Gallenfieber und zur Blutreinigung ein.

Der Hopfen – nicht nur als Heilpflanze einsetzbar

Die Hopffenblumen seindt der Bierbrewer würtz. Ettliche Becker können auch dieser frucht nit entraten / die heffen darmit zu setzen / dann der Hopffen treibt gewaltiglich auff / und macht den teyg luck. Im Früeling lassen die Leckmeuler die jungen Hopffenspargen zum Salat bereyten / unnd halten das für ein gutte speiß der verstopfften lebern.

Pietro Andrea Mattioli, New Kreüterbuch (1563)

Hildegard von Bingen betrachtete den Gebrauch des Hopfens für die Menschen als nicht sehr nützlich, da er deren Säfte austrockne, was Traurigkeit und Bedrücktsein bewirke.

Der Frankfurter Stadtarzt Johann Wonnecke von Kaub rühmte den Hopfen in seinem «Gart der Gesundheit» (Erstdruck 1485) als nützlich gegen dic Melancholie und Geschwüre am ganzen Körper. Warmer Saft, in die Ohren geträufelt, befreie diese von Eiter. Ein Heiltrank mit Hopfen, →Hirschzunge und Sennesblättern in Wein vertreibe das Viertagefieber (eine Form der Malaria) sowie die Gelb- und Wassersucht. Zudem reinige der Trank die Brust, sodass das Keuchen, das Asthma, verschwinde. Auflagen mit dem in Wein gesottenen Kraut auf die Milz sollten gemäss Wonnecke deren Schmerzen lindern.

Arzneihandschriften um 1400 erwähnen den Hopfen als Bestandteil eines abortiven oder die verzögerte Menstruation auslösenden Tranks. Einem Manuskript aus dem 15. Jahrhundert zufolge stillt ein Kataplasma mit Hopfen, Wein und Essig, auf den Magen gelegt, die übermässige Monatsblutung. Der Apotheker Walther Hermann Ryff (1500–1548) empfahl in seinem 1545 erschienenen «Frawen Rosengarten», einem Lehrbuch für Hebammen, Hopfen mit Ziegenmilch einzunehmen, um den toten Fötus auszutreiben. Mattioli verordnete ein Dampfsitzbad mit den Hopfenzapfen

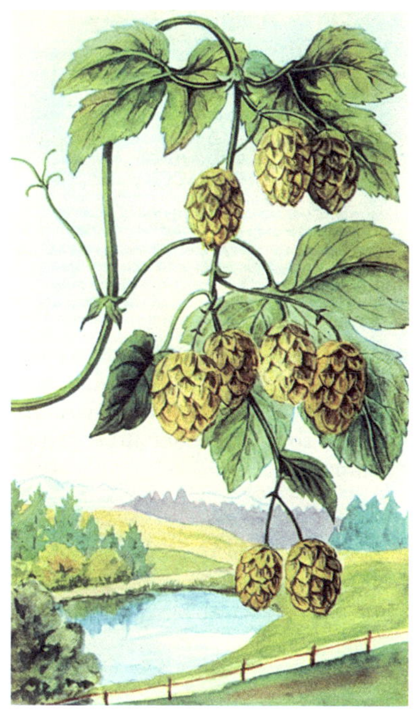

zur Förderung der verzögerten Menstruation oder um einen Blasenstein zu entfernen.

Die Botanikerärzte der Frühen Neuzeit fügten den spätmittelalterlichen Heilanzeigen kaum neue hinzu. Tabernaemontanus rühmte die reinigende Kraft der Pflanze, die er innerlich und äusserlich einsetzte, auf die inneren Organe und die Haut. Erst zu Beginn des 19. Jahrhunderts sollte der deutsche Arzt August Friedrich Hecker (1763–1811) die beruhigende Wirkung der Hopfenzapfen auf das Nervensystem entdecken.

Künzle griff auf das Heilwissen von Tabernaemontanus und Hecker zurück. In der gegenwärtigen medizinischen Selbsthilfe wird Hopfen weiterhin zur Beruhigung genutzt. Gänzlich in Vergessenheit geraten ist die Verwendung des Hopfens als Frauenmittel, obwohl das 1952 erschienene Sammelbildchenalbum «Herba», eines der letzten schweizweit verbreiteten Kräuterbücher, Hopfenblüten gegen Menstruationsbeschwerden und Weissfluss empfahl.

Heutige Anwendung

Im Haus
Beruhigung, Schlaflosigkeit: Aufguss der Blüten oder Tinktur aus den Blüten, innerlich (Prättigau).

Der Hopfen hat aufgrund seiner Wiederentdeckung durch die sogenannte Wildkräuterkulinarik eine symbolische Neuaufwertung erfahren.

Kultivierung in Kräuterschau- und Klostergärten

Iert d'ervas medicinalas des Museum Regiunal, Savognin; Medizinalgarten, Chur; Benediktinerinnenkloster St. Johann, Müstair; Benediktinerkloster St. Martin. Disentis.

Literatur und Abbildung

Lauber/Wagner/Gygax, Flora Helvetica, 230; Madaus, Biologische Heilmittel, Bd. 2, 1796f.; Hildegard von Bingen/Riha, 67; Leidig, Frauenheilkunde, 176, 219, 259; Kruse, Mittelalterliche Frauenrezepte, 249; Leibrock-Plehn, Hexenkräuter, 143; Wonnecke von Kaub, Cap. CCXV; Mattioli/Handsch, 557r; Tabernaemontanus/Bauhin, 1293f.; Ludwig, Phytologia, Nr. 196; Hecker, August Friedrich, Practische Arzneimittellehre, Wien 1814, 256; Künzle, Kräuterheilbuch, 342; Vogel, Der kleine Doktor, 261; Treben/Storl, 199; Schilcher, Phytotherapie, 160ff.; Vonarburg, Homöotanik, Bd. 2, 42ff.; Wegmann, Prättigau, 34; Tscharner, Wald, 20, 39f.; Thurner-Steier, Savognin, Thema 7; Müller, Klostergarten, 5 (Müstair); Steigner, Klostergarten, 16 (Disentis); Abbildung: Herba, Nr. 189.

HUFLATTICH

Tussilago farfara L.; Korbblütler, Asteraceae

Vorkommen
Wegränder, Rutschhänge, Schuttplätze; Blütezeit: Februar bis Mai.

Wissensgeschichte:
Der Huflattich zählt zu den ältesten Heilpflanzen. Dioskurides nutzte frische, mit Honig zerriebene Blätter als Kataplasma gegen Hautentzündungen. Die getrockneten Blätter und die gedörrte Wurzel verwendete er als Räucherung, um Husten, Abszesse in der Lunge und Atemnot zu beseitigen. Um einen toten Fötus auszutreiben, verabreichte er einen Trank mit der in Honigwasser gekochten Wurzel.

Hildegard von Bingen scheint mit der Pflanze «minor huflaticha», die sie als Leberarznei einsetzte, nicht den Huflattich gemeint zu haben.

In um 1400 abgefassten, frauenmedizinischen Handschriften erscheint der Huflattich als entzündungswidriges, menstruationsförderndes und abortives Kraut; eine toxische Wirkung auf den Embryo lässt sich heute nachweisen. Eine Mischung mit Huflattich, →Tannenharz sowie Eingeweidefett von Stier und Hirsch ergab eine Zugsalbe, die auf entzündete und «geschwürige» Brüste gestrichen wurde.

Der Frankfurter Stadtarzt Wonnecke von Kaub empfahl in seinem «Gart der Gesundheit» (Erstdruck 1485), den Saft des Huflattichs äusserlich gegen Ausschläge anzuwenden. Pestkranke erhielten einen schweisstreibenden Heiltrank mit Huflattich-, →Weinrautensaft und Essig.

Im Kräuterbuch des Botanikerarztes Adam Lonitzer trägt die Pflanze den Namen «Brandtlattich», was auf ihre Verwendung bei allen äusseren und inneren «brennenden» Leiden

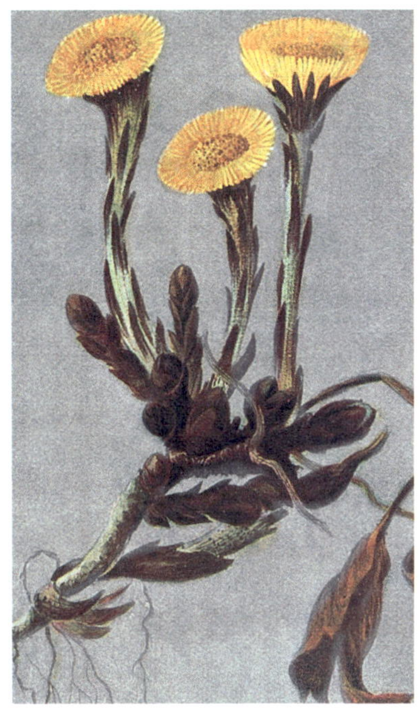

verweist. So wurden die Blätter beispielsweise auf Pestbeulen, Krebsgeschwüre, von der Sonne verursachte Hautflecken sowie auf Ausschläge und Wunden im weiblichen Intimbereich gelegt. Gegen das Fieber riet Lonitzer, die Kranken mit den Blättern zu umgürten. Einen Heiltrank mit Huflattichsaft und Wein erhielten jene, die von einem Tier gebissen worden waren oder an einem trockenen Husten litten.

Mattioli schrieb einem Kataplasma mit den frischen Blättern die Wirkung zu, «das rotlauff oder fliegende fewer» (Wundrose) zu heilen. Der Huflattich erscheint erst in der Tabernaemontanus-Ausgabe von 1687 mit den bereits erwähnten Indikationen.

Johann Barandun vermittelte in seinem «Lustgarten da las Ligias» von 1719 altbekanntes Heilwissen über den Huflattich. Die Anwendungsbereiche – Husten, «Etig» (= fortschreitende Abmagerung bei Säuglingen und Kleinkindern, verursacht durch eine Ernährungsstörung), äussere und innere Entzündungen, Wundrose, Geschwüre und Verbrennungen – hatte Barandun dem 1715 erschienenen Werk «Eydgnössischer Lust-Garte» des Zürcher Stadtarztes Johann von Muralt entnommen.

Andreas Michael Gujan, Pfarrer in Saas (Prättigau), riet, Blätter und Blüten als Tee bei Husten, Seitenstich (Brustfell- oder Lungenentzündung), Engbrüstigkeit (Asthma) und Schwindsucht zu verabreichen. Er erwähnte nicht nur, dass die Landbevölkerung die getrockneten Blätter bei den erwähnten Krankheiten als Tabak rauchte, sondern beschrieb eine weitere populäre Anwendungsform der Blätter, die schon bei Lonitzer zu finden war: «Die Blätter mit der wollichten Seite auf alte brennende, um sich fressende von scharfen Flüßen herkommende Schäden gelegt, wie unsere Landleute öfters pflegen, kühlet wohl und lindert die Schmerzen […].»

Kräuterpfarrer Johann Künzle bezeichnete den manchenorts bereits im Februar blühenden Huflattich als «die erste Frühlingsmedizin in des Herrgotts Hausapotheke». Er nutzte die Pflanze innerlich und äusserlich mehrheitlich gemäss den Heilanzeigen Lonitzers, wobei er neu Huflattich-Auflagen bei Hitze auf der Brust und in der Nierengegend, Krampfadern, Quetschungen, Verrenkungen und Hühneraugen einsetzte. Künzle unterliess es jedoch nicht, im «Grossen Kräuterheilbuch» für eigene Produkte zu werben: «Gedörrte Huflattichblätter geben in der Mischung mit Minzen (→Pfefferminze) und →Waldmeister einen wohlriechenden und unschädlichen Rauchtabak. Diese Pflanzen sind auch Bestandteile unseres Asthma-Tabaks […]. Stärker und wirksamer als der Huflattich der Ebene ist die Bergsorte Silberhuflattich [= Grüner Alpenlattich], der ein Bestandteil unseres Hustentees ist.» Ob den Alpenpflanzen tatsächlich eine stärkere Wirksamkeit zukommt als den im Flachland wachsenden Kräutern, ist wissenschaftlich allerdings nicht bewiesen.

Die Kräuterfrau Gudrun Turner in Saas (Prättigau) empfiehlt in ihrer «Wildkräuter-Notfallapotheke für unterwegs» eine Auflage mit den zerquetschten Blättern oder mit der Unterseite des Blatts auf Blasen an Händen und Füssen, Wunden und Hühneraugen. Die kühlende Blattoberseite soll bei Gelenkschmerzen, Quetschungen, Verstauchungen, Blutergüssen, Sonnenbrand und Kopfschmerzen aufgelegt werden. Darüber hinaus zeigt die Autorin, wie ein verletzter Finger mit einem Huflattichblatt verbunden werden kann.

Die traditionellen Heilanzeigen für die Pflanze sind in der medizinischen Selbsthilfe, die auf den Schriften Künzles und Trebens basiert, weiterhin aktuell. Es fehlen indes die gynäkologischen Probleme, ein Anwendungsbereich, der bereits von Gujan am Ende des 18. Jahrhunderts nicht mehr aufgeführt wurde.

Der Huflattich hat dank Wiederentdeckung durch die sogenannte Wildkräuterkulinarik eine symbolische Neuaufwertung erfahren.

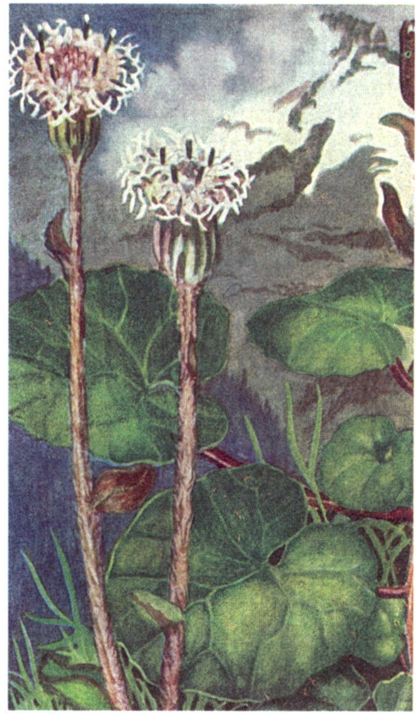

Grüner Alpenlattich

HUNDSZUNGE

Flora Helvetica: Echte Hundszunge, Cynoglossum officinale L.; Borretschgewächse, Boraginaceae

Vorkommen
Waldschläge, Dämme, Schuttplätze; Blütezeit: Mai bis Juli.

Wissensgeschichte:
Die Hundszunge zählt zu den ältesten Heilpflanzen. Gemäss Pedanios Dioskurides heilt ein Kataplasma mit den fein zerstossenen Blättern und altem Schweinefett Hundebisse, die «Fuchskrankheit» (durch die Krätzmilbe verursachter Haarausfall) und Verbrennungen; einen Heiltrank mit der Weinabkochung des Krauts verordnete Dioskurides gegen Verstopfung.

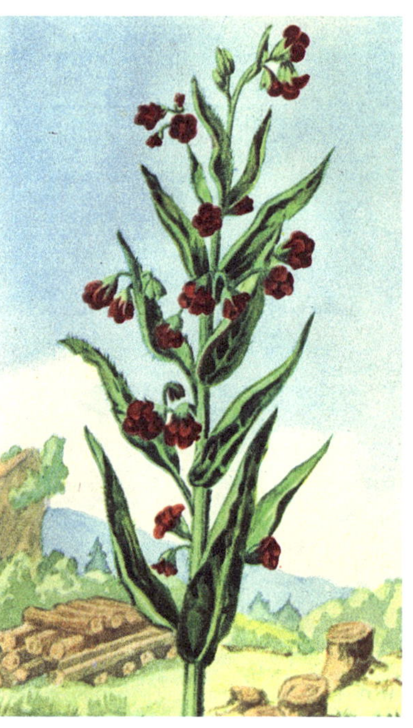

Hieronymus Bock, renommierter Botanikerarzt der Frühen Neuzeit, betrachtete die Wurzel der Hundszunge als besonders wirksam gegen innere Feigwarzen. Der Pflanzenteil sollte mit Teig überzogen, in heisser Asche gebacken und in den After gestossen werden.

Tabernaemontanus schrieb der Hundszunge fast dieselbe Wirkung wie dem Wegerich (→Spitzwegerich) zu und rühmte ihre heilende Kraft gegen die Ruhr und andere heftige Durchfallerkrankungen, Blutspeien und unwillkürliche Pollutionen. Gegen die von der «Franzosenkrankheit» (der Syphilis oder anderen sexuell übertragbaren Krankheiten) verursachten Geschwüre sollte die gesottene Wurzel im Mund gehalten werden.

Theodor Zwinger erwähnte in seinem «Theatrum Botanicum» (1696) in Apotheken erhältliche, aus der Wurzel zubereitete Pillen, die als Schlaf-, Schmerz-, Husten-, Schnupfen- und Durchfallmittel dienten.

Johann Barandun notierte 1719 in seinem «Lustgarten da las Ligias» traditionsgebundenes Heilwissen über die Hundszunge. Die aufgeführten

Traditionelle Heilanzeigen

Tee (schmeckt nicht gut!) bei Husten, Heiserkeit, Durchfall, Blutflüssen, Hämorrhoiden.

Umschläge der frischen, zerquetschten Blätter bei Wunden, Wundentzündungen, Geschwüren.

Abkochung und davon Umschläge bei Brandwunden, Kropf, Geschwülsten, Drüsengeschwülsten, Ausschlägen, Krätze.

Der frisch gepresste Saft gilt als wirksames Läusemittel.

Herba (1952)

Heutige Anwendung

Im Haus
Husten, Erkältung: Aufguss der Blüten oder Blätter, seltener die Tinktur, Sirup oder Konfitüre aus Blüten, innerlich (Prättigau).

Kühlen von Wunden: Blätter aufbinden (Valposchiavo).

Im Stall
Erkältungskrankheiten: Aufguss der Blüten eingeben (Safiental).

Kultivierung in Kräuterschaugärten

Medizinalgarten, Chur; Iert d'ervas medicinalas des Museum Regiunal, Savognin; Pfarrer Künzle-Kräutergarten, Zizers; Heididorf, Maienfeld; Ausschilderung auf Kräuterlehrpfad: Wildkräuterpfad Oberalppass-Tschamut, 22.

Literatur und Abbildungen

Lauber/Wagner/Gygax, Flora Helvetica, 1140; Dioskurides/Berendes, 338f.; Hildegard von Bingen/Riha, 166; Leidig, 259, 330, 413; Wonnecke von Kaub, Cap. 245; Lonitzer, CCCr–CCCv; Mattioli/Handsch, 356v; Tabernaemontanus/Bauhin, 1316; Barandun, Nr. 126; von Muralt, 95f.; Ludwig, Phytologia, Nr. 350; Metzke, Historische Krankheitsbezeichnungen, 32f.; Der Sammler 4 (1782), 287f.; Marchioli, 62; Künzle, Kräuterheilbuch, 342f.; Treben/Storl, 67ff.; Schilcher, Phytotherapie, 162f., 373; Turner, 16, 42f.; Wegmann, Prättigau, 33; Ruatti, Valposchiavo, 102; Joos, 96 (Safiental); Thurner-Steier, Savognin, Thema 2; Condrau, Speisen, 6; Tscharner, Wald, 147; Meier, Wildkräuter-Fibel, Nr. 22 (Heil- und Nahrungspflanze); Künzle, Kräuteratlas (2017), Nr. 61; Abbildungen: Klein, Unkräuter, Tf. 54; Klein, Alpenblumen, Bd. 2, Tf. 82.

Anwendungsbereiche – Schmerzen, Durchfälle und Schnupfen – hatte Barandun der 1715 erschienenen Schrift «Eydgnössischer Lust-Garte» des Zürcher Stadtarztes Johann von Muralt entnommen. Es sei hier bemerkt, dass Barandun die bei von Muralt erwähnte Heilanzeige «chaudepisse», was «Tripper« bedeutet, mit «fluss dil sem» (Samenfluss) falsch übersetzte.

Eine im Unterengadin in der ersten Hälfte des 18. Jahrhunderts zusammengestellte Rezeptsammlung enthält die in den Kräuterbüchern der frühneuzeitlichen Botanikerärzte aufgeführten Indikationen Ruhr, «Franzosenkrankheit», Schnupfen und Bisse tollwütiger Hunde.

Das 1952 herausgegebene Sammelbildchenalbum «Herba» vermittelte als eines der letzten schweizweit verbreiteten Kräuterbücher traditionelle Indikationen für die Hundszunge. Es konnten dennoch keine Belege zur Anwendung in der gegenwärtigen medizinischen Selbsthilfe gefunden werden.

Literatur und Abbildung

Lauber/Wagner/Gygax, Flora Helvetica, 822; Dioskurides, 436; Bock, LXXVv; Tabernaemontanus/Bauhin, 1114; Zwinger, 841; Dec. 7, 162; Barandun, Nr. 133; von Muralt, 157f.; Ludwig, Phytologia, Nr. 121; Herba, Nr. 48; Schilcher, 373; Abbildung: Herba, Nr. 48.

ISLÄNDISCH MOOS

Cetraria islandica (L.) ACH.; Strauchflechten, Parmeliaceae

Vorkommen
In Bergwäldern, vor allem in Nadelwäldern sowie in der Alpenrosenzone oberhalb der Waldgrenze auf eher sauren Böden, oft in grossen Mengen auftretend.

Wissensgeschichte:
Isländisch Moos und →Lungenflechte wurden im Norden Europas traditionsbedingt als Nahrungs- und Heilmittel genutzt, wie der Naturforscher Eggert Olafsen (1726–1768) auf seiner Reise durch Island dokumentierte. Im Unterschied dazu ist die arzneiliche Verwendung des Isländisch Moos, vermittelt durch nordeuropäische Ärzte und Gelehrte am Ende des 17. Jahrhunderts, in Mitteleuropa relativ jung. In seiner «Flora Lapponica» von 1737 empfahl der renommierte schwedische Naturforscher Carl von Linné Isländisch Moos gegen Erkrankungen der Atemwege, die noch heute wichtigste Heilanzeige. Der Schweizer Arzt und Naturforscher Albrecht von Haller erwähnte in seiner «Arzneymittellehre» das Destillat als Heiltrank bei Wunden und Knochenbrüchen – in diesen Fällen vermischt mit der zerquetschten Wurzel der →Wallwurz –, gegen Gebärmutterleiden, Katarrhe, ja sogar gegen «Schwindsucht» (= Tuberkulose). Linné, von Haller, der deutsche Arzt Friedrich Osiander (1787–1855) mit seiner populären Schrift «Volksheylmittel» (1826) und die im 19. Jahrhundert massenhaft verbreiteten Volkskalender sind die bedeutendsten Wissensvermittler der in Skandinavien bekannten Heilkraft der Flechte.

Rezept für Gelee von Isländisch Moos

Man übergiesst 3 Handvoll Isländisch Moos mit einem Liter kochenden Wassers. Nach 5 Minuten Stehenlassens hat das Wasser den Bitterstoff in sich aufgenommen und kann weggegossen werden. Nun übergiesst man das Moos noch einmal mit einem Liter Wasser, lässt es auf die Hälfte einkochen, presst heiss ab und erhält so die gallertartige Flüssigkeit, die man mit Zucker versüsst. Daraus schneidet man die bei Husten, Heiserkeit und Katarrh heilsamen Bonbons.

Johann Künzle, Das grosse Kräuterheilbuch (1945)

In der Surselva, im Prättigau und im Engadin ist Isländisch Moos erst um 1900 in der medizinischen Selbsthilfe bei Erkältungen und Schwindsucht belegt. Man versuchte indes auch, mit der Flechte eine schwere eiternde Euterkrankheit der Ziegen zu heilen: «Haben die Ziegen den Gelben Galt, muss der Geisshirt Isländisch Moos unter das Salz mischen, dann hört die Krankheit auf.» Bei Nabelbrüchen der Rinder wurde die Pflanze aufgebunden und die Abkochung eingegeben.

Die Bündner Kräuterpfarrer Tobia Marchioli und Johann Künzle empfahlen in ihren Schriften die Flechte nur bei Erkältungen, Husten und Heiserkeit, während sie in der gegenwärtigen medizinischen Selbsthilfe weiterhin bei

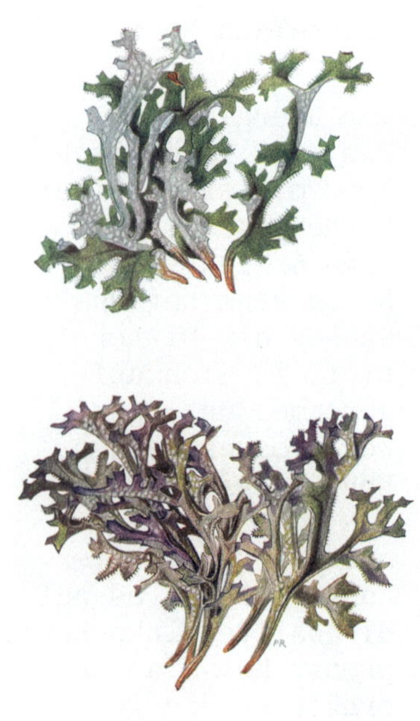

Haut- und Menstruationsproblemen angewandt wird. Ebenso hat die Flechte ihren Platz in der populären Stallapotheke behauptet. Cetraria islandica ist ausserdem ein homöopathisches Mittel.

Zentrales Motiv in Graubündens weitverbreiteten Sagen ist die Verwünschung der einst stark milchbildenden Futterpflanzen Ciprian (= Isländisch Moos), Muttern (→Mutterwurz) und Ritz (Alpenwegerich, →Spitzwegerich) durch faule Älpler oder von ihnen abgewiesene Arme. In der Surselva verweist der populäre Name der Pflanze, «Jarva sontga Margriata» (Kraut der hl. Margarita), auf eine weitere Sage vom Verdorren des einst grünen, in Fülle Milch spendenden Krauts. Diese Erzählung handelt von der hl. Margarita, einer Mischgestalt aus fruchtbarkeitsspendender, feenhafter Wildfrau und Heiligen, die auf einer Alp in Männerkleidung als Zusenn arbeitet und deren wahres Geschlecht gegen ihren Willen vom Hirtenbub den Alpknechten verraten wird. Die erzürnte Fee verlässt die fruchtbare Alp, und das Milchkraut verdorrt. Ungeachtet dessen galt Isländisch Moos bei den Älplern sowohl als heilendes als auch magischhelfendes Kraut. Sie warfen es ins Feuer, wenn es aufgrund des Alpenerlen- und Alpenrosenholzes Funken warf, um die Macht der angeblich darin hockenden Hexen zu brechen. Darüber hinaus verfütterten sie die Flechte dem Vieh, damit die Tiere nachts das Läger nicht verliessen und sich an steile, gefährliche Stellen begäben.

Heutige Anwendung

Im Haus

Erkältung, Husten: Aufguss oder Tinktur, innerlich (Prättigau); Sirup (Valposchiavo).

Menstruationskrämpfe: Tinktur, innerlich (Prättigau).

Hautentzündungen, Ekzeme: Kompressen, Bäder (Prättigau).

Im Stall

Hautentzündungen, Ekzeme: Kompressen, Bäder (Prättigau).

Eitrige Wunden: Wunde mit der Abkochung auswaschen, Flechte auflegen (Prättigau).

Erkältungen: Aufguss, innerlich (Safiental, Mesolcina).

Appetitlosigkeit: Abkochung der frischen oder getrockneten Flechte eingeben (Oberhalbstein).

Kultivierung in Kräuterschaugarten:

Pfarrer Künzle's Chrüterparadies, Zizers; Ausschilderung auf Kräuterlehrpfad: Hochalpiner Heilkräutergarten Madrisa, Klosters.

Literatur und Abbildung

Dal Cero, Heilpflanzen, 346f.; Madaus, Biologische Heilmittel, Bd. 1, 888; Obermayer, Walter, Fotografische Dokumentation einer ungewöhnlich reich fruchtenden Aufsammlung von «Cetraria islandica» L. Ach. (mit einem historischen Abriss zur Darstellung fertiler Thalli, Anmerkungen zur Gestalt der Pycnosporen und einigen Notizen zum Gebrauch des «Kramperltees», in: Mitteilungen des naturwissenschaftlichen Vereines für Steiermark 138 (2008), 113–158; 127; von Haller, 229f.; Osiander, 182, 202; Hansch-Mock, Kalender, 290; B.[erther], T.[umaisch] G.[iusep], L'apotheca de casa, in: Calender Romontsch 1921, 102; DRG 13, 246 (Margaritta); Ulrich, Bündnerische Volksbotanik, 13; Marchioli, 61; Künzle, Kräuteratlas (1930), Nr. 46, 63, 68; Künzle, Kräuterheilbuch, 346; Vogel, Der kleine Doktor, 25; Treben/Storl, 200; Vonarburg, Homöotanik, Bd. 1, 361f.; Schilcher, Phytotherapie, 166f.; Wegmann, Prättigau, 39; Ruatti, Valposchiavo, 102; Joos, 104 (Safiental); Klarer/Stöger/Meier, Jenzerwurz, 53, 73, 120; Büchli, Bd. 1, 19, 246, 287, 824, 899; Büchli, Bd. 2, 119, 604, 704f., 841; Büchli, Bd. 3, 310f.; DRG 13, 245f. (Margaritta); Abbildung: Künzle, Kräuterheilbuch, Tf. 23 (Zeichnung Pia Roshardt).

IVA

Flora Helvetica: Moschusschafgarbe, Achillea erba-rotta subsp. moschata (WULFEN) VACC.; Korbblütler, Asteraceae

Vorkommen
Lückige Rasen, Steinschuttfluren; kalkmeidend, 1400 bis 3400 m ü. M.; Blütezeit: Juni bis September.

Wissensgeschichte:
Ein historischer Beleg aus dem Unterengadin zur arzneilichen Nutzung der Iva findet sich in der 1573 vollendeten «Raetiae alpestris topographica descriptio» des Humanisten Ulrich Campell. Die Pflanze soll «nach dem bei uns allgemein verbreiteten Glauben […] trocken verrieben und so mit dem Brei vermischt und angemacht, neu geborenen Knäblein oder kleinen Kindern außerordentlich zuträglich sein gegen die sie gewöhnlich befallende Krankheit, welche ihnen Augen und Glieder verzerrt.» Es handelt sich bei diesem Leiden um frühkindliche Hirnkrämpfe.

Kräuterpfarrer Künzles Iva-Likör

Man füllt ein Einmachglas mit einer alpinen Schafgarbensorte, übergießt die Kräuter bis oben mit 1/3 Feinsprit und 2/3 Wasser und stellt das Ganze geschlossen acht Tage an die Sonne. Hernach filtert man die Flüssigkeit ab und süßt sie mit genügend Zucker. Von diesem Likör nimmt man morgens nüchtern und abends je einen Eßlöffel voll, verdünnt mit drei Eßlöffel Wasser.

Johann Künzle, Das grosse Kräuterheilbuch (1945)

Pfarrer Andreas Michael Gujan berief sich 1782 in der Zeitschrift «Der Sammler» auf den Naturforscher Johann Jakob Scheuchzer (1672–1733), der auf einer seiner Alpenreisen die Verwendung der Iva als Volksheilmittel im Bergell beschrieben hatte. Genutzt wurde die Pflanze zur Austreibung der Nachgeburt bei Kühen und anderen Problemen des Viehs. Im Valposchiavo galt die Pflanze gar als Universalarznei: «Erva Iva par ogni mal la riva» (Iva ist gegen jedes Leiden gut). Die humanmedizinischen Heilanzeigen waren und sind dieselben wie für die verwandte →Schafgarbe. Gujan kannte auch die mit Branntwein ausgezogene Iva-Essenz, die bei Schwäche und Magenproblemen eingenommen wurde. Über den damals schon kommerziell hergestellten und vertriebenen Iva-Likör schrieb er: «Im Engadin wird seit vielen Jahren ein geistiger angenehmer Liqueur, wahrschein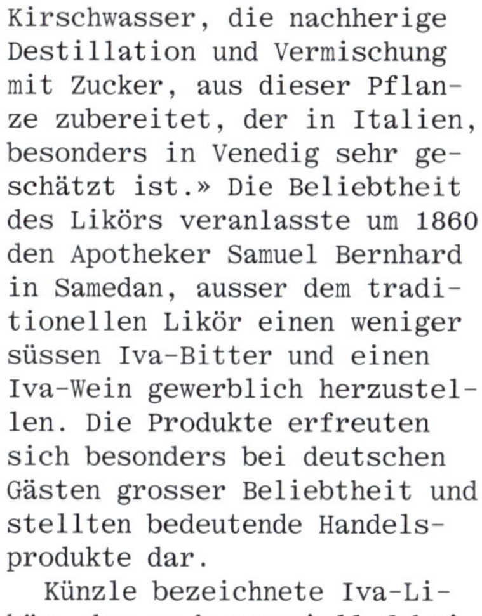lich durch das Einbeitzen in Kirschwasser, die nachherige Destillation und Vermischung mit Zucker, aus dieser Pflanze zubereitet, der in Italien, besonders in Venedig sehr geschätzt ist.» Die Beliebtheit des Likörs veranlasste um 1860 den Apotheker Samuel Bernhard in Samedan, ausser dem traditionellen Likör einen weniger süssen Iva-Bitter und einen Iva-Wein gewerblich herzustellen. Die Produkte erfreuten sich besonders bei deutschen Gästen grosser Beliebtheit und stellten bedeutende Handelsprodukte dar.

Künzle bezeichnete Iva-Likör, den er kommerziell fabrizieren liess und dafür in seinem 1945 erschienenen «Grossen Kräuterheilbuch» Werbung betrieb, als «geschmacklich ganz feines Stärkungsmittel». Obwohl der Kräuterpfarrer sich im Vertrieb seiner Produkte als geschickter Geschäftsmann erwies, veröffentlichte er zahlreiche seiner beliebten Rezepte für die Allgemeinheit, so auch jenes für den Iva-Likör.

In der medizinischen Selbsthilfe hat die Iva ihren Platz halten können.

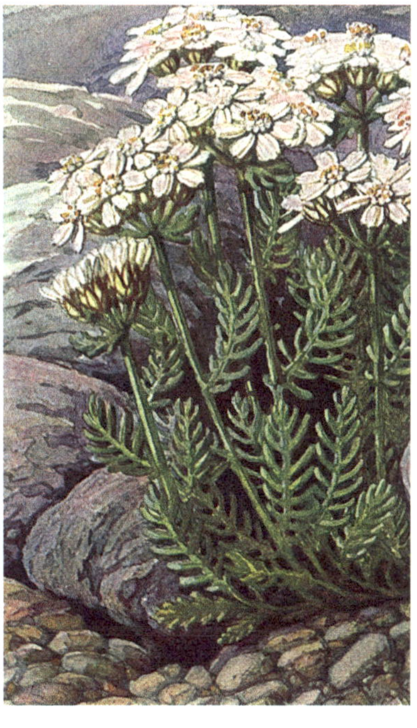

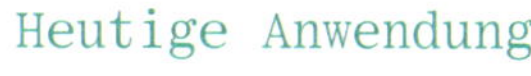

Heutige Anwendung

Im Haus
Verdauungsprobleme: Tee, «Schnaps» (alkoholischer Auszug), innerlich (Prättigau, Valposchiavo).

Im Stall
Magenverstimmung bei kleinen Kälbern, die noch kein Heu fressen, Schafen, Ziegen: Abkochung aus dem getrockneten Kraut eingeben (Prättigau, Val Calanca).

Literatur und Abbildung

Lauber/Wagner/Gygax, Flora Helvetica, 1116; Griebl, Alpenflora, 50; Campell/Hitz, 799; Der Sammler 4 (1782), 286f.; Ruatti, Valposchiavo, 73; DRG 10, 146f. (Iva I); Hofmann, Heini, Gesundheits-Mythos St. Moritz, 3. Auflage, St. Moritz 2017, 247–254; Künzle, Kräuterheilbuch, 383; Klarer/Stöger/Meier, Jenzerwurz, 74; Abbildung: Klein, Alpenblumen, Bd. 2, Tf. 77.

JOHANNISBEERE

Drei Arten; Stachelbeergewächse, Grossulariaceae

– Rote Johannisbeere, Ribes rubrum L.

Vorkommen
In Gärten kultiviert; Blütezeit: April bis Mai.

– Felsen-Johannisbeere, Ribes petraeum WULFEN

Vorkommen
Wälder, Blockhalden; Blütezeit: April bis Mai.

– Alpen-Johannisbeere, Ribes alpinum L.

Vorkommen
Wälder und Gebüsche; Blütezeit: April bis Juni.

Wissensgeschichte:
In den antiken Schriften finden sich keine Angaben zu den Heilwirkungen der meist in Gärten kultivierten Roten Johannisbeere. Das aus dem Orient stammende medizinische Wissen über den Strauch gelangte erst durch die lateinische Übersetzung des «Canon medicinae» des persischen Arztes Avicenna (980–1037) nach Europa. Den endgültigen Durchbruch als Arzneipflanze erreichte die Johannisbeere dank dem äusserst erfolgreichen «Gart der Gesundheit» (Erstdruck 1485) des Frankfurter Stadtarztes Johann Wonnecke von Kaub. Ihm zufolge stillen die Beeren den Durst, vor allem jenen, der von der Hitze der überschüssigen gelben Galle herrührt. Der Saft der Beeren nimmt das «Herzzittern» und beendet Erbrechen und Durchfall. Johannisbeeren, mit Wegwarte gekocht, helfen Kindern, die an Röteln leiden. Mit Sauerampfer gesotten, helfen die Beeren gegen die Pest, die Folgen der Trunkenheit und blutende Hämorrhoiden.

Der Botanikerarzt Adam Lonitzer warnte in seinem Kräuterbuch (1564) vor einem Strauch mit roten Beerlein «wie Corallen / zwey gemeynlich bei einander / wie zween Zwilling». Die Beerlein seien von derselben Grösse wie jene der Roten Johannisbeere, von süsslichem Geschmack, doch Erbrechen hervorrufend. Beim Strauch mit den typischen paarweise vereinigten, leicht giftigen Beeren handelt es sich um die Rote Heckenkirsche.

Mattioli wandte neu den Johannisbeersaft auch äusserlich an, und zwar, mit →Rosenwasser gemischt, zum Gurgeln bei Halsschmerzen und geschwollenem Halszäpfchen. Bei lockeren Zähnen und zur Stärkung des Zahnfleischs empfahl er Mundspülungen mit der erwähnten Mischung. Diese sollte, auf die Stirne gestrichen, zudem gegen triefende Augen helfen.

Johann Barandun aus Feldis vermittelte in seinem Kräuterbuch von 1719 traditionsgebundenes Heilwissen über die Johannisbeere. Die Anwendungsbereiche – Durchfall, Magenschwäche, «coruptia» (fortschreitender Gewebszer-

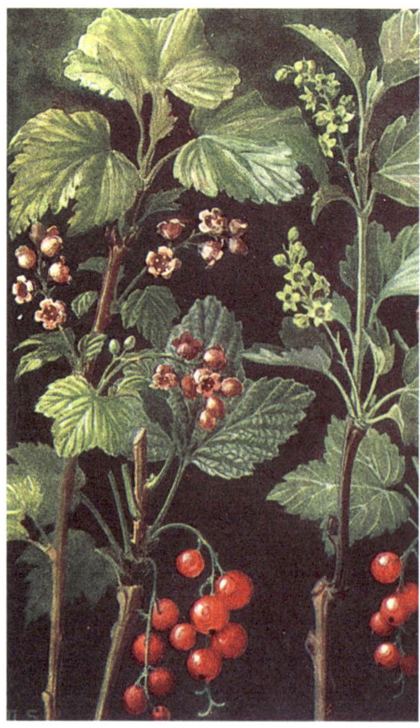

Felsen-Johannisbeere und Alpen-Johannisbeere (rechts)

fall) – hatte Barandun der 1715 erschienenen Schrift «Eydgnössischer Lust-Garte» des Zürcher Stadtarztes Johann von Muralt entnommen. Während dieser Beeren von einem Gartenstrauch nutzte, beschrieb Barandun eine wilde Johannisbeer-Art.

Der Puschlaver Kräuterpfarrer Tobia Marchioli empfahl Rote Johannisbeeren als Appetitanreger und Durststiller bei Fieber. Künzle rühmte den aus jungen Blättern und Zweigen zubereiteten Tee oder Likör als «unschätzbares Mittel» gegen Gicht und Rheumatismus.

Die Rote Johannisbeere wird gegenwärtig nur noch als Nahrungspflanze verwendet.

Literatur und Abbildung

Lauber/Wagner/Gygax, Flora Helvetica, 1034 (Rote Heckenkirsche), 180 (Rote Johannisbeere, Felsen-Johannisbeere, Alpen-Johannisbeere); Mayer/Uehleke/Saum, Klosterheilkunde, 101f.; Wonnecke von Kaub, Cap. CCCXLI; Lonitzer, CXv; Mattioli/Handsch, 54v; Tabernaemontanus/Bauhin, 1492; Barandun, Nr. 91; von Muralt, 120f.; Ludwig, Phytologia, Nr. 283; Metzke, Historische Krankheitsbezeichnungen, 54; Marchioli, 42; Künzle, Kräuterheilbuch, 344f.; Abbildung: Klein, Waldbäume und Sträucher, Tf. 48.

JOHANNISKRAUT

Flora Helvetica: Echtes Johanniskraut, Hypericum perforatum L. subsp. perforatum; Johanniskrautgewächse, Hypericaceae

Vorkommen
Trockenwiesen, Waldränder und -lichtungen; Blütezeit: Juni bis September.

Wissensgeschichte:
Das Johanniskraut zählt zu den ältesten Heilpflanzen. Dioskurides beschrieb das Kraut aufgrund des roten Safts, der beim Zerreiben der Blüten heraustritt, unter dem Namen Androsaimon – Männerblut. Er schrieb dem Johanniskraut harntreibende Wirkung und, als Zäpfchen eingelegt, die Kraft zu, die verzögerte Menstruation auszulösen. Kranke, die an Drei- oder Viertagefieber (Formen der Malaria) litten, liess er das Kraut zusammen mit Wein trinken. Gegen Ischias galt es, vierzig Tage lang den Samen einzunehmen. Die Blätter samt den Samen legte Dioskurides auf Brandwunden. Mit grosser Wahrscheinlichkeit war es der rote, blutähnliche Pflanzensaft, der Dioskurides auf der Basis der antiken Signaturenlehre auf die Anwendungsbereiche Menstruationsprobleme und Wunden verwies.

Kräuterpfarrer Künzles Johannisöl

Offene und halboffene Blüten des Johanniskrautes werden zerquetscht und in ein Glas Olivenöl oder Rapsöl eingelegt. Das Ganze wird 8 bis 10 Tage der Sonnenbestrahlung ausgesetzt. Nachher seiht man das Öl in Flaschen ab. Dieses Öl ist das beste Hausmittel gegen Verbrennungen durch Feuer, Verbrühungen, ätzende Gifte (selbst innerlich), Fettspritzer ins Auge, bei Wunden, Schürfungen und Insektenstichen.

Johann Künzle, Das grosse Kräuterheilbuch (1945)

Ein heilkundiger Benediktinermönch, Autor eines umfangreichen, im Kloster Lorsch um 785 entstandenen Arzneibuchs, empfahl das Kraut gegen Melancholie, was Trübsinn und Depression bedeutet; dies stellt noch immer die wichtigste Anwendung dar.

Mit «hartouwe» meinte Hildegard von Bingen mit grosser Wahrscheinlichkeit eine andere Johanniskraut-Art, da sich diese Pflanze ihr zufolge nur als Weidefutter für das Vieh eignet.

In einer frauenmedizinischen Handschrift aus der zweiten Hälfte des 15. Jahrhunderts wird bei ausbleibender Menstruation empfohlen, das Kraut zu kochen und es über die Scham zu legen. Ein alter Name der Pflanze, «Unser Frauen Bettstroh», erinnert zum einen an eine Legende, nach der die Muttergottes das Jesuskind in der Krippe auf Johanniskraut gebettet habe, zum anderen, darauf fussend, an die Verwendung der Pflanze als Frauenarznei.

Der Frankfurter Stadtarzt Johann Wonnecke von Kaub sprach in seinem «Gart der Gesundheit» (Erstdruck 1485) neu dem Kraut leberreinigende Wirkung zu. Darüber hinaus empfahl er, es gestossen auf eine Glut zu legen, um mit der Räucherung Schmerzlinderung zu erreichen.

Seit dem Spätmittelalter wurde die Pflanze mit Johannes dem Täufer in Verbindung gebracht, da sie an dessen Festtag (24. Juni) in voller Blüte steht und der blutrote Pflanzensaft an das vergossene Blut des enthaupteten Märtyrers gemahnt.

In der Frühen Neuzeit verband sich mit dem Johanniskraut die Vorstellung von teufels- und dämonenabwehrenden Kräften. So schrieb Otto Brunfels 1534 in seinem «Kreuterbuch»: «Von etlichen auch Fuga demonum [= Dämonenflucht] genenet, darumb / daz man meinet / wo solichs kraut behalten würt / da kum der teuffel nicht hyn / mög auch kein gespenst bleiben / und darum bereuchert man in ettlichen landen die kindtbetterin damit / laßen es aber vor [= vorher] segnen uff unser Frawen uffart tag [= Mariä Himmelfahrt, 15. August].»

Hieronymus Bock tadelte den Glauben alter Frauen an die antidämonische Kraft der drei Kräuter →Dost, Johanniskraut und «weisser Heidt» (Sumpfporst) als heidnischen Aberglauben.

Bei Mattioli kamen als Heilanzeigen Blutspeien, Schlaganfall, Lähmungserscheinungen, Epilepsie und Gliederzittern hinzu.

Das 1576 erstmals aufgelegte, von einem anonymen Astromediziner verfasste Kräuterbuch «Horn des Heyls» enthält neue, überraschende Heilanzeigen. Ein Trank aus den in Wein eingelegten, Zwilling und Merkur untergeordneten Stängeln sollte «Wasserkälber» (Saitenwurm, Gordius aquaticus) und Schlangen aus dem Leib vertreiben. Der gebildete Arzt teilte mit dem einfachen Volk die Vorstellung, dass mit dem Trinken von unreinem Wasser die Eier von Würmern und Schlangen in den Magen gelangten und dort zu Parasiten heranwüchsen. Der Verfasser hielt mit dem Trank aus Johanniskraut-Stängeln für schwangere Frauen, die eine Frühgeburt befürchteten, ebenfalls eine Arznei bereit. Das Destillat aus den Krebs und Jupiter zugeordneten Blättern beruhigt gemäss dem Astromediziner das

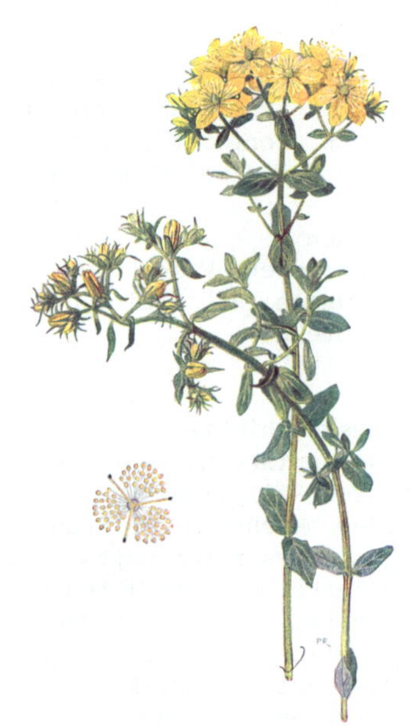

Herz und vertreibt somit das Herzklopfen. Das Destillat aus den von Löwe und Sonne beherrschten Blüten sei gut «für das blöd [= schwach] Hirn / sterckt die Memori / scherpfft den verstand und das Gesicht [= Augen] / ist gut für den schwindel getruncken», liest man im «Horn des Heyls». Seit dem 16. Jahrhundert galt das Johanniskraut zusätzlich als Mittel gegen psychische Leiden.

Tabernaemontanus beschrieb als Erster ein Rezept zur Herstellung des Johannisöls aus den Blüten. Er verordnete diese Arznei gegen Koliken, Rheuma, Wund- und Gliederschmerzen, Wundkrämpfe, Lähmungserscheinungen, Nervenverletzungen und Syphilisgeschwüre.

Johann Barandun vermittelte 1719 im «Lustgarten da las Ligias» traditionelles Heilwissen über das Johanniskraut. Die Anwendungsbereiche – Förderung der Harnausscheidung, Blutverdünnung, Wunden, Nierensteine, Eingeweidewürmer – hatte der vermutlich als Heiler tätige Barandun der 1715 erschienenen Schrift «Eydgnössischer Lust-Garte» des Zürcher Stadtarztes Johann von Muralt entnommen.

Eine 1747 in Ardez verfasste Arzneihandschrift enthält ein Rezept für ein Mus gegen Durchfall, das in Gämsenfett geröstetes Mehl und Johanniskrautblüten enthält.

Künzle rühmte in seinem 1945 erschienenen «Grossen Kräuterbuch» das Johannisöl als Arznei bei Verletzungen. Gegen Katzenschnupfen und den «Pips» (chronische Atemwegserkrankung der Hühner) setzte er das Johannisöl innerlich ein. Bei Krankheiten der Lunge, der Niere, der Blase, des Blutes sowie gegen Gelbsucht, Hysterie – heute als Depression bezeichnet – und Neuralgie riet der Kräuterpfarrer, zurückgreifend auf die Väter der Botanik, zu einer Teemischung mit Blättern und Blüten des Johanniskrauts, →Schafgarbe und →Vogelknöterich.

Der «Kräuter-Pfarrer Künzle Verein» vertreibt eine innerlich anzuwendende Johanniskraut-Tinktur, der Wirkung gegen leichte Depressionen, Magenbeschwerden, Nervosität, Blasenentzündung, Krampfadern, Darmentzündung, Appetitlosigkeit, Schlaflosigkeit und Kopfschmerzen zugeschrieben wird. Beim selben Verein ist eine Johanniskraut-Salbe erhältlich, unter Angabe folgender Heilanzeigen: Hämorrhoiden, Ischias, Hexenschuss, Blutergüsse, Krampfadern, Insektenstiche, Gürtelrose, Neurodermitis, Ekzeme, Schuppenflechte.

Das Johanniskraut ist in der medizinischen Selbsthilfe für Mensch und Vieh weiterhin stark präsent. Hypericum perforatum ist zudem ein homöopathisches Mittel.

Heutige Anwendung

Im Haus

Sonnenbrand, Narben, Wunden, Ekzeme, Knochenschmerzen, Verhärtungen: Ölauszug aus den Blüten, äusserlich (Prättigau).

Depressionen, Nierenreinigung, Nervosität: Aufguss des Krauts oder der Blüten, innerlich (Prättigau).

Rheumatismen, Muskelzerrungen, Verstauchungen, Ischias, Schnittwunden, Verbrennungen: Ölauszug, äusserlich (Valposchiavo).

Prämenstruelle Schmerzen wie Migräne und Bauchkrämpfe, Kreislaufprobleme, Krampfadern, Verdauungsstörungen: Aufguss der Blüten, innerlich (Valposchiavo).

Wundreinigung, Verbrennungen: Umschläge mit der Abkochung aus dem Kraut (Valposchiavo).

Im Stall
Ohrenentzündung: einige Tropfen Ölauszug ins Ohr träufeln (Safiental).

Hautverletzungen, Hautkrankheiten, Euterkrankheiten, Wunden: Ölauszug auftragen (Safiental). Hautentzündung (Mesolcina); Narben aufweichen (Oberhalbstein), Geschwulste (Valsertal).

Knochenschmerzen, Verhärtungen, Wunden: Ölauszug auftragen (Prättigau).

Scheidenverletzung nach Ablammen (Schafe, Ziegen), Lippengrind, Hautausschläge: Ölauszug auftragen (Val Calanca).

Euterentzündung: Ölauszug auftragen (Prättigau).

Prellungen, versteifte Gliedmassen und verkürzte Sehnen nach Geburt (Mehrlingsgeburt): Ölauszug auftragen (Oberhalbstein).

Kultivierung in Kräuterschau- und Klostergärten

Iert d'ervas medicinalas des Museum Regiunal, Savognin; Kräutergarten Bidem, Vals; Hochalpiner Heilkräutergarten Madrisa, Klosters; Medizinalgarten, Chur; Pfarrer Künzle's Chrüterparadies, Zizers; Heididorf, Maienfeld; Benediktinerinnenkloster St. Johann, Müstair; Benediktinerkloster St. Martin, Disentis. Ausschilderung auf Kräuterlehrpfaden: Bachblüten-Heilkräuterweg Maladers; Wildkräuterpfad Oberalppass–Tschamut, Nr. 23.

Literatur und Abbildung

Lauber/Wagner/Gygax, Flora Helvetica, 414; Dioskurides/Berendes, 362; Kruse, Mittelalterliche Frauenrezepte, 247; Hildegard von Bingen/Riha, 171; Wonnecke von Kaub, Cap. CCCXXX; Brunfels, Kreuterbuch 1534, 168 (zitiert bei Marzell, Geschichte und Volkskunde der deutschen Heilpflanzen), 136; Bock, XXVIv Philomusus Anonymus, Horn des Heyls, Cap. V; Anagnostou, Sabine, Johanniskraut, Baldrian und Passionsblume. Die Geschwister der Seele, in: Pharmazeutische Zeitung. Die Zeitschrift der deutschen Apotheker, Ausgabe 48 (2011, Digitalisat); Tabernaemontanus/Bauhin, 1251f.; Barandun, Nr. 149; von Muralt, 245f.; Ludwig, Phytologia, Nr. 170; Dec. 7, 140; Marchioli, 66f.; Künzle, Kräuterheilbuch, 345f.; Künzle, Chrut und Uchrut (1915), 17; Vogel, Der kleine Doktor, 10, 16, 27, 48, 64, 68, 77, 192, 253f., 287; Treben/Storl, 70–73; Vonarburg, Homöotanik, Bd. 2, 64ff.; Schilcher, Phytotherapie, 168–172; Wegmann, Prättigau, 36; Ruatti, Valposchiavo, 56f.; Joos, 96 (Safiental); Klarer/Stöger/Meier, Jenzerwurz, 95, 105, 121, 127, 144; Müller, Klostergarten, 5 (Müstair); Thurner-Steier, Savognin, Thema 7; Steigner, Klostergarten, 17 (Disentis); Tinkturen (Flyer Kräuter-Pfarrer Künzle Verein, Wangs o. J.); Künzle, Kräuteratlas (2017), Nr. 29; Meier, Wildkräuter-Fibel, Nr. 23 (Heil- und Nahrungspflanze); Abbildung: Künzle, Kräuterheilbuch, Tf. 39 (Zeichnung Pia Roshardt).

KABIS

Flora Helvetica: Gemüsekohl, Brassica oleracea L.; Kreuzblütler, Brassicaceae

Vorkommen
In Gärten angepflanzt, verwildert auf Schuttplätzen und Äckern; Blütezeit: April bis Mai.

Wissensgeschichte:
Der Gemüsekohl zählt zu den ältesten Heilpflanzen. Schon Dioskurides wusste ihn arzneilich zu nutzen: Gekocht stillt der Gemüsekohl den Durchfall, beseitigt schwaches Sehvermögen, hilft gegen das Zittern und verbessert das Befinden nach übermässigem Alkoholgenuss. Ein Heiltrank mit Kohlsaft, →Bockshornkleemehl und Essig lindert die Schmerzen der Gichtkranken. Auflagen mit den rohen Blättern wirken gegen Entzündungen aller Art, Ödeme und Aussatz; mit Salz lassen sie Karbunkel ausreifen. Kataplasmen mit den gekochten Blättern und mit Honig sollten Dioskurides zufolge bei fressenden, krebsartigen Geschwüren heilend wirken. Ein Heiltrank mit der Abkochung aus den Blättern behebt Verstopfung und löst die verzögerte Menstruation aus. Kohlblüten, nach der Geburt als Zäpfchen eingelegt, verhindern eine neue Schwangerschaft. Dioskurides vertrat zudem die Ansicht, dass die Einnahme des Samens Darmwürmer austreibt. Aus den gekochten grünen Stängeln und den Wurzeln liess er eine Salbe gegen chronische Seitenschmerzen zubereiten.

Ein heilkundiger Benediktinermönch, Autor eines um 785 im Kloster Lorsch entstandenen, umfangreichen Arzneibuchs, empfahl gegen Zahnschmerzen, rohen Kohl zu kauen. Zur Behandlung von Wunden liess er die Asche von verbrannten Kohlwurzeln aufstreuen. Der heilkundige Mönch riet bei alten Geschwüren zu Auflagen mit Kohl. Gegen das Versagen der Stimme hielt er diesen Rat bereit: «Du kochst Kohlsaft mit Honig und verabreichst es wie eine Latwerge.»

Auf den persischen Arzt Avicenna (980–1037) gingen verschiedene Rezepte zur Empfängnisverhütung zurück, wie das Einführen von Kohlknospen oder -samen in die Scheide. Der Mönch Odo Magdunensis brachte in seinem Lehrgedicht «De viribus herbarum» (Über die Kräfte der Kräuter, 2. Hälfte 11. Jh.) mehrere gynäkologische Indikationen: Der Genuss des Kohls vermehrt die Muttermilch in den Brüsten, und sein Same, in Wein getrunken, treibt die Leibesfrucht ab. Die Blätter dienten in Form von Pflastern bei Brustentzündungen und Brustkrebs, zum Abstillen und, über die Scham gelegt, zur Auslösung der verzögerten Menstruation. Auflagen mit Kohlblättern sollten gemäss dem damaligen Schönheitsideal die Brüste junger Mädchen klein halten. Mit dem Saft bestrich man Schwellungen an den Geschlechtsorganen.

Die Äbtissin Hildegard von Bingen betrachtete Kohlsaft nur mit anderen Pflanzensäften zusammen als heilkräftig; nur so könne er Körpersäfte auflösen, die nach damaliger Ansicht Entzündungen verursachten.

Die Botanikerärzte der Frühen Neuzeit fügten keine neuen Heilanzeigen hinzu. Im Unterschied zu Dioskurides, der Kohlblüten in Form von Zäpfchen als empfängnisverhinderndes Mittel angewandt hatte, beschrieb der Arzt Hans Jakob Wecker in seinem 1617 postum erschienenen, mehrfach aufgelegten Arzneibuch die Wirkung von «Brassica» wie folgt: «Die Blüte, nach der Empfängnis als Pessus eingelegt, verdirbt die Frucht durch Abort.»

Ein in der ersten Hälfte des 18. Jahrhunderts im Unterengadin entstandenes Rezeptbuch enthält mehrere Anwendungsformen für das unentbehrliche Heil- und Nahrungsmittel: Geschnupfter Kohlsaft bringt zum Niesen und reinigt so das Gehirn. Der mit Wein gemischte Saft wird bei Schwerhörigkeit ins Ohr geträufelt. Gegen Hüftschmerzen reibt man eine Salbe mit Kohl und alter Butter ein. Gegen Lungenentzündung wird ein auf einem heissen Ziegelstein erwärmtes Kohlblatt mit frischer Butter bestrichen und aufgelegt.

Im Jahr 1881 gab der nicht näher identifizierbare französische Arzt A. Blanc, der im Hospice de Romans in Drôme wirkte, seine Schrift «Les propriétés médicales de la feuille de chou» heraus, worin er auf das medizinische Wissen der Antike zurückgriff. Camille Droz, Herborist und Botaniker in Geneveys-sur-Coffrane (Kt. Neuenburg), gab weite Teile der inzwischen vergriffenen Schrift Blancs erstmals 1933 unter dem Titel «Les propriétés merveilleuses de la feuille de chou» heraus; das Heftchen erschien bis 1976 auf Französisch in neunter und auf Deutsch unter dem Titel «Von den wunderbaren Heilwirkungen des Kohlblattes» 2006 in 22. Auflage. Der im Benefizium Rumein, im Kloster Müstair und

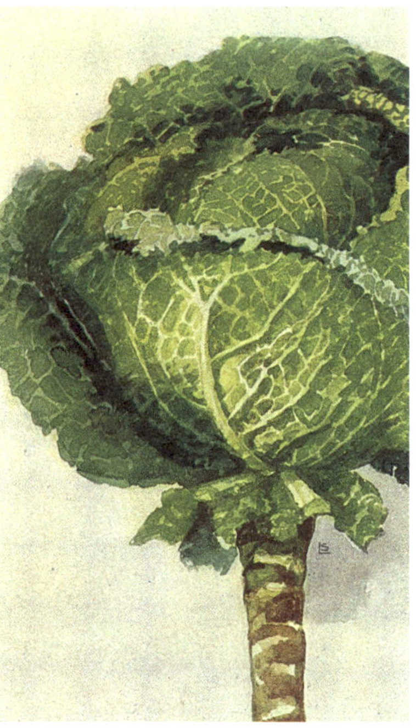

Wirsing, eine Varietät des Gemüsekohls

im Kloster Disentis als Heiler wirkende Benediktinerpater Thomas Häberle erhielt Droz' Schrift von einem Mitbruder, der ihn auch das Auffinden von Krankheiten mit dem Pendel lehrte. Auflagen mit Kohlblättern, Einreibungen mit Olivenöl und Bäder mit Salz waren die Heilmittel, die Pater Thomas während über fünfzig Jahren auch bei austherapierten Kranken anwandte. Seine Schülerin und Nachfolgerin Celina Degen-Maissen unterstützt Ratsuchende seit über dreissig Jahren mit den Therapien ihres Lehrers. Das Kohlblatt hat sich aufgrund der kontinuierlichen Vermittlung der erwähnten Heilpersonen in weiten Teilen Graubündens als Arznei für Mensch und Vieh etabliert.

Kohl wird auch in Form von Sauerkraut medizinisch genutzt. Von einem weit über achtzigjährigen Informanten der Veterinärin Franziska Klarer stammt der Rat, Hufabszesse und Gelenkergüsse bei Pferden, Rindern, Schafen und Ziegen mit Sauerkrautauflagen zu heilen. Einer der bedeutendsten Naturheiler, Pfarrer Sebastian Kneipp, der ausschliesslich Menschen behandelte, hatte schon in seiner 1886 erschienenen «Haus-Apotheke» empfohlen, bei «Verwundungen, Verbrennungen und anderen derartigen Zufällen, bei großen Hitzen, zur Auflösung und Ausleitung alter Schäden» frisches, das heisst soeben der Stande entnommenes Sauerkraut aufzulegen. Das Heilwissen über die äussere Anwendung von Sauerkraut stammt also von Kneipp und wanderte über die Haus- in die Stallapotheken. Nur der Vergleich zwischen Buchwissen und dessen Anpassung an die Bedürfnisse des bäuerlichen Alltags vermag die Kreativität von Bäuerinnen und Bauern offenzulegen.

Heutige Anwendung

Im Haus

Gelenkschmerzen, Verstauchung, Knieschmerzen, Rheuma, Arthritis: Umschläge mit den flach geklopften Blättern oder mit einer aus den Blättern hergestellten Salbe (Prättigau).

Im Stall

Geschwollene Gelenke, stumpfe Verletzungen, Gliederschmerzen, Euterentzündungen: Auflagen mit den flach geklopften Blättern über Nacht, anschliessend Einreibungen mit Olivenöl (Safiental).

Panaritium: Wirzwickel auflegen (Schams).

Einschuss (Phlegmone) bei Pferden: Kohlwickel auflegen (Surselva).

Kultivierung in Kräuterschaugärten

Medizinalgarten, Chur.

Literatur und Abbildung

Lauber/Wagner/Gygax, Flora Helvetica, 558; Dioskurides/Berendes, 217f.; Lorscher Arzneibuch/Stoll, 145, 191, 195, 249; Odo Magdunensis/Mayer/Goehl, 162; Leibrock-Plehn, Hexenkräuter, 52 (Zitat aus dem Arzneibuch von Wecker); Hildegard von Bingen/Riha, 84f.; Kruse, Mittelalterliche Frauenrezepte, 150, 242, 246; Leidig, Frauenheilkunde, 205, 286f., 307f.; Mattioli/Handsch, 2. Buch, Cap. XLIII; Tabernaemontanus/Bauhin, 783; Dec. 7, 161f.; Ludwig, Phytologia, Nr. 62; Droz, Camille, Les propriétés merveilleuses de la feuille de chou, Les Geneveys-sur-Coffrane (mehrere Auflagen); Von den wunderbaren Heilwirkungen des Kohlblattes, Les Geneveys-sur-Coffrane (mehrere Auflagen); Häberle, Thomas, Sammeln und Sichten; Degen-Maissen, Celina, Gesundheit und Lebensqualität; Vogel, Der kleine Doktor, 11, 14, 16, 22, 32f., 35, 94, 113f., 116, 228, 290, 346, 360; Treben/Storl, 204; Wegmann, Prättigau, 33; Joos, 97f. (Safiental); Klarer/Stöger/Meier, Jenzerwurz, 139, 150; Kneipps Haus-Apotheke, 107; Abbildung: Klein, Nutzpflanzen, Tf. 59.

KAMILLE

Flora Helvetica: Echte Kamille, Matricaria chamomilla L.; Korbblütler, Asteraceae

Vorkommen
In Gärten angepflanzt, verwildert auf Äckern und Ödland sowie an Wegrändern; Blütezeit: Mai bis September.

Wissensgeschichte:
Die Kamille zählt zu den ältesten Heilmitteln. Dioskurides, der wirkmächtigste Arzt der Antike, verordnete Kamille als Heiltrank und im Sitzbad zur Auslösung der verzögerten Menstruation sowie zur Austreibung des Embryos, worunter ein Abort zu verstehen ist. Darüber hinaus diente die Pflanze als harn- und steintreibendes Mittel sowie gegen Gelbsucht und Leberleiden. Um das periodische Fieber zu vertreiben, sollte man die Kranken mit Kamillenöl einreiben.

Vermutlich gelangte die Pflanze erst durch die Benediktiner in unsere Breiten. Ein heilkundiger Benediktinermönch, Autor eines um 785 im Kloster Lorsch entstandenen, umfangreichen Arzneibuchs, notierte ein Rezept zur Herstellung von Kamillenöl, womit gemäss der antiken Tradition Fieberkranke eingesalbt wurden.

Kamillenöl – ein Rezept aus dem Frühmittelalter

Man gibt in eine Flasche mit einem Schoppen süßen, salzfreien Öls 3 Unzen Kamillenblüten, von denen man die Blütenblätter mit zwei Fingern abgestreift hat. Die Flasche verschließt man mit einem locker gewobenen Leinentuch, damit nichts hineinfällt und die Luft dennoch Zutritt hat, und hängt sie 40 Tage an die Sonne. Danach verschließt man sie gut, damit der Duft nicht verlorengeht, und hebt sie so auf.

Lorscher Arzneibuch (um 785)

Als wichtigste Indikation nannte der Mönch Odo Magdunensis in seinem Lehrgedicht «De viribus herbarum» (Über die Kräfte der Kräuter, 2. Hälfte 11. Jh.) Probleme der Haut wie Schuppen, Schwellungen, Entzündungen und Geschwüre. Zusätzlich erwähnte er als Anwendungsbereiche Verdauungsprobleme, Menstruationsstörungen und Fieberkrankheiten. Auch Odo setzte die Kamille im Arzneitrank zusammen mit Wein als Abortivum ein.

In späteren frauenmedizinischen Handschriften des Mittelalters erscheint die Pflanze als Mittel gegen Menstruationsbeschwerden und Krampfwehen, zur Einleitung der Geburt, Austreibung der Plazenta und des toten Fötus sowie bei Gebärmuttersenkung.

Tabernaemontanus empfahl Frauen, die sich eine Geburtsverletzung zugezogen hatten, eine lindernde Salbe aus Kamillen-, Mandel-, →Johannis- und Myrtenöl, Hirschfett, Wachs und →Safranpulver. Ausser antikem Wissen kannten die Botanikerärzte der Frühen Neuzeit als Heilanzeigen Probleme des Harnapparats, der Lunge, des Gedächtnisses, der Augen, des Gehörs, der Zähne und Kopfschmerzen.

Ein früher Nachweis zur arzneilichen Verwendung der Kamille im Unterengadin findet sich in der 1573 vollendeten «Raetiae alpestris topographica descriptio» des Pfarrers und Humanisten Ulrich Campell. Dieser zählte die in Gärten kultivierte Heilpflanze zu

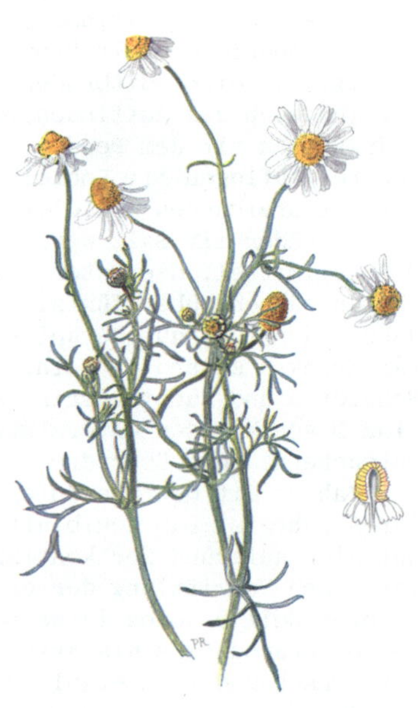

den mit vortrefflichen Kräften ausgestatteten Kräutern und Wurzeln, «die den Arzneikundigen und Chirurgen und den Salbenhändlern von großem Nutzen und deshalb bekannt sind». Der Botanikerarzt Hieronymus Bock setzte die Abkochung der Kamille zur Reinigung stinkender Wunden ein; Auflagen mit dem zerstossenen Kraut dienten desgleichen der Wundheilung.

Gujan ermahnte zu einem sorgfältigen Umgang mit der Kamille; das heisst, sie nicht mit den Wurzeln auszureissen, sondern nur die Blüten abzulesen. Ein aus Blüten und Rahm gekochter Brei, eine neue Zubereitungsform, sollte auf die entzündete Haut gestrichen werden.

Kräuterpfarrer Künzle vermittelte in seinem «Grossen Kräuterheilbuch» einfache Rezepte zur Herstellung von Kamillenwein, Kamillenhonig und Kamillenöl. Die Pflanze bedeutete für ihn «den ersten der Nothelfer in der häuslichen Gesundheitspflege», denn der Schöpfer habe in die Kamille eine ganze Apotheke hineingelegt. Hinsichtlich der Nutzung des Krauts im Sinne eines Allheilmittels hatte Künzle auf Tabernaemontanus zurückgegriffen.

Obwohl die Beliebtheit der Kamille aufgrund allergischer Reaktionen abgenommen hat, gehört sie weiterhin zu den bekanntesten Mitteln in der medizinischen Selbsthilfe, auch im Stall. Chamomilla ist ausserdem ein homöopathisches Mittel.

Heutige Anwendung

Im Haus

Magenschmerzen: Aufguss der Blüten, innerlich (Prättigau).

Nagelbettentzündung: Bad mit dem Aufguss der Blüten (Prättigau).

Augenschmerzen, Basaliom: Waschungen mit dem Aufguss der Blüten (Prättigau).

Zur Beruhigung: Aufguss der Blüten, innerlich (Valposchiavo).

Im Stall

Wunden: Reinigung und Pflege mit dem Aufguss der Blüten (Safiental, Surselva).

Euterentzündung: Kamillensalbe auftragen (Safiental).

Durchfall der Kälber, Blasenentzündung: Aufguss der Blüten, innerlich (Safiental, Prättigau).

Nabelentzündung: Umschläge mit dem Aufguss der Blüten (Safiental).

Husten, schlechter Allgemeinzustand: Aufguss der Blüten mit Schnaps, innerlich (Safiental, Schams).

Nachgeburtsverhalten, Scheidenverletzung nach der Abkalbung: Spülung der Scheide/Gebärmutter mit Aufguss der Blüten (Surselva, Domleschg, Schams, Prättigau).

Lippengrind (Virusinfektion mit pockenartigen Hautveränderungen an wenig behaarten Stellen): Aufguss aus Teebeuteln auftragen, abwechslungsweise mit Schwarztee (Surselva).

Abszess, Pseudotuberkulose bei Ziegen: mit Spritze den gespaltenen Abszess mit dem Aufguss so heiss als möglich spülen (Schams).

Schlechte Wundheilung nach Enthornung: Wunde mit Aufguss auswaschen (Safiental).

Nabelentzündung: Bad des Nabels im Aufguss (Schams, Safiental).

Kommerzieller Anbau und Kultivierung in Kräuterschau- und Klostergärten

Echte Kamille wird von der Erboristeria Biologica Raselli, Le Prese (Valposchiavo), angebaut.
Echte Kamille wächst in folgenden Kräuterschaugärten: Medizinalgarten, Chur; Kräutergarten Bidem, Vals, Iert d'ervas medicinalas des Museum Regiunal, Savognin; Landwirtschaftliche Schule Plantahof, Landquart; Pfarrer Künzle's Chrüterparadies, Zizers; Heididorf, Maienfeld. Im Kräutergarten des Benediktinerinnenklosters St. Johann, Müstair und jenem in der Burgruine Belfort, Brienz/Brinzauls, gedeiht die Römische Kamille, die bei denselben Heilanzeigen wie die Echte Kamille Verwendung findet.

Literatur und Abbildung

Lauber/Wagner/Gygax, Flora Helvetica, 1124; Dioskurides/Berendes, 352f.; Leibrock-Plehn, Hexenkräuter, 184; Lorscher Arzneibuch/Stoll, 381; Odo Magdunensis/Mayer/Goehl, 139f.; Schuster, Fieber, 117–142; Leidig, Frauenheilkunde, 49, 71, 93, 158; Tabernaemontanus/Bauhin, 61–68; Campell/Hitz, 801; Bock, LVr; Ludwig, Phytologia, Nr. 89; Der Sammler 4 (1782), 283; Marchioli, 11f.; Künzle, Kräuterheilbuch, 347f.; Vogel, Der kleine Doktor, 28, 46, 57, 84, 119, 229; Treben/Storl, 77–81; Vonarburg, Homöotanik, Bd. 1, 144f., II, 212–218; Schilcher, Phytotherapie, 174–178, 373; Wegmann, Prättigau, 32; Ruatti, Valposchiavo, 100; Joos, 97 (Safiental); Klarer/Stöger/Meier, Jenzerwurz, 54, 76f., 97, 113ff.; Thurner-Steier, Savognin, Thema 4; Müller, Klostergarten, 5 (Müstair); Würzen, Nr. 36 (Flyer Kräutergarten Burgruine Belfort); Künzle, Kräuteratlas (2017), Nr. 17; Abbildung: Künzle, Kräuterheilbuch, Tf. 52 (Zeichnung Pia Roshardt).

KAPUZINERKRESSE

Grosse Kapuzinerkresse, Tropaeolum majus L.; Kapuzinerkressengewächse, Tropaeolaceae

Vorkommen
In Gärten und in Töpfen angepflanzt; Blütezeit: Juni bis Oktober.

Wissensgeschichte:
Der Name des Krauts rührt daher, dass seine Blüten an die Kapuze der Kutte der Kapuzinermönche erinnern. Die Kapuzinerkresse ist eine alte peruanische Gemüse- und Heilpflanze aus präkolumbianischer Zeit. Der spanische Jesuitenmissionar Bernabé Cobo (1582–1657), der sich mit der Heilkunde der Indigenen Perus befasste, beschrieb als erster Europäer die traditionellen Anwendungsbereiche der Pflanze. Wenn die Eingeborenen Kopfschmerzen und Schmerzen am ganzen Körper hätten, an schorfigen Wunden, Pickeln und anderen Entzündungen der Haut litten, würden sie in der Abkochung des Krauts baden. Die Indigenen Südamerikas wenden die Pflanze heute noch bei Hautkrankheiten, Skorbut, Vergiftungen, Kopfschmerzen, Husten und Bronchitis, Lungenkrebs und zur Auslösung der verzögerten Menstruation an.

Darüber hinaus erwähnte Cobo die Zubereitung eines wohlschmeckenden Salats mit den Blüten.

Am Ende des 16. Jahrhunderts wurde die Kapuzinerkresse auch in Europa bekannt. Die Pflanze wuchs im berühmten «Hortus Eystettensis», dem Schlossgarten von Eichstätt, den Fürstbischof Johann Konrad von Gemmingen anlegen liess. Das zu diesem herrschaftlichen Garten in Auftrag gegebene botanische Prachtwerk mit dem Kurztitel «Hortus Eystettensis» (1613) brachte erstmals eine Abbildung der Kleinen Kapuzinerkresse, in Kupfer gestochen und koloriert vom

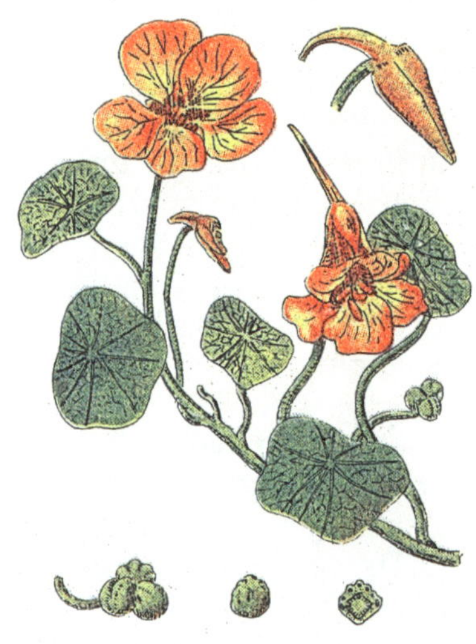

Nürnberger Apotheker Basilius Besler.

Zunächst galt die Kapuzinerkresse vorwiegend als Zierpflanze. Erst im 19. Jahrhundert wurde sie vor allem als Salat aus Blättern und Blüten – diese Gepflogenheit der Indigenen Perus hatte sich in Europa durchgesetzt – gegen Skorbut, Blähungen, Husten und zur Desinfizierung der Harnwege verwendet.

Knospen und unreife Samen können gemäss dem Puschlaver Kräuterpfarrer Tobia Marchioli in Essig eingelegt und wie Kapern gebraucht werden. Bereits 1941 vermittelte der bedeutende Schweizer Botaniker Walther Rytz (1882–1966) in seiner Heilkräuterfibel folgende Heilanzeigen: «Der Saft frischer Blätter bei Husten und Bronchitis, auch als Haarwuchs förderndes Mittel mit Auszügen der Brennessel und des Buchsbaumes».

Der «Kräuter-Pfarrer Künzle Verein», der das Wissenserbe Künzles bewahrt, sich aber neueren Heilpflanzenkenntnissen nicht verschliesst, vertreibt eine innerlich anzuwendende Kapuzinerkresse-Tinktur, der eine Erkältungen, Bronchitis, Halsentzündung, Verstopfung, Infektionen der Harnwege bekämpfende sowie menstruations- und durchblutungsfördernde Wirkung zugeschrieben wird. Die Tinktur soll allgemein gegen Bakterien, Viren und Pilze wirksam sein.

Heutige Anwendung

Im Haus

Schutz vor Bakterien: im Salat essen (Prättigau).

Kultivierung in Kräuterschau- und Klostergärten

Iert d'ervas medicinalas des Museum Regiunal, Savognin; Kräutergarten Bidem in Vals; Benediktinerinnenkloster St. Johann, Müstair; Ausschilderung auf Kräuterlehrpfad: Bachblüten-Heilkräuterweg Maladers.

Literatur und Abbildung

Madaus, Biologische Heilmittel, Bd. 3, 2738f.; Anagnostou, Jesuiten, 189–192; Wolters, Drogen, 169–173; Besler/ Dressendörfer/Littger, 294, Nr. 1; Marchioli, 28; Balmer, Heinz, Rytz, Walther, in: https://hls-dhs-dss.ch/de/articles/045449/2010-11-26/ (Zugriff 16.8.2021); Rytz, Walther, Heilkräuter Fibel 1. Bd. Gartenheilkräuter. Ihre Wirkung und Anwendung. Mit 32 farbigen Kräuterbildern, nach der Natur gemalt, bearbeitet und eingeleitet W. R., Zürich 1941, 10; Vogel, Der kleine Doktor, 131; Tinkturen (Flyer Kräuter-Pfarrer Künzle Verein, Wangs o. J.); Schilcher, Phytotherapie, 178ff.; Thurner-Steier, Savognin, Thema 1; Müller, Klostergarten, 5 (Müstair); Abbildung: Pflanzen-Taschenbüchlein 4, 26 (Nr. 2).

KARTOFFEL

Solanum tuberosum L.; Nachtschattengewäche, Solanaceae

Vorkommen
Auf Äckern und in Gärten kultiviert, selten verwildert auf Schuttplätzen; Blütezeit: Juni bis August.

Wissensgeschichte:
Die heute in Europa weitverbreitete Kartoffel stammt aus den südamerikanischen Anden. Gemäss dem spanischen Jesuitenmissionar Bernabé Cobo diente sie den Indigenen nicht nur als Nahrungsmittel, sondern auch als Arznei. Bei den beissenden Schmerzen der Gicht würden sie ein Pflaster mit gekochten und zerstampften grünen Kartoffeln auflegen. Das zu Asche verbrannte Mehl heile Wunden besser als alles andere. Mische man das Mehl mit Kupfersulfat und verbrenne es, reinige der Rückstand hartnäckige und böse schwärende Wunden.

Spanische Eroberer und englische Seefahrer brachten die Knollenfrucht in der zweiten Hälfte des 16. Jahrhunderts nach Europa, wo sie durch Söldner, Glaubensflüchtlinge und Handwerker verbreitet wurde. 1596 verlieh ihr der Basler Botanikerarzt Caspar Bauhin den wissenschaftlichen Namen «Solanum tuberosum». Vorerst war die Kartoffel nur Zier- und Gartenpflanze. Im von Bauhin überarbeiteten Kräuterbuch des Tabernaemontanus erscheint die Kartoffel unter dem Namen «Grübling Baum». Die Botanikerärzte beschrieben verschiedene Arten der Zubereitung und empfahlen die Knolle zur «Stärckung der ehelichen Wercken» und «Mehrung des Samens» sowie geschwächten Personen.

Der experimentierfreudige Aristokrat Carl Ulysses von Salis-Marschlins kultivierte Kartoffeln zwar 1717 im Garten seines Schlosses als Nahrungspflanze. Die Knechte und Mägde weigerten sich indes, davon zu essen, da sie die Knollen für ungesund hielten. Gemäss einem Artikel in «Der neue Sammler» von 1811, dem Organ der ökonomischen Patrioten Graubündens, wurde die Kartoffel in den 1740er- und 1750er-Jahren hin und wieder angepflanzt, doch eher als Schweinefutter genutzt. Es brauchte die «Hungerjahre» von 1770/71, dass der Wert der Kartoffel als Nahrungsmittel allmählich erkannt wurde.

Seit der ersten Hälfte des 18. Jahrhunderts kamen auch in den Drei Bünden die gesundheitsfördernden Qualitäten der Kartoffel zur Sprache. Eine um 1750 im Unterengadin niedergeschriebene Arzneihandschrift enthält ein Rezept zur Herstellung von Tropfen mit Kartoffeln, →Kamillen-, →Rosen- und Bittermandelöl gegen Schwerhörigkeit und andere Ohrenleiden; die erwärmten Knollen dienten als Kataplasma auf das kranke Ohr. 1779 rühmte der in Zizers wirkende Arzt und ökonomische Patriot Johann Georg Amstein in der Wochenschrift «Der Sammler» die magensäurehemmende und die Verdauung regulierende Wirkung der Kartoffel. Zudem heile sie Skorbut und Schwindsucht und mehre aufgrund ihrer Nahrhaftigkeit die Fruchtbarkeit. Der Kemptner Stadtarzt Mellin empfahl in seiner Schrift «Die Hausmittel» (Ausgabe 1786), bei Verbrennungen und Wespenstichen ein Pflaster mit ungeschälten, im Mörser zerstossenen Kartoffeln aufzulegen. Mellins Werk befand sich in Johann Janetts Bibliothek, der ab 1787 Pfarrer in Bondo-Promontogno gewesen war. Damit Ohnmächtige wieder das Bewusstsein erlangten, sollte ihnen die grüne Frucht unter die Nase gehalten werden, wie in einem handschriftlichen Unterengadiner Arzneibuch des 19. Jahrhunderts zu lesen ist.

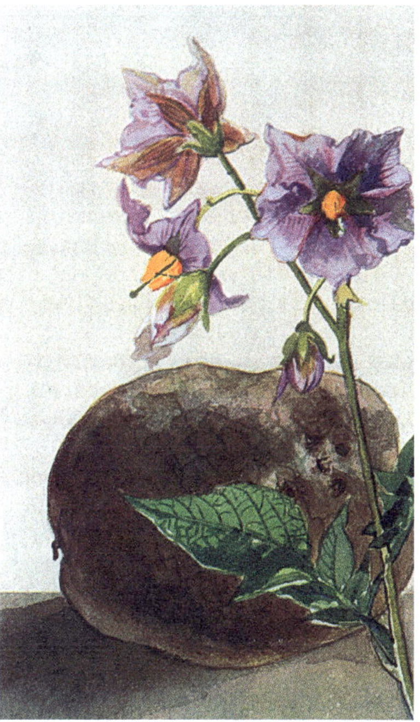

Während des ganzen 19. Jahrhunderts brachten die Redaktoren der massenhaft verbreiteten, in allen Schichten gelesenen Volkskalender medizinische Rezepte mit der in jeder Haushaltung vorhandenen Knolle. Bei Frostbeulen an Händen und Füssen beispielsweise: im Kartoffelwasser baden; gegen Rheuma: schmerzende Körperteile mit Kartoffelwasser einreiben; bei Insektenstichen: rohe Kartoffelscheiben auflegen; bei Kopfschmerzen während Fieber: Wickel mit rohen, geschabten Kartoffeln. Die Ratschläge aus den Kalendern gelangten in das Wissen des Volkes und wurden von Künzle in seinem «Grossen Kräuterheilbuch» weitervermittelt. Der Kräuterpfarrer nutzte indes nicht nur die Knolle, sondern auch das dürre Kraut, und zwar im Fussbad bei Krämpfen und Stechen in den Füssen.

Die Kartoffel wird weiterhin in der medizinischen Selbsthilfe für Mensch und Vieh als geschätzte Heilpflanze verwendet.

Heutige Anwendung

Im Haus
Husten, Erkältung, Halsentzündung: warmer Umschlag mit gekochten Kartoffeln (Prättigau).

Fieber, Kopfschmerzen: Umschlag mit rohen Kartoffeln (Prättigau).

Im Stall
Warmhalten: Wickel mit warmen gekochten Kartoffeln (Safiental).

Lungenentzündung: Wickel mit warmen gekochten Kartoffeln (Bergell).

Euterentzündung: gesalzenen Kartoffelbrei auflegen (Domleschg).

Kultivierung in Kräuterschaugärten

Medizinalgarten, Chur; Heididorf, Maienfeld.

Literatur und Abbildung

Lauber/Wagner/Gygax, Flora Helvetica, 828; Tabernaemontanus/Bauhin, 868f.; Anagnostou, 181; Peter, Roger, Kartoffel, http://www.hls-dhs-dss.ch/textes/d/D13858.php (Zugriff 27.4.2019); Berger, Hans Peter, Die Einführung und Ausbreitung der Kartoffel im Freistaat der Drei Bünde während des 18. und des beginnenden 19. Jahrhunderts, in: Bündner Monatsblatt 1982, 117–147; Dec. 7, 159; Der Sammler 1 (1779), 96f.; Der neue Sammler 6 (1811), 96; Mellin, 31f.; DRG 2, 532 (Brümbla); Hansch-Mock, Kalender, 270, 307, 311, 315, 329; Künzle, Kräuterheilbuch, 348; Vogel, Der kleine Doktor, 15, 18ff., 29f., 31f., 290, 292, 360, 688f.; Treben/Storl, 201; Wegmann, Prättigau, 42; Joos, 104 (Safiental); Klarer/Stöger/Meier, Jenzerwurz, 132; Abbildung: Klein, Nutzpflanzen, Tf. 14.

KLATSCHMOHN

Papaver rhoeas L.;
Mohngewächse, Papaveraceae

Vorkommen
Äcker, Schuttplätze; Blütezeit: Mai bis September.

Wissensgeschichte:
Der Klatschmohn, ein Verwandter des Opiumalkaloide enthaltenden psychoaktiven Schlafmohns, zählt zu den ältesten Heilmitteln. Da die Verwendung des Schlafmohns in der einheimischen medizinischen Selbsthilfe nicht belegt ist, wird hier nur die Arzneinutzung des Klatschmohns besprochen.

Der Klatschmohn – auch ein Frauenmittel

Ein handvoll Kornrosen in einer maß weissen wein gesotten / und darvon getruncken / ist den Weibern dienlich / wider den starcken Fluß der monatlichen Reinigung.

Theodor Zwinger, *Theatrum Botanicum* (1696)

Dioskurides setzte Klatschmohn innerlich und äusserlich ein. Die Weinabkochung aus fünf bis sechs Knospen diente als Schlafmittel; der Heiltrank mit Honigmetabsud aus den Samen sollte Darmverstopfung beheben. Zum selben Zweck mischte man die Samen Honigkuchen und Gebäck bei. Ein Pflaster mit den Blättern und den Knospen sollte Entzündungen heilen; den Aufguss als Klistier setzte Dioskurides gegen Schlaflosigkeit ein.

Der mittelalterliche Arzt Gabriel von Lebenstein (Lobenstein) deutete in seinem Destillierbüchlein «Von den gebrannten Wässern» (um 1390) den Klatschmohn als Marienpflanze und schrieb ihr demzufolge starke Heilkräfte zu. Das Destillat diente zur Vorbeugung gegen Schlaganfall, Gicht und Epilepsie. Heinrich von Pfalzpaint, Ordensritter und Wundarzt, widmete sich in seinem 1460 verfassten medizinischen Lehrbuch «Wündärznei» der Behandlung von Kriegsverletzungen, Wunden und Hautleiden. Pfalzpaint nutzte das traditionsbedingt kühlende Klatschmohnöl als Umschlag bei Wundkomplikationen.

Mattioli leitete die historische Bezeichnung «Klapperrosen» von spielenden Kindern her, die «ire kürtzweil mit diesen blumen treiben / machen mit den blettern schnallen in der handt oder stirnen». Der Botanikerarzt nutzte die in Wein gekochten Samenkölbchen gegen Schlaflosigkeit (Heiltrank und Umschläge um den Kopf). Die zerstossenen Samen, in Met getrunken oder in Lebkuchen gebacken, sollten gegen Verstopfung wirken. Den Heiltrank mit dem Destillat empfahl Mattioli gegen hitzige Fieber, Lebererhitzung, Lungenentzündung und übermässige Menstruation. Äusserlich angewandt kam das Klatschmohnwasser gegen Rotlauf (Wundrose), Diphtherie (als Gurgelwasser), Geschwülste an den Geschlechtsorganen, Tobsucht und Augenentzündungen zur Anwendung. Ein mit dem Destillat befeuchtetes Hanftuch wurde gegen Nasenbluten auf die Lebergegend gelegt.

Mattioli teilte zudem eine weitere Nutzung des Klatschmohns in seiner italienischen Heimat mit: «[…] im Welschlandt nehmen die pawren die jungen zarten bletter / kochens mit butter und käß / und essens wie ander kraut».

Johann Barandun vermittelte in seinem 1719 niedergeschriebenen Kräuterbuch altbekanntes Heilwissen über das Kraut. Die Indikationen – schlechter Schlaf, Schmerzen und übermässige Menstruation – hatte der

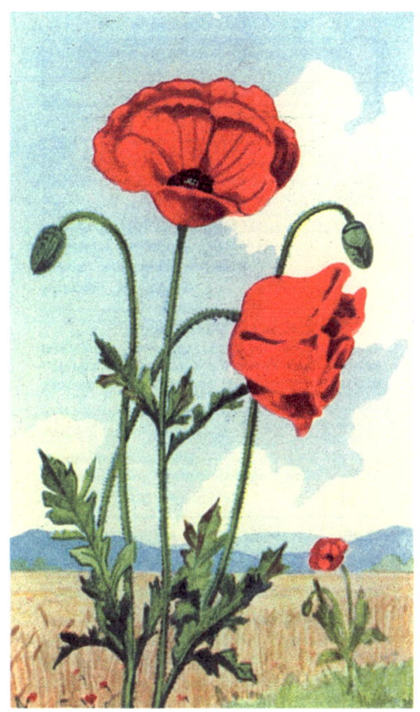

vermutlich als Heiler tätige Barandun der 1715 erschienenen Schrift «Eydgnössischer Lust-Garte» des Zürcher Stadtarztes Johann von Muralt entnommen. Dieser berichtete zudem, dass aus dem Klatschmohn «das Laudanum opiatum nach unserer Weise» zubereitet werde. Doch was meinte er damit? Der in Nürnberg wirkende Leibarzt des Herzogs von Württemberg, der Alchemist und Astrologe Johannes Hiskias Cardilucius, brachte in seinem 1684 gedruckten Werk «Königlicher Chymischer und Artzneyischer Palast» des Rätsels Lösung. Die Samenkapseln der Mohn-Arten verwiesen gemäss der antiken Signaturenlehre auf einen Kopf mit Krone und galten deshalb als königliches Gewächs für alle Gebresten des Kopfs und Gehirns.

Cardilucius warnte indes vor der schädlichen Wirkung des Schlafmohns auf das Gehirn und empfahl, anstelle des Universalmittels «Laudanum opiatum» (Opium-Tinktur) den milderen Auszug aus den Blüten des Klatschmohns zu verwenden. Von Muralt hatte also die Warnung seines Kollegen beherzigt.

Der Klatschmohn fehlt in sämtlichen Schriften des Kräuterpfarrers Johann Künzle. Das Sammelbildchenalbum «Herba» (1952) mit Kurzbeschreibungen von 200 Heilpflanzen enthält indes als eines der letzten schweizweit verbreiteten Kräuterbücher Empfehlungen für die arzneiliche Nutzung von Klatschmohnblüten. Der mit Honig gesüsste Aufguss sollte gegen Brustschmerzen, Husten, Blutspeien, Lungenkrankheiten, Katarrhe, Verschleimung und Heiserkeit getrunken werden.

Die seit den 1950er-Jahren im Ackerbau eingesetzten Herbizide haben die Pflanze auch in Graubünden nahezu ausgerottet, sodass sie in der einheimischen medizinischen Selbsthilfe nicht mehr genutzt wird.

Kultivierung in Kräuterschaugärten

Iert d'ervas medicinalas des Museum Regiunal, Savognin.

Literatur und Abbildung

Lauber/Wagner/Gygax, Flora Helvetica, 164; Schuldes, Psychoaktive Pflanzen, 71ff.; Schönfelder/Schönfelder, Heilpflanzenführer, 198, 200; Dioskurides/Berendes, 397; Richter, Heinrich von Pfalzpaint, 278f.; Mattioli/Handsch, 457v; Zwinger, 882f.; Barandun, Nr. 151; von Muralt, 268f.; Ludwig, Phytologia, Nr. 238; Cardilucius, 881f.; Herba, Nr. 39; Schilcher, Phytotherapie, 373; Thurner-Steier, Savognin, Thema 7; Abbildung: Herba, Nr. 39.

KLETTE

Flora Helvetica: Grosse Klette, Arctium lappa L.; Korbblütler, Asteraceae

Vorkommen
Wegränder, Schuttplätze; Blütezeit: Juli bis September.

Wissensgeschichte:
Die Klette zählt zu den ältesten Heilpflanzen. Dioskurides empfahl gegen Blutspeien und Lungengeschwüre, eine Latwerge einzunehmen, hergestellt mit zerstossenen Klettenwurzeln und Pinienkernen. Die fein zermörserte Wurzel liess er als Kataplasma auf verrenkte Glieder legen. Die Blätter dienten, auf alte Wunden gelegt, zu deren Heilung.

Gemäss Hildegard von Bingen besitzt die Klette nachteilige Wärme. Aus diesem Grund taugen ihr zufolge Wurzel und Stängel zu keiner Anwendung, ausserdem sind die Blätter, roh gegessen, gefährlich. Nur wer einen Nierenstein hat, darf die Weinabkochung der Blätter einnehmen, um den Stein in seinem Inneren zu zertrümmern. Hildegard riet zudem zur Bekämpfung der Kopfkrätze, die Blüten zusammen mit einem leeren Schneckenhaus zu zerreiben, um das gewonnene Pulver aufzustreuen.

Der Frankfurter Stadtarzt Johann Wonnecke von Kaub griff im Gegensatz zu Hildegard von Bingen in seinem «Gart der Gesundheit» (Erstdruck 1485) auf das Wissen der Antike zurück, indem er die Wurzel und die Samen nutzte. Wer diese um den Hals trage, dem wachse kein faules Fleisch in einer Wunde. Wonnecke vertraute indes nicht allein der magischen Zugkraft der Klette, denn er liess zugleich die Verletzung mit der Abkochung aus den Samen auswaschen. Die Erfahrung der antiken Ärzte nutzend, schätzte Wonnecke die Klette als eine Arznei, die im Kataplasma harte Geschwüre aufweicht und den Eiter daraus entfernt.

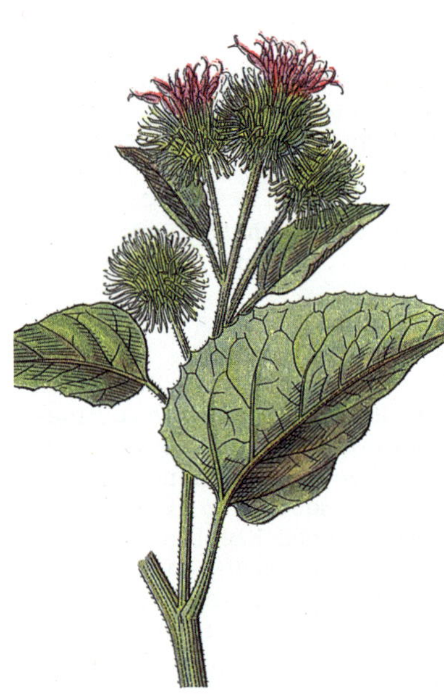

Die Weinabkochung der Wurzel wollte er als Heiltrank bei Husten verwendet wissen. Gegen die Ruhr und eine übermässige Menstruation verschrieb Wonnecke die Einnahme der Samen; über die genaue Anwendungsform schwieg er sich freilich aus.

Die mit Zucker eingemachte Wurzel fördert laut Tabernaemontanus nicht nur die Ausscheidung von Urin, sondern «reitzet [auch] zu den ehelichen Wercken».

Die Botanikerärzte griffen einerseits auf die Heilanzeigen der Antike zurück, andererseits brachten sie Rezepte aus der Volksmedizin, die den riesigen Blättern magische Kräfte gegen das angebliche Wandern der Gebärmutter zuschrieb: «Es halten etliche dafür / so man ein Blatt dem Weib an den Fußsohlen bindet / ziehe die Mutter hinab / unnd auff das haupt gelegt / hinauff.» Theodor Zwinger befasste sich in seinem «Theatrum Botanicum» (1696) desgleichen mit der Medizin unterer Sozialschichten: «Die Hirten pflegen den hustenden und lungsüchtigen Schaffen die wurtzel der großen Kletten klein geschnitten / unter ihr Futter mit Nutz zu gebrauchen.» Den Pestkranken empfahl Zwinger das aus der Wurzel und dem Kraut destillierte Wasser; dieses treibe den Schweiss und somit das die Pest verursachende Gift aus dem Körper. Gichtkranken riet er zu Umschlägen mit dem doppelt destillierten Wasser.

Johann Barandun vermittelte in seinem «Lustgarten da las Ligias» von 1719 traditionsgebundenes Heilwissen über die Klette. Die Anwendungsbereiche – Blut- und Eiterspeien, schmerzende Pockenblattern und Rückenweh – hatte er der 1715 erschienenen Schrift «Eydgnössischer Lust-Garte» des Zürcher Stadtarztes Johann von Muralt entnommen.

Caspar Patzen, Alt-Reallehrer in Chur, riet in seinem 1899 erstmals aufgelegten Hausmittel-Büchlein, gegen Haarausfall eine Lotion mit Klettenwurzel und Franzbranntwein herzustellen. Die Wurzeln könne man in der Apotheke kaufen oder bei einer Bauersfrau bestellen. Der deutsche Arzt Johann Friedrich Osiander hatte die Anwendung der Klette gegen Haarausfall in seiner mehrfach aufgelegten Schrift «Volksarzneymittel» als Erster gebracht. Das aus der Volksmedizin stammende Mittel war vermutlich auf der Grundlage der antiken Signaturenlehre – die Hüllblätter der Klette stehen wie starre Borstenhaare in alle Richtungen ab – gefunden worden.

Der Puschlaver Kräuterpfarrer Tobia Marchioli empfahl die Abkochung der Wurzel als Heiltrank gegen geschwollene Halsdrüsen und die Krätze. Es ist seiner Wissensvermittlung sowie neuerdings den Schriften Maria Trebens geschuldet, dass die Klette gegenwärtig im Valposchiavo nicht nur als Unkraut wahrgenommen wird. Arctium lappa ist zudem ein homöopathisches Mittel und eine Heilpflanze der neuen Hildegard-Medizin.

Heutige Anwendung

Im Haus

Blutreinigung, Förderung der Verdauung, Blasenentzündung, Rheumatismus, Gicht: Abkochung der getrockneten Wurzel als Heiltrank (Valposchiavo).

Hautausschläge: Brei aus weich gekochter Wurzel in Gaze wickeln und auflegen (Valposchiavo).

Wunden, Insektenstiche: frische, zerquetschte Blätter auflegen (Valposchiavo).

Kultivierung in Kräuterschaugärten

Iert d'ervas medicinalas des Museum Regiunal, Savognin.

Literatur und Abbildung

Lauber/Wagner/Gygax, Flora Helvetica, 1162; Dioskurides/Berendes, 427; Hildegard von Bingen/Riha, 93; Wonnecke von Kaub, Cap. 226; Tabernaemontanus/Bauhin, 1157; Zwinger, 937; Barandun, Nr. 157; von Muralt, 355; Ludwig, Phytologia, Nr. 49; Patzen, Nr. 118; Osiander, 582; Marchioli, 77; Ruatti, Valposchiavo, 58f.; Treben/Storl, 202; Vonarburg, Homöotanik, Bd. 1, 159f.; Hertzka/Strehlow, Hildegard-Apotheke, 65; Schrott/Ammon, 154f.; Schilcher, Phytotherapie, 373; Thurner-Steier, Savognin, Thema 3; Abbildung: Flück, Heilpflanzen, 142.

KNOBLAUCH

Allium sativum L.; Narzissengewächse, Amaryllidaceae

Vorkommen
In Gärten kultiviert, selten verwildert; Blütezeit: Juni.

Wissensgeschichte:
Der Knoblauch zählt zu den ältesten Heilpflanzen. Dioskurides verordnete dessen Einnahme bei Bandwürmern und Vergiftungen, die von Tierbissen herrührten, bei Hautleiden und Erkältungskrankheiten sowie zur Förderung der Harnausscheidung und Anregung der Verdauung.

Magisches Mittel gegen Giftschlangen

Kein giftiger Wurm vermag dem zu schaden, der Knoblauch gegessen hat.

Johann Barandun, Lustgarten da las Ligias (1719)

Die Heilanzeigen des Dioskurides wurden während des Mittelalters beibehalten, bloss wenige neue kamen hinzu. Der Mönch Odo Magdunensis nutzte nicht nur die Knolle; eine Salbe aus dem in Öl gekochten Kraut lindert ihm zufolge Blasenschmerzen und -geschwülste.

Hildegard von Bingen hielt den Knoblauch für Gesunde und Kranke für gesünder als den Lauch. Dies gelte vor allem für rohen Knoblauch, dessen Wärme die Augen reinige. Alter Knoblauch erhalte, mit anderen Speisen vermischt, seine Kraft zurück. Generell warnte die heilkundige Äbtissin vor der aggressiven Wärme des Knoblauchs, der für Arzneien nicht sehr nützlich sei.

In frauenheilkundlich-geburtshilflichen Handschriften des 15. Jahrhunderts wird Wöchnerinnen der Genuss von Knoblauch untersagt. Unfruchtbare Frauen sollten morgens und abends gepulverten Knoblauch, →Odermennig und Gewürznelken in Wein trinken, um schwanger zu werden. Bei verzögerter Monatsblutung wurde empfohlen, rohen Knoblauch zu essen; bei einer zu starken Monatsblutung kam ein Heiltrank mit Wein, zerstossenem Knoblauch und Kampfer zur Anwendung. Um die Nachgeburt auszutreiben, musste die Wöchnerin auf den Gebärstuhl sitzen und sich von unten mit Knoblauch beräuchern lassen.

Hinsichtlich der störenden Wirkung des Knoblauchs auf die männliche Potenz orientierte sich der Frankfurter Stadtarzt Johann Wonnecke von Kaub in seinem «Gart der Gesundheit» (Erstdruck 1485) an der Medizinschule von Salerno: «Wer mit frawen zu schaffen haben wil, der mide knoblauch, went er verdruget [= vernichtet] den samen genannt sperma, das ist die natur des mannes […]».

Im Gegensatz zu Wonnecke empfahl Mattioli bei Potenzproblemen ein Dampfsitzbad mit der Abkochung aus der Knolle: «Wer an natürlichen oder ehelichen wercken nichts schaffen kann / der esse oft knoblauch und bähe das ganze gemächte mit warmem wasser / darinnen Knoblauch gesotten hat / er bekompt widerumb lust und krafft.» Zu Asche verbrannten Knoblauch streute der Botanikerarzt auf offene, nässende Geschwüre. Während der Pest sollte man zur Vorbeugung einen Heiltrank mit Essigabkochung einnehmen. Mattioli vergass ausserdem das kranke Federvieh nicht: «Der Knoblauch ist nützlich gessen den Hünern / so die zipf oder die schnuder [= infektiöse Bronchitis] haben.»

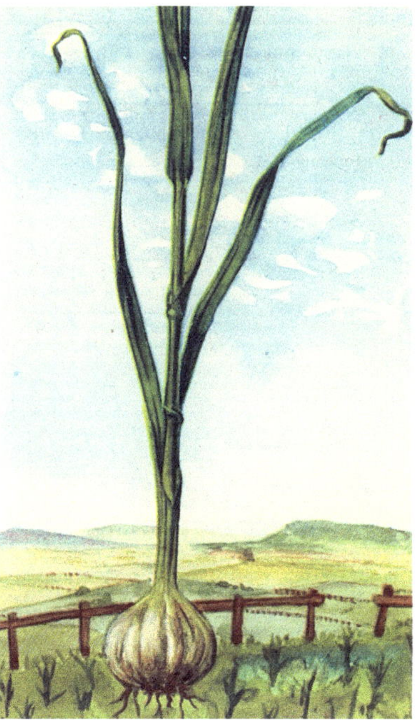

Tabernaemontanus berief sich auf den antiken Arzt Galen, der die Pflanze als den Theriak der Bauern, das heisst als Mittel gegen jedes Gift, bezeichnete. Galen hatte Schnittern und Mähdern auf dem Feld geraten, Knoblauch zu essen, um wenig Durst aufkommen zu lassen und somit das Trinken von schmutzigem Wasser möglichst zu vermeiden. Ebenso hatte bereits Galen in Milch gesottenen Knoblauch zur Austreibung von Darmwürmern eingesetzt. Bei Tabernaemontanus nahm der Knoblauch freilich sogar den Rang eines Universalmittels ein. Er verwendete unter anderem gegen Harnverhaltung bei alten Männern ein Knoblauchpflaster mit in Asche gebratenen, zermörserten Knollen und Pfeffer; das Kataplasma wurde über das Gemächt gelegt. Dasselbe Rezept findet sich bereits im «Circa Instans» (um 1150).

Gegen Husten verordnete Tabernaemontanus eine Salbe mit den zerstossenen Knollen und Schweineschmalz. Die Masse blieb über Nacht als Pflaster auf den Füssen. Gemäss Zwinger vertreibt Knoblauch nicht nur Darmwürmer, sondern auch der Fiktion entsprungene Parasiten: «So ein Schlang oder Eydöchs dem menschen im schlaff wäre in den Leib geschloffen / der solle stets Knoblauch essen / so muß sie fortweichen / oder sterben.»

Gemäss für den «Dicziunari Rumantsch Grischun» getätigten Recherchen wurde Knoblauch vor dem Aufkommen der Dorfläden bei italienischen Hausierern gekauft. Der Disentiser Benediktinerpater Karl Hager wies freilich aufgrund seiner naturkundlichen und kulturhistorischen Forschungsexkursionen durch die Surselva die Kultivierung der Pflanze auch in Bauerngärten nach. Der hochgeschätzte Knoblauch diente nicht nur zum Würzen von Dauerwürsten und der Lake, worin das Fleisch vor dem Räuchern oder Trocknen eingelegt wurde, sondern auch wegen seines starken Geruchs als Universalmittel. Die Knolle wurde eingenommen und als Pflaster aufgelegt, oder man trug sie im Glauben an ihre Abwehr- und Zugkraft als Amulett im Hosensack oder eingenäht in ein Stoffsäckchen um den Hals.

Gegen die gefürchtete Maul- und Klauenseuche sollte dem Vieh Knoblauch, gemischt mit →Enzianwurzeln, verabreicht werden.

Alt-Reallehrer Caspar Patzen in Chur riet in seinem 1899 erstmalig erschienenen Hausmittelbüchlein «Der Hausfreund», Hühneraugen mit Auflagen von gequetschtem Knoblauch aufzuweichen. Kräuterpfarrer Johann Künzle vermittelte mehrere Indikationen aus dem Kräuterbuch des Tabernaemontanus, doch in der Gegenwart haben sich im Prättigau nur zwei Heilanzeigen erhalten, davon eine in vereinfachter Anwendungsform. Laut Künzle sollte wie bei Tabernaemontanus gegen Ohrschmerzen die Ölabkochung ins leidende Ohr geträufelt werden. Im Unterschied dazu genügt bei der aktuellen Anwendung ein ins Ohr gestecktes Stückchen Knolle.

Der Kräuterpfarrer erwähnte in seinen Ausführungen nur knapp die erst in den 1920er-Jahren entdeckte blutdrucksenkende Wirkung der Knolle. Allium cepa ist ein homöopathisches Heilmittel.

Heutige Anwendung

Im Haus

Gegen Grippe: Knolle in einem Säckchen um den Hals binden (Prättigau).

Ohrenschmerzen: ein Stückchen Knolle ins Ohr stecken (Prättigau).

Kultivierung in Kräuterschaugärten

Medizinalgarten, Chur; Heididorf, Maienfeld.

Literatur und Abbildung

Lauber/Wagner/Gygax, Flora Helvetica, 1314; Dioskurides/Berendes, 234; Odo Magdunensis/Mayer/Goehl, 127; Circa Instans/Goehl, 205f.; Hildegard von Bingen/Riha, 82; Kruse, Mittelalterliche Frauenrezepte, 182, 239, 247, 249, 254; Wonnecke von Kaub, Cap. IV; Mattioli/Handsch, 207r–208r; Tabernaemontanus/Bauhin, 873f.; Circa Instans/Goehl, 206; Lonitzer, CCLXXIIIv; Zwinger, 364; Barandun, Nr. 20 (Übersetzung U.B.-B.); Ludwig, Phytologia, Nr. 19; Patzen, Nr. 219; Marchioli, 7f.; Madaus, Biologische Heilmittel, Bd. 1, 472; Künzle, Kräuterheilbuch, 349f.; Vogel, Der kleine Doktor, 17, 167, 314; Schrott/Ammon, 136f.; Vonarburg, Homöotanik, Bd. 1, 103f.; Schilcher, Phytotherapie, 189ff.; Wegmann, Prättigau, 30; DRG 1, 119 (Agl); Hager, 280; Abbildung: Herba, Nr. 174.

KNOBLAUCH-HEDERICH

Alliaria petiolata (M. BIEB.) CAVARA & GRANDE; Kreuzblütler, Brassicaceae

Vorkommen
Gebüsche, Schuttplätze; Blütezeit: April bis Juni.

Wissensgeschichte:
Die Botanikerärzte der Frühen Neuzeit verliehen dem Knoblauchhederich erste medizinische Konturen. Mattioli verordnete den von Hüftschmerzen geplagten Kranken Klistiere, denen er eine leicht mildere Wirkung als jenen mit Kresse (→Brunnenkresse) und →Senfkraut zuschrieb. Aus den zerstossenen, mit Essig gemischten Samen liess er ein Pflaster zubereiten und Frauen auf die Scham legen, um deren angeblich wandernde und deshalb Probleme verursachende Gebärmutter an ihren angestammten Ort zu bringen. Ein in die Scheide geschobenes Leinensäckchen, gefüllt mit den Samen, sollte dieselbe Wirkung erzielen. Den Saft oder den gepulverten Samen führte er bewusstlosen Epilepsiekranken in die Nase ein.

Tabernaemontanus, ein ausgesprochener Feinschmecker, war von der in mehreren Kräuterbüchern aufgeführten Sauce mit Knoblauchhederich, Essig, Salz und Ingwer alles andere als begeistert: «[…] düncket mich unfreundlich zu essen seyn». Zusätzlich teilte der Botanikerarzt aus dem populären Erfahrungswissen mit, dass von wenigen Leuten der Same bei verschleimter Brust und die Abkochung des Krauts zusammen mit Öl bei Kurzatmigkeit (Asthma?) eingenommen werde. Die Blätter dienten als Auflage zur Heilung brandiger Wunden.

Johann Barandun vermittelte im «Lustgarten da las Ligias» von 1719 traditionelles Arzneiwissen über den Knob-

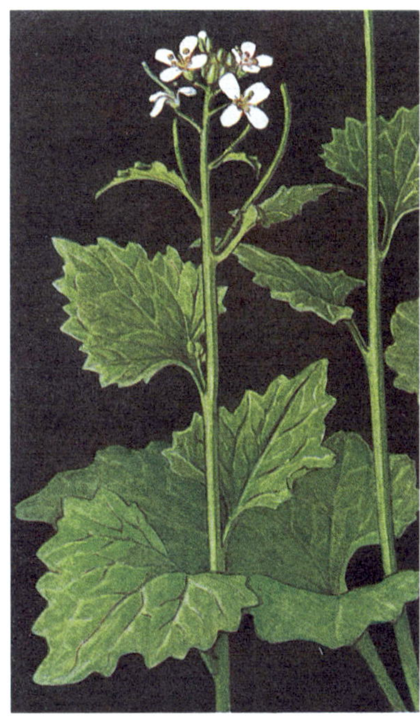

lauchhederich. Die Indikationen – Wunden und Geschwüre an den Schienbeinen, Bauch- und Nierenkoliken sowie «Ettich» (aufgrund einer Ernährungsstörung fortschreitende Abmagerung bei Säuglingen und Kleinkindern) – hatte er der Schrift «Eydgnössischer Lust-Garte» (1715) des Zürcher Stadtarztes Johann von Muralt entnommen. Nur bei diesem Autor liest man, dass dem Knoblauchhederich wie dem stärker riechenden →Knoblauch dämonenabwehrende Kräfte zugesprochen wurden: Gegen den gefürchteten «Ettich» sollte als Amulett ein um den Hals gehängtes, mit dem frischen Kraut gefülltes Säcklein helfen.

Künzle zufolge vertreibt ein Heiltrank mit dem Aufguss des frischen Krauts «innere krebsartige Geschwüre, langweiligen Katarrh» und Darmwürmer. Die frischen Blätter legte der Kräuterpfarrer auf nässende Wunden. Als Gurgelwasser sollte der Aufguss lockere Zähne festigen und eitriges Zahnfleisch heilen. Diese Anwendungsbereiche scheinen Künzles Erfahrung geschuldet.

Der Knoblauchhederich hat aufgrund seiner Wiederentdeckung durch die sogenannte Wildkräuterkulinarik eine symbolische Neuaufwertung erfahren.

Literatur und Abbildung

Lauber/Wagner/Gygax, Flora Helvetica, 486; Mattioli/Handsch, 341r–341v; Tabernaemontanus/Bauhin, 1144; Zwinger, 438; Barandun, Nr. 168; von Muralt, 104; Künzle, Kräuterheilbuch, 350; Tscharner, Wald, 18, 41, 71, 146; Abbildung: Klein, Waldblumen, Tf. 23.

KÖNIGSKERZE

Flora Helvetica: Grossblütige Königskerze, Verbascum densiflorum BERTOL.; Braunwurzgewächse, Scrophulariaceae

Vorkommen
Steinige Orte; Blütezeit: Juni bis September.

Wissensgeschichte:
Die Königskerze zählt zu den ältesten Heilpflanzen. Dioskurides empfahl in seinem Werk «De Materia medica» die Weinabkochung der Wurzel bei Durchfall, inneren Brüchen, Krämpfen, Quetschungen, chronischem Husten und Zahnschmerzen. Die in Wasser gekochten Blätter dienten als Kataplasma gegen Ödeme und Augenentzündungen und mit Honig oder Wein gegen brandige Geschwüre. Die Blätter wurden auch mit Essig als Pflaster auf Wunden, Skorpionstiche und Verbrennungen gelegt.

Die Königskerze – Helferin der Pferde

Wenn einem roß der huff vernagelt ist / allso das es mus hincken: Nimm groß Wullkraut / zerknitsch zwischen zweyen steinen / und schlags dem pferd ein / den nagel zuvor herauß gezogen /es hilfft wunderbarlich.

Pietro Andrea Mattioli, New Kreüterbuch (1563)

Hildegard von Bingen verordnete die Königskerze neu bei Herzschwäche: «Und wer ein schwaches und trauriges Herz hat, soll Königskerze ohne andere Kräuter mit Fleisch oder Fischen oder Küchlein kochen und oft essen, und sie stärkt und erfreut sein Herz.» Bezüglich der Primärqualitäten der Königskerze vertraten die Heilkundigen des Mittelalters unterschiedliche Auffassungen. Hildegard von Bingen betrachtete die Pflanze als warm und trocken sowie als etwas kalt, während die Schule von Salerno die Königskerze als kühlend und trocknend einschätzte. Die Ärzte und Frauen der Medizinschule von Salerno setzten die Pflanze aus diesem Grund bei Hämorrhoiden und Durchfall ein, während Hildegard sie zusammen mit Fenchel in Wein gekocht gegen Husten, Heiserkeit und Herzschwäche verwendete.

Der anonyme Verfasser des 1576 erstmals aufgelegten Kräuterbuchs «Horn des Heyls» sah sich der Astromedizin verpflichtet, doch er vermittelte kaum neues Wissen. Erwähnenswert sind die von ihm aufgeführten populären Namen «Unholdenkraut» und «Unser Frawen heil». «Unholdenkraut» verweist auf die Kraft der Pflanze, böse Geister abzuwehren. Die «närrischen fantaseyen des Kopffs» galten als Einflüsterungen böser Geister, die dank Gesichts- und Genickmassagen mit Königskerzenöl vertrieben werden sollten.

Die Königskerze bildete oft das Zentrum des an Mariä Himmelfahrt (15. August) geweihten Kräuterbüschels. Pflanzen mit einem Bezug zur Gottesmutter kamen bei Frauenleiden zur Anwendung. Das aus den Blättern der Königskerze destillierte Wasser löst gemäss dem «Horn des Heyls» die verzögerte Menstruation aus. Umschläge mit der Abkochung der Blätter bringen laut zeitgenössischer Vorstellung die aufsteigende, Schmerzen verursachende Gebärmutter wieder an ihren Ort zurück.

Johannes Hiskias Cardilucius, in Nürnberg wirkender Leibarzt des Herzogs von Württemberg sowie Alchemist und Astrologe, deutete in seinem 1684 erschienenen Werk «Königlicher Chymischer und Artzneyischer Palast» die «Wolligkeit» der Königskerze gemäss der antiken Signaturenlehre als weibliche «Schaamhaarigkeit» und hielt das Kraut daher für ein Frauenmittel.

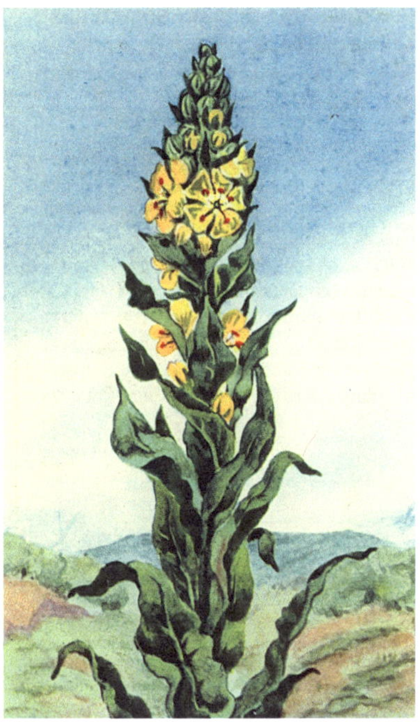

Auch Tabernaemontanus brachte auf der Grundlage derselben Lehre eine Anwendung aus dem Bereich der Hebammenmedizin: «Also auch das Nachwehe nach der geburt zu stillen / nehmen etliche das Wullkrautpulver / machen mit einem Eyerdotter deßgleichen ein Küchlein darauß / und geben dasselbige zu essen.» Der Botanikerarzt berief sich ausserdem auf Mattioli, der Umschläge mit der Abkochung der Blüten gegen Geschwüre des Afters und der Geschlechtsorgane sowie gegen Gichtschmerzen eingesetzt hatte. Um der gefürchteten Pest vorzubeugen, setzte Tabernaemontanus auf einen Heiltrank mit dem Saft aus der Wurzel. Das Destillat aus der Königskerze verordnete er im Umschlag gegen Hautentzündungen und das «Antoniusfeuer». Diese schwere Durchblutungsstörung wurde durch Getreide verursacht, das mit dem Mutterkornpilz verseucht war.

Johann Barandun aus Feldis notierte in seinem Kräuterbuch von 1719 altbekanntes Heilwissen über die Königskerze. Die Indikationen hatte er den Werken der frühneuzeitlichen Botanikerärzte entnommen.

Wie Tabernaemontanus über die medizinische Anwendung hinaus mitteilte, diente die Königskerze zum Gelbfärben der Haare. Der Bündner ökonomische Patriot Carl Ulysses von Salis-Marschlins empfahl im Jahrgang 1805 der volksaufklärerischen Zeitschrift «Der neue Sammler» der Landbevölkerung die einheimische Königskerze zum Färben von Wolle, anstatt importierte teure Farbstoffe zu kaufen.

Andreas Michael Gujan riet bei geschwollenen Gelenken, die Blätter in Öl zu sieden und aufzulegen. Um Hämorrhoiden-Schmerzen zu lindern, gab er folgendes Rezept weiter: Anstatt die Blüten in Öl ziehen zu lassen, sollte man sie in ein Glas geben, dieses mit Brotteig umwickeln und in den Backofen stellen und die Prozedur zweimal wiederholen. Diese Anwendungsform (Destillatio per panem) findet sich in dem 1500 in Strassburg gedruckten «Kleinen Destillierbuch» des Chirurgen Hieronymus Brunschwig.

Die Schriften der beiden Bündner Kräuterpfarrer Marchioli und Künzle, der Kräuterfrau Maria Treben und der neuen Hildegard-Medizin vermittelten traditionelles Heilwissen über die Königskerze in die Gegenwart. Verbascum thapsiforme (alte Nomenklatur) ist zudem ein homöopathisches Mittel.

Die Pflanze hat aufgrund ihrer Wiederentdeckung durch die sogenannte Wildkräuterkulinarik eine symbolische Neuaufwertung erfahren.

Heutige Anwendung

Im Haus
Erkältung, Fieber: Aufguss der Blüten als Heiltrank (Prättigau).

Beruhigung: Aufguss der Blüten oder Blätter als Heiltrank (Valposchiavo).

Entzündungen der Harnleiter, der Nieren und des Darms: Aufguss der Blüten als Heiltrank (Valposchiavo).

Husten, Bronchitis: Sirup aus den Blüten, aus blühenden →Thymianzweigen und →Salbeiblättern, innerlich (Valposchiavo).

Verstopfte Atemwege: Milchabkochung der Blüten als Heiltrank (Valposchiavo).

Wunden, Akne, Frostbeulen, Verbrennungen, Hämorrhoiden, Reizungen im Genitalbereich: Umschläge mit dem Aufguss der Blätter (Valposchiavo).

Im Stall
Erkältungen: Bestandteil von Erkältungstee (Safiental).

Kultivierung verschiedener Königskerzen-Arten in Kräuterschau- und Klostergärten

Iert d'ervas medicinalas des Museum Regiunal, Savognin; Kräutergarten Bidem, Vals; Medizinalgarten, Chur; Heididorf, Maienfeld; Benediktinerinnenkloster St. Johann, Müstair; Ausschilderung auf Kräuterlehrpfad: Wildkräuterpfad Oberalppass–Tschamut, Nr. 25.

Literatur und Abbildung

Lauber/Wagner/Gygax, Flora Helvetica, 932; Dioskurides/Berendes, 425; Hildegard von Bingen/Riha, 115; Circa Instans/Goehl, 388; Mayer, Klosterfrauen, 168f.; Cardilucius, 908; Mattioli/Handsch, 501r; Tabernaemontanus/Bauhin, 958; Der neue Sammler 1 (1805), 317; Philomusus Anonymus, Horn des Heyls, Cap. XVI; Barandun, Nr. 155; Ludwig, Phytologia, Nr. 352; Der Sammler 6 (1784), 282; Will, Vergleich der Indikationen, 28; Marchioli, 71; Künzle, Kräuterheilbuch, 351; Treben/Storl, 204f.; Hertzka/Strehlow, Hildegard-Apotheke, 156, 201; Vonarburg, Homöotanik, 698f.; Schilcher, Phytotherapie, 346f.; Wegmann, Prättigau, 42; Ruatti, Valposchiavo, 62f.; Joos, 104 (Safiental); Müller, Klostergarten, 5 (Müstair); Thurner-Steier, Savognin, Thema 2; Tscharner, Wald, 78, 84, 86; Meier, Wildkräuter-Fibel, Nr. 25 (Heil- und Nahrungspflanze); Abbildung: Herba, Nr. 163.

KORNBLUME

Centaurea cyanus L.; Korbblütler, Asteraceae

Vorkommen
Ursprünglich in Getreidefeldern und auf Ödland; Blütezeit: Juni bis Oktober.

Wissensgeschichte:
Der Frankfurter Stadtarzt Johann Wonnecke von Kaub bemerkte in seinem 1485 erstmals gedruckten «Gart der Gesundheit» zur Kornblume: «Diß blomen krut oder wurtzel nutzet man gar wenig zu arztnyn den menschen in den lyp.» Er setzte jedoch das mit Grünspan vermischte Kraut als Kataplasma bei faulenden Wunden ein.

Kornblumenblaue Mandelmilch mit Reis

Kornblumen stoß gar wol mit wasser / drucks durch ein tuch / das behalt. Stoß Mandeln mit dem selben wasser / zwing es durch / so hastu ein blawe milch / darvon mach das muß mit reiß / oder ein Weytzenmüßlen / magst wol klein Rosin darauff strewen / versaltz nicht/laß nicht anbrinnen. Die müßlen stehen gar wol in weissem geschirr.

Pietro Andrea Mattioli, New Kreüterbuch (1563)

Schon im Spätmittelalter diente die blaue Blume als Schmuckdroge zur Verschönerung von Speisen. Wonnecke zufolge mischte man – in vornehmen Haushalten – die gepulverten Blüten unter den teuren Zucker. Der Botanikerarzt Adam Lonitzer kommentierte dies in seinem Kräuterbuch (1564) kurz und bündig: «Dienet doch mehr zum schein und hoffahrt / dann zu nutzbarkeit.» Mattioli vermittelte für seine wohlhabende Leserschaft ein Rezept für blaue Mandelmilch mit Reis. Tabernaemontanus beschrieb ein Rezept zur Herstellung eines blauen Essigs, der Luxus und Heilmittel zugleich war. Die getrockneten Blüten wurden in Weissweinessig eingelegt und das Gefäss einen Monat an die Sonne gestellt: «Diesen Essig brauchen unsere Hoffköche und Weiber zum Pracht auff Pancketen / aber mag auch sonst nützlichen zu Kühlungen in hitzigen Kranckheiten gebraucht werden / und das beyde innerlich und äusserlich zu Julepen [= kühlender Heiltrank] / Hertz- und Hauptwassern.»

Mattioli berichtete, dass die italienischen Bauern die Kornblume «Battisecula» – die Zerstörerin der Sicheln – nannten, da das Kraut beim Kornschnitt die Sicheln beschädigte. Im Unterschied zu den Bauern, welche die Pflanze ausschliesslich als Unkraut wahrnahmen, setzte der Botanikerarzt die Wasser- oder Weinabkochung als Heiltrank gegen allerlei Gifte, namentlich Skorpionstiche und Spinnenbisse, ein. Tabernaemontanus kritisierte jedoch dessen Verwendung der Kornblume – ohne Mattiolis Namen zu nennen – als Antidot vehement, indem er aufzeigte, dass der gelehrte, angesehene Arzt einem Irrtum aufgesessen war und die Kornblume mit der Kronlichtnelke verwechselt hatte.

War jemand schwer gestürzt und spuckte Blut, sollte die verunfallte Person gemäss Mattioli die Kornblumenabkochung zusammen mit →Wegerichdestillat einnehmen. Tabernaemontanus ersetzte bei Nasenbluten und blutenden Wunden den Heiltrank durch die Wurzel, die man kauen, gepulvert aufstreuen oder als Amulett um den Hals hängen sollte. Wenn Seuchen, begleitet von hohem Fieber, wüteten, verordnete Mattioli Kornblumensirup mit →Wegwarte und Rhabarber. Die Abkochung der als kalt geltenden Kornblume sollte entzündete Augen und einen von Blasen befallenen Mund heilen. Tabernaemontanus bevorzugte das Destillat aus der Kornblume, eine aufwendigere Darreichungsform.

In Theodor Zwingers «Theatrum Botanicum» (1696) finden sich Anwendungen, die aus der Volksmedizin stammen: «Eine handvoll Kornblumen im Bier mit Butter gekocht und getruncken / wird in Sachsen wider die gelbsucht und die Versetzung des Harns [= Harnverhaltung] gebraucht. Die Weiber in Italien brauchen den Rauch von den Kornblumen wider das auffsteigen der Mutter.» In Weisswein gesottene Kornblumen wurden nicht nur bei Gebärmutterschmerzen, sondern auch zum Auslösen der Menstruation empfohlen. Die blau blühende Kornblume stand ihrer Farbe wegen mit der Gottesmutter Maria in Verbindung und wurde daher zum Frauenheilmittel.

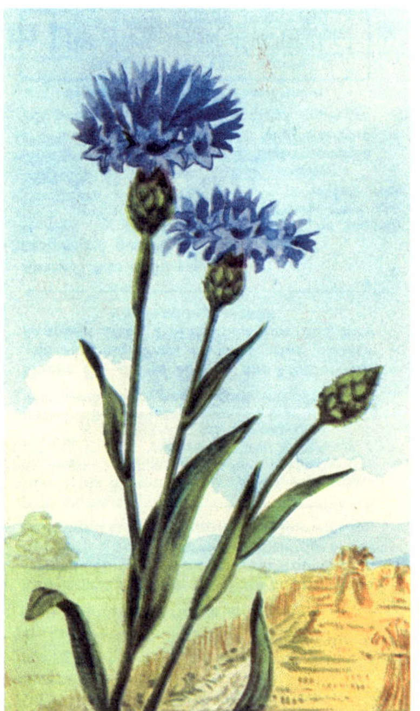

Johann Barandun notierte 1719 in seinem Kräuterbuch «Lustgarten da las Ligias» altbekanntes Heilwissen über die Kornblume. Die aufgeführten Heilanzeigen sind dieselben wie in den Werken der frühneuzeitlichen Botanikerärzte.

Der Arzt und Naturforscher Albrecht von Haller stand der Arzneiwirkung der Kornblume mit Skepsis gegenüber: «Die Blumen dieses Krautes versprechen wenig Kräfte; sie haben fast wenig Geruch noch Geschmack. Gleichwohl hat man geglaubt, daß ihr wässeriger Aufguß die Entzündung der Augen vertreiben könne, eine Meinung, die vielleicht blos von ihrer schönen Farbe herkommt. Man hat ihm eine harntreibende Kraft beigelegt; man rühmt sogar das destillirte Wasser der Kornblume in Augenkrankheiten.» Haller zufolge eignete sich die Kornblume eher zur Herstellung von Tinte und zum Färben von Zucker und Sirupen und am ehesten noch zum «Purgieren».

Der Puschlaver Kräuterpfarrer Tobia Marchioli empfahl, in Anlehnung an das populäre Buch «Unsere Schweizer Heilkräuter» des Herboristen Karl Schönenberger-Steiger, aus den Blüten zubereiteten Tee zum Entwässern des Körpers.

Die seit den 1950er-Jahren im Ackerbau eingesetzten Herbizide haben die Pflanze auch in Graubünden fast gänzlich ausgerottet. Gegenwärtig wird sie im Valposchiavo kommerziell angebaut. Der «Kräuter-Pfarrer Künzle Verein» vertreibt Kornblumentee, der gegen Appetitlosigkeit, Gallenbeschwerden, Gelbsucht, Gicht, Rheuma, Leberschwäche, Nierenschwäche, Verdauungsstörungen, Verstopfung, Kopfschmerzen und Mundschleimhautentzündung eingenommen werden soll.

Kommerzieller Anbau, Kultivierung in Kräutergärten

Blaue und rosa Kornblumen werden von der Erboristeria Biologica Raselli, Le Prese (Valposchiavo), der Azienda Agricola Biologica Al Canton (Familie Zanetti-Lazzarini), Le Prese, und Guarda Kräuter kultiviert. Die Pflanze gedeiht im Kräutergarten Bidem, Vals.

Literatur und Abbildung

Lauber/Wagner/Gygax, Flora Helvetica, 1188; Wonnecke von Kaub, Cap. 192; Lonitzer, CCLXIIr; Mattioli/Handsch, 178v; Tabernaemontanus/Bauhin, 430f.; Zwinger, 571; Behling, Lottlisa, Die Pflanze in der mittelalterlichen Tafelmalerei, 2., durchgesehene Auflage, Köln, Graz 1967, 28; Barandun, Nr. 181; Ludwig, Phytologia, Nr. 119; von Haller, 95; Marchioli, 51; Schönenberger-Steiger, 60; Tee's offen, (Flyer Kräuter-Pfarrer Künzle Verein, Wangs o. J.); Schilcher, Phytotherapie, 374; Abbildung: Herba, Nr. 83.

KORNELKIRSCHE

Cornus mas L.; Hornstrauchgewächse, Cornaccae

Vorkommen
Gebüsche, Waldränder; Blütezeit: März.

Wissensgeschichte:
Die Kornelkirsche zählt zu den ältesten Heilmitteln. Dioskurides wandte die rohen Früchte, die schon damals wie Oliven konserviert wurden, gegen die Ruhr und gegen Durchfälle an.

Traditionelle Heilanzeigen für die Dürlitze (Kornelkirsche)

Früchte, roh gegessen oder gekocht, bei Blutsturz, chronischem Darmkatarrh, Durchfällen, Fieber, Ruhr.

Herba (1952)

Hildegard von Bingen empfahl den «Gichtbrüchigen», aus Rinde, Holz und Blättern eine Abkochung zuzubereiten und darin zu baden. Im Sommer sollten die Blätter auf die schmerzenden Stellen gelegt werden. Ausserdem rühmte sie die Früchte zur Stärkung des Magens.

Mattioli setzte die Weinabkochung der Blätter oder nur die Blätter zur Heilung nässender Wunden ein. Die getrockneten Beeren wurden zermahlen, mit Myrtenöl sowie Agrestensaft (Saft unreifer Trauben) gemischt und als Pflaster bei Erbrechen, Durchfall und übermässiger Menstruation auf Bauch und Kreuz aufgelegt. Auf Dioskurides zurückgreifend, nutzte Mattioli sogar den Rost, entstanden durch den auf glühendes Eisen tropfenden Saft brennender grüner Zweige, um Hautflechten zu heilen. Die gedörrten Früchte, wie Oliven eingesalzen oder mit Zucker eingemacht, kamen bei Erbrechen und Durchfall zur Anwendung.

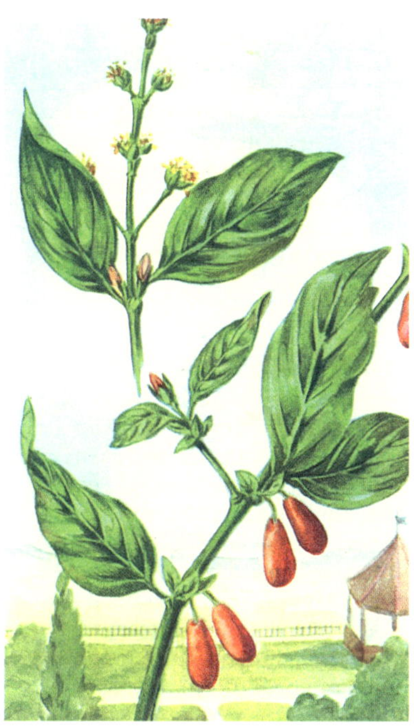

Tabernaemontanus berichtete, dass der in Apotheken zubereiteten Kornelkirschenlatwerge →Wegerich- und Sauerampfersamen (→Ampfer) sowie gedörrte →Rosenblätter beigemischt würden, um die vom Durchfall gereizten Därme zu heilen.

Das Sammelbildchenalbum «Herba» (1952) vermittelte als eines der letzten schweizweit verbreiteten Kräuterbücher traditionelle Indikationen für die als «Dürlitze» bezeichnete Kornelkirsche. In der gegenwärtigen medizinischen Selbsthilfe spielt der Strauch keine Rolle mehr.

Literatur und Abbildung

Lauber/Wagner/Gygax, Flora Helvetica, 720; Dioskurides/Berendes, 140; Hildegard von Bingen/Riha, 231; Mattioli/Handsch, 99v; Tabernaemontanus/Bauhin, 1469f.; Ludwig, Phytologia, Nr. 107; Herba, Nr. 10; Hertzka/Strehlow, Hildegard-Apotheke, 303, 402; Tscharner/Knieriemen, Hexentrank, 74, 76; Abbildung: Herba, Nr. 10.

KORNRADE

Agrostemma githago L.; Nelkengewächse, Caryophyllaceae

Vorkommen
Getreidefelder, Brachfelder, Schuttplätze; Blütezeit: Juni bis August.

Wissensgeschichte:
Der salernitanische Arzt Matthaeus Platearius verlieh der Kornrade erstmals medizinische Konturen. In seinem «Circa Instans» (um 1150) erwähnte er die Anwendungsbereiche Verstopfung von Milz und Leber, Nieren und Blase, Harnzwang (Blasenschmerzen mit unwillkürlichem Urinabgang) und Harnkrampf, Darmgicht (Koliken) und Magenschmerzen infolge von Blähungen. Die Weinabkochung aus dem Samen diente als Heiltrank, und der gepulverte Same sollte in die Speisen gestreut werden. Gegen Hämorrhoiden setzten die Salernitaner Baumwollzäpfchen mit der Abkochung der Kornrade und →Königskerzensaft ein. Ein mit Würmern befallener Darm bedurfte innerer und äusserer Therapie, nämlich der Einnahme des Pulvers mit Honig und eines Pflasters mit dem Pulver und →Wermutsaft, das auf den Bauchnabel gelegt wurde. Gegen «Ohrwürmer» sollte eine auf das kranke Ohr aufgetragene Paste mit gepulvertem Kornradesamen und dem Saft des Flohknöterichs helfen. Schmerzen im Ohr wurden auf das Vorhandensein von Würmern zurückgeführt.

Hildegard von Bingen warnte im Unterschied zu den Ärzten von Salerno vor Einnahme der Kornrade: «Die Kornrade ist heiß und trocken und nützt keinem Menschen im Essen, weil er davon Beschwerden bekäme. Auch dem Vieh taugt sie nicht zur Weide, schadet aber auch nicht sehr.» Gegen Hautleiden am Kopf empfahl sie indes eine Salbe mit dem gepulverten Kraut und ausgelassenem Speck. Der Botanikerarzt Leonhart Fuchs tadelte in seinem Kräuterbuch (1543) ungebildete Apotheker, die anstatt Schwarzkümmelsamen jene der Kornrade verkauften. Der vorsichtige Botanikerarzt wusste, dass die Samen der im Getreide wachsenden Kornrade bei unsachgemässer Anwendung dem menschlichen Organismus gefährlich sind. Er setzte deshalb das gepulverte Kraut nur äusserlich bei Hautausschlägen, alten und blutenden Wunden, fressenden Geschwüren, Kröpfen, Hüftschmerzen und Kopfweh ein. Darüber hinaus nutzte er das Pulver bei offenen Brüchen, damit es die Knochensplitter aus den Weichteilen herausziehe.

Johann Barandun vermittelte in seinem «Lustgarten da las Ligias» (1719) mehrheitlich traditionelles Heilwissen über die Kornrade. Die Indikationen hatte er grösstenteils den Kräuterbüchern der frühneuzeitlichen Botanikerärzte entnommen. Aus eigener Erfahrung Baranduns stammte die Nutzung des mit Essig angerührten gepulverten Krauts gegen Zahnschmerzen; die Paste wurde im Mund aufgetragen. Die 1756 von Baranduns Sohn Valentin verfertigte Teilabschrift des «Lustgarten» enthält die in der älteren Fassung verloren gegangene Nr. 106. Agrostemma githago ist ein homöopathisches Mittel.

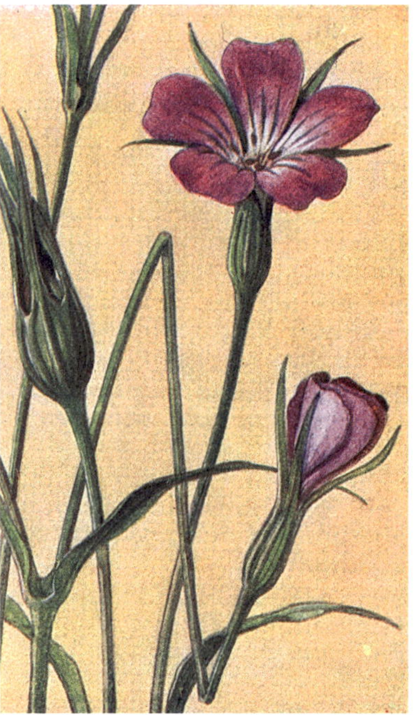

Literatur und Abbildung

Lauber/Wagner/Gygax, Flora Helvetica, 672; Mayer/Goehl/Englert, Pflanzen der Klostermedizin, 190; Circa Instans/Goehl, 283; Hildegard von Bingen/Riha, 29f.; Fuchs, Cap. XLIIII; Tabernaemontanus/Bauhin, 678; Barandun, Valentin, Nr. 106; Vonarburg, Homöotanik, Bd. 1, 85; Abbildung: Klein, Unkräuter, Tf. 4.

KRIECHENDER GÜNSEL

Ajuga reptans L.;
Lippenblütler, Lamiaceae

Vorkommen
Wiesen, Wälder; Blütezeit: April bis Juli.

Wissensgeschichte:
Erst die Botanikerärzte der Frühen Neuzeit verliehen dem Kriechenden Günsel medizinische Konturen. Die Pflanze galt äusserlich und innerlich angewendet, ob frisch oder gedörrt, als wichtiges Heilmittel bei Wunden aller Art sowie bei Mundfäule und Mundgeschwüren, Geschwülsten, Wolf und Geschwüren an den Geschlechtsorganen. Leonhart Fuchs rühmte in seinem Kräuterbuch (1543) zudem ihre Kraft, geronnenes Blut aufzulösen und Darmgeschwüre zu heilen. Tabernaemontanus schrieb dem Kraut des Kriechenden Günsels die Wirkung zu, Blutungen und Durchfälle zu stillen, lockere Zähne zu festigen und ein geschwollenes Halszäpfchen abzuschwellen.

Johann Barandun beschrieb 1719 in seinem handschriftlichen Kräuterbuch traditionsgebundenes Heilwissen über das Kraut. Die Anwendungsbereiche – Auflösung von Blutergüssen, innere Brüche, Eitergeschwüre im Mund, Wunden – hatte der vermutlich als Heiler tätige Barandun dem 1715 erschienenen Werk «Eydgnössischer Lust-Garte» des Zürcher Stadtarztes Johann von Muralt entnommen.

Die Nutzung des Kriechenden Günsels ist in der gegenwärtigen medizinischen Selbsthilfe befragter Personen nicht mehr belegt. Die Touristikerin Heidi Meier empfahl in ihrer 2011 erschienenen Kräuter-Fibel die von März bis Juli zu sammelnden Blätter, Triebe und die Blüten des Pyramidengünsels als herbe Zutat zu Bratkartoffeln, Eintöpfen, Eierspeisen oder zu Gemüsefüllungen.

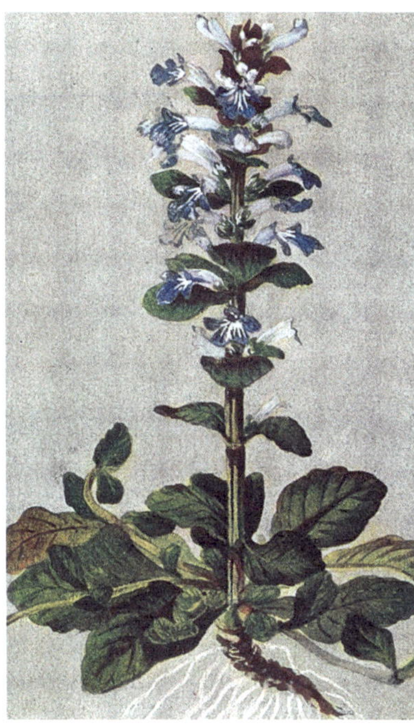

Kultivierung in Kräuterschaugärten

Kräutergarten Bidem, Vals; Ausschilderung auf Kräuterlehrpfad: Wildkräuterpfad Oberalppass–Tschamut, Nr. 6 (Pyramidengünsel).

Literatur und Abbildung

Lauber/Wagner/Gygax, Flora Helvetica, 836; Fuchs, Cap. CXLVII; Tabernaemontanus/Bauhin, 945ff.; Barandun, Nr. 170; von Muralt, 113f.; Schönfelder/ Schönfelder, Heilpflanzenführer, 286; Meier, Wildkräuter-Fibel, Nr. 6 (Heil- und Nahrungspflanze); Abbildung: Klein, Wiesenpflanzen, Tf. 72.

KÜCHENSCHELLE

Flora Helvetica: Gemeine Kuhschelle, Pulsatilla vulgaris MILL.; Hahnenfussgewächse, Ranunculaceae

Vorkommen
Trockene und steinige Rasen, auf Kalk; Blütezeit: März bis April.

Wissensgeschichte:
Die Botanikerärzte der Frühen Neuzeit bezogen die Heilanzeigen für die bei Dioskurides angeführten mediterranen Anemonen-Arten auf die Küchenschelle. Leonhart Fuchs nutzte die Wurzel der giftigen Pflanze innerlich und äusserlich, um Kopf und Körper von überschüssiger Feuchtigkeit zu reinigen. Er vertrat dabei die Ansicht, mit dieser Therapie Ausschläge sowie hartnäckige Wunden heilen zu können. Der in ein krankes Auge geträufelte Saft sollte das «fäl» (Flügelfell, Wucherung auf der Bindehaut) wegätzen. An gynäkologischen Indikationen nannte Fuchs die Förderung der Milchbildung (Heiltrank mit der Abkochung des Krauts zusammen mit →Gerste; den Brei als Pflaster auf die Brüste gelegt) und Auslösung der verzögerten Menstruation (Scheidenzäpfchen aus Wolle, getränkt mit dem Saft aus Blättern und Stängeln).

Mattioli nutzte vor allem bei den erwähnten Heilanzeigen das Destillat aus der Wurzel, rühmte dieses indes auch als Mittel zur Pestprävention und zum Einreiben vom Schlaganfall gelähmter Glieder. Tabernaemontanus wandte das Destillat zusätzlich als Heiltrank gegen das Viertagefieber (Form der Malaria) an.

Theodor Zwinger griff in seinem «Theatrum Botanicum» (1696) auf die Forschungen des Universalgelehrten Conrad Gessner zurück, der auf dem Pilatus die volksmedizinische Nutzung der Berganemone, einer

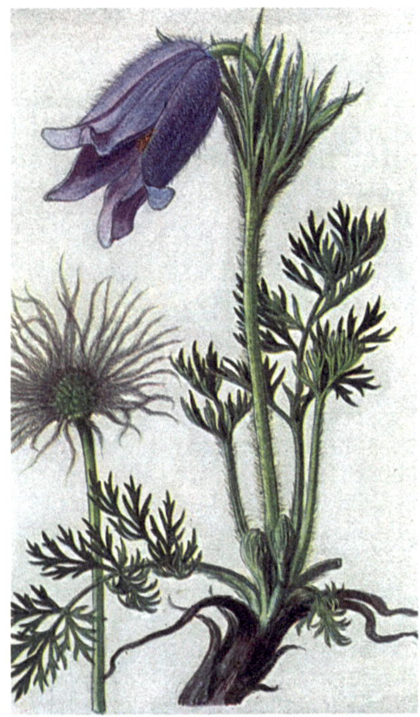

verwandten Art der Küchenschelle, beobachtet hatte: «Die Hirten allda nennen sie Bißwurtz / machend darauß ein Pflaster / und gebrauchen es dem Vieh / wider die vergifften Biß der Thieren.» Ein Beleg für die kosmetische Verwendung der Berganemone findet sich in einer 1747 in Ardez niedergeschriebenen Arzneihandschrift. Im Mai sollte aus der Wurzel ein Mittel gegen Sommersprossen hergestellt und damit das Gesicht gewaschen werden. Es darf als Besonderheit gelten, dass mit «jo Müschains» (auf dem Weg hinunter nach Müschains) sogar der Standort der Pflanze angegeben wurde.

Hinter der in Davos belegten Mundartbezeichnung «Trüebchrud» stecken zwei weitere Anemonen, nämlich die Frühlingsanemone und die Schwefelanemone, die am Ende des 19. Jahrhunderts als Vieharznei gegen die «Trüeppä», das Blutharnen, genutzt wurden.

Das giftige Kraut wird in der medizinischen Selbsthilfe nicht mehr verwendet. Pulsatilla ist ein homöopathisches Mittel.

Kultivierung in Kräuterschaugärten

Iert d'ervas medicinalas des Museum Regiunal, Savognin; Kräutergarten Bidem, Vals.

Literatur und Abbildung

Lauber/Wagner/Gygax, Flora Helvetica, 130 (Gemeine Kuhschelle), 128 (Frühlingsanemone), 128 (Schwefelanemone); Dioskurides/Berendes, 252f.; Fuchs, Cap. CCCXIIII; Mattioli/Handsch, 242r; Fretz, Gessner, 158; Tabernaemontanus/Bauhin, 80–83; Zwinger, 617; Dec. 7, 156; Bühler, Valentin, Davos (Kanton Graubünden) in seinem Walserdialekt, Teil II, Heidelberg 1874, 88; Vonarburg, Homöotanik, Bd. 2, 418–425; Schilcher, Phytotherapie, 374; Thurner-Steier, Thema 6; Abbildung: Klein, Waldblumen, Tf. 9.

KUGELBLUME

Flora Helvetica: Herzblättrige Kugelblume, Globularia cordifolia L.; Wegerichgewächse, Plantaginaceae

Vorkommen
Felsspalten, Felsschutt, auf Kalk, bis 2800 m ü. M.; Blütezeit: Mai bis Juli.

Wissensgeschichte:
Kugelblumen-Arten erscheinen als Heilpflanzen erstmals bei Tabernaemontanus, der sie zu den «Maßlieben», den botanisch nicht verwandten →Gänseblümchen-Arten, zählte.

Künzle bezeichnete die Herzblättrige Kugelblume, ein Alpenkraut, als «kräftigste Helferin unter der ganzen Familie der Kugelblumen» und führte sie unter der volkstümlich-religiösen Bezeichnung «Weihwedel» (liturgisches Gerät zum Versprengen von Weihwasser) auf. Der Kräuterpfarrer brachte allerdings nur eine einzige Heilanzeige: «Alle Sorten Weihwedel besitzen die Kraft, innere Blutungen zu stillen und innere Versehrungen zu heilen. Besonders nützlich ist Weihwedeltee, wobei das Kraut tüchtig gesotten werden muß, jenen, die die Lungen- oder Brustfellentzündung überstanden haben und noch schwach sind. Mit dem Gebrauch dieses Tees hören Lungenblutungen bald auf.» Für einmal hatte er nicht Tabernaemontanus, sondern das Kräuterbuch von Schönenberger-Steiger zurate gezogen.

Die mühsam zu sammelnden Alpenpflanzen werden in der gegenwärtigen medizinischen Selbsthilfe nicht mehr eingesetzt.

Kultivierung im Kräuterschaugarten

In «Pfarrer Künzle's Chrüterparadies», Zizers, wird die Gemeine Kugelblume (Globularia bisnagarica L.) kultiviert.

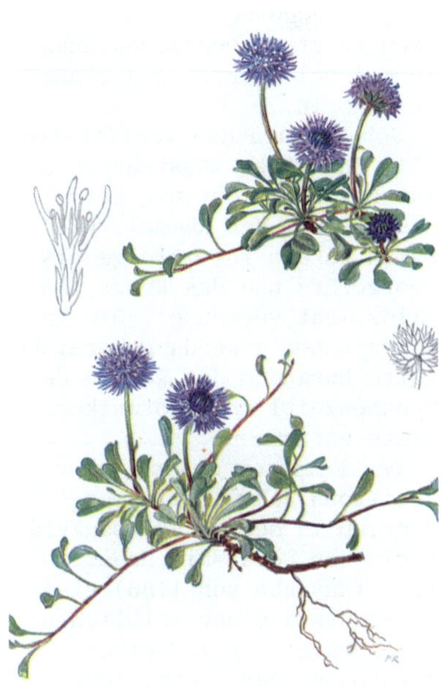

Literatur und Abbildung

Lauber/Wagner/Gygax, Flora Helvetica, 922 (Herzblättrige Kugelblume), 920; Griebl, Alpenflora, 238; Tabernaemontanus/Bauhin, 708f.; Becher, 420; Schönenberger-Steiger, 92f.; Künzle, Kräuterheilbuch, 407; Künzle, Kräuteratlas (2017), Nr. 41 [der Text bezieht sich auf die Gemeine Kugelblume (Globularia bisnagarica L.); die Illustration zeigt indes die Herzblättrige Kugelblume (Globularia cordifolia L.)]; Abbildung: Künzle, Kräuterheilbuch, Tf. 37 (Zeichnung Pia Roshardt).

KÜMMEL

Flora Helvetica: Wiesenkümmel, Carum carvi L.; Doldengewächse, Apiaceae

Vorkommen
Wiesen, Weiden; Blütezeit: Mai bis August.

Wissensgeschichte:
Im Alten Testament griff der Prophet Jesaja in einem Gleichnis den sachgerechten Umgang mit Kümmel und →Dill auf, um so die von Gott vorgegebene Ordnung zu veranschaulichen: «Auch fährt man nicht mit dem Dreschschlitten über den Dill und mit den Wagenrädern über den Kümmel, sondern man klopft den Dill mit dem Stock aus und den Kümmel mit Stecken» (Jesaja 28,27, Einheitsübersetzung). Beim erwähnten Kümmel handelt es sich um den im Mittelmeerraum vorkommenden Kreuz- oder Römischen Kümmel. Im Matthäusevangelium (23,23) zählt dieser zusammen mit Dill und einer Minzen-Art, bei der es sich wahrscheinlich um die auch in Gärten kultivierte Rossminze (→Pfefferminze) handelt, zu den Kräutern, auf die der Tempelzehnten erhoben wurde. Beide Bibelstellen belegen die frühe Wertschätzung dieser noch heute verwendeten Arznei- und Gewürzpflanzen.

Hildegard von Bingens Kümmelküchlein gegen Übelkeit

Wer jedoch an Übelkeit leidet, nehme Kümmel, ein Drittel davon an Pfeffer und ein Viertel von Bibernelle und zerstosse das; er nehme reines Semmelmehl und vermenge das Pulver damit und mache so mit einem Eidotter und etwas Wasser Küchlein, entweder in einem Ofen oder unter heisser Asche, und dieses Küchlein soll er essen.

Hildegard von Bingen, Physica (um 1160)

In der Apotheke des Dioskurides befand sich nicht nur Kreuzkümmel, sondern auch in höheren Regionen Norditaliens gedeihender Wiesenkümmel, unsere einheimische Sorte. Er rühmte dessen Früchte als Verdauungshilfe und als Antidot bei Vergiftungen sowie als Mittel, das die schnelle Wirkung von Arzneien unterstütze. Den mediterranen Kreuzkümmel setzte er gegen Leibschmerzen und Blähungen (mit Öl gekocht als Klistier oder Kataplasma mit →Gerstenschrot aufgelegt), bei Atemnot sowie Bissen von giftigen Tieren (als Heiltrank mit Essigwasser) ein. Die Früchte sollten mit Essig zerrieben und in die Scheide eingeführt werden, um die übermässige Menstruation zu stillen.

Bei der Lektüre mittelalterlicher Texte lässt sich kaum unterscheiden, welche Kümmelsorte gemeint ist. Ein heilkundiger Benediktinermönch, Autor eines um 785 im Kloster Lorsch entstandenen Arzneibuchs, riet bei Blutverlust aus dem Magen oder aus einer Vene, Kümmel mit einer Mandel zu kauen. Platearius empfahl in seiner Arzneikunde um 1150 die Weinabkochung des Wiesenkümmels als Heiltrank bei Verdauungsschwäche sowie Nieren- und Blasenleiden, während Kreuzkümmel mit Dörrfeigen als Pflaster bei Rachengeschwülsten und Augenverletzungen zum Einsatz kam.

Der Mönch Odo Magdunensis nutzte den Kreuzkümmel, und zwar innerlich gegen Blähungen, Durchfall, Atemnot, übermässige Menstruation, Bisse giftiger Tiere und «die Wut der Liebesgier». Gegen geschwollene Hoden riet Odo, Pflaster mit Kümmel, Bohnenmehl und Honig aufzulegen.

Hildegard von Bingen zufolge schadet Kümmel – mit grosser Wahrscheinlichkeit Kreuzkümmel, da die Pflanze in der Gruppe der importierten Arzneien vorkommt – bei Herzbeschwerden, da er das Herz, das immer warm sein muss, nicht vollständig erwärmt. Er verschafft jedoch gesunden Menschen einen hellen Verstand, da er die grosse Hitze in ihnen löscht, die sie um den Verstand bringt. Generell riet sie durch Krankheit geschwächten Personen vom Genuss der Früchte ab; davon ausgenommen sind die Lungenkranken, die der Kümmel von Atemnot befreite. Ebenso empfahl Hildegard die Früchte als Verdauungshilfe, insbesondere zu gekochtem oder gebratenem Käse. Bei Übelkeit sollte zum Ausgleich der Körpersäfte ein Kümmelküchlein helfen.

In der mittelalterlichen Gynäkologie besass Kümmel einen hohen Stellenwert. Frauen rieben mit einer Salbe aus Gänseschmalz und Kümmel ihre Scham ein, um eine übermässige Menstruation zu stillen. Ein heisses Dampfsitzbad mit dem blühenden Kümmel, der am St. Johannstag (24. Juni) samt der Wurzel geerntet werden musste, sollte den schmerzenden Weissfluss beenden. Am Tag der Sommersonnenwende geerntete Pflanzen galten als besonders heilkräftig. Ein Kataplasma mit hartem Eigelb, Gänseschmalz, →Beifusssaft und Kümmel auf die Scham gelegt, stillt laut einem Rezept aus dem 15. Jahrhundert die Schmerzen einer Frau, die kurz zuvor geboren hat, und treibt die Nachgeburt aus.

Wie der Arzt und Alchemist Johann Joachim Becher in seinem «Parnassus medicinalis» (1663) bemerkte, wurde der von den Gelehrten als Arzneipflanze betrachtete einheimische Kümmel vom Volk bloss als Unkraut wahrgenommen: «Wissen

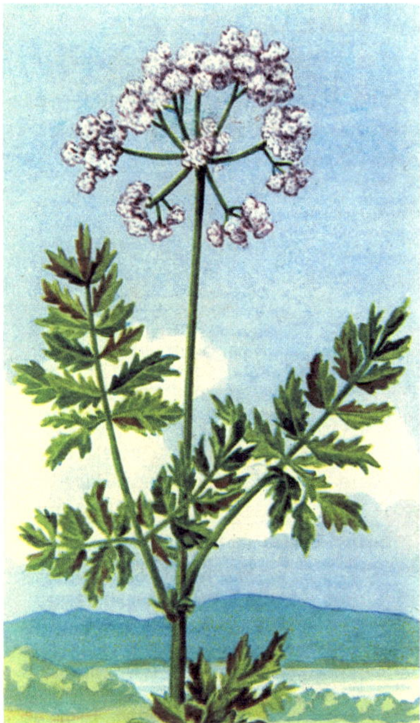

Kümmel wächst gemeiniglich auff den Wiesen / welches doch die Bauren nicht gern haben / dann die wilde Schwein / weil sie solchen gern essen / darnach graben / und das Feld verwüsten.» Tabernaemontanus bezeichnete die Früchte des «Wieß- oder Mattkümmel» als stark verdauungsförderndes und deshalb in den Küchen geschätztes Gewürz zu Brot, Erbsensuppen, Lammfleisch und Fisch. Der Botanikerarzt verwendete zudem den Kümmel zur Reinigung der Gebärmutter bei zu schwacher Menstruation, gegen Schmerzen in der Gebärmutter, zur Auslösung der verzögerten Menstruation, Linderung starker Nachwehen im Kindbett, Austreibung der Nachgeburt und Förderung der Milchbildung bei stillenden Müttern. Kümmel sollte allerdings auch Frauen zu einem aus männlicher Perspektive schöneren Körper verhelfen: «Wießkümmel gepulvert / und mit dem gedestillirten Wasser von Eychäpffeln [→Eiche] temperiert wie ein Pflaster / dienet wider die leydlichen hängenden Brüst der Weiber / auff ein Tuch gestrichen und übergelegt / macht sie wider fest und geschlacht [= gutaussehend].» Darüber hinaus setzte Tabernaemontanus Kümmel bei Nieren- und Blasenleiden ein.

Johann Barandun vermittelte 1719 in seinem «Lustgarten da las Ligias» nicht nur Heilwissen über den Kümmel. Die Samen wurden ihm zufolge als Brotgewürz und das Kraut als Wildspinat verwendet. Die medizinischen Anwendungsbereiche hatte Barandun den Werken der frühneuzeitlichen Botanikerärzte entnommen.

Der Kemptner Stadtarzt Christoph Jakob Mellin beschrieb in seinem volksaufklärerischen Werk «Die Hausmittel» (Ausgabe von 1786) eine Anwendung aus der weiblichen Laienmedizin: «Die Weiber zerstossen den Samen, legen ihn in Säcklein trocken auf die sogenannte[n] Windbrüche [= Blähungen] bei Kindern.» Mellins Schrift befand sich in der Bibliothek von Johannes Janett, Pfarrer ab 1787 in Bondo-Promontogno.

Zarte Kümmelblättchen als Zutat der Puschlaver Pizzoccheri

Im Frühling, wenn der Kümmel die ersten Blätter treibt, sticht man oben das Herzchen aus dem Boden, das es zusammenhält. Auf dem Lande bieten Kinder dieses Gemüse nebst Cichorien [→Wegwarte] in den Häusern an.

Koch-Rezepte bündnerischer Frauen (1905)

Kräuterpfarrer Künzle stellte einen Rückgang des Kümmelvorkommens und eine vermehrte Nutzung durch die Bauern fest: «Als frei gedeihende Wiesen- und Mattenpflanze ist der Kümmel infolge der Intensivierung der Graswirtschaft stark zurückgegangen. In den Voralpen und Alpen jedoch, wo er noch frei wächst, sammeln ihn die Bauern, bevor sie das Emd oder das Bergheu mähen und hängen die Kümmelbüschel zum Ausreifen unters Dach.»

Kräuterpfarrer Künzle empfahl neu die Weinabkochung gegen Durchfall und Darmwürmer. Der warm einzunehmende Heiltrank eignet sich laut ihm besonders für alte Leute, die Beschwerden beim Urinieren haben oder an Hämorrhoiden leiden.

Auf der Basis einer kontinuierlichen schriftlichen Überlieferung, die das mündlich tradierte Wissen stets erneut stützte, haben sich die zwei Hauptanwendungsbereiche Verdauung und frauenspezifische Probleme bis in die Gegenwart erhalten. Die Nutzung der Pflanze bei Lungenproblemen ist freilich in Vergessenheit geraten. Der Kümmel ist weiterhin eine beliebte Gewürzpflanze. Der deutsche Ayurveda-Arzt Ernst Schrott machte in seinem phytotherapeutischen Grundlagenwerk den Wiesen- und den Kreuzkümmel als ayurvedische Arzneipflanzen bekannt.

Der Kümmel ist zudem eine Heilpflanze der neuen Hildegard-Medizin.

Heutige Anwendung

Im Haus
Verdauungsprobleme: Samen in Form von Suppe, Aufguss oder Gewürz (Prättigau); Weinauszug aus den Samen, innerlich (Valposchiavo).

Blähungen, Menstruationsbeschwerden, Förderung der Milchbildung bei stillenden Müttern, Mundgeruch: Aufguss der Samen, innerlich (Valposchiavo).

Im Stall
Anregung der Verdauung, Appetitlosigkeit, Blähungen: Aufguss der Samen, innerlich (Safiental).

Blähungen beim ausgewachsenen Rindvieh: Samen mit Schweinschmalz mischen, feste, schluckbare Masse eingeben (Surselva); Speiseöl mit gequetschten Samen eingeben.

Kultivierung in Kräuterschaugärten

Iert d'ervas medicinalas des Museum Regiunal, Savognin; Kräutergarten Bidem, Vals; Medizinalgarten, Chur; Pfarrer Künzle's Chrüterparadies, Zizers; Ausschilderung auf Kräuterlehrpfad: Wildkräuterpfad Oberalppass-Tschamut, Nr. 26.

Literatur und Abbildung

Lauber/Wagner/Gygax, Flora Helvetica, 1008; Häusl, Garten Eden, 55f.; Dioskurides/Berendes, 302; Mayer/Uehleke/Saum, Klosterheilkunde, 120; Lorscher Arzneibuch/Stoll, 157; Odo Magdunensis/Mayer/Goehl, 195; Circa Instans/Goehl, 235f.; Hildegard von Bingen/Riha, 36f.; Kruse, Mittelalterliche Frauenrezepte, 71, 251, 253; Becher, 343; Tabernaemontanus/Bauhin, 143–146; Barandun, Nr. 58; Ludwig, Phytologia, Nr. 78, 114; Mellin, 72; Marchioli, 47; Künzle, Kräuterheilbuch, 352; Vogel, Der kleine Doktor, 59; Koch-Rezepte bündnerischer Frauen, 61; Wegmann, Prättigau, 31; Ruatti, Valposchiavo, 92; Klarer/Stöger/Meier, Jenzerwurz, 77f.; Hertzka/Strehlow, Hildegard-Apotheke, 171, 309; Schrott/Ammon, 186f., 204f.; Schilcher, Phytotherapie, 196f.; Tscharner, Wald, 28f.; Thurner-Steier, Savognin, Thema 4; Künzle, Kräuteratlas (2017), Nr. 69; Meier, Wildkräuter-Fibel, Nr. 26 (Heil- und Nahrungspflanze); Abbildung: Herba, Nr. 43.

KÜRBIS

Cucurbita pepo L.; Kürbisgewächse, Cucurbitaceae

Vorkommen
In Gärten kultiviert; Blütezeit: Juni bis September.

Wissensgeschichte:
Eine noch heute in der Heilkunde verwendete Kürbis-Art mit der wissenschaftlichen Bezeichnung Cucurbita pepo L. gelangte erst durch Kolumbus nach Europa, doch eine andere Art, der Flaschenkürbis, zählt zu den ältesten Heilpflanzen. Dioskurides kannte äussere und innere Anwendungen der Kürbis-Früchte (botanisch: Panzerbeeren). Deren Fleisch diente als Umschlag bei Ödemen, Eiterbeulen, Sonnenstich, Augenentzündungen und Gicht. Der Saft sollte gegen Ohrenschmerzen und bei Sonnenbrand helfen. Als Heiltrank mit Natron und Honig wirkt der Saft gegen Verstopfung. Um dieselbe sanfte Wirkung zu erzielen, kann man auch den Kürbis aushöhlen, Wein hineingiessen, ihn an die Sonne stellen, den Wein mit Wasser mischen und einnehmen, so der grosse Meister der antiken Medizin.

Walahfrid Strabo, Prinzenerzieher am Kaiserhof zu Aachen und späterer Abt des Klosters Reichenau, nahm in seinem Gartengedicht «Hortulus» (entstanden zwischen 829 und 838) den Flaschenkürbis als imposantes Gewächs wahr: «Wer vermag nun die rings von den Zweigen hangenden Früchte würdig zu preisen? Sie sind allenthalben mit Furchen nicht minder sicher geformt, als wenn du gedrechseltes Holz, in der Mitte künstlich vom Messer des Drechslermeisters geglättet, betrachtest. Abwärts gebogen an schmächtigem Stiele hangen die Früchte, tragen am schlanken, länglichen Halse gewaltige Körper. Riesenhaft dehnt sich die Fülle sodann zum gewichtigen Leibe, alles ist Bauch und alles ist Wanst. Und im Kerker der Höhlung nähren, geordnet in Reih und Glied, sie zahlreiche Kerne.»

Hildegard von Bingen rühmte den Flaschenkürbis für seine Eigenschaft, die schlechten Säfte im Körper nicht zu vermehren, und schätzte ihn deshalb als geeignete Nahrung für Kranke und Gesunde.

Mattioli warnte vor dem schädlichen Einfluss menstruierender Frauen auf das Wachstum junger Kürbispflanzen; nicht nur das Berühren, sondern auch das Anschauen lässt laut dem Botanikerarzt die Stöcklein verwelken. Er empfahl einen Heiltrank mit den in →Gerstenwasser gekochten Samen bei Fieber, blutigen Durchfällen, Leber- und Nierenleiden sowie Beschwerden aller inneren Organe. Dieselben Heilanzeigen erscheinen bereits im «Circa Instans» (um 1150) des Arztes Matthaeus Platearius. Darüber hinaus diente die Asche aus der Schale als heilendes Pulver bei eiternden Geschwüren und Löchern, vor allem auf den männlichen Geschlechtsorganen, «wie ich selbs wargenommen hab», versicherte Mattioli.

Der Botanikerarzt Theodor Zwinger stellte eine ungünstige Wirkung der Kürbisfrucht auf das Gleichgewicht der Körpersäfte fest: «Weilen die Kürbsen den Magen hefftig erkühlen / und zugleich ein wässerig geblüt verursachen / werden sie zu der Kost unnützlich gebrauchet / ist eine Speiß für starke Bawrsleut.» Die Blätter verordnete Zwinger als Auflagen, um den überschüssigen Milchfluss der Säugammen zu regulieren.

Johann Barandun von Feldis vermittelte 1719 in seinem Kräuterbuch traditionelles Heilwissen über den Kürbis. Die Anwendungsbereiche – Hemmung der Milchbildung (Umschläge mit frischen Blättern auf die Brüste), Entzündungen der Augen, Ohren und Glieder (Heiltrank mit dem Destillat aus unreifen Früchten) und

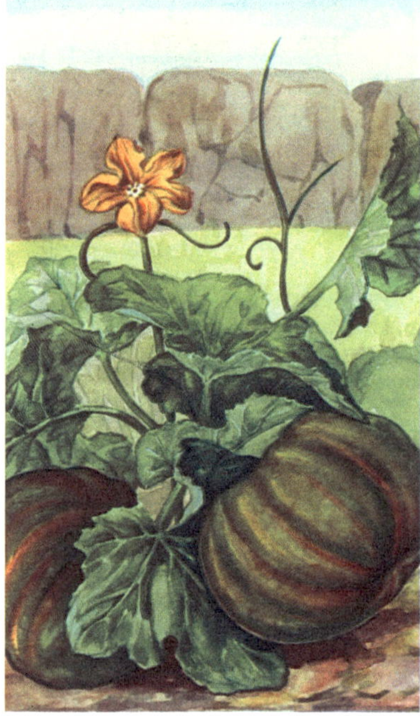

Lungenentzündung (Samen einnehmen) – hatte Barandun der Schrift «Eydgnössischer Lust-Garte» (1715) des Zürcher Stadtarztes Johann von Muralt entnommen.

Der Jahrgang 1780 der von den ökonomischen Patrioten Graubündens herausgegebenen Zeitschrift «Der Sammler» brachte ein Rezept mit der Abkochung der Blätter, womit das Rindvieh eingerieben werden sollte, um stechendes Ungeziefer fernzuhalten.

Der Disentiser Benediktinerpater Karl Hager wies aufgrund seiner naturkundlichen und kulturhistorischen Forschungsexkursionen durch die Surselva die Kultivierung von Kürbis in Bauerngärten nach. Der Puschlaver Kräuterpfarrer Tobia Marchioli betrachtete, auf Zwinger zurückgreifend, Kürbis für einen schwachen Magen als eher ungeeignet und empfahl die Samen als Mittel gegen Darmwürmer, vor allem den Bandwurm. Diese Wirkung hatte gemäss dem deutschen Arzt und Arzneimittelhersteller Gerhard Madaus im Jahr 1820 ein auf Kuba wirkender Arzt namens Mongény entdeckt. Madaus seinerseits machte Kürbiskerne, ein rumänisches Volksheilmittel bei Prostatavergrösserung, allgemein bekannt.

Künzle verordnete Auflagen mit rohem Fruchtfleisch bei brennenden Füssen, entzündeten Geschwüren, Krampfadern und Greisenbrand. Dem aus dem Fruchtfleisch zubereiteten Salat schrieb er harntreibende, blutreinigende Wirkung bei Nierenentzündung und Diabetes zu.

Zur Gewinnung des Kürbiskernöls eignet sich nur der Steirische Ölkürbis, dessen Kerne nicht verholzen. Diese Sorte hat sich zudem in der medizinischen Verwendung gegen Prostatabeschwerden besonders bewährt. Darüber hinaus machte der deutsche Ayurveda-Arzt Ernst Schrott in seinem phytotherapeutischen Grundlagenwerk den Kürbis als moderne ayurvedische Arzneipflanze bekannt.

Cucurbita pepo ist ausserdem ein homöopathisches Mittel.

Kultivierung in Kräuterschaugärten

Iert d'ervas medicinalas des Museum Regiunal, Savognin; Medizinalgarten, Chur.

Literatur und Abbildung

Lauber/Wagner/Gygax, Flora Helvetica, 218; Dioskurides/Berendes, 226; Mayer/Uehleke/Saum, Klosterheilkunde, 122f.; Strabo/Berschin/Erbar/Fels, 55; Hildegard von Bingen/Riha, 85; Mattioli/Handsch, 183v; Circa Instans/Goehl, 247f.; Zwinger, 574; Barandun, Nr. 25; von Muralt, 336f.; Ludwig, Phytologia, Nr. 113; Der Sammler 2 (1780), 224; Hager, 280; Marchioli, 54; Madaus, Biologische Heilmittel, Bd. 2, 1142f.; Künzle, Kräuterheilbuch, 352f.; Schrott/Ammon, 202f.; Schilcher, Phytotherapie, 197ff.; Vonarburg, Homöotanik, Bd. 1, 502; Thurner-Steier, Savognin, Thema 1; Abbildung: Herba, Nr. 144.

LABKRAUT

Flora Helvetica: Echtes Labkraut, Galium verum L.; Krappgewächse, Rubiaceae

Vorkommen
Trockene oder feuchte Wiesen, Waldränder; Blütezeit: Juni bis September.

Wissensgeschichte:
Das Labkraut zählt zu den ältesten Heilpflanzen. Wie Dioskurides in seinem Werk «De Materia medica» schrieb, rührt der Name der Pflanze daher, dass sie wie das Kälberlab die Milch zum Gerinnen bringt. Dioskurides nutzte Kataplasmen mit Labkraut bei Verbrennungen und um Blutungen zu stillen. Zudem mischte er es der →Rosensalbe bei, um eine die Gliedmassen kräftigende Arznei zu erhalten. In Bezug auf die Wurzel bemerkte er, dass sie zum Beischlaf reize.

Anwendung bei Hautleiden chronischer Natur (Ausschläge und Flechten)

Zirka 20 g frisches Labkraut in 800 ml Wasser drei bis vier Minuten kochen lassen und abfiltrieren. Damit die befallenen Stellen waschen oder Kompressen anlegen.

Jürg Baeder, Münstertaler Kräuterfibel [1989].

Das zwischen 1490 und 1500 im südlichen Elsass entstandene Arzneibuch des Laienmediziners oder Apothekers Anton Trutmann enthält das Rezept für eine Salbe aus der gepulverten Wurzel und Olivenöl, um die verzögerte Menstruation auszulösen. Ein alter Name des Labkrauts, «Unser Frauen Bettstroh», erinnert an eine Legende, nach der die Muttergottes das Jesuskind in der Krippe auf Labkraut gebettet habe. Wie alle Marienpflanzen ist das Labkraut ein Frauenmittel. Mattioli griff die bei Dioskurides verzeichneten Indikationen auf, brachte indes eine neue Anwendung aus der weiblichen Erfahrungsmedizin: «Die Weiber sieden diß kraut im Wasser / baden die jungen kindlen darmit / welche mit der mägerey [= Milchschorf] und kleinen rauchen grinden [= Räude] beladen sindt / soll ein besonder experiment sein.» Tabernaemontanus verordnete bei «Krebs der Brüst» und an andern Körperstellen Pflaster mit dem ganzen Kraut. Aufgrund ihres starken Geruchs wurde die Pflanze Kindern in die Wiege gelegt, um sie vor Hexen zu schützen.

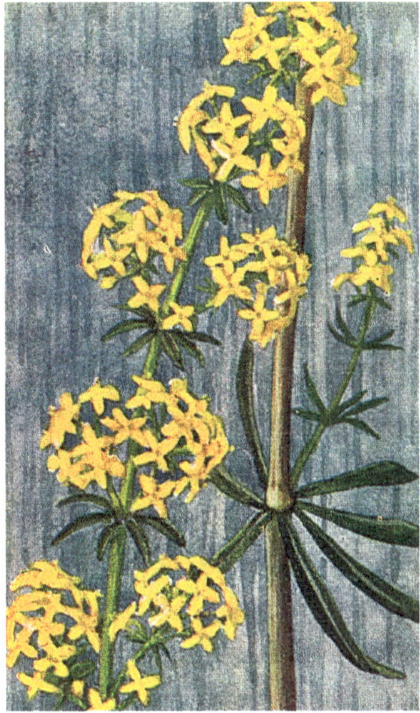

Obwohl Künzle das Labkraut zur Stärkung und Reinigung der Nieren sowie bei Hautleiden einsetzte und es sich gemäss der Kräuterfrau Maria Treben sogar bei «Fällen von Zungenkrebs» bewährt, spielt es in der medizinischen Selbsthilfe nur noch eine geringe Rolle.

Der ökonomische Patriot Carl Ulysses von Salis-Marschlins empfahl in der volksaufklärerischen Zeitschrift «Der neue Sammler» von 1805 Labkraut als günstigen einheimischen Farbstoff zum Färben von Wolle. Die Wurzel mehrerer Galium-Arten wurden zum Rotfärben genutzt; die Blüten von Galium verum hingegen färben Stoffe gelb.

Heutige Anwendung

Im Haus
Entzündungen, Stärkungsmittel: Aufguss des Krauts, innerlich; Bäder mit dem Aufguss des Krauts (Prättigau).

Kultivierung in Kräuterschaugärten

Iert d'ervas medicinalas des Museum Regiunal, Savognin; Kräutergarten Bidem, Vals; Pfarrer Künzle's Chrüterparadies, Zizers; Ausschilderung auf Kräuterlehrpfad: Wildkräuterpfad Oberalppass-Tschamut, Nr. 27.

Literatur und Abbildung

Lauber/Wagner/Gygax, Flora Helvetica, 790; Dioskurides/Berendes, 422; Leidig, Frauenheilkunde, 32, 343; Mattioli/Handsch, 493v; Tabernaemontanus/Bauhin, 434; Ludwig, Phytologia, Nr. 154; Künzle, Kräuterheilbuch, 353; Treben/Storl, 87f.; Baeder, 17; Der neue Sammler 1 (1805), 317; Wegmann, Prättigau, 42; Thurner-Steier, Savognin, Thema 1; Künzle, Kräuteratlas (2017), Nr. 57; Meier, Wildkräuter-Fibel, Nr. 27 (Weisses Wiesenlabkraut, Heil- und Nahrungspflanze); Abbildung: Correvon/Rivier/Robert, Champs et bois fleuris, Tf. 28.

LÄRCHENSCHWAMM

Laricifomes officinalis (VILL.) KOTL. ET POUZ; Baumschwammverwandte, Fomitopsidaceae

Vorkommen
Der Lärchenschwamm baut Holz ab und erzeugt Braunfäule. Seine Fruchtkörper erscheinen vornehmlich an toten Teilen von stehenden Lärchenstämmen. Vom Lärchenschwamm befallene Bäume können noch Jahrzehnte leben. Alle bekannten Fundorte der Schweiz liegen im Bereich des subalpinen Arven-Lärchenwalds.

Wissensgeschichte:
Der Lärchenschwamm zählt zu den ältesten Heilpflanzen. Dioskurides schrieb ihm zusammenziehende und erwärmende Kraft zu. Der Pilz, der als Universalmittel galt, sollte unter anderem im Heiltrank gegen Bauchgrimmen und Magenschwäche helfen sowie bei inneren Brüchen und Sturzverletzungen, Leberleiden, Gelbsucht, Gebärmutterleiden, Asthma, Blutspeien und als Gegenmittel nach den Bissen giftiger Tiere.

Der Humanist Ulrich Campell rühmte in seiner 1573 vollendeten «Raetiae alpestris topographica descriptio» den im Unterengadin vorkommenden Heilpilz auf der Grundlage der «Naturalis historia» des römischen Naturforschers Plinius des Älteren als mildes, den Körper wirksam reinigendes Abführmittel. Wie Campell in seiner Landesbeschreibung mitteilte, wurde sowohl der Lärchenschwamm als auch das Lärchenharz von professionellen Sammlern aus Lugano nach Italien exportiert. Der Heilpilz befand sich in der Apotheke des am Heinzenberg und im Domleschg wirkenden Arztes Johann Anton Grass, der bei Theodor Zwinger, dem Autor des «Theatrum Botanicum» (1696), an der Universität Basel Medizin studiert hatte. Laut Zwinger wächst der Pilz viel «in Bündten und Wallis». Der Botanikerarzt nutzte den Lärchenschwamm hauptsächlich als abführendes Mittel in Kräuterweinen. Kranke, die an Epilepsie litten, benötigten gemäss Zwinger eine Haarwäsche mit gepulvertem Lärchenschwamm statt mit Seife.

Die volksaufklärerische, in Chur gedruckte Wochenschrift «Der Sammler» brachte 1779 eine Abhandlung über Würmer bei Pferden und Maulеseln, worin eine abführende Mischung aus gepulvertem Lärchenschwamm, dem Absud aus Glaskraut und Honig empfohlen wurde.

Boletus laricis (alte Nomenklatur) ist ein homöopathisches Mittel.

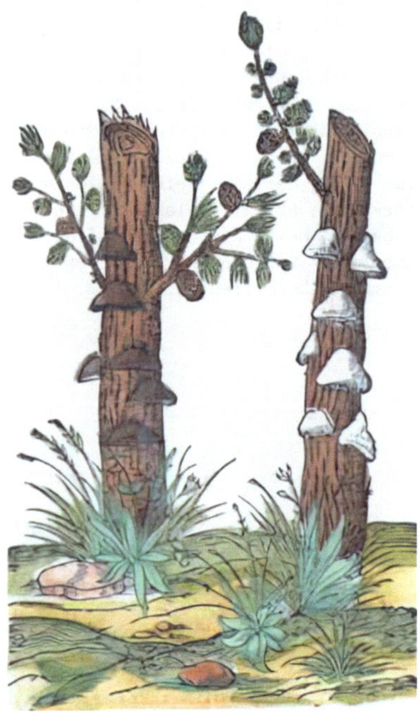

Lärchenschwamm

Literatur und Abbildung

Senn-Irlet, Beatrice, Merkblatt Pilze, Oktober 2012, www.wsl.ch; Dioskurides/Berendes, 260f.; Becher, 280; Daems, Johann Anton Grass 19, 206; Campell/Hitz, 811; Zwinger, 628f.; Der Sammler 1 (1779), 106; Vonarburg, Homöotanik, Bd. 1, 274f.; Abbildung: Mattioli/Camerarius (1590), 211r.

LAVENDEL

Flora Helvetica: Echter Lavendel, Lavandula angustifolia MILL.; Lippenblütler, Lamiaceae

Vorkommen
In Gärten kultiviert; Blütezeit: Juli bis August.

Wissensgeschichte:
Obwohl die Pflanze im Mittelmeerraum gedeiht, schenkten ihr die antiken Ärzte wenig Beachtung. Dioskurides erwähnte nur die Herstellung von Lavendelwein und -essig. Beiden Heiltränken schrieb er schleimlösende Wirkung zu. Darüber hinaus vermag Lavendel Blähungen, Seitenschmerzen (Lungen- oder Rippenfellentzündung) und Nervenschmerzen zu vertreiben, und mit Erfolg wandte er ihn – wie er versicherte – zusammen mit Sagapenum (Balsam aus dem Persischen Riesenfenchel) und →Bertramwurzel gegen Epilepsie an.

Hilfe für «volle Brüder»: das Lavendeldestillat

Es ist auch ein sonderliche nutzliche Hülff der vollen Brüder / wann ihnen des Morgens das Hirn umlaufft / das Haupt damit bestrichen / in die Nasen gezogen / und die Schläff wol damit gerieben.

Jacob Theodor Tabernaemontanus, Caspar Bauhin, Neu vollkommen Kräuter-Buch (1687)

Erst der mittelalterlichen Medizin kommt das Verdienst zu, ein breiteres Heilspektrum des Gewächses entdeckt zu haben. Hildegard von Bingen widmete dem Lavendel unter den Bezeichnungen «spica» und «lavendula tibra» sogar zwei Kapitel; möglicherweise meinte sie verschiedene Lavendel-Arten. Die heilkundige Äbtissin empfahl die Wein- oder Honigwasserabkochung der «spica» (vermutlich Breitblättriger Lavendel, Grosser Speik) als Heiltrank gegen Leber- und Brustschmerzen sowie Atemnot. Die Abkochung verschafft gemäss Hildegard klares Wissen und klaren Verstand, weil sie die den Verstand verdunkelnden kalten Säfte aus den erwähnten Organen vertreibt. Die Pflanze «lavendula, tibra» (vermutlich Echter Lavendel) taugt laut Hildegard nicht zur innerlichen Anwendung, doch ihr starker Duft vertreibt, wenn man häufig daran riecht, die Läuse, macht die Augen klar, bändigt üble Dinge und erschreckt böse Geister.

Der Frankfurter Stadtarzt Johann Wonnecke von Kaub berichtete in seinem «Gart der Gesundheit» (Erstdruck 1485), dass Kopfwaschungen mit Lavendelwasser Keuschheit verliehen; aus diesem Grund liebe die Muttergottes die Pflanze über alles.

Mattioli stellte dieselben Lavendel-Arten wie Hildegard vor und setzte beide Pflanzen zur Stärkung des Gehirns, bei Augen- und Ohrenleiden, Schwindel, Epilepsie, Schlaganfall und dem damit verbundenen Sprachverlust, Krämpfen, Zittern und Lähmungen, Erkältungen, aber auch in der Frauenmedizin ein. So empfahl er Lavendel bei verzögerter Menstruation und zur Austreibung der Nachgeburt.

Zur Herstellung von Lavendelwasser wurden gemäss Tabernaemontanus die Blüten über Nacht in Wein eingelegt und der Auszug anschliessend destilliert. Das Destillat sollte seine lindernde Wirkung am Morgen nach einer durchgezechten Nacht nach allzu grossem Alkoholgenuss entfalten: «Es ist auch eine sonderliche nutzliche Hülff der vollen Brüder / wann ihnen des Morgens das Hirn umblaufft das Haupt damit bestrichen / in die Nasen gezogen / und die Schläff wol damit beriben.» Um den Kopf gelegte, mit Lavendelwasser befeuchtete Umschläge beseitigen dem damaligen Körperbild zufolge die von der Kälte verursachten Kopfschmerzen. Das Destillat mit seiner gemäss der Humoralpathologie erwärmenden Wirkung behebt die weibliche Sterilität, indem es überschüssige Feuchtigkeit aus dem weiblichen Körper entfernt: «Den erkalten Weibern ist es ein nutzlich Arztney / machet sie Fruchtbar / verzehret alle böse Feuchte ihrer Geburtglieder / so die Empfängnuß hindern.»

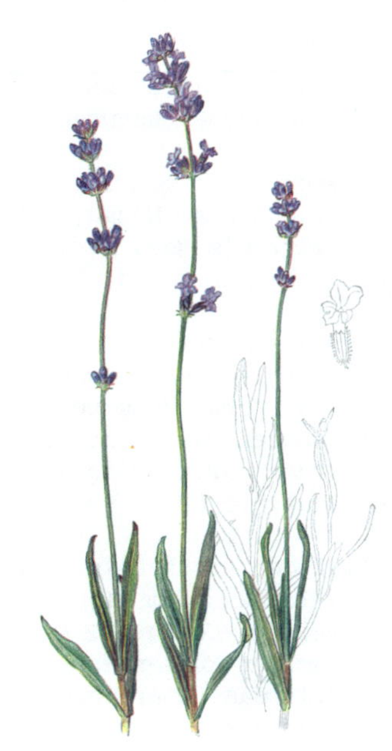

Ein historischer Beleg aus dem Unterengadin zur Wertschätzung des Breitblättrigen Lavendels oder Grossen Speiks findet sich in der 1573 vollendeten «Raetiae alpestris topographica descriptio» des Pfarrers und Humanisten Ulrich Campell. Dieser zählte den Speik zu jenen heilenden Gewächsen, die «in Gärten durch menschliche Pflege und Kunst gehegt werden».

Johann Baranduns vermittelte 1719 im «Lustgarten da las Ligias» Heilanzeigen für den Lavendel, die er aus den Werken der frühneuzeitlichen Botanikerärzte zusammengestellt hatte. Aus dem 1500 in Strassburg gedruckten «Kleinen Destillierbuch» des Chirurgen Hieronymus Brunschwig entnahm er diesen alltagspraktischen Rat: «Wenn du Brot bäckst, gib einen Löffel Lavendeldestillat hinzu, so schimmelt das Brot nicht.» Lavendel wurde wie Majoran (→Dost) in Töpfen gezogen.

Der Disentiser Benediktinerpater Karl Hager wies aufgrund seiner naturkundlichen und kulturhistorischen Forschungsexkursionen durch die Surselva die Kultivierung des Lavendels in Bauerngärten nach.

Der Puschlaver Kräuterpfarrer Tobia Marchioli empfahl nicht nur den Aufguss als Heiltrank gegen Kopf- und Herzschmerzen, sondern auch die innere Anwendung des Öls gegen Appetitlosigkeit. Künzle griff zwar auf die Botanikerärzte der Frühen Neuzeit hinsichtlich der Therapie von Lähmungen, Schlaganfall und Kopfschmerzen zurück, liess indes die Frauenheilkunde aussen vor. Der «Kräuter-Pfarrer Künzle Verein» empfiehlt eine von ihm selbst hergestellte Lavendelsalbe bei Augenringen, Kopfschmerzen, Gesichtsrose, entzündeten Wunden, Nebenhöhlenentzündung, Hautpilzen und Nagelbettinfektionen. In der gegenwärtigen medizinischen Selbsthilfe dominieren die Heilanzeigen Nervosität und Erkältungen.

In der ayurvedischen Medizin wird der Schopflavendel arzneilich genutzt.

Heutige Anwendung

Im Haus

Stärkung, Beruhigung, Schlaflosigkeit: Aufguss der Blüten, innerlich; Säckchen mit getrocknetem Kraut im Hosensack tragen (Prättigau).

Erkältung: mit Ölauszug oder Salbe Brust und Rücken einreiben (Prättigau).

Im Stall
Bekämpfung von Läusen: Tiere mit Ölauszug einreiben (Safiental).

Kommerzieller Anbau, Kultivierung in Kräuterschau- und Klostergärten

Lavendel wird von der Azienda Agricola Biologica Al Canton (Familie Zanetti-Lazzarini), Le Prese, kommerziell angebaut. Kultivierung in folgenden Kräuterschau- und Klostergärten: Iert d'ervas medicinalas des Museum Regiunal, Savognin; Kräutergarten Bidem, Vals; Kräutergarten in der Burgruine Belfort, Brienz/Brinzauls; Landwirtschaftliche Schule Plantahof, Landquart; Medizinalgarten, Chur; Pfarrer Künzle's Chrüterparadies, Zizers; Heididorf, Maienfeld; Kräuterstall Hennägadä, Klosters (Ausstellung); Benediktinerinnenkloster St. Johann, Müstair.

Literatur und Abbildung

Lauber/Wagner/Gygax, Flora Helvetica, 878; Dioskurides/Berendes, 498; Hildegard von Bingen/Riha, 42, 48; Wonnecke von Kaub, Cap. 234; Tabernaemontanus/Bauhin, 756ff.; Mattioli/Handsch, 8r–9r; Campell/Hitz, 801; Barandun, Nr. 30; Ludwig, Phytologia, Nr. 330; Will, Vergleich der Indikationen, 73; Hager, 280; Marchioli, 19; Künzle, Kräuterheilbuch, 354f.; Hertzka/Strehlow, Hildegard-Apotheke, 285; Treben/Storl, 205f.; Wegmann, Prättigau, 37; Joos, 104 (Safiental); Salben (Flyer Kräuter-Pfarrer Künzle Verein, Wangs o. J.); Schrott/Ammon, 250f.; Schilcher, Phytotherapie, 199ff.; Müller, Klostergarten, 5 (Müstair); Thurner-Steier, Savognin, Thema 7; Würzen, Nr. 7, 45 (Flyer Kräutergarten Burgruine Belfort); Künzle, Kräuteratlas (2017), Nr. 24; Abbildung: Künzle, Kräuterheilbuch, Tf. 45 (Zeichnung Pia Roshardt).

LEBERBLÜMCHEN

Hepatica nobilis SCHREB.; Hahnenfussgewächse, Ranunculaceae

Vorkommen
Wälder, buschige Hänge; Blütezeit: März bis Mai.

Wissensgeschichte:
Das Leberblümchen verdankt Namen und Verwendung seinen dreilappigen Blättern, die gemäss der antiken Signaturenlehre auf die Leber verweisen. Der Arzt Matthaeus Platearius verlieh der Pflanze in seinem «Circa Instans» um 1150 erste medizinische Konturen. Aufgrund seiner kühlenden Fähigkeit gilt das Leberblümchen nicht nur als harntreibend, sondern vermag auch die Verstopfung der Leber, die Ursache von Gelbsucht, zu lösen. Da Eiterknoten gemäss dem damaligen Körperbild ebenso heissem Körpersaft geschuldet sind, müssen Leberblümchen von Anfang an eingesetzt werden, um die schädlichen Säfte zurückzutreiben.

Mattioli nutzte die Weinabkochung zudem bei inneren Verletzungen; junge Knaben, die an einem Hodenbruch litten, erhielten einen Heiltrank mit dem gepulverten Kraut in saurem Wein. Schon Vitus Auslasser, Benediktiner im oberbayrischen Kloster St. Sebastian in Ebersberg, hatte in seinen 1479 vollendeten Pflanzendarstellungen das Leberblümchen mit «Weysser sanikell» (→Sanikel) bezeichnet und somit als Wundkraut ausgewiesen. Es scheint, dass Auslasser weisse Exemplare gefunden hat. Das Destillat diente Mattioli auch zur äusserlichen Anwendung bei Wunden und Geschwüren, und mit der Weinabkochung sollte der Mund bei Mundfäule gespült sowie bei geschwollenen Mandeln und entzündetem Halszäpfchen damit gegurgelt werden.

Tabernaemontanus verwendete das Kraut gegen Durchfall, vor allem aber in einem Wundtrank für Verletzte, die keinen Wein zu sich nehmen durften. So hatte er zusätzlich mit einem Pflaster aus →Betonie 1570 die schweren Kopfverletzungen des Herzogs Wilhelm von Sachsen, die sich dieser bei einem Schlittenunfall zugezogen hatte, geheilt, wie er sich selber rühmte.

Johann Barandun brachte 1719 in seinem Kräuterbuch traditionelles Heilwissen über das Leberblümchen. Die Indikationen – Wunden, Darmbrüche, Halsschmerzen, Blutreinigung, Leber- und Milzverstopfung – hatte er der 1715 erschienenen Schrift «Eydgnössischer Lust-Garte» des Zürcher Stadtarztes Johann von Muralt entnommen.

Künzle äusserte sich über das Leberblümchchen in seinem «Grossen Kräuterheilbuch» erstaunlich knapp und unpräzis: «Die Ärzte in der alten Zeit schätzten Blüten und Blätter des Leberblümchens bei Leber- und Gallenleiden.»

Es gibt keine Belege zur Verwendung des giftigen Krauts in der gegenwärtigen medizinischen Selbsthilfe. Hepatica triloba (alte Nomenklatur) ist ein homöopathisches Mittel.

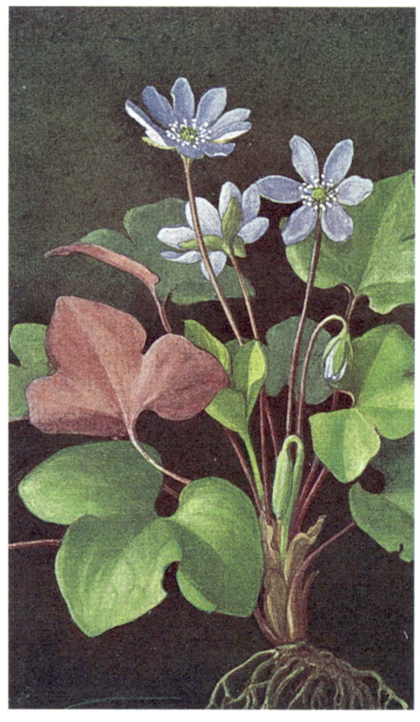

Leberblümchen

LEIN

Linum usitatissimum L.; Leingewächse, Linaceae

Vorkommen
Die Samen der Kulturpflanze Lein werden in Drogerien, Apotheken oder Reformhäusern gekauft; Blütezeit: Juni bis Juli.

Wissensgeschichte:
Der Leinsamen zählt zu den ältesten pflanzlichen Heilmitteln. Laut Dioskurides hat er dieselbe Kraft wie der Same des →Bockshornklees. So weichen Leinsamen innere und äussere Geschwülste auf und zerteilen sie, wenn sie mit Honig, Öl und wenig Wasser gekocht werden. Gegen Husten empfahl Dioskurides, den Samen mit Honig zu einer Latwerge zu kochen. Aus dem Samen gebackene Kuchen, mit Honig und Pfeffer gemischt, verschrieb er als Liebesmittel. Bei Verwundungen der Gebärmutter und zur Darmreinigung verordnete Dioskurides Klistiere mit der Abkochung aus dem Samen. Bei Gebärmutterentzündungen liess er ein Sitzbad zubereiten. Nach Hildegard von Bingen taugt der Leinsamen, dem sie die Primärqualität warm zuschrieb, zwar nicht zum Essen, wohl aber nutzte sie dessen Abkochung in Umschlägen bei Verbrennungen und Rippenfellentzündungen. Gegen diese Krankheit mischte die Äbtissin auch eine Salbe aus Leinsamen, Pfirsichharz, Birnbaummistel (→Mistel) und Hirschmark.

Bei geschwollenen Brüsten während des Stillens sollten gemäss einem mittelalterlichen frauenheilkundlichen Rezept Pflaster mit den fein zerstossenen und mit Honig vermischten Samen helfen.

Der Frankfurter Stadtarzt Johann Wonnecke von Kaub berief sich in seinem «Gart der Gesundheit» (Erstdruck 1485) auf den antiken Arzt Serapion von Alexandria (Ende 3. bis Anfang 2. Jh. v. Chr.), indem

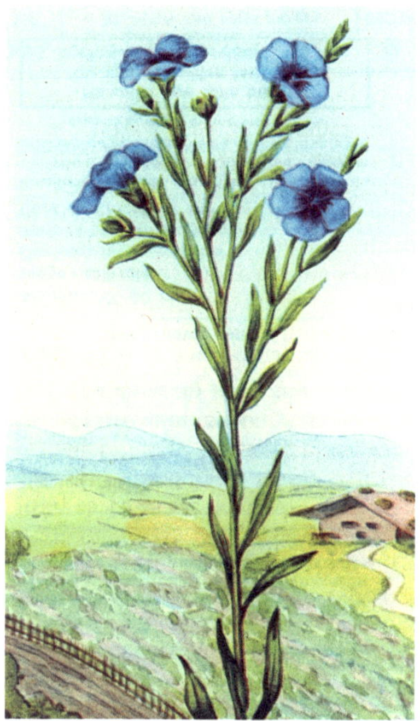

er Pflaster mit Leinsamen auf dem Unterleib als harntreibendes und die Menstruation förderndes Mittel einsetzte. Um den Schnupfen zu vertreiben, sollte Leinsamenrauch eingeatmet werden. Zu einem Sitzbad mit Leinsamenräucherung riet Wonnecke bei Gebärmutterschmerzen.

Mattioli verwendete das Leinöl zu Einreibungen bei Krämpfen und Verkrampfungen der Gliedmassen sowie bei Hämorrhoiden, Feigwarzen und Schrunden. Gemäss seiner Empfehlung sollte man bei Rippenfellentzündung leicht erwärmtes Öl einnehmen. Bei Potenzproblemen riet er wie Dioskurides, seine antike Autorität, zum Verspeisen eines Leinsamenkuchens: «Leinsamen mit Pfeffer und honig vermengt / und ein kuchen darauß gebacken / so man offt davon isset / hilfft er dem kalten mann widerumb auff den gaul.» Darüber hinaus experimentierte der Botanikerarzt mit dem aus verbrannter Leinwand gewonnenen Fett, um Ausschläge zu heilen, und hielt Anwendungen aus der weiblichen Erfahrungsmedizin fest. Dank mit Asche gesottenen Garnsträngen soll-

Kultivierung in Kräuterschau- und Klostergärten

Pfarrer Künzle's Chrüterparadies, Zizers; Benediktinerinnenkloster St. Johann, Müstair.

Literatur und Abbildung

Lauber/Wagner/Gygax, Flora Helvetica, 126; Circa Instans/Goehl, 263f.; Mayer/Goehl/Englert, Pflanzen der Klostermedizin, 66, 145; Mattioli/Handsch, 353r; Tabernaemontanus/Bauhin, 145, 528; Barandun, Nr. 125; von Muralt, 94f.; Ludwig, Phytologia, Nr. 132; Künzle, Kräuterheilbuch, 355; Künzle, Kräuteratlas (2017), Nr. 72; Vonarburg, Homöotanik, Bd. 2, 29; Schilcher, Phytotherapie, 374; Abbildung: Klein, Waldblumen, Tf. 11.

ten Frauen die Nachgeburtsphase gut überstehen: «Diß garn allso warm / bekompt den weibern baldt nach dem gebären / so mans auff die solen der füß warm legt / dann es fürdert das bürdle [=Nachgeburt] zum außgang / und lindert die nachween.»

Johann Barandun notierte 1719 traditionsbasiertes Heilwissen über den Lein. Die Anwendungsbereiche – Verbrennungen, Husten, Geschwüre, Lungenentzündung und «Etig» (fortschreitende Abmagerung bei Kindern, verursacht durch eine Ernährungsstörung) – hatte er der Schrift «Eydgnössischer Lust-Garte» (1715) des Zürcher Stadtarztes Johann von Muralt entnommen.

Wenn bei Kühen die Nachgeburt nicht abging, sollte den Tieren die Abkochung der Samen eingeflösst werden, wie in einem Rezept aus einer 1748 in Sursilvan niedergeschriebenen viehmedizinischen Rezeptsammlung zu lesen ist.

Die beiden Kräuterpfarrer Tobia Marchioli und Johann Künzle sowie Maria Treben versuchten, auf Mattioli und Tabernaemontanus zurückgreifend, die innere und äussere Anwendung des Leinsamens und des Leinsamenöls zu fördern – mit Erfolg. Darüber hinaus stellte der Ayurveda-Arzt in seinem phytotherapeutischen Grundlagenwerk den Lein aus ayurvedischer Sichtweise vor.

Linum usitatissimum ist zudem ein homöopathisches Mittel und eine Heilpflanze der neuen Hildegard-Medizin.

Heutige Anwendung

Im Haus
Kieferhöhlenentzündung, Entzündungen im Mund, Erkältungen, Wunden: Umschläge mit Brei aus den Samen (Prättigau).

Im Stall
Stockende Verdauung, Magengeschwür, Appetitlosigkeit: Leinsamenbrei eingeben (Oberhalbstein, Safiental).

Förderung der Verdauung: Leinsamen über das Futter verabreichen (Mesolcina).

Verstopfung: Leinsamenöl eingeben (Surselva).

Vorbereitung der Abkalbung: Samen mit Wasser aufkochen und eingeben (Valposchiavo).

Panaritium, dicker Fuss: Leinsamenbrei auflegen (Schams).

Kultivierung in Kräuterschaugärten

Iert d'ervas medicinalas des Museum Regiunal, Savognin; Medizinalgarten, Chur.

Literatur und Abbildung

Lauber/Wagner/Gygax, Flora Helvetica, 460; Dioskurides/Berendes, 207; Hildegard von Bingen/Riha, 133f.; Kruse, Mittelalterliche Frauenrezepte, 83; Wonnecke von Kaub, Cap. CCXXXVI; Mattioli/Handsch, 131r–131v; Tabernaemontanus/Bauhin, 1205f.; Zwinger, 534; Barandun, Nr. 27; von Muralt, 252f.; Ludwig, Phytologia, Nr. 194; Nizeivels miez, Nr. 38; Bewährte Arzney-Mittel, 19; Marchioli, 25f.; Künzle, Kräuterheilbuch, 324f.; Hertzka/Strehlow, Hildegard-Apotheke, 435, 481; Vogel, Der kleine Doktor, 24; Treben/Storl, 206; Schrott/Ammon, 254f.; Schilcher, Phytotherapie, 202ff.; Vonarburg, Homöotanik, Bd. 2, 162f.; Wegmann, Prättigau, 38; Klarer/Stöger/Meier, Jenzerwurz, 78f., 93, 139; Thurner-Steier, Savognin, Thema 4; Abbildung: Herba, Nr. 187.

LEINKRAUT

Linaria vulgaris MILL.; Wegerichgewächse, Plantaginaceae

Vorkommen
Wegränder, Bahndämme, Schuttplätze; Blütezeit: Juni bis September.

Wissensgeschichte:
Das Leinkraut erhielt im «Gart der Gesundheit» (Erstdruck 1485) des Frankfurter Stadtarztes Johann Wonnecke von Kaub erste medizinische Konturen. Dieser empfahl, auf Wundrosen und offene, sich ausbreitende Ausschläge Umschläge mit dem Saft des Leinkrauts und der «Bibernell» (hier →Wiesenknopf) zu legen.

Mattioli nutzte die Abkochung des Krauts als Heiltrank bei Leber- und Milzbeschwerden, Verstopfung sowie Gelb- und Wassersucht. Bei Fisteln empfahl er Waschungen mit der Abkochung oder wie Wonnecke von Kaub Umschläge mit dem Saft.

Leinkrautsalbe gegen Hämorrhoiden

Daß auß dem Leinkraut in den Apothecken zubereitete Sälblein / Unguentum de Linaria genant / wird hochgelobt wider die Geschwulst und Schmertzen der gulden Ader [=Hämorrhoiden] / so man davon auff ein reines tüchlein streichet und warm überleget. Man bereitet es also: Nim Leinkraut mit den blumen / ein oder zwei handvoll / zerstosse es wol / kochs mit Schweinen-

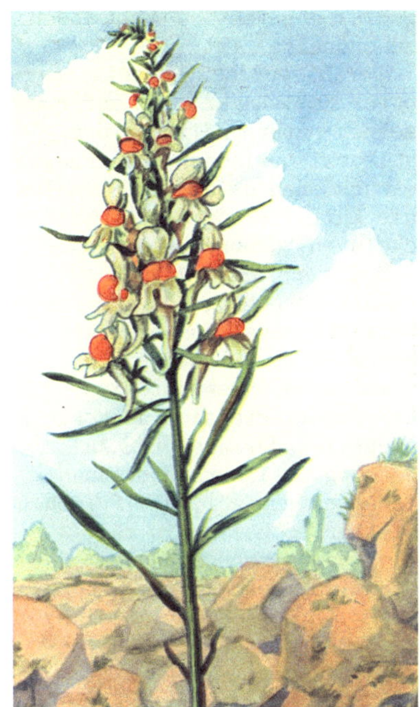

schmaltz / drucke es nachmals durch ein Tuch/was nun durchgangen / vermisch mit einem oder mehr Eyerdotter / daß ein Sälblein darauß werde [...].

Theodor Zwinger, Theatrum Botanicum (1696)

Ein historischer Beleg aus dem Unterengadin zur arzneilichen Verwendung des Leinkrauts findet sich in der 1573 vollendeten «Raetiae alpestris topographica descriptio» des Pfarrers und Humanisten Ulrich Campell. Dieser zählte die Pflanze zu den mit vortrefflichen Kräften ausgestatteten Kräutern und Wurzeln, die «den Arzneikundigen und Chirurgen und den Salbenhändlern von großem Nutzen und deshalb bekannt sind». Die von Campell gebrauchte populäre Bezeichnung «Unser Frauen Flachs» kennzeichnet das Leinkraut als Marienpflanze und demzufolge als Frauenmittel. So erwähnte Theodor Zwinger in seinem «Theatrum Botanicum» (1696) als Heilanzeige die verzögerte Menstruation. Darüber hinaus rühmte er die Wirkung der in Apotheken erhältlichen Leinkrautsalbe bei Hämorrhoiden und verriet das Rezept zu deren Herstellung.

Das 1952 erschienene Sammelbildchenalbum «Herba» vermittelte als eines der letzten schweizweit verbreiteten Kräuterbücher traditionelle Anwendungsempfehlungen für das Leinkraut, so bei Hautkrankheiten, Gelbsucht, Wassersucht, Blasensteinen (Abkochung als Heiltrank) und Hämorrhoiden (Umschläge mit der Milchabkochung). Das dennoch in der medizinischen Selbsthilfe in den Hintergrund geratene Leinkraut hat durch ein Produkt des «Kräuter-Pfarrer Künzle Vereins» eine gewisse Neuaufwertung erfahren: Eine wärmende, durchblutungsfördernde Leinkrautsalbe soll gegen Erkältungen, Husten, Heiserkeit, Gicht, entzündete Wunden, unreine Haut, Akne, Hämorrhoiden, Juckreiz und Hautgeschwüre angewendet werden. Von einer erneuten Wertschätzung des Leinkrauts zeugt auch der Rat Maria Trebens, es zusammen mit →Schachtelhalm und →Gundelrebe kalt anzusetzen, den Auszug zu erwärmen und damit Fisteln auszuwaschen.

Linaria vulgaris ist zudem ein homöopathisches Mittel.

Kultivierung im Kräuterschaugarten

Kräutergarten Bidem, Vals.

Literatur und Abbildung

Lauber/Wagner/Gygax, Flora Helvetica, 894; Wonnecke von Kaub, Cap. CCXXXV; Mattioli/Handsch, 521r–521v; Campell/Hitz, 801; Zwinger, 958f.; Herba, Nr. 161; Salben (Flyer Kräuter-Pfarrer Künzle Verein, Wangs o. J.); Treben/Storl, 206; Schönfelder/Schönfelder, Heilpflanzenführer, 196; Vonarburg, Homöotanik, Bd. 2, 156; Abbildung: Herba, Nr. 161.

LIEBSTÖCKEL

Levisticum officinale W.D.J. KOCH; Doldengewächse, Apiaceae

Vorkommen
In Gärten kultiviert; Blütezeit: Juli bis August.

Wissensgeschichte:
Der Liebstöckel zählt zu den ältesten Heilpflanzen. Wie der römische Naturkundige Plinius der Ältere in seiner «Naturalis historia» bezeugte, schätzte man die Pflanze bei Magenkrämpfen und Blähungen, weshalb sie den schwer verdaulichen Hülsenfrüchten beigefügt wurde.

Im Frühmittelalter findet sich Liebstöckel im Gartengedicht «Hortulus» (zwischen 829 und 838) des Walahfrid Strabo. Der Prinzenerzieher am Kaiserhof zu Aachen und spätere Abt des Klosters Reichenau stand der Pflanze allerdings skeptisch gegenüber, denn er war sich nicht sicher, ob der Liebstöckel aufgrund seines Geschmacks und Geruchs Blindheit bewirke und seine Samen deshalb nur zusammen mit anderen Arzneien eingenommen werden dürften. Im Gegensatz zu Walahfrid wertschätzte der Mönch Odo Magdunensis das aus Südeuropa stammende Gewächs ohne Vorbehalte. Er setzte Wurzel und Samen in einem Heiltrank mit Wein hauptsächlich bei Verdauungsproblemen, unregelmässiger Menstruation und als harntreibendes Mittel ein. Bei Giftbissen verordnete er, das gestampfte und in Wein aufgelöste Kraut zu trinken und es zugleich als Pflaster auf die Wunde zu legen.

Laut Hildegard von Bingen macht Liebstöckel, ohne andere Gewürze gegessen, schwerfällig und lustlos an Geist und Körper. Bei geschwollenen Drüsen am Hals sollte ein Pflaster mit gekochtem Liebstöckel und →Gundelrebe Linderung verschaffen. Bei den ersten Anzeichen von Husten riet die Äbtissin, Liebstöckel, ebenso viel →Salbei und zweimal so viel →Fenchel in Wein einzulegen, bis dieser den Geschmack der Kräuter angenommen habe, sodann den Wein zu erwärmen und heiss nach dem Essen zu trinken, bis der Husten verschwunden sei. Um die verzögerte Menstruation auszulösen, empfahl Hildegard, eine Suppe aus Eiern, Butter, Wein und Liebstöckel einzunehmen. Pferde, die an einem Katarrh litten, liess sie den Dampf von Liebstöckel und →Brennnessel einatmen. Litt ein Pferd an Bauchgrimmen, so erhielt es Liebstöckel und Brennnesseln unter das Futter.

Der Botanikerarzt Leonhart Fuchs setzte die Abkochung der Samen bei verzögerter Menstruation und zur Austreibung der Nachgeburt als Heiltrank ein, während Frauen im Wochenbett die Wurzel essen sollten, um die Gebärmutter gut zu reinigen.

Tabernaemontanus erwähnte, dass die Schosse der Pflanze im Frühling unter die Salatkräuter gemischt würden, um den Bauch zu erweichen. Als vorbeugendes Mittel gegen die Pest verordnete er, täglich ein Stück Wurzel zu kauen und gegen Angina den Stängel als Trinkrohr zu benutzen. Die gepulverte Wurzel diente als Ersatz des teuren Pfeffers. Wie der Botanikerarzt mitteilte, war der Glaube der Bergleute an die Wirkungsmacht der Liebstöckelwurzel durch nichts zu erschüttern, sogar gegen giftige Gase sollte diese ihre schützenden Kräfte entfalten: «Die Bergknappen brauchen diese Wurtzel vor das böß Wetter / und die gifftigen metallischen Schwädem und Dämpff / wann sie in die Bergwerck fahren / so trincken sie ein halb Löfflein voll dieser Wurtzel mit Wein.»

Gegen die gefürchtete «Schwindsucht», den fortschreitenden Gewebszerfall, empfahl der Basler Botanikerarzt Theodor Zwinger, zurückgreifend auf den angesehenen Wundarzt Felix Würtz, eine magische Praktik: «[…] wenn man die wurtzel des Liebstöckels grabe / so die Sonn in den Widder gehet / und sie anhänge / seye es ein bewehrt mittel wider die Schweinung oder Abnehmen eines Glieds.» Waschungen mit der Abkochung des Krauts dienten aber auch dazu, ein «schön zart Angesicht» zu machen. Zur Herstellung des Destillats nutzte man die blühende Pflanze samt der Wurzel, wie in Zwingers «Theatrum Botanicum» (1696) nachzulesen ist.

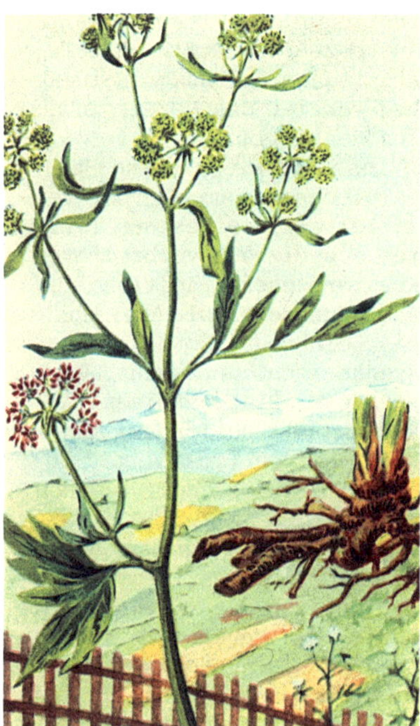

In einem im Oberengadin 1668 niedergeschriebenen Manuskript mit Rezepten zur Frauenheilkunde wird kinderlosen Frauen angeraten, Liebstöckel, →Wacholderholz und →Kamillenblüten zu kochen und in der Abkochung zu baden.

Johann Barandun vermittelte 1719 in seinem «Lustgarten da las Ligias» Heilwissen über den Liebstöckel, das er den Werken der frühneuzeitlichen Botanikerärzte entnommen hatte. Die Wurzel des Liebstöckels galt als erprobtes Mittel gegen Bauchgrimmen, wie einem 1747 in Ardez (Unterengadin) abgefassten Arzneibuch zu entnehmen ist.

Der Disentiser Benediktinerpater Karl Hager wies aufgrund seiner naturkundlichen und kulturhistorischen Forschungsexkursionen durch die Surselva die Kultivierung des Liebstöckels in Bauerngärten nach.

Kräuterpfarrer Künzle wollte die Abkochung aus dem Wurzelstock gegen Wassersucht, Schwäche der Harnwege und Herzleiden angewandt wissen. Er orientierte sich auch hinsichtlich der äusseren Anwendung an Tabernaemontanus, indem er empfahl, die frischen Blätter so heiss als möglich auf eiternde Wunden oder «schlimme Geschwülste» zu legen. Liebstöckel ist eine Heilpflanze der neuen Hildegard-Medizin.

Kultivierung in Kräuterschau- und Klostergärten

Iert d'ervas medicinalas des Museum Regiunal, Savognin; Kräutergarten Bidem, Vals; Kräutergarten in der Burgruine Belfort, Brienz/Brinzauls; Medizinalgarten, Chur; Pfarrer Künzle's Chrüterparadies, Zizers; Heididorf, Maienfeld; Benediktinerinnenkloster St. Johann, Müstair; Benediktinerkloster St. Martin, Disentis.

Literatur und Abbildung

Lauber/Wagner/Gygax, Flora Helvetica, 1010; Plinius XX, 109; Strabo/Berschin/Erbar/Fels, 68f.; Odo Magdunensis/Mayer/Goehl, 150f.; Hildegard von Bingen/Riha, 127f.; Fuchs, Cap. CCXCII; DRG 1, 646 (Avuost II); Tabernaemontanus/Bauhin, 204–209; Zwinger, 711; Steinbrecher, Aline, Würtz (Wirtz, Wirz), Felix, in: Enzyklopädie Medizingeschichte, 1503; DRG 1, 646 (Avuost II); Barandun, Nr. 45; Ludwig, Phytologia, Nr. 187; Dec. 7, 147; Hager, 280; Künzle, Kräuterheilbuch, 356; Vogel, Der kleine Doktor, 64; Wegmann, Prättigau, 31; Hertzka/Strehlow, Hildegard-Apotheke, 110f., 157; Schilcher, Phytotherapie, 205; Thurner-Steier, Savognin, Thema 1; Müller, Klostergarten, 5 (Müstair); Steigner, Klostergarten, 19 (Disentis); Würzen, Nr. 8 (Flyer Kräutergarten Burgruine Belfort); Künzle, Kräuteratlas (2017), Nr. 73; Abbildung: Herba, Nr. 133.

LINDE

Flora Helvetica: Winterlinde, Tilia cordata MILL.; Malvengewächse, Malvaceae

Vorkommen
Wälder, buschige Hänge, meist angepflanzt; Blütezeit: Juni bis Juli.

Wissensgeschichte:
Aus Antike und Mittelalter liegen nur wenige Nachweise zur arzneilichen Nutzung der Linde vor. Eine Ausnahme bildet Hildegard von Bingen, die der Wurzel, dem Holz und den Blättern des Baumes grosse wärmende Kraft zuschrieb. Menschen mit Herzbeschwerden riet sie, das Innere der getrockneten Wurzel zu pulverisieren und mit Brot zu essen. Zur Herstellung eines Ringamuletts beschrieb sie ein genaues Rezept: Ein Span aus Lindenholz sollte in einen durchbohrten goldenen Ring eingesetzt, darüber Spinnweben oder Baumwolle gelegt und die Stelle mit Glas verschlossen werden, um gefährliche Krankheiten fernzuhalten. Bei Augenkrankheiten wusste die Äbtissin folgenden Rat: «Und leg im Sommer, wenn du schlafen gehst, frische Lindenblätter über deine Augen und bedeck mit ihnen dein ganzes Gesicht: Es macht deine Augen klar und rein und vertreibt aufgrund seiner guten Grünkraft die verdorbenen Säfte.» Starke Heilkraft gegen Gicht wies sie der Erde zu, die um die Wurzel der Linde liegt. Die Erde wurde im Feuer erhitzt, Wasser darüber gegossen und im Dampf darin gebadet.

Tabernaemontanus stellte in seinem Kräuterbuch das ganze überlieferte Wissen über die Heilkräfte des Baumes zusammen. Er empfahl gegen Bauchgrimmen, Wasseransammlungen im Körper und zur Auslösung der verzögerten Menstruation einen Heiltrank mit in Wein gesottenen Blättern. Bei Krämpfen wurden die so zubereiteten Blätter ausgedrückt und die betroffenen Stellen mit der Flüssigkeit eingerieben. Das Destillat aus den Blüten sollte bei allen Problemen des Gehirns wie Schlaganfall, Epilepsie und Schwindel helfen, die gepulverten Früchte hingegen gegen Ruhr wirken und Durchfall beseitigen. Die in Essig gesottene Rinde legte Tabernaemontanus auf Ausschläge und Geschwüre. Der Stamm der Linde wurde wie jener der Birke angestochen und der daraus fliessende Saft bei Nierensteinen getrunken.

Der bedeutende Naturheiler Pfarrer Sebastian Kneipp hatte beobachtet, dass fast nur noch ältere Leute die «einst so beliebten Lindenblüten» sammelten. Kneipp wollte deshalb die Heilkraft der Blüten im Volk neu bekannt machen. Er empfahl, diese für die Hausapotheke zu pflücken und die Abkochung bei «altem Husten, bei Verschleimungen der Lunge und Luftröhre, bei Unterleibsbeschwerden, die ihren Ursprung in der Verschleimung der Nieren haben», zu trinken.

Für Kräuterpfarrer Künzle stellten die Blüten der Linde «eine der wertvollsten Gottesgaben» für die häusliche Krankenpflege dar. Der Tee leite viele schädliche Stoffe über den Schweiss und den Urin aus dem Körper. Dies beruhige die Nerven und bringe guten Schlaf, was eines der Haupterfordernisse rascher Kräftewiederherstellung sei. Künzle vermittelte nur die schweiss- und urintreibende Wirkung der Blüten, während der Puschlaver Kräuterpfarrer Tobia Marchioli die Heilkraft der in Wasser und Wein zusammen mit →Schafgarbe gesottenen Blüten als Mittel bei Blutarmut, Wasserstauungen und Epilepsie rühmte. Sein Heilwissen geht auf Tabernaemontanus zurück; dasselbe gilt für gewisse aktuelle Indikationen. Die Linde ist ausserdem eine Heilpflanze der neuen Hildegard-Medizin.

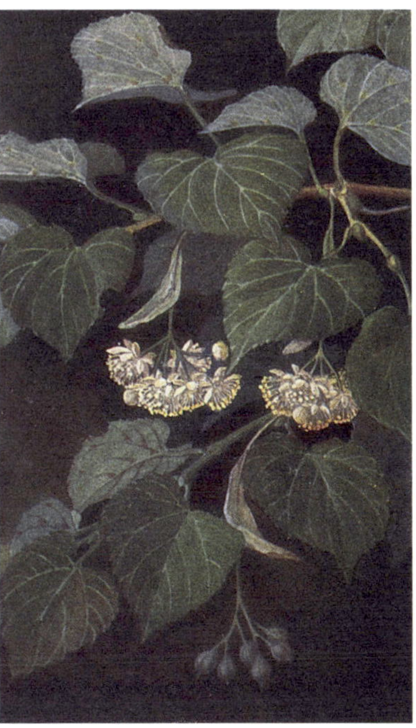

Winterlinde

Heutige Anwendung

Im Haus
Grippe, Erkältung, schweisstreibend, fiebersenkend: Abkochung der Blüten als Heiltrank (Prättigau).

Entzündungshemmend, blutdrucksenkend, Vorbeugung von Arteriosklerose, verdauungsfördernd: Abkochung der Blüten als Heiltrank (Valposchiavo).

Angstzustände, Beruhigung der Kinder: Bad mit Abkochung der Blüten (Valposchiavo).

Müde Augen, gerötete Haut: Umschläge mit Abkochung der Blüten (Valposchiavo).

Kultivierung in Kloster- und Kräuterschaugärten

Benediktinerinnenkloster St. Johann, Müstair; Ausschilderung auf Kräuterlehrpfad: Bachblüten-Heilkräuterweg Maladers.

Literatur und Abbildung

Lauber/Wagner/Gygax, Flora Helvetica, 466; Hildegard von Bingen/Riha, 219f.; Tabernaemontanus/Bauhin, 1396f.; Ludwig, Phytologia, Nr. 345; Kneipps Haus-Apotheke, 93; Marchioli, 38; Künzle, Kräuterheilbuch, 375; Treben/Storl, 207; Schilcher, Phytotherapie, 206, 374; Wegmann, Prättigau, 38; Ruatti, Valposchiavo, 96; Hertzka/Strehlow, Hildegard-Apotheke, 39, 133, 203, 405, 462; Abbildung: Klein, Waldbäume und Sträucher, Tf. 80.

LÖWENZAHN

Flora Helvetica: Gewöhnlicher Löwenzahn, Taraxacum officinale aggr.; Korbblütler, Asteraceae

Vorkommen
Fettwiesen, Wegränder, Äcker; Blütezeit: April bis Oktober.

Wissensgeschichte:
Der wissenschaftliche Name Taraxacum für den Löwenzahn findet sich bereits in der lateinischen Übersetzung des «Canon medicinae», den der persische Arzt Avicenna im 11. Jahrhundert verfasste. Avicenna wandte den von ihm als kühlend und öffnend bezeichneten Löwenzahn gegen Wasseransammlungen und Leberprobleme an. Die Bezeichnung «Taraxacum» besteht möglicherweise aus den arabischen Wörtern «tarak» und «sahha», was so viel wie «pissen lassen» bedeutet. Tatsächlich wird Löwenzahn noch heute zur Entschlackung und Entwässerung eingesetzt.

In einer gynäkologischen Handschrift aus dem 15. Jahrhundert wird vor der Einnahme von Löwenzahn gewarnt, um eine Schwangerschaft nicht zu gefährden.

Don Tobias' Rezept für einen Löwenzahnwein

4 l gut zusammengepresste Löwenzahnblüten, 4 l Wasser, die Schale 1 Orange und 1 Zitrone werden 20 Minuten lang gekocht und in ein Gefäss mit breiter Öffnung abgeseiht. Man fügt 2 kg Zucker bei und wenn die Flüssigkeit lauwarm ist, eine halbe Tasse Hefe. Man lässt sie 4–5 Tage stehen, siebt sie ab, füllt sie in Flaschen ab und lässt sie an einem dunklen Ort stehen. Die Flaschen gut verkorken und die Korken zubinden! Die Flüssigkeit wird kristallklar und schmeckt sehr gut.

Tobia Marchioli, Le piante medicinali più conosciute (1938)

Tabernaemontanus empfahl die innere Anwendung des Löwenzahns gegen Epilepsie, Blutspeien, blutigen Durchfall, unwillkürliche Pollutionen, Beschwerden beim Wasserlösen, Gelbsucht, Magen- und Leberbeschwerden, Rippenfellentzündungen, Kopfschmerzen und Fieber.

Löwenzahn sollte ins Trinkwasser der Pferde gelegt werden, um ihren Appetit anzuregen. Pferde, die an Harnverhaltung litten, erhielten einen Heiltrank mit Wasser und Wein, worin Löwenzahn gekocht worden war. Tabernaemontanus hatte sich nicht nur von Bauern und Pferdeknechten, sondern auch von Wundärzten Wissen angeeignet. Er übernahm von diesen das Rezept für einen Wundtrank, der ausser Löwenzahn elf weitere Kräuter enthält: →Benediktenkrautwurzel, →Ehrenpreis, →Wallwurz, Bittermelone, Fünffingerkraut, →Odermennig, Fingerhutkraut, Erdbeerkraut, →Gänseblümchen, →Schlüsselblumenkraut und Glaskraut. Die Kräuter wurden zusammen mit Honig in Wasser und Wein zu einem Sirup gekocht. Zerstossener Löwenzahn diente in Form von Pflastern gegen Rheuma, Gicht, Geschwülste und Wunden. Das Destillat aus Kraut und Wurzel sollte bei Ausschlägen und Augenentzündungen helfen. Auch der Saft galt als äusserst wirksames Augenmittel: «Wann man die dünnen Röhrlein des Pfaffenblats entzwey bricht /

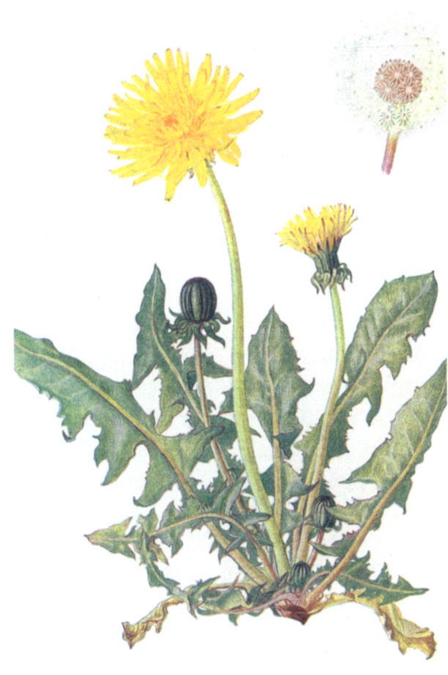

gibt es ein weissen Milchsafft / derselbige vertreibt die Flecken der Augen / so man des Tages zum wenigsten dreymal / jedesmal ein paar Tröpfflein desselbigen in die Augen thut / und erkläret das dunkle Gesicht wunderbarlich.»

Wie Theodor Zwinger in seinem «Theatrum Botanicum» (1696) mitteilte, sagte das Volk der Löwenzahnwurzel magische Heilwirkung auf kranke Augen nach: «Zu diesem end aber halten viel darfür / daß man diese wurtzel im Sommer umb St. Bartholomei Tag [= 24. August] / so die Sonn in die Jungfraw gehet / graben / und denn einem Menschen oder Viehe / das flecken in den Augen hat / an den halß hängen soll. Von solcher krafft und würckung hat dieß Kraut auch den nahmen Fellriß bekommen.»

Pfarrer Andreas Michael Gujan wünschte sich die Pflanze als Arznei in der ländlichen Hausapotheke; die Heilanzeigen blieben grossmehrheitlich dieselben wie in den Kräuterbüchern der frühneuzeitlichen Botanikerärzte. Eine Ausnahme bildete eine aus der zerstossenen Wurzel zubereitete Salbe gegen die im Alpenraum aufgrund des Jodmangels verbreiteten Kröpfe. Darüber hinaus konnte gemäss Gujan die Wurzel des Löwenzahns wie jene der →Wegwarte geröstet und als Kaffee getrunken werden.

Künzle zufolge gehören Löwenzahnwurzeln und -blätter aufgrund ihrer Nährkraft «zu einem klug assortierten Blutreinigungssalat oder Blutreinigungsspinat, wie man ihn jeden Frühling kurmäßig genießen sollte. Gerade die Bergbevölkerung, die sonst wenig Gemüse hat, sollte den Löwenzahn, den sie im Überflusse besitzt, im Frühling zu Salat oder Spinat benützen».

Die meisten gegenwärtigen Heilanzeigen gehen auf die Vermittlung von Kräuterpfarrer Künzle, den Naturheilkunde-Pionier Alfred Vogel und die Kräuterfrau Maria Treben zurück, die sich wiederum an den Werken der frühneuzeitlichen Botanikerärzte orientierten. Die Kräuterfrau Gudrun Turner in Saas (Prättigau) empfiehlt in ihrer «Wildkräuter-Notfallapotheke für unterwegs» die direkte Anwendung der Löwenzahnmilch auf →Brennnesselquaddeln.

Der Ayurveda-Arzt Ernst Schrott betrachtete in seinem phytotherapeutischen Grundlagenwerk den Löwenzahn aus ayurvedischer Perspektive.

Taraxacum officinale ist darüber hinaus ein homöopathisches Mittel.

Heutige Anwendung

Im Haus

Reinigung des Organismus, allgemeine Stärkung: Wildkräutersalat aus den jungen Blättern (Prättigau).

Entgiftung: Konfitüre, Sirup aus den Blüten (Prättigau).

Gallentreibend, Entgiftung: Aufguss der Wurzel, innerlich (Prättigau).

Pusteln, Hautirritation durch →Brennnessel: mit dem Saft betupfen (Prättigau).

Akne, Ekzeme und Furunkel: Aufguss der Blätter, innerlich (Valposchiavo).

Kultivierung in Kräuterschaugärten

Iert d'ervas medicinalas des Museum Regiunal, Savognin; Medizinalgarten, Chur; Kräuterstall Hennägadä, Klosters; Pfarrer Künzle's Chrüterparadies, Zizers; Ausschilderung auf Kräuterlehrpfaden: Bachblüten-Heilkräuterweg Maladers; Wildkräuter-Pfad Oberalppass–Tschamut, Nr. 28.

Literatur und Abbildung

Lauber/Wagner/Gygax, Flora Helvetica, 1214; Mayer/Uehleke/Saum, Klosterheilkunde, 130; Kruse, Mittelalterliche Frauenrezepte, 156; Tabernaemontanus/Bauhin, 481–485; Zwinger, 492; Ludwig, Phytologia, Nr. 340; Der Sammler 3 (1781), 256; Marchioli, 44 (Übersetzung U.B.-B.); Künzle, Kräuterheilbuch, 358; Vogel, Der kleine Doktor, 20, 343, 347; Treben/Storl, 91ff.; Vonarburg, Homöotanik, Bd. 2, 634f.; Schrott/Ammon, 316f.; Schilcher, Phytotherapie, 206ff.; Wegmann, Prättigau, 33; Ruatti, Valposchiavo, 66f.; Turner, 18; Thurner-Steier, Savognin, Thema 1; Condrau, Speisen, 4, 8; Tscharner, Wald, 10, 15, 17, 61, 63f., 86, 159; Clopath, Wildpflanzen, 16–19; Meier, Wildkräuter-Fibel, Nr. 28 (Heil- und Nahrungspflanze); Künzle, Kräuteratlas (2017), Nr. 54; Abbildung: Künzle, Kräuterheilbuch, Tf. 92 (Zeichnung Pia Roshardt).

LUNGENFLECHTE

Lobaria pulmonaria (L.) HOFFM.; Blattflechten, Lobariaceae

Vorkommen
Feuchte Buchen- und Eschenbestände, nirgends sehr häufig.

Wissensgeschichte:
Es waren die Botanikerärzte der Frühen Neuzeit, welche die Lungenflechte erstmals als Heilpflanze beschrieben. Die Flecken auf der Pflanze verweisen gemäss der antiken Signaturenlehre auf die Lunge. In seinem Kräuterbuch von 1563 brachte Mattioli unter der Bezeichnung «Lungenkraut» ausführliche Heilanzeigen und Zubereitungsformen. Es fällt ins Auge, dass die übliche Angabe der Primärqualitäten fehlt; daraus lässt sich auf eine noch geringe Erfahrung mit dem Kraut in der ärztlichen Praxis schliessen. Hirten hatten die Heilkraft der Flechte vor den Gelehrten entdeckt, und Mattioli, der gelehrte Leibarzt des Herzogs von Tirol, verschriftlichte deren Wissen: «Die Hirten und Vihemeister brauchen das Lungenkraut oder Lungwurtz gepulvert / mit saltz vermischt / geben solche artzney dem rindvihe wider das keichen / und husten.» Der Botanikerarzt verordnete das gepulverte Kraut bei Lungengeschwüren (Tuberkulose?) und als Heiltrank in Wein gegen langwierigen Durchfall, Bluterbrechen und übermässige Menstruationsblutung. Das Pulver streute er in Wunden und legte die ganze Flechte auf anschwellende Beulen, warnte indes vor der Anwendung bei ausgereiften Beulen. Tabernaemontanus trug ausser einer vagen Bestimmung der Primärqualitäten keine weiteren Informationen über die Pflanze bei.

Johann Barandun vermittelte in seinem handschriftlichen Kräuterbuch von 1719 traditionelles Heilwissen über die Lungenflechte. Die Indikationen – Lungenkrankheiten und Blutspeien – hatte Barandun, der sich vermutlich als Heiler betätigte, der Schrift «Eydgnössischer Lust-Garte» (1715) des Zürcher Stadtarztes Johann von Muralt entnommen. Der Anwendungsbereich Leistenbruch bei Mensch und Vieh stammt höchstwahrscheinlich aus Baranduns eigener Erfahrung.

In seiner «Arzneymittellehre» schrieb der Arzt und Naturforscher Albrecht von Haller zur medizinischen Nutzung der Lungenflechte: «Die Einwohner von Daland im Faluner Distrikte [in Schweden] gebrauchen das Mehl von dieser Flechte zur Heilung der Brustschwäche. Die Schweizer kennen ihre Anwendung nicht.» Wie man dank von Muralts und Baranduns Aufzeichnungen weiss, stimmt von Hallers Feststellung nicht. Es ist indes dem Pharmazeuten Hans Flück mit seiner populären Schrift «Unsere Heilpflanzen» (Erstauflage 1941) nicht gelungen, die arzneiliche Nutzung der Lungenflechte zu reaktualisieren.

Sticta pulmonaria (alte Nomenklatur) ist ein homöopathisches Mittel.

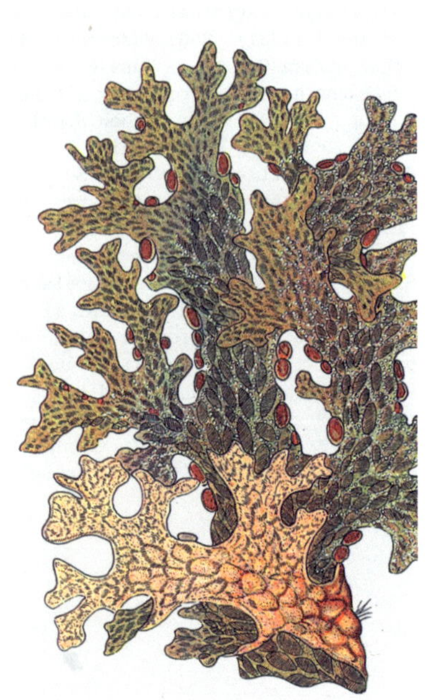

Lungenflechte

Literatur und Abbildung

Flück, Heilpflanzen, 3; Fuchs, Cap. CCXLV; Mattioli/Handsch, 448r; Tabernaemontanus/Bauhin, 947; Barandun, Nr. 162; von Muralt, 262; von Haller, 230f.; Vonarburg, Homöotanik, 606ff.; Abbildung: Flück, Heilpflanzen, 3.

LUNGENKRAUT

Flora Helvetica: Gewöhnliches Lungenkraut, Pulmonaria officinalis aggr.; Borretschgewächse, Boraginaceae

Vorkommen
Wälder, Gebüsche; Blütezeit: März bis Mai.

Wissensgeschichte:
Die antiken Ärzte kannten keine arzneiliche Verwendung des Lungenkrauts. Hildegard von Bingen zufolge taugt das Kraut «nicht viel zum Nutzen des Menschen», dennoch empfahl sie die Wasserabkochung als Heiltrank bei Lungenschmerzen. Die Weinabkochung bekamen im Unterschied dazu jene zu trinken, die husteten und deren Lunge von übermässiger Hitze angeblich aufgebläht war. Die Signatur, die weiss gefleckten Blätter der Pflanze, hatte die Äbtissin auf die Lunge verwiesen. Gemäss ihrer Auffassung hat die Lunge zudem die Beschaffenheit des Schafs, dessen lockere Wolle sich aufbauscht wie die Lungenbläschen. Aus diesem Grund betrachtete sie das Lungenkraut auch als geeignetes Kraut für Schafe: «Wenn Schafe es häufig fressen, werden sie gesund und fett, und es schadet auch ihrer Milch nicht.»

Eine mehrfach einsetzbare Heilpflanze

Sie ist herrlich gut wider das Blutspeyen / hefftet die Wunden zusammen und reiniget die stinkende Geschwäre.

Johann von Muralt, Eydgnössischer Lust-Garte (1715)

Mattioli berichtete, dass gemäss der Erfahrung vieler die Pflanze Geschwüre auf der

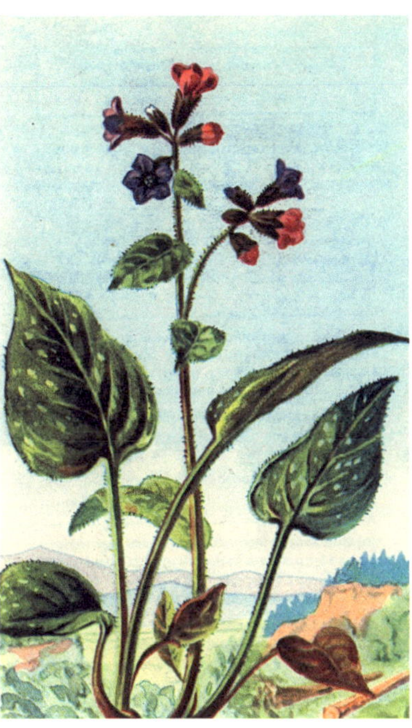

Brust zu heilen vermöge. Er experimentierte selbst mit dem Kraut und rühmte seine Hilfe gegen Blutspeien. Daraus geht hervor, dass das Lungenkraut einst eine wichtige Rolle bei der Linderung von Tuberkulose und anderen schweren Lungenleiden spielte. Tabernaemontanus brachte keine neuen Indikationen.

Der Puschlaver Kräuterpfarrer Tobia Marchioli erwähnte als Anwendungsbereiche Katarrhe in Lungen und Hals, durch Tuberkulose verursachtes Blutspeien und innere Geschwüre sowie Unterleibsschmerzen.

Künzle liess zwar das Lungenkraut ausser Acht, es erscheint indes wiederum als Heilpflanze in den Schriften Maria Trebens und jenen der neuen Hildegard-Medizin sowie marginal in der gegenwärtigen medizinischen Selbsthilfe.

Der ökonomische Patriot Carl Ulysses von Salis-Marschlins empfahl in der volksaufklärerischen Zeitschrift «Der neue Sammler» von 1805 Lungenkraut als günstigen einheimischen Farbstoff zum Färben von Wolle.

Heutige Anwendung

Im Haus
Husten: Abkochung des Krauts als Heiltrank (Valposchiavo).

Kultivierung in Kräuterschaugärten

Iert d'ervas medicinalas des Museum Regiunal, Savognin; Kräutergarten Bidem, Vals.

Literatur und Abbildung

Lauber/Wagner/Gygax, Flora Helvetica, 806; Hildegard von Bingen/Riha, 44f.; Mattioli/Handsch, 448r–448v; Tabernaemontanus/Bauhin, 948f.; von Muralt, 141; Ludwig, Phytologia, Nr. 269; Marchioli, 65f.; Treben/Storl, 208; Ruatti, Valposchiavo, 102, Hertzka/Strehlow, Hildegard-Apotheke, 279f.; Schilcher, Phytotherapie, 375; Der neue Sammler 1 (1805), 317; Abbildung: Herba, Nr. 6.

MAIGLÖCKCHEN

Convallaria majalis L.; Spargelgewächse, Asparagaceae

Vorkommen
Wälder, Bergwiesen, Geröllhalden; Blütezeit: Mai.

Wissensgeschichte:
Die heilkundige Äbtissin Hildegard von Bingen verlieh dem Maiglöckchen erste medizinische Konturen. An Geschwüren, auch Skrofeln (Geschwülste an den Halslymphknoten), Ausschlägen und Epilepsie leidende Kranke sollten das Maiglöckchen oft zu sich nehmen, obwohl Hildegard sich des starken Gifts der Pflanze bewusst war.

Ein nicht näher identifizierbarer Arzt namens Gabriel von Lebenstein brachte in seinem um 1390 verfassten Traktat «Von den gebrannten Wässern» eine lange Liste von Indikationen: Epilepsie, Wehenschwäche, Schlaganfall, Wassersucht, Nieren- und Harnleitersteine, Harnwinde (Blasenkrämpfe), Menstruationsstörungen, Hautleiden, Geschwülste, Lebererkrankungen, Erkältungskrankheiten und Herzprobleme. Von medizinhistorischer Bedeutung ist, dass Gabriel von Lebenstein Maiglöckchen als Erster bei Herzleiden einsetzte.

Tabernaemontanus, der das Wissen seiner Zeit zusammenfasste, nannte zusätzlich als innere Anwendungsbereiche die Förderung der Milchbildung, Vergiftungen, Bisse tollwütiger Hunde und «giftige Fieber» (fieberhafte Krampfanfälle). Äusserlich setzte er das Destillat bei Kopfschmerzen, Augenproblemen, Schlaganfällen, gelähmten Gliedern, Entzündungen, Geschwülsten, Gicht und Darmkrämpfen bei Kleinkindern ein.

Der in Nürnberg wirkende Leibarzt des Herzogs von Württemberg, Alchemist und Astrologe Johannes Hiskias

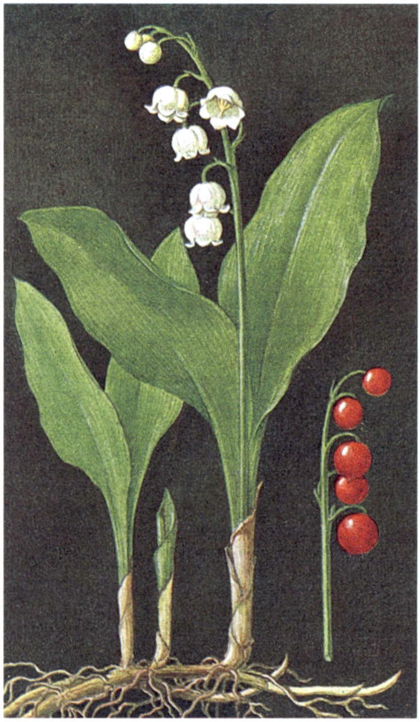

Cardilucius, deutete in seinem 1684 erschienenen Werk «Königlicher Chymischer und Artzneyischer Palast» die wie Tropfen hängenden Blüten des Maiglöckchens als «Tropfen», was Schlaganfall bedeutete. Der Krankheitsname «Tropfen» beruht auf der hippokratischen Vorstellung, dass eine Lähmung entstehe, wenn sich im Gehirn ein Übermass an Phlegma bilde, das im Körperinnern zu angestauten Tropfen führe.

Johann Barandun beschrieb in seinem «Lustgarten da las Ligias» von 1719 traditionsgebundenes Heilwissen über das Maiglöckchen. Die Indikationen – Krankheiten des Gehirns und Nervenschwäche – hatte er der Schrift «Eydgnössischer Lust-Garte» (1715) des Zürcher Stadtarztes Johann von Muralt entnommen. Die 1756 von Valentin Barandun, Johanns Sohn, verfertigte Teilabschrift des «Lustgarten» enthält die in der älteren Fassung verloren gegangene Nr. 111.

Alle erwähnten Anwendungsbereiche sollten stetig an Bedeutung verlieren. Das einst seit Jahrhunderten zur Behandlung von Herzinsuffizienz unverzichtbare Kraut konnte in den 1960er-Jahren durch wirksamere synthetische Alternativen, die Betablocker, ersetzt werden. Der Naturheilkunde-Pionier Alfred Vogel war der letzte Kräuterkundige, der das Maiglöckchen als Herzmittel zusammen mit der Meerzwiebel in seinem Fertigpräparat Convascillan empfahl. Die Kultivierung des Maiglöckchens in Kräuterschaugärten erinnert an seine einstige Bedeutung als Arzneipflanze.

Convallaria majalis ist ein homöopathisches Mittel und eine Heilpflanze der neuen Hildegard-Medizin.

Kultivierung in Kräuterschaugärten

Iert d'ervas medicinalas des Museum Regiunal, Savognin; Medizinalgarten, Chur.

Literatur und Abbildung

Lauber/Wagner/Gygax, Flora Helvetica, 1304; Hildegard von Bingen/Riha, 137f.; Mauch, Ute, Das Maiglöckchen (Convallaria majalis). Ein Beitrag zur Entwicklung der systematischen Einordnung von der Antike bis zur frühen Neuzeit, in: Würzburger medizinhistorische Mitteilungen 24 (2005), 293–328; Tabernaemontanus/Bauhin, 1136; Cardilucius, 912; von Muralt, 129f.; Barandun, Valentin, Nr. 111; Ludwig, Phytologia, Nr. 191; Vogel, Der kleine Doktor, 478f.; Thurner-Steier, Thema 5; Hertzka/Strehlow, Hildegard-Apotheke, 430f.; Müller-Jahncke, Geschichte der Arzneimitteltherapie, 176f.; Vonarburg, Homöotanik, Bd. 1, 475f.; Schilcher, Phytotherapie, 212f.; Abbildung: Klein, Waldblumen, Tf. 26.

MALVE

Zwei Arten; Malvengewächse, Malvaceae

– Wilde Malve, Malva sylvestris L.

Vorkommen
Wegränder, Schuttplätze; Blütezeit: Juni bis September.

– Kleine Malve, Malva neglecta WALLR.

Vorkommen
Wegränder, besonders um Häuser, auf Schuttplätzen; Blütezeit: Juni bis September.

Wissensgeschichte:
Malven-Arten zählen zu den ältesten Heilpflanzen. In der Antike dienten sie nicht nur als Universalmittel, sondern wegen ihres hohen Schleimgehalts auch als Gemüse. Der Ausdruck Malve wurde erst in neuhochdeutscher Zeit aus dem lateinischen Malva entlehnt. Die alte Bezeichnung für die Pflanze ist «Pappel», was sich aus «Pappe», dem Wort für Kinderbrei, ableitet. In Graubünden hat sich dieser Name in den Walser Mundarten erhalten.

> Künzles heilende Suppe mit Malvenblättern
>
> Wer schwache Därme hat oder gar Darmgeschwüre, genieße Malvenblätter, die mit Gerste zusammen wie eine Suppe zubereitet werden.
>
> Johann Künzle, Das grosse Kräuterheilbuch (1945)

Pedanios Dioskurides, die alle antiken Ärzte überragende Autorität, nutzte zwei Malven-Arten, nämlich die Wilde Malve und die Kleine Malve. Äussere Anwendungen überwiegen, und zwar in Form von Kataplasmen mit den Blättern, die er bei Tränenfisteln, Insektenstichen, Wundrosen und Geschwüren, die von einer Vergiftung mit Mutterkorn herrühren, einsetzte. Ein Sitzbad mit der Abkochung aus den Blättern sollte die Gebärmutter erweichen. Als Klistier genutzt, sollte sie Verletzungen der Eingeweide, der Gebärmutter und des Afters heilen. Die Abkochung der Wurzeln verordnete Dioskurides als Heiltrank bei Vergiftungen; stillenden Müttern wurde er zur Förderung der Milchbildung empfohlen. Darüber hinaus nutzte Dioskurides einen Heiltrank gegen Blasenschmerzen, wozu er die Malvenfrüchte mit →Bockshornklee kochte und die Abkochung mit Wein mischte.

Bei beginnender Gicht empfahl ein unbekannter Benediktinermönch, Autor eines um 785 im Kloster Lorsch entstandenen, umfangreichen Arzneibuchs, gekochte Malvenwurzeln zu zerstossen und aufzulegen. Der Mönch Odo Magdunensis vermittelte in seinem Lehrgedicht «De viribus herbarum» (Über die Kräfte der Kräuter, 2. Hälfte 11. Jh.) Rezepte, in denen der Malve magische Kräfte nachgesagt wurden: «Nähert man einem wehen Zahn die Wurzel eines einzigen Malvenstengels, so beruhigt sie den Schmerz; und wenn man sie mit einem Linnen an den Schenkel knüpft und bei sich trägt, soll sie die Liebeskraft erregen. Wenn aber eine Frau die Wurzel mit sich führt, in schwarze Wolle eingehüllt, soll sie die Krankheiten der Brüste abwehren.» Odo kopierte zwar auch das unentbehrliche Wissen des Dioskurides, aber die Weitervermittlung dieses antiken Rezepts durch einen Mann der Kirche vermag zu erstaunen: «Olympias, die thebanische Ärztin, hat geschrieben, daß sie [die Malve] abtreibend auf die Leibesfrucht wirkt, wenn man Gänsefett löst, mit ihr verquickt / und dieses wie ein Scheidenzäpfchen von unten in die Scham einführt.» Olympias (wohl 1. Jh. v. Chr.) war Hebamme und als Praktikerin in der Frauenheilkunde bewandert. Der römische Naturkundige Plinius der Ältere nahm einen kleinen Teil ihrer Schriften in seine «Naturalis historia» auf. Odo hatte das Abtreibungsrezept von Plinius übernommen. Dieser sprach der Malve stark ziehende Kräfte zu. Malvenblätter, einer Gebärenden untergelegt, beschleunigten die Geburt, ja die geburtsfördernde Wirkung sei so gross, dass man nach erfolgter Niederkunft sofort die Malvenblätter wegnehmen müsse, sonst folge die Gebärmutter nach.

Der salernitanische Arzt Matthaeus Platearius berief sich in seinem «Circa Instans» um 1150 auf «zuverlässiges Erfahrungswissen» von Heilerinnen, um die Menstruation auszulösen: «Malvenwurzel, so groß und so lang wie ein Finger oder auch länger, wird außen etwas abgeschabt, dann mit Pulver von getrocknetem Scammonia-Windensaft bestreut und als ein Scheidenzäpfchen eingeführt. Du kannst die Wurzel vorher noch mit Honig salben, wenn du willst.»

Hildegard von Bingen empfahl, die gekochte Pflanze gegen Verdauungsschwäche zu essen; bei Kopfschmerzen, die von Fieber herrührten, sollten Malven zusammen mit →Salbei und Olivenöl in Form eines Pflasters aufgelegt werden.

Tabernaemontanus rühmte die Abkochung der Pflanze und ihren Saft als Heiltrank bei Asthma, Husten, Halsschmerzen, Blasenleiden, blutigen Durchfällen, Geschwüren der Gebärmutter, zur Erleichterung der Geburt, bei fallender Sucht (Epilepsie) und Schwindsucht. In Bezug auf die äusserlichen Anwendungen schrieb er einleitend zu mehreren Pflasterrezepten: «Es haben die Pappeln ein gute Art zu erweichen was hart ist, als da sind allerley harte und hitzige Geschwär am gantzen Leib.»

Johann Barandun vermittelte in seinem Kräuterbuch von 1719 traditionelles Heilwissen über die Kleine Malve. Die Indikationen – Lungenkrankheit (Tuberkulose?), Blasenschmerzen, Bauchkrämpfe und Schmerzen der Gebärmutter – hatte er der Schrift «Eydgnössischer Lust-Garte» (1715) des Zürcher Stadtarztes Johann von Muralt entnommen. Dieser empfahl ausserdem, das Kraut wie Spinat zu kochen und Kindern gegen den «Ettiken» (fortschreitende Abmagerung, verursacht durch eine Ernährungsstörung) zum Essen zu geben.

Der Arzt Christoph Jakob Mellin mahnte in «Die Hausmittel» (1786) zur Skepsis gegenüber einer Arznei, die heilende Frauen gegen Hautgeschwüre selbst herstellten: «Die Weiber machen aus dem abgekochten Kraut und Butter eine Salbe, die sehr viel helfen soll, aber blos erweicht.» Mellins Schrift befand sich in der Bibliothek von Johannes Janett, der ab 1787 Pfarrer von Bondo-Promontogno gewesen war.

Bereits Kräuterpfarrer Künzle stellte ein zwiespältiges Verhältnis der Landbevölkerung zur Malve fest: «Die wilde Malve gedeiht als Unkraut in der Nähe der Häuser und Ställe, in vielen Bauerngärten wird sie aber auch als wertvolles Heilkraut gepflegt. [...] Die Frucht gleicht einem richtigen runden Käse, daher kommt ihr der volkstümliche Name Käslikraut.» Die berühmte Kräuterfrau Maria Treben nannte den Grund, weshalb diese Heilpflanze kontinuierlich verschwindet: «Die Käsepappel, die ihren Standort oft bei Bauernhäusern hat, wird in unserer Zeit immer mehr verdrängt. In dem Bestreben, Nässe und Schmutz fernzuhalten und dem Haus auch äußerlich ein nettes Aussehen zu geben, wird vielfach ein Betonstreifen um das Haus gezogen oder ein Traufenpflaster verlegt. Damit entzieht man aber der Käsepappel ihren angestammten Platz. Auf diese Weise ver-

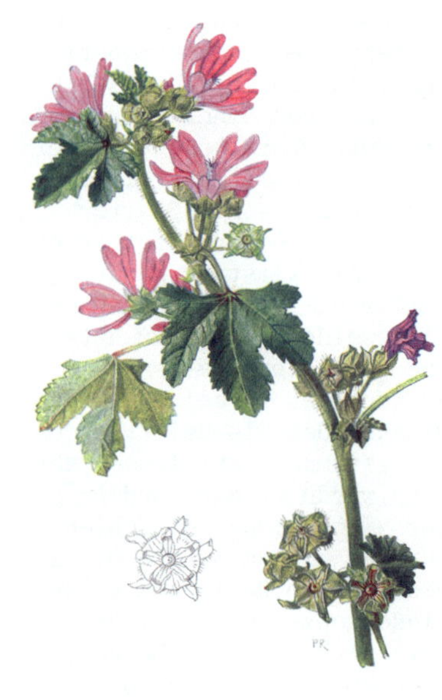

schwindet diese große Helferin der Menschheit mehr und mehr.» Der «Kräuter-Pfarrer Künzle Verein» vertreibt eine Malvensalbe, die bei Gelenk- und Muskelentzündungen, Prellungen, Blutergüssen, Quetschungen, Hautentzündungen, Ekzemen, leicht entzündlichen Wunden und Insektenstichen empfohlen wird.

Die gegenwärtigen Anwendungsbereiche für die Kleine Malve decken sich mit jenen Künzles, Trebens und der der neuen Hildegard-Medizin.

Heutige Anwendung

Im Haus

Wunden, Hautentzündungen, Schnitte, Gelenkentzündungen, Eiterungen, Nagelbettentzündungen: Kompressen mit dem Aufguss des Krauts (Prättigau).

Schleimhautentzündung von Magen und Darm, Blasenentzündung, Verstopfung, Halsschmerzen und Mandelentzündungen: Heisswasser-Auszug aus dem ganzen Kraut, innerlich (Valposchiavo).

Husten: Auszug in heisser Milch, mit Honig gesüsst, innerlich (Valposchiavo).

Juckreiz, leichte Brandwunden, Insektenstiche, Desinfektion der Mundhöhle, Hämorrhoiden, Augenentzündungen, Reizungen im Intimbereich: Waschungen mit dem Heisswasser-Auszug (Valposchiavo).

Schmerzende Füsse: im erwärmten Kaltwasser-Auszug baden (Valposchiavo).

Im Stall

Husten: Umschläge mit dem Aufguss (Prättigau); Teemischung mit →Spitzwegerich, während dreier Tage als Tränke statt Wasser verabreichen (Valposchiavo).

Verstopfung der Kälber: Kochen der Früchte und weniger Blätter zu Schleim, feste Teile entfernen, innerlich (Safiental).

Hautkrankheiten, Abszesse, Wunden, auch eitrige: Waschungen mit dem Aufguss (Safiental, Surselva, Oberhalbstein).

Klauensaumgeschwüre, Klauenfäule: Bäder im Aufguss (Safiental).

Blähungen, Fressunlust, Erbrechen: getrocknetes Kraut im Futter verabreichen (Mesolcina); Aufguss verabreichen (Surselva, Schams).

Panaritium: Aufgussverband mit Tinktur (Surselva).

Malve ist Bestandteil einer Salbe, die ausserdem Harz, →Meisterwurz und →Kamille enthält und bei Entzündungen von Eutern angewendet wird (Safiental).

Kommerzieller Anbau, Kultivierung in Kräuterschau- und Klostergärten

Malve wird von der Erboristeria Biologica Raselli, Le Prese, der Azienda Agricola Biologica Al Canton (Familie Zanetti-Lazzarini), Le Prese, und von Guarda Kräuter kultiviert.
Malve wird zusammen mit zwölf weiteren traditionellen Hustenmitteln, nämlich →Andorn, →Bibernelle, →Ehrenpreis, →Eibisch, →Frauenmantel, →Holunder, →Pfefferminze, →Salbei, →Schafgarbe, →Schlüsselblume, →Spitzwegerich und →Thymian, im von der Firma Richterich/Laufen angelegten Kräuterschaugarten in Pontresina (Oberengadin) und entlang des Ricola Erlebniswegs in Arosa kultiviert. Sein Wissen über die schleimlösende Wirkung der Wilden Malve bezog der Bäcker- und Konditormeister Emil Richterich in Laufen, der 1940 das Ricola-Bonbon erfand, aus Pfarrer Künzles Schriften und aus dem Kräuterbuch von Karl Schönenberger-Steiger.

Malven-Arten gedeihen zudem in folgenden Kräuterschau- und Klostergärten

Iert d'ervas medicinalas des Museum Regiunal, Savognin; Kräutergarten Bidem, Vals; Kräutergarten in der Burgruine Belfort, Brienz/Brinzauls; Landwirtschaftliche Schule Plantahof, Landquart; Kräuterstall Hennägadä, Klosters; Medizinalgarten, Chur; Pfarrer Künzle's Chrüterparadies, Zizers; Benediktinerinnenkloster St. Johann, Müstair; Benediktinerkloster St. Martin, Disentis; Ausschilderung auf Kräuterlehrpfad: Bachblüten-Heilkräuterweg Maladers (Garten-Stockrose); Wildkräuterpfad Oberalppass-Tschamut, Nr. 29.

Literatur und Abbildung

Lauber/Wagner/Gygax, Flora Helvetica, 468; Marzell, Geschichte und Volkskunde der deutschen Heilpflanzen, 130ff.; Dioskurides/Berendes, 217; Lorscher Arzneibuch/Stoll, 187; Odo Magdunensis/Mayer/Goehl, 189; Der Kleine Pauly. Lexikon der Antike, hrsg. von Konrat Ziegler und Walter Sontheimer, Bd. 4, München 1975, Sp. 288; Plinius XX, 141; Circa Instans/Goehl, 306f.; Hildegard von Bingen/Riha, 92; Tabernaemontanus/Bauhin, 1149–1152; Barandun, Nr. 172; von Muralt, 175f.; Ludwig, Phytologia, Nr. 199, 200; Mellin, 86; Metzke, Historische Krankheitsbezeichnungen, 32f.; Marchioli, 9; Künzle, Kräuterheilbuch, 361; Vogel, Der kleine Doktor, 64; Treben/Storl, 82–86; Wegmann, Prättigau, 38; Ruatti, Valposchiavo, 68f.; Hertzka/Strehlow, Hildegard-Apotheke, 302; Joos, 97 (Safiental); Klarer/Stöger/Meier, Jenzerwurz, 55, 80f., 116, 139; Müller, Klostergarten, 5 (Müstair); Salben (Flyer Kräuter-Pfarrer Künzle Verein, Wangs o. J.); www.ricola.com/de/uber-ricola/unternehmen/geschichte (Zugriff 19.10.2022); Schilcher, Phytotherapie, 213, 378; Steigner, Klostergarten, 31 (Disentis); Thurner-Steier, Savognin, Thema 2 (Wilde Malve, Malva sylvestris), Thema 3 (Kleine Malve, Malva neglecta); Künzle, Kräuteratlas (2017), Nr. 35, 97; Meier, Wildkräuter-Fibel, Nr. 29 (Heil- und Nahrungspflanze); Abbildung: Künzle, Kräuterheilbuch, Tf. 50 (Zeichnung Pia Roshardt).

MÄNNERTREU

Flora Helvetica: Schwarzes Männertreu, Nigritella rhellicani aggr.; Knabenkrautgewächse, Orchidaceae

Vorkommen
Alpine und subalpine Rasengesellschaften über kalkreichem und kalkarmem Untergrund. 1050 bis 2800 m ü. M.; Blütezeit: Juli bis August.

Wissensgeschichte:
Bei Tabernaemontanus erscheint das Schwarze Männertreu in der Gruppe «Creutzblumen oder Händlenswurtz» aufgrund der kreuzartigen Einzelblüten und der Wurzeln, die «seyn zertheilet / und auff beiden Seiten zerspalten / anzusehen wie zwey Menschenhände […]». Der Botanikerarzt empfahl die gepulverte Wurzel, in Wein getrunken, vor Ausbruch des Viertagefiebers (Form der Malaria) und bei Verwirrung. In Form von Pflastern sollte sie bei Gichtschmerzen helfen.

Eine von Arnold Büchli in Vrin notierte Sage handelt von zwei jungen Männern, die dank ihrer Vorsicht einer von heimtückischen Frauen geplanten Liebeszauber-Attacke mit der «Hexenblume» (Flur da striegn) entgingen. Die Burschen hatten klugerweise die Küchlein mit den eingebackenen Wurzeln den Schweinen vorgeworfen. Hätten sie das Gebäck gegessen, so hätte die in den Wurzeln verborgene Kraft des Liebeszaubers sie an die Hexenmädchen gebunden. Dass die Schweine den Burschen ins Dorf nachrannten, erwies sich als schlagender Beweis dafür.

Bei der von den Sagenhexen benutzten Zauberpflanze handelt es sich um das Schwarze Männertreu, das botanisch zu den Orchideen zählt. Es wird als «Alraune des Nordens» bezeichnet, da es wegen seines moschusähnlichen Geruchs und seiner Wurzelknollen, die mit den männlichen Genitalien ver-

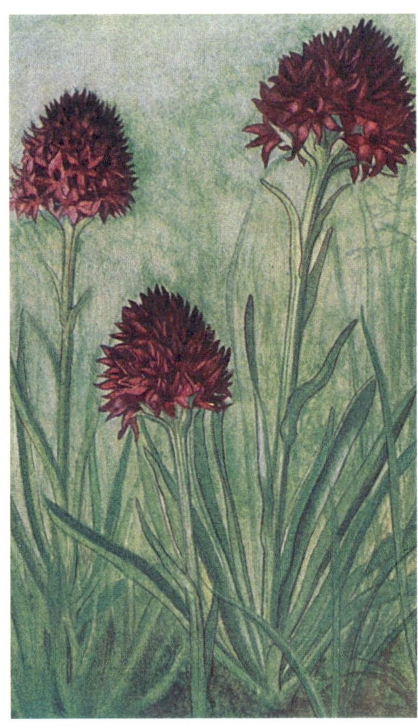

glichen wurden, als Werkzeug im Liebeszauber diente. Gemäss dem antiken medizinischen Grundgedanken «Similia similibus curantur» – Gleiches wird mit Gleichem geheilt – stärkt es die Potenz des Mannes und macht ihn somit gegenüber der Frau treu.

Aus der Surselva liegt ein um 1910 notiertes detailliertes Liebeszauberrezept vor: «Damit einem ein Bursche nachläuft, muss man eine Männertreuwurzel ausgraben, sie im Schatten trocknen lassen, dann zu Pulver mahlen, dieses in ein Glas Wein streuen und dem Burschen zu trinken geben. Um sicher zu gehen, muss das Mädchen jenen Teil der Wurzel nehmen, der die Form einer Frauenhand hat und nicht jenen, der wie eine Männerhand aussieht.» Schon Johann Barandun aus Feldis hatte sich in seinem 1719 niedergeschriebenen Kräuterbuch darüber beklagt, dass die Wurzel von verdorbenen «Weltkindern» zur Herstellung von Liebestränken missbraucht werde. Die Anwendungsbereiche hatte er der Schrift «Eydgnössischer Lust-Garte» (1715) des Zürcher Stadtarztes Johann von Muralt entnommen. Die Pflanze hat gemäss von Muralt «einen süssen Geschmack / erwärmet / stärcket und erfrischet die Mannheit / fürderet die Eheliche Wercke / dienet der Mutter [= Gebärmutter] / daher wird diese Wurtzel in Zucker eingemachet und genossen.»

Tabernaemontanus rühmte auf der Basis der antiken und mittelalterlichen Tradition mehrere Knabenkraut-Arten, die auch den sprechenden Namen «Stendelwurtz» trugen, aufgrund ihrer Signatur, der hodenförmigen Rhizome, als Potenzmittel: Werden die auch als Speise geschätzten Wurzeln in Wein getrunken, unter ein Müslein gemischt, als Latwerge eingekocht oder in Küchlein (!) gebacken, so hilft dies «dem schwachen unvermöglichen Mann bald wider auff». Die in Zucker eingemachte Wurzel fördert dem Botanikerarzt zufolge nicht nur die männliche Potenz, sondern hilft gemäss «Similia similibus curantur» allen Personen, die verhext worden sind. Um einen Sohn zu zeugen, müssen Männer die grosse Wurzel essen, und wenn Frauen das kleine Säcklein verspeisen, gebären sie ein Mädchen: Diese Vorstellung kannte Tabernaemontanus aus dem Werk «De Materia medica» des Dioskurides. Schrumplige Wurzelknollen hingegen nehmen die Lust zu den «ehelichen Wercken» und sind für Klosterjungfrauen geeignet. Der Genuss der Wurzel hilft laut Tabernaemontanus Menschen, die ständig abmagern. Das Destillat aus Knabenkräutern verwendete der Botanikerarzt gegen Mundfäule, zur Pflege frischer und faulender Wunden, Aufweichung von Geschwülsten und Beulen sowie zur Steigerung der weiblichen Fruchtbarkeit, während die Latwerge bei Nieren- und Blasenproblemen helfen sollte.

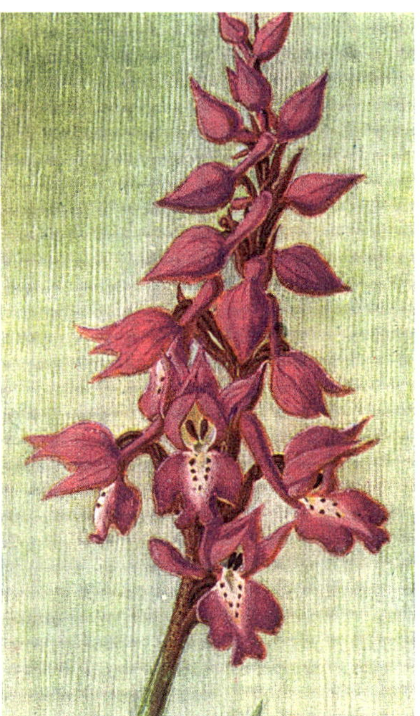

Traditionelle Heilanzeigen für das Kleine Knabenkraut

Die Knollen, zur Blütezeit gesammelt, werden gebrüht und getrocknet (Salep). Der Salep ist nahrhaft, wird gepulvert und mit Zucker aufgekocht, ergibt gute Krankenkost. Gut auch bei Durchfall bei Kindern, bei entzündlichen Reizen der Dickdarm- und Mastdarmschleimhaut. Als Kräftigungsmittel für Genesende.

Herba (1952)

Kräuterpfarrer Johann Künzle riet, auf Tabernaemontanus aufbauend, mit den Wurzeln der Knabenkräuter einen Sirup als Stärkungsmittel für schwache und rachitische Kinder herzustellen, der auch Durchfall, Ruhr und Appetitlosigkeit bekämpfen sollte.

Das Sammelbildchenalbum «Herba» (1952) vermittelte als eines der letzten schweizweit verbreiteten Kräuterbücher traditionelle Nutzungsempfehlungen für das Kleine Knabenkraut. In der gegenwärtigen medizinischen Selbsthilfe werden die zum Teil unter Schutz stehenden Orchideen-Arten nicht mehr verwendet.

Ausschilderung auf Kräuterlehrpfad

Wildkräuterpfad Oberalppass–Tschamut, Nr. 13 (Fuchs' Gefleckte Fingerwurz).

Literatur und Abbildungen

Lauber/Wagner/Gygax, Flora Helvetica, 1342 (Schwarzes Männertreu), 1348 (Fuchs' Gefleckte Fingerwurz), 1356 (Männliches Knabenkraut); Griebl, Alpenflora, 432; Büchli, Mythologische Landeskunde, Bd. 2, 548 (Übersetzung bearbeitet von U.B.-B.); Barandun, Nr. 134, 234; von Muralt, 184; Dec. 4, 997; Mayer/Goehl/Englert, Pflanzen der Klostermedizin, 209f.; Tabernaemontanus/Bauhin, 1048ff., 1060ff.; Künzle, Kräuterheilbuch, 348f.; Herba, Nr. 23; Meier, Wildkräuter-Fibel, Nr. 13 (Heil- und Nahrungspflanze); Abbildungen: Klein, Alpenblumen, Bd. 1, Tf. 12; Correvon/Rivier/Robert, Champs et bois fleuris, Tf. 21 (links).

MARIENDISTEL

Silybum marianum (L.) GAERTN.; Korbblütler, Asteraceae

Vorkommen
Wegränder, Ödland, in warmen Lagen. Seit Jahrhunderten nördlich der Alpen in Gärten kultiviert; Blütezeit: Juli bis September.

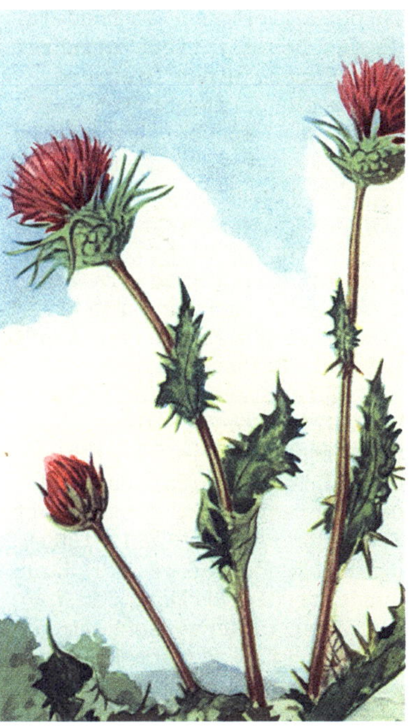

Wissensgeschichte:
Die antiken Ärzte wussten wenig über die Mariendistel. Dioskurides schrieb in seinem Werk «De Materia medica» nur, dass sie, noch jung gekocht, mit Öl als Gemüse diene und die Wurzel, mit Honigmet gekocht, als Brechmittel verwendet werde. Der römische Naturkundige Plinius der Ältere erwähnte darüber hinaus ihre gallentreibende Wirkung, wobei er darauf hinwies, dass die Pflanze in der Heilkunde selten eingesetzt werde.

Um 1100 brachten vermutlich heilkundige Mönche die antike «Silybon»-Pflanze über die Alpen, wo sie bald einen festen Platz in der Klosterapotheke einnahm. Den Namen Mariendistel erhielt sie aufgrund ihrer milchweissen Streifen, die der Legende zufolge von der Milch der Muttergottes stammen: Beim Stillen des Jesuskindes sollen einige Milchtropfen auf die Blätter der Distel gefallen sein. Demgemäss verordnete Hildegard von Bingen, welche die arzneiliche Nutzung der Mariendistel erstmals genauer beschrieb, das Kraut zur Förderung der Milchbildung.

Die heilkundige Äbtissin empfahl zudem die Mariendistel, deren Wurzel als entwässernd galt, bei Seitenstechen, worunter meist Lungen- oder Rippenfellentzündung gemeint war. Sie rühmte darüber hinaus das Kraut, das mit →Salbei eingenommen werden sollte, als Mittel gegen Herzstechen und stechende Schmerzen der Glieder, was Gicht oder Rheuma bedeuten könnte. Diese Heilanzeigen beruhen auf der antiken Signaturenlehre; die spitzen Stacheln verweisen auf starke stechende Schmerzen.

Der Botanikerarzt Leonhart Fuchs verordnete die Abkochung der Wurzel als Heiltrank gegen Blutspeien, schlechte Verdauung mit Erbrechen sowie gegen Darmkrämpfe und Krampfanfälle bei Kleinkindern. In Umschlägen heilt die Abkochung Geschwülste, während Mundspülungen Zahnschmerzen vertreiben, so Fuchs.

Mattioli verschrieb den erwähnten Heiltrank bei Nieren- und Blasensteinen, Harnverhaltung und zur Auslösung der verzögerten Menstruation. Das Destillat aus Blättern und wenigen Samen setzte er innerlich gegen die «Pestilentz» ein, worunter auch andere Seuchen verstanden wurden. Der Botanikerarzt Hieronymus Bock hatte in seinem Kräuterbuch (1551) das Destillat im Umschlag gegen Leberentzündung empfohlen. Wie Bock mitteilte, verwendeten Frauen sowohl den Samen als auch das Destillat aus den Blättern gegen das Stechen in den Seiten – wie schon Hildegard von Bingen. Es scheint sich hier um vermögende Heilerinnen zu handeln, da das Destillationsverfahren Buchwissen, einen Ofen und spezielle Gerätschaften voraussetzte, worüber nur wohlhabende Kreise verfügten.

Tabernaemontanus brachte erstmals die innere Anwendung der Mariendistel bei Leberproblemen: «Die Wurtzel in Wasser gesotten / und darvon getruncken / eröffnet die verstopfte Leber [= Gelbsucht].»

Kräuterpfarrer Künzle berücksichtigte in seinen Schriften die Distel nicht, obwohl Tabernaemontanus und der deutsche Arzt Johann Gottfried Rademacher (1772–1850) an der Wende des 18./19. Jahrhunderts die Wirkung der inzwischen in Vergessenheit geratenen Pflanze vornehmlich auf die Leber gerühmt hatten.

Das 1952 herausgegebene Sammelbildchenalbum «Herba» vermittelte als einziges populäres Kräuterbuch mehrere traditionsbedingte Anwendungsbereiche für die Mariendistel wie Weissfluss, Gebärmutterleiden, Lungenentzündung und Leberleiden. Es ist indes wesentlich dem deutschen Arzt und Kräuterheilmittelhersteller Gerhard Madaus geschuldet, dass standardisierte Fertigpräparate Eingang in die wissenschaftliche Phytotherapie und die Hausapotheken gefunden haben.

Silybum marianum ist ein homöopathisches Mittel und eine Heilpflanze der neuen Hildegard-Medizin.

Heutige Anwendung

Im Stall
Milchfieber: Samen unter das Futter mischen (Safiental).

Kultivierung in Kräuterschau- und Klostergärten

Iert d'ervas medicinalas des Museum Regiunal, Savognin; Medizinalgarten, Chur; Benediktinerkloster St. Martin, Disentis.

Literatur und Abbildung

Lauber/Wagner/Gygax, Flora Helvetica, 1178; Krausch, Kaiserkron, 442f.; Dioskurides/Berendes, 454; Mayer/Uehleke/Saum, Klosterheilkunde, 136f.; Müller, Hildegard von Bingen, Nr. 93; Hildegard von Bingen/Riha, 94; Fuchs, Cap. XVI; Mattioli/Handsch, 269r; Bock, CCCXIIIIv–CCCXVr; Tabernaemontanus/Bauhin, 1079; Ludwig, Phytologia, Nr. 76; Marzell, Heinrich, Zur Geschichte der Mariendistel (Silybum Marianum Gärtn.) als Heilmittel, in: Sudhoffs Archiv für Geschichte der Medizin und der Naturwissenschaft, Bd. 32 (1939), 94–103, 101f.; Rademacher, Johann Gottfried, Rechtfertigung der von den Gelehrten misskannten, verstandesrechten Erfahrungsheillehre der alten scheidekünstigen Geheimärzte und treue Mittheilung des Ergebnisses dieser Lehre am Krankenbette, Bd. 1, Berlin [2]1843, 140f.; Herba, Nr. 120; Madaus, Biologische Heilmittel, Bd. 1, 830–836; Treben/Storl, 209; Hertzka/Strehlow, Hildegard-Apotheke, 204, 436; Vonarburg, Homöotanik, Bd. 2, 570ff.; Schilcher, Phytotherapie, 204–218, 375; Joos, 105 (Safiental); Thurner-Steier, Savognin, Thema 8; Steigner, Klostergarten, 21 (Disentis); Abbildung: Herba, Nr. 120.

MEHLBEERBAUM

Flora Helvetica: Echter Mehlbeerbaum, Sorbus aria (L.) CRANTZ; Rosengewächse, Rosaceae

Vorkommen
Wälder in warmen Lagen, felsige Orte; Blütezeit: Mai.

Wissensgeschichte:
Hildegard von Bingen beschrieb den «melbaum» zwar als Erste, betrachtete ihn jedoch als gänzlich wertlos: «Der Mehlbaum ist mehr kalt als warm und taugt nicht zur Arznei noch zur Verwendung des Menschen. Und wenn der Mensch seine Frucht ässe, schadete sie ihm und verminderte in ihm die Gesundheit, weil sie in jenem die schlechten Säfte und Kälte vermehrt wegen der Nichtsnutzigkeit, die in diesem Baum steckt.»

Gemäss Mattioli mussten die Früchte noch grün gesammelt, im Ofen gedörrt, in Honig wie Quitten gebeizt und in süssem Wein eingemacht werden. Die gedörrten Früchte konnten auch in Wasser oder Wein gequollen, gekocht oder zu Suppenmehl verarbeitet werden. Der Botanikerarzt empfahl, sie innerlich gegen Durchfälle aller Art einzunehmen, während ein Bad mit der Abkochung aus Früchten und Laub die Ruhr, Durchfall und Hämorrhoiden heilen sollte.

Tabernaemontanus meinte, die Früchte, besonders wenn sie teigig geworden seien, gäben keine Nahrung für den Leib ab, denn sie verursachten «dickes kaltes Geblüt» und seien nur als Arzneien zu gebrauchen, so gegen Durchfälle, auch die Ruhr, Blutspeien, übermässige Menstruation, Erbrechen und Hauptflüsse (Schnupfen).

Johann Barandun vermittelte im «Lustgarten da las Ligias» (1719) altbekanntes Heilwissen über die Mehlbeere. Die Anwendungsbereiche sind dieselben wie in den Werken der frühneu-

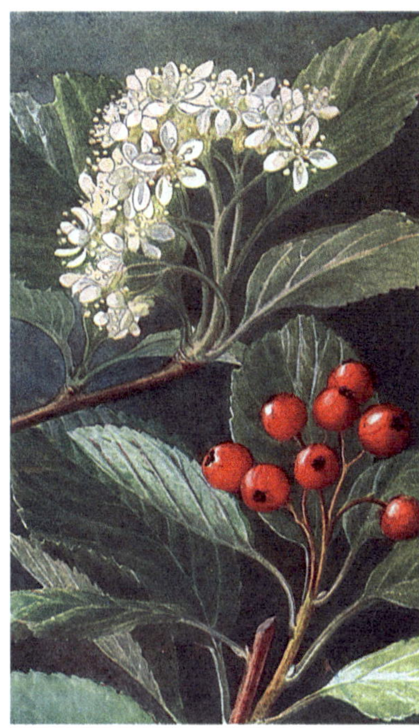

zeitlichen Botanikerärzte. Mehlbeeren boten in der historischen Mangelgesellschaft trotz der ärztlichen Skepsis auch Nahrung für Mensch und Vieh. Gemäss den für den «Dicziunari Rumantsch Grischun» durchgeführten Recherchen kamen sie anstelle der teuren Rosinen ins Brot. Darüber hinaus fütterte man mit Mehlbeeren die Schweine.

Die Früchte des Mehlbeerbaums haben aufgrund ihrer Wiederentdeckung durch die sogenannte Wildkräuterkulinarik eine Neuaufwertung erfahren.

Literatur und Abbildung

Lauber/Wagner/Gygax, Flora Helvetica, 300; Hildegard von Bingen/Riha, 231; Mattioli/Handsch, 101v–102r; Tabernaemontanus/Bauhin, 1426–1429; Barandun, Nr. 82; DRG 5, 413 (Flötna, Fignecla); Tscharner, Wald, 120f.; Abbildung: Klein, Waldbäume und Sträucher, Tf. 58.

MEISTERWURZ

Peucedanum ostruthium (L.) W.D.J. KOCH; Doldengewächse, Apiaceae

Vorkommen
Feuchte Wiesen, Hochstaudenfluren; Blütezeit: Juni bis August.

Wissensgeschichte:
Die antiken Ärzte kannten die Meisterwurz nicht, da sie im Mittelmeerraum nicht vorkommt. Der Mönch Odo Magdunensis rühmte den Arzneitrank mit der gestampften Wurzel in Wein als Universalmittel gegen Leber- und Milzkrankheiten, Steinleiden, Husten und Atemnot. Odo liess eine Salbe mit Meisterwurzsaft, Starkwein und Mehlmus mischen, die er auf vom Aussatz beschädigte Stellen legte – mit Aussatz könnten freilich auch andere Hautgeschwüre als Lepra gemeint sein. Ein Pflaster mit Gerstenmehl und Meisterwurzsaft sollte Blatterbläschen zum Abheilen bringen. Der unter Honig gemischte Saft vertreibt laut Odo den Schnupfen, wenn das Gemisch durch die Nase hochgezogen wird. Im Bereich der Gynäkologie wusste er ebenfalls Bescheid, wie die Wurzel zu verwenden sei: «Und bringt man sie von unten her (mit einem Wollzäpfchen) an die Gebärmutter heran, soll sie die Leibesfrucht abtreiben und reichlich Monatsfluß hervorrufen.» Die Äbtissin Hildegard von Bingen empfahl das Weinmazerat im Gegensatz zu Odo nur als Fiebermittel und zur Förderung der Verdauung.

Der Botanikerarzt Leonhart Fuchs riet, Wurzel, Samen, Kraut und Saft der Meisterwurz vor allem in Zeiten der Pest zu verwenden. An gynäkologischen Indikationen erwähnte er Milchstauung in den Brüsten (äusserlich angewandt), Auslösung der verzögerten Menstruation und Austreibung der Totgeburt – von Abtreibung wie bei Odo Magdunensis ist nicht mehr die Rede.

Im 16./17. Jahrhundert kultivierten die Bäuerinnen Meisterwurz in ihren Gärten, um das Kraut gegen Krankheiten des Viehs anzuwenden. Dieses einfache Rezept zur Stärkung und Heilung des Viehs stammt vermutlich aus der bäuerlichen Hausapotheke: «Meisterwurzel zu Pulver gestossen / und mit viermal soviel Saltz vermischt / behütet das Rindvieh vor der Pestilentz und dem Schelmen [=Milzbrand] / so man ihnen diese Artzeney alle Tage zu lecken gibt. Vertreibet auch dem Vieh das Keichen und schwerlich athmen.» Es macht den Anschein, dass Tabernaemontanus ebenso in Kontakt mit den nichtuniversitären Wundärzten stand. Um Verletzungen zu heilen, die von einem Pfeil oder einer Büchsenkugel herrührten, brachte er nämlich neu gleich drei Rezepte für einen Heiltrank.

Kräuterpfarrer Künzles Meisterwurzsalbe

Blätter und Wurzeln werden zu Pulver gemahlen und gut mit Speiseöl vermischt. Diese Salbe meistert die Blutvergiftung bei Verletzung durch rostige Nägel, bei infizierten Wunden, Aißen und Furunkeln. – Auflagen mit dieser Salbe lösen auch die schmerzhaften Gichtknoten auf.

Johann Künzle, Das grosse Kräuterheilbuch (1945)

Wie anderen Allheilmitteln wurden auch der Meisterwurz magische Kräfte zugesprochen, vor allem wenn sich die Situation nach einer Geburt zuspitzte: «Wann ein Weib nach der Geburt das geblüt zu viel gehen wollt / die soll ein Meisterwurzel in der Hand halten / die wird das zu viel bluten verhüten.» Die gepulverte Wurzel, zusammen mit warmem Wein getrunken, sollte gemäss weiteren Indikationen aus der Hebammenpraxis Schmerzen in der Gebärmutter stillen und die Unfruchtbarkeit von Frauen beheben, während die Einnahme des Destillats aus Kraut und Wurzel Milchstauungen in den Brüsten beseitigte.

Meisterwurz galt nicht nur als stärkende Arznei für Gliedmassen, Gehirn, Nerven, Zähne und Magen, sondern auch als ausgesprochenes Potenzmittel. Das Destillat aus der Wurzel «bringet die erstorbenen und kalten / zu ehelichen Wercken ungeschickten Männer zu Kräfften / sonderlich so sie ihren Wein darmit vermischen / welchs an guten alten ehrlichen Männern versucht worden ist», berichtete Tabernaemontanus aus seiner Praxis.

Ein historischer Beleg aus dem Unterengadin zur arzneilichen Verwendung der Meisterwurz findet sich in der 1573 vollendeten «Raetiae alpestris topographica descriptio» des Pfarrers und Humanisten Ulrich Campell. Dieser zählte die Pflanze zu den mit vortrefflichen Kräften ausgestatteten Kräutern und Wurzeln, «die den Arzneikundigen und Chirurgen und den Salbenhändlern von großem Nutzen und deshalb bekannt sind». Der Botanikerarzt Hieronymus Bock schrieb der äusserlich angewandten Pflanze eine besondere Kraft zu, alte Wunden zu heilen, Geschwülste zu zerteilen und faules Fleisch wegzuätzen.

Im Kräuterbuch «Lustgarten da las Ligias» von 1719 des Johann Barandun erscheint die Meisterwurz sogar als magisches Wundmittel: «Wenn man die Wurzel zu Pulver verreibt, mit Schweineschmalz vermischt und auf die Wunden legt, worin Kugeln oder Pfeile stecken, so zieht es diese heraus.» Das Rezept stammt aus der Schrift «Eydgnössischer Lust-Garte»

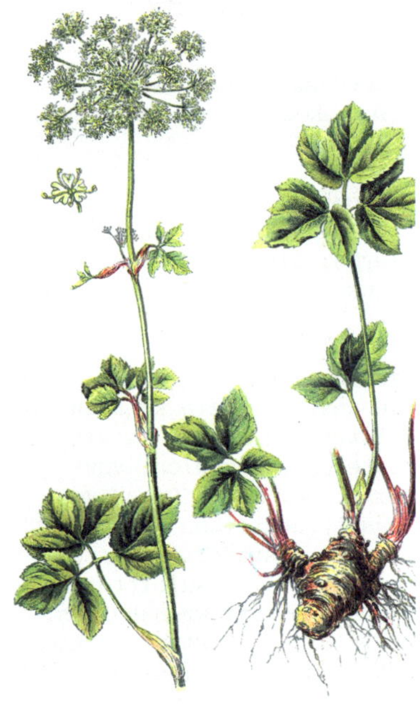

(1715) des Zürcher Stadtarztes Johann von Muralt, dasselbe gilt für die Anwendung der Wurzel als Wurmmittel bei Kindern.

Das Sammeln der Meisterwurz ist mit Mühe verbunden

Wer nicht selbst in die Alpen hinauf kann, möge den Gaißler beauftragen, ihm Hostrinzen zu bringen, aber ihn auch zu entschädigen, denn sie hängen an der Erde und am Zeitlichen wie ein Geizhals und sind nur mit Gewalt zu kriegen.

Johann Künzle, Chrut und Uchrut (1915)

Die «Amtliche Gesetzessammlung für den Eidgenössischen Stand Graubünden» von 1840 enthält sogar ein Rezept für einen Heiltrank mit den Wurzeln der Meisterwurz oder der →Engelwurz sowie Kalmus und →Enzian, um an der Lungenseuche erkranktes Rindvieh zu heilen.

Kräuterpfarrer Johann Künzle übernahm an traditionellen Schwerpunktthemen von Tabernaemontanus die Vorbeugung von Seuchen, die Stärkung des Organismus, die Heilung von Erkältungen, die Wundpflege und den Kampf gegen Blutvergiftungen; nur Frauenheilkunde und Männersexualität blieben aussen vor. Die heutigen Anwendungen in der medizinischen Selbsthilfe für Mensch und Vieh fussen gänzlich auf Künzles Empfehlungen. Die Meisterwurz ist zudem eine Heilpflanze der neuen Hildegard-Medizin.

Heutige Anwendung

Im Haus

Abwehr von Krankheiten: Räuchern, kleine Wurzelstücke in Säckchen um den Hals tragen (Prättigau).

Zahnweh, Magenschmerzen: Stückchen der getrockneten Wurzel kauen (Prättigau).

Magenschmerzen, allgemeine Stärkung, Aktivierung: Aufguss der Wurzel oder Tinktur, innerlich (Prättigau).

Wundheilung, Verbrennungen: Tinktur oder Salbe auftragen (Prättigau).

Im Stall

Wundheilung: Kompressen mit dem Kraut oder Waschungen mit dem Aufguss der ganzen Pflanze mit Wurzel (Prättigau, Safiental, Surselva).

Geschwollene Gelenke, Klauensaumgeschwüre: Bäder mit dem Aufguss (Safiental).

Schmerzen: Einreibungen mit «Schnaps» (alkoholischer Auszug; Safiental).

Vergiftung: Blätter in Hautschnitt legen (historische Anwendung; Safiental).

Durchfall, Ruhr: Abkochung aus Kraut und Wurzel als Heiltrank (Surselva).

Moderhinke bei Schafen: Bäder in der Abkochung aus der Wurzel (Surselva).

Panaritium bei Schafen: Verband mit Salbe, hergestellt mit Blättern (Surselva).

Klauenabszess: Aufgussverband mit Abkochung aus der Wurzel (Surselva).

Kultivierung in Kräuterschaugärten

Iert d'ervas medicinalas des Museum Regiunal, Savognin; Pfarrer Künzle's Chrüterparadies, Zizers; Ausschilderung auf Kräuterlehrpfaden: Hochalpiner Heilkräutergarten Madrisa, Klosters; Wildkräuterpfad Oberalppass-Tschamut, Nr. 31.

Literatur und Abbildung

Lauber/Wagner/Gygax, Flora Helvetica, 1014; Müller, Hildegard von Bingen, 39; Odo Magdunensis/Mayer/Goehl, 151f.; Hildegard von Bingen/Riha, 163f.; Fuchs, Cap. CCXCIII; Tabernaemontanus/Bauhin, 238–242; Campell/Hitz, 797; Bock, CXLIr; Barandun, Nr. 51; von Muralt, 168f.; Ludwig, Phytologia, Nr. 174; Amtliche Gesetzessammlung für den Eidgenössischen Stand Graubünden III, 104; Künzle, Kräuterheilbuch, 363f.; Künzle, Chrut und Uchrut (1915), 19; Vogel, Der kleine Doktor, 113, 125; Treben/Storl, 210; Hertzka/Strehlow, Hildegard-Apotheke, 101; Wegmann, Prättigau, 31; Klarer/Stöger/Meier, Jenzerwurz, 82f., 116, 121, 134, 140; Thurner-Steier, Savognin, Thema 4; Joos, 98 (Safiental); Künzle, Kräuteratlas (2017), 75; Meier, Wildkräuter-Fibel, Nr. 31 (Heil- und Nahrungspflanze); Abbildung: Dinand, Heilpflanzen, Neue Folge, Tf. 23.

MISTEL

Viscum album L.; Sandelholzgewächse, Santalaceae

Vorkommen
Auf Laub- und Nadelbäumen; Blütezeit: März bis April.

Wissensgeschichte:
Die Mistel zählt zu den ältesten Heilpflanzen. In seinem Werk «De Materia medica» erwähnte Dioskurides ein aus Mistelbeeren hergestelltes Leimpflaster, um Geschwüre, Drüsen an den Ohren (Ohrspeicheldrüsenentzündung?) und andere Abszesse zur Reife zu bringen.

Hildegard von Bingen empfahl gegen Gicht eine Salbe mit Beeren der Birnenmistel, Olivenöl, →Lavendel, Hirschtalg und Lorbeeröl.

Mattioli verordnete gegen Epilepsie, den aus den Beeren gezogenen Leim mit →Weinraute in Wasser zu sieden und den Heiltrank während vierzig Tagen einzunehmen. Gegen Schmerzen in der Gebärmutter diente ein Sitzdampfbad mit der Abkochung. Ein Pflaster mit den Beeren und →Schafgarbensaft sollte innere Brüche bei Kindern heilen. Zudem legte Mattioli Mistelpflaster auf Geschwüre und Geschwülste. Wie der Botanikerarzt berichtete, war das Vertrauen in die Heil- und Schutzkraft der Mistel so gross, dass man aus ihrem Holz Rosenkränze und Amulette gegen Epilepsie und hexischen Schadenzauber verfertigte: «Etliche lassens in Silber fassen / henckens unter anderm geschmeid den jungen kindern an die hälse / tragens auch selber in iren ringen verschlossen / als widerstehe es dem fallenden Siechtagen [= Krampfanfälle] / und wende alle schäden / so durch unholden und zauberey entspringen.»

Tabernaemontanus warnte davor, die Beeren der Mistel einzunehmen, da er diese als schädlich betrachtete. Gegen

Darmwürmer empfahl er, die Rinde zu pulverisieren und den Kindern mit Milch einzugeben. Auf dem Gebiet der Geburtshilfe brachte er ein neues Rezept, vermutlich aus der damaligen Hebammenpraxis: «Eychenmistel zu Pulver gestossen / und den gebärenden Weibern geben / so in Kindsnöten ligen / sol ihnen der Geburt bald abhelffen / mit Wein oder Beyfußwasser eingenommen / und bewahre die Frucht vor der Fallendensucht [= Krampfanfällen].» Ausserdem erwähnte er, dass der Mistelleim zum Vogelfang verwendet wurde.

Johann Barandun vermittelte 1719 im «Lustgarten da las Ligias» traditionsgebundenes Heilwissen über die Mistel. Die Anwendungsbereiche – Förderung der Verdauung, Geschwülste, Geschwüre, Ohrenschmerzen, Kropf, Epilepsie – hatte er dem «Eydgnössischen Lust-Garte» (1715) des Zürcher Stadtarztes von Muralt entnommen. Die 1756 von Valentin Barandun, Johanns Sohn, verfertigte Teilabschrift des «Lustgarten» enthält die in der älteren Fassung verloren gegangene Nr. 108.

Der bedeutende Naturheiler und Pfarrer Sebastian Kneipp rühmte als Erster die blutstillende und Störungen im «Blutumlauf» behebende Wirkung der Mistel. Kräuterpfarrer Johann Künzle zufolge ist «Misteltee, gemischt mit dreimal soviel →Salbei, […]», ein ausgezeichnetes Mittel gegen Fallend Weh [=Epilepsie], Veitstanz [= Chorea Huntington] und Unterleibsblutungen.

Die international bekannte Kräuterfrau Maria Treben griff im Bereich der Gynäkologie auf Mattioli, Tabernaemontanus, Kneipp und Künzle zurück, erweiterte indes deren Anwendungsspektrum stark: «Auch Frauen sollten zu Misteltee greifen. Der normalisierte Blutkreislauf bringt Gebärmutter- und Menstruationsstörungen zum Stillstand, vor allem starke monatliche Blutungen, ebenso Nachblutungen im Wochenbett. Bei Beschwerden der Wechseljahre mit Herzklopfen und -jagen, Wallungen, Angstgefühlen und Atemnot sollte er einige Jahre getrunken werden.»

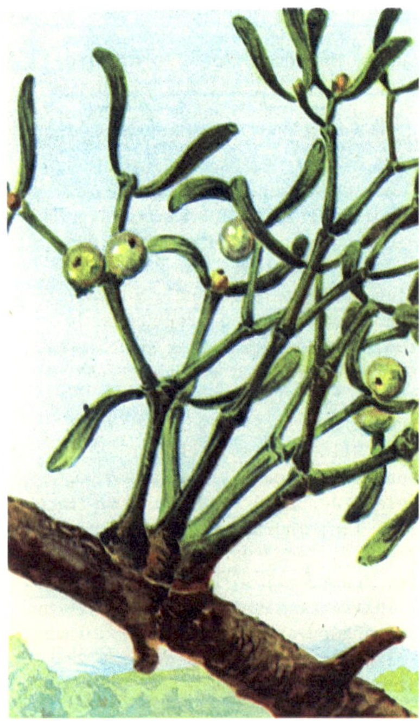

In der gegenwärtigen medizinischen Selbsthilfe spielt die Mistel eine marginale Rolle.

Die Entwicklung von Mistelpräparaten für die Krebsbehandlung geht auf Rudolf Steiner (1861–1925), den Begründer der Anthroposophie, zurück. Die Ärztin Ita Wegman (1876–1943) griff 1917 die Anregungen Steiners auf, indem sie zusammen mit dem Apotheker Adolf Hauser das erste Mistelpräparat namens «Iscar» entwickelte und in ihrer Praxis Krebspatientinnen injizierte. Es macht den Anschein, dass sich Steiner hinsichtlich der Heilnutzung der Pflanze gegen Krebs von den Botanikerärzten der Frühen Neuzeit inspirieren liess. Die Mistel «zertheylet und erweychet die Geschwülst», hatte beispielsweise Tabernaemontanus geschrieben und sich dabei auf Dioskurides, den wirkmächtigsten Arzt der Antike, gestützt. Hinzu kommt, dass Steiner und Wegman höchstwahrscheinlich den Bericht des römischen Naturforschers Plinius über die hohe Eichel- und Mistelverehrung der Gallier kannten. Diese bezeichneten die auf den heiligen Eichen wachsende Pflanze, die nur von einem Priester geschnitten werden durfte, als die «alles Heilende». Die Mistel sollte im Heiltrank unfruchtbare Tiere fruchtbar und sämtliche Gifte unschädlich machen. Es waren also wichtige medizinhistorische Quellen, die in der Anthroposophie die arzneiliche Verwendung der Mistel erneut anregten.

Viscum album ist zudem ein homöopathisches Mittel.

Heutige Anwendung

Im Haus

Myom: Aufguss des Krauts, innerlich (Prättigau).

Schlecht durchblutete, unterkühlte Gliedmassen: Brei aus zerdrückten Beeren auflegen (Valposchiavo).

Literatur und Abbildung

Lauber/Wagner/Gygax, Flora Helvetica, 604; Dioskurides/Berendes, 325; Hildegard von Bingen/Riha, 187f.; Mattioli/Handsch, 334r; Kneipps Haus-Apotheke, 99f.; Tabernaemontanus/Bauhin, 1376; von Muralt, 431; Barandun, Valentin, Nr. 108; Künzle, Kräuterheilbuch, 367; Madaus, Biologische Heilmittel, Bd. 3, 2838; Vogel, Der kleine Doktor, 17; https://www.iscador.com/de/unternehmen/entstehung/100-jahre-misteltherapie.html (Zugriff 24.7.2019); Bellmann, Paul G. und Willem F. Daems, Ist die Mistel ein altes Krebsheilmittel?, in: Sudhoffs Archiv für Geschichte der Medizin und der Naturwissenschaften 49 (1965), 355–363; Marzell, Geschichte und Volkskunde der deutschen Heilpflanzen, 82ff.; Treben/Storl, 96–99; Vonarburg, Homöotanik, Bd. 2, 722–725; Schilcher, Phytotherapie, 227ff., 375; Wegmann, Prättigau, 42; Ruatti, Valposchiavo, 101; Abbildung: Herba, Nr. 3.

MÖNCHSPFEFFER

Vitex agnus-castus L.; Lippenblütler, Lamiaceae

Vorkommen
Im mediterranen Raum an Flussufern und feuchten Standorten, auch als Zierstrauch gepflanzt. Nördlich der Alpen oft in Töpfen kultiviert; Blütezeit: Juni bis November.

Wissensgeschichte:
Der Mönchspfeffer zählt zu den ältesten Heilpflanzen. Bereits Hippokrates, der um 440 bis 410 v. Chr. als berühmtester Lehrer der Ärzteschule von Kos wirkte, nutzte den Strauch als Mittel bei Verletzungen, Entzündungen und Milzschwellung. Dioskurides empfahl in seiner Arzneimittellehre «De Materia medica» die Abkochung der Früchte als Heiltrank bei Bissen giftiger Tiere, Wasser- und Milzsucht, verzögerter Menstruation, zur Erleichterung der Geburt und Förderung der Milchbildung. Bei Gebärmutterkrankheiten und -entzündungen verordnete er Sitzbäder mit der Abkochung aus Früchten und Kraut. Einen Umschlag mit derselben Abkochung erhielten Kranke, die an Kopfschmerzen litten; Schlafsüchtige und Wahnsinnige wurden mit der Abkochung, der Öl und Essig beigefügt worden war, besprengt. Die Blätter verwendete Dioskurides als Auflagen bei Verhärtungen der Hoden und Tierbissen. Pflaster mit gekochten Früchten (botanisch: Steinbeeren) sollten Schrunden am After lindern, Auflagen mit Samen und Blättern indes Verrenkungen heilen.

Die Statue des Heilgottes Äskulap wurde aus dem Holz des Vitex angefertigt, um auf die grosse Heilwirkung des Strauchs zu verweisen. Demzufolge wurden ihm sogar magische Kräfte nachgesagt: Wer einen Vitex-Zweig in der Hand hält, wird auf Wanderungen gegen den Wolf (Intertrigo, nässende Hautentzündung) geschützt sein.

Zudem brachte Dioskurides den Strauch mit der Dämpfung der sexuellen Lust der Frau in Verbindung. Er berichtete, dass die Frauen im antiken Hellas auf ihren alljährlichen Festen zu Ehren der Fruchtbarkeitsgöttin Demeter Mönchspfeffer einnahmen, um während der Feiern sexuellen Versuchungen zu widerstehen.

Erst der mittelalterliche Enzyklopädist Konrad von Megenberg erklärte in seinem «Buch der Natur» (1348–1350) die lateinische Wortkombination «agnus-castus» in christlicher Tradition als keusches Lamm, weil die Pflanze den Menschen keusch mache wie ein Lämmlein im Sinne des Lamm Gottes als Symbol der Unschuld und Reinheit.

Seit dem salernitanischen Arzt Matthaeus Platearius wandelte sich der Mönchspfeffer allerdings endgültig zu einer Heilpflanze, die generell zur Dämpfung der männlichen Libido eingesetzt werden sollte. Platearius vertrat in seinem «Circa Instans» (um 1150) die Auffassung, dass die Pflanze ebenso wie →Weinraute, Majoran (→Dost), Kreuzkümmel (→Kümmel), Bergminze und →Dill den Samen aufzehre und zum Verschwinden bringe. Der Mönchspfeffer behielt indes seine einstige Bedeutung als Arzneipflanze bei Gebärmutterleiden bei.

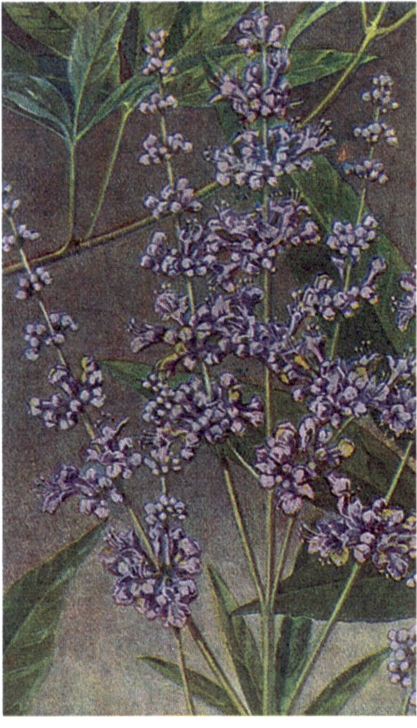

Obwohl weder Odo Magdunensis noch Hildegard von Bingen den Strauch erwähnten, stand der Mönchspfeffer aufgrund der antiken Überlieferung nicht nur im engen Zusammenhang mit der Wahrung des Keuschheitsgelübdes, sondern auch mit der Verwendung in der Klosterküche. Die würzigen Früchte dienten nämlich lange Zeit als Ersatz für den teuren Pfeffer.

Die Botanikerärzte der Frühen Neuzeit, bei denen der Mönchspfeffer den ungeklärten Namen «Schaffmülle» trägt, brachten keine neuen Heilanzeigen. Es ist indes von Bedeutung, dass der Strauch im Garten des späteren Mediziners und Regierungsrats Johann Heinrich Lavater (1697–1774) wuchs, den der Zürcher Stadtarzt Johann von Muralt als seinen Mitarbeiter bezeichnete. Von Muralt hatte für seine 1715 erschienene Schrift «Eydgnössischer Lust-Garte» die Pflanzen in Lavaters Garten katalogisiert und über die arzneiliche Nutzung des Mönchspfeffers auf der Grundlage der Gelehrtenüberlieferung geschrieben: «Seine Kernlein erwärmen, tröcknen / zertheylen anbey auch mächtiglich / befördern Monat-Reinigung / dämmet die Venerischen Begierden [= sexuelle Lust] / und verminderet den Saamen.»

Traditionelle Anwendungsbereiche für den Mönchspfeffer erscheinen desgleichen in der handschriftlichen «Phytologia», einem in Vallader abgefassten Heilpflanzenlexikon des im zweiten Drittel des 18. Jahrhunderts im Unterengadin wirkenden Arztes Padruot Ludwig von Ardez.

Der Strauch geriet im 19. Jahrhundert in Vergessenheit, bis er in der Phytotherapie der Gegenwart erneut

Beachtung zur Linderung von Menstruations- und Wechseljahrbeschwerden finden sollte, was das Erfahrungswissen der antiken und mittelalterlichen Medizin bestätigt. Auf der Basis neuer Erkenntnisse wird der Mönchspfeffer im Gegensatz zur historischen Indikation nicht mehr zur Förderung der Muttermilch, sondern zum Abstillen verwendet.

Der Ayurveda-Arzt Ernst Schrott vermittelte in seinem phytotherapeutischen Grundlagenwerk ayurvedisches Heilwissen über den Mönchspfeffer.

Agnus castus ist zudem ein homöopathisches Mittel.

Mönchspfeffer gehört zu den wiederentdeckten europäischen Heilpflanzen. Er wird gegen verschiedene Frauenbeschwerden eingesetzt.

Kultivierung in Kräuterschaugärten

Iert d'ervas medicinalas des Museum Regiunal, Savognin; Kräutergarten Bidem, Vals; Landwirtschaftliche Schule Plantahof, Landquart.

Literatur und Abbildung

Schönfelder/Schönfelder, Mittelmeerflora, 342; Dioskurides/Berendes, 119f.; klostermedizin.de/index.php/heilpflanzen/arzneipflanze-des-jahres/71-arzneipflanze-des-jahres-2022-moenchspfeffer-keuschlamm-vitex-agnus-castus (Zugriff 21.6.2022); Circa Instans/Goehl, 184f.; Mayer/Uehleke/Saum, Klosterheilkunde, 112f.; Mattioli/Handsch, 64v–65v; Lavater, Johann Heinrich, Indexeintrag: Deutsche Biographie, https://www.deutsche-biographie.de/pnd120191024.html (Zugriff 28.7.2019); von Muralt, 67f., 446f.; Ludwig, Phytologia, Nr. 15; Madaus, Biologische Heilmittel, Bd. 1, 441–446; Schrott/Ammon, 326f.; Vonarburg, 728f.; Schilcher, 186f.; Thurner-Steier, Savognin, Thema 6; Abbildung: Klein, Ziersträucher und Parkbäume, Tf. 86.

MONDRAUTE

Flora Helvetica: Echte Mondraute, Botrychium lunaria (L.) SW.; Natternzungengewächse, Ophioglossaceae

Vorkommen
Wiesen, Weiden; Sporenreife: Mai bis August.

Wissensgeschichte:
Johannes Hartlieb, Leibarzt der Herzöge Albrecht III. von Bayern-München und Sigmund von Bayern, lastete in seinem 1456 verfassten «Buch aller verbotenen Künste» angeblichen Hexen an, Mondraute zusammen mit →Bingelkraut, →Eisenkraut, →Hauswurz, →Venushaar und →Wegwarte zu einer Flugsalbe zusammenzumischen.

Die alte Vorstellung, dass der Mond den weiblichen Organismus beeinflusse, wurde auf die Pflanze mit den mondförmigen Blättchen übertragen. Die Anwendung der Mondraute beruhte sowohl auf dem Planetenglauben als auch auf der antiken Signaturenlehre.

Die Mondraute fand im 16. Jahrhundert Aufnahme in die Kräuterbücher der Botanikerärzte. Der Zürcher Universalgelehrte Conrad Gessner empfahl sie bei übermässiger Menstruation und gegen Weissfluss. Bei Mattioli kam ein Heiltrank mit der Abkochung aus →Wallwurz und gepulverter Mondraute zur Heilung von äusseren und inneren Brüchen, vor allem Hodenbrüchen bei Knaben, hinzu. Der Botanikerarzt rühmte das Kraut zusätzlich als ausgezeichnetes Mittel zur Pflege von Wunden in Form von Heiltränken und Salben. Der in Nürnberg wirkende Leibarzt des Herzogs von Württemberg, Alchemist und Astrologe Johannes Hiskias Cardilucius, deutete in seinem 1684 erschienenen Werk «Königlicher Chymischer und Artzneyischer Palast» die Mondraute als Signatur des Krebses und betrachtete sie somit als geeignet, «böse Schäden», die zumeist an den Brüsten entstünden, zu heilen.

Im späten 18. Jahrhundert betrachteten die Hirten in Graubünden die Mondraute als schädliche Pflanze und verliehen ihr den sprechenden Namen «Geisstödi». Lebte die alte Vorstellung, die Pflanze sei ein Hexenkraut, weiter?

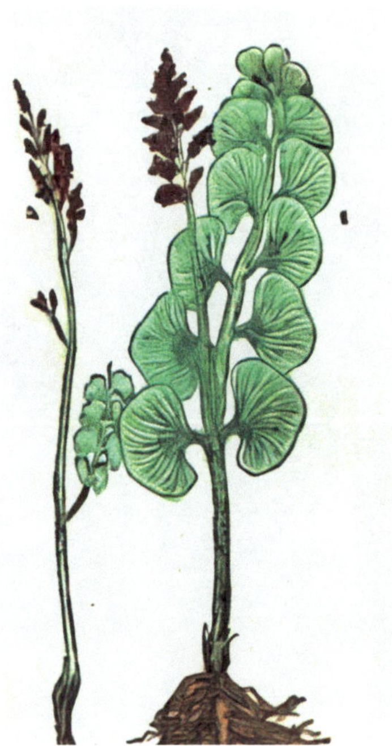

Echte Mondraute

Literatur und Abbildung

Lauber/Wagner/Gygax, Flora Helvetica, 62; Hartlieb/Fürbeth, 45; Brunold-Bigler, Zauberpflanzen, 42; Mattioli/Handsch, 375v–376r; Marzell, Heinrich, Die Mondraute (Botrychium lunaria) als Kraut des Mondes, in: Schweizerisches Archiv für Volkskunde 31 (1931), 60–66; Cardilucius, 915; Der Sammler 6 (1784), 323; Abbildung: Mattioli/Camerarius (1590), 308r.

MUTTERKRAUT

Tanacetum parthenium (L.) SCH. BIP.; Korbblütler, Asteraceae

Vorkommen
Wegränder, Schuttplätze, kultiviert und gelegentlich verwildert; Blütezeit: Juni bis August.

Wissensgeschichte:
Das Mutterkraut zählt zu den ältesten Heilpflanzen. Dioskurides verordnete den Asthmatikern und Melancholikern einen Heiltrank mit Mutterkraut und Salz, um überschüssigen Schleim und schwarze Galle abzuführen. Ebenso vermag die Pflanze laut dem wirkmächtigsten Arzt der Antike, Kranken mit Steinleiden zu helfen. Die Abkochung diente im Sitzbad bei Gebärmutterentzündung.

Heilkuchenauflage bei Darmkoliken und starken Nachwehen

Nimb Meterkraut / Chamillenblumen / Balsammüntz [= Ährige Minze] und Krottendill [= Stinkende Hundskamille] / jedes gleich viel: Zerschneide diese Stück klein / vermischs mit 3 oder vier Eyern / und back ein Küchlein darvon mit Lilienöl / wie man sonst die Pfannkuchen zu backen pflegt / und lege das so warm über den Nabel als es gut zu leiden ist.

Jacob Theodor Tabernaemontanus, Caspar Bauhin, Neu vollkommen Kräuter-Buch (1687)

Hildegard von Bingen verglich die Wirkung des Mutterkrauts

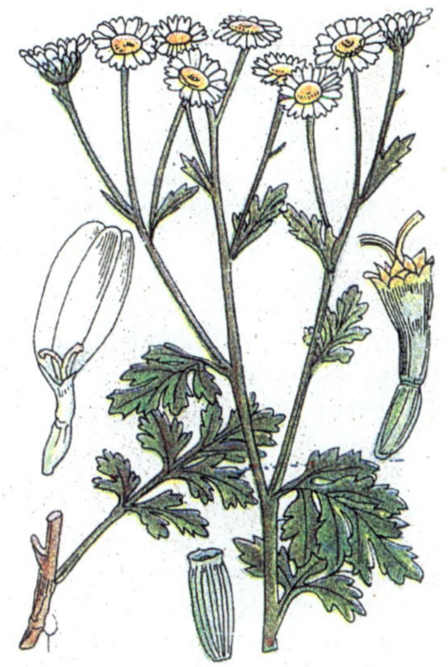

auf beeinträchtigte Organe mit jener einer milden Salbe. Bei Beschwerden in den Eingeweiden und Menstruationsproblemen verschrieb die heilkundige Äbtissin eine Suppe mit Mutterkraut, Wasser, Fett oder Öl sowie Semmelbröseln. Bei «Stechen», vermutlich Brustfell-/ Lungenentzündung, empfahl sie eine Salbe mit Butter und dem Saft.

Das Mutterkraut wurde von den Botanikerärzten der Frühen Neuzeit, wie es der Name der Pflanze besagt, vornehmlich bei Krankheiten der Gebärmutter und Störungen der Menstruation, gegen weibliche Unfruchtbarkeit, bei Schwierigkeiten während der Geburt und Problemen mit den Brüsten während der Stillzeit, zur Austreibung des toten Fötus, aber auch gegen männliche Impotenz genutzt. Tabernaemontanus erwähnte als Zubereitungsformen unter anderem einen Heiltrank mit der Weinabkochung, Sitz- oder Dampfbäder, warme Auflagen mit dem Kraut auf den Unterbauch, warm aufgelegte Heilkuchen sowie mit der Abkochung befeuchtete Zäpfchen aus ungereinigter Schafwolle, die in die Vagina eingeführt wurden. Darüber hinaus verordnete er Mutterkraut gegen Magenschmerzen, Darmwürmer bei Kindern, Fieber, Hüftschmerzen, Gicht, Kopfweh, Nervenschmerzen, Schwindel und Melancholie. Feinschmecker wussten schon damals mit frischen Kräutern zubereitete Speisen zu schätzen: «Mettram oder Meterkraut ist auch den Köchen bekannt geworden / dann sie im Frühling wann es noch jung ist / samlen / und es frisch und grün mit Eyern zerklopffen und vermischen: Machen darauß gute Pfannenkuchen / die schmecken sehr wol und seyn lustig [= köstlich] zu essen.» Um möglichst viel Wissen über die Heilkräfte von Pflanzen vermitteln zu können, hatte Tabernaemontanus sich ausserdem in den unteren Schichten der Bevölkerung umgehört. Zu einem schweren Fall von Wassereinlagerung und der Heilung mit Mutterkraut notierte er: «Diese Artzeney habe ich vor vier und zwanzig Jahren gesehen von einer Hirtin zu Speyer zu gebrauchen / die curirt ein wassersüchtigen jungen Gesellen damit / und brauchte sonst nichts weiters dann allein diesen Tranck. Der war am gantzen Leib so zerschwollen und voller wasser / daß man sich darin besehen mögn: Da er aber zehen Tag von dem Tranck getruncken / brachen ihm seine Schenckel auf / daß das wasser herauß floß / und sich täglich so verzehrt / nicht allein aber auß den Schenckeln / sondern es wircket wol durch den Stulgang und Harn / und muste aber der Krancke den gemelten Tranck beharren biß er gesund wurde.» Die Abkochung der Pflanze oder das gepulverte Kraut zusammen mit Salz sollte keuchendem oder geblähtem Rindvieh Erleichterung verschaffen. Rezepte für kranke Tiere stammten desgleichen aus dem Erfahrungswissen von Heilerinnen, wie dem 1560 erschienenen Kräuterbuch des Botanikerarztes Hieronymus Bock zu entnehmen ist.

Aus dem Bereich der gegenwärtigen medizinischen Selbsthilfe sind keine Angaben bekannt.
Tanacetum parthenium ist ein homöopathisches Mittel und eine Heilpflanze der neuen Hildegard-Medizin.

Kultivierung in Kräuterschau- und Klostergärten

Kräutergarten Bidem, Vals; Iert d'ervas medicinalas des Museum Regiunal, Savognin; Kräuterstall Hennägadä, Klosters; Benediktinerinnenkloster St. Johann, Müstair.

Literatur und Abbildung

Lauber/Wagner/Gygax, Flora Helvetica, 1128; Dioskurides/Berendes, 353; Hildegard von Bingen/Riha, 110; Mattioli/Handsch, 377v–378r; Tabernaemontanus/Bauhin, 38–41; Bock, LVIIv; Ludwig, Phytologia, Nr. 204; Thurner-Steier, Savognin, Thema 6; Müller, Klostergarten, 5 (Müstair); Schönfelder/Schönfelder, Heilpflanzenführer, 116; Hertzka/Strehlow, Hildegard-Apotheke, 112f., 309, 437; Vonarburg, Homöotanik, Bd. 2, 629; Abbildung: Pflanzen-Taschenbüchlein 8, 35 (Nr. 12).

MUTTERWURZ, MUTTERN

Flora Helvetica: Alpenliebstock, Ligusticum mutellina (L.) CRANTZ; Doldengewächse, Apiaceae

Vorkommen
Wiesen, Weiden, Hochstaudenfluren, 1100 bis 3000 m ü. M.; Blütezeit: Juni bis August.

Wissensgeschichte:
Tabernaemontanus betrachtete zwar das heutige Meum athamanticum L., die nach seiner Aussage in Apotheken erhältliche →Bärenwurz, als die «echte Beerwurtz», schrieb aber der von ihm als «zweyte Beerwurtz» bezeichneten Mutterwurz wärmende und trocknende Kraft zu.

Ein historischer Beleg aus dem Unterengadin zur arzneilichen Verwendung der Mutterwurz findet sich in der 1573 vollendeten «Raetiae alpestris topographica descriptio» des Pfarrers und Humanisten Ulrich Campell. Dieser zählte die rätoromanisch «Muttunum» genannte Pflanze zu den mit vortrefflichen Kräften ausgestatteten Kräutern und Wurzeln, «die den Arzneikundigen und Chirurgen und den Salbenhändlern von großem Nutzen und deshalb bekannt sind». Zudem berichtete Campell, dass die milchreiche Pflanze beim Vieh äusserst beliebt sei und sich in Milch verwandle.

Die Empfehlung, das Kraut den Kühen zur Förderung der Milchbildung unter das Futter zu mischen, hatte Johann Barandun der Schrift «Eydgnössischer Lust-Garte» (1715) des Zürcher Stadtarztes Johann von Muralt entnommen. Die 1756 von Valentin Barandun, Johanns Sohn, verfertigte Teilabschrift des «Lustgarten da las Ligias» von 1719 enthält die in der älteren Fassung verloren gegangene Nr. 109.

In einem 1747 in Ardez niedergeschriebenen Arzneibuch

Alpenliebstock

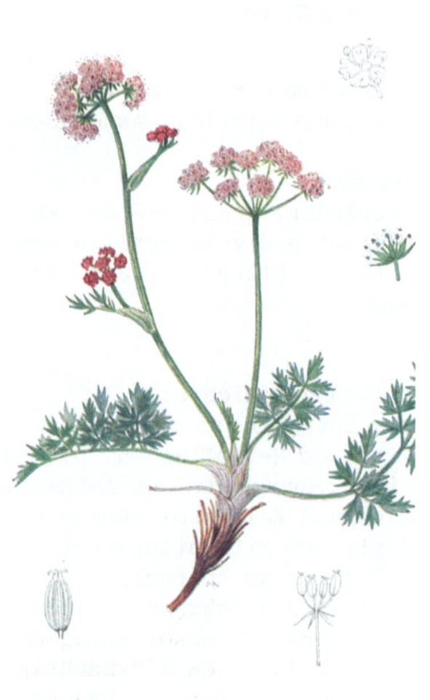

wurde Mutterwurz gegen Blähungen empfohlen. In Conters (Prättigau) galt die Pflanze am Ende des 19. Jahrhunderts aufgrund ihrer Wirkung auf die Gebärmutter sogar als abortiv.

Für Kräuterpfarrer Künzle war die Mutterwurz «ein vielfach gesegnetes Heilkraut» bei Weissfluss sowie Menstruationsbeschwerden, und er fügte an: «[…] als bestes Milchkraut stärkt sie stillende Mütter». Weitere Heilanzeigen bildeten Nierengriess und Harnverhaltung. Aus der Wurzel, die am meisten Wirkstoffe enthält, lässt sich laut Künzle gegen die erwähnten Leiden «ein vorzüglicher Kraftgeist» – gemeint ist ein Likör – selbst herstellen: «Da es sich nicht um eine giftige Wurzel handelt, kann man davon beliebig viel nehmen.» Ist dem wirklich so?

Zentrales Motiv in weitverbreiteten Sagen Graubündens ist die Verwünschung der stark milchbildenden Futterpflanzen Mutterwurz, Ciprian (→Isländisch Moos) und Ritz (Alpenwegerich, →Spitzwegerich) durch faules Alppersonal oder abgewiesene Arme.

Literatur und Abbildung

Lauber/Wagner/Gygax, Flora Helvetica, 1010 (Alpen-Liebstock), 998 (Bärenwurz); Tabernaemontanus/Bauhin, 190; Campell/Hitz, 797; von Muralt, 412f.; Barandun, Valentin, Nr. 109; Dec. 7, 149; Ulrich, Bündnerische Volksbotanik, 27; Künzle, Kräuterheilbuch, 368; DRG 13, 687 (Mattun); Büchli, Mythologische Landeskunde, Bd. 1, 19, 246, 287, 824, 899; Bd. 2, 604, 704f., 841; Bd. 3, 310f.; Abbildung: Künzle, Kräuterheilbuch, Tf. 58 (Zeichnung Pia Roshardt).

NACHTKERZE

Flora Helvetica: Zweijährige Nachtkerze, Oenothera biennis aggr.; Nachtkerzengewächse, Onagraceae

Vorkommen
Ödland, Strassenränder, Ufer; Blütezeit: Juni bis September.

Wissensgeschichte:
Die ursprünglich im Osten der USA und in Südkanada beheimatete Zweijährige Nachtkerze gelangte 1623 nach Paris in den Garten der französischen Botaniker und Hofgärtner Jean und Vespasian Robert. Von Frankreich und den Niederlanden her kam sie in der zweiten Hälfte des 17. Jahrhunderts wiederum als reine Zierpflanze nach Deutschland. Da man später entdeckte, dass ihre fleischigen Wurzeln essbar sind, baute man sie in den Gemüsegärten als Küchenpflanze an. Im Laufe des 19. Jahrhunderts verlor die inzwischen verwilderte Zweijährige Nachtkerze sowohl als Zier- als auch als Nahrungspflanze an Bedeutung.

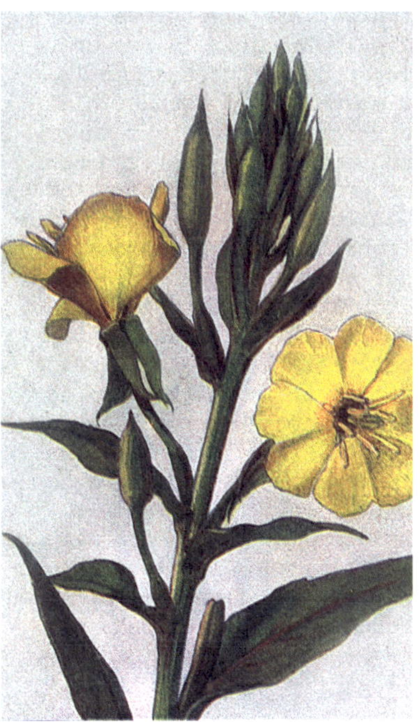

Von besonderem Interesse sind Angaben zur medizinischen Verwendung der Pflanze durch die Indigenen. Die Ojibwe in Minnesota weichten das Kraut in warmem Wasser ein und legten es danach als Umschlag auf Wunden und Verletzungen aller Art, wie der amerikanische Ethnologe Huron Smith 1923 berichtete. Die Navajo und Mescalero-Apaches des südwestlichen Kulturareals der USA stellen noch heute aus allen Teilen der Pflanze eine Hautlotion her. Wurzel, Blüten und die krautigen Teile werden fein zerrieben und mit Wasser und Maismehl vermengt. Der aufgetragene Brei soll Spinnen- und Schlangenbisse sowie Verbrennungen und Hautentzündungen heilen. Die Abkochung der erwähnten getrockneten und fein zerriebenen Pflanzenteile wird als Heiltrank bei Asthma, Husten, Menstruations- und Wechseljahrbeschwerden eingesetzt. Die traditionellen Völker der Plains im Innern der USA verwenden die frischen Blüten, mit Wasser zu einem Brei verarbeitet, als Kataplasma gegen Halsschmerzen. Die Cherokee trinken Nachtkerzentee gegen Fettleibigkeit und legen eine heisse Wurzelpackung auf Hämorrhoiden. Bei den Navajos gilt die Pflanze als Universalmittel, da die getrocknete gemahlene Wurzel, innerlich angewandt, Schmerzen der inneren Organe und am Körper lindert.

Erst vor etwa 45 Jahren wurde der in den Samen vorhandene hohe Gehalt (bis zu 14%) an Gamma-Linolensäure entdeckt. Die Erfahrungsmedizin verwendet Nachtkerzenöl vor allem bei Neurodermitis, Arthritis, prämenstruellem Syndrom und zur Pflege empfindlicher Haut. Man beachte, dass Heilkundigen der nordamerikanischen Indigenen die erwähnten Anwendungsbereiche und viele andere mehr schon längstens bekannt waren.

Oenothera biennis ist auch ein homöopathisches Mittel.

Zweijährige Nachtkerze

Kultivierung in Kräuterschau- und Klostergärten

Medizinalgarten, Chur; Kräutergarten Bidem, Vals; Benediktinerinnenkloster Müstair.

Literatur und Abbildung

Lauber/Wagner/Gygax, Flora Helvetica, 578; Krausch, Kaiserkron, 315ff.; Wolters, Agave, 178–183; Kremla, Ethnobotanik, 154–158; Vonarburg, Homöotanik, Bd. 2, 290; Schilcher, Phytotherapie, 231f.; Müller, Klostergarten, 5 (Müstair); Abbildung: Klein, Unkräuter, Tf. 57.

NELKENWURZ

Flora Helvetica: Echte Nelkenwurz, Geum urbanum L.; Rosengewächse, Rosaceae

Vorkommen
Wälder, Gebüsche; Blütezeit: Mai bis August.

Wissensgeschichte:
Die Nelkenwurz erhielt durch die Medizinschule von Salerno im 12. Jahrhundert erste medizinische Konturen. Wie dem «Gart der Gesundheit» (Erstdruck 1485) des Frankfurter Stadtarztes Johann Wonnecke von Kaub zu entnehmen ist, wandten die Meister von Salerno die Wurzel bei starker Schleimbildung, Wasseransammlungen, Gelbsucht und Vergiftungen an. Sogar magische Kräfte schrieb man der stark riechenden Wurzel zu. Wo die Pflanze im Garten gedeihe, vertreibe sie giftige Tiere. Wer sie bei sich trage, dem könne kein giftiges Tier schaden. Wo die Wurzel im Haus sei, halte sie den Teufel fern: «Und darumb ist sy gebenedeit [= gesegnet] für alle andere wurtzen.» Aus der Hebammenpraxis entnahm der Botanikerarzt Hieronymus Bock die Empfehlung, in den ersten Tagen des Kindbetts den Intimbereich der Wöchnerin mit der Weinabkochung der Wurzel zu waschen, um lästigen Narben vorzubeugen. Pietro Andrea Mattioli betrachtete den Heiltrank mit der Weinabkochung der Wurzel als ein «sonderlich Experiment» gegen den Schlaganfall, da das Mittel den Schleim in den Gehirnadern aufzehre. Indikation und Anwendungsform könnten der populären Heilkultur entstammen.

Der Botanikerarzt Adam Lonitzer erklärte in seinem Kräuterbuch (1564) den Namen «Neglinkraut» mit «dem geruch der wurtzel / welcher sich den Negelin vergleicht».

Nelkenwurz verbessert den Geschmack von Wein und Bier

Der gemein brauch dieser wurtzel ist / das sie im Früeling in wein gelegt / oder zu pulver gestossen / in einem leinen säckle ins vaß gehenckt wirdt / derselbige wein gewint einen edlen / lieblichen geruch und geschmack / dienet wol zu der gesundheit / sterckt das haupt unnd hirn / erquickt das hertz / bekompt dem kalten / verschleimpten magen wol / bessert die dewung [= Verdauung] / öffnet die verstopffte leber / und stillet das grimmen im leib. Gleicherweise henckt man auch diese wurtzel ins bier / wirdt wolgeschmack darvon.

Pietro Andrea Mattioli, New Kreüterbuch (1563)

Der anonyme, der Astromedizin verpflichtete Autor des 1576 erstmals erschienenen Kräuterbuchs «Horn des Heyls» ordnete die Wurzel der Nelkenwurz dem Löwen, der Sonne und der Venus zu und pries die Heilkraft des unterirdischen Pflanzenteils bei Epilepsie, Schwindel, Gedächtnisschwäche, Zorn und den daraus entstehenden Krankheiten, «seltzsamen närischen Fantaseyen» und blutigen Durchfällen. Die Wurzel sollte mit jener des →Johanniskrauts als Amulett am Hals getragen werden, um die Sehkraft zu stärken und den Verstand zu erhalten: «Du kanst kein bessere Wurtzlen tragen weder diese zwo. Darffst deßhalben

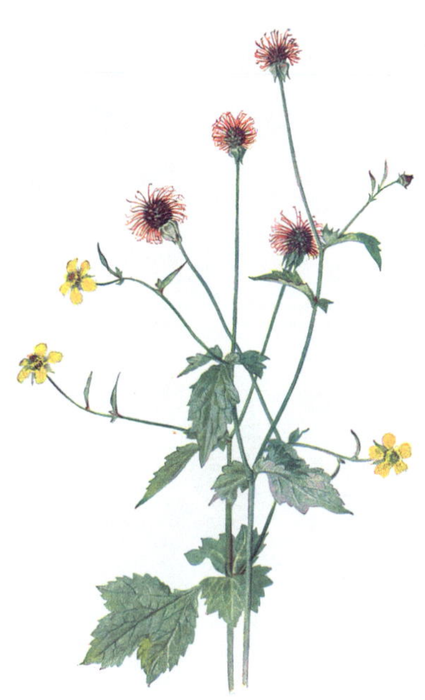

den Zygeunern nit nachlauffen / und umb andere wurtzen bey ihnen fragen.» Daraus geht hervor, dass der Autor den Arzneien der «Zigeuner» – heute: Sinti, Roma und Jenische – misstraute. An gynäkologischen Heilanzeigen nannte der Astromediziner Geschwüre an der weiblichen Brust, eine zu starke Menstruation und Schwierigkeiten während der Geburt. An Darreichungsformen finden sich die Weinabkochung der Blüten und das Destillat aus denselben.

Bei Tabernaemontanus erscheint die Nelkenwurz als Allheilmittel, sodass hier nur einige Therapiebereiche vorgestellt werden können. Die Pflanze galt als herzstärkend, appetitanregend und verdauungsfördernd, leberstärkend, krampflösend, schleimlösend, vorbeugend gegen die Pest und andere ansteckende Krankheiten sowie heilend bei Wunden aller Art. Wie der Botanikerarzt mitteilte, wurden die jungen Blätter mit anderen Kräutern als Salat zubereitet oder zu Saucen verarbeitet, um die Verdauung zu fördern und sich während Seuchen vor Ansteckung zu schützen.

Die Nelkenwurz diente auch Tabernaemontanus als Frauenheilmittel. Er verordnete stillenden Müttern und Säugammen, die an entzündeten Brüsten litten, einen Heiltrank aus Wein oder Bier, worin die Wurzel eingelegt worden war. Gegen weibliche Sterilität riet er, Nelkenwurzpulver in Weisswein einzunehmen oder auf die Speisen zu streuen. Der Heiltrank mit dem Pulver in Rotwein sollte Weissfluss zum Verschwinden bringen und ein Dampfsitzbad mit der Abkochung der Wurzel die verzögerte Menstruation auslösen. Darüber hinaus versuchten die Botanikerärzte, teure importierte und oft gefälschte Arzneipflanzen durch einheimische, die jedermann selber sammeln konnte, zu ersetzen. Im Fall der «Frantzosenkrankheit» (der Syphilis oder anderen sexuell übertragbaren Krankheiten) sollte die Wurzel der Nelkenwurz statt jener der Sarsaparille verwendet werden.

Ein historischer Beleg aus dem Unterengadin zur arzneilichen Verwendung der Nelkenwurz findet sich in der 1573 vollendeten «Raetiae alpestris topographica descriptio» des Pfarrers und Humanisten Ulrich Campell. Dieser zählte die Pflanze, die von den Einheimischen «Radisch de stinar ilg saunk» (Wurzel, um das Blut zu stillen) genannt werde, zu den mit vortrefflichen Kräften ausgestatteten Kräutern und Wurzeln, «die den Arzneikundigen und Chirurgen und den Salbenhändlern von großem Nutzen und deshalb bekannt sind». Der Botanikerarzt Hieronymus Bock verordnete den Weinabsud aus der Wurzel, um damit Wunden, Fisteln, Krebsgeschwüre und durch die Geburt entstandene Verletzungen auszuwaschen. Über eine verwandte Art der Echten Nelkenwurz, von ihm als «garyophyllum» bezeichnet, schrieb Campell: «Sodann wächst bei uns an felsigen Orten eine berühmte Wurzel an Geschmack und Kraft (wie allgemein geglaubt wird) mit dem garyophyllum wetteifernd, jedoch mit größerer safrangelber Blüte, die gemeiniglich […] als gravirola bezeichnet, von manchen auch carluna genannt wird.» Bei dieser zweiten, auch in der Volksheilkunde genutzten Pflanze handelt es sich ohne Zweifel um die Bergnelkenwurz.

Johann Barandun notierte in seinem Kräuterbuch von 1719 traditionelles, aus den Werken der frühneuzeitlichen Botanikerärzte übernommenes Heilwissen über die Pflanze. Die 1756 von seinem Sohn Valentin verfertigte Teilabschrift des «Lustgarten» enthält die in der älteren Fassung verloren gegangene Nr. 113.

Kräuterpfarrer Künzle wertschätzte in Bezug auf die arzneiliche Verwendung der Nelkenwurz die Heilkultur der Alphirten, die freilich wie seine eigenen Kenntnisse auf den Kräuterbüchern des 16./17. Jahrhunderts aufbaut: «Als ich vor vielen, vielen Jahren in die schöne Wangser Alp Camidauer hinaufkam, traf ich eine Kuh, die über den Augen, um die Stirn, einen grünen Kranz frischer Kräuter trug. Ich fragte den Hirten um den Grund dieser seltsamen Dekoration. Er scherzte: ‹Di Chue will ins Chloster, drom het si en Schleier!› Auf weiteres Fragen gestand mir aber der Hirte, seine Kuh habe den ‹Nagel› in den Augen. ‹Was Nagel?› – ‹Sie hat entzündete Augen und sieht fast nichts mehr, darum habe ich ihr Nagelkraut aufgebunden; in zwei bis drei Tagen ist sie wieder recht zweg!›» Künzle rühmte nicht nur die Wirkmacht der Wurzel bei Entzündungen, sondern auch die von Tabernaemontanus erwähnten Leiden, wobei er wie Tumaisch Giusep Berther, Pfarrer und Heilkundiger in Surrein, die Bergnelkenwurz als die wirksamste Nelkenwurz-Art betrachtete.

Die Nelkenwurz ist trotz Künzles Bemühungen in der medizinischen Selbsthilfe in den Hintergrund geraten.

Heutige Anwendung

Im Haus

Stabilisierung des Herzschlags: Wurzel auf die Brust legen (Valposchiavo).

Kultivierung in Kräuterschau- und Klostergärten

Iert d'ervas medicinalas des Museum Regiunal, Savognin; Benediktinerinnenkloster St. Johann, Müstair.

Literatur und Abbildung

Lauber/Wagner/Gygax, Flora Helvetica, 262; Wonnecke von Kaub, Cap. CLXXIX; Hildegard von Bingen/Riha, 141; Lonitzer, CCIIr; Philomusus Anonymus, Horn des Heyls, Cap. X; Bock, 24v; Mattioli/Handsch, 413r; Tabernaemontanus/Bauhin, 325–330; Campell/Hitz 797, 799; Bock, XXIIIIr; Barandun, Valentin, Nr. 113; Ludwig, Phytologia, Nr. 81; Marchioli, 68f.; Künzle, Kräuterheilbuch, 379f.; Treben/Storl, 212; Ruatti, Valposchiavo, 101; Thurner-Steier, Savognin, Thema 4; Müller, Klostergarten, 5 (Müstair); Abbildung: Künzle, Kräuterheilbuch, Tf. 35 (Zeichnung Pia Roshardt).

ODERMENNIG

Flora Helvetica: Kleiner Odermennig, Agrimonia eupatoria L.; Rosengewächse, Rosaceae

Vorkommen
Trockene Wiesen, Hecken, Wegränder; Blütezeit: Juni bis September.

Wissensgeschichte:
Der Odermennig ist eine bedeutende Heilpflanze der Klostermedizin. Zur Behandlung von Wunden empfahl ein Benediktinermönch, Autor eines um 785 im Kloster Lorsch entstandenen umfangreichen Arzneibuchs, Odermennig und junge Triebe des →Brombeerstrauchs zu zerstossen, durch ein Tuch zu streichen und aufzulegen. Obwohl der Odermennig eine Wildpflanze ist, wurde sie im Klostergarten angebaut, und Walahfrid Strabo, Prinzenerzieher am Kaiserhof zu Aachen und späterer Abt des Klosters Reichenau, rühmte in seinem Gartengedicht «Hortulus» (entstanden zwischen 829 und 838) ihre Heilkraft bei «scheußlichen Schmerzen des Magens» und Messerstichen.

Hildegard von Bingen zufolge sollten bei Bewusstlosigkeit und Verwirrung zuerst die Kopfhaare abgeschnitten und anschliessend der Kopf mit der Abkochung gewaschen werden. Sie liess Odermennig in Wein ziehen und verschrieb den Heiltrank bei Magenproblemen vor und nach dem Essen. Bei Sehschwierigkeiten helfe das zerstossene Kraut, auf die Augen gelegt, so Hildegard. Die heilkundige Äbtissin liess Pillen aus Odermennigsaft, →Bockshornkleesaft, →Storchschnabelsaft, Galgant und →Engelsüss herstellen, um den Körper von «Speichel, Auswurf und Rotz» zu reinigen. Bäder mit einer Mischung aus Odermennig, →Gundelrebe, →Ysop und Menstrualblut sollten Kranke heilen, die aufgrund von Begierde und Masslosigkeit an

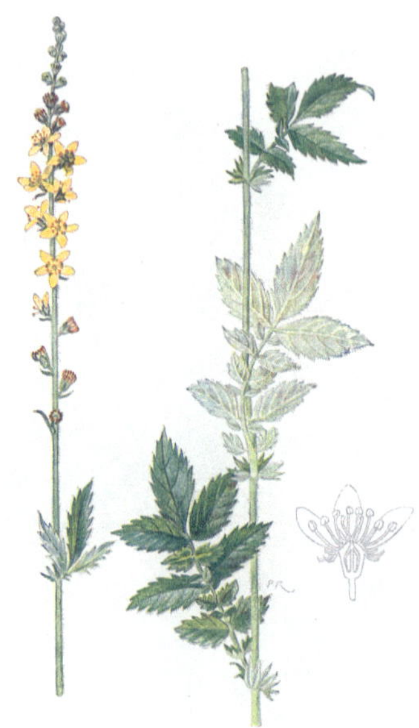

«Aussatz» – Lepra oder einer anderen schweren Hautkrankheit – litten. Die angeblich giftigen Säfte des aus dem weiblichen Körper fliessenden Menstrualbluts zerstören nach dem antiken medizinischen Prinzip, nach dem Gleiches mit Gleichem geheilt werde, die giftigen, Fäulnis verursachenden Säfte des Aussatzes.

In frauenheilkundlichen Rezepten des Spätmittelalters dient ein Heiltrank aus erwärmtem Wein mit gepulvertem Odermennig, Gewürznelken und →Knoblauch der Bekämpfung weiblicher Unfruchtbarkeit. Die Pflanze sollte auch die verzögerte Menstruation auslösen, die Geburt einleiten, schwache Wehen verstärken und Ohnmächtige wieder zu Bewusstsein bringen, wozu man Männern einen Odermennig-Umschlag auf den rechten und Frauen einen auf den linken Arm legte. Die unterschiedlichen Behandlungsseiten für Mann und Frau sind der antiken humoralpathologischen Vorstellung geschuldet, laut der die rechte Seite für stärkere Hitze stand und damit dem grundsätzlich wärmeren Mann zugeordnet wurde, während die kühlere linke Seite als die weibliche galt. Entsprechend dieser Seitenanalogie neigen Männer eher zu Erkrankungen der rechten Körperhälfte, während Frauen eher linksseitig erkranken.

Mattioli nutzte Odermennig neu bei Leberproblemen (Wein- oder Wasserabkochung als Heiltrank), Darmwürmern, hartnäckigem Fieber (Destillat, innerlich), Geschwüren im Mund (Spülen mit Destillat), Verstauchungen (warmer Breiumschlag mit Weizenkleie), müden Füssen und Erfrierungen (Bäder).

Die Verwendung des Heiltranks bei Harnzwang (Blasenschmerzen mit unwillkürlichem Urinabgang) bezeichnete er als «gewiß experiment», ebenso, dass «etliche» die Wurzel wie oben erwähnt mit Weizenkleie kochten und den Brei auf Verstauchungen auftrugen. Es handelt sich hierbei um Heilanzeigen und Anwendungsformen nichtuniversitärer Heilkundiger. Bei Tabernaemontanus erscheint das Kraut, innerlich und äusserlich genutzt, als wichtiges Wund- und Hautmittel für Mensch und Vieh. Tabernaemontanus ergriff diesbezüglich die Gelegenheit, jene Laienärzte, die seiner Meinung nach zu falschen Mitteln griffen, zu kritisieren. Man könne bei alten, faulen, nässenden Wunden und Geschwüren mehr mit Odermennig-Salben oder -pflastern ausrichten als «mit unserer vermeynten Wundärzten und Bader und Scherer / geelen / grünen und rothen Karrensalbe / oder Wagenschmier / darmit sie die Leut lange vergebens auffhalten / und übel ärger machen.» Tabernaemontanus rühmte zudem die geburtfördernde Wirkung der Pflanze, die er indes ins Magische überhöhte: «Agrimonienkraut und Wurtzel vor die Mutter gehalten / fürdert die Geburt gewaltiglich / die soll man aber alßbald nach der geburt hinweg thun / damit die Mutter nicht hernach folge.»

Das Kraut des Odermennigs befand sich in der Apotheke des am Heinzenberg und im Domleschg wirkenden Arztes Johann Anton Grass, der bei Theodor Zwinger, dem Autor des «Theatrum Botanicum» (1696), an der Universität Basel Medizin studiert hatte. Zwinger rühmte den pulverisierten Odermennig unter anderem als Heilmittel gegen das Bettnässen.

Obwohl Kräuterpfarrer Künzle, Maria Treben und die neue Hildegard-Medizin versucht haben, die Anwendung der Pflanze wiederzubeleben, ist der Odermennig heute in breiten Kreisen eher als Bachblüten-Essenz Nr. 1 (Agrimony, die Ehrlichkeitsblüte) bekannt.

Kultivierung in Kräuterschau- und Klostergärten

Medizinalgarten, Chur; Iert d'ervas medicinalas des Museum Regiunal, Savognin; Kräutergarten Bidem, Vals; Pfarrer Künzle's Chrüterparadies, Zizers; Benediktinerinnenkloster St. Johann, Müstair; Ausschilderung auf Kräuterlehrpfad: Bachblüten-Heilkräuterweg Maladers.

Literatur und Abbildung

Lauber/Wagner/Gygax, Flora Helvetica, 258; Dioskurides/Berendes, 388; Lorscher Arzneibuch/Stoll, 191; Strabo/Berschin/Erbar/Fels, 86f.; Hildegard von Bingen/Riha, 107ff.; Kruse, Mittelalterliche Frauenrezepte, 239; Leidig, Frauenheilkunde, 259; Tabernaemontanus/Bauhin, 330–336; Ludwig, Phytologia, Nr. 16; Daems, Johann Anton Grass, 19, 208; Zwinger, 856; Künzle, Kräuterheilbuch, 368f., Treben/Storl, 100ff.; Hertzka/Strehlow, Hildegard-Apotheke, 441; Scheffer, Original Bach-Blütentherapie, 62–66; Schilcher, Phytotherapie, 233; Thurner-Steier, Savognin, Thema 8; Müller, Klostergarten, 5 (Müstair); Künzle, Kräuteratlas (2017), Nr. 66; Abbildung: Künzle, Kräuterheilbuch, Tf. 3 (Zeichnung Pia Roshardt).

PESTWURZ

Flora Helvetica: Rote Pestwurz, Petasites hybridus (L.) G. GAERTN. & AL.; Korbblütler, Asteraceae

Vorkommen
Bach- und Flussufer, Erlengebüsch; Blütezeit: März bis April.

Wissensgeschichte:
Die Pestwurz zählt zu den ältesten Heilpflanzen. Dioskurides lernte die Pestwurz erst in Italien kennen, da sie in Kilikien, seiner Heimat, nicht vorkommt. Er legte das frische, fein zerstossene Blatt als Kataplasma auf bösartige, krebsige Geschwüre.

Hildegard von Bingen übernahm die antike Anwendung und setzte die Blätter des «Grossen Huflattichs», wie sie die Pestwurz aufgrund ihrer Blätter bezeichnete, als Auflagen bei Skrofeln (Geschwülste an den Halslymphknoten) ein.

Auch eine Heilpflanze für Pferde

Ettliche Roßärzte brauchen diese wurtzel zu den pferden / für die würm und keichen [=keuchen].

Pietro Andrea Mattioli, New Kreüterbuch (1563)

Die Botanikerärzte der Frühen Neuzeit rühmten die «Pestenwurtz», wie der Name besagt, als Heilmittel gegen die Pest und andere Seuchen. Darüber hinaus empfahlen sie einen Heiltrank mit der gepulverten Wurzel in Wein als Arznei, die Gebärmutterkrämpfe und Darmkoliken lindern, die verzögerte Menstruation fördern, den Harn treiben, Schleim lösen und Darmwürmer, auch jene der Pferde, töten sollte. Tabernaemontanus betrachtete die Wurzel als guten einheimischen Ersatz für die aus Indien importierte, nur in Apotheken erhältliche, oft wurmstichige Costuswurzel.

Bei Künzle erscheinen Wunden und Knoten als traditionelle Heilanzeigen sowie die Empfehlung, die Pestwurz zur Vorbeugung gegen «seuchenartige Krankheiten» wie Grippe und Diphtherie einzusetzen.

Die gegenwärtige Anwendung der Pestwurz als Wundmittel geht auf Künzle, die international bekannte Kräuterfrau Maria Treben und die Kräuterfrau Gudrun Turner in Saas zurück. Der Naturheilkunde-Pionier Alfred Vogel rühmte in seinem erfolgreichen Buch «Der kleine Doktor» die Pestwurz als pflanzliches Schmerzmittel und Arznei zur Verhinderung von Krebsmetastasen nach Operationen. Die Pflanze wird in der medizinischen Selbsthilfe immer noch innerlich und äusserlich angewandt.

Heutige Anwendung

Im Haus
Wunden, Spriessen: Auflagen mit den Blättern (Prättigau).

Menstruationsschmerzen, Kopfschmerzen mit Übelkeit: Tinktur aus der Wurzel (Prättigau).

Husten: Tee aus den Blüten, innerlich (Prättigau).

Pseudokrupp, Verstauchung: Umschlag, Kompressen mit den Blättern (Prättigau).

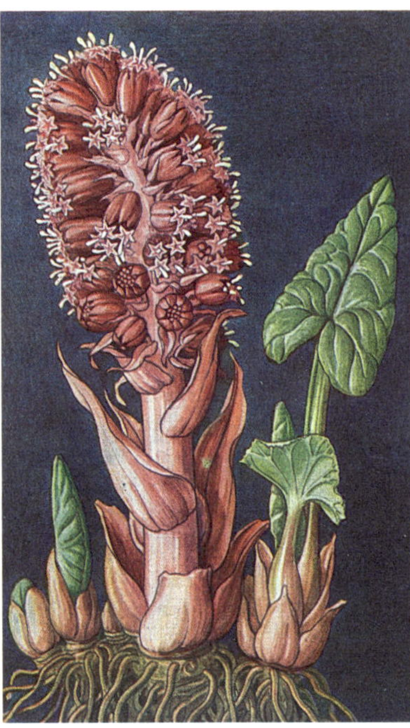

Kultivierung in Kräuterschaugärten

Iert d'ervas medicinalas des Museum Regiunal, Savognin; Kräutergarten Bidem, Vals; Medizinalgarten, Chur.

Literatur und Abbildung

Lauber/Wagner/Gygax, Flora Helvetica, 1142; Dioskurides/Berendes, 427; Hildegard von Bingen/Riha, 166; Fuchs, Cap. CCXLIX; Tabernaemontanus/Bauhin, 1127f.; Ludwig, Phytologia, Nr. 246; Künzle, Kräuterheilbuch, 369f.; Treben/Storl, 103f.; Vogel, Der kleine Doktor, 133, 401f., 487f.; Turner, 42f.; Schilcher, Phytotherapie, 244f., 376; Wegmann, Prättigau, 32; Thurner-Steier, Savognin, Thema 7; Abbildung: Klein, Sumpf- und Wasserpflanzen, Tf. 80.

PETERSILIE

Petroselinum crispum (MILL.) FUSS; Doldengewächse, Apiaceae

Vorkommen
In Gärten kultiviert, selten verwildert; Blütezeit: Juni bis Juli.

Wissensgeschichte:
Die Petersilie zählt zu den ältesten Heilpflanzen. Sie wird heute vor allem als Küchenkraut geschätzt; das Wissen über die historischen Heilanzeigen ist fast gänzlich in Vergessenheit geraten.

Für die antiken Ärzte galt sie als das stärkste harntreibende Mittel, das gemäss ihrer Auffassung auch Nierensteine und Wasseransammlungen im Körper austreibt. Darüber hinaus setzte Dioskurides sie zur Auslösung der verzögerten Menstruation, bei Blähungen im Magen und Dickdarm, Koliken, Seiten-, Nieren- und Blasenschmerzen ein.

Petersilienöl bei Prostata- und Blasenleiden

Man siedet einen ganzen Petersilienstock, seiht die Abkochung durch ein Tuch und läßt sie zwei Stunden stehen. Dann hebt man das Öl, das obenauf schwimmt, mit einem Löffel ab. Der Leidende nimmt nun täglich 2 Tropfen Petersilienöl.

Johann Künzle, Das grosse Kräuterheilbuch (1945)

Die Medizinschule von Salerno erweiterte die antiken Heilgebiete in der Mitte des 12. Jahrhunderts um Leber- und Hautleiden.

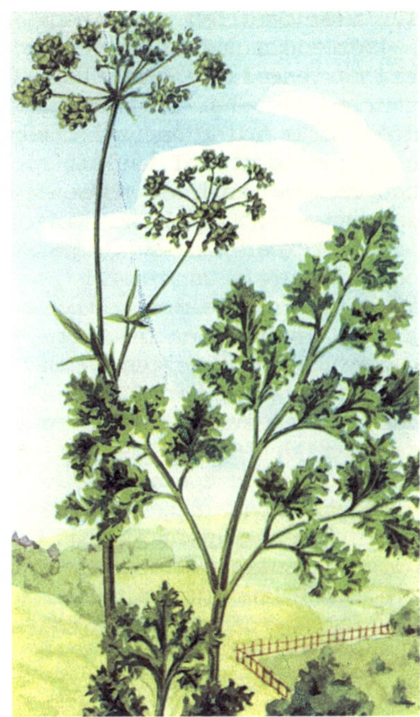

Gemäss Hildegard von Bingen verliert die gekochte Petersilie an Wirkkraft. Sie lindert zwar das Fieber, doch sie verursacht Schwermut, so die heilkundige Äbtissin. Dennoch empfahl sie, zur Stärkung eines schwachen Magens mit Petersilie, →Fenchel, →Königskerze, Butter und Salz einen Brei zu kochen und diesen oft zu essen. Magenschmerzen nach dem Genuss von Lauch sollten dank der Einnahme von Petersilie behoben werden. Gichtkranken riet Hildegard zu einem leicht herzustellenden Kataplasma mit Petersilie und viermal so viel →Weinraute, wobei die Kräuter in Öl gebraten und warm auf die schmerzenden Stellen gelegt werden mussten. Ein zweites Gichtpflaster besteht aus den zerstossenen Kräutern Petersilie, →Fenchel und →Salbei, die mit mit →Rosen versetztem Olivenöl angerührt werden. An weiteren neuen Heilanzeigen finden sich bei Hildegard Herz- und Milzschmerzen sowie Seitenstechen, was vermutlich Lungenentzündung bedeutet.

Tabernaemontanus empfahl, Petersilie vornehmlich während des Winters, wenn «gifftige pestilentzische Fieber» regierten, zur Vorbeugung unter die Speisen zu mischen. Er warnte hingegen Schwangere vor dem Genuss der Petersilie, denn sie und ihr Kind würden dadurch unkeusch. Ebenso sollten impotente Männer das Kraut meiden, denn ihr Übel verschlimmere sich dadurch. Eine weitere Warnung vor der innerlichen Verwendung der Petersilie erging an Kranke, die Blut spuckten, und an stillende Mütter, da deren Milch versiege. Die Botanikerärzte rühmten die Pflanze ebenso als Frauenkraut, nämlich bei verzögerter, unzeitiger oder zu schwacher Menstruation, weiblicher Sterilität, als Mittel zur Austreibung der Nachgeburt, Reinigung der Gebärmutter nach der Geburt, Stillung der Nachwehen, Behebung einer Milchstauung und zum Abstillen. Auflagen mit dem Kraut auf Augen oder Brüste sollten Entzündungen lindern. Der Verwendung der Petersilienwurzel als schmerzstillendes Amulett stand Tabernaemontanus indes eher skeptisch gegenüber: «Peterleinwurtzel an den Halß gehenckt und auff blosser Haut getragen / soll das Zahnwehthumb vertreiben / welches etliche vor gewiß halten […].»

Johann Barandun vermittelte 1719 in seinem Kräuterbuch «Lustgarten da las Ligias» Heilwissen über die Petersilie, das er den Werken der frühneuzeitlichen Botanikerärzte entnommen hatte.

Das beliebte Küchenkraut galt um 1900 als ein Hausmittel, das schnell bei einem Wespenstich zur Hand war, wie der Churer Alt-Reallehrer Caspar Patzen festhielt. Der Disentiser Benediktinerpater Karl Hager wies aufgrund seiner naturkundlichen und kulturhistorischen Forschungsexkursionen durch die Surselva die Kultivierung der Petersilie in Bauerngärten nach.

Künzle griff auf die Indikationen und Zubereitungsformen des Tabernaemontanus zurück, doch die Herstellung von Petersilienöl zur Heilung von Prostata- und Blasenleiden scheint eine Eigenschöpfung zu sein. In der medizinischen Selbsthilfe hat das Kraut trotz der Revitalisierungsversuche Künzles, Vogels und Trebens eher an Bedeutung verloren.

Petroselinum sativum ist auch ein homöopathisches Mittel und eine Heilpflanze der neuen Hildegard-Medizin.

Heutige Anwendung

Im Haus

Vitaminreich, gallentreibend: als Gewürz verwenden (Prättigau).

Nierenbeschwerden: Aufguss als Heiltrank (Prättigau).

Herzbeschwerden: Weinabkochung als Heiltrank (Prättigau).

Übelkeit auf Reisen: Pflanze auf das Brustbein legen (Valposchiavo).

Kommerzieller Anbau, Kultivierung in Kräuterschaugärten

Petersilie wird von der Erboristeria Biologica Raselli, Le Prese (Valposchiavo), angebaut. Die Pflanze wächst im Kräutergarten der Burgruine Belfort, Brienz/Brinzauls, und im Medizinalgarten, Chur.

Literatur und Abbildung

Lauber/Wagner/Gygax, Flora Helvetica, 1004; Dioskurides/Berendes, 306; Mayer/Uehleke/Saum, Klosterheilkunde, 144f.; Hildegard von Bingen/Riha, 76f.; Mattioli/Handsch, 355v; Tabernaemontanus/Bauhin, 265–272; Barandun, Nr. 28; Ludwig, Phytologia, Nr. 247; Patzen, Nr. 3; Hager, 280; Marchioli, 14; Künzle, Kräuterheilbuch, 370; Vogel, Der kleine Doktor, 27, 40, 45; Treben/Storl, 105; Hertzka/Strehlow, Hildegard-Apotheke, 67, 136, 143, 208, 260, 311; Vonarburg, Homöotanik, Bd. 2, 337; Schilcher, Phytotherapie, 245f., 376; Wegmann, Prättigau, 31; Ruatti, Valposchiavo, 100; Würzen, Nr. 10 (Flyer Kräutergarten Burgruine Belfort); Abbildung: Herba, Nr. 134.

PFEFFERMINZE

Mentha x piperita L.; Lippenblütler, Lamiaceae

Vorkommen
In Gärten kultiviert; Blütezeit: Juli bis September.

Wissensgeschichte:
Minzen-Arten zählen zu den ältesten Heilpflanzen. Im Matthäusevangelium (23,23) erscheint zusammen mit Kreuzkümmel (→Kümmel) und →Dill eine Minzen-Art, bei der es sich wahrscheinlich um die auch in Gärten kultivierte Rossminze handelt. Dass auf diese Kräuter der Tempelzehnten erhoben wurde, belegt deren Wertschätzung.

> Der Duft der Pfefferminze stärkt Gehirn und Gedächtnis.
>
> Arzneihandschrift aus dem Unterengadin (1. Hälfte 18. Jh.)

Dioskurides empfahl eine nicht identifizierbare, kultivierte Minze als Heiltrank gegen Blutspucken und Brechreiz. Er verschrieb dieselbe Pflanze zur Steigerung der sexuellen Lust und Austreibung von Darmwürmern. In Form von Kataplasmen mit gekochten Graupen (→Gerste) sollte Minze Abszesse zerteilen, Kopfschmerzen lindern und den Milchstau in den Brüsten lösen. Als Zäpfchen vor dem Koitus eingelegt, diente Minze als Mittel zur Empfängnisverhütung, während nach dem Koitus eingeführte Zäpfchen die verzögerte Menstruation auslösen oder den Fötus abtreiben sollten.

In der mittelalterlichen Medizin kam der Minze ein hoher Stellenwert zu. Walahfrid Strabo, Prinzenerzieher am Kaiserhof zu Aachen und späterer Abt des Klosters Reichenau, war die Fülle der Minzen-Arten und ihrer Eigenschaften ins Auge gefallen. In seinem zwischen 829 und 838 verfassten Gartengedicht «Hortulus» schrieb er: «Wenn aber einer die Kräfte und Arten und Namen der Minze samt und sonders zu nennen vermöchte, so müßte er auch wissen, wie viele Fische im Roten Meer wohl schwimmen, oder wie viele Funken Vulkanus, der Schmelzgott aus Lemnos, schickt in die Lüfte empor aus den riesigen Essen des Aetna.» Walahfrid empfahl den von Heiserkeit geplagten Kranken, den Saft einer unbestimmbaren Minze einzunehmen. Hildegard von Bingen erwähnte in ihrer «Physica» sechs unterschiedliche Minzen-Arten, die allerdings nicht alle bestimmt werden können. Sie verordnete die Pflanzen als Heiltrank gegen Vergiftungen, Verdauungsstörungen, Koliken und Husten mit Auswurf sowie äusserlich bei Lausbefall, Ausschlägen, Insektenstichen, Augenentzündungen, zunehmender Sehschwäche und Wahnsinn.

Johannes Hartlieb, angesehener Leibarzt der Herzöge Albrecht von Bayern-München und Sigmund von Bayern, riet in seinem zwischen 1435 und 1440 verfassten Kräuterbuch bei Zahnfleischbluten zu Spülungen mit der Essigabkochung; auch musste das Zahnfleisch mit den gedörrten Blättern massiert werden. Diese Heilanzeigen und Zubereitungsformen finden sich bereits um 1150 im «Circa Instans» von Platearius. Darüber hinaus hatte dieser zwei gynäkologische Rezepte und Heilanzeigen gebracht, nämlich ein Scheidenzäpfchen aus Wolle oder Baumwolle mit den in Wein gekochten Blattspitzen zur Reinigung der Gebärmutter und ein Kataplasma gegen den Milchstau stillender Mütter.

Die Wasser- oder Weinabkochung der Minze betrachtete Hartlieb als magen-, leber- und milzstärkendes Mittel. Er vermittelte zudem Erfahrungen aus der Gartenpraxis, welche die Schädlingsbekämpfung betrafen: «Die minz hat auch die art, wann man sie pflanzet zu

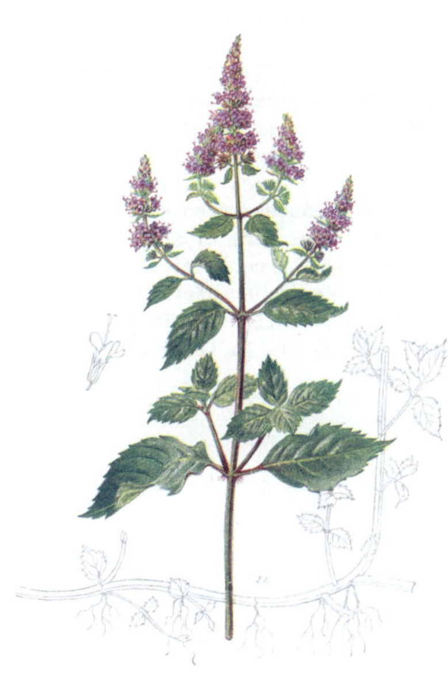

andern krautern und allermaist zu kol, da lat si kain schedlich tier wachsen.»

Mattioli ergänzte die frauenheilkundlichen Anwendungen der Antike und des Mittelalters um das Erfahrungswissen der Hebammen seiner Zeit: «Müntz in Wein getrunken / erlöst die schwangern weiber von iren banden / wenn sie schwerlich in kindßnöten liegen.» Um die Nachwehen zu lindern, liess er einen Heilkuchen aus Krauser Minze, →Mutterkraut, →Kamille, →Stiefmütterchen, Eiern und Lilienöl backen und warm auf den Nabel der Wöchnerin legen. Zur in den Kräuterbüchern selten erwähnten Empfängnisverhütung – Mittel zur Auslösung der Menstruation oder vielmehr Abtreibung einer Frühschwangerschaft sind weitaus häufiger vertreten – empfahl er vor dem «beyläger» Scheidenzäpfchen mit Rossminze.

Tabernaemontanus behandelte aufgrund der verzögerten Menstruation entstandene Rückenschmerzen mit einer Salbe aus Wachs, Bergminze und →Kamillenöl. Die erfahrenen Botanikerärzte warnten indes schwangere Frauen vor der Einnahme der Bergminze, da diese die Geburt vorzeitig auslöse.

Gemäss der antiken Signaturenlehre verweisen die Blütenähren der Minzen auf «zähe Butzen [= Klümpchen aus vertrocknetem Nasenschleim] und Koder oder / so aus der Nasen und der Brust außgeworffen werden / und deuten an / daß sie solchen zähen Schleim und Koder zertheilen / und gleichsam Kehrwische sind zur Reinigung der verstopften Nasen / und verschleimeten Brust […].» Die schmalen Blätter der Rossminze wurden als Nase gedeutet und dienten demzufolge als spezifisches Mittel gegen den Verlust des Geruchs.

Ein Beleg aus dem Unterengadin zur arzneilichen Verwendung der Poleiminze findet sich in der 1573 vollendeten «Raetiae alpestris topographica descriptio» des Pfarrers und Humanisten Ulrich Campell. Dieser zählte die wilde und kultivierte Minze zu den mit vortrefflichen Kräften ausgestatteten Kräutern und Wurzeln, «die den Arzneikundigen und Chirurgen und den Salbenhändlern von großem Nutzen und deshalb bekannt sind». Der Botanikerarzt Hieronymus Bock empfahl, Poleiminze mit →Gerstenmehl zu zerstossen und auf vom Brand (periphere arterielle Verschlusskrankheit) befallene Gliedmassen zu legen.

In einer um 1700 in der Surselva abgefassten Rezeptsammlung erscheint die Poleiminze als Mittel gegen vorzeitige Müdigkeit, geronnenes Blut, Magenleiden, Aufstossen nach dem Essen und Atemnot, Schwierigkeiten beim Gebären, Schwierigkeiten beim Wasserlösen, Leber- und Milzkrankheiten, zur Auslösung der Nachgeburt und Stärkung der weiblichen Fruchtbarkeit.

Johann Barandun vermittelte in seinem handschriftlichen Kräuterbuch von 1719 traditionelles Heilwissen über Minzen-Arten, das er den Kräuterbüchern der frühneuzeitlichen Botanikerärzte entnommen hatte. Identifizierbar in Barandurs «Lustgarten» sind Krause Minze und Wasserminze, während die Pflanze mit der Mundartbezeichnung «Grünsolla» unbekannt bleibt.

Poleiminzen-Kraut befand sich in der Apotheke des am Heinzenberg und im Domleschg wirkenden Arztes Johann Anton Grass, der bei Theodor Zwinger, dem Autor des «Theatrum Botanicum» (1696), an der Universität Basel Medizin studiert hatte. Zwinger verordnete, das Kraut mit Essig und Bibergeil in ein Tüchlein einzubinden und bewusstlosen oder an starken Menstruationsschmerzen leidenden Patientinnen unter die Nase zu halten. Eine im Unterengadin verfasste Arzneihandschrift aus der ersten Hälfte des 18. Jahrhunderts enthält Rezepte mit Minze zur Stärkung des Gehirns, Bekämpfung der Kopfräude und zum Abstillen: Ein Stofflappen, der in eine Mischung aus Waschlauge und Minzenabkochung getaucht wurde, sollte warm auf die Brüste gelegt werden.

Die Pfefferminze ist eine Kreuzung zwischen der Wasserminze und Ähriger oder Krauser Minze. Der Disentiser Benediktinerpater Karl Hager wies aufgrund seiner naturkundlichen und kulturhistorischen Forschungsexkursionen durch die Surselva die Kultivierung der Pfefferminze und der Ackerminze in Bauerngärten nach. Der Regionalforscher Moritz Caduff (1920–1971) entdeckte in den Pfarrgärten der Val Lumnezia neben Pfefferminze die Heilkräuter Weisser →Senf, →Zitronenmelisse, →Wermut und →Ysop und führte deren Vorhandensein auf den Import durch die aus Oberitalien stammenden, im Gartenbau bewanderten, bis 1920 im Tal wirkenden Kapuzinerpatres zurück: «Mit ihren Kräutern heilten sie eigene Gebresten und jene ihrer Pfarrkinder.»

Die Minzen-Arten haben in der gegenwärtigen medizinischen Selbsthilfe für Mensch und Vieh ihren zentralen Platz behauptet.

Der Ayurveda-Arzt Ernst Schrott machte in seinem phytotherapeutischen Grundlagenwerk die Wirkungen der Ackerminze aus ayurvedischer Sicht bekannt. Minzen-Arten sind ausserdem Arzneien der neuen Hildegard-Medizin.

Die wild nicht vorkommende Pfefferminze, eine Kreuzung zwischen Mentha aquatica und Mentha spicata, wurde mit Sicherheit erst 1696 von dem englischen Botaniker John Ray in der dritten Auflage seiner «Synopsis Stirpium Britannicarum» beschrieben.

Mentha x piperita, Mentha pulegium (Poleiminze) und Nepeta cataria sind auch homöopathische Mittel.

Krause Minze ist unentbehrlicher Bestandteil der Capuns, einer Mehlspeise mit Mangold, Trockenfleisch und Kräutern.

Heutige Anwendung

Im Haus

Müdigkeit: Bad mit Aufguss; Aufguss, innerlich (Prättigau).

Verdauungsprobleme, Blutreinigung, Fieber, Kopfschmerzen: Aufguss, innerlich (Prättigau).

Im Stall

Magenprobleme, Blasenbeschwerden: Aufguss eingeben (Safiental).

Blähungen: Aufguss oder Abkochung als Heiltrank (Bergell).

Bauchschmerzen: Pfefferminzlikör, innerlich (Surselva).

Kommerzieller Anbau, Kultivierung in Kräuterschaugärten

Pfefferminze wird von der Erboristeria Biologica Raselli, Le Prese (Valposchiavo), der Azienda Agricola Biologica Al Canton (Familie Zanetti-Lazzarini), Le Prese, und von Guarda Kräuter kultiviert.
Die Pflanze gedeiht zusammen mit zwölf anderen traditionellen Hustenmitteln, nämlich →Andorn, →Bibernelle, →Ehrenpreis, →Eibisch, →Frauenmantel, →Holunder, →Malve, →Salbei, →Schafgarbe, →Schlüsselblume, →Spitzwegerich und →Thymian, im von der Firma Richterich/Laufen angelegten Kräuterschaugarten in Pontresina (Oberengadin) und entlang des Ricola Erlebniswegs in Arosa. Sein Wissen über die schleimlösende Wirkung der Pfefferminze bezog der Bäcker- und Konditormeister Emil Richterich in Laufen, der 1940 das Ricola-Bonbon erfand, aus Pfarrer Künzles Schriften und dem Kräuterbuch von Karl Schönenberger-Steiger.
In weiteren Kräuterschaugärten wachsen mehrere Minzen-Arten: Iert d'ervas medicinalas des Museum Regiunal, Savognin; Kräutergarten Bidem, Vals; Kräutergarten in der Burgruine Belfort, Brienz/Brinzauls; Landwirtschaftliche Schule Plantahof, Landquart; Kräuterstall Hennägadä, Klosters; Medizinalgarten, Chur; Pfarrer Künzle's Chrüterparadies, Zizers; Heididorf, Maienfeld; Benediktinerkloster St. Martin, Disentis.

Literatur und Abbildung

Lauber/Wagner/Gygax, Flora Helvetica, 876; Schönfelder/Schönfelder, Heilpflanzenführer, 256; Häusl, Garten Eden, 57ff.; Strabo/Berschin/Erbar/Fels, 76f.; Mayer/Uehleke/Saum, Klosterheilkunde, 140f.; Circa Instans/Goehl, 308ff., 381; Hildegard von Bingen/Riha, 49f., 80–83, 116f.; Mattioli/Handsch, 290v–291v, 294r; Hartlieb/Hayer/Schnell, Kräuterbuch, 115f.; Tabernaemontanus/Bauhin, 729–736; Campell/Hitz, 801 (Poleiminze); Bock, Xr (Poleiminze); Decurtins, Alexi (ed.), Cudisch da medischinas, 6, 8, 10, 12, 15–19, 21; Barandun, Nr. 32–34; Schweizerisches Idiotikon 7, 767; Daems, Johann Anton Grass, 19, 207f.; Zwinger, 671; Ludwig, Phytologia, Nr. 209; Dec. 7, 162 (Übersetzung U.B.-B.); Hager, 280; Marchioli, 15; Künzle, Kräuterheilbuch, 366f.; Treben/Storl, 212; Caduff, 232 (Kapuziner); Hertzka/Strehlow, Hildegard-Apotheke, 41, 155, 303, 313, 356, 403, 448; Vonarburg, Homöotanik, Bd. 2, 233ff., 258; Schrott/Ammon, 256f.; Schilcher, Phytotherapie, 226f., 246–250; Wegmann, Prättigau, 37; Joos, 98 (Safiental); Klarer/Stöger/Meier, Jenzerwurz, 83; Tscharner, Wald, 10, 26f., 153f.; www.ricola.com/de/uber-ricola/unternehmen/geschichte (Zugriff 12.10.2022); Würzen, Nr. 11, 23, 34, 39 (Flyer Kräutergarten Burgruine Belfort); Steigner, Klostergarten 23 (Disentis); Thurner-Steier, Savognin, Thema 8; Künzle, Kräuteratlas (2017), Nr. 77, 94; Abbildung: Künzle, Kräuterheilbuch, Tf. 55 (Zeichnung Pia Roshardt).

PFENNIGKRAUT

Lysimachia nummularia L.; Schlüsselblumengewächse, Primulaceae

Vorkommen
Feuchte Waldstellen, Gräben; Blütezeit: Juni bis Juli.

Wissensgeschichte:
Es sind die Botanikerärzte der Frühen Neuzeit, die dem Pfennigkraut in ihren Kräuterbüchern erste medizinische Konturen verliehen. Die Pflanze mit dem historischen Namen «Egelkraut» kriecht auf dem Boden wie ein Egel, was in diesem Zusammenhang eine kleine Schlange ist und zu den weiteren Bezeichnungen «Natter»- oder «Schlangenkraut» passt. Darüber hinaus hätten Hirten beobachtet, dass sich verwundete Schlangen mit dem Kraut heilten, wie Mattioli berichtete. Handelt es sich beim Pfennigkraut um eine zuerst in der Laienmedizin genutzte Pflanze? Der Heiltrank mit der Abkochung des Krauts galt in der Tat als äusserst wirksam zur Heilung von äusseren und inneren Verletzungen, wozu Bock alle Arten von Husten, auch mit Blutspeien, blutige Durchfälle und «Weiber presten» (Frauenleiden) zählte. Er verordnete die mit Zucker gesüsste Abkochung auch «den jungen Kindern / so sonst kein artzney mögen einnehmen für den dürren [= trockenen] husten».

Tabernaemontanus stellte nicht nur das Wissen seiner Zeit zusammen, sondern brachte auch neue Indikationen: blutende Hämorrhoiden, innere Brüche bei Kleinkindern, Scharbock (Skorbut), Mundfäule und «Verfliessen des Harns» (Inkontinenz). Darüber hinaus kombinierte er das Pfennigkraut mit weiteren Kräutern. In den Heiltrank gegen Lungenleiden kamen nebst Pfennigkraut Feigen, →Anis, →Fenchel und Süssholz, in Wein gekocht.

Hain-Gilbweiderich und Pfennigkraut (rechts)

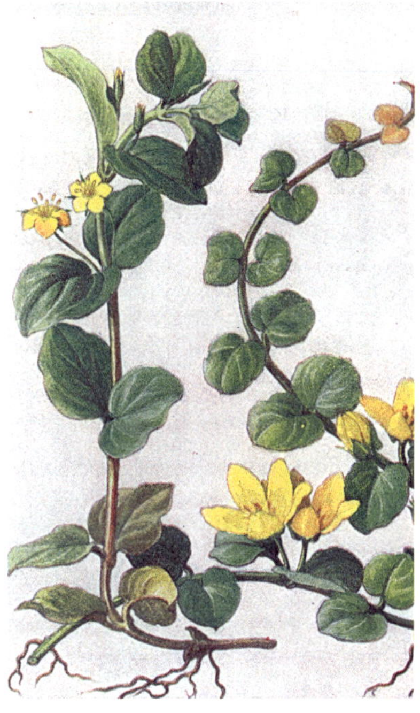

Eine einfachere Zubereitung enthielt Pfennigkraut, →Wallwurz und Brunelle. Gegen blutigen Durchfall empfahl Tabernaemontanus einen Heiltrank mit Pfennigkraut, «Genserich» (→Fingerkraut) und «Wegtritt» (→Vogelknöterich), wozu die Kräuter in Rotwein gekocht werden mussten. Die übermässige Menstruation galt es mit einem Heiltrank, der Rotweinabsud aus Pfennigkraut, Natterwurz (→Schlangenknöterich), Wegerich (→Spitzwegerich) und roten →Rosen enthielt, zu stillen.

Heilmittel der Schlangen

Die verwundten Schlangen heylen sich mit diesem kraut / das etliche hirten augenscheinlich wargenommen / und befunden.

Pietro Andrea Mattioli, New Kreüterbuch (1563)

Johann Barandun brachte in seinem «Lustgarten da las Ligias» (1719) traditionelles Heilwissen über das Pfennigkraut. Die Anwendungsbereiche – Wunden, Blutspucken, Scharbock und zerschnittene Adern – hatte er der 1715 erschienenen Schrift «Eydgnössischer Lust-Garte» des Zürcher Stadtarztes Johann von Muralt entnommen.

In der gegenwärtigen medizinischen Selbsthilfe wird das Pfennigkraut nicht mehr verwendet, obwohl Künzle es als schleimlösendes Kraut, das in Brustteemischungen seiner Ansicht nach nicht fehlen durfte, eingesetzt hat.

Literatur und Abbildung

Lauber/Wagner/Gygax, Flora Helvetica, 754; Fuchs, Cap. CLII; Bock, CCCv; Tabernaemontanus/Bauhin, 1260f.; Barandun, Nr. 150; von Muralt, 265; Ludwig, Nr. 231; Künzle, Kräuterheilbuch, 359; Abbildung: Klein, Waldblumen, Tf. 43.

PFINGSTROSE

Gemeine Pfingstrose, Paeonia officinalis L.; Pfingstrosengewächse, Paeoniaceae

Vorkommen
In Gärten kultiviert; Blütezeit: Mai bis Juni.

Wissensgeschichte:
Die Pfingstrose zählt zu den ältesten Heilpflanzen. Dioskurides kannte zwei Pfingstrosen-Arten, nämlich die Korallen-Pfingstrose und die Gemeine Pfingstrose. Der wirkmächtigste Arzt der Antike nutzte die beiden Pflanzen gegen Magenschmerzen, Gelbsucht, Blasenleiden, blutigen Durchfall, Gebärmutterleiden, zur Auslösung der verzögerten Menstruation, Reinigung der Gebärmutter nach der Geburt und gegen das Alpdrücken (Alpträume), das er auf den Einfluss von Dämonen zurückführte.

Traditionelle Heilanzeigen

Die Wurzel wird in Wein gekocht und täglich 5–10 Tropfen mehrmals gegen Magenkrämpfe verwendet. Ebenso bei Steinleiden und Gicht. Die Wurzelabkochung soll auch auf das Gehirn wirken, bei Fallsucht, sowie bei Augenleiden im Anschluss an Blutstauungszustände im Gehirn sich bewähren. In sehr kleinen Gaben soll sie Kinderkrämpfe heilen und bei epileptischen Zuckungen beruhigen. Die Samen werden volkstümlich als Brechmittel verwendet.

Herba (1952)

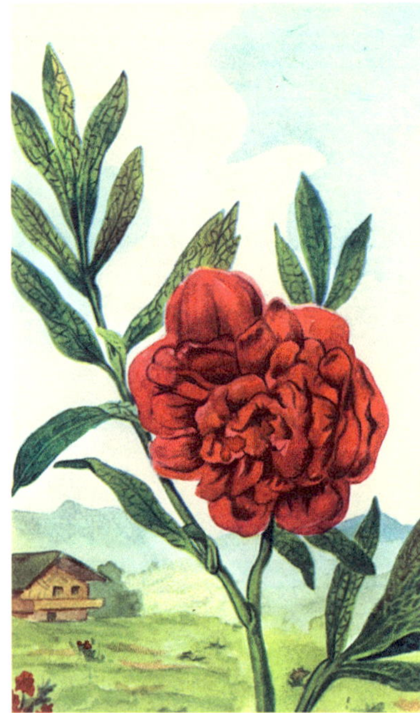

Im Hochmittelalter gelangte die Paeonia, die auch «Benedictenrose» hiess, durch die Bendiktinermönche in die Klostergärten nördlich der Alpen.

Laut der Arzneikunde «Circa Instans» (um 1150) von Platearius löst die Weinabkochung der gepulverten Wurzel Harnkrampf und Harnzwang (Blasenschmerzen mit unwillkürlichem Urinabgang). Gegen Stuhlzwang führte man in der gepulverten Wurzel gewälzte Zäpfchen aus Baumwolle in den After ein.

Hildegard von Bingen befasste sich intensiv mit der Pfingstrose. Sie symbolisierte als «Rose ohne Dornen» (botanisch: Stacheln) die von allen Sünden freie Gottesmutter Maria. Die heilkundige Äbtissin verabreichte bei zwei Formen der Malaria, dem Drei- und Viertagefieber, einen Heiltrank mit der Weinabkochung der Wurzel. Legte man Besinnungslosen den Samen auf die Zunge, sollte sie das wieder aufwecken. Die in Scheiben geschnittene, in Wein gekochte, gesottene Wurzel hilft Hildegard zufolge gegen Verschleimung der Atemwege.

Die Wurzel der Paeonia galt seit der Antike als das Heilmittel gegen epileptische Anfälle, so auch bei Hildegard, die hierzu allerdings den Samen verwendete. Hildegard betrachtete die Epilepsie sowie die Gemüts- und Geisteskrankheiten als Einflüsterungen des Teufels, die nur eine mit übernatürlichen Kräften gesegnete Marienpflanze wie die Pfingstrose zu bannen vermochte. Gegen Magenschmerzen stellte Hildegard mit der Wurzel der Pfingstrose, der →Eberraute und Kriechendem Fingerkraut (→Fingerkraut) einen Pflanzenwein her, dem noch Galgant, →Bertram und Pfeffer zugefügt wurden.

Kinder, die Ketten aus Pfingstrosensamen um den Hals trügen, seien nicht nur vor der «fallenden Sucht» (Krampfanfälle), sondern auch vor dem Teufel geschützt, und einem Haus, in dem sich diese Samen befänden, könne der böse Geist nicht mit einem Unwetter schaden, glaubte der Frankfurter Stadtarzt Johann Wonnecke von Kaub.

Mattioli empfahl Paeoniensamen im Heiltrank gegen den die Menschen im Schlaf quälenden Alpdruck (Alpträume): «Füffzehen schwartzer peonienkörner zerstossen / und inn Meth oder wein eingeben / sindt treffenlich gutt wider den Alp oder Schrättl / das ist ein sucht oder fantasey / so den menschen im schlaff druckt / das er nicht reden / noch sich regen kann.» Der Botanikerarzt vermittelte nicht nur seit Dioskurides tradiertes Bücherwissen, sondern auch ein Rezept, das er von «einer erfarnen unnd glaubwirdigen personen gehört» hatte: Fünf Kinder derselben Familie, die sogleich nach der Geburt in der Weissweinabkochung der Wurzel und Bibergeil (wohlriechendes Sekret aus den Castor-Beuteln des Bibers) gebadet worden waren, blieben von der

«Fräsel» (Krampfanfälle bei Säuglingen und Kleinkindern) verschont, während drei ohne dieses Bad an der Krankheit starben. Vermutlich stammt das Rezept aus dem Erfahrungswissen von Hebammen.

Tabernaemontanus verschrieb das Destillat aus der Paeonia als Herzmittel vornehmlich jenen Frauen, die aufgrund ihrer angeblich wandernden Gebärmutter in Ohnmacht fielen. Generell schätzten die Botanikerärzte die Pfingstrose als eine das Gehirn stärkende Arzneipflanze.

Johann Barandun notierte in seinem Kräuterbuch von 1719 altbekanntes Heilwissen über die Pfingstrose. Die Anwendungsbereiche – Epilepsie, Gehirnschwäche, schwache Gebärmutter sowie Nieren- und Blasengriess bei Kindern – hatte er der 1715 erschienenen Schrift «Eydgnössischer Lust-Garte» des Zürcher Stadtarztes Johann von Muralt entnommen. Dieser empfahl gegen Nieren- und Blasengriess der Kinder, den gepulverten Samen unter deren Brei zu mischen.

Das 1952 erschienene Sammelbildchenalbum «Herba» vermittelte als eines der letzten schweizweit verbreiteten Kräuterbücher traditionsgebundene Empfehlungen zur ausschliesslich innerlichen Nutzung der Pfingstrose. Die Kräuterfrau Maria Treben holte die Pfingstrose in ihrem 1980 erstmals erschienenen Buch «Gesundheit aus der Apotheke Gottes» wiederum aus dem Vergessen, indem sie über eine Heilung aus eigener Erfahrung berichtete: «Wegen der Bandscheiben las ich in einem Ärztebuch meiner Eltern: Pfingstrosenknollen reiben und im Absud baden. Pfingstrosen sollen gut für Rückenmark und Gehirn sein. Ich machte davon zwei Bäder. Ich setzte Pfingstrosenknollen in Kornschnaps an und gab auch von dieser Essenz in den Absud, in dem ich 20 Minuten badete. Nächsten Tag war von den Bandscheibenschmerzen nichts mehr zu spüren. Seither sind drei Wochen vergangen, die Schmerzen haben sich nicht mehr wiederholt.»

Der «Kräuter-Pfarrer Künzle Verein» vertreibt eine Pfingstrosen-Salbe, die bei Hautleiden, Krampfadern, Krämpfen, Hämorrhoiden, Rheuma, Gicht, Herzklopfen und Husten eingesetzt wird.

Paeonia officinalis ist ausserdem ein homöopathisches Mittel und eine Heilpflanze der neuen Hildegard-Medizin.

Kultivierung in Kräuterschaugärten

Iert d'ervas medicinalas des Museum Regiunal, Savognin.

Literatur und Abbildung

Madaus, Biologische Heilmittel, Bd. 2, 2053f.; Dioskurides/Berendes, 354f.; Circa Instans/Goehl, 341f.; Krausch, Kaiserkron, 322–329; Hildegard von Bingen/Riha, 117f.; Müller, Hildegard von Bingen, Nr. 17; Wonnecke von Kaub, Cap. CCXCVIII; Mattioli/Handsch, 382r–383r; Becher, 421; Tabernaemontanus/Bauhin, 1171–1174; Barandun, Nr. 173; von Muralt, 190f.; Ludwig, Phytologia, Nr. 257; Herba, Nr. 102; Salben (Kräuter-Pfarrer Künzle Verein, Wangs o. J.); Thurner-Steier, Savognin, Thema 5; Treben, Apotheke Gottes, 110; Treben/Storl, 213; Hertzka/Strehlow, Hildegard-Apotheke, 311, 328; Schönfelder/Schönfelder, Heilpflanzenführer, 230; Schilcher, Phytotherapie, 376; Vonarburg, Homöotanik, Bd. 2, 318f.; Abbildung: Herba, Nr. 102.

PREISELBEERE

Vaccinium vitis-idaea L.; Heidekrautgewächse, Ericaceae

Vorkommen
Bergwälder, Heiden, Moore; Blütezeit: Mai bis Juni.

Wissensgeschichte:
Ob Hildegard von Bingen mit «Rifelbeeren» die von ihr als medizinisch wertlos betrachteten Preiselbeeren meinte, bleibt ungewiss. Immerhin lösen die roten Beeren ihr zufolge die verzögerte Menstruation; diese Heilanzeige fusst auf der antiken Signaturenlehre.

Tabernaemontanus schätzte die Preiselbeere zur Bekämpfung von Fieber, Durchfall und Erbrechen. Die Beeren dienten gepulvert nicht nur zur Stillung der Ruhr und anderer Durchfallerkrankungen, sondern auch zum Ausschwemmen von Nierengriess und -steinen.

Johann Barandun aus Feldis wies erstaunlicherweise den Preiselbeeren die grösste Wirkung unter allen einheimischen Beeren zu, da die Kälte

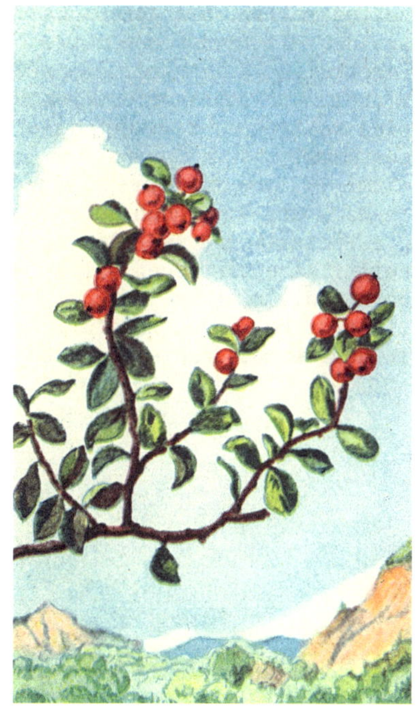

des Winters ihnen die Kraft nicht rauben könne. Wie seinem handschriftlichen Kräuterbuch «Lustgarten da las Ligias» von 1719 zu entnehmen ist, erfrischen Preiselbeeren die Lebensgeister, stärken das Herz, stillen ausser der übermässigen Menstruation andere Blutungen und halten den fortschreitenden Gewebszerfall auf.

Alt-Reallehrer Caspar Patzen in Chur schrieb in seinem 1899 erstmalig erschienenen «Hausfreund», einem Hausmittel-Büchlein, der Abkochung der ganzen Pflanze heilende Wirkung gegen chronisches Rheuma zu.

Gemäss dem Puschlaver Kräuterpfarrer Tobia Marchioli regt keine andere Waldfrucht den Appetit ebenso kräftig an wie die Preiselbeere. Darüber hinaus empfahl er die Beeren bei Wechselfieber (Malaria), allen Arten von Durchfallerkrankungen sowie bei Nervenschwäche infolge Überarbeitung oder Alkoholmissbrauch. Bei Husten und Blasenschmerzen galt es, mit Zucker gekochte Beeren zu essen, während die Abkochung der Blätter und Beeren, mit Honig gesüsst, gegen Katarrhe, Grippe und Rheuma helfen sollte. Die Abkochung aus den Blättern verordnete Marchioli als harntreibendes Mittel. Don Tobia orientierte sich weitgehend an Tabernaemontanus.

Die Pflanze hat ihren Platz in Haus und Stall behauptet. Die Preiselbeere ist eine Heilpflanze der neuen Hildegard-Medizin. Ihre jungen Blatttriebe werden zusätzlich in der Gemmotherapie genutzt.

Heutige Anwendung

Im Haus
Vorbeugen von Blasenentzündung: getrocknete Beeren kauen; Aufguss der Beeren, innerlich (Prättigau).

Husten: Aufguss der Schösslinge, innerlich (Prättigau).

Vorbeugen von Blasenentzündung: Saft aus den Früchten, innerlich (Valposchiavo).

Im Stall
Blut im Urin beim Rindvieh, auch bei Jungtieren: Abkochung aus den Zweigen, mit Milch gemischt, verabreichen (Prättigau).

Kultivierung im Kräuterschaugarten

Kräutergarten in der Burgruine Belfort, Brienz/Brinzauls; Ausschilderung auf Kräuterlehrpfaden: Hochalpiner Heilkräutergarten Madrisa, Klosters; Wildkräuterpfad Oberalppass–Tschamut, Nr. 33.

Literatur und Abbildung

Lauber/Wagner/Gygax, Flora Helvetica, 730; Hildegard von Bingen/Riha, 170; Tabernaemontanus/Bauhin, 1488; Zwinger, 73; Barandun, Nr. 99; Patzen, Nr. 48; Marchioli, 77f.; Hertzka/Strehlow, Hildegard-Apotheke, 113f.; Bichsel/Brönnimann, Gemmotherapie, 82f.; Schilcher, Phytotherapie, 254f.; Wegmann, Prättigau, 35; Ruatti, Valposchiavo, 47; Klarer/Stöger/Meier, Jenzerwurz, 99; Würzen, Nr. 12 (Flyer Kräutergarten Burgruine Belfort); Meier, Wildkräuter-Fibel, Nr. 33; Abbildung: Herba, Nr. 81.

QUECKE

Flora Helvetica: Kriechende Quecke, Elymus repens (L.) GOULD; Süssgräser, Poaceae

Vorkommen
Wegränder, Äcker, meist auf gedüngtem Boden; Blütezeit: Juni bis Juli.

Wissensgeschichte:
Kräuterpfarrer Johann Künzle betrachtete die harntreibende Quecke als «Wunderkraut» und empfahl die Abkochung der Wurzeln als Universalmittel, da «wohl 70 Prozent aller Krankheiten mit verhocktem Urin zusammenhängen». Namentlich nannte er Rufen und Ausschläge bei Kindern, Beschwerden der Harnwege, Katarrh mit Schleimbildung, Gicht, Rheumatismus, Leber- und Gallenbeschwerden, Gelbsucht und Eingeweidewürmer. Diese Anwendungsbereiche hatte Künzle im Kräuterbuch von Tabernaemontanus gefunden; der Botanikerarzt hatte der Quecke als Erster medizinische Konturen verliehen.

Wie aus den für den «Dicziunari Rumantsch Grischun» getätigten Recherchen hervorgeht, wurden die saftigen Rhizome der Quecke und ihre Ausläufer dem Vieh verfüttert und zum Seihen der Milch verwendet.

In der gegenwärtigen medizinischen Selbsthilfe des Valposchiavo wird die Quecke aufgrund ihrer Wirkung auf entzündete Harnwege und andere entzündete innere Organe immer noch genutzt. Die von Kräuterpfarrer Tobia Marchioli vermittelten Heilanzeigen sind folglich nicht in Vergessenheit geraten.

Triticum (alte Nomenklatur) ist ausserdem ein homöopathisches Mittel.

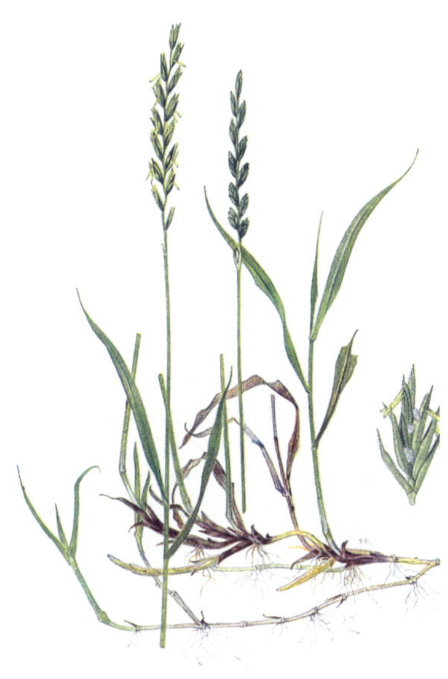

Heutige Anwendung

Im Haus
Entzündungen des Harnapparats und anderer innerer Organe: Abkochung aus dem getrockneten Rhizom, innerlich (Valposchiavo).

Kultivierung in Kräuterschaugärten

Medizinalgarten, Chur; Pfarrer Künzle's Chrüterparadies, Zizers.

Literatur und Abbildung

Lauber/Wagner/Gygax, Flora Helvetica, 1502; Tabernaemontanus/Bauhin, 523ff.; Ludwig, Phytologia, Nr. 159; Marchioli, 27f.; Künzle, Kräuterheilbuch, 384f.; Vogel, Der kleine Doktor, 28, 45, 344, 346; Schilcher, Phytotherapie, 260; Vonarburg, Homöotanik, Bd. 1, 83; DRG 11, 564f. (Luozza); Ruatti, Valposchiavo, 101; Künzle, Kräuteratlas (2017), Nr. 67; Abbildung: Künzle, Kräuterheilbuch, Tf. 4 (Zeichnung Pia Roshardt).

RAINFARN

Tanacetum vulgare L.; Korbblütler, Asteraceae

Vorkommen
Waldschläge, Dämme, Schuttplätze; Blütezeit: Juni bis September.

Wissensgeschichte:
Hildegard von Bingen setzte den Rainfarn im Dampfsitzbad mit dem botanisch verwandten →Mutterkraut und der →Königskerze zur Auslösung der verzögerten Menstruation ein. Ein Heiltrank mit Rainfarnsaft in Wein sollte eine durch einen Blasenstein verursachte Harnverhaltung beheben. Gegen Husten und Magenbeschwerden verordnete die heilkundige Äbtissin Suppen, in denen das Kraut gekocht worden war.

Kräuterpfarrer Künzles Rainfarn-Tinktur

Man setzt Rainfarnblüten in guten Branntwein an und läßt sie 3 bis 5 Tage ziehen. Dann wird die Flüssigkeit in Flaschen abgefüllt.

Johann Künzle, Das grosse Kräuterheilbuch (1945)

Um das Haus vor bösen Mächten zu bewahren, empfahl der Frankfurter Stadtarzt Johann Wonnecke von Kaub den Müttern, ihre Kinder über Rainfarnrauch zu halten. Dahinter stand die Vorstellung, dass der starke Geruch der Pflanze Teufel und Dämonen zu vertreiben vermöge.

Tabernaemontanus stellte das Wissen seiner Zeit zusammen und rühmte den Rainfarn, dessen Blätter, Blüten und Wurzel er nutzte, als Arznei zur Stärkung der Gebärmutter, zur Auslösung der verzögerten Menstruation (Heiltrank mit der Weinabkochung), zur Austreibung der Nachgeburt und des toten Fötus, gegen Gebärmuttergeschwülste und zur Behebung weiblicher Sterilität (Bäder). Ausser der Frauenheilkunde finden sich weitere Anwendungsbereiche und Darreichungsformen: alte Wunden (Waschung mit der Abkochung des Krauts), Blähungen (Pulver, innerlich), Wassersucht (Heiltrank mit dem Weinmazerat), Fieber (Heiltrank mit der Weinabkochung aus Kraut und Blüten), Blasen- und Nierensteine, vor allem bei Männern (Pulver, innerlich), Vorbeugung der Syphilis (Pulver, innerlich) und Darmwürmer (Pulver aus Blüten und Samen, innerlich), Lähmungen aufgrund eines Schlaganfalls (gepulverte Wurzel mit Honig, innerlich; mit der Wurzel und Olivenöl zubereitete Salbe einreiben) und Hüftschmerzen (Kataplasma mit in Schweineschmalz geröstetem Kraut).

Darüber hinaus wussten Botanikerärzte die kulinarische Verarbeitung der Pflanze durchaus zu schätzen: «Es ist auch der Reynfahrn mit andern mehr Kräutern in die Küchen kommen / dann die Köch

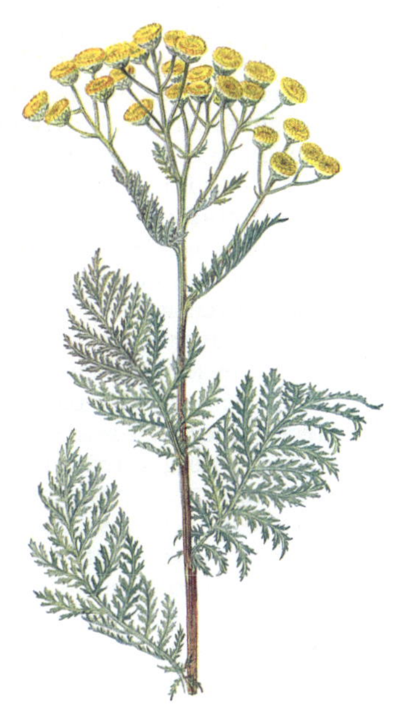

und Haußmütter samlen das jung Reynfahrnkraut im Frühling wann es noch jung ist / und machen mit zerklopfften Eyern / darinn sie das Kraut klein zerschnitten vermischen gute Eyerkuchen darauß / die seynd lustig [= gut] zu essen / erwecken den Appetit zur Speiß / dienen wol dem erkalten [= schwachen] Magen / und all denen / so mit obgemeldten Schwachheiten beladen seynd.»

Da der Pfarrer und Humanist Ulrich Campell in seiner 1573 vollendeten «Raetiae alpestris topographica descriptio» Anethum, die lateinische Bezeichnung für →Dill, mit romanisch «Tanaida» (Rainfarn) wiedergab, darf daraus gefolgert werden, dass der Gelehrte in Bezug auf die Kenntnis der beiden Pflanzen nicht sattelfest war.

Johann Barandun blieb in seinem 1719 niedergeschriebenen Kräuterbuch hinsichtlich des Rainfarns kurz und bündig: «Er hilft gegen alle Krankheiten, die von der Kälte kommen. Man soll ihn in den Speisen verwenden oder in Wein kochen und trinken.»

Im Gegensatz zu Barandun wies Johann von Muralt auf einen wichtigen Anwendungsbereich der Laienmedizin hin: «Unsere Baursleuthe brauchen diese stark in der Glaichsucht (= Gelenkrheumatismus).»

Der Disentiser Benediktinerpater Karl Hager wies aufgrund seiner naturkundlichen und kulturhistorischen Forschungsexkursionen durch die Surselva die Kultivierung des Rainfarns in Bauerngärten nach.

Der Puschlaver Kräuterpfarrer Tobia Marchioli setzte die Blüten und Blätter des Rainfarns innerlich vor allem gegen Darmwürmer, Verdauungsstörungen und Menstruationsstörungen ein; als weitere traditionellen Anwendungen kamen Rheumatismus und Gicht hinzu.

Künzle riet wegen der «Schärfe» der Pflanze zur vorsichtigen Einnahme des Tees, wobei er dessen Anwendung gegen Menstruationsbeschwerden im Unterschied zu Marchioli ausser Acht liess. Zur äusserlichen Behandlung von Eissen, Furunkeln, aufgesprungenen Händen und Rheumatismus beschrieb er ein Rezept zur Herstellung einer Rainfarntinktur.

In der medizinischen Selbsthilfe hat das Kraut aufgrund seiner Giftigkeit an Bedeutung verloren. Tanacetum vulgare ist ein homöopathisches Mittel und eine Heilpflanze der neuen Hildegard-Medizin.

Kultivierung in Kräuterschaugärten

Pfarrer Künzle's Chrüterparadies, Zizers.

Literatur und Abbildung

Lauber/Wagner/Gygax, Flora Helvetica, 1128; Madaus, Biologische Heilmittel, Bd. 3, 2670; Hildegard von Bingen/ Riha, 103ff.; Wonnecke von Kaub, Cap. CCCXCIX; Tabernaemontanus/Bauhin, 41ff.; Campell/Hitz, 801; Barandun, Nr. 38; von Muralt, 378; Ludwig, Phytologia, Nr. 339; Hager, 280; Marchioli, 22; Künzle, Kräuterheilbuch, 371; Vogel, Der kleine Doktor, 314; Hertzka/Strehlow, Hildegard-Apotheke, 114, 214, 216, 282, 314, 377; Vonarburg, Homöotanik, Bd. 2, 631f.; Künzle, Kräuteratlas (2017), Nr. 79; Abbildung: Künzle, Kräuterheilbuch, Tf. 91 (Zeichnung Pia Roshardt).

RETTICH

Flora Helvetica: Gartenrettich, Raphanus sativus L. var. niger (MILL.) KERNER; Kreuzblütler, Brassicaceae

Vorkommen

In Gärten kultiviert; Blütezeit: Mai bis August.

Wissensgeschichte:

Der Gartenrettich zählt zu den ältesten Heilpflanzen. Dioskurides betrachtete ihn als unbekömmlich für den Magen, doch wohltuend für den Bauch, wenn er nach den Mahlzeiten gegessen werde. Innerlich angewandt hilft Rettich laut Dioskurides bei Pilzvergiftungen, gegen den Biss der Hornschlange, bei chronischem Husten, gegen Wassersucht und löst die verzögerte Menstruation aus. Rettich sollte auf die kranke Milz und auf Tierbisse gelegt werden, fressende Geschwüre zum Stillstand bringen und nach der «Fuchskrankheit», dem durch die Krätzmilbe verursachten Haarausfall, dichtes Haar wachsen lassen. Gegen Angina empfahl Dioskurides, die Abkochung mit Honig als Gurgelmittel zu verwenden. Zur Zeit des römischen Naturkundigen Plinius des Älteren schrieb man den Rettichblättern augenstärkende Kraft zu.

> Rettichsaft – magisches Mittel gegen Giftschlangen
>
> Wer seine Hände mit Rettichsaft einreibt, dem kann kein giftiger Wurm schaden.
>
> Johann Barandun, Lustgarten da las Ligias (1719)

Der Reichenauer Abt Walahfrid Strabo verband in seinem Gartengedicht «Hortulus», der schönsten und bedeutendsten poetischen Schöpfung der Ka-

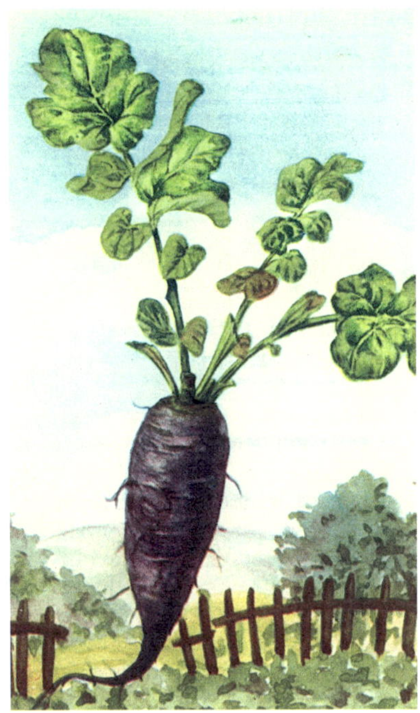

rolingerzeit, Naturlyrik, Botanik und Medizin. In seinem «Gärtchen» liess Walahfrid 25 Heilpflanzen wachsen; zusammen mit der Katzenminze gedeiht im letzten Beet der Rettich, «mit mächtiger Wurzel und von seiner Blätter breitem Dach überhöht». Walahfrid staunte freilich nicht über das Äussere der schon in der Antike hochgelobten Pflanze, sondern rühmte zudem ihre medizinischen Qualitäten: «Ziemlich scharf ist die Wurzel, gegessen besänftigt sie aber Husten, der dich erschüttert, und Trank aus zerriebenen Samen heilet gar oft das Leiden derselben verderblichen Krankheit.»

Der salernitanische Arzt Matthaeus Platearius nutzte Rettich-Essigmet und den aus Schalen hergestellten Sirup als Heiltrank gegen verschiedene Arten von Fieber. Bei Verhärtungen der Leber, Harnzwang und Harnkrampf liess er Rettichkraut in Öl und Wein sieden und als Umschlag auf das Schambein legen.

Hildegard von Bingen setzte den Rettich zur Reinigung des Gehirns und der Eingeweide ein. Sie betrachtete die unbearbeitete Pflanze als günstiges Heilmittel für kräftige und wohlbeleibte Menschen. Im Unterschied dazu sollten kranke und dürre Personen nur getrockneten, gepulverten, mit Salz und →Fenchelsamen gemischten Rettich zusammen mit Brot essen. Gegen Verschleimung empfahl die heilkundige Äbtissin, Honig mit Wein zu kochen, die Flüssigkeit etwas abzukühlen und gepulverten Rettich beizugeben.

Rezept für Essigmet aus Rettichschalen

Die Schalen werden eine Zeitlang gestoßen, dann für zwei oder drei Tage in Essig gelegt; anschließend wird Honig in der Menge eines Drittels beigegeben.

Matthaeus Platearius, Circa Instans (um 1150)

In der mittelalterlichen Frauenheilkunde diente der Rettich zur Auslösung der verzögerten Menstruation, Austreibung der Totgeburt und als Abtreibungsmittel.

Der Botanikerarzt Pietro Andrea Mattioli brachte neu ein Rezept, das bei Geburtskomplikationen angewandt werden sollte: In ein feines Leinensäckchen, das der Gebärenden als eine Art Pessar eingeführt wurde, kamen zermörserte Rettichschalen, →Bingelkraut, →Safran, Zimtrinden und Nadeln des Sefistrauchs. Auflagen mit Rettichscheiben bringen Mattioli zufolge Linderung bei Kopfschmerzen und dem «Zipperle» (Gicht). Ein Heiltrank mit der Wasserabkochung zermalme Nierensteine und treibe sie aus; dasselbe gelte für Darmwürmer, meinte der Botanikerarzt.

Unter Berufung auf den römischen Naturkundigen Plinius den Älteren schrieb Tabernaemontanus dem ins Ohr geträufelten Rettichsaft die Wirkung zu, das verlorene Gehör wiederzubringen. Theodor Zwinger verordnete gegen Fieber Auflagen von mit Salz bestreuten Rettichscheiben auf die Füsse: «Dieses Mittel ziehet die Hitz von Haupt und Hertzen under sich.» Ausgeschnittene, unblutige Hühneraugen sollten nach einem Fussbad bei abnehmendem Mond mit Rettichsaft behandelt werden.

Johann Barandun brachte in seinem 1719 niedergeschriebenen Kräuterbuch Heilwissen über den Rettich, das er der Schrift «Eydgnössischer Lust-Garte» (1715) des Zürcher Stadtarztes Johann von Muralt entnommen hatte. Als Indikationen galten Probleme der Harnwege, der Leber und der Milz sowie Menstruationsstörungen, Kopfschmerzen und Fieber.

Kräuterpfarrer Künzle interpretierte die Heilanzeige «Leberverstopfung» der frühneuzeitlichen Botanikerärzte als Gallensteine und verordnete die Einnahme von Rettich zur Säuberung der Gallenwege von Steinen. Davor wird in der heutigen wissenschaftlichen Phytotherapie, um Gallenkoliken vorzubeugen, gewarnt; Rettich darf nur zur Entkrampfung der Gallenblase und der Gallenwege eingenommen werden. Bei Maria Treben findet sich aufgrund ihrer kritiklosen Anlehnung an Künzle die fatale Empfehlung, während sechs Wochen Rettichsaft «als zuverlässiges und sicheres Hausmittel zur Auflösung von Gallensteinen einzunehmen».

Der Ayurveda-Arzt Ernst Schrott machte in seinem phytotherapeutischen Grundlagenwerk den Rettich als Arzneipflanze aus ayurvedischer Perspektive bekannt. Raphanus sativus ist ausserdem ein homöopathisches Mittel und eine Arznei der neuen Hildegard-Medizin.

Kultivierung in Kräuterschaugärten

Medizinalgarten, Chur.

Literatur und Abbildung

Lauber/Wagner/Gygax, Flora Helvetica, 564; Schönfelder/Schönfelder, 46; Dioskurides/Berendes, 214; Plinius XX, 31; Strabo/Berschin/Fels, 89f.; Circa Instans/Goehl, 358f.; Hildegard von Bingen/Riha, 86f.; Leidig, Frauenheilkunde, 187; Mattioli/Handsch, 145v–146v; Plinius XX, 31; Tabernaemontanus/Bauhin, 798; Zwinger, 399; Barandun, Nr. 22 (Übersetzung U.B.-B.); von Muralt, 373f.; Ludwig, Phytologia, Nr. 275; Künzle, Kräuterheilbuch, 372; Vogel, Der kleine Doktor, 20, 44, 347; Schilcher, Phytotherapie, 263f.; Treben/Storl, 215; Schrott/Ammon, 290f.; Vonarburg, Homöotanik, Bd. 2, 447f.; Hertzka/Strehlow, Hildegard-Apotheke, 83, 253, 394; Abbildung: Herba, Nr. 141.

RINGELBLUME

Flora Helvetica: Gartenringelblume, Calendula officinalis L.; Korbblütler, Asteraceae

Vorkommen
In Gärten kultiviert; Blütezeit: Juni bis August.

Wissensgeschichte:
Weder die antike Heilkunde noch die frühe Klostermedizin setzten die aus dem Mittelmeerraum stammende Ringelblume als Arzneipflanze ein.

Erst Hildegard von Bingen verlieh in ihrer «Physica» der Ringelblume medizinische Konturen. Bei Vergiftungen verordnete sie eine warme Ringelblumen-Auflage auf den Magen und einen Heiltrank mit der Weinabkochung. Gegen Hautausschläge bereitete die heilkundige Äbtissin eine Ringelblumensalbe mit Schweinefett zu. Vom «Grind» am Kopf befallenen Kranken legte sie ein Pflaster mit Teig auf, dem sie den Saft beigemischt hatte.

Ringelblumengeist – Rezept des Puschlaver Kräuterpfarrers

Man giesst einen halben Liter reinen Weinspiritus auf 100 g Blüten, stellt die Flüssigkeit in einer gut verschlossenen Flasche 15 Tage an die Sonne, siebt sie ab und bewahrt sie in einer luftdicht verschlossenen Flasche auf. Man nimmt 3–5 Tropfen zwei- oder dreimal im Tag in einem Kochlöffel voll Wasser. Der Geist leistet gute Dienste bei Scharlach, Grippe, Nesselsucht, Nervenleiden, Kopfschmerzen, Magenweh, Hämorrhoiden, Wundrose, Erbrechen und Typhus. Äusserlich anzuwenden zum Auswaschen von Wunden, bei Herpes, Entzündung der Venen, Gelenke und Muskeln.

Tobia Marchioli, Le piante medicinali più conosciute (1938)

Hildegard widmete sich auch den Leiden der Tiere. Aufgeblähte Schafe und Rinder erhielten mit Wasser verdünnten Frischpflanzensaft; hustenden Tieren wurde der Saft unverdünnt eingeflösst.

Die frühneuzeitlichen Botanikerärzte erweiterten die Palette der Heilanzeigen. Gegen Zahnweh verordnete Mattioli, in Ringelblumenpulver gewälzte Baumwollzäpfchen auf den kranken Zahn zu legen. Das Destillat sollte als Tropfen oder in Umschlägen gegen Augenentzündungen angewendet werden.

Vermutlich aus der historischen Hebammenpraxis stammte ein Rezept zur schnellen Austreibung der Nachgeburt: «Die Blumen und Kraut gedörrt / angezündt / und den rauch von unten auff empfangen / erfordert das bälgle mit gewalt / ist ein experiment.» Mattioli hatte generell äusseren Anwendungen stärkere Wirkung zugeschrieben, während Tabernaemontanus keiner Darreichungsform den Vorzug gab. Er empfahl Frauen mit Menstruationsstörungen, den Saft oder junge Sprösslinge mit Eidottern zu verspeisen. Bei Weissfluss kamen die gedörrten Blätter zur Anwendung. Wer an Rückenschmerzen aufgrund der verzögerten Menstruation litt, sollte sich mit Ringelblumenöl einreiben lassen. Die Weinabkochung des Krauts verordnete Tabernaemontanus bei verschleimten Atemwegen und Herzklopfen. Den Saft

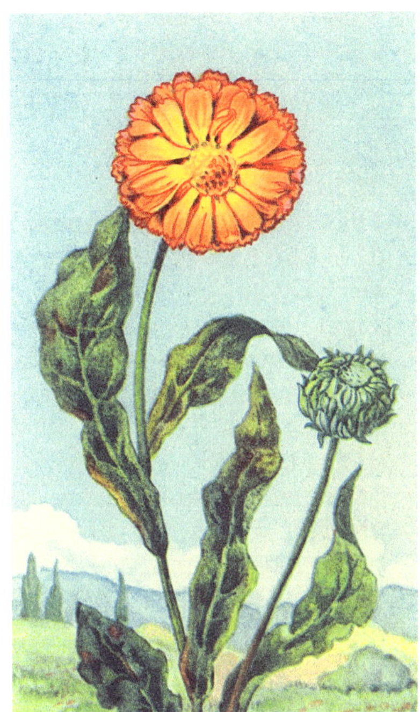

der Pflanze und das Destillat aus dem Kraut mit der gelben Blüte verordnete er nach dem antiken medizinischen Grundgedanken, wonach Gleiches mit Gleichem geheilt werde, gegen Gelbsucht. Da die Ringelblume traditionsbedingt als wirksam gegen allerlei Gifte galt, wurde sie auch gegen die Pest eingesetzt.

Johann Barandun brachte in seinem Kräuterbuch «Lustgarten da las Ligias» (1719) traditionelles Heilwissen über die Ringelblume, das er in den Kräuterbüchern der frühneuzeitlichen Botanikerärzte gefunden hatte.

Im 19. Jahrhundert dienten die Blütenblätter der Ringelblume im Oberengadin als Zutat zu Maisklössen. 1905 erscheinen die verdauungsfördernden Pflanzenteile in einem Kochrezept als Capuns-Gewürz. Schon Tabernaemontanus hatte von den «Welschen» (Italienern) berichtet, welche die Blütenblätter in Speisen gegen Verstopfung nutzten.

Künzle betrachtete ein Beet voller Ringelblumen nicht nur als Gartenzier, sondern auch als «eine gute Hausapotheke gegen vielerlei Gebresten». Eine aus Blüten und Blättern hergestellte Tinktur empfahl er zu Spülungen bei Unterleibsblutungen und Weissfluss sowie zur Behandlung von Warzen und Hühneraugen. Er warnte indes Kranke mit schwachem Magen vor reinem Ringelblumentee.

Der «Kräuter-Pfarrer Künzle Verein» vertreibt eine Salbe, die bei Hautentzündungen, Afterjucken, vereiterter Haut, Furunkeln, offenen Beinen, Sonnenbrand, rauer Haut, Wundliegen, Narbenwucherungen und Brandwunden angewendet werden soll. Die vom selben Verein hergestellte Tinktur wird bei Hautentzündungen (innerlich und äusserlich), Afterjucken (innerlich und äusserlich), Magen-Darm-Entzündungen, Kopfschmerzen, Verstopfung, wunden Brustwarzen (äusserlich), Schlaflosigkeit, Schwindel, Wunden (innerlich und äusserlich), geschwollenen Lymphknoten (innerlich) und zur Anregung der Leber-Gallen-Tätigkeit eingesetzt.

Der deutsche Ayurveda-Arzt Ernst Schrott vermittelte in seinem phytotherapeutischen Grundlagenwerk modernes ayurvedisches Heilwissen über die Ringelblume. In der medizinischen Selbsthilfe wird das Kraut weiterhin wertgeschätzt, doch nur noch äusserlich angewendet.

Calendula officinalis ist zudem ein homöopathisches Mittel und eine Heilpflanze der neuen Hildegard-Medizin.

Heutige Anwendung

Im Haus

Hautprobleme, Wundheilung: Salbe (Prättigau).

Verspannungen, Beweglichkeit: Ölauszug aus den ausgezupften Blüten einreiben, Auflage mit ausgezupften Blüten (Prättigau).

Entzündete Gelenke, Krampfadern, Frostbeulen, Venenentzündungen, Verbrennungen: Salbe (Valposchiavo).

Im Stall

Wunden bei Pferden, Euterverletzung bei Ziegen: Ringelblumenöl auftragen (Schams).

Offene, trockene, rissige Haut, Hautentzündungen, Wundheilung, Abszesse, Flechten, Vorbeugung von Rissen in den Zitzen, Euterentzündung, rissige Haut über dem Sprunggelenk, Erfrierungen, Verletzungen, Narbenpflege, Euterverletzung, Entzündungen in Muskeln und Gelenken: Ringelblumensalbe auftragen (Safiental, Prättigau, Surselva) oder Wunde mit der Abkochung aus den Blüten auswaschen, zusätzlich Blackensalbe auftragen (Prättigau).

Abszesse: Ringelblumen-Harzsalbe (Prättigau, Safiental).

Geburtsvorbereitung: Einreibung der Scheide mit Salbe (Safiental).

Offene Wunden, Zwischenklauenabszess, Gelenkentzündung: Tinktur auftragen (Safiental, Prättigau).

Kommerzieller Anbau, Kultivierung in Kräuterschau- und Klostergärten

Die Ringelblume wird von der Erboristeria Biologica Raselli, Le Prese, der Azienda Agricola Biologica Al Canton (Familie Zanetti-Lazzarini), Le Prese, und Guarda Kräuter kultiviert.
Die Pflanze gedeiht in folgenden Kräuterschau- und Klostergärten: Iert d'ervas medicinalas des Museum Regiunal, Savognin; Kräutergarten Bidem, Vals; Medizinalgarten, Chur; Pfarrer Künzle's Chrüterparadies, Zizers; Heididorf, Maienfeld; Kräuterstall Hennägadä, Klosters (Ausstellung); Benediktinerinnenkloster St. Johann, Müstair; Benediktinerkloster St. Martin, Disentis; Ausschilderung auf Kräuterlehrpfad: Bachblüten-Heilkräuterweg Maladers.

Literatur und Abbildung

Lauber/Wagner/Gygax, Flora Helvetica, 1158; Mayer/Uehleke/Saum, Klosterheilkunde, 148f.; Hildegard von Bingen/Riha, 113f.; Mattioli/Handsch, 542v; Tabernaemontanus/Bauhin, 713f.; Barandun, Nr. 40; Ludwig, Phytologia, Nr. 69; DRG 11, 661 (Madrun); Koch-Rezepte bündnerischer Frauen, 56; Marchioli, 20 (Übersetzung U.B.-B); Künzle, Kräuterheilbuch, 373; Vogel, Der kleine Doktor, 57, 77; Wegmann, Prättigau, 32; Ruatti, Valposchiavo, 100f.; Joos, 99 (Safiental); Klarer/Stöger/Meier, Jenzerwurz, 107–110, 117, 128f., 133, 145; Salben (Flyer Kräuter-Pfarrer Künzle Verein, Wangs o. J.); Hertzka/Strehlow, Hildegard-Apotheke, 144, 326, 452; Schrott/Ammon, 176f.; Vonarburg, Homöotanik, Bd. 1, 299–302; Schilcher, Phytotherapie, 266ff., 377; Müller, Klostergarten, 5 (Müstair); Steigner, Klostergarten, 24 (Disentis); Thurner-Steier, Savognin, Thema 3; Künzle, Kräuteratlas (2017), Nr. 36; Abbildung: Herba, Nr. 104.

ROSE

Zwei Arten; Rosengewächse, Rosaceae

– Gefüllte Rose, in Gärten kultiviert

– Heckenrose, Hundsrose, Rosa canina L.

Vorkommen
Hecken, Waldränder, Steinhaufen; Blütezeit: Juni; Reife der Scheinfrüchte (Hagebutten): Oktober.

Wissensgeschichte:
Rosen-Arten gehören zu den ältesten Heilmitteln. Dioskurides bevorzugte wilde Sorten wie die Essigrose und die Heckenrose. Aus den Blütenblättern bereitete er eine Salbe gegen entzündete Augen zu. Einen Heiltrank mit der Weinabkochung der Blütenblätter verordnete er bei Kopf-, Augen-, Ohren-, Zahnfleisch-, Mastdarm- und Gebärmutterschmerzen. Eine Auflage mit frischen, zerstossenen Blättern sollte Magenschmerzen und rote Hautausschläge lindern.

Vom Nutzen des Rosenöls – ein Rezept aus dem Frühmittelalter

Man tut in eine Flasche einen Schoppen frischen, salzfreien Öls und legt dahinein eine gereinigte Rosenblüte, die 3 bis 4 Stunden im Schatten getrocknet wurde, verschließt die Flasche gut, damit der Duft nicht verloren geht, und hängt sie 40 Tage lang ins Sonnenlicht. Es ist ein stopfendes Mittel, hat kältende und zusammenziehende Wirkung, es lindert die gefährliche Schärfe im Magen und läßt Blasen zurückgehen. Aufs Augenlid geträufelt löst es auch die dort auftretenden Verhärtungen (nämlich Gersten- und Hagelkörner); bei sehr vielen Medikamenten ist es als Lösungsmittel erforderlich. In einem Trank eingenommen wirkt es fiebersenkend und abführend: Man bestreicht das Trinkgefäß (innen) mit zerriebener Rose und Honig.

Lorscher Arzneibuch (um 785)

Im sogenannten «Lorscher Arzneibuch», das um 785 von einem heilkundigen Benediktinermönch verfasst wurde, findet sich ein Rezept zur Herstellung von Rosenöl; dieses diente während Jahrhunderten als Grundlage zahlreicher innerlich und äus-

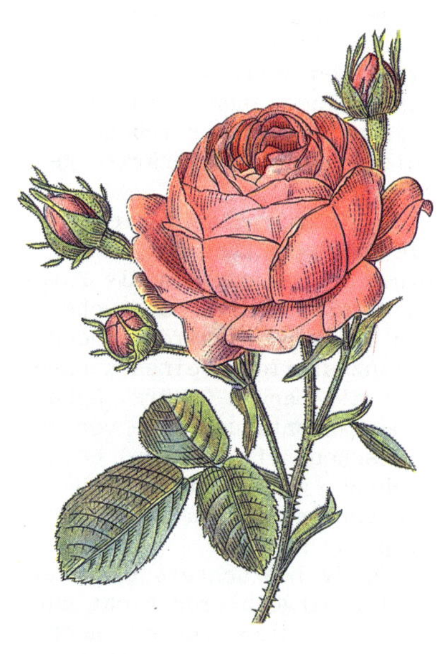

Gefüllte Gartenrose

serlich verwendeter Arzneien. Hildegard von Bingen verordnete die Kombination von kultivierten Rosen und →Salbei bei zwei unterschiedlichen Problemen: Einem jähzornigen Menschen riet sie, die beiden Pflanzen zu zerreiben und unter die Nase zu halten, wenn der Zorn in ihm hochsteige, «denn die Rose macht fröhlich und Salbei tröstet». Für Menschen, die an Lähmungen und Krämpfen litten, mischte sie eine Salbe mit den beiden Pflanzen und Schweinefett. Auf Geschwüre legte sie Rosenblätter, um den Eiter daraus zu ziehen. Die Äbtissin nutzte auch die Heckenrose, welche sie als die Zuneigung betrachtete. Für Lungenkranke kochte sie einen Heiltrank mit Rosenblüten und -blättern, dem sie Honig beifügte. Aus der Asche des Hundsrosen-Holzes bereitete sie eine Lauge für Kopfwaschungen zu, um den Kopf zu stärken. Gesunden Menschen mit schwachem Magen riet sie, oft gekochte Hagebutten zu essen, um ihn zu reinigen. Geschwächte mit gleichsam welkem Magen sollten die zerdrückten Scheinfrüchte roh essen.

Gemäss einer spätmittelalterlichen gynäkologischen Handschrift erhielten Frauen mit übermässiger Menstruation den Rat, ihre «Rosen» – eine Umschreibung des Menstrualbluts – mit einem weissen Tüchlein aufzufangen und dieses unter einem weissen Rosenstock zu vergraben. Die allzu starke «rote Rose» wurde mittels Übertragungsmagie auf eine blutleere weisse Rose verschoben. Bei verzögerter Menstruation sollten Frauen bei einem Feuer sitzen und Olivenöl, worin Krappwurzel (Wurzel der Färberröte) oder →Labkraut sowie Rosenblätter gezogen hatten, um Nabel und Lenden einreiben. Müttern, deren Kinder an Darmkatarrh litten, wurde angeraten, sie in der Abkochung zu baden.

Tabernaemontanus hielt die Staubgefässe fälschlicherweise für Samen, die auf kran-

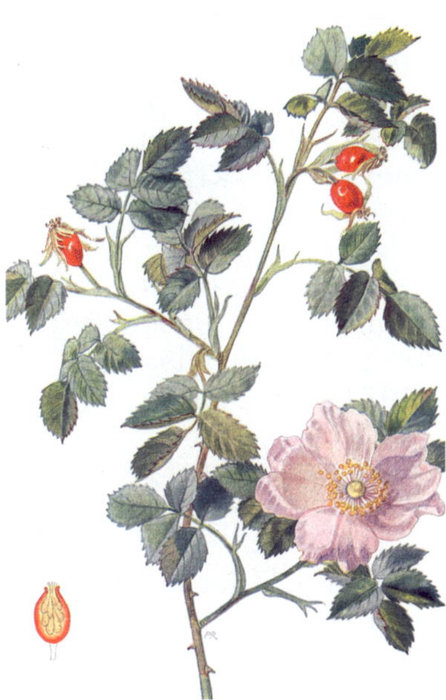

kes Zahnfleisch gelegt werden sollten. Die gepulverten Blütenblätter verwendete er, um Kindern zu helfen, die «umb die gemächt [=Geschlechtsorgane] von Harn roth sind». Bei der Herstellung des Rosenwassers, des Destillats aus Rosen, betrachtete Tabernaemontanus sowohl die Brennmethode als auch die Wahl der richtigen Rosen-Art als wichtig für die medizinische Anwendung: «Wann man diß wasser brennen will / sol man den Distillierkolben in kein Aeschen oder Sand / sondern in ein Kessel voll heiß Wasser stellen / und darnach brennen. Diß Wasser wird auß allerley Rosen gebrennt / jedoch soll man einen Unterscheid darum halten / und so man das Wasser zur stärckung des hertzens / und anderer innerlichen Glieder brauchen will / soll man das gebrennte Wasser nehmen / von den edlen wohlriechenden Rosen / dasselbige stärckt und kräftiget das Hertz / erquicket die lebendige Geister / erhält die natürliche Wärme und lindert die Febrische Hitz. Das ander Wasser aber von den Heckrosen wird mehr gebraucht / wann man kühlen / adstringieren / und zurücktreiben will. Diß Wasser ist gut denjenigen / so die rote Ruhr / und andere Bauchfluß [=Durchfälle] haben / wie auch den Weibern / welchen ihre Zeiten zu viel gehen [=übermässige Menstruation].»

Schon Dioskurides hatte als Heiltrank die Abkochung aus den roten Scheinfrüchten der von ihm bevorzugten wilden Rosen, den Hagebutten, bei Durchfall und Blutspeien sowie Nierensteinen verordnet. Tabernaemontanus nutzte den getrockneten Saft aus Hagebutten gegen Menstruationsstörungen, Weissfluss und unwillkürliche Pollutionen. Das Rezept einer aus Hagebutten zubereiteten Sauce, die zur Stärkung des Magens zu den Speisen genossen werden sollte, stammte aus dem Erfahrungswissen des «gemeinen Mannes». Die entkernten Scheinfrüchte wurden hierzu aufgeschlitzt, die Kerne daraus entfernt und mit frisch gepresstem Traubensaft durch Kochen eingedickt.

Traditionsbasiertes Heilwissen über verschiedene Rosen-Arten findet sich im 1719 von Johann Barandun niedergeschriebenen «Lustgarten da las Ligias». Die Anwendungsbereiche stammen aus den Werken der frühneuzeitlichen Botanikerärzte.

Völlig in Vergessenheit geratene Anwendungen für die Rosengallen und die Wurzel der Hundsrose vermittelte der im zweiten Drittel des 18. Jahrhunderts wirkende Arzt Padruot Ludwig von Ardez in seiner «Phytologia», einem in Vallader abgefassten, handschriftlichen Kräuterlexikon. Vor allem die in den Rosengallen zu findenden «Steinchen oder Würmchen», die Larven der Rosengallwespe, galten als hochwirksam bei Steinleiden. Gemäss dem antiken medizinischen Prinzip «Similia similibus curantur» sollte die aufgelegte Wurzel Dornen aus dem Leib ziehen.

Kräuterpfarrer Künzle versuchte, die Rose als Heilpflanze auf der Basis von Tabernaemontanus wiederzubeleben, was nicht gelang.

Die Knospen der Heckenrose sind eine Arznei der Gemmotherapie. Eine von den traditionellen Darreichungsformen und Heilanzeigen abweichende Nutzung der Wildrosenblüte stellt zudem die Bachblüten-Essenz Nr. 37 (Wild Rose, die Blüte der Lebenslust) dar. Darüber hinaus hat der Ayurveda-Arzt Ernst Schrott in seinem phytotherapeutischen Grundlagenwerk die arzneiliche Nutzung der Kohlrosenblüten in der Ayurvedamedizin bekannt gemacht. Darüber hinaus sind Rosen-Arten Heilpflanzen der neuen Hildegard-Medizin.

Rosenblüten haben aufgrund ihrer Wiederentdeckung durch die sogenannte Wildkräuterkulinarik eine symbolische Neuaufwertung erfahren.

Heutige Anwendung: Wildrosen-Arten

Im Haus
Entgiftung, Reinigung, allgemeine Stärkung, Vitamine, Genuss: Konfitüre und Tee aus den Scheinfrüchten (Prättigau).

Grippe, Schnupfen, Verbesserung der Nierenfunktion, Durchfall, Rheuma, Arthrose: Aufguss der Scheinfrüchte, innerlich (Valposchiavo).

Müdigkeit: Likör aus den getrockneten Scheinfrüchten (Valposchiavo).

Leichte Verbrennungen: Umschläge mit Aufguss der Blüten (Valposchiavo).

Entzündungen des Harnapparats: Aufguss der Blüten, innerlich (Valposchiavo).

Entzündungen der Mundhöhle: Spülungen mit dem Aufguss der Blüten (Valposchiavo).

Heutige Anwendung: Edelrose

Im Haus
Unruhe: Aufguss der Blüten, innerlich (Prättigau).

Gereizte Augen: Kompressen mit der Abkochung aus den Blüten (Prättigau).

Kommerzieller Anbau, Kultivierung in Kräuterschaugärten

Azienda Agricola Biologica Al Canton (Rose de Resht, Familie Zanetti-Lazzarini), Le Prese; Guarda Kräuter; Benediktinerinnenkloster St. Johann, Müstair.
Kräuterschaugärten: Kräutergarten Bidem, Vals; Kräutergarten in der Burgruine Belfort, Brienz/Brinzauls (verschiedene Rosen-Arten); Pfarrer Künzle's Chrüterparadies, Zizers; Ausschilderung auf Kräuterlehrpfaden: Bachblüten-Heilkräuterweg Maladers (Heckenrosen-Strauch); Wildkräuterpfad Oberalppass–Tschamut, Nr. 16.

Literatur und Abbildungen

Lauber/Wagner/Gygax, Flora Helvetica, 252; Dioskurides/Berendes, 114f.; Lorscher Arzneibuch/Stoll, 381; Hildegard von Bingen/Riha, 40f., 238; Kruse, Mittelalterliche Frauenrezepte, 195, 246, 260; Tabernaemontanus/Bauhin, 1493–1500; Barandun, Nr. 49; Ludwig, Phytologin, Nr. 122; Marchioli, 71f.; Künzle, Kräuterheilbuch, 332f., 373f.; Vogel, Der kleine Doktor, 28, 40, 59; Hertzka/Strehlow, Hildegard-Apotheke, 232, 277, 300; Wegmann, Prättigau, 41; Ruatti, Valposchiavo, 54f.; Scheffer, Original Bach-Blütentherapie, 230–233; Bichsel/Brönnimann, Gemmotherapie, 68f.; Schrott/Ammon, 296f.; Schilcher, Phytotherapie, 272f., 372; Tscharner, Wald, 78, 84, 86; Clopath, Wildpflanzen, 34–37; Würzen, Nr. 42 (Flyer Kräutergarten Burgruine Belfort); Künzle, Kräuteratlas (2017), Nr. 62; Meier, Wildkräuter-Fibel, Nr. 16 (Heil- und Nahrungspflanze); Abbildungen: Flück, Heilpflanzen, 51; Künzle, Kräuterheilbuch, Tf. 73 (Zeichnung Pia Roshardt).

ROSMARIN

Rosmarinus officinalis L.; Lippenblütler, Lamiaceae

Vorkommen
In Gärten kultiviert, auch in Töpfen; Blütezeit: März bis Oktober.

Wissensgeschichte:
Obwohl Rosmarin zur Flora des Mittelmeerraums gehört, spielte er in der antiken Medizin eine geringe Rolle. Dioskurides erwähnte den Strauch in seinen Schriften nur am Rand, und zwar als wärmende und heilende Arznei bei Gelbsucht.

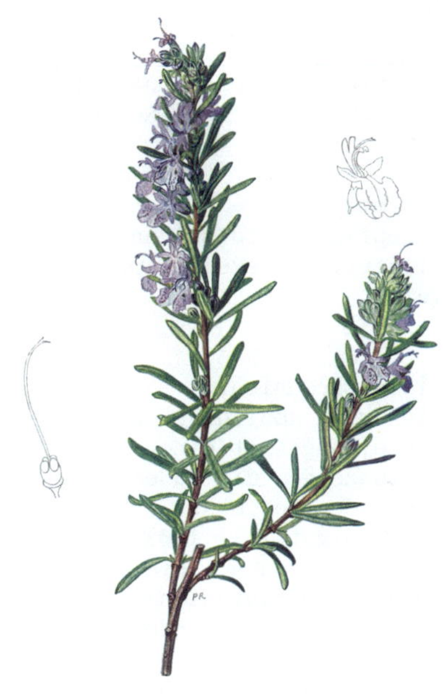

Eine Heil- und Gewürzpflanze

Roßmarin gehöret in die Küchen / Keller und Apothecken / darumb daß alle Speiß und Tranck mit Roßmarin bereitet / lieblich und wol schmecken / auch zu vielen Gebresten dienlich ist.

Jacob Theodor Tabernaemontanus, Caspar Bauhin, Neu vollkommen Kräuter-Buch (1687)

Erst der Klosterheilkunde kommt das Verdienst zu, den Rosmarin als Heilpflanze entdeckt zu haben. Mönche pflanzten das Gewächs in den Klostergärten nördlich der Alpen an. So brachte ein heilkundiger Benediktiner, Autor eines um 785 im Kloster Lorsch entstandenen Arzneibuchs, ein Rezept mit Rosmarin gegen Erschöpfung und Schmerzen.

Wie dem «Circa Instans» (um 1150) zu entnehmen ist, kochten die Frauen von Salerno – damit sind gemäss dem neusten Forschungsstand keine Ärztinnen oder Hebammen, sondern Hausmütter gemeint – Rosmarinblüten in Moschusöl und führten sich die abgekochten Blüten mit Wolle als Scheidenzäpfchen ein, um ihre Fruchtbarkeit zu fördern. Zum selben Zweck wurde ein wärmender Wickel mit der Abkochung um die Schamteile gelegt. In der Medizinschule von Salerno galt Rosmarinblütenlatwerge mit Wein oder die Weinabkochung der Blüten als bewährte Arznei gegen Ohnmacht und Herzprobleme. Darüber hinaus nutzten die Salernitaner Rosmarin bei geschwollenem Halszäpfchen, Magen- und Darmproblemen, Krankheiten des Gehirns und der Blase.

Die Botanikerärzte der Frühen Neuzeit erweiterten das Heilwissen des «Circa Instans» um neue Anwendungsbereiche. Mattioli zufolge stärkt Rosmarin eine schwache Leber und die Milz, hilft zudem bei Erkältungen und Husten, Weissfluss, Epilepsie und schwachen Augen. Ebenso rühmte der Botanikerarzt die Heilkraft des Krauts bei schwärenden Wunden, Mundgeruch, Zahn- und Zahnfleischproblemen. Während der Pest oder einer anderen Seuche erhoffte er sich Hilfe durch Räucherungen mit Rosmarin.

Tabernaemontanus hatte empfohlen, Rosmarinöl bei lahmen oder verhärteten Gliedmassen einzureiben; bei Kräuterpfarrer Johann Künzle wurden daraus Gicht und gelähmte Glieder. Ansonsten orientierte sich Künzle an den Vorgaben des Tabernaemontanus, brachte indes zusätzlich je ein Rezept für die Zubereitung eines Rosmarinweins, -likörs und -öls.

Kräuterpfarrer Künzles Rosmarinöl

Rosmarinöl ist ein wirksames Einreibungsmittel bei Gicht und gelähmten Gliedern. Es wird folgendermaßen zubereitet: Man legt Rosmarinzweige in gutes Speiseöl und läßt sie darin etwa acht Tage ziehen; hernach wird abgefiltert.

Das grosse Kräuterheilbuch (1945)

Der «Kräuter-Pfarrer Künzle Verein» vertreibt eine innerlich anzuwendende Rosmarin-Tinktur, die gegen Appetitlosigkeit, Völlegefühl, Ekzeme, Herzschwäche, niedrigen Blutdruck, Verdauungsstörungen, Durchfall, Leberleiden, Wechseljahrbeschwerden, Nervosität, Haarausfall, Ischias, Gicht, Kopfschmerzen und Migräne einzunehmen ist. Derselbe Verein empfiehlt die von ihm hergestellte Rosmarinsalbe bei Gicht, Furunkeln, hartnäckigen Hautausschlägen, Hämorrhoiden, Ekzemen, Ischias und Nervenentzündungen.

Die jungen, nicht verholzten Triebspitzen des Rosmarinstrauchs werden in der Gemmotherapie genutzt. Gegenwärtig ist die Verwendung von Rosmarin als Küchenkraut häufiger als seine Arzneinutzung.

Heutige Anwendung

Im Haus
Beruhigung, Schlaflosigkeit: Aufguss der Blätter und Blüten, innerlich (Prättigau).

Kultivierung in Kräuterschau- und Klostergärten

Kräutergarten Bidem, Vals; Iert d'ervas medicinalas des Museum Regiunal, Savognin; Landwirtschaftliche Schule Plantahof, Landquart; Pfarrer Künzle's Chrüterparadies, Zizers; Heidihof, Maienfeld; Benediktinerkloster St. Martin, Disentis.

Literatur und Abbildung

Lauber/Wagner/Gygax, Flora Helvetica, 878; Mayer/Uehleke/Saum, Klosterheilkunde, 154f.; Mayer, Heilwissen, 33; Circa Instans/Goehl, 362f.; Mattioli/Handsch, 327r–328r; Tabernaemontanus/Bauhin, 311f.; Barandun, Nr. 52; Marchioli, 16f.; Ludwig, Phytologia, Nr. 286; Künzle, Kräuterheilbuch, 374f.; Treben/Storl, 215f.; Bichsel/Brönnimann, Gemmotherapie, 70f.; Schilcher, Phytotherapie, 274ff.; Wegmann, Prättigau, 37; Tinkturen (Flyer Kräuter-Pfarrer Künzle Verein, Wangs o. J.); Thurner-Steier, Savognin, Thema 5; Steigner, Klostergarten, 25 (Disentis); Künzle, Kräuteratlas (2017), Nr. 80; Abbildung: Künzle, Kräuterheilbuch, Tf. 74 (Zeichnung Pia Roshardt).

ROSSKASTANIE

Aesculus hippocastanum L.; Seifenbaumgewächse, Sapindaceae

Vorkommen
Angepflanzt und selten verwildert; Blütezeit: April bis Mai.

Wissensgeschichte:
Die erste Abbildung und Beschreibung samt einer einzigen Heilanzeige, die zudem den Namen des Gewächses erklärt, brachte Mattioli 1563 in seinem Kräuterbuch: «Die Türcken nennens Roßcastanien / darumb das sie den keichenden rossen behilfflich sind.» Die bis anhin unbekannte Pflanze hatte der Botanikerarzt vom französischen Humanisten, Diplomaten und Botaniker Ogier Ghislain de Busbecq (1522–1592) erhalten. Dieser war 1562 von seiner diplomatischen Mission in Konstantinopel an den Hof Maximilians II. zurückgekehrt, wo Mattioli als Leibarzt des Kaisers wirkte. Bei den Botanikerärzten der Frühen Neuzeit finden sich für die noch unerforschte Pflanze keine weiteren Indikationen. Erst der Arzt und Naturforscher Albrecht von Haller empfahl in seinem «Medicinischen Lexicon» (1755), in der Armenpraxis als Ersatz für die importierte, teure Chinarinde die Rinde der Rosskastanie als Fiebermittel und darüber hinaus als Schnupftabak bei Augenleiden zu verwenden.

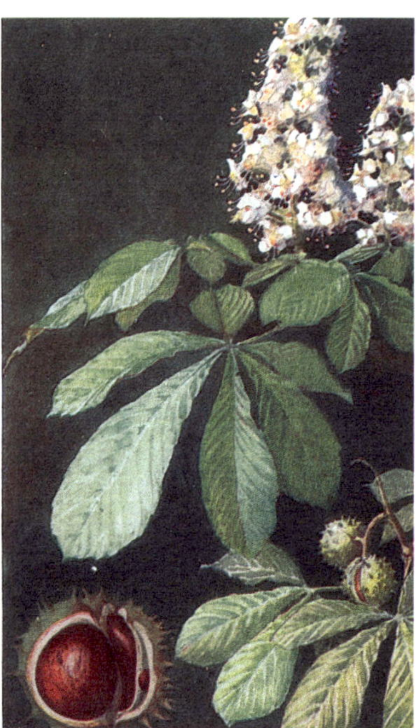

Der Puschlaver Kräuterpfarrer Tobia Marchioli wandte einen Heiltrank mit Wein und Rosskastanienmehl zur Kräftigung des Körpers und bei Fieber an. Gegen Rheumatismus liess Künzle ein Pflaster mit Rosskastanienmehl auflegen. Gegen Hämorrhoiden und Unterleibsblutungen setzte er Bäder mit den Blüten ein, die über Nacht im Wasser ziehen mussten.

Am Ende des 19. Jahrhunderts hatte der französische Arzt Stephen Artault de Vevey (1862–1938) entdeckt, dass die Rosskastanie bei der Behandlung von Hämorrhoiden und Krampfadern Wirkung zeitigt, während die französischen Ärzte Genevoin und Masson 1858 ihre positiven Erfahrungen mit dem aus den Samen gewonnenen Öl als Einreibemittel bei Gicht und Rheumatismus publizierten. Die Heilanzeigen der Bündner Kräuterpfarrer Marchioli und Künzle basieren also auf der medizinischen Fachliteratur des 19. Jahrhunderts.

Eine von den traditionellen Darreichungsformen und Heilanzeigen abweichende Nutzung der Rosskastanie stellen die Bachblüten-Essenzen Nr. 7 (Chestnut Bud, die Lernblüte), 25 (Red Chestnut, die Abnabelungsblüte) und 35 (White Chestnut, die Gedankenblüte) dar.

Aesculus hippocastanum ist ausserdem ein homöopathisches Mittel.

Literatur und Abbildung

Lauber/Wagner/Gygax, Flora Helvetica, 568; Mattioli/Handsch, 74v; Tabernaemontanus/Bauhin, 1384f.; Madaus, Biologische Heilmittel, Bd. 1, 421; Marchioli, 84f.; Künzle, Kräuterheilbuch, 375; Scheffer, Original Bach-Blütentherapie, 90–94, 175–178, 221–225; Vonarburg, Homöotanik, Bd. 1, 58–63; Schilcher, Phytotherapie, 276ff., 377; Abbildung: Klein, Waldbäume und Sträucher, Tf. 77.

ROTKLEE

Trifolium pratense L.;
Schmetterlingsblütler,
Fabaceae

Vorkommen
Wiesen, lichte Wälder;
Blütezeit: Mai bis Oktober.

Wissensgeschichte:
Der Rotklee wurde von den antiken Ärzten nicht genutzt. Hildegard von Bingen verlieh der Pflanze als Erste medizinische Konturen, indem sie in Olivenöl eingeweichte und auf die Augenlider gelegte Rotkleeblüten zur Stärkung der Sehkraft empfahl.

Der Botanikerarzt Leonhart Fuchs brachte in seinem Kräuterbuch (1543) erstmals eine gynäkologische Indikation. Er riet Frauen, die an Weissfluss litten, zu einem Heiltrank mit der Abkochung des Krauts. Ein Pflaster mit den in Wasser und Öl gesottenen Blüten samt den Samen wurde auf Geschwülste und harte Beulen aufgetragen. Fuchs kritisierte zugleich die Apotheker, dass die Pflanze bei ihnen nicht erhältlich sei. Stattdessen verkauften sie teure Arzneien, die sie selten kennen würden.

Mattioli brachte eine gynäkologische Heilanzeige, die vermutlich aus der Erfahrung medizinischer Praktikerinnen stammt: «Ettliche sagen: Der Klee mit den purpurfarben blumen gessen oder getruncken / verstelle [= stille] die weiberzeit. Aber der ander mit den weissen blumen [= Kriechender Klee?] mache sie flüssig.»

Tabernaemontanus verwendete die Wein- oder Honigwasserabkochung der Blüten als schleimlösenden Heiltrank oder als Klistier bei Verstopfung. Die Blüten wurden in Wasser und Öl gesotten und kamen als Umschlag auf harte Geschwülste zu liegen.

Johann Barandun brachte in seinem Kräuterbuch von 1719 traditionelles Heilwissen aus den Kräuterbüchern der frühneuzeitlichen Botanikerärzte.

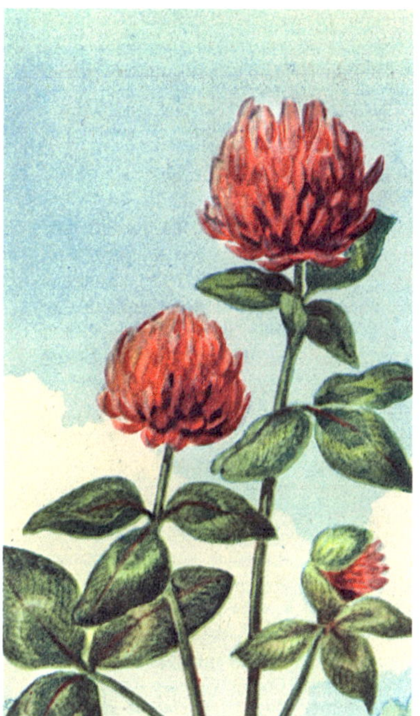

Die heutigen Hauptindikationen für den Rotklee betreffen die Frauenheilkunde und fussen auf denselben Werken. Trifolium pratense ist ausserdem ein homöopathisches Mittel.

Der Rotklee hat aufgrund seiner Wiederentdeckung durch die sogenannte Wildkräuterkulinarik eine symbolische Neuaufwertung erfahren.

Heutige Anwendung

Im Haus
Husten, Aufheiterung: Aufguss der Blüten, innerlich (Prättigau).

Harmonisierung der Hormone während der Wechseljahre, Impotenz, Anti-Aging: Aufguss der Blüten, innerlich (Valposchiavo).

Ausschilderung auf Kräuterlehrpfad

Wildkräuterpfad Oberalppass–Tschamut, Nr. 2 (Alpenklee).

Literatur und Abbildung

Lauber/Wagner/Gygax, Flora Helvetica, 384; Hildegard von Bingen/Riha, 100; Fuchs, Cap. CCCXVII, Tabernaemontanus/Bauhin, 908; Barandun, Nr. 231; Vogel, Der kleine Doktor, 22; Vonarburg, Homöotanik, Bd. 2, 662f.; Schilcher, Phytotherapie, 278ff.; Wegmann, Prättigau, 35; Ruatti, Valposchiavo, 102; Tscharner, Wald, 84; Meier, Wildkräuter-Fibel, Nr. 2 (Heil- und Nahrungspflanze); Abbildung: Herba, Nr. 49.

SAFRAN

Flora Helvetica: Echter Safran, Crocus sativus L.; Schwertliliengewächse, Iridaceae

Vorkommen
Kulturpflanze; Blütezeit: September bis November.

Wissensgeschichte:
Man nimmt an, dass es sich beim Safran um eine zufällige Mutation des Cartwright-Krokus, der nur auf Kreta vorkommt, handelt. Der römische Naturkundige Plinius der Ältere beschrieb in seiner Enzyklopädie «Naturalis historia» die Heilwirkung des Safrans ausführlich. Ihm zufolge wirkt er als Aphrodisiakum, hilft bei Entzündungen, insbesondere jener der Augen, bei Gebärmutterleiden, Geschwüren des Magens, der Leber, der Blase und der Nieren sowie bei Husten und Seitenstechen (Lungen- oder Rippenfellentzündung). Safran kann den Schlaf herbeiführen, und, vor einem Gelage eingenommen, verhindert er Trunkenheit. Plinius behandelte die Pflanze zwar ausführlicher als Dioskurides, der wirkmächtigste Arzt der Antike. Dieser warnte indes eindringlich vor Fälschungen des Safrans, bei dem nur die Narbe, der mittlere Teil der Blüte, das weibliche Organ, verwendet wird. Man benötigt etwa 150 000 Blüten für ein Kilogramm getrockneten Safrans, was ungefähr der Ernte einer Anbaufläche von 2000 Quadratmetern entspricht. Daher wundert es nicht, dass das kostbare Heilmittel und Gewürz stets gefälscht wurde und noch wird. Der Botanikerarzt Theodor Zwinger wusste, welche Pflanze als Ersatz infrage kam: «Es wird offt der rechte Saffran von betrüglichen Krämern / mit dem wilden Saffran verfälschet.» Bei dem historischen «wilden Saffran» handelt es sich um Saflor oder Färberdistel. Die Armen verwendeten die gedörrten Blüten dieser Pflanze anstelle des Safrans zum Färben ihrer Speisen.

Warnung vor falschem Gebrauch des Safrans

Allzuviel Saffran brauchen / sowol auch stets daran zu riechen verursachet Hauptschmertzen.

Johann von Muralt, Eydgnössischer Lust-Garte (1715)

Ein heilkundiger Mönch, der um 785 im Benediktinerkloster Lorsch ein umfangreiches Arzneibuch verfasste, wandte Safran, mit Rosenblättern und Pinienkernen zerrieben und mit Honig gemischt, bei Rachen- und Gaumenentzündungen an. Einen festen Platz in der Geschichte der Kräuterbücher erhielt Safran erst wieder im 12. Jahrhundert, als in Salerno und Toledo die arabische Medizin rezipiert wurde. Platearius beschrieb in seinem «Circa Instans» um 1150 ein Rezept, worin Safranpulver, mit Eidotter angerührt, bei geröteten Augen, Flecken auf der Hornhaut und Blut aus verletzten Augen gelegt werden sollte. Gegen Bauchkoliken, Harnzwang (Blasenschmerzen mit unwillkürlichem Urinabgang) und Harnkrampf hilft laut den Salernitanern ein Umschlag mit Safran, der in Öl und Honig abgekocht wurde.

In der mittelalterlichen Frauenheilkunde diente Safran als Abortivum und Wehenmittel, zur Auslösung der verzögerten Menstruation und Reinigung der Gebärmutter von überflüssigen Säften, was die weibliche Fruchtbarkeit fördern sollte.

Heinrich von Pfalzpaint, Ordensritter und Arzt, widmete sich in seinem 1460 entstandenen medizinischen Lehrbuch vor allem der Behandlung von Kriegsverletzungen. Er stellte

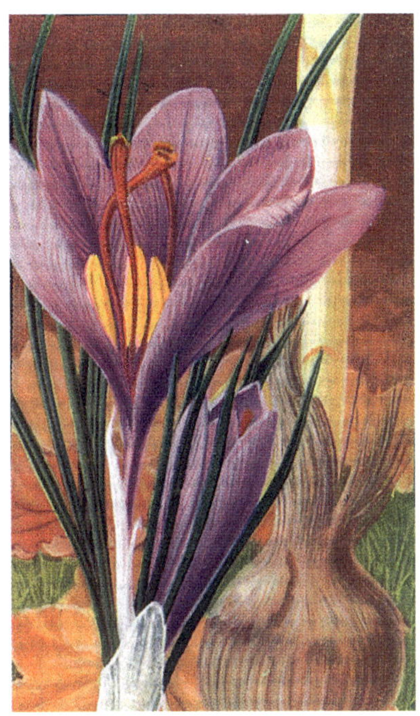

ein Pflaster zusammen, das neben Safran die Zutaten Langer Pfeffer, Zimt, Muskat, Muskatblumen (Macis), Gewürznelken, Zitwer, Galgant, Ingwer, Paradieskörner, Seidelbastfrüchte, Mastix, Weisser Weihrauch, Kampfer, →Brennnesselsamen, →Anis, Galbanharz und Alaun enthielt. Pfalzpaint behandelte damit sowohl Knochenbrüche als auch krankhafte Knochen- und Hautveränderungen.

Im Hoch- und Spätmittelalter nahm die Beliebtheit des Safrans als Arzneipflanze ab, doch er sollte weiterhin in den Kräuterbüchern der frühneuzeitlichen Botanikerärzte erscheinen. Mattioli brachte ein Pestmittel aus der Erfahrungsmedizin, wozu in einer verschlossenen hohlen Eierschale Safran zusammen mit Theriak, →Senf und Zitwerwurzel gekocht und daraus eine Latwerge hergestellt werden sollte. Die gelbe Farbe des Safrans verweist gemäss der antiken Signaturenlehre auf Krankheiten von Leber und Gallenblase. Säuglinge, welche die Brust verweigerten und an grünem Durchfall litten, erhielten Muttermilch mit ein wenig Safran.

Tabernaemontanus verordnete das Destillat aus Safranzwiebeln zur Pflege der vom «Antoniusfeuer» verursachten, schwer heilenden Wunden. Der Botanikerarzt setzte Safran ausserdem bei depressiver Verstimmung ein: «Auff die Brüst und Ballen der Händ / wie auch auff die Pulß der Händen gebunden / kräfftiget die Schwachhertzigen.»

Safran befand sich in der Apotheke des am Heinzenberg und im Domleschg wirkenden Arztes Johann Anton Grass, der bei Theodor Zwinger, dem Autor des «Theatrum Botanicum» (1696), an der Universität Basel Medizin studiert hatte. Der angesehene Arzt verschrieb bei Tobsucht, Wahnsinn und durch heftiges Fieber verursachten Kopfschmerzen einen warmen Umschlag mit →Hauswurzsaft oder -destillat, Nachtschattenwasser (Destillat aus einer Solanum-Art), →Rosenwasser und →Safran. Darüber hinaus empfahl Zwinger, ein Säcklein mit Safran auf das Herz zu legen, um die Traurigkeit zu vertreiben.

Ein handschriftliches, 1747 in Ardez (Unterengadin) aufgesetztes Arzneibuch enthält einen für Graubünden seltenen Beleg für die Heilnutzung des Safrans. Das Pflaster gegen geschwollene Brüste der Frau enthält Roggenbrotrinden, Breitwegerich (→Spitzwegerich) und Safran; die zerstossene Masse musste vor dem Auflegen in Milch gekocht werden.

Gegenwärtig ist Safran eine neu entdeckte Trendpflanze, die zur Wiederherstellung des gestörten seelischen Gleichgewichts dient. Der deutsche Ayurveda-Arzt Ernst Schrott machte in seinem phytotherapeutischen Grundlagenwerk den Safran als ayurvedische Arzneipflanze bekannt. Crocus sativus ist ausserdem ein homöopathisches Mittel.

In der herrschaftlichen Küche wurde Safran erst im Mittelalter durch arabische Vermittlung populär. Frühe Anbaugebiete bestanden und bestehen immer noch im einst maurisch besetzten Spanien um La Mancha seit dem 8. Jahrhundert, also seit 1300 Jahren. Das Gewürz wurde zudem im spanischen Südaragonien und Katalonien, aber auch in der Lombardei in Casal Maggiore bei Cremona unter dem Namen «Tuschgan», in Aquila in den Abruzzen unter der Bezeichnung «Adler» oder «Zima» und in Apulien als «Pülscher Safran» kultiviert. Deutsche Kaufleute führten grosse Mengen nach Norden. So erscheint das teure und prestigeträchtige Gewürz mehrfach in einem im Raum Bayern/Tirol 1559 niedergeschriebenen, in einer vornehmen Churer Familie verwendeten Kochbuch.

Kommerzieller Anbau

In Graubünden wird Safran in Fläsch, Tomils, Donat und Sagogn kultiviert.

Literatur und Abbildung

Lauber/Wagner/Gygax, Flora Helvetica, 1324; Safran, in: Fansa, Mamoun u. a. (Hg.), Chili, Teufelsdreck und Safran. Zur Kulturgeschichte der Gewürze, Oldenburg 2007, 284f.; Plinius XXI, 103f.; Dioskurides/Berendes, 53f.; Lorscher Arzneibuch/Stoll, 151; Circa Instans/Goehl, 255f.; Zwinger, 983; Ermete, Karen, Gewürze und Gewürzhandel in den Nordwestprovinzen des Römischen Reiches, in: Fansa, Chili, 103–113; Schnell, Bernhard, Der Saffran hat die Kraft zu krefftigen und zu stercken. Gewürze in der mittelalterlichen Heilkunde, in: Fansa, Chili, 25–40; Circa Instans/Goehl, 238f.; Leidig, Frauenheilkunde, 117, 159, 431; Mattioli/Handsch, 19r; Tabernaemontanus/Bauhin, 1022f.; Daems, Johann Anton Grass, 19, 207; Zwinger, 358f.; von Muralt, 82; Ludwig, Phytologia, Nr. 110; Dec. 7, 151; Schnyder, Werner, Handel und Verkehr über die Bündner Pässe im Mittelalter 1, Zürich 1973, 57; Schrott/Ammon, 200f.; Vonarburg, Homöotanik, Bd. 1, 489–493; Letsch, Kochbuch, Nr. 1, 15, 20f., 33, 35, 38, 57, 70, 78, 84, 99, 104; Der neue Sammler 1 (1805), 317; Schilcher, Phytotherapie, 377; Abbildung: Correvon/Rivier/Robert, Champs et bois fleuris, Tf. 60.

SALBEI

Zwei Arten; Lippenblütler, Lamiaceae

– Gartensalbei, Salvia officinalis L.

Vorkommen
In Gärten kultiviert; Blütezeit: Mai bis Juli.

Wissensgeschichte:
Der Salbei zählt zu den ältesten Heilmitteln. Dioskurides nutzte sowohl eine unbestimmbare Salbei-Art als auch den Grünen Salbei. Die Abkochung aus der ersterwähnten Art diente als Heiltrank, um die Ausscheidung von Urin und die Wundheilung zu fördern, das Blut zu stillen, die verzögerte Menstruation auszulösen sowie den Fötus abzutreiben. Die Weinabkochung sollte als warmer Umschlag den Juckreiz in den Sexualorganen stillen. Der Weinabkochung des Grünen Salbeis schrieb Dioskurides aphrodisische Wirkung zu. Darüber hinaus setzte er die mit Honig gemischte Abkochung gegen Hornhautflecken ein. Um Ödeme aufzulösen und Splitter aus der Haut zu ziehen, kam ein Umschlag mit der Abkochung zum Einsatz.

Hildegard von Bingens Salbeisalbe gegen Kopfschmerzen

Wenn eine Speise, die einen fauligen Saft enthält, einem Menschen Kopfschmerzen macht, soll er Salbei und →Dost und →Fenchel zu gleichen Teilen nehmen und von →Andorn mehr als von diesen allen und füge reichlich zu Brei gerührte Butter hinzu (und wenn er diese nicht hat, soll er Fett zufügen) und mache daraus eine Salbe, bestreiche das Haupt, und es wird ihm besser gehen.

Hildegard von Bingen, Physica (um 1160)

Gartensalbei

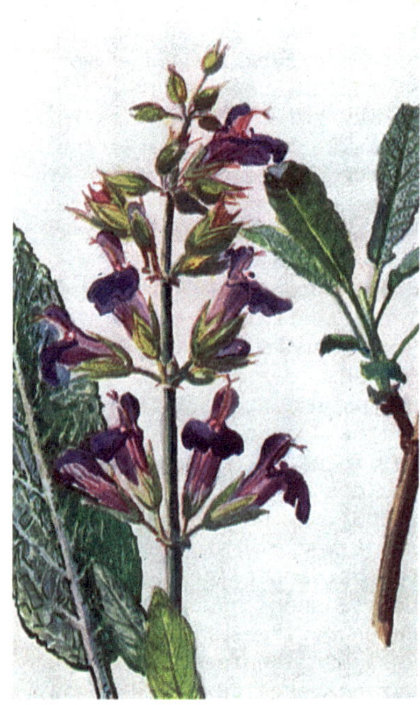

Im Mittelalter gehörte Gartensalbei zusammen mit →Betonie, →Weinraute und →Wegerich zu den Universalheilmitteln.

In der Klostermedizin wurde die Pflanze bereits im Frühmittelalter verwendet. Walahfrid Strabo, Prinzenerzieher am Kaiserhof zu Aachen und späterer Abt des Klosters Reichenau, erwähnte in seinem Gartengedicht «Hortulus» (entstanden zwischen 829 und 838) den symbolisch bedeutsamen Standort des Krauts im Klostergarten und hob die Vielfalt seiner Qualitäten hervor: «Leuchtend blühet Salbei ganz vorn am Eingang des Gartens, süß von Geruch, voll wirkender Kräfte und heilsam zu trinken.»

Der Mönch Odo Magdunensis brachte in seinem Lehrgedicht «De viribus herbarum» (Über die Kräfte der Kräuter, 2. Hälfte 11. Jh.) als neue Indikation verstockten Husten und Rippenfellschmerz. Platearius bezeichnete in seinem «Circa Instans» um 1150 Umschläge mit der Weinabkochung als erprobtes Mittel für Gelähmte und Epileptiker.

Hildegard von Bingen verordnete die Abkochung des Gartensalbeis als Heiltrank bei Gicht, Appetitlosigkeit, Harninkontinenz und Blutspeien. Gegen Kopfschmerzen aufgrund des Verzehrs einer fauligen Speise stellte sie eine Salbe mit Salbei, →Dost, →Fenchel, →Andorn und Butter her. Wer an Flankenschmerzen litt, erhielt eine Auflage mit Salbei, Stickwurz (→Zaunrübe) und →Weinraute.

Die spätmittelalterliche Frauenmedizin kannte zahlreiche Indikationen für die Nutzung der Pflanze. Um Gebärmutterschmerzen zu lindern, wurde ein warmes Pflaster mit klein geschnittenem, gekochtem wildem Salbei (Wiesensalbei?), →Kamillenblüten, →Borretsch, →Wermut, →Beifuss und Blättern der Silberweide (→Weide) auf den Bauch gelegt. Ausserdem wurde in der Abkochung der Kräuter gebadet oder der Frau die in Essig gekochte Pflanze in den Mund gelegt. Ein warmes Bad mit Salbei diente auch der Einleitung der Geburt.

Mattioli hob hervor, dass das Kraut allen nütze, dem Arzt und dem Koch, sowohl Arm als auch Reich. Er empfahl das Kraut bei Leberproblemen und «zu allen kalten kranckheiten des hirns und der glieder / als da ist der schlag / tropff / zittern / krampff / S. Valtins leiden [= Epilepsie] / und schlaffsucht.» Das Patronat des hl. Valentin gegen die Fallsucht leitet sich aus dem Gleichklang der Krankheitsbezeichnung und dem Namen des Heiligen her. Der Krankheitsname «tropff» beruht auf der hippokratischen Vorstellung, dass eine Lähmung entstehe, wenn sich im Gehirn ein Übermass an Phlegma bilde, das im Körperinnern zu angestauten Tropfen führe.

Frauen, die nicht schwanger wurden, erhielten den Rat, vier Tage nach der Menstruation Salbeisaft mit ein wenig Salz einzunehmen und sich bald darauf in die «eheliche pflicht» zu begeben.

Nach Tabernaemontanus bewahrt die Einnahme von Salbeiblättern am Morgen vor der Pest; ebenso sollten diese die Rote Ruhr stillen. Als Erster erwähnte er noch aktuelle Indikationen wie Zahnfleisch- und Halsentzündung sowie Wunden. Als gynäkologische Heilanzeigen nannte er, auf antike Ärzte zurückgreifend, unter anderem eine drohende Frühgeburt und die Austreibung des toten Fötus.

Ein historischer Beleg aus dem Unterengadin zur Wertschätzung des Krauts findet sich in der 1573 vollendeten «Raetiae alpestris topographica descriptio» des Humanisten Ulrich Campell. Dieser zählte den Gartensalbei zu jenen Heilpflanzen, die «in Gärten durch menschliche Pflege und Kunst gehegt werden». Der Botanikerarzt Hieronymus Bock verordnete Umschläge mit der Abkochung gegen Milben, Ausschläge, Geschwülste an den Geschlechtsorganen, bei Tierbissen und zur Wundpflege.

Johann Barandun vermittelte 1719 in seinem «Lustgarten da las Ligias» traditionsbasiertes Heilwissen über den Gartensalbei, das er der 1715 erschienenen Schrift «Eydgnössischer Lust-Garte» des Zürcher Stadtarztes Johann von Muralt entnommen hatte. Als Anwendungsbereiche galten Förderung der Harnausscheidung, Auslösung der verzögerten Menstruation, Schwindel, Schlaganfall, Schnupfen, Mundfäule bei Kindern.

Der Alt-Reallehrer Caspar Patzen in Chur riet in seinem 1899 erstmals aufgelegten Hausmittel-Büchlein bei alten, eiternden Wunden, diese mit der Abkochung des Salbeis auszuwaschen.

Der Disentiser Benediktinerpater Karl Hager wies aufgrund seiner naturkundlichen und kulturhistorischen Forschungsexkursionen in die Surselva die Kultivierung der Salvia officinalis in Bauerngärten nach.

Künzle bezeichnete den Gartensalbei aufgrund seiner vielfältigen Heilkräfte als eine «gesegnete Pflanze», die in keinem Hausgarten fehlen sollte. Neu ist bei ihm die Indikation starker Nachtschweiss, woran besonders Lungenkranke, junge Leute «in den Entwicklungsjahren und Frauen in den Wechseljahren» zu leiden hätten. Der belesene Kräuterpfarrer fand diese Heilanzeige in Johann Friedrich Osianders Büchlein «Volksarzneymittel», das 1838 in dritter Auflage erschienen war.

Die gegenwärtigen Anwendungsbereiche für Mensch und Vieh basieren auf Künzle, wobei dieser wiederum mehrheitlich auf Tabernaemontanus zurückgriff.

Salvia officinalis ist auch ein homöopathisches Mittel und eine Heilpflanze der neuen Hildegard-Medizin.

Heutige Anwendung

Im Haus

Erkältung, Husten, Angina, Halsschmerzen, Zahnfleischentzündung, Schwitzen in den Wechseljahren: Aufguss der Blätter und Blüten, innerlich (Prättigau).

Aphten im Mund: gurgeln, inhalieren, Blätter langsam kauen (Prättigau).

Prellungen, Fussschweiss: Bad mit zugesetztem Aufguss der Blätter und Blüten (Prättigau).

Im Stall

Erkältungen, Halsschmerzen: Aufguss der Blätter und Blüten, innerlich (Safiental).

Wunden bei Rindern: Waschungen mit der Abkochung der frischen oder getrockneten Blätter oder Auflagen mit den zerquetschten Blättern (Prättigau).

– Wiesensalbei, Salvia pratensis L.

Vorkommen
Trockenwiesen, sonnige Raine; Blütezeit: Mai bis August.

Wissensgeschichte:
Der vermutlich als Heiler tätige Johann Barandun vermittelte in seinem 1719 nie-

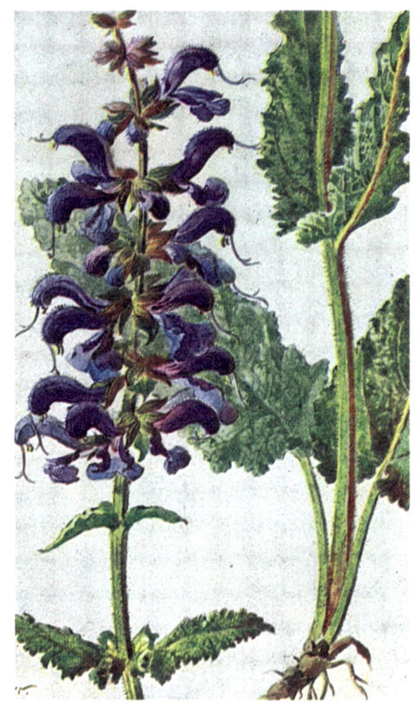

Wiesensalbei

dergeschriebenen Kräuterbuch altbekanntes Heilwissen über den Wiesensalbei. Die aufgeführten Anwendungsbereiche sind dieselben wie in den Werken der frühneuzeitlichen Botanikerärzte. Von Barandun unbeachtet, hatte von Muralt in seinem Kräuterbuch festgehalten, dass der Wiesensalbei in der «Artzney-Kunst» wenig gebraucht werde, doch der versierte Chirurg sprach über die Heilkraft der Pflanze aus eigener Erfahrung: «Ich halte aber darfür / man könnte grossen Nutzen und herrliche Würckung darmit im Reinigen und Heilen der Wunden schaffen. Ihr Saame vertreibet die Flecken der Augen.»

Der von Künzle aufgrund der Grippepandemie von 1918 zusammengestellte, zum Mythos gewordene Grippetee enthält ausser Wiesensalbei →Wermut und →Stechpalme. Der Tee wird noch immer vom «Kräuter-Pfarrer Künzle Verein» vertrieben.

Im Valposchiavo findet in der medizinischen Selbsthilfe der Wiesensalbei und nicht der wirksamere Gartensalbei Verwendung. Es fällt ins Auge, dass Künzle wie Treben beide Salbei-Arten verwendeten. Allgemein lassen sich in der erwähnten Region Einflüsse Künzles und Trebens feststellen, deren Schriften auch in Italienisch erschienen.

Die aus Vrin gebürtige Kräuterfachfrau Pirmina Caminada (*1968) beobachtete als Kind beim Viehhüten eine Kuh, die an einer Euterentzündung litt. Nur diese Kuh frass Wiesensalbei, und zwar nur so lange, bis sie wieder gesund war. «Seit je haben Menschen die Anwendung von Heilpflanzen mittels Beobachtung der Tiere erlernt», so Caminada.

Heutige Anwendung

Im Haus

Zur Stärkung in der Rekonvaleszenz: Blüten in Apfelessig einlegen, den ganzen Körper mit dem Mazerat einmassieren (Valposchiavo).

Verbesserung der Verdauung, Aktivierung der Darmtätigkeit, Blutdrucksenkung, Probleme während der Menstruation und der Menopause, Angstgefühle, Depressionen, Schlaflosigkeit, Katarrh, Mundentzündungen, blutendes Zahnfleisch: Abkochung aus Blüten und Blättern, innerlich (Valposchiavo).

Kommerzieller Anbau, Kultivierung in Kräuterschau- und Klostergärten

Gartensalbei wird von der Erboristeria Biologica Raselli, Le Prese, der Azienda Agricola Biologica Al Canton (Familie Zanetti-Lazzarini, Le Prese, und von Guarda Kräuter angebaut. Salbei-Arten wachsen in folgenden Kräuterschaugärten: Iert d'ervas medicinalas des Museum Regiunal, Savognin; Kräutergarten Bidem, Vals; Kräutergarten in der Burgruine Belfort, Brienz/Brinzauls; Landwirtschaftliche Schule Plantahof, Landquart; Medizinalgarten, Chur; Kräuterstall Hennägadä, Klosters; Pfarrer Künzle's Chrüterparadies, Zizers; Heididorf, Maienfeld; Benediktinerinnenkloster St. Johann, Müstair; Benediktinerkloster St. Martin, Disentis. Salbei wird zusammen mit zwölf anderen traditionellen Hustenmitteln, nämlich →Andorn, →Bibernelle, →Ehrenpreis, →Eibisch, →Frauenmantel, →Holunder, →Malve, →Pfefferminze, →Schafgarbe, →Schlüsselblume, →Spitzwegerich und →Thymian, im von der Firma Richterich/Laufen angelegten Kräuterschaugarten in Pontresina (Oberengadin) und entlang des Ricola Erlebniswegs in Arosa angebaut. Sein Wissen über die schleimlösende Wirkung der Schafgarbe bezog der Bäcker- und Konditormeister Emil Richterich in Laufen, der 1940 das Ricola-Bonbon erfand, aus Pfarrer Künzles Schriften und dem Kräuterbuch von Karl Schönenberger-Steiger.

Literatur und Abbildungen

Lauber/Wagner/Gygax, Flora Helvetica, 880; Dioskurides/Berendes, 286f., 348; Mayer/Uehleke/Saum, Klosterheilkunde, 156f.; Strabo/Berschin/Erbar/Fels, 48f.; Odo Magdunensis/Mayer/Goehl, 150; Circa Instans/Goehl, 382; Hildegard von Bingen/Riha, 68f.; Kruse, Mittelalterliche Frauenrezepte, 68, 74, 164; Mattioli/Handsch, 290r; Riecke, Jörg, Die Frühgeschichte der mittelalterlichen Fachsprache im Deutschen 1: Untersuchungen, Berlin, New York 2004, 480; Madaus, Biologische Heilmittel, Bd. 3, 2403; Campell/Hitz, 801; Tabernaemontanus/Bauhin, 760–764; Barandun, Nr. 153, 196; von Muralt, 167, 289f.; Ludwig, Phytologia, Nr. 295; Patzen, Nr. 245; Hager, 280; Marchioli, 12f.; Künzle, Kräuterheilbuch, 376ff.; Osiander, 162; Hertzka/Strehlow, Hildegard-Apotheke, 33, 63, 66, 72, 315; Wolff, Zaubertrank, 733ff.; Vogel, Der kleine Doktor, 25; Treben/Storl, 116–120; Vonarburg, Homöotanik, Bd. 2, 517; Schilcher, Phytotherapie, 282ff.; Wegmann, Prättigau, 37; Ruatti, Valposchiavo, 94f.; Joos, 105 (Safiental); Klarer/Stöger/Meier, Jenzerwurz 117f.; Tinkturen (Flyer Kräuter-Pfarrer Künzle Verein, Wangs o. J.); Tscharner, Wald, 78, 84, 86; Müller, Klostergarten (Müstair), 5; Steigner, Klostergarten, 26 (Disentis); Würzen, Nr. 15 (Flyer Kräutergarten Burgruine Belfort); Thurner-Steier, Savognin, Thema 3; Künzle, Kräuteratlas (2017), Nr. 19; Abbildungen: Klein, Nutzpflanzen, Tf. 97; Klein, Wiesenpflanzen, Tf. 71.

SALOMONSSIEGEL

Flora Helvetica: Echtes Salomonssiegel, Polygonatum odoratum (MILL.) DRUCE; Spargelgewächse, Asparagaceae

Vorkommen
Trockene Gebüsche, Felsen, Geröllhalden; Blütezeit: Mai bis Juni.

Wissensgeschichte:
Das Salomonssiegel zählt zu den ältesten Heilpflanzen. Schon Pedanios Dioskurides setzte die Wurzel im Wundpflaster und gegen Flecken im Gesicht ein.

Traditionelle Anwendungsbereiche

Tee: harntreibend, bei Rheumatismus, Steinleiden, wassersüchtigen Ansammlungen und neuestens auch gegen Zuckerkrankheit.

Abkochung als Umschlag, bei Wunden, Entzündungen, Quetschungen, Blutergüssen unter der Haut, Blatternarben und Hautunreinheiten.

Die Beeren erregen Durchfall und Erbrechen, sind giftig und haben schon Todesfälle bei Kindern verursacht.

Herba (1952)

Die Wurzel des Salomonssiegels mit ihren Stängelnarben, die Siegeln ähneln, überragte alle anderen magischen Spring wurzeln an Beliebtheit. Ihr wurde zugeschrieben, besonders zauberkräftig zu sein, das heisst, Verschlossenes jeder Art öffnen zu können, sogar den Gebärenden den Geburtskanal. Der biblische König Salomon, dem aufgrund seiner Weisheit Kenntnisse der Magie nachgesagt wurden, soll die Zauberkraft der Pflanze zum Sprengen von Felsen genutzt haben, die für den Bau des Tempels in Jerusalem benötigt wurden.

Als Heilpflanze erscheint das Salomonssiegel erst wieder in den Kräuterbüchern der frühneuzeitlichen Botanikerärzte. Mattioli nutzte Wurzel, Blätter und Beeren. Die Wurzel sollte den Weissfluss beenden und die «unkeusche gelust» reizen: «[…] daher wirdt sie in wolgerüsten Apothecken mit zucker uberzogen / das sie desto lieblicher einzunehmen sey». Die Beeren dienten Mattioli als Brech- und Abführmittel. Sie wurden in Wein gesotten oder gepulvert eingenommen, um überflüssigen Schleim auszuführen. Bei Erkältungen setzte der Botanikerarzt die Blätter ein, welche die Kranken kauen mussten, um durch Niesen den Kopf von schädlichen Flüssen zu reinigen. Die zerquetschte Wurzel wurde auf Blutergüsse gelegt.

Tabernaemontanus verwendete neu die Wurzel zusammen mit →Safran und Fett als Salbe gegen Syphilisbeulen und andere Geschwülste. Waschungen mit Lauge, worin die Wurzel gezogen hatte, sollten nässende Ausschläge am Kopf und Läuse bei Kindern beseitigen. Das Destillat nutzte der Botanikerarzt bei inneren Verletzungen und Geschwüren, zur Reinigung von Magen, Nieren, Milz und Blase und zur Auslösung der verzögerten Menstruation.

Johann Barandun beschrieb 1719 in seinem Kräuterbuch altbekanntes Heilwissen über das Salomonssiegel. Die Anwendungsbereiche – Weissfluss, Reinigung des Körpers durch Erbrechen und Abführen, Läuse und Räude – hatte er der Schrift «Eydgnössischer Lust-Garte» (1715) des Zürcher Stadtarztes Johann von Muralt entnommen.

Frauen, die im Wochenbett an einer Entzündung der Gebärmutter litten, sollten laut dem Arzt und Naturforscher Albrecht von Haller ein Kataplasma mit Lilienzwiebeln und der Wurzel des Salomonssiegels erhalten. Ab der zweiten Hälfte des 18. Jahrhunderts geriet die medizinische Nutzung der Pflanze zunehmend in Vergessenheit.

Das Sammelbildchenalbum «Herba» (1952) vermittelte als eines der letzten schweizweit verbreiteten Kräuterbücher traditionelle Anwendungsbereiche für das Salomonssiegel.

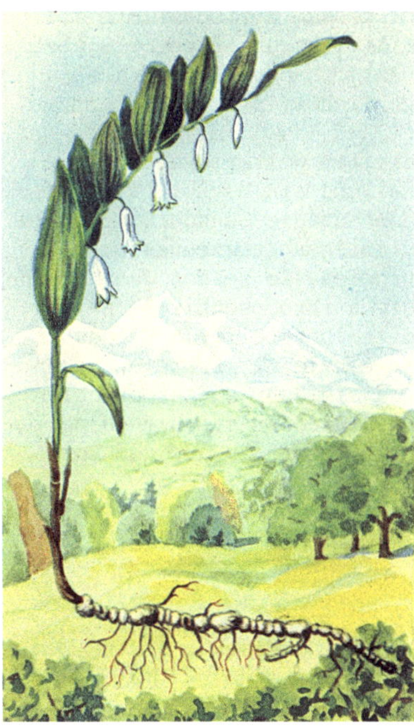

Echtes Salomonssiegel

Literatur und Abbildung

Lauber/Wagner/Gygax, Flora Helvetica, 1302; Spohn/Golte-Bechtle/Spohn, Was blüht denn da?, 182; Brunold-Bigler, Zauberwurzeln, 13–17; Dioskurides/Berendes, 369; Mattioli/Handsch, 397v; Tabernaemontanus/Bauhin, 1138; Barandun, Nr. 136; von Muralt, 191f.; Ludwig, Phytologia, Nr. 259; von Haller, 131f.; Madaus, Biologische Heilmittel, Bd. 3, 2190; Herba, Nr. 61; Abbildung: Herba, Nr. 61.

SANDDORN

Hippophaë rhamnoides L.;
Ölweidengewächse, Elaeagnaceae

Vorkommen
Kiesige Orte, Ufer, Schwemmland; Blütezeit: April bis Mai.

Wissensgeschichte:
Der Botanikerarzt Pietro Andrea Mattioli setzte die Abkochung der Sanddornblätter gegen Wundrose und fressende Geschwüre ein.

Die medizinischen Qualitäten der beerenartigen Sanddorn-Steinfrüchte wurden erst durch den Basler Botanikerarzt Johann Bauhin (1541–1613) in seinem 1650/51 postum in Yverdon erschienenen Werk «Historia plantarum» bekannt: «Die Beeren tun durch ihren sauren Geschmack dem seekranken Magen und ekelerfüllten Gaumen wohl. Den Speichel locken sie hinreichend hervor und Fiebernden vertreiben sie den Durst. Sie haben purgierende Wirkung. Der eingedickte Saft, äußerst sauer und zusammenziehend, ungefähr wie →Berberitze, wird bei Durchfall empfohlen.» Die Tabernaemontanus-Ausgabe von 1687 enthält eine erstaunliche Angabe zu einem Standort des Strauchs in Graubünden: «Dieser wächst zu Basel am Rhein / auch nicht weit von Cur / am Lech bei Augsburg / auch in Holland.» Dort würden die Beeren aufgrund ihrer abführenden Wirkung «Scheißbeeren» genannt. Wie den Werken der frühneuzeitlichen Botanikerärzte zu entnehmen ist, wurden die orangen Beeren von der ärmeren Bevölkerung Ostfrieslands, Flanderns, Finnlands, Schwedens und Südfrankreichs als Sauce zu den Mahlzeiten serviert.

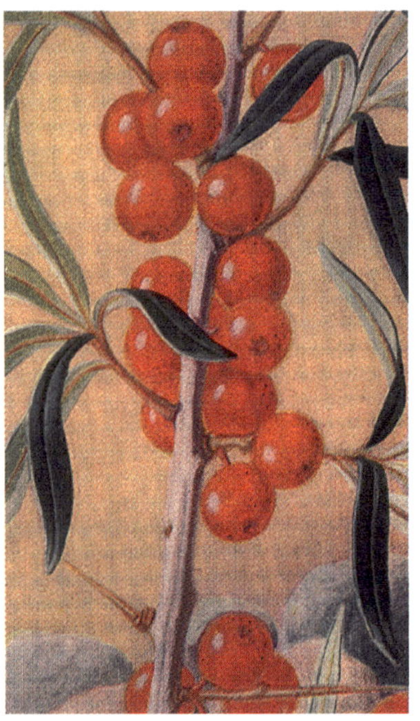

Der 1879 erschienene «Schweizer Kräutersammler» griff auf Mattioli zurück und brachte den Rat, die Abkochung aus den jungen Ästen, Blättern und Blüten bei rheumatischen und Hautleiden einzunehmen. Kräuterpfarrer Künzle beschrieb den Sanddorn unter den Bezeichnungen «Rheindorn» und «Oleaster germanicus» und empfahl, die zerquetschten Beeren oder Blätter auf jegliche Art von «Brand» (Gefässverschlüsse) zu legen.

Gegenwärtig erfährt das aus dem Fruchtfleisch gepresste Öl grosse Wertschätzung als Mittel gegen trockene Schleimhäute und zur Pflege des Augenlichts.

Erst 1942, also während des Zweiten Weltkriegs, kam in Holland ein Merkblatt heraus, das auf die Sanddornbeere als wichtigen Ernährungsfaktor hinwies. Im selben Jahr begann die anthroposophische Heilmittelherstellerin Weleda in Arlesheim mit Ernteversuchen, und ein Jahr später erschien das Sanddorn-Produkt «Hippophan» erstmals auf dem Markt.

Heutige Anwendung

Im Haus
Vitaminreich, Vorbeugung von Erkältungskrankheiten, allgemeine Stärkung: Saft, Sirup, Konfitüre (Prättigau).

Kommerzielle Nutzung, Kultivierung in Kräuterschaugärten

Margrit und Adolf Hartmann produzieren für ihre Firma Sanbro in Trans die Sanddornprodukte Ursaft, Sirup und Fruchtfleischöl für den Versandhandel. Sie sammeln und verarbeiten die Beeren selbst. Sanddorn wird im Kräutergarten Bidem, Vals und im Kräutergarten der Burgruine Belfort, Brienz/Brinzauls, kultiviert.

Literatur und Abbildung

Lauber/Wagner/Gygax, Flora Helvetica, 314; Mattioli/Handsch, 49v; Daems, Willem F., Geschichtliches über den Sanddorn, in: Buser, Heinrich, Willem F. Daems, Wilhelm Pelikan, Der Sanddorn, Hippophaë rhamnoides. Ein Pionier des Lebens, 2., erweiterte Auflage, Arlesheim 1986, 9–18; Tabernaemontanus/Bauhin, 1490f.; Der Schweizer Kräutersammler, 200; Künzle, Kräuterheilbuch, 372f.; Wegmann, Prättigau, 34; Tscharner, Wald, 48f.; Würzen, Nr. 2 (Flyer Kräutergarten Burgruine Belfort); Abbildung: Correvon/Rivier/Robert, Champs et bois fleuris, Tf. 64.

SANIKEL

Sanicula europaea L.;
Doldenblütler, Apiaceae

Vorkommen
Wälder; Blütezeit: Mai bis Juli.

Wissensgeschichte:
Der Sanikel lässt sich in den Werken der antiken Ärzte nicht nachweisen. Hildegard von Bingen kommt das Verdienst zu, seine Heilwirkung entdeckt oder zumindest als Erste beschrieben zu haben. Sie empfahl bei Magen- und Darmschwäche einen Heiltrank mit der Abkochung der ganzen Pflanze samt der Wurzel, gesüsst mit Honig und Süssholz. Gemäss der medizinisch allgemeingültigen Auffassung, dass Wunden von innen heilen, verordnete sie bei Verletzungen durch Eisen, den Saft mit Wasser und im Winter das gepulverte Kraut einzunehmen.

In frauenmedizinischen Rezepten des 15. Jahrhunderts findet der Sanikel als Umschlag bei Brustgeschwülsten und im Heiltrank mit Ziegenmilch bei Komplikationen im Kindbett Verwendung.

Tabernaemontanus zog bei seinen Ausführungen zum Sanikel als meistverwendetem Wundmittel zugleich gegen die nichtakademischen Bader und Scherer los, die bislang mit der Versorgung von Wunden betraut waren: «Der Sanickel ist unter allen Wundkräutern das gebräuchlichste Kraut bey allen Wundärzten / den gebrauchen sie täglich zu ihren Wundträncken / darmit sie auch viel außrichten / sonderlich die in der Wund-Artzeney erfahren / und ihre Kunst auff den Universiteten erstmals gelernet / und folgends in Kriegen und heerzügen geübet / und nicht / die ihre Kunst in der Scheerstuben und bey den Zahnbrechern gelernet haben / wie unsere Bartscherer und Schnabelwäscher / die sich fälschlich vor Wundärtzt außgeben / und auch viel Leut verderben.» Der Botanikerarzt wandte sich darüber hinaus erneut der Frauenmedizin zu und empfahl bei Geschwülsten in der Gebärmutter, Sanikelsaft in die Scheide zu spritzen. Frauen mit übermässiger Menstruation sollten sich in Sanikelsaft getränkte Baumwollzäpfchen einführen oder in der Abkochung baden. Theodor Zwinger berichtete, dass der als heilkräftiges Wundkraut allgemein anerkannte Sanikel, wo er nicht als Wildpflanze vorkam, sogar in Gärten kultiviert werde. Hierzu benötigt es allerdings den richtigen Standort: «An denen orten / die den Bergen und Wäldern entlegen sind / wird es von wegen seiner vielfältigen nutzbarkeit in den Gärten gezielet. Es erfordert der Sanickel ein fett schwartz erdreich und dunckeln ort / da die Sonn nicht hinkommen mag.»

Johann Barandun vermittelte in seinem Kräuterbuch «Lustgarten da las Ligias» (1719) Heilwissen über den Sanikel, das er in den Werken der frühneuzeitlichen Botanikerärzte gefunden hatte.

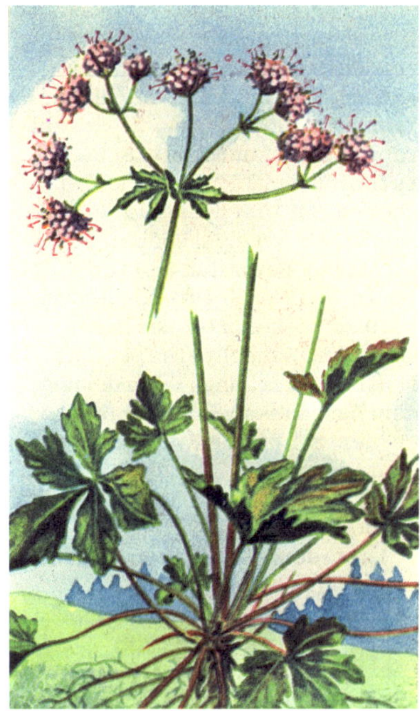

Kräuterpfarrer Künzle warnte beim Sammeln der Pflanze zur Vorsicht: «Um Verwechslungen mit dem giftigen Hahnenfuss vorzubeugen, ist es ratsam, die [sic!] Sanikel in der Blütezeit zu sammeln.» Basierend auf Tabernaemontanus nutzte er die Abkochung der Pflanze mit Honig als Heiltrank bei Blutspeien, übermässiger Menstruation, Magen-Darm-Krankheiten, Durchfall, Lungenleiden, Nierenkrankheiten, inneren Brüchen sowie als Gurgelwasser bei Kehlkopfleiden und Erkrankungen der Mundhöhle. Auflagen mit dem Kraut sollten die Wundheilung fördern und das Blut stillen.

Hildegard von Bingens Nutzung des Sanikels als Wund- und Magenkraut hat sich aufgrund jahrhundertelanger schriftlicher – in der Gegenwart der neuen Hildegard-Medizin – und mündlicher Tradierung von guten Erfahrungen bis an die Schwelle zur Gegenwart erhalten.

Kultivierung in Kräuterschaugärten

Iert d'ervas medicinalas des Museum Regiunal, Savognin; Medizinalgarten, Chur; Pfarrer Künzle's Chrüterparadies, Zizers.

Literatur und Abbildung

Lauber/Wagner/Gygax, Flora Helvetica, 978; Hildegard von Bingen/Riha, 55; Leidig, Frauenheilkunde, 143, 367; Lonitzer, CCLXXXIXv–CCXCr; Mattioli/Handsch, 435r–435v; Tabernaemontanus/Bauhin, 244–247; Zwinger, 819; Barandun, Nr. 195; Ludwig, Phytologia, Nr. 298; Künzle, Kräuterheilbuch, 378f.; Vogel, Der kleine Doktor, 64; Hertzka/Strehlow, Hildegard-Apotheke, 86f.; Schilcher, Phytotherapie, 285; Thurner-Steier, Savognin, Thema 3; Künzle, Kräuteratlas (2017), Nr. 83; Abbildung: Herba, Nr. 54.

SCHACHTELHALM

Flora Helvetica: Ackerschachtelhalm, Equisetum arvense L.; Schachtelhalmgewächse, Equisetaceae

Vorkommen
Wegränder, Schwemmland, Bahnkörper (Fahrwege für Züge); Sporenreife: März bis Mai.

Wissensgeschichte:
Obwohl Ärzte in Antike und Mittelalter verschiedene Schachtelhalm-Arten und ihre blutstillende Wirkung kannten, brachten erst die Botanikerärzte der Frühen Neuzeit relativ korrekte botanische Beschreibungen des Ackerschachtelhalms. Es wundert, dass Hildegard von Bingen dem Kraut keinerlei Nutzen für die menschliche Gesundheit zugeschrieben und es nur als Fliegenvernichtungsmittel betrachtet hatte.

Mattioli hob die Heilwirkung der Pflanze bei blutigen Durchfällen, starker Menstruation, verschleimten Atemwegen und Husten, Nieren- und Blasenleiden, inneren Brüchen, schlecht heilenden Wunden und Hautentzündungen hervor. Darüber hinaus berichtete er, Schachtelhalm werde von den Drehern (Drechslern) gebraucht, um Holzgeschirr zu polieren, während die Mägde Gefässe aus Metall, vor allem Zinn, damit abrieben.

Tabernaemontanus empfahl, das gepulverte Kraut bei Schwindsucht oder Lungengeschwüren in die Speisen zu streuen. Bei Blasengeschwüren setzte er das Kraut innerlich und äusserlich ein: Die Milchabkochung aus dem Kraut musste getrunken werden; zusätzlich erhielten die Kranken eine Spritze mit der Milchabkochung in die Blase. Frauen, die an Weissfluss litten, sollten Rotwein mit Schachtelhalmpulver trinken. Von der «Frantzosenkrankheit» (der Syphilis und anderen sexuell übertragbaren Krankheiten) verursachte innere und äussere Geschwüre des Halses sowie an der «Mannsruthen / und der Heimlichkeit der Weiber» versuchte Tabernaemontanus mit Schachtelhalmumschlägen zu heilen, ebenso Mastdarmvorfall und Geschwülste an den Hoden.

Johann Barandun notierte in seinem Kräuterbuch von 1719 altbekanntes Heilwissen über den Schachtelhalm. Dessen Hauptwirkung – Förderung der Harnausscheidung – hatte er der Schrift «Eydgnössischer Lust-Garte» (1715) des Zürcher Stadtarztes Johann von Muralt entnommen.

Laut den Recherchen des Seminarlehrers August Ulrich, der am Ende des 19. Jahrhunderts Informationen zur Bündner Volksbotanik sammelte, wurde Schachtelhalm als Abortivum benutzt. Die Frauen hatten beobachtet, dass bei allen trächtigen Kühen und Schafen durch Fressen von Heu, in dem sich viel Schachtelhalm befand, ein Abort eintrat.

Gemäss Kräuterpfarrer Johann Künzle durfte der Schachtelhalmtee aufgrund seiner aggressiven Wirkung auf den Magen nie ohne die Beimischung eines Magenkrauts wie →Salbei, →Tausendgüldenkraut oder →Wacholder eingenommen werden. Künzle und Treben griffen gänzlich auf die Heilanzeigen des Tabernaemontanus zurück. In der gegenwärtigen medizinischen Selbsthilfe hat der Schachtelhalm aufgrund der Wissensvermittlung Künzles, Vogels und Trebens seinen Platz behauptet. Equisetum ist ausserdem ein homöopathisches Mittel.

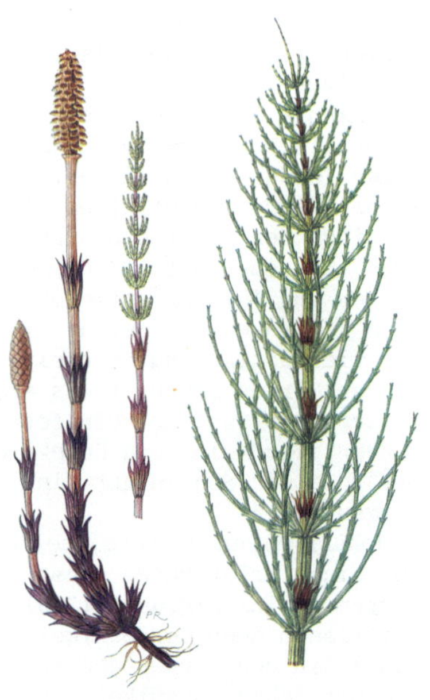

Ackerschachtelhalm

Heutige Anwendung

Im Haus
Zur Anregung der Harnausscheidung sowie bei Harnwegsinfektionen, Nierenschmerzen und zur Nierenreinigung: Aufguss, innerlich (Prättigau).

Schnitte, Ekzeme, Stärkung des Bindegewebes: Bäder oder Waschungen mit dem Aufguss (Prättigau).

Cellulitis, Ödeme, Gicht, zur Stärkung der Sehnen, Haare und Nägel, Stillung von äusseren und inneren Blutungen, Vorbeugung von Tumorwachstum und Arteriosklerose, Stärkung des Gedächtnisses: Aufguss, innerlich (Valposchiavo).

Knochenstärkung: gepulvertes Kraut mit Honig oder Konfitüre mischen (Valposchiavo).

Ausschläge, geschwollene Haut, Fussschweiss, Wunden, Schürfungen, Nasenbluten: Breiumschläge (gedörrtes Kraut im Wasserdampf aufweichen; Valposchiavo).

Im Stall Blasenentzündung der Kälber: Aufguss möglichst warm eingeben (Safiental).

Kultivierung in Kräuterschaugärten

Iert d'ervas medicinalas des Museum Regiunal, Savognin; Medizinalgarten, Chur; Ausschilderung auf Kräuterlehrpfad: Wildkräuterpfad Oberalppass-Tschamut, Nr. 35.

Literatur und Abbildung

Lauber/Wagner/Gygax, Flora Helvetica, 66; Marzell, Geschichte und Volkskunde der deutschen Heilpflanzen, 41ff.; Hildegard von Bingen/Riha, 169; Mattioli/Handsch, 440v–441v; Tabernaemontanus/Bauhin, 568–572; Barandun, Nr. 129; von Muralt, 115f.; Ludwig, Phytologia, Nr. 135; Ulrich, Bündnerische Volksbotanik, 19; Lewin, L.[ouis], Die Fruchtabtreibung durch Gifte und andere Mittel, 4., vermehrte Auflage, Berlin 1925, 374 (Schachtelhalm); Marchioli, 32; Künzle, Kräuterheilbuch, 381f.; Vogel, Der kleine Doktor, 28, 33, 45, 57, 72, 114, 344, 499f.; Treben/Storl, 165–174; Vonarburg, Homöotanik, Bd. 1, 588f.; Wegmann, Prättigau, 35; Ruatti, Valposchiavo, 14f.; Joos, 99 (Safiental); Thurner-Steier, Savognin, Thema 1; Künzle, Kräuteratlas (2017), Nr. 1; Schilcher, Phytotherapie, 285ff.; Meier, Wildkräuter-Fibel, Nr. 35 (Heil- und Nahrungspflanze); Abbildung: Künzle, Kräuterheilbuch, Tf. 25 (Zeichnung Pia Roshardt).

SCHAFGARBE

Flora Helvetica: Gewöhnliche Wiesenschafgarbe, Achillea millefolium L.; Korbblütler, Asteraceae

Vorkommen
Wiesen, Weiden, Wegränder, Schuttplätze; Blütezeit: Juni bis September.

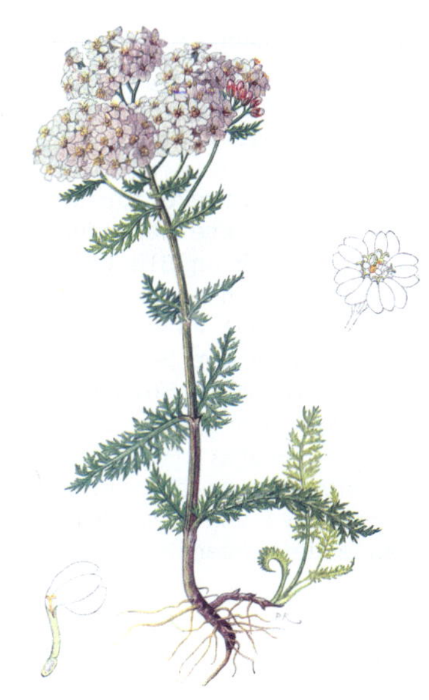

Wissensgeschichte:
Die Schafgarbe zählt zu den ältesten Heilpflanzen. Dioskurides bezeichnete sie in seinem Werk «De Materia medica» als «Tausendblättriges Soldatenkraut», wohl weil er aufgrund ihrer blutstillenden Wirkung damit die Wunden von Soldaten behandelte.

Ein heilkundiger Benediktinermönch, Autor eines im Kloster Lorsch um 785 entstandenen, umfangreichen Arzneibuchs, empfahl bei Blutspeien nach einem Sturz, Schafgarbe in Essig zu trinken.

Hildegard von Bingen rühmte die Wirkkraft des Krauts bei äusseren und inneren Verletzungen, Augenentzündungen und Fieber.

In der mittelalterlichen Frauenheilkunde diente Schafgarbe in Heiltränken zur Bekämpfung von Brustgeschwülsten und Gebärmutterleiden.

Tabernaemontanus setzte die Abkochung des Krauts innerlich bei blutigen und anderen Durchfällen, übermässiger Menstruation und Hämorrhoidalblutungen ein. Starke Menstruationsblutungen wurden mit Zäpfchen aus Wolle behandelt, die man mit Schafgarbensaft befeuchtet hatte. Ausserdem rühmte der Botanikerarzt die Heilkraft der Schafgarbe aus eigener Erfahrung, da er sie zusammen mit anderen bedeutenden Wundkräutern wie →Odermennig und →Huflattich in einen Heiltrank gemischt hatte, um einem schwer verwundeten Menschen zu helfen, «welcher zween gefährlicher und tödtlicher Stich von einem Rapier [= Degen] gehabt / also daß ihm auff der rechten Seiten unten her ein Zipffel an der Lungen durchstochen gewesen / und dannoch ein gefährlicher Stich neben dem Rücken zwischen den Rippen hindurch zu der Brust zu».

Theodor Zwinger riet in seinem «Theatrum Botanicum» (1696) schwangeren Frauen zu einem Heiltrank mit Schafgarbe, um einer Frühgeburt vorzubeugen: «Ein handvoll Garbenkraut in einer Maß weissen Wein gesotten und darvon getrunken / bewahret die schwangern Weiber / daß sie nicht vor der Zeit um die Leibsfrucht kommen.»

Laut dem Pfarrer Andreas Michael Gujan gehörte die Pflanze in die «Hausapotheke für das Landvolk», damit sie als Tee bei Magenkrämpfen, Erbrechen, Hämorrhoiden, Gebärmutterblutungen und Durchfall jeglicher Ursache ihre Wirkung entfalten konnte.

Der Naturheiler Pfarrer Sebastian Kneipp, Kräuterpfarrer Johann Künzle und zuletzt die Kräuterfrau Maria Treben griffen nicht nur auf die Schriften der frühneuzeitlichen Botanikerärzte zurück, sondern erweiterten den Anwendungsbereich der Schafgarbe um Nieren- und Blasenleiden sowie Erkältungen.

Die Kräuterfrau Gudrun Turner in Saas (Prättigau) empfahl in ihrer «Wildkräuter-Notfallapotheke für unterwegs» die direkte Anwendung von zerquetschten Blättern, in ein Taschentuch eingebunden, als Auflage auf Wunden. Das Kraut wird in der gegenwärtigen medizinischen Selbsthilfe für Mensch und Vieh weiterhin intensiv genutzt. Achillea ist ausserdem ein homöopathisches Arzneimittel und eine Heilpflanze der neuen Hildegard-Medizin.

Heutige Anwendung

Im Haus
Menstruationsbeschwerden, nach der Geburt, Magenprobleme, Husten, harntreibend: Aufguss des Krauts, innerlich (Prättigau).

Husten: Tinktur, innerlich (Prättigau).

Beweglichkeit fördern und erhalten: Tinktur, äusserlich (Prättigau).

Blutstillung bei äusseren und inneren Verletzungen, Blutreinigung, Stärkung des Kreislaufs, Bekämpfung von Erkältung und Grippe, Verbesserung der Nierenfunktion: Aufguss des Krauts, innerlich (Valposchiavo).

Erkältung: Inhalation, zusammen mit →Malve (Valposchiavo).

Förderung der Wundheilung: Kompressen mit dem Aufguss des Krauts (Valposchiavo).

Urininkontinenz, Krämpfe der Gebärmutter: Sitzbad mit dem Aufguss des Krauts (Valposchiavo).

Im Stall
Durchfall, Förderung der Verdauung: Aufguss des Krauts, innerlich (Safiental, Bergell, Oberhalbstein).

Bauchschmerzen: Schafgarbenlikör, innerlich (Surselva).

Nach dem Verwerfen: das Kraut zusammen mit Silbermantel (→Frauenmantel) verfüttern.

Nachgeburtsverhalten nach normaler Abkalbung: Abkochung aus den blühenden Triebspitzen der Schafgarbe zusammen mit frischen oder getrockneten Maishaaren (Safiental).

Kommerzieller Anbau, Kultivierung in Kräuterschaugärten

Die Pflanze wird von der Erboristeria Biologica Raselli, Le Prese, und der Azienda Agricola Biologica Al Canton (Familie Zanetti-Lazzarini), Le Prese, kultiviert.
Schafgarbe wird zusammen mit zwölf anderen traditionellen Hustenmitteln, nämlich →Andorn, →Bibernelle, →Ehrenpreis, →Eibisch, →Frauenmantel, →Holunder, →Malve, →Pfefferminze, →Salbei, →Schlüsselblume, →Spitzwegerich und →Thymian, im von der Firma Richterich/Laufen angelegten Kräuterschaugarten in Pontresina (Oberengadin) und entlang des Ricola Erlebnisswegs in Arosa angebaut. Sein Wissen über die schleimlösende Wirkung der Schafgarbe bezog der Bäcker- und Konditormeister Emil Richterich in Laufen, der 1940 das Ricola-Bonbon erfand, aus Pfarrer Künzles Schriften und dem Kräuterbuch von Karl Schönenberger-Steiger.
Schafgarbe gedeiht zudem in folgenden Kräuterschau- und Klostergärten: Medizinalgarten, Chur; Kräutergarten Bidem, Vals (auch Iva); Kräutergarten in der Burgruine Belfort, Brienz/Brinzauls; Iert d'ervas medicinalas des Museum Regiunal, Savognin; Kräuterstall Hennägadä, Klosters; Pfarrer Künzle's Chrüterparadies, Zizers; Heididorf, Maienfeld; Benediktinerkloster St. Martin, Disentis; Ausschilderung auf Kräuterlehrpfaden: Bachblüten-Heilkräuterweg Maladers; Wildkräuterpfad Oberalppass–Tschamut, Nr. 36.

Literatur und Abbildung

Lauber/Wagner/Gygax, Flora Helvetica, 1120; Dioskurides/Berendes, 425f.; Mayer/Uehleke/Saum, Klosterheilkunde, 160; Lorscher Arzneibuch/Stoll, 275; Hildegard von Bingen/Riha, 106f.; Leidig, Frauenheilkunde, 274, 319; Tabernaemontanus/Bauhin, 371; Ludwig, Phytologia, Nr. 216; Der Sammler 4 (1782), 285; Hansch-Mock, Volkskalender, 88f.; Zwinger, 928; Kneipps Haus-Apotheke, 80; Marchioli, 45f.; Künzle, Kräuterheilbuch, 382f.; Vogel, Der kleine Doktor, 16, 48, 59; Treben/Storl, 123–129; Hertzka/Strehlow, Hildegard-Apotheke, 455; Turner, 26; Wegmann, Prättigau, 31; Ruatti, Valposchiavo, 72f., Joos, 99f. (Safiental); Klarer/Stöger/Meier, Jenzerwurz, 84f., 93; Tscharner, Wald, 15, 71, 78, 153f., 156, 158; www.ricola.com/de/uber-ricola/unternehmen/geschichte (Zugriff 13.10.2022); Steigner, Klostergarten, 27 (Disentis); Würzen, Nr. 25 (Flyer Kräutergarten Burgruine Belfort); Thurner-Steier, Savognin, Thema 4, 6; Künzle, Kräuteratlas (2017), Nr. 51; Schilcher, Phytotherapie, 287f.; Vonarburg, Homöotanik, Bd. 1, 31f.; Meier, Wildkräuter-Fibel, Nr. 36 (Heil- und Nahrungspflanze); Abbildung: Künzle, Kräuterheilbuch, Tf. 1 (Zeichnung Pia Roshardt).

SCHARBOCKSKRAUT

Ranunculus ficaria L.; Hahnenfussgewächse, Ranunculaceae

Vorkommen
Hecken, Baumgärten; Blütezeit: März bis April.

Wissensgeschichte:
Es darf bezweifelt werden, dass es sich bei der vom antiken griechischen Arzt Pedanios Dioskurides als «Kleines Chelidonion» (Kleines Schwalbenkraut im Unterschied zum Grossen Schwalbenkraut, dem →Schöllkraut) bezeichneten Frühlingspflanze um das Scharbockskraut handelt. Dieses bildet nämlich keine Blasen auf der Haut, wie Dioskurides erwähnte. Desgleichen bleibt es unklar, ob Hildegard von Bingen mit «vichwurtz», die sie zusammen mit Basilikum in Wein kochte und als Heiltrank gegen Fieber einsetzte, wirklich das Scharbockskraut gemeint hat.

Eine Auflage mit Scharbockskraut gegen Hämorrhoiden

Mit des Krancken harn vermischet und über den Affter geschlagen / zertheilet den göldenen Aderfluß.

Johann von Muralt, Eydgnössischer Lust-Garte (1715)

Erst die Botanikerärzte der Frühen Neuzeit verliehen der von ihnen als «Feigwartzenkraut» bezeichneten Pflanze klare medizinische Konturen. Auf der Grundlage der antiken Signaturenlehre deuteten sie nämlich die kugeligen Brutknöllchen als Feigwarzen und Hämorrhoidenknötchen. Die frische Wurzel wurde mit den Blättern zerstossen und als Pflaster auf die lädierten

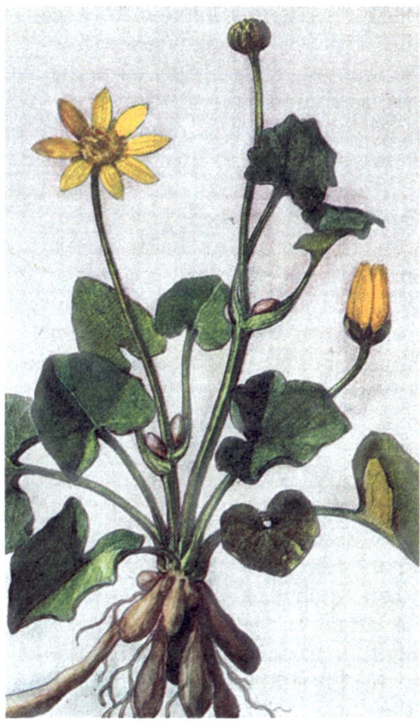

Stellen gelegt. Da sie der Wurzel sogar magische Kräfte zuschrieben, empfahlen sie, diese als Amulett um den Hals zu tragen, um Hämorrhoidenblutungen zu stillen. Wie Theodor Zwinger mitteilte, galt die Pflanze, wie der heutige Name besagt, zudem als Heilmittel gegen eine schwere, durch Mangel an Vitamin C verursachte Krankheit: «Die Blätter dieses Krauts unter dem Salat genossen / sind gut wider den Scharbock [= Skorbut].»

Das Scharbockskraut wird als «blutreinigende» Frühlingspflanze weiterhin geschätzt.

Literatur und Abbildung

Lauber/Wagner/Gygax, Flora Helvetica, 134; Dioskurides/Berendes, 256; Hildegard von Bingen/Riha, 150; Becher, 275; Tabernaemontanus/Bauhin, 1133f.; Zwinger, 626f.; von Muralt, 75; Ludwig, Phytologia, Nr. 91; Schönfelder/Schönfelder, 162; Wegmann, Prättigau, 40; Abbildung: Klein, Waldblumen, Tf. 6.

SCHLANGENKNÖTERICH

Polygonum bistorta L.; Knöterichgewächse, Polygonaceae

Vorkommen
Feuchte Wiesen; Blütezeit: Mai bis Juli.

Wissensgeschichte:
In der antiken Arzneiliteratur tritt der Schlangenknöterich kaum in Erscheinung.

Ein heilkundiger Benediktinermönch, der um 785 im Kloster Lorsch ein umfangreiches Arzneibuch verfasste, führte die Pflanze erstmals auf, und zwar als Hustenmittel.

Ein frühmittelalterliches Rezept gegen Husten

1 Unze Öl, 1 Unze Honig, 1 Unze Butter, 1 Unze Schlangenknöterich. Das alles mische, seihe ab und gib mehrere Tage lang je 3 Löffel, bis der Husten nachläßt.

Lorscher Arzneibuch (um 785)

Gemäss dem Arzt Matthaeus Platearius und seinem «Circa Instans» (um 1150) löst das Pulver der Wurzel, als Pflaster oder Wickel angewendet, die verzögerte Menstruation aus und fördert die Empfängnisfähigkeit. Auf Wunden gestreut, wirkt es festigend und heilend. In gynäkologischen Rezepten des Spätmittelalters wurde der Pflanze eine starke Wirkung, ja magische Kräfte beigemessen. Pflaster mit Schlangenknöterich auf dem Bauch oder um die Beine zur Förderung der Wehentätigkeit wurden nach der Geburt sogleich entfernt, um zu verhindern, dass die Gebärmutter nachfolge. Allein schon das Einatmen des Geruchs bewirkt nach damaliger Auffassung die Austreibung einer Totgeburt. Die Schwangere konnte zum selben Zweck die Wurzel auch in die Scheide einführen. Bei übermässiger Menstruation nahmen die Frauen das Destillat aus der Pflanze oder die gepulverte Wurzel ein. Im Heiltrank mit Wein diente die Wurzel des Schlangenknöterichs auch als Aphrodisiakum: «Ir wurtzel mit win genutzt bringt mannen und wiben menschlich glust.»

Die Botanikerärzte der Frühen Neuzeit bezeichneten die Pflanze als «Natterwurtz», wobei Mattioli diesen Namen erklärte: «Die wurtzel ist verwickelt und ineinander geschrenckt / wie ein Natter / außwendig schwartz / inwendig aber rot / am geschmack wild und streng.» Mattioli rühmte die Wirkung der Pflanze bei Schlangen- und anderen Bissen, als Pestmedizin, bei Blutspucken, Erbrechen, Roter Ruhr und anderen Durchfällen, inneren Brüchen, Zahnschmerzen und Geschwüren auf der Haut. Auflagen mit der in Rotwein oder Essig gekochten Pflanze auf Schoss und Lenden einer Schwangeren sollten eine Frühgeburt verhindern. Tabernaemontanus empfahl darüber hinaus, die Wurzel in Wein oder im Destillat aus dem →Wegerich zu sieden und bei Entzündungen in Mund oder Hals damit zu gurgeln.

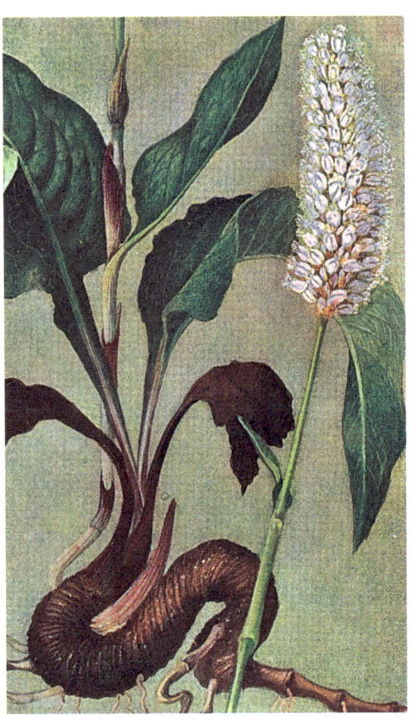

In einer in Sursilvan abgefassten viehmedizinischen Handschrift von 1748 gilt die Wurzel als Mittel, das Kühen die Geburt erleichtert. Als Quelle diente dem Übersetzer das kurz zuvor erschienene, in Leipzig und Frankfurt gedruckte Volksbüchlein «Bewährte Arzney-Mittel für das Rind-Vieh, Schaafe und Schweine». Im Engadin bezeichneten die Bauern einerseits schlechtes krautiges Heu mit «Badalaisch», was «Schlangenknöterich» bedeutet, andererseits schätzten sie die Pflanze als Mittel gegen Verstopfung beim Vieh.

Der Puschlaver Kräuterpfarrer Tobia Marchioli schrieb dem Schlangenknöterich blutstillende, fiebersenkende, stopfende und wundheilende Wirkkraft zu.

Die Heilanzeigen in der gegenwärtigen medizinischen Selbsthilfe basieren auf den Vorgaben der frühneuzeitlichen Botanikerärzte. Im Valposchiavo wird der Schlangenknöterich als Heil- und Nahrungspflanze verwendet. Die jungen Frühlingsblätter bereitet man traditionsgemäss wie Spinat zu.

Heutige Anwendung

Im Haus

Darmprobleme, innere Geschwüre: Aufguss der getrockneten, gepulverten Wurzel, innerlich (Valposchiavo).

Hämorrhoiden, Schürfungen, Entzündungen im Mund: Waschungen / Spülungen mit dem konzentrierten Aufguss der Wurzel (Valposchiavo).

Durchfall: die gepulverte Wurzel mit Honig einnehmen (Valposchiavo).

Kultivierung in Kräuterschaugärten

Iert d'ervas medicinalas des Museum Regiunal, Savognin; Ausschilderung auf Kräuterlehrpfad: Wildkräuterpfad Oberalppass–Tschamut, Nr. 37.

Literatur und Abbildung

Lauber/Wagner/Gygax, Flora Helvetica, 704; Lorscher Arzneibuch/Stoll, 263; Kruse, Mittelalterliche Frauenrezepte, 72, 174, 249f.; Leidig, Frauenheilkunde, 213, 286, 437; Circa Instans/Goehl, 215; Mattioli/Handsch, 393v; Tabernaemontanus/Bauhin, 819–822; Ludwig, Phytologia, Nr. 58; Nizeivels miez, Nr. 39; Bewährte Arzney-Mittel, 20; DRG 2, 23f. (Badalais-ch); Marchioli, 50; Flück, Heilpflanzen, 29; Ruatti, Valposchiavo, 60f.; Thurner-Steier, Savognin, Thema 4; Meier, Wildkräuter-Fibel, Nr. 37 (Heil- und Nahrungspflanze); Abbildung: Klein, Wiesenpflanzen, Tf. 26.

SCHLEHDORN

Flora Helvetica: Schwarzdorn, Prunus spinosa L.; Rosengewächse, Rosaceae

Vorkommen
Hecken, Waldränder; Blütezeit: April.

Wissensgeschichte:
Erst die Klostermedizin befasste sich eingehender mit dem Schlehdorn als Heilpflanze.

Ein heilkundiger Benediktinermönch, Autor eines um 785 im Kloster Lorsch entstandenen Arzneibuchs, riet Kranken, die an geschwollenen Mandeln litten, mit der Weinabkochung aus Früchten oder Blättern zu gurgeln.

Schlehenholzasche gegen Gicht – ein Rezept Künzles

Nimm Asche von Schlehenholz, gieße diese mit heißem Wasser an und rühre dies gut zu einem Brei. Siebe diesen flüssigen Brei durch ein Tuch, so daß die Asche zurückbleibt. Zu dem gesiebten Wasser füge nun noch eine Handvoll Gewürznelken, ebensoviel Zimt, ein bis zwei Liter Wein, in dem Honig aufgelöst wurde. Von dieser Zubereitung trinke der Gichtige morgens nüchtern ein halbes Trinkglas, nach dem Essen ein ganzes Trinkglas.

Johann Künzle, Das grosse Kräuterheilbuch (1945)

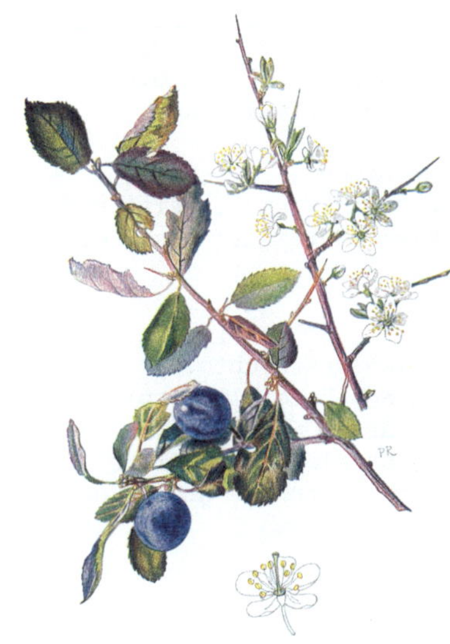

Hildegard von Bingen zufolge gleichen Schlehen der Vermessenheit. Sie empfahl Gichtkranken, die Früchte zu verbrennen, die Asche mit Zimt- und Nelkenpulver unter Honig zu mischen und in Wein zu trinken oder die Früchte einfach in Honig einzulegen.

Wer an Magenbeschwerden litt, musste auf Anraten der heilkundigen Äbtissin die Schlehen braten oder im Wasser kochen, um ihre Wirkung auf die Gesundheit zu steigern. Die gepulverten Kerne verschrieb Hildegard gegen Parasiten.

Mattioli verordnete den Saft aus den Früchten als Heiltrank gegen Durchfall und übermässige Menstruation, äusserlich wandte er ihn bei Augenentzündungen an und strich ihn auf vom «wilden Feuer» (Wundrose) angegriffene Gliedmassen. Die gepulverten Blüten im Heiltrank mit warmem Weisswein sollten bei Steinleiden helfen. Frauen mit Gebärmuttersenkung erhielten ein Sitzbad mit der Abkochung aus den Früchten allein oder zusammen mit den Wurzeln. Die Abkochung ergab nach Mattioli ein gutes Gurgel- und Mundwasser gegen alle Entzündungen des Mund- und Rachenraums. Darüber hinaus verwiesen die Dornen des Strauchs gemäss der antiken Signaturenlehre auf stechende Schmerzen wie jene am Herzen.

Johann Barandun notierte in seinem «Lustgarten da las Ligias» (1719) traditionsgebundenes Heilwissen über den Schlehdorn. Die Indikationen hatte er der Schrift «Eydgnössischer Lust-Garte» (1715) des Zürcher Stadtarztes Johann von Muralt entnommen. Dieser teilte mit, dass die Wundärzte das Schlehenmus wegen seiner zusammenziehenden Kraft hochhielten, zudem werde es auch gegen Weissfluss und Gebärmuttervorfall eingesetzt.

Ein 1747 datiertes, in Ardez aufgesetztes Arzneibuch enthält den Rat, gegen die Ruhr Schlehen zu essen. Eine 1899 in Chur gedruckte Hausmittel-Sammlung enthält die Empfehlung, Kindern, die an Hautausschlägen litten, eine Teemischung mit Schlehdornblüten und →Stiefmütterchen zu verabreichen. Erstaunlicherweise beschrieb Künzle neben dem Gichtrezept der Hildegard von Bingen nur den Tee aus den Blüten, der Rinde oder aus den Blättern als Mittel bei Durchfall der Kinder.

Die ausschliesslich im Valposchiavo belegten gegenwärtigen Heilanzeigen entsprechen jenen in den frühneuzeitlichen Kräuterbüchern.

Prunus spinosa ist auch ein homöopathisches Mittel und eine Heilpflanze der neuen Hildegard-Medizin.

Die Früchte haben aufgrund ihrer Wiederentdeckung durch die sogenannte Wildkräuterkulinarik eine symbolische Neuaufwertung erfahren.

Heutige Anwendung

Im Haus

Durchfall, Blutstillung, Zahnfleischentzündung, Halsschmerzen: Konfitüre aus den Früchten (Valposchiavo).

Nieren- und Blasenprobleme: Aufguss der Blüten, innerlich (Valposchiavo).

Entzündungen der Mundhöhle, Grippe: Aufguss der jungen Blätter, innerlich (Valposchiavo).

Ausschilderung auf Kräuterlehrpfad

Bachblüten-Heilkräuterweg Maladers.

Literatur und Abbildung

Lauber/Wagner/Gygax, Flora Helvetica, 312; Mayer/Uehleke/Saum, Klosterheilkunde, 161; Lorscher Arzneibuch/Stoll, 149, 277; Hildegard von Bingen/Riha, 239f.; Mattioli/Handsch, 103r–104r; Tabernaemontanus/Bauhin, 1405; Barandun, Nr. 85; von Muralt, 91; Ludwig, Phytologia, Nr. 6; Dec. 7, 131; Patzen, Nr. 170; Künzle, Kräuterheilbuch, 384; Ruatti, Valposchiavo, 76f.; Hertzka/Strehlow, Hildegard-Apotheke, 137, 257, 262, 316; Vonarburg, Homöotanik, Bd. 2, 409ff.; Schilcher, Phytotherapie, 289, 377; Tscharner, Wald, 52ff., 86; Künzle, Kräuteratlas (2017), Nr. 84; Abbildung: Künzle, Kräuterheilbuch, Tf. 72 (Zeichnung Pia Roshardt).

SCHLÜSSELBLUME

Echte Schlüsselblume, Primula veris L.; Schlüsselblumengewächse, Primulaceae

Vorkommen
Trockene Wiesen, meist auf Kalk; Blütezeit: April bis Mai.

Wissensgeschichte:
Die Schlüsselblume spielte in der antiken Medizin keine Rolle, da sie in der Flora des Mittelmeerraums nicht vorkommt.

Kräuterpfarrer Künzles Schlüsselblumenlikör

Man wirft eine Handvoll Blüten in ein Einmachglas, übergießt sie mit 1/3 Feinsprit und 2/3 Wasser, stellt alles acht bis zehn Tage an die Sonne, nachdem man etwas Pfefferminze dazu gemischt hat. Nach dieser Zeit siebt man die Flüssigkeit ab und gibt auf den Liter 1 Pfund Zucker dazu, füllt in Flaschen ab und verkorkt sie.

Johann Künzle, Das grosse Kräuterheilbuch (1945)

Hildegard von Bingen widmete sich als Erste der Heilkraft der Pflanze, die sie als «himelslůzele» bezeichnete. Der Name bezieht sich auf die Gottesmutter Maria, die nach mittelalterlicher Vorstellung durch Jesus das Tor zum Himmel geöffnet hat. Die Äbtissin ordnete die Schlüsselblume der Sonne zu, weshalb das Kraut ihr zufolge die Schwarzgalle unterdrückt und folglich die Melancholie besiegt: «Denn wenn die Schwarzgalle im Menschen aufsteigt, macht sie ihn traurig und in seinem Wesen unruhig und lässt ihn Worte gegen Gott hervorbringen. Wenn die Luftgeister das sehen, eilen sie zu jenem herbei und treiben ihn durch ihre Einflüsterungen oftmals in den Wahnsinn. Deshalb soll dieser Mensch das genannte Kraut über der Haut auf Brust und Herzen legen, bis es davon erwärmt wird, und die Luftgeister schrecken vor der Wirkkraft dieses Krauts, die es von der Sonne hat, zurück und werden aufhören, diesen Menschen zu quälen.» Hildegard empfahl zudem bei von Fieber begleiteter Gicht Auflagen mit Schlüsselblumen auf Kopf und Brust oder auf die schmerzenden Glieder. Wenn der ganze Körper aufgrund der Gicht schmerzt, soll jedes Getränk mit Schlüsselblumen aromatisiert werden.

Die Botanikerärzte der Frühen Neuzeit ergänzten die Bandbreite der Heilanzeigen Hildegards, indem sie die Schlüsselblume zur Vorbeugung von Schlaganfällen, bei Eingeweidebrüchen, Augenleiden, Kopfschmerzen, Nieren- und Blasenleiden, zur Stärkung des Gemüts und als schleimlösendes Mittel einsetzten. Tabernaemontanus verordnete das Destillat aus Kraut, Stängeln und Blüten «den Weibern so mit Kindern gehen / und erquicket die Frucht in Mutter Leib». Die in Zucker konservierten Blüten kräftigen ihm zufolge «die Beermutter der erkalten unfruchtbaren Weiber». Auf Wunden gestreut, wirkt das Pulver festigend und heilend, so der renommierte Botanikerarzt. Darüber hinaus erwähnte Tabernaemontanus die Zubereitung der jungen Blätter als Salat.

Johann Barandun brachte 1719 in seinem handschriftlichen Kräuterbuch traditionsgebundenes Heilwissen über die Schlüsselblume. Die Anwen-

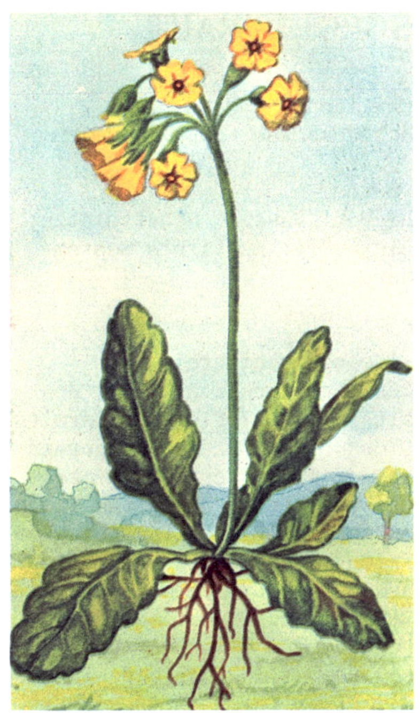

dungsbereiche – durch kalten Kopf verursachte Krankheiten (Schlaganfall, Lähmungen, Krankheiten der Gelenke) sowie Geschwülste, die von den Bissen giftiger Tiere herrühren – hatte er der Schrift «Eydgnössischer Lust-Garte» (1715) des Zürcher Stadtarztes Johann von Muralt entnommen.

Kräuterpfarrer Johann Künzle verschrieb Schlüsselblumentee zur Förderung der Nierentätigkeit sowie zur Ausleitung von Harnsäure und Schleim. Der Rückgriff auf Tabernaemontanus ist unverkennbar.

Maria Treben fügte den traditionellen Heilanzeigen ihre Kritik an der Intensivlandwirtschaft bei: «Früher waren die Wiesen übersät mit lichtgelben Schlüsselblumen, heute jedoch hat der Kunstdünger sie weggeräumt.»

Die Schlüsselblume steht in der gegenwärtigen medizinischen Selbsthilfe vor allem als Hustenpflanze weiterhin in Gebrauch. Primula veris ist auch ein homöopathisches Mittel und eine Heilpflanze der neuen Hildegard-Medizin.

Das Kraut hat aufgrund seiner Wiederentdeckung durch die sogenannte Wildkräuterkulinarik eine symbolische Neuaufwertung erfahren.

Der ökonomische Patriot Carl Ulysses von Salis-Marschlins empfahl in der volksaufklärerischen Zeitschrift «Der neue Sammler» Schlüsselblumen als günstigen einheimischen Farbstoff zum Färben von Wolle.

Heutige Anwendung

Im Haus

Husten: Aufguss der getrockneten Blüten oder Tinktur, innerlich (Prättigau).

Entspannung, Beruhigung: Aufguss der Blüten, innerlich (Valposchiavo).

Im Stall

Erkältungen, leichter Husten: Abkochung aus den Blüten (Prättigau).

Kultivierung in Kräuterschau- und Klostergärten

Schlüsselblume wird zusammen mit zwölf anderen traditionellen Hustenmitteln, nämlich →Andorn, →Bibernelle, →Ehrenpreis, →Eibisch, →Frauenmantel, →Holunder, →Malve, →Pfefferminze, →Salbei, →Schafgarbe, →Spitzwegerich und →Thymian, im von der Firma Richterich/Laufen angelegten Kräuterschaugarten in Pontresina (Oberengadin) und entlang des Ricola Erlebniswegs in Arosa kultiviert.
Sein Wissen über die schleimlösende Wirkung des Spitzwegerichs bezog der Bäcker- und Konditormeister Emil Richterich in Laufen, der 1940 das Ricola-Bonbon erfand, aus Pfarrer Künzles Schriften und dem Kräuterbuch von Karl Schönenberger-Steiger.
Die Pflanze findet sich zudem in folgenden Kräuterschaugärten: Medizinalgarten, Chur; Kräutergarten Bidem, Vals; Kräutergarten in der Burgruine Belfort, Brienz/Brinzauls; Iert d'ervas medicinalas des Museum Regiunal, Savognin; Landwirtschaftliche Schule Plantahof, Landquart; Pfarrer Künzle's Chrüterparadies, Zizers; Ausschilderung auf Kräuterlehrpfad: Wildkräuterpfad Oberalppass–Tschamut, Nr. 38.

Literatur und Abbildung

Lauber/Wagner/Gygax, Flora Helvetica, 738; Hildegard von Bingen/Riha, 165f.; Lipffert, Klementine, Symbol-Fibel. Eine Hilfe zum Betrachten und Deuten mittelalterlicher Bildwerke, 4., durchgesehene Auflage, Kassel 1964, 71; Mattioli/Handsch, 504r; Tabernaemontanus/Bauhin, 699–703; Barandun, Nr. 127; von Muralt, 97; Ludwig, Phytologia, Nr. 264; Künzle, Kräuterheilbuch, 385f.; Treben/Storl, 130f.; Hertzka/Strehlow, Hildegard-Apotheke, 357, 408; Vonarburg, Homöotanik, Bd. 2, 398f.; Schilcher, Phytotherapie, 255ff.; Wegmann, Prättigau, 40; Ruatti, Valposchiavo, 101; Der neue Sammler 1 (1805), 317; Klarer/Stöger/Meier, Jenzerwurz, 54; Tscharner, Wald, 18, 78, 80, 84, 86; Würzen, Nr. 35 (Flyer Kräutergarten Burgruine Belfort); Thurner-Steier, Savognin, Thema 2; Künzle, Kräuteratlas (2017), Nr. 47; Meier, Wildkräuter-Fibel, Nr. 38 (Heil- und Nahrungspflanze); Abbildung: Herba, Nr. 13.

SCHNEEBALL

Flora Helvetica: Wolliger Schneeball, Viburnum lantana L.; Bisamkrautgewächse, Adoxaceae

Vorkommen
Hecken, Gebüsche, Waldränder; Blütezeit: Mai.

Wissensgeschichte:
Die ausführlichsten Angaben zur arzneilichen Verwendung des Wolligen Schneeballs brachte Tabernaemontanus. Er empfahl, die noch unreifen Beeren zu dörren, zu zerpulvern und bei allen Arten von Durchfall einzunehmen. Die Blätter sollten mit jenen der Olive in Essigwasser gekocht und dieses als Mundspülmittel bei lockeren Zähnen und als Gurgelwasser bei geschwollenem Halszäpfchen verwendet werden. Das Destillat aus den Zweiglein diente als Augenwasser.

Johann Barandun vermittelte in seinem «Lustgarten da las Ligias» (1719) eigenes Erfahrungswissen über den Wolligen Schneeball. Ihm zufolge regen die süssen Beeren mit herbem, zusammenziehendem Kern den Appetit an, reinigen das Innere des Körpers und den Darm, während die Blätter und die Rinde trocknen. Eine gegenwärtige Heilnutzung der Beeren ist nicht bekannt.

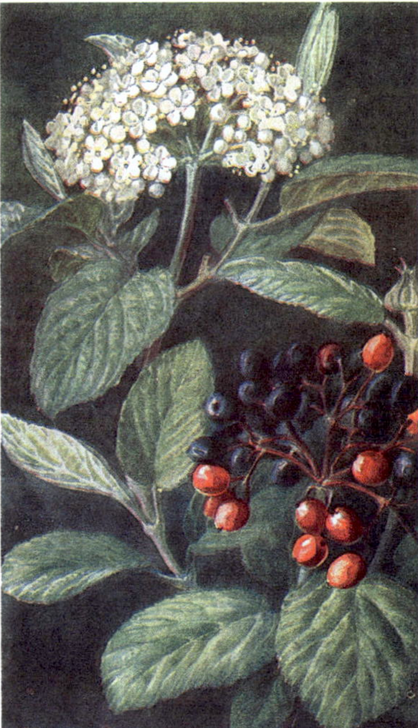

Wolliger Schneeball

Literatur und Abbildung

Lauber/Wagner /Gygax, Flora Helvetica, 1028; Tabernaemontanus/Bauhin, 1461; Barandun, Nr. 95; Abbildung: Klein, Waldbäume und Sträucher, Tf. 94.

SCHÖLLKRAUT

Chelidonium majus L.; Mohngewächse, Papaveraceae

Vorkommen
Hecken, Mauern, Schuttplätze; Blütezeit: April bis September.

Wissensgeschichte:
Das Schöllkraut zählt zu den ältesten Heilpflanzen. Bereits Dioskurides kannte, wie er in seinem Werk «De Materia medica» festhielt, die arzneiliche Nutzung des Schöllkrauts. Eine Salbe, hergestellt aus Honig und dem Saft, der aus Wurzel, Stängel und Frucht zu Beginn des Sommers gewonnen wurde, sollte bei Augenleiden wirken. Einen Heiltrank mit der Weissweinabkochung der Wurzel mit →Anis setzte er bei Gelbsucht und als Umschlag bei Hautproblemen ein. Die Anwendung der gelb blühenden und einen gelben Saft enthaltenden Pflanze bei Gallen- und Leberleiden ist der antiken Signaturenlehre geschuldet. Die gelben Teile erinnerten an die Gelbe Galle, einen Saft der Viersäftelehre. Auf Dioskurides geht auch der botanische Name «Chelidonium» zurück, da die Pflanze mit dem Eintreffen der Schwalben (altgriechisch Chelidon) zu blühen beginne und bei deren Abzug verwelke. Gegenüber der gängigen Begründung zur Verwendung des Krauts bei Augenkrankheiten wahrte Dioskurides allerdings Distanz: «Einige berichten, dass, wenn eine von den jungen Schwalben erblinde, die Mutter das Kraut herbeihole und den Schaden heile.»

Platearius, Autor der als «Circa Instans» bezeichneten, um 1150 in der Medizinschule von Salerno entstandenen Arzneikunde, empfahl bei Zahnschmerzen, die leicht zerstossene Wurzel zwischen den schmerzenden Zahn und den nächsten zu stecken. Kranke mit Halsentzündungen mussten

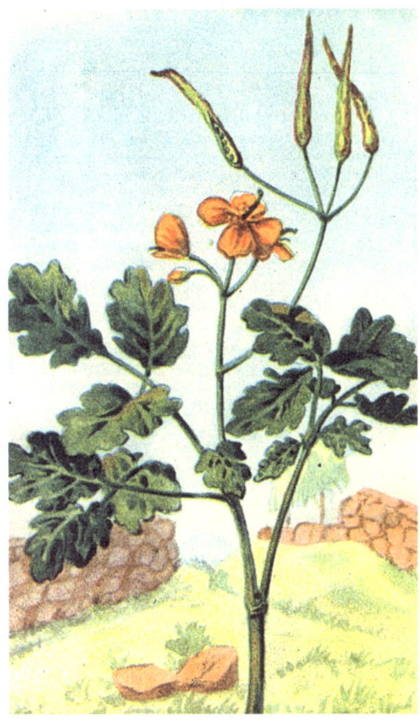

einen Dampf aus der in Wein gekochten Wurzel einatmen und anschliessend mit der Flüssigkeit gurgeln. Gegen das Bauchgrimmen wurde das gestossene Kraut in Wein gekocht und aufgelegt. Ein wärmender Wickel mit der Abkochung der Pflanze sollte die verzögerte Menstruation auslösen. Mit Hautkrebs befallene Stellen bestrich man mit einer Paste aus der Schöllkrautwurzel, getrockneten →Rosenblättern und Essig. Eine Paste aus der gepulverten Wurzel und Seifenlauge wurde direkt in eine Fistel eingeführt.

Hildegard von Bingen warnte vor der Einnahme des Schöllkrauts, denn es verursache innere Geschwüre und Verletzungen. Durch verdorbene Nahrungsmittel ausgelöste Hautausschläge behandelte sie mit einer Salbe aus Schöllkrautsaft und altem Schweineschmalz.

Meister Blumentrost, ein im 15. Jahrhundert wirkender Arzt, verordnete in einer gynäkologischen Handschrift gegen angeblich übermässige sexuelle Lust der Frau den Saft «heisser» Pflanzen wie eben Schöllkraut, →Beifuss, →Brennnessel, →Dill, Gänsefingerkraut [→Fingerkraut], →Weinraute und →Wermut. Dahinter steckt die Lehrmeinung, dass die Lust der Frau naturbedingt schwächer sei als jene des Mannes; empfinde sie jedoch gleich stark, sei sie unfruchtbar. Darüber hinaus orientierte sich Blumentrost am antiken medizinischen Grundgedanken, nämlich dass ein «hitziger» Zustand dank einer «heissen» Pflanze geheilt werde.

Mattioli fasste das bisherige Heilwissen zusammen, brachte jedoch neu ein gynäkologisches Rezept: «Welcher frawen ire zeit zuvil gehet [= übermässige Menstruation] / die zerknitsche die bletter mit rotem wein / und lege sie auff die brüste.» Mattioli erwähnte zudem als Erster das Schöllkraut als Mittel gegen Warzen, wozu es noch heute verwendet wird.

Bei Tabernaemontanus kam zu den traditionellen Anwendungsbereichen Milzverstopfung, Rote Ruhr, Hüftschmerzen, Harnverhaltung, Fieber und blutende Hämorrhoiden neu die Pest dazu. Sieben Rezepte für einen Heiltrank mit Schöllkraut belegen dessen herausragenden Stellenwert als Pestarznei. Äusserlich nutzte der Botanikerarzt das Kraut hauptsächlich bei Augenleiden sowie zur Heilung von Wunden und Hautausschlägen.

Johann Barandun vermittelte in seinem Kräuterbuch von 1719 traditionsgebundenes Heilwissen über das Schöllkraut. Die Anwendungsbereiche – mangelhafte Speichelbildung, Milzverstopfung, Sehschwäche, Gelbsucht, Zahnschmerzen, Vergiftungen – hatte er der Schrift «Eydgnössischer Lust-Garte» (1715) des Zürcher Stadtarztes Johann von Muralt entnommen.

«Der Sammler», die Zeitschrift der ökonomischen Patrioten Graubündens, brachte 1779 einen Beitrag zum Heilen von Augenflecken bei Hunden und Pferden. Die Schärfe des frischen Safts sollte mit «Canarienzucker» gemildert und mit einer Feder auf das kranke Auge aufgetragen werden.

Derselbe Jahrgang enthält ein Rezept für einen Heiltrank, die Bierabkochung aus Schöllkraut, →Weinraute und Curcuma oder Rotem Sandelholz, gegen Gelbsucht beim Hornvieh. Die beiden letzten, aus Indien importierten, teuren und nur in Apotheken erhältlichen Drogen standen der Landbevölkerung kaum zur Verfügung.

Kräuterpfarrer Johannes Künzle griff gänzlich auf das Heilwissen des Tabernaemontanus zurück, riet indes zur Vorsicht bei der Teezubereitung. Hierzu «nehme man auf 2–3 Schöllkrautblätter, viermal so viel →Salbei oder →Wacholderbeeren. Schöllkraut für sich allein schädigt den Magen. So zubereitet, heilt Schöllkrauttee selbst Gelbsucht und Wassersucht. Das tägliche Quantum übersteige aber drei Tassen nicht.»

Maria Treben, die bekannteste Kräuterfrau der Gegenwart, orientierte sich in Bezug auf die äussere Anwendung an Hildegard von Bingen und Tabernaemontanus, indem sie empfahl, den Saft bei Hautgeschwüren aufzutragen. Ihre vorbehaltlose Empfehlung zur Einnahme des Schöllkrauts muss allerdings als verantwortungslos bezeichnet werden. In der gegenwärtigen medizinischen Selbsthilfe haben sich mehrere traditionelle Heilanzeigen erhalten.

Chelidonium majus ist darüber hinaus ein homöopathisches Mittel.

Heutige Anwendung

Im Haus

Warzen: Milch darauf träufeln (Prättigau).

Basaliom: mit Tinktur betupfen (Prättigau).

Müde Beine: Bad mit Aufguss des Krauts (Prättigau).

Gallenkolik: Aufguss des Krauts, innerlich (Prättigau).

Warzen: mit Schöllkraut-Salbe behandeln (Valposchiavo).

Schuppenflechte, Ekzeme, Hornhaut: mit der Milch betupfen (Valposchiavo).

Kultivierung in Kräuterschaugärten

Medizinalgarten, Chur; Iert d'ervas medicinalas des Museum Regiunal, Savognin; Kräutergarten Bidem, Vals; Ausschilderung auf Kräuterlehrpfad: Bachblüten-Heilkräuterweg Maladers.

Literatur und Abbildung

Lauber/Wagner/Gygax, Flora Helvetica, 172; Dioskurides/Berendes, 255f.; Mayer/Uehleke/Saum, Klosterheilkunde, 164f.; Circa Instans/Goehl, 249; Hildegard von Bingen/Riha, 126f.; Kruse, Mittelalterliche Frauenrezepte, 134f.; Mattioli/Handsch, 247r; Tabernaemontanus/Bauhin, 101–107; Barandun, Nr. 169; von Muralt, 111f.; Ludwig, Phytologia, Nr. 90; Der Sammler 1 (1779), 72, 83f.; Künzle, Kräuterheilbuch, 386f.; Vogel, Der kleine Doktor, 57, 401; Hertzka/Strehlow, Hildegard-Apotheke, 178f.; Treben/Storl, 68ff.; Vonarburg, Homöotanik, Bd. 1, 366–369; Schilcher, Phytotherapie, 289ff.; Wegmann, Prättigau, 39; Ruatti, Valposchiavo, 74f.; Thurner-Steier, Savognin, Thema 2; Abbildung: Herba, Nr. 50.

SCHWALBENWURZ

Vincetoxicum hirundinaria MEDIK.; Hundsgiftgewächse, Apocynaceae

Vorkommen
Steinige, trockene Orte in warmer Lage, meist auf Kalk; Blütezeit: Juni bis August.

Wissensgeschichte:
Erst die Botanikerärzte der Frühen Neuzeit verliehen der Schwalbenwurz feste medizinische Konturen. Bevor Adam Lonitzer in seinem Kräuterbuch (1564) auf Indikationen und Zubereitungsformen einging, erklärte er den Namen der Pflanze: «Schwalbenwurtz ist also genant von seinn schötlin / welche einer fliegenden Schwalben gleich sehen / wann sie zeitig [=reif] seind / unnd auffgehen.» Lonitzer nutzte die Weissweinabkochung der Wurzel als Heiltrank gegen Bauchgrimmen, Wassersucht und den Biss giftiger Tiere. Ein Dampfsitzbad mit Wurzel und Kraut sollte Gebärmutterschmerzen stillen und die verzögerte Menstruation auslösen. Ein Pflaster mit dem Kraut und den Blüten wurde auf geschwollene Brüste gelegt; Kraut und Wurzel gepulvert dienten als Wundmittel. Mattioli rühmte die Wurzel als eine «siegerin des giffts» in Seuchenzeiten, wie es ihr Name «Vincetoxicum» besage. Gegen Ohnmacht und «Herzzittern» empfahl er einen Heiltrank mit der gepulverten Wurzel, Zedratzitronenkernen und Ochsenzungendestillat oder jenem aus der →Zitronenmelisse. Tabernaemontanus setzte die Abkochung der Wurzel innerlich bei Wunden an weiblichen und männlichen Geschlechtsorganen ein. Die Botanikerärzte schrieben bezüglich dieser Indikation der Schwalbenwurz dieselbe Wirkung wie der Osterluzei zu.

Johann Barandun vermittelte 1719 in seinem «Lustgarten da las Ligias» traditionelles

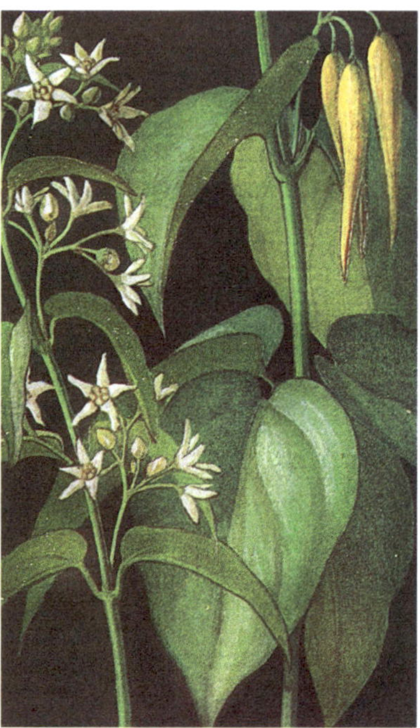

Heilwissen über die Schwalbenwurz, das er der Schrift «Eydgnössischer Lust-Garte» (1715) des Zürcher Stadtarztes Johann von Muralt entnommen hatte.

Eine 1748 in Sursilvan niedergeschriebene viehmedizinische Handschrift enthält ein Rezept gegen «die Fäule an Leber und Lunge oder falls ein Vieh nicht zunehmen will». Ein Heiltrank aus den Wurzeln der Schwalbenwurz, der «Lungen binzel» (Lungenenzian?) und der Krebswurzel (Schlangenknöterich?) samt deren Kraut sollte die möglicherweise einem bösartigen Tumor geschuldete Abmagerung aufhalten. Als Quelle diente dem Übersetzer das kurz zuvor erschienene, in Leipzig und Frankfurt gedruckte Volksbüchlein «Bewährte Arzney-Mittel für das Rind-Vieh, Schaafe und Schweine». In der medizinischen Selbsthilfe befragter Personen wird die Schwalbenwurz nicht mehr genutzt.

Vincetoxicum officinale (alte Nomenklatur) ist ein homöopathisches Mittel.

Literatur und Abbildung

Lauber/Wagner/Gygax, Flora Helvetica, 780; Lonitzer, CCIXr–CCIXv; Tabernaemontanus/Bauhin, 1106; Barandun, Nr. 184; von Muralt, 220f.; Ludwig, Phytologia, Nr. 358; Nizeivels miez, Nr. 21; Bewährte Arzney-Mittel, 13f.; Vonarburg, Homöotanik, Bd. 2, 710f. Abbildung: Klein, Waldblumen und Farne, Tf. 73.

SENF

Flora Helvetica: Weisser Senf, Sinapis alba L.; Kreuzblütler, Brassicaceae

Vorkommen
Äcker, Wegränder, Ödland; Kultivierung um 1910 in Bauerngärten in der Surselva und um 1960 in Pfarrgärten in der Val Lumnezia belegt; Blütezeit: Juni bis Oktober.

Wissensgeschichte:
Der Weisse Senf zählt zu den ältesten Heilpflanzen. Dioskurides nutzte den aus den noch grünen Samen gepressten Saft mit Honigmet als Gurgelmittel bei geschwollenen Mandeln und entzündeter Luftröhre. Er betrachtete die innerlich angewandten Samen als Mittel gegen Epilepsie, Gebärmutterkrämpfe und Fieber. Umschläge sollten indes gegen Schlafsucht, Milz- und Ischiasschmerzen, ja gegen alle Arten von Schmerzen, schwere Hautleiden, Schwerhörigkeit und Ohrensausen helfen. Streicht man den Saft mit Honig auf die Augenlider, so verschwinden laut Dioskurides Sehschwäche und Schorf.

Rezept für eine Senfsauce

Nim ein pfund frischen Senff / zerstoß jn in einem reibtopffe / mit heissem wasser daran gegossen / und reibe jn wol / laß allso zugdeckt stehen / auff den andern und dritten tag reib jn wider. Darnach geuß darüber sechs pfund oder seydel gutten most / Quitten in most gekocht biß sie wol weych worden / und durch den durchschlag getriben / ein pfund / Negeln / Zimmetrunden / jeders zwey lot. Mische diese stücke alle zusammen / und halts zum gebrauch. So du diese salsen nicht sehr scharpff haben wilt / geuß mehr most dartzu. So aber kein most fürhanden were / nim süssen wein und zucker abgesotten. Ettliche thuen dartzu eingemachte Pomerantzenschalen in kleine stückle zerschnitten. Diese salsen nennet man im Welschlandt / Frankreich / Hispanien / Mustardam, quasi mustum ardens, das ist gleich wie gebrandter most.

Pietro Andrea Mattioli, New Kreüterbuch (1563)

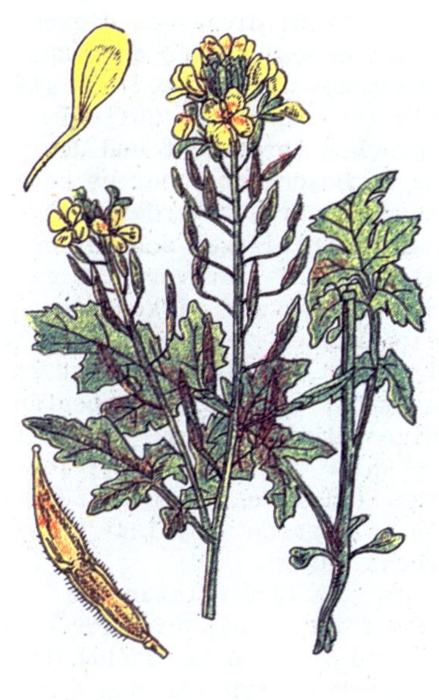

Gemäss dem heilkundigen Mönch Odo Magdunensis verdünnt der Senf aufgrund seiner Wärme den Weissschleim und vermag sogar die Haut zu verbrennen. Diese Brennkraft soll in einem Pflaster mit den Körnern, Weissbrot, Honig, Dörrfeigen und Essig genutzt werden, um vornehmlich Ischiasschmerzen zu stillen, aber auch Husten und Schwindsucht zu vertreiben. Innerlich angewandt, schärft der Weisse Senf die Sinne, beendet Verstopfung, führt Nieren- und Blasensteine aus, reguliert die Menstruation, stärkt den Magen und beruhigt das Keuchen. In Mitteln, die zum Niesen reizen, löst er die belastende Säftefülle im Kopf auf, so Odo Magdunensis.

Der salernitanische Arzt Matthaeus Platearius bevorzugte äussere Anwendungen. Pflaster mit dem Kraut sollten gegen Milzverhärtung und Eiterknoten eingesetzt werden, Kataplasmen mit den Samen hingegen sollten die verzögerte Menstruation auslösen sowie Harnkrampf und Harnzwang (Blasenschmerzen mit unwillkürlichem Urinabgang) beenden.

Hildegard von Bingen warnte vor unbedachtem Genuss des auf Äckern und in Weinbergen wild wachsenden Ackersenfs: «Und obwohl die Armen dieses Kraut essen, ist es doch zum Essen abträglich, weil es giftig ist und kranke Säfte im Menschen verursacht und den Magen beschwert, aber es kann schnell verdaut werden. Gesunden und Schlanken schadet es nicht, wohl aber verletzt es die Kranken und Dicken, denn die Kranken beschwert es nicht im Magen, den Dicken macht es Atemnot, weil es keine beständige Wärme und keine beständige Kälte hat.» Die kultivierten Senf-Arten blieben indes in Hildegards «Physica» unberücksichtigt.

Das um 1350 entstandene «Buch der Natur» des Klerikers Konrad von Megenberg enthält frauenheilkundliche und aphrodisische Rezepte zur Verwendung zweier Senf-Arten. Der Weisse Senf galt als gut für die Ammen, denn das Kraut «pringt vil milich», während der wilde Ackersenf den Harn treibt und die Unkeuschheit erweckt, denn er «sterckt den wünschelstab und daz würkt allermaist des krautes sâm».

Heinrich von Pfalzpaint, Ordensritter und Wundarzt, erwähnte in seiner 1460 verfassten «Wündärznei» mehrere Heilanzeigen und Darreichungsformen: Gelenksteife (Öl, äusserlich), Bewegungseinschränkung von Gelenken (Salbe), Verstauchungen (Salbe), Gliederschwund (Öl oder Salbe) sowie Pesttherapie und -vorbeugung (Latwerge).

In der Frühen Neuzeit sollten desgleichen äussere Anwendungsformen, vornehmlich Pflaster, überwiegen. Mattioli brachte zwar keine neuen Heilanzeigen, aber ein genaues Rezept zur Herstellung einer Senfsauce, die er als appetitanregend und verdauungsfördernd rühmte.

Theodor Zwinger schrieb gekauten Senfsamen die Kraft zu, den Scharbock (Skorbut) zu heilen sowie Schlaganfälle und Schwindel zu verhindern: «Zu welchem end etliche alte Persohnen den Samen verzückeren lassen / und täglich davon essen.»

Gemäss einem um 1700 in der Surselva niedergeschriebenen «Cudisch da medischinas» sollten Warzen zuerst mit einem Strohhalm weggebrannt und anschliessend mit einem Kataplasma aus zerstossener →Brunnenkresse und Senf bedeckt werden. Ob es sich um die zerstossenen Samen oder das Kraut handelt, geht aus dem Rezept nicht hervor. Um von Bissen giftiger Tiere stammendes Gift im Körper unschädlich zu machen, musste ein Pflaster aus mit Essig zerstossenen Senfsamen aufgelegt werden.

Der Regionalforscher Moritz Caduff entdeckte in den Pfarrgärten der Val Lumnezia neben verwildertem Weissem Senf – nicht Schwarzem Senf, wie unkorrekt angegeben, da diese Art in Graubünden nicht vorkommt – die Heilkräuter →Wermut, →Pfefferminze, →Zitronenmelisse sowie →Ysop und führte deren Vorhandensein auf den Import durch die aus Oberitalien stammenden, im Gartenbau bewanderten, bis 1920 im Tal wirkenden Kapuzinerpatres zurück.

Beim Senf, den das Gleichnis Jesu im Markusevangelium (4,30–32) erwähnt, handelt es sich vermutlich um den ebenfalls medizinisch genutzten Schwarzen Senf, der oft zwei Meter und höher wird und dessen kleine schwarze Samen einen höheren Gehalt an Allylsenföl aufweisen als der Weisse Senf.

In der medizinischen Selbsthilfe haben die in Apotheken, Drogerien und Supermärkten erhältlichen, gebrauchsfertigen Rheumapflaster die herkömmlichen Senfmehlpflaster verdrängt.

Eine von den traditionellen Darreichungsformen und Heilanzeigen abweichende Nutzung der Blüte des Ackersenfs stellt die Bachblüten-Essenz Nr. 21 (Mustard, die Lichtblüte) dar.

Sinapis alba (alte Nomenklatur) ist ein homöopathisches Mittel.

Literatur und Abbildung

Lauber/Wagner/Gygax, Flora Helvetica, 560; Schönfelder/Schönfelder, Heilpflanzenführer, 136; Dioskurides/Berendes, 235f.; Odo Magdunensis/Mayer/Goehl, 159ff.; Mayer/Goehl/Englert, Pflanzen der Klostermedizin, 227f.; Hildegard von Bingen/Riha, 89f.; Leidig, Frauenheilkunde, 160; Richter, Heinrich von Pfalzpaint, 330f.; Mattioli/Handsch, 208r–210r; Tabernaemontanus/Bauhin, 839; Zwinger, 412; Ludwig, Nr. 326; Decurtins, Alexi (ed.), Cudisch da medischinas, 9, 13; Hager, 280; Zohary, Pflanzen der Bibel, 93f.; Caduff, 232 (Kapuziner); Scheffer, Original Bach-Blütentherapie, 156–160; Vonarburg, Homöotanik, Bd. 2, 575f.; Schilcher, Phytotherapie, 294f.; Abbildung: Pflanzen-Taschenbüchlein 4, 27 (Nr. 3).

SILBERDISTEL

Carlina acaulis subsp. caulescens (LAM.) SCHÜBL. & G. MARTENS; Korbblütler, Asteraceae

Vorkommen
Magere Wiesen und Weiden, lichte Wälder; Blütezeit: Juli bis September.

Wissensgeschichte:
Eine Elsässer Arzneihandschrift aus dem ersten Viertel des 15. Jahrhunderts enthält vermutlich den ersten Beleg zur medizinischen Verwendung der Silberdistel. Auf der Grundlage der antiken Signaturenlehre galt die bis zu einem Meter lange Pfahlwurzel als Aphrodisiakum für den Mann, während die Stacheln auf stechende Schmerzen, wie sie bei Herzproblemen auftreten, verwiesen.

Eine Silberdistel über dem Tisch hilft bei Magenproblemen

Etliche hencken den dornichten Blumenkopff über den Tisch / vermeinen / so man ihn ansihet / helffe er wider das Aufstossen / und den Sod des Magens / aber es gehört ein starcker Glauben darzu.

Theodor Zwinger, Theatrum Botanicum (1696)

Der Wurzel der Silberdistel wurde in dieser spätmittelalterlichen Handschrift und in den Kräuterbüchern der frühneuzeitlichen Botanikerärzte magische Qualitäten nachgesagt: Wer sie als Knabe ein Jahr lang täglich isst, wird während vierzig Jahren und länger so stark sein wie drei Männer zusammen. Wer die

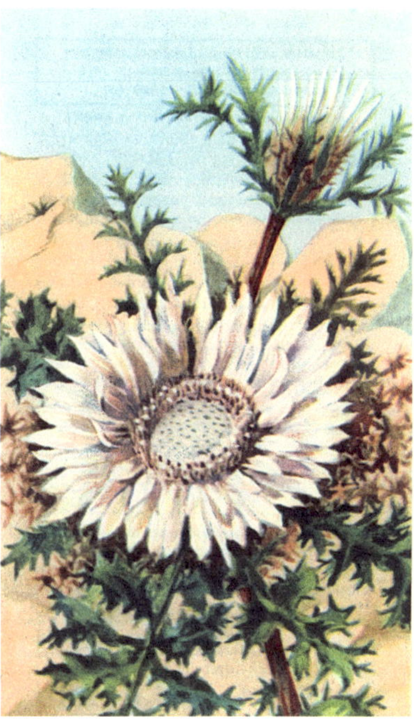

Wurzel auf sich trägt, erhält die Kraft, die sie einem anderen entzogen hat; dasselbe gilt für das Pferd, dem sie ins Maul gestopft wurde. Die Pflanze bewahrt, über den Tisch gehängt, vor saurem Aufstossen und Sodbrennen. Duldet es ein Kranker, dass er während dreier Tage mit der Abkochung gewaschen wird, so wird er genesen, doch wehrt er sich dagegen, so bedeutet dies seinen Tod.

Die Botanikerärzte der Frühen Neuzeit übertrugen die Anwendungsbereiche des Dioskurides für die mediterrane Mastixdistel auf die Silberdistel, es sind dies: Bandwürmer, Wassersucht, Harnverhaltung und den Biss giftiger Tiere. Gemäss Adam Lonitzer bekämpft die Pflanze sowohl die Pest als auch eine bei Schweinen gefürchtete Seuche, was die historische Bezeichnung «Eberwurz» erhellt: «Mann gibt's auch dem vihe unnd sewen [= Säuen] / so der schelm [= Milzbrand] oder sterbend darunderkommen ist. Etlich pflegen diese wurtzel in die sewtrög zunageln / daß die Säw stäts darüber essen und trincken.»

Mattioli brachte als neue Heilanzeigen Gelbsucht (Heiltrank mit der Abkochung aus Silberdistel und →Andorn), die Auslösung der verzögerten Menstruation und die Austreibung der Nachgeburt (Wurzel als Scheidenzäpfchen). Der Botanikerarzt erklärte den lateinischen Namen «Carlina» und die dem Kraut zugeschriebene Heilkraft gegen die Pest mit einer Legende: Während der zur Regierungszeit Karls des Grossen in seinem Heer wütenden Seuche erschien dem frommen Kaiser im Traum ein Engel, der mit einem Pfeil auf eine Pflanze schoss, welche auf seine Verheissung hin die Pest beenden sollte. Karl der Grosse fand eine vom Pfeil durchbohrte Silberdistel. In Graubünden hat sich das Wissen über →Bibernelle und Silberdistel als Pestmittel in einer Sage erhalten: Ein betrunkenes Wildmännlein verrät die geheime Wirkung dieser beiden Pflanzen einem Bauern, der es dazu überlistet hat, Wein zu trinken.

Theodor Zwinger wies in seinem «Theatrum Botanicum» (1696) auf den doppelten Nutzen der Silberdistel als Heil- und Küchenpflanze hin, indem er gleich zwei Zubereitungsarten anführte: das Einmachen mit Zucker oder Honig wie in Italien, was die «eheliche werck» fördere und den Samen vermehre. Noch wirksamer sei die Arznei indessen, wenn man den Boden und den obersten Teil der Wurzel säubere und mit Butter, Salz und Pfeffer wie Artischocken zubereite.

Ein historischer Beleg aus dem Unterengadin zur arzneilichen Verwendung der Silberdistel findet sich in der 1573 vollendeten «Raetiae alpestris topographica descriptio» des Pfarrers und Humanisten Ulrich Campell. Dieser zählte das Gewächs zu den mit vortrefflichen Kräften ausgestatteten Kräutern und Wurzeln, «die den Arzneikundigen und Chirurgen und den Salbenhändlern von großem Nutzen und deshalb bekannt sind». Der Botanikerarzt Hieronymus Bock teilte in seinem Kräuterbuch (1551) mit, dass die Wurzel von den Krämern auf dem Land sehr gerühmt werde. Lonitzer empfahl gegen Hautauschläge aller Art Waschungen mit der Essigabkochung der Wurzel.

Johann Barandun übernahm 1719 in sein handschriftliches Kräuterbuch «Lustgarten da las Ligias» Heilwissen über die Silberdistel aus der Schrift «Eydgnössischer Lust-Garte» (1715) des Zürcher Stadtarztes Johann von Muralt. Dieser erwähnte, dass die Pflanze «weit um die Brust machet», was als Linderung von Angina pectoris oder Asthma verstanden werden kann. Darüber hinaus tötet die Silberdistel laut von Muralt die Eingeweidewürmer und nimmt den Pferden die Müdigkeit, wenn man sie ihnen in den Zaum unter die Zunge bindet.

Der Seminarlehrer August Ulrich notierte um 1895 im Rahmen seiner Recherchen zur Volksbotanik, dass die gepulverte Wurzel zusammen mit Salz dem Vieh eingegeben wurde, um den Magen zu stärken und Durchfall zu stillen (Conters im Prättigau).

Künzle fügte aus eigenem Erfahrungswissen den traditionellen Anwendungen in seinem «Grossen Kräuterheilbuch» noch eine weitere hinzu: «Auflagen mit Wurzelabkochungen, regelmäßig und längere Zeit angewandt, heilen auch den gefürchteten Greisenbrand.»

Die gegenwärtigen Heilanzeigen orientieren sich teilweise an jenen Künzles. Im Valposchiavo wird die Silberdistel traditionsbedingt sowohl als Heil- als auch als Küchenpflanze (Salat aus den jungen Blütenböden) genutzt.

Heutige Anwendung

Im Haus
Magen- und Bauchschmerzen, Vorbeugung von Leberversagen, Diabetes, Wasseransammlungen, Zellulitis, Akne, Ekzeme: Aufguss der gedörrten Wurzel oder Weinmazerat (Valposchiavo).

Kultivierung in Kräuterschaugärten

Pfarrer Künzle's Chrüterparadies, Zizers; Hochalpiner Heilkräutergarten Madrisa, Klosters.

Literatur und Abbildung

Lauber/Wagner/Gygax, Flora Helvetica, 1160; sammlungen.ub.uni-frankfurt.de/msma/content/pageview/3655565 (304r); Schönfelder/Schönfelder, Mittelmeerflora, 94, Marzell, Geschichte und Volkskunde der deutschen Heilpflanzen, 297f.; Dioskurides/Berendes, 268f.; Lonitzer, CXLVr–CXLVv; Mattioli/Handsch, 261v–262r; Henne-Am Rhyn, Otto, Die Deutsche Volkssage. Beitrag zur vergleichenden Mythologie mit tausend eingeschalteten Originalsagen, Leipzig 1874, 157f.; Zwinger, 640; Campell/Hitz, 797; Bock, CCCXVIr; Barandun, Nr. 158; von Muralt, 390f.; Ludwig, Phytologia, Nr. 77; Ulrich, Bündnerische Volksbotanik, 12; Ruatti, Valposchiavo, 78f.; Künzle, Kräuterheilbuch, 308; Künzle, Kräuteratlas (2017), Nr. 12; Abbildung: Herba, Nr. 152.

SILBERWURZ

Dryas octopetala L.;
Rosenblütler, Rosaceae

Vorkommen
Felsschutt, Felsen, steinige Rasen auf Kalk, bis auf 3100 m ü. M. steigend;
Blütezeit: Juni bis Juli.

Wissensgeschichte:
Die Silberwurz, eine Pflanze des Hochgebirges, erscheint in der frühneuzeitlichen Kräuterbuchliteratur nur bei Tabernaemontanus, und zwar unter den Bezeichnungen «Welsch Silberkraut» und «Silberkraut von Mompelier». Daraus geht hervor, dass es sich bei dieser Pflanze um eine von den Gelehrten erst kürzlich entdeckte Art handelte: «Dieses Gewächs wie es hie abgerissen [= hier abgezeichnet] ist / hat mir der hochgelehrte Medicus Doctor Simon Grynaeus Philosophiae Profess. auff der hochlöblichen Universitet der Churfürstl. Stadt Heydelberg mitgetheilt / dem etliche Stäudlein von Mompelier zugeschickt worden seynd / unter dem Namen Argentinae, da es dann von sich selbst wachsen soll / im harten / steinechtem und sandechtigem Erdreich. Dieses habe ich erstlich auff dem hohen Schweitzergebirg gefunden / wie dann auch C. Gesnerus dessen gedenckt in Beschreibung des Pilatusberg […].» Für die Identifizierung des Krauts in historischen Texten ist eine weitere Information bei Tabernaemontanus von Bedeutung: «Dieses wird in dem Schweitzergebirg Hirtzwurtz [= Hirschwurz] genennet / wie das C. Gesnerus und Josias Simler bezeugen […].» Da die Botanikerärzte die Silberwurz mit einer bei Dioskurides verzeichneten, jedoch nicht bestimmbaren Pflanze namens «Leukas» gleichsetzten, empfahlen sie Silberwurz als Pflaster und zugleich im Heiltrank gegen Bisse und Stiche

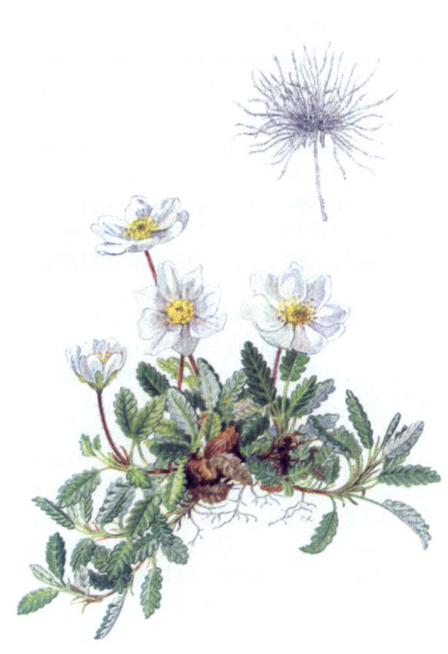

giftiger Tiere, vor allem der Meeresfauna.

In der häuslichen Alltagspraxis finden sich freilich andere Indikationen und Anwendungsformen.

Laut einem Rezept in einem um 1700 in der Surselva abgefassten «Cudisch da medischinas» ergab die mit der Milch einer Wöchnerin gemischte Abkochung Ohrentropfen zur Bekämpfung von Gehörschwäche. Dasselbe Rezept erscheint in einer 1747 in Ardez aufgesetzten Arzneihandschrift. Der vermutlich als Heiler tätige Johann Barandun aus Feldis rühmte in seinem handschriftlichen Kräuterbuch «Lustgarten da las Ligias» von 1719 die Silberwurz, die er als «Ragisch da Saung» (Blutwurz) bezeichnete, als hervorragendes Mittel zur Stillung innerer und äusserer Blutungen.

Künzle erwähnte in seinem «Kräuteratlas» (Ausgabe 1930) die Populärbezeichnung «Stei-Chrüchere» und vermittelte Erfahrungswissen aus der Volksmedizin: «Gebraucht werden die feinen Blättchen: sie stärken das Herz, reinigen das Haupt und treiben Urin», später kam eine weitere Nutzung hinzu: «Die Blätter […] geben einen feinen Genußtee, der aber auch gesundheitlich ausgezeichnet ist, weil er die Nerven stärkt.» Diese Information muss Künzle desgleichen der populären Heilkultur entnommen haben, denn auch im Südtiroler Gadertal ist Silberwurz Bestandteil eines traditionellen Nerventees.

Kultivierung im Kräuterschaugarten

Pfarrer Künzle's Chrüterparadies, Zizers.

Literatur und Abbildung

Lauber/Wagner/Gygax, Flora Helvetica, 264; Griebl, Alpenflora, 346; Tabernaemontanus/Bauhin, 365f.; Dioskurides/Berendes, 331; Barandun, Nr. 164; Decurtins, Alexi (ed.), Cudisch da medischinas, 6; Dec. 7, 134; Künzle, Kräuteratlas (1930), Nr. 79; Künzle, Kräuterheilbuch, 388; Hager, Irene, Alice Hönigschmid und Astrid Schönweger, Die Kraft der Kräuter nutzen. Rezepte und Tipps für Wohlbefinden, Schönheit, Küche, Haus und Garten, Innsbruck 2016, 34f.; Künzle, Kräuteratlas (2017), Nr. 86; Abbildung: Künzle, Kräuterheilbuch, Tf. 24 (Zeichnung Pia Roshardt).

SONNENHUT

Echinacea purpurea (L.) Moench; Korbblütler, Asteraceae

Vorkommen
In Gärten kultiviert; Blütezeit: Juli bis September.

Wissensgeschichte:
Die Sonnenhut-Art Echinacea purpurea ist eine traditionelle, bei zahlreichen Infektionskrankheiten verwendete Heilpflanze der indigenen Stämme Nordamerikas. Eine von dem Naturforscher Gideon Lincecum (1793–1874) hinterlassene Sammlung von Heilpflanzen aus der Mitte des 19. Jahrhunderts enthält den Roten Sonnenhut. Gemäss der Beschriftung Lincecums nutzten die Choctaw bei starkem Husten und Verdauungsbeschwerden die Wurzel, indem sie diese kauten und den Saft mit dem Speichel schluckten. Abkochungen waren kaum bekannt. Die Cheyenne, Oglala Lakota, Kiowa, Crow, Omaha, Pawnee, Teton, Delaware und Komantschen zählten den Sonnenhut ebenso zu ihren wichtigsten Heilpflanzen.
Die überlieferten Anwendungsgebiete umfassen neben den erwähnten Indikationen alle Arten von Wunden, Verbrennungen, Zahnfleischentzündungen, Zahn- und Halsschmerzen, Erkältungen, Mumps, Masern, Gonorrhöen, Schlangenbisse, Insektenstiche und Vergiftungen.

Die weissen Siedler übernahmen die Anwendung des Roten Sonnenhuts von der indigenen Bevölkerung. Bereits 1737 beschrieb der Botaniker John Clayton (1694–1773) in seinem «Catalogue of Plants, Fruits, and Trees Native to Virginia» die Pflanze und ihre Heilanzeigen.

Gegen Ende des 17. Jahrhunderts führte der englische Botaniker John Banister (1650–1692), der seit 1678 in Virginia Pflanzen für Botanische

Gärten sammelte, den Roten Sonnenhut nach England ein. Nach Deutschland kam er in der zweiten Hälfte des 18. Jahrhunderts als Gartenschmuck, erfuhr indes im 20. Jahrhundert aufgrund des vermehrten Angebots der Staudengärtnereien eine stärkere Verbreitung.

Als Arzneipflanze fand der Sonnenhut in Europa erst nach 1900 Beachtung; der Homöopath John Henry Clarke (1853–1931) hatte die klinischen Erfolge in seinem in London erschienenen «Dictionary of Practical Materia Medica» ausführlich besprochen. Der deutsche Mediziner und Naturheilmittel-Hersteller Gerhard Madaus züchtete in den 1930er-Jahren in Radebeul erstmals grössere Mengen des Roten Sonnenhuts und erforschte dessen Wirkstoffe.

In der Schweiz war es der Naturheilkunde-Pionier Alfred Vogel, der den Roten Sonnenhut als pflanzliches Arzneimittel weitherum bekannt machte. Vogel hatte 1953 anlässlich einer seiner Forschungsreisen durch die USA, die ihn unter anderem nach South Dakota führte, die Pflanze kennengelernt. Er schloss Freundschaft mit Black Elk, dem Häuptling der Oglala Lakota, der ihn in die Heilkunst seines Stammes einführte und ihm Sonnenhutsamen schenkte. Die daraus entstandenen Pflanzen bildeten die Basis für eigene Versuche. Vogel betrachtete die Echinacea, innerlich und äusserlich angewandt, als «eine gute Hilfe bei Krebs», da sie sich zur Beeinflussung von entzündlichen Zuständen bewährt habe.

Mitte September 2020 zog das von der Firma A. Vogel AG in Roggwil (TG) hergestellte Sonnenhutpräparat Echinaforce ungeahnte öffentliche Aufmerksamkeit auf sich. Die Medien hatten das Pflanzenextrakt als angebliches Wundermittel gegen das allgegenwärtige Corona-Virus angepriesen. Wie eine am 9. September im «Virology Journal» publizierte Laborstudie belegt, hat Echinaforce in

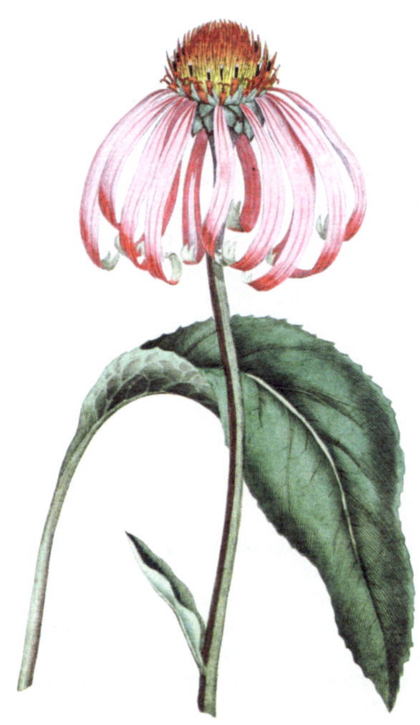

Zellkulturen (in vitro) Wirkung gegen das Virus gezeigt. Eine entsprechende Wirkung beim Menschen (in vivo) konnte allerdings nicht nachgewiesen werden, da die hierzu benötigte Studie bis anhin fehlt.

Der «Kräuter-Pfarrer Künzle Verein» bewahrt zwar das Wissenserbe Künzles, zeigt sich indes auch offen für Pflanzen, die Künzle noch nicht kannte, so auch Echinacea, die als Tinktur zur Stärkung des Immunsystems, bei Verbrennungen, gegen Geschwüre, Schuppenflechte, Muskel- und Gelenkentzündungen eingesetzt werden soll.

Echinacea ist ein homöopathisches Mittel.

Kultivierung in Kräuterschaugärten

Iert d'ervas medicinalas des Museum Regiunal, Savognin; Kräutergarten Bidem, Vals; Heididorf, Maienfeld; Benediktinerkloster St. Martin, Disentis.

Literatur und Abbildung

Krausch, Kaiserkron, 154; www.avogel.ch/de/pflanzenlexikon/echinacea_purpurea.php (Zugriff 13.10.2022); Vogel, 155, 401, 491f.; Melzer, J.[örg], Von Schweizer Kräutern zum globalen Pflanzenreich und individueller Anwendung – eine biographische Annäherung an Alfred Vogel, in: Forschende Komplementärmedizin und Klassische Naturheilkunde 10 (Suppl. 1), April 2003, 3–8; 7; Wolters, Agave, 61–70; Madaus, Biologische Heilmittel, Bd. 2, 1248–1253; Vonarburg, Homöotanik, Bd. 1, 578f.; Schilcher, Phytotherapie, 107–111, 373, 376, 378; https://www.swissmedic.ch/de/home/news/coronavirus-covid-19/echinacea_mittel_coronavirus.html (Zugriff 26.9.2020); Salben (Flyer Kräuter-Pfarrer Künzle Verein, Wangs o. J.); Tinkturen (Flyer Kräuter-Pfarrer Künzle Verein, Wangs o. J.); Thurner-Steier, Savognin, Thema 2; Steigner, Klostergarten, 28 (Disentis); Abbildung: Curtis's Botanical Magazine 1 (1787), Tf. 2 (Digitalisat).

SONNENRÖSCHEN

Flora Helvetica: Gemeines Sonnenröschen, Helianthemum nummularium (L.) MILL.; Zistrosengewächse, Cistaceae

Vorkommen
Magerrasen, steinige Gebirgsrasen, bis 2800 m ü. M.; Blütezeit: Mai bis Oktober.

Wissensgeschichte:
Der Botanikerarzt Pietro Andrea Mattioli verlieh dem Sonnenröschen als Erster medizinische Konturen. Er rühmte es als wundheilendes und blutstillendes Kraut und verschrieb es bei geschwollenem Halszäpfchen und Geschwüren im Mund. Gemäss Tabernaemontanus war die Pflanze «gar in einem geringen Gebrauch», dennoch verordnete er die «Sonnenblumen oder Sonnengüntzel» bei Blutspeien, Durchfall, Roter Ruhr und übermässiger Menstruation.

Die beiden Kräuterpfarrer Marchioli und Künzle brachten keine neuen Heilanzeigen. Der in Disentis aufgewachsene und als Krankenpfleger in Zürich wirkende Augustin Condrau empfahl den Aufguss oder die Tinktur gegen Erkältungen, Drüsenschwellungen, Entzündungen des Kehlkopfs, Rachens und Mundraums.

Gegenwärtig wird die Pflanze vor allem als Bachblüten-Essenz Nr. 26 (Rock Rose, die Eskalationsblüte) wahrgenommen.

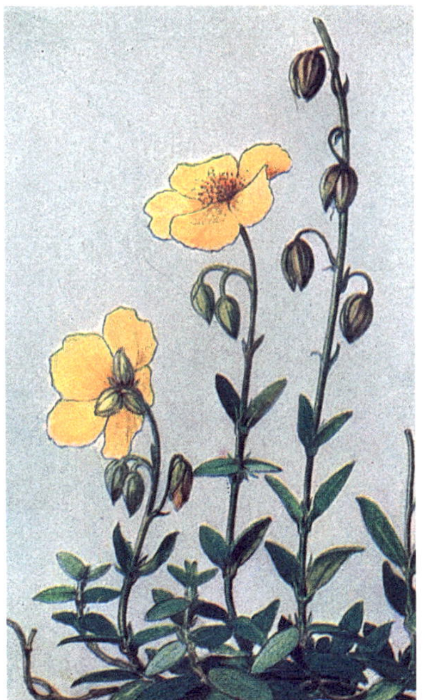

Gemeines Sonnenröschen

Kultivierung im Kräuterschaugarten

Kräutergarten in der Burgruine Belfort, Brienz/Brinzauls.

Literatur und Abbildung

Griebl, Alpenflora, 346; Lauber/Wagner/Gygax, Flora Helvetica, 472; Mattioli/Handsch, 313r–313v; Becher, 75; Tabernaemontanus/Bauhin, 1475; Marchioli, 63; Künzle, Kräuterheilbuch, 389f.; Condrau, Heilkräuter, 20; Scheffer, Original Bach-Blütentherapie, 179–182; Würzen, Nr. 32 (Flyer Kräutergarten Burgruine Belfort); Abbildung: Klein, Wiesenpflanzen, Tf. 94.

SPARGEL

Flora Helvetica: Gemüsespargel, Asparagus officinalis L.; Spargelgewächse, Asparagaceae

Vorkommen
Trockenwiesen, Schuttplätze, auf sandig-lehmigem Boden, oft aus dem Anbau verwildert; Blütezeit: Mai bis Juni.

Wissensgeschichte:
Der Spargel zählt zu den ältesten Heilpflanzen. Dioskurides besprach in seinem Werk «De Materia medica» zwei Spargel-Arten, nämlich eine wild wachsende, stachlige, bei der es sich vermutlich um den Spitzblättrigen Spargel handelt, dessen junge Triebe gegessen wurden. Als zweite Art verwendete Dioskurides den ebenfalls wild wachsenden, doch bereits auch in Gärten kultivierten Gemüsespargel als Arznei: Die gekochten und gegessenen Triebe der wilden, dornigen Art beheben Verstopfung und treiben den Harn. Die Abkochung der Wurzeln und der Samen helfen als Heiltrank bei Harnverhaltung, Gelbsucht, Milzbeschwerden, Ischiasschmerzen, Spinnenbisse und Zahnschmerzen, wenn die Abkochung im Mund behalten wird. Für den kultivierten Spargel gelten dieselben Heilanzeigen; wird dessen Wurzel indes als Amulett um den Hals getragen und die Abkochung getrunken, so werden Frauen unfruchtbar.

Der salernitanische Arzt Matthaeus Platearius verordnete gekochte Spargeltriebe und den in Wein oder Wasser gekochten Samen bei Leber- und Milzbeschwerden, Harnzwang (Blasenschmerzen mit unwillkürlichem Urinabgang) und Harnkrampf sowie Magen- und Darmschmerzen.

Man nimmt an, dass Mönche den Spargel aus dem Mittelmeerraum über die Alpen gebracht haben; im 16. Jahrhundert erscheint die Pflanze zum Beispiel im Kräuterbuch von

Mattioli sowohl als Wild- als auch Kulturpflanze und in der Nutzung als Gemüse und Arznei zugleich. Im Unterschied zu Mattioli brachte Tabernaemontanus Heilanzeigen, die über jene der Antike hinausgingen: Magenbeschwerden, Augenleiden, von der Leber verursachter Durchfall, Nieren- und Blasensteine sowie Hodenbrüche. Neu helfen Spargeln aufgrund ihrer Signatur «den erkalten schwachen Männern in Sattel», ebenso fördern sie «weibliche Monatblumen», wie die Menstruation bezeichnet wurde. Zu diesem Zweck wurden die Samen zerstossen, in ein Tüchlein gewickelt und dieses, bevor es in die Scheide eingeführt wurde, mit Lilienöl benetzt. Die in Essig gekochten, zerstossenen Wurzeln dienten als Pflaster auf Verstauchungen und vom Aussatz geschwollene Schenkel. Generell schrieb Tabernaemontanus dem wilden Spargel stärkere Heilkräfte zu.

Traditionelle Heilanzeigen

Abkochung der Wurzel ist abführend und harntreibend, wird benützt bei Wassersucht, Gelbsucht, Harnverhaltung, Nierenleiden, Leber- und Lungenleiden, Gicht [=Rheuma?]. Bei Podagra [=Gicht] meiden. Pulver gegen Erbrechen, Magenschwäche, Nierenverhärtung, Kolik, Milz- und Leberkrankheiten: 3–4 mal täglich eine Messerspitze voll mit Zucker nehmen.

Herba (1952)

Der Disentiser Benediktinerpater Karl Hager wies aufgrund seiner naturkundlichen und

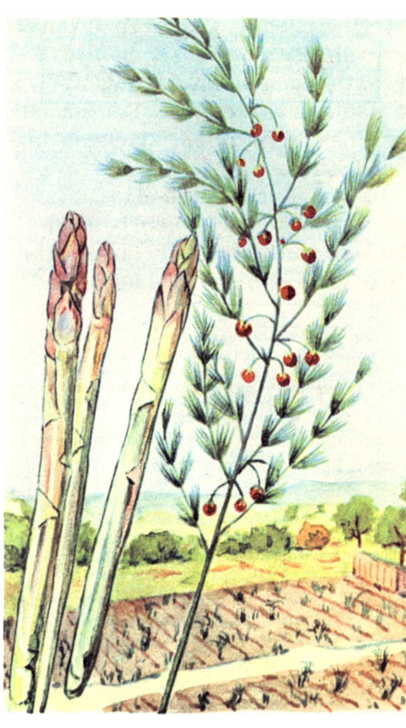

kulturhistorischen Forschungsexkursionen durch die Surselva die spärliche Kultivierung des Spargels in Bauerngärten nach. Obwohl Kräuterpfarrer Johann Künzle die Heilanzeigen des Tabernaemontanus in sein «Grosses Kräuterheilbuch» übernahm, wird der Spargel in der gegenwärtigen medizinischen Selbsthilfe kaum mehr genutzt.

Das 1952 herausgegebene Sammelbildchenalbum «Herba» vermittelte als eines der letzten schweizweit verbreiteten Kräuterbücher traditionelle Anwendungsbereiche für den Spargel.

Asparagus officinalis ist ein homöopathisches Mittel.

Gegenwärtig werden in Graubünden Spargeln in Chur, im Churer Rheintal, in Fläsch, Reichenau, Rothenbrunnen und Realta angebaut.

Literatur und Abbildung

Lauber/Wagner/Gygax, Flora Helvetica, 1304; Körber-Grohne, Udelgard, Nutzpflanzen in Deutschland. Kulturgeschichte und Biologie, 3., unveränderte Auflage 1994, 99–107; Dioskurides/Berendes, 220; Circa Instans/Goehl, 379; Mattioli/Handsch, 168v; Tabernaemontanus/Bauhin, 416–419; Ludwig, Phytologia, Nr. 42; Madaus, Biologische Heilmittel, Bd. 1, 252–255; Vonarburg, Homöotanik, Bd. 1, 220f.; Schilcher, Phytotherapie, 299f., 378; Marchioli, 21; Hager, 280; Künzle, Kräuterheilbuch, 390; Herba, Nr. 142; Abbildung: Herba, Nr. 142.

SPITZWEGERICH

Plantago lanceolata L.; Wegerichgewächse, Plantaginaceae

Vorkommen
Wiesen, Wegränder; Blütezeit: April bis September.

Wissensgeschichte:
Der Spitzwegerich und seine verwandten Arten zählen zu den ältesten Heilpflanzen. Dioskurides widmete dem Spitz- und dem Breitwegerich in seinem Werk «De Materia medica» einen langen Beitrag, wobei er Letzteren als wirksamer betrachtete. Er empfahl Auflagen mit den Blättern bei Blutungen, Karbunkeln, Drüsenschwellungen, Brandwunden, Blasen- und Milzgeschwüren, Hundebissen und Feuerbrandwunden (Mutterkornvergiftung). Als Gemüse mit Salz und Essig gekocht, sollten die Blätter bei Ruhr, Magenkrankheiten, Epilepsie, Asthma und Bleichsucht helfen. Den Saft der Blätter verordnete Dioskurides äusserlich gegen Geschwüre im Mund, bei Augen- und Ohrenleiden sowie als Scheidenzäpfchen mit Wolle bei Gebärmutterleiden. Das Wegerich-Kapitel der «Materia medica» enthält darüber hinaus mehrere magische Rezepte: «Man sagt, dass drei Wurzeln mit drei Bechern Wein und ebenso viel Wasser gegen das dreitägige, vier Wurzeln gegen das viertägige Fieber helfen.» Es handelt sich hierbei um Formen der Malaria. Die Wurzel wurde auch als Amulett um den Hals getragen, um Drüsen zu zerteilen. Ein Christ fügte dem Manuskript den Zusatz bei, dass eine Speise aus Wegerich mit Honig die Entkräfteten heile, wenn sie am zweiten und am vierten Tag sowie am Freitag der Karwoche, also an besonders heiligen Tagen, gegessen werde. Dieses Geheimmittel der Syrer entspräche der Wahrheit und beruhe auf Erfahrung.

Kräuterpfarrer Künzles Lob auf den Spitzwegerich

Den Wegerich hat der liebe Gott an alle Wege gestreut, in alle Wiesen und Raine gesetzt, damit wir ihn stets bei der Hand haben; denn er ist unstreitig das erste, beste und häufigste aller Heilkräuter.

Johann Künzle, Das grosse Kräuterheilbuch (1945)

Der römische Naturkundige Plinius der Ältere hob in seiner «Naturalis historia» desgleichen die wunderbare Heilkraft des Wegerichs hervor, denn keine andere Pflanze vermöge die «rheumatischen» – angeblich durch einen herumfliessenden, schädlichen Stoff ausgelösten – Krankheiten wie Lungenleiden, Schnupfen oder das Gliederreissen so gut zu heilen wie er.

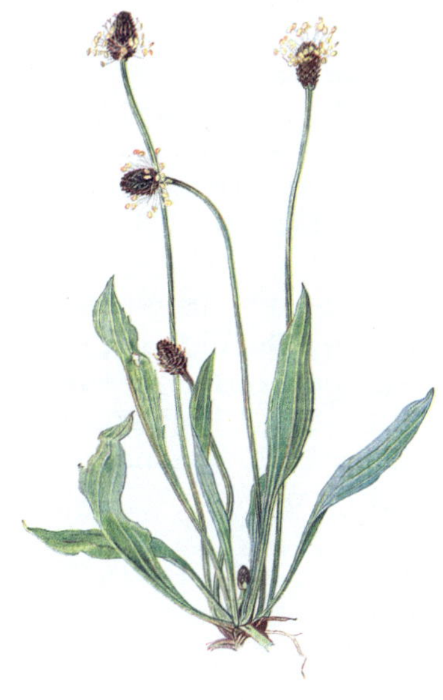

Der Mönch Odo Magdunensis behandelte Mumps und frische Wunden mit Wegerichsalbe. Schmerzende Füsse nach langen Märschen liess er mit starkem Wein einreiben, in dem gestampfte Wegerichsamen gezogen hatten. Dasselbe Mazerat diente als Heiltrank, um die Nachgeburt auszutreiben.

Hildegard von Bingen riet bei Knochenbrüchen, täglich nüchtern Wegerichwurzeln mit Honig zu essen sowie Blätter und Wurzeln zusammen mit →Malvenblättern zu kochen und auf die Verletzung zu legen. Die Äbtissin schrieb der als Wundermittel geltenden Pflanze sogar die Kraft zu, einen Schadenzauber zu brechen: «Und wenn ein Mann oder eine Frau ein Mittel mit einem Liebeszauber isst oder trinkt, wodurch er oder sie zu unsittlicher Leidenschaft entflammt, soll man Wegerichsaft mit oder ohne Wasser zum Trinken verabreichen, und danach soll ein starkes Abführmittel genommen werden, und er oder sie wird innerlich gereinigt und wird sich nach der Reinigung leichter fühlen.»

Mittelalterlichen Arzneibüchern zufolge wurde der als kalt geltende Wegerich häufig zur Beendigung der Menstruation und in Einzelfällen zu deren Auslösung, zum Abbruch der Schwangerschaft, Austreibung der Nachgeburt, Förderung der Milchbildung und bei Brustgeschwülsten eingesetzt.

Der Frankfurter Stadtarzt Johann Wonnecke von Kaub betrachtete Auflagen mit Breitwegerich- und Hauswurzsaft als derart heilkräftig, dass er diese in seinem «Gart der Gesundheit» (1485) gegen das Antoniusfeuer (Mutterkornvergiftung) verordnete.

In der Antike, im Mittelalter und in der Frühen Neuzeit galten Wegerich-Arten als Universalmittel. Zu den antiken und mittelalterlichen Indikationen kamen bei Tabernaemontanus Anwendungsbereiche des Wegerichsafts aus der Erfahrungsmedizin hinzu: «Etliche sagen es sey dieser Safft gut den Keichenden und denen / so mit der Fallendensucht [= Epilepsie] beladen seyn / benemme auch den Sod [= Sodbrennen] / und töde die Würm.»

Johann Barandun vermittelte in seinem Kräuterbuch «Lustgarten da las Ligias» von 1719 altbekanntes Heilwissen über den Spitz- und den Breitwegerich, das er in den Werken der frühneuzeitlichen Botanikerärzte gefunden hatte.

Gujan empfahl, den Saft des Breitwegerichs mit den Samen zu vermengen und gegen die Ruhr und Schwindsucht sowie bei starken Blutungen und kaltem Fieber (Schüttelfrost) zu verabreichen. Wegerich-Arten erscheinen denn auch in mehreren Kräuterbüchern des 18. Jahrhunderts als Fiebermittel.

Die Einstellung der Unterengadiner Bauern zum Spitzwegerich war zwiespältig, wie aus den für den «Dicziunari Rumantsch Grischun» durchgeführten Recherchen hervorgeht. Er galt zwar als Unkraut im Heu, das nie dürr wurde, aber zusammen mit Kleie diente er als Arznei gegen Magenbeschwerden des Viehs. Kälber erhielten gegen dasselbe Leiden einen Aufguss zum Trinken.

Zentrales Motiv weitverbreiteter Sagen in Graubünden ist die Verwünschung der stark milchbildenden Futterpflanzen Ciprian (→Isländisch Moos), Muttern (→Mutterwurz) und Ritz (Alpenwegerich) durch faules Alppersonal oder abgewiesene Arme.

Der Naturheiler Pfarrer Sebastian Kneipp verordnete als Erster Spitzwegerich zusammen mit Lungenkraut als schleimlösendes Mittel gegen Husten – eine immer noch aktuelle Heilanzeige. Ebenso haben Künzle, Treben und die neue Hildegard-Medizin starke Spuren in der gegenwärtigen Nutzung der Wegerich-Arten hinterlassen.
Die vom Puschlaver Kräuterpfarrer Tobia Marchioli angeführten Indikationen Leberschmerzen und Gelbsucht, die in den Werken der frühneuzeitlichen Botanikerärzte belegt sind, gerieten allerdings in Vergessenheit.

Die Kräuterfrau Gudrun Turner in Saas (Prättigau) empfiehlt in ihrer «Wildkräuter-Notfallapotheke für unterwegs» die direkte Anwendung der zerquetschten Wegerichblätter als Auflage auf Insektenstiche, Schnitt- und Stichverletzungen, Quetschungen und Schürfungen.

Die Wegerich-Arten haben ihren Platz als Heilpflanzen für Mensch und Vieh behauptet. Plantago major (Breitwegerich) ist ausserdem ein homöopathisches Mittel.

Der Spitzwegerich hat aufgrund seiner Wiederentdeckung durch die sogenannte Wildkräuterkulinarik eine symbolische Neuaufwertung erfahren.

Heutige Anwendung

Im Haus
Schnitte, Insektenstiche, Schürfungen, Nagelbettentzündungen, Blasen, Rheuma: Umschlag mit frischen Blättern (Prättigau).

Schleimhautentzündungen, Husten: Sirup, Aufguss der Blätter, innerlich (Prättigau).

Magen- und Darmprobleme, Durchfall, Blasenprobleme: Aufguss der Blätter, innerlich (Valposchiavo).

Akne, gerötete Augen, Schnitte: Umschläge mit dem Aufguss der Blätter (Valposchiavo).

Im Stall
Hautverletzungen, Insektenstiche: Auflagen mit den frischen Blättern (Safiental).

Schwellungen, Verletzungen: Auflagen mit den Blättern des Breitwegerichs (Valposchiavo).

Erkältungskrankheiten, Husten: Sirup (frische Blätter in Zucker oder Honig einlegen; Safiental).

Ohrenentzündungen: Blätter des Breitwegerichs zu Kugeln formen und ins Ohr stecken (Safiental).

Kommerzieller Anbau, Kultivierung in Kräuterschau- und Klostergärten

Spitzwegerich wird von der Erboristeria Biologica Raselli, Le Prese, angebaut.
Die Pflanze findet sich zusammen mit zwölf anderen traditionellen Hustenmitteln, nämlich →Andorn, →Bibernelle, →Ehrenpreis, →Eibisch, →Frauenmantel, →Holunder, →Malve, →Pfefferminze, →Salbei, →Schafgarbe, →Schlüsselblume und →Thymian, im von der Firma Richterich/Laufen angelegten Kräuterschaugarten in Pontresina (Oberengadin) und entlang des Ricola Erlebniswegs in Arosa kultiviert.
Sein Wissen über die schleimlösende Wirkung des Spitzwegerichs bezog der Bäcker- und Konditormeister Emil Richterich in Laufen, der 1940 das Ricola-Bonbon erfand, aus Pfarrer Künzles Schriften und dem Kräuterbuch von Karl Schönenberger-Steiger.
Die Pflanze wächst zudem in folgenden Kräuterschaugärten: Medizinalgarten, Chur; Benediktinerinnenkloster St. Johann, Müstair; Benediktinerkloster St. Martin, Disentis; Kräutergarten Bidem, Vals; Iert d'ervas medicinalas des Museum Regiunal, Savognin; Pfarrer Künzle's Chrüterparadies, Zizers (Alpenwegerich); Heididorf,

Maienfeld; Hochalpiner Heilkräutergarten Madrisa (Breitwegerich); Ausschilderung auf Kräuterlehrpfaden: Bachblüten-Heilkräuterweg Maladers; Wildkräuterpfad Oberalppass-Tschamut, Nr. 39.

Literatur und Abbildung

Lauber/Wagner/Gygax, Flora Helvetica, 886, 888; Dioskurides/Berendes, 221f.; Plinius XXV, 65; [als Pflaster] Müller, Hildegard von Bingen, Nr. 95; Odo Magdunensis/Mayer/Goehl, 128ff.; Hildegard von Bingen/Riha, 95f.; Leidig, Frauenheilkunde, 176, 197, 354, 400, 466; Wonnecke von Kaub, Cap. CCCVIII; Mattioli/Handsch, 169r–170r; Tabernaemontanus/Bauhin, 1109ff.; Barandun, Nr. 121; Ludwig, Nr. 256; Der Sammler 6 (1784), 280; Schuster, Fieber, 149f.; Kneipps Haus-Apotheke, 111f.; Künzle, Kräuterheilbuch, 404f.; Vogel, Der kleine Doktor, 58; Treben/Storl, 135–139; Turner, 30–33; Wegmann, Prättigau, 40; Ruatti, Valposchiavo, 82f.; Marchioli, 44f.; Büchli, Mythologische Landeskunde, Bd. 1, 19, 246, 287, 824, 899; Büchli, Bd. 2, 604, 704f., 841; Büchli, Bd. 3, 310f.; Hertzka/Strehlow, Hildegard-Apotheke, 411; Schilcher, Phytotherapie, 300f.; Vonarburg, Homöotanik, Bd. 2, 371–375; Joos, 100, 103 (Safiental); Klarer/Stöger/Meier, Jenzerwurz, 119; DRG 10, 638 (Lavazzais-ch); Tscharner, Wald, 15, 18, 20, 140; Clopath, Wildpflanzen, 22–25; www.ricola.com/de/uber-ricola/unternehmen/geschichte (Zugriff 13.10.2022); Müller, Klostergarten, 5 (Müstair); Steigner, Klostergarten, 30 (Disentis); Thurner-Steier, Savognin, Thema 2; Künzle, Kräuteratlas (2017), Nr. 3, 53, 88; Meier, Wildkräuter-Fibel, Nr. 39 (Heil- und Nahrungspflanze); Abbildung: Künzle, Kräuterheilbuch, Tf. 65 (Zeichnung Pia Roshardt).

STECHPALME

Ilex aquifolium L.; Stechpalmengewächse, Aquifoliaceae

Vorkommen
Wälder, in klimatisch ausgeglichenen Lagen; Blütezeit: Mai.

Wissensgeschichte:
Die Botanikerärzte der Frühen Neuzeit verliehen der Stechpalme als Erste medizinische Konturen. Mattioli brachte eine Heilanzeige aus der Erfahrungsmedizin heilkundiger Laien: «Etliche loben die bletter sehr wider das seitenstechen [= Lungen- oder Rippenfellentzündung] / und husten / so man sie zu pulver stößt und zu trinken gibt.» Bei den stachelig gezähnten Blättern des Strauchs kommt das antike medizinische Prinzip «Similia similibus curantur» zum Tragen: Stechende Schmerzen werden mit einer stechenden Pflanze bekämpft.

Stechpalmenblätter schützen die Vorräte vor Mäusen

Diese bletter pflegt man zu hencken an die stricke / daran speckseiten / oder gesaltzen fleisch hanget / dann mit seinen stachlen wehren sie den meusen / das sie nicht dartzu können.

Pietro Andrea Mattioli, New Kreüterbuch (1563)

Theodor Zwinger vermittelte in seinem «Theatrum Botanicum» (1696) ebenfalls ein Rezept aus dem Bereich der Volksmedizin: Stechpalmenblätter wurden in Milch und Bier gesotten und die Abkochung als Heiltrank bei heftigen Bauchschmerzen eingesetzt.

Bei harten Knoten am Leib empfahl Mattioli, die Wurzel zu sieden und die betroffenen Stellen mit der Abkochung aufzuweichen. Tabernaemontanus griff auf den holländischen Botanikerarzt Rembert Dodoens zurück, der verordnet hatte, zehn bis zwölf Beeren gegen Koliken einzunehmen.

Der Puschlaver Kräuterpfarrer Tobia Marchioli betrachtete die Blätter, die Früchte und die Wurzel der Stechpalme als nützlich. Die Abkochung der Wurzeln sollte den Appetit anregen, das Blut reinigen und den Körper entwässern. Die Abkochung aus den Blättern vertreibt, so Marchioli, das Wechselfieber (Malaria), Lungen- und Blinddarmentzündungen, Blutarmut, Gelbsucht und Halsdrüsenentzündung, während die Beeren gegen Erbrechen helfen sollten. Wie der aufmerksame Kräuterpfarrer bemerkte, wuchs der einzige Stechpalmenstrauch in Poschiavo vor der Südfassade des Palazzo Mengotti bei der Ponte S. Giovanni.

Künzle behauptete, dass der Tee mit Stechpalme, Wiesensal-

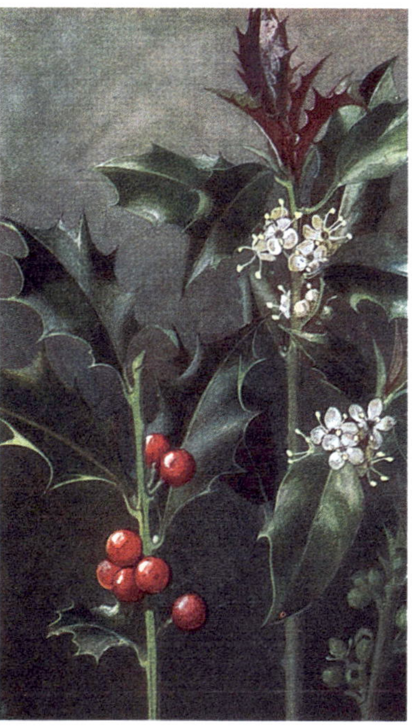

bei (→Salbei) und →Wermut, den er während der Grippeepidemie von 1918/19 in seiner Pfarrei Wangs eingesetzt hatte, vielfach auch dort das Fieber gesenkt habe, wo chemische Arzneien versagt hätten. Einem zähen Mythos zufolge soll die Grippe dank dieser Teemischung kein Opfer gefordert haben. Der Tee wird noch immer vom «Kräuter-Pfarrer Künzle Verein» vertrieben.

Über die Heilwirkung der Stechpalme schrieb der Disentiser Benediktinerpater und Heilkundige Thomas Häberle desgleichen aus eigener Erfahrung: «Eine einzige Teemischung habe ich anhand von Experimenten gefunden: den Stechpalmen-Brennnesseltee: 6 Teile →Brennnessel, 1 Teil Stechpalmentee (separat bereitet und dann gemischt), tagsüber schluckweise getrunken, hilft gegen Gallen-, Nieren-, Blasensteine und -grieß mit nachweislich gutem Erfolg bei Kindern und Erwachsenen – oft zum Erstaunen der Ärzte.» Die Stechpalme ist als Heilpflanze dennoch in den Hintergrund getreten.

Eine von den traditionellen Darreichungsformen und Heilanzeigen abweichende Nutzung der Stechpalmenblüte stellt die Bachblüten-Essenz Nr. 15 (Holly, die Herzeröffnungsblüte) dar.

Ilex aquifolium ist ein homöopathisches Mittel.

Heutige Anwendung

Im Haus
Husten: Aufguss der Blätter, innerlich (Prättigau).

Kultivierung im Kräuterschaugarten

Pfarrer Künzle's Chrüterparadies, Zizers; Ausschilderung auf Kräuterlehrpfad: Bachblüten-Heilkräuterweg Maladers.

Literatur und Abbildung

Lauber/Wagner/Gygax, Flora Helvetica, 976; Mattioli/Handsch, 51r–51v; Zwinger, 107; Tabernaemontanus/Bauhin, 1382; Marchioli, 89f.; Wolff, Zaubertrank, 733ff.; Künzle, Kräuterheilbuch, 390f.; Vogel, Der kleine Doktor, 344; Häberle, Sammeln und Sichten, 16; Scheffer, Original Bach-Blütentherapie, 128–132; Vonarburg, Homöotanik, Bd. 2, 80; Wegmann, Prättigau, 31; Künzle, Kräuteratlas (2017), 89; Abbildung: Klein, Waldbäume und Sträucher, Tf. 73.

STEINBEERE

Rubus saxatilis L.; Rosengewächse, Rosaceae

Vorkommen
Bergwälder, Gesteinsschutt; Blütezeit: Mai bis Juli.

Wissensgeschichte:
Zur arzneilichen Verwendung der Steinbeere finden sich in der älteren Kräuterbuchliteratur keine Angaben. Bei den in Surselvisch abgefassten Anwendungsbereichen im Kräuterbuch «Lustgarten da las Ligias» des vermutlich als Heiler tätigen Johann Barandun von Feldis handelt es sich demzufolge um populäres Erfahrungswissen. Die Früchte des Strauchs sollten den Magen stärken, den Durst und die Hitze des Fiebers löschen sowie die «Flüsse» stillen. Damit könnten Fliessschnupfen, übermässige Menstruation und Durchfall gemeint sein.

Der deutsche Hauptlehrer und Kräuterkundige Johann Alfred Ulsamer, dessen Schrift «Gottessegen in der Pflanzenwelt» (1901) in der Bibliothek

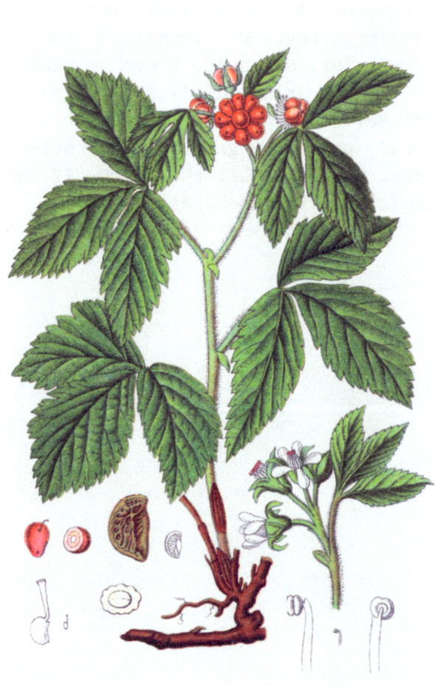

Steinbeere

des Benediktinerinnenklosters Müstair verwahrt wird, empfahl den Beerensaft gegen Wassersucht, Skorbut, unreines Blut und Flechten sowie den Blätteraufguss als Heiltrank und die Abkochung für Waschungen. Die Abkochung diente auch in der bäuerlichen Erfahrungsmedizin als Gurgelwasser gegen Halsschmerzen. Angaben zur gegenwärtigen Heilnutzung sind keine vorhanden.

Literatur und Abbildung

Lauber/Wagner/Gygax, Flora Helvetica, 238; Barandun, Nr. 98; Ulsamer, 75; Abbildung: J. Sturms Flora von Deutschland 8, Stuttgart [2]1904, Tf. 15 (Digitalisat).

STIEFMÜTTERCHEN

Flora Helvetica: Gewöhnliches Feldstiefmütterchen, Viola tricolor subsp. tricolor; Veilchengewächse, Violaceae

Vorkommen
Wiesen, Brachfelder; Blütezeit: März bis September.

Wissensgeschichte:
Erst der Botanikerarzt Leonhart Fuchs unterschied in seinem Kräuterbuch (1543) zwischen Stiefmütterchen und anderen Viola-Arten. Er setzte die Abkochung des Krauts als Heiltrank bei verschleimten und vereiterten Atemwegen sowie gegen Krampfanfälle bei Kindern – Freyscham oder Freysam genannt – ein. Das unter Honig gemischte, gepulverte Kraut wurde auf Hautausschläge aufgetragen und das Pulver allein auf Wunden gestreut.

> Gegen den Milchschorf ist das Stiefmütterchen wohl die wirksamste Heilpflanze. Man kann Auflagen machen mit der frischen zerquetschten Pflanze oder ihre Heilkraft durch innerliche Gabe verabreichen, indem man Stiefmütterchen in Milch siedet und die Milch dem Kinde in schluckweisen Dosen zu trinken gibt.
>
> Johann Künzle, Das grosse Kräuterheilbuch (1945)

Der anonyme, der Astromedizin verpflichtete Verfasser des 1576 erstmals gedruckten Kräuterbuchs «Horn des Heyls» betrachtete den Saft aus der Wurzel als kühlend und verschrieb ihn deshalb gegen die Pest und andere von starkem Fieber begleitete Krankheiten,

Gewöhnliches Feldstiefmütterchen

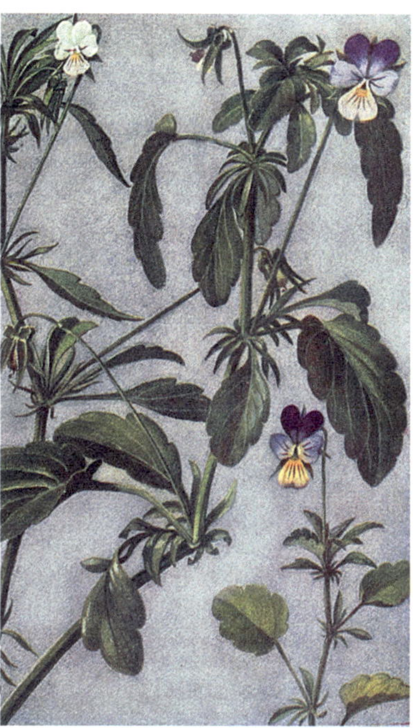

bei schwachen und entzündeten Augen, von der Gicht verursachten Schmerzen und Problemen unter der Geburt.

Tabernaemontanus, der nicht nur das Wissen seiner Zeit zusammenfasste, beschrieb neue Heilanzeigen und Zubereitungsformen. Ein Dampfbad mit Stiefmütterchen, Dürrwurz, Saturei (Echtem Bohnenkraut) und →Mutterkraut verordnete er zur Auslösung der verzögerten Menstruation. Das Destillat sollte dank seiner schweisstreibenden, reinigenden Kraft die «Franzosenkrankheit» (Syphilis und andere sexuell übertragbare Krankheiten) sowie die Gelbsucht heilen.

Johann Barandun aus Feldis vermittelte traditionelles Heilwissen über das Stiefmütterchen in seinem 1719 niedergeschriebenen Kräuterbuch «Lustgarten da las Ligias». Die Anwendungsbereiche und Wirkungen – Erfrischung der Lebensgeister, schweisstreibend, schleimlösend, nützlich in Wundtränken, gegen Krampfanfälle bei kleinen Kindern, zur Öffnung der verstopften Gebärmutter, bei Fallsucht (Branntwein aus den Blüten) – hatte er der 1715 erschienenen

Schrift «Eydgnössischer Lust-Garte» des Zürcher Stadtarztes Johann von Muralt entnommen.

Kräuterpfarrer Künzle nutzte die Milchabkochung aus dem ganzen Kraut vor allem als Heiltrank bei Hautleiden, wobei er insbesondere dessen Wirkung gegen den Milchschorf, ein schweres Säuglingsekzem, rühmte.

Künzle bezog dieses Wissen vermutlich aus dem 1901 erschienenen Kräuterbuch «Gottessegen in der Pflanzenwelt», verfasst von Hauptlehrer Johann Alfred Ulsamer. Dieser verwies wiederum auf den deutschen Arzt Carl Strack (1722–1805), der dank seiner Erfahrung Säuglinge und Kleinkinder mit dem gepulverten Kraut von diesem Übel befreit hatte.

In der gegenwärtigen medizinischen Selbsthilfe wird Stiefmütterchen gemäss den Verordnungen Künzles und Alfred Vogels angewandt.

Viola tricolor ist ein homöopathisches Mittel.

Heutige Anwendung

Im Haus

Harntreibend, deshalb blutreinigend.

Husten, Katarrh, Nesselsucht, Rheumatismen, Gicht: Aufguss des Krauts oder Kaltauszug aus dem Kraut mit Milch aufkochen, innerlich (Valposchiavo).

Vernarbung von Wunden, Akne, Furunkel, Ekzeme, rissige, trockene Haut, Milchschorf bei Säuglingen: Kompressen mit dem Aufguss des Krauts (Valposchiavo).

Kultivierung in Kräuterschaugärten

Iert d'ervas medicinalas des Museum Regiunal, Savognin; Medizinalgarten, Chur; Ausschilderung auf Kräuterlehrpfad: Wildkräuterpfad Oberalppass–Tschamut, Nr. 40.

Literatur und Abbildung

Lauber/Wagner/Gygax, Flora Helvetica, 426; Fuchs, Cap. CCCXIII; Philomusus Anonymus, Horn des Heyls, Cap. XXXVII; Tabernaemontanus/Bauhin, 689ff.; Barandun, Nr. 124; von Muralt, 101f.; Ludwig, Phytologia, Nr. 172; Marchioli, 48; Ulsamer, 263; Strack, Carl, Von dem Milchschorf der Kinder und einem spezifiken Mittel darwider […], Weimar 1788; Künzle, Kräuterheilbuch, 392; Vogel, Der kleine Doktor, 68, 253; Vonarburg, Homöotanik, Bd. 2, 716f.; Schilcher, Phytotherapie, 304; Ruatti, Valposchiavo, 36f.; Tscharner, Wald, 78, 80, 84, 127f.; Thurner-Steier, Savognin, Thema 3; Meier, Wildkräuter-Fibel, Nr. 40 (Heil- und Nahrungspflanze); Abbildung: Klein, Unkräuter, Tf. 21.

STORCHSCHNABEL

Flora Helvetica: Ruprechtskraut, Geranium robertianum L.; Storchschnabelgewächse, Geraniaceae

Vorkommen
Hecken, Mauern, Schuttplätze; Blütezeit: Mai bis Oktober.

Wissensgeschichte:
Die Äbtissin Hildegard von Bingen verlieh dem Storchschnabel erste medizinische Konturen. Kranke mit Nierensteinen sollten in einem Dampfbad, in dessen Wasser Hafer gekocht worden war, sitzen und die Abkochung aus Storchschnabel und «Steinbrech» trinken. Der antiken Signaturenlehre zufolge brechen diese angeblich den Stein sprengenden, indes in Mauern- und Felsenspalten wachsenden Pflanzen – die unterschiedlichen botanischen Familien angehören – im Körper vorhandene Steine. Gegen Herzbeschwerden, verbunden mit Traurigkeit, empfahl die heilkundige Äbtissin, ein Pulver mit Storchschnabel, Poleiminze (→Pfefferminze) und →Weinraute zusammen mit Brot zu essen. Um gegen Gift und Zaubersprüche gefeit zu sein sowie Krankheiten zu vertreiben und ihnen vorzubeugen, liess Hildegard aus Wurzel und Blättern eines Storchschnabels, einer →Malve, eines Wegerichs (→Spitzwegerich) und Bisam in einem komplizierten Verfahren eine Mischung herstellen, deren Bestandteile alle Wärmestufen des Tages und der Nacht zu durchlaufen hatten. Das Pulver sollte täglich an Augen, Nase, Ohren und Mund gehalten werden. Um die sexuelle Lust beider Geschlechter zu dämpfen, wurde die in ein Tuch eingebundene Mischung auf den Unterleib gelegt.

Der Name Ruprechtskraut für den medizinisch am häufigsten genutzten Storchschnabel findet sich schon in den frühneuzeitlichen Kräuterbüchern.

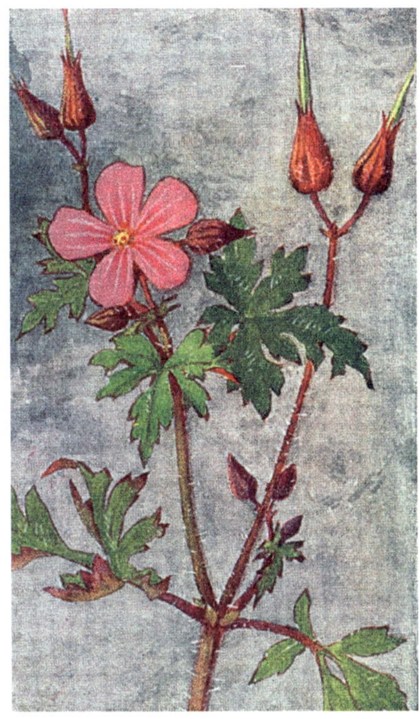

Der hl. Robert oder Ruprecht, der Mitbegründer des Zisterzienserordens, soll gelehrt haben, ihn als Heilpflanze zu nutzen. Es handelt sich indes wohl um eine Umdeutung der lateinischen Bezeichnung «Herba rubra» (rotes Kraut). Die rot blühende und am Stängel rot überlaufende Pflanze wurde von den frühneuzeitlichen Botanikerärzten auf der Grundlage der antiken Signaturenlehre bei roten und blutigen Leiden angewandt. Wie Mattioli mitteilte, galten die Blätter des Ruprechtskrauts als besonders heilkräftig gegen das «fliegend fewer» (Wundrose), Mundfäule, Geschwüre an der weiblichen Brust und an den Geschlechtsorganen. Es fällt auf, dass Mattioli die zerquetschten frischen oder die gepulverten Blätter ausschliesslich äusserlich nutzte.

Wer indes mit Erfolg gewagt hatte, das Kraut auch innerlich anzuwenden, darüber berichtete Tabernaemontanus. Ihm zufolge trug die Pflanze aufgrund ihrer vielfältigen Wirkung, von der die Ärzte nichts wussten, vor allem beim «gemeinen Mann» den Namen «Gottesgenad». Wie der Botanikerarzt beobachtet hatte, verabreichten die Bauern die Abkochung des Krauts oder die gepulverte Pflanze mit Salz dem Vieh, um Harnverhaltungen zu beheben. Manche Bauern pflanzten das Kraut sogar in ihren Wiesen an, um Nierensteinen bei ihren Tieren vorzubeugen.

Storchschnabel-Arten gegen das Fieber

Die Blätter aller Schnabelkräuter / mögen äusserlich fast [=sehr] nützlich gebraucht werden in hitzigen Fiebern / und andern hitzigen Kranckheiten / dieselbigen mit Essig und ein wenig Saltz gestossen / und Pflastersweiß auff die Solen der Füß gebunden / die geben gute Milderung / und ziehen die Hitz unten zu den Solen hinauß.

Jacob Theodor Tabernaemontanus, Caspar Bauhin, Neu vollkommen Kräuter-Buch (1687)

Tabernaemontanus nutzte auf der Basis dieses Erfahrungswissens das Destillat aus verschiedenen Storchschnabel-Arten als Heiltrank, nicht nur bei den erwähnten Harnwegsproblemen, sondern auch zur Wundheilung, bei inneren Blutungen, Eingeweidebrüchen, übermässiger Menstruation, Darmkrämpfen, Ruhr und Schwindsucht. An äusserlichen Anwendungsbereichen nannten die Botanikerärzte vom Urin entzündete Haut bei Kindern, Flechten und Krätze, blutende Wunden, Verletzungen an der «Heimlichkeit» nach der Geburt, Milchstau in den Brüsten stillender Mütter und Fieber. Ein trockenes Schwitzbad mit Ruprechtskraut und Attich sollte das «lauffende Gegicht» (Rheumaschmerzen) vertreiben. Im Bad musste man die Kräuter auf die schmerzenden Gliedmassen legen und diese vor dem Verlassen des Bads mit der Abkochung waschen. Der Wurzel wurden sogar magische Kräfte nachgesagt: Bei Nasenbluten brauchte sie bloss in der Hand gehalten zu werden.

Johann Barandun vermittelte traditionsgebundenes Heilwissen über den Storchschnabel in seinem 1719 niedergeschriebenen «Lustgarten da las Ligias». Die Indikationen – Wunden, geronnenes Blut, wunde Brustwarzen, Milchstauung und Augenleiden – hatte er der Schrift «Eydgnössischer Lust-Garte» (1715) des Zürcher Stadtarztes Johann von Muralt entnommen.

Künzle glaubte nicht mehr wie Tabernaemontanus an die magische Kraft, sondern neu an die ziehende Wirkung des Storchschnabels: «Die ziehende Kraft bewährt sich beim Zahnen der Kinder, bei Zahnschmerzen, wo sie schon wirkt, wenn man ein Büschel frisches Kraut um den Hals bindet.» Der Kräuterpfarrer wandte das Kraut, von Mattioli beeinflusst, mehrheitlich äusserlich an: Auflagen mit dem Kraut auf die Blasengegend (Blasenleiden, Wunden, Geschwülste, Fisteln, Kopfrufen, Insektenstiche), Bäder (Hämorrhoiden), Zahnschmerzen, Mundfäule (Spülungen mit der Abkochung), Augenschmerzen (Waschungen und Auflagen mit der Abkochung), Vorbeugung der Eiterbildung (Salbe).

Die Kräuterfrau Maria Treben legte wie Künzle den Schwerpunkt auf äussere Anwendungen wie das Einreiben mit einer Tinktur (Ohrensausen) und Bäder mit dem Kraut (Schuppenflechte, Neurodermitis). Dies hatte zur Folge, dass in der medizinischen Selbsthilfe in Haus und Stall äusserliche Darreichungsformen dominieren. Der «Kräuter-Pfarrer Künzle

Verein» vertreibt allerdings eine Storchschnabel-Tinktur zur Einnahme, deren «ziehende, reinigende, entgiftende Wirkung» bei Stoffwechsel- und Lymphflussproblemen, chronischer Magenentzündung, Mund- und Rachenentzündung, Durchfall, Nasenbluten und Blutungen zum Tragen kommen soll. Der vom selben Verein hergestellten Storchschnabel-Salbe wird ziehende und auflösende Kraft zugeschrieben. Sie soll bei Ekzemen, schlecht heilenden Wunden, offenen Beinen, vom Stillen wunden Brustwarzen, Hautleiden und Geschwüren Abhilfe schaffen.

Die Kräuterfrau Gudrun Turner in Saas (Prättigau) empfiehlt in ihrer «Wildkräuter-Notfallapotheke für unterwegs» die direkte Anwendung von zerquetschten Blättern als Auflage auf Wunden, Insektenstiche und →Brennnesselquaddeln.

Das Ruprechtskraut ist eine Heilpflanze der neuen Hildegard-Medizin.

Heutige Anwendung

Im Haus
Ohrenschmerzen, Psoriasis: Kompressen mit dem Kraut (Prättigau).

Hautreizungen, Insektenstiche: Breiauflagen mit dem Kraut; Salbe oder Tinktur aus dem Kraut (Prättigau).

Durchfall: Aufguss des Krauts, innerlich (Prättigau).

Entzündungen der Mundhöhle: Spülungen mit dem Aufguss des Krauts (Valposchiavo).

Im Stall
Ekzeme, eiternde Wunden: Salbe auftragen (Safiental, Surselva).

Kultivierung in Kräuterschau- und Klostergärten

Iert d'ervas medicinalas des Museum Regiunal, Savognin; Pfarrer Künzle's Chrüterparadies, Zizers; Benediktinerinnenkloster St. Johann, Müstair; Ausschilderung auf Kräuterlehrpfad: Wildkräuterpfad Oberalppass-Tschamut, Nr. 41.

Literatur und Abbildung

Lauber/Wagner/Gygax, Flora Helvetica, 598; Hildegard von Bingen/Riha, 139ff.; Madaus, Biologische Heilmittel, Bd. 2, 1444f.; Mattioli/Handsch, 362r; Tabernaemontanus/Bauhin, 128f.; Zwinger, 765; Barandun, Nr. 130; von Muralt, 118f.; Ludwig, Phytologia, Nr. 157; Marchioli, 51f.; Künzle, Kräuterheilbuch, 393f.; Vogel, Der kleine Doktor, 57; Treben/Storl, 218f.; Hertzka/Strehlow, Hildegard-Apotheke, 358f.; Turner, 20; Wegmann, Prättigau, 36; Ruatti, Valposchiavo, 102; Joos, 105 (Safiental); Klarer/Stöger/Meier, Jenzerwurz, 111; Tinkturen (Flyer Kräuter-Pfarrer Künzle Verein, Wangs o. J.); Müller, Klostergarten, 5 (Müstair); Thurner-Steier, Savognin, Thema 3; Künzle, Kräuteratlas (2017), Nr. 82; Meier, Wildkräuter-Fibel, Nr. 41 (Wiesenstorchschnabel, Heil- und Nahrungspflanze); Abbildung: Correvon/Rivier/Robert, Champs et bois fleuris, Tf. 19.

TANNE

Flora Helvetica: Rottanne, Fichte, Picea abies (L.) H. KARST; Kieferngewächse, Pinaceae

Vorkommen
Wälder mit saurem Boden; Blütezeit: Mai.

Wissensgeschichte:
Obwohl das Harz verschiedener Nadelbäume schon vor Hildegard von Bingen bei der Behandlung von Wunden in der Klostermedizin eine Rolle gespielt hatte, kamen Tanne und →Föhre erst durch die heilkundige Äbtissin eine grössere Bedeutung zu, wobei Hildegard die Tanne stärker wertschätzte als die Föhre. Hildegard zufolge schützt das Tannenholz vor bösartigen Luftgeistern und Zauberei. Aus Rinden- und Holzstückchen sowie Nadeln, wenn der Baum im Frühling saftig ist, sollte man zusammen mit →Salbei und Butter eine Salbe herstellen und diese auf den Kopf «wahnsinniger Menschen» auftragen. Da Hildegard die Tannensalbe als ein stark wirkendes Mittel betrachtete, musste sie oberhalb des Magens, der Milz und des Herzens eingeschmiert werden, um die schmerzenden Organe vor Versagen zu schützen. Bei Husten, Atemnot und stark beschädigten Lungen bereitete Hildegard einen Heiltrank mit der Asche von noch saftigem Tannenholz, →Bibernelle, →Fenchel, Süssholz und Zimt zu. Die Samen der Tanne wurden auf einem heissen Backstein getrocknet, gepulvert und auf von Würmern befallene Wunden gestreut. Dasselbe Pulver bringt gemäss Hildegard geschwollene Lippen zum Abschwellen. Eine Räucherung mit Tannenholz sollte einen starken Fliessschnupfen heilen. Kopfwäschen mit der aus der Asche hergestellten Lauge verleihen klaren Kopf und klares Augenlicht, so Hildegard.

Künzles Wundsalbe aus Tannen- oder Föhrenharz

Das Harz muss in einem breiten Topf gekocht werden, dann schüttet man es vorsichtig ab, damit der Bodensatz zurückbleibt. Um das Hartwerden zu vermeiden, gießt man etwa ein Drittel Olivenöl dazu, kocht das Ganze nochmals und fertig ist die Salbe.

Johann Künzle, Das grosse Kräuterheilbuch (1945)

Tabernaemontanus nutzte das Tannenharz, allerdings hauptsächlich jenes der Weisstanne, auch innerlich: als Heiltrank mit Wein zur Reinigung der Nieren von Steinen und gegen Verstopfung, mit Muskatnuss und Zucker vermischt gegen die Harnwinde (Blasenkrämpfe) und innere Verletzungen sowie mit Honig gekocht gegen Halsschmerzen.

Theodor Zwinger führte als Erster das von Künzle und Treben Jahrhunderte später bei rheumatischen Leiden hochgeschätzte Fichtennadelbad in die Heilkunde ein. In seinem «Theatrum Botanicum» (1696) gab er hierzu genaue Anweisungen: «Die blätter und zapffen täglich in Wasser gesotten / Bäder davon gemacht / und darinnen gebadet / stärcket die Glieder trefflich / vertreibet die Scharbockische Gicht- und Lammigkeit / und wenn man nur Fußwasser davon machet / kann es die verstopffung monatlicher reinigung der Weibern widerbringen.»

Johann Barandun notierte 1719 traditionsgebundenes Heilwissen über die Rottanne im «Lustgarten da las Ligias». Die Indikationen hatte Barandun den Werken der frühneuzeitlichen Botanikerärzte entnommen. Darüber hinaus teilte er mit, dass die Bauern das Harz der Rottanne verwendeten, um Knochenbrüche bei Menschen und Vieh zu kurieren sowie Wunden zu heilen. Dem Harz wurde bei der Wundbehandlung frischer Urin beigefügt.

Im Prättigau stellten Hirtenknaben gemäss den am Ende des 19. Jahrhunderts von Seminarlehrer August Ulrich durchgeführten Recherchen Taschen aus Weisstannenrinde – «Schgorz» genannt – her, in denen sie während des Sommers das Harz des Baumes sammelten, um es den Bauern zu verkaufen. Weisstannenharz war in jeder Hausapotheke vorhanden; es wurde mit einem heissen Pfannenstiel geschmolzen und als Zugpflaster aufgelegt.

Aus der medizinischen Selbsthilfe des 19. Jahrhunderts stammt ein einfaches, in der Rätoromania weitverbreitetes Hustenteerezept, nämlich Weisstannennadeln mit Wasser und Honig aufkochen. In der Surselva wurde die Abkochung aus Weisstannenreisigen einer Kuh nach der Geburt eines Kalbes eingeflösst, damit sie gut «säubere» (=die Nachgeburt ausstossen).

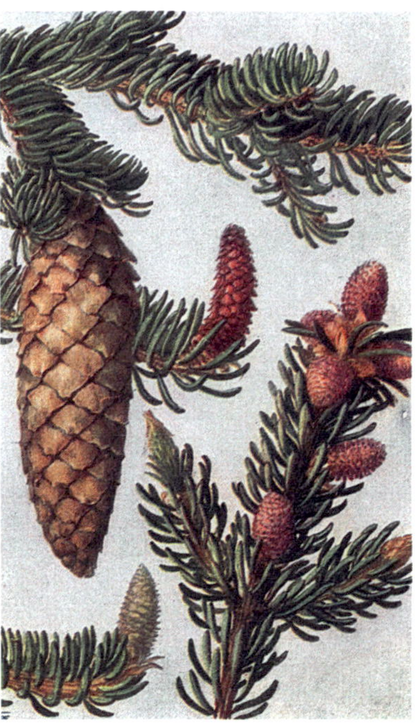

In Bezug auf Heilanzeigen und Zubereitungsformen weiterer Kieferngewächse wie →Arve, →Föhre und Lärche lassen sich seit den frühneuzeitlichen Kräuterbüchern bloss geringfügige Unterschiede erkennen. In Haus und Stall haben Anwendungen mit Kieferngewächsen auf der Basis von Künzles und Trebens Schriften ihren Platz behauptet. So liegen aus dem Bergell und Oberhalbstein Belege für Behandlung von Wunden, Abszessen und Nabelentzündungen bei Kälbern mit Lärchenharz vor.

Eine von den traditionellen Darreichungsformen und Heilanzeigen abweichende Nutzung der Lärche stellt die Bachblüten-Essenz Nr. 19 (Larch, die Selbstvertrauensblüte) dar.

Unreife Zapfen und Schösslinge haben aufgrund ihrer Wiederentdeckung durch die Wildkräuterkulinarik eine symbolische Neuaufwertung erfahren.

Heutige Anwendung

Im Haus
Wunden, Schnitte, Spriessen: warmes Harz direkt oder Salbe aus Harz auftragen (Prättigau).

Husten: Sirup oder Latwerge aus Schösslingen (Prättigau).

Arthritis, Muskelentzündungen, Hexenschuss, Rheuma: Salbe aus dem Harz (Valposchiavo).

Husten, Bronchitis: Abkochung aus den Nadeln als Heiltrank; Räucherungen; Bäder mit der Abkochung aus den Nadeln und Ästen (Valposchiavo).

Im Stall Gelenkbeschwerden: Essig-Mazerat aus den Schösslingen einreiben (Safiental).

Husten: Sirup aus den Schösslingen, auch zusammen mit →Spitzwegerich (Safiental).

Vorbeugung von Flechten bei Kälbern: Zweige im Stall über den Tieren aufhängen (Safiental); Harzsalbe im Brustbereich auftragen (Safiental).

Schwellungen bei Rindern, Ziegen, Pferden, Nabelentzündungen bei Kälbern, Klauenprobleme: flüssiges Harz auftragen (Bergell).

Wunden bei Rindern, Schafen, Ziegen: flüssiges Harz auftragen (Valsertal); Harzsalbe (Surselva).

Abszesse bei Rindern und Schafen, Zitzenverletzungen: Harzsalbe auftragen (Surselva, Prättigau).

Zwischenklauenabszess mit Fistulierung (Schwellung des ganzen Beines), Klauengeschwür: Harzsalbe auftragen (Domleschg).

Vorbeugung von Erkältungskrankheiten der Kälber, Schafe, Ziegen und Schweine: Zweige zum Fressen anbieten (Safiental).

Literatur und Abbildung

Lauber/Wagner/Gygax, Flora Helvetica, 100; Hildegard von Bingen/Riha, 217ff.; Mayer/Uehleke/Saum, Klosterheilkunde, 82f.; Tabernaemontanus/Bauhin, 1346; Zwinger, 162; Barandun, Nr. 73; Ludwig, Nr. 1, 253; Dec. 4, 990; DRG 5, 93f. (Dasch); Ulrich, Bündnerische Volksbotanik, 5; Treben/Storl, 190f.; Künzle, Kräuterheilbuch, 394f.; Vogel, Der kleine Doktor, 12; Wegmann, Prättigau, 39; Ruatti, Valposchiavo, 38f.; Joos, 100f. (Safiental); Klarer/Stöger/Meier, Jenzerwurz, 59, 103f., 106, 126, 136f.; Hertzka/Strehlow, Hildegard-Apotheke, 181, 239, 317; Scheffer, Original Bach-Blütentherapie, 147–150; Schilcher, Phytotherapie, 124ff.; Tscharner, Wald, 10, 78, 104, 106; Abbildung: Klein, Waldbäume und Sträucher, Tf. 1.

TAUBNESSEL

Flora Helvetica: Weisse Taubnessel, Lamium album L.; Lippenblütler, Lamiaceae

Vorkommen
Hecken, Wegränder, Schuttplätze; Blütezeit: April bis September.

Wissensgeschichte:
Der Frankfurter Stadtarzt Johann Wonnecke von Kaub brachte erste genauere Informationen zur Heilnutzung der Taubnessel. Er bezeichnete in seinem 1485 erstmals gedruckten «Gart der Gesundheit» anhand der ähnlichen Blattform von →Brennnessel und Taubnessel diese als «Urtica mortua», tote Nessel. Damit meinte er eine Pflanze, die im Unterschied zur Brennnessel bei Berührung keine schmerzenden Spuren hinterlässt. Die Weinabkochung aus dem Kraut der Taubnessel setzte er als Heiltrank gegen Nierensteine ein, und aus der getrockneten Pflanze sollte man ein Wundpulver für Menschen und Pferde herstellen.

Kräuterpfarrer Künzles Taubnesselgallerte

Einige Handvoll Taubnesseln – Blätter und Blüten – werden zwei Stunden lang gesotten; durch langsames Abkühlen entsteht dann eine dicke Gallerte, die, glatt wie ein Aal, selbst dem Messerschnitt ausweicht.

Johann Künzle, Das grosse Kräuterheilbuch (1945)

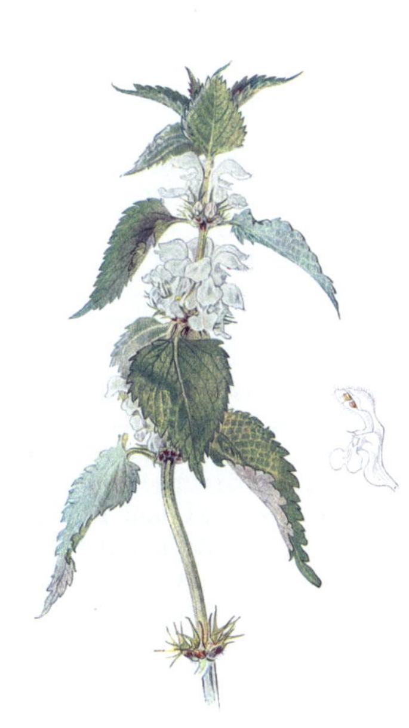

Den Taubnesseln kamen gemäss dem Botanikerarzt Leonhart Fuchs dieselben Primärqualitäten zu wie der Brennnessel. Er liess die zerstossenen Blätter auf Geschwülste, Kröpfe, Knoten und Beulen legen. Adam Lonitzer setzte das Destillat aus dem Kraut als Heiltrank bei Problemen der Gebärmutter und Weissfluss, zur Auslösung der verzögerten Menstruation und Austreibung des toten Fötus sowie gegen Husten, Schweratmigkeit, Darmwürmer und Blähungen ein. Das aus der Wurzel destillierte Wasser diente innerlich und äusserlich bei Lähmungen, verursacht durch Schlaganfälle.

Tabernaemontanus vertrat die Ansicht, dass die Ärzte Taubnessel-Arten selten innerlich verwendeten; eine Ausnahme bilde jene mit den braunen Blumen – der Gefleckten Taubnessel –, deren Abkochung sich gegen die Ruhr bewährt habe. Bei dieser Heilanzeige kam die antike Signaturenlehre zum Tragen: Die roten Blüten verwiesen auf die bei der Ruhr auftretenden blutigen Durchfälle. Von medizinhistorischem Interesse ist die Indikation «Wurm am Finger»: «Von den weissen stinckenden Taubnesseln sagt man / daß wann man das Kraut zerstosse / und mit dem Safft auff den Wurm am Finger lege / müsse derselbige bald sterben.» Die pulsierenden Schmerzen beim Nagelgeschwür (Panaritium) wurden einem nagenden Wurm zugedacht, der getötet werden musste. Dieselbe Vorstellung steckt auch hinter dem angeblich in kranken Zähnen bohrenden Zahnwurm.

Johann Barandun vermittelte 1719 in seinem Kräuterbuch traditionelles Heilwissen über die Rote Taubnessel. Die Anwendungsbereiche – Gebärmutterleiden, Fallsucht, Ruhr und Bauchgrimmen – hatte er der Schrift «Eydgnössischer Lust-Garte» (1715) des Zürcher Stadtarztes Johann von Muralt entnommen.

Es fällt ins Auge, dass Künzle entgegen der Auffassung des Tabernaemontanus und weiterer frühneuzeitlicher Kräuterbuchautoren die Taubnessel-Arten als kühlend betrachtete und demzufolge die Abkochung der Blätter und Blüten bei Fieber, Durchfall, Blasenentzündung, Blutungen und Ruhr einsetzte. Äusserlich setzte er selbst hergestelltes Taubnesselöl als Einreibemittel bei äusseren Hämorrhoiden und Geschwülsten ein, entstanden durch Rheuma und Gicht. Das Taubnesselöl konnte anstelle des →Johannisöls genutzt werden. Aus der Kräuterküche seines Amtsbruders in Poschiavo, Don Tobia Marchioli, stammt eine Taubnesselgallerte, «ein wundersames Kühlmittel bei Brandwunden und Brand infolge hitziger Körperausscheidungen z. B. in den Füssen», wie Künzle schrieb. Bei Marchioli heisst es allerdings weniger umständlich «contro le enfiagioni ai piedi e le scottature» (gegen Anschwellungen an den Füssen und Verbrennungen). Marchioli empfahl Taubnesseltee besonders alten Männern, die aufgrund von Harnverhaltung schreckliche Schmerzen erdulden mussten. Da Künzle gynäkologische Heilanzeigen auch für die Taubnessel ausklammerte, sind diese in der medizinischen Selbsthilfe mehrheitlich in Vergessenheit geraten. Die aus Vrin gebürtige Wildhüterin und Kräuterfachfrau Pirmina Caminada (*1968) erinnert sich allerdings an einen Leitspruch ihrer Tante: «Mit Taubnessel, →Schafgarbe und →Frauenmantel kommst du als Frau gut durch.»

Lamium album ist ein homöopathisches Mittel.

Heutige Anwendung

Im Haus

Husten, fördert den Auswurf: Aufguss des Krauts, innerlich (Prättigau).

Im Stall

Förderung der Urinausscheidung: Aufguss des Krauts, innerlich (Safiental).

Kultivierung in Kräuterschaugärten

Medizinalgarten Chur; Iert d'ervas medicinalas, Savognin; Pfarrer Künzle's Chrüterparadies, Zizers; Ausschilderung auf Kräuterlehrpfad: Wildkräuterpfad Oberalppass–Tschamut, Nr. 42.

Literatur und Abbildung

Lauber/Wagner/Gygax, Flora Helvetica, 850; Wonnecke von Kaub, Cap. CCCCXI; Fuchs, Cap. CLXXVII; Lonitzer, CLXXXVr–CLXXXXVv; Tabernaemontanus/Bauhin, 923f.; Barandun, Nr. 171; von Muralt, 125; Ludwig, Nr. 365; Marchioli, 46; Künzle, Kräuterheilbuch, 395f.; Schilcher, Phytotherapie, 309f., 378; Vonarburg, Homöotanik, 132f.; Wegmann, Prättigau, 36; Joos, 105 (Safiental); Condrau, Speisen, 7; Tscharner, Wald, 18, 101; Thurner-Steier, Thema 6; Künzle, Kräuteratlas (2017), Nr. 95; Meier, Wildkräuter-Fibel (Heil- und Nahrungspflanze), Nr. 42; Abbildung: Künzle, Kräuterheilbuch, Tf. 44 (Zeichnung Pia Roshardt).

TAUSENDGÜLDEN-KRAUT

Flora Helvetica: Echtes Tausendgüldenkraut, Centaurium erythraea Rafn; Enziangewächse, Gentianaceae

Vorkommen
Waldschläge, buschige Hänge, Riedwiesen; Blütezeit: Juli bis September.

Wissensgeschichte:
Das Tausendgüldenkraut zählt zu den ältesten Heilmitteln. Seine arzneiliche Nutzung lässt sich bis zu den Hippokratikern (5. und 4. Jh. v. Chr.) zurückverfolgen. Wie dem Werk «De Materia medica» des Dioskurides zu entnehmen ist, heilt ein Pflaster mit der frischen zerstossenen Pflanze Wunden; zudem reinigt es alte Geschwüre und vernarbt sie. Die rötliche Farbe der Blüte hatte Dioskurides als Signatur von Wunden gedeutet. Die Abkochung des Tausendgüldenkrauts führt laut dem grossen antiken Meister der Medizin zum einen gallige Säfte durch den Stuhlgang ab, zum anderen verschafft sie als Klistier Erleichterung bei Ischias. Der Saft lässt zusammen mit Honig Verdunkelungen auf der Pupille verschwinden. Im Zäpfchen fördert er die verzögerte Menstruation und treibt den Fötus aus. Die Pflanze fand demzufolge als Abtreibungsmittel Verwendung.

Ein um 785 von einem heilkundigen Benediktinermönch im Kloster Lorsch verfasstes, umfangreiches Arzneibuch enthält ein Salbenrezept mit dem gekochten Kraut und Bienenwachs gegen Schmerzen in den Brüsten und unter den Armen. Der heilkundige Mönch brachte zudem ein Rezept für die Herstellung eines Pflasters, das ausser Tausendgüldenkraut →Bockshornklee, →Leinsamen, →Andorn, →Wermut, →Eibisch, →Malve, →Dost und Wegerich (→Spitzwegerich) enthält. Die Abkochung der Pflanzen wurde mit Kalk und Opperment (Rubinschwefel) vermischt. Auf den lauwarmen Brei streute man →Aloepulver und Mastixkörner und legte ihn zur Linderung von Darmkoliken auf den Bauch.

Sirup aus Tausendgüldenkraut – ein Rezept der Medizinschule von Salerno

Im Saft von Tausendgüldenkraut koch die Wurzeln von Fenchel, Petersilie und Eppich, das ist Sellerie; sind sie abgekocht, seihe sie durch; dem Abgeseihten gibst du Zucker bei und machst einen Sirup: er hilft sehr gut bei langwieriger Gelbsucht.

Matthaeus Platearius, Circa Instans (um 1150)

Der heilkundige Mönch Odo Magdunensis hielt sich genau an die Vorgaben des Dioskurides.

Im «Circa Instans» von Platearius finden sich die zentralen Heilanzeigen Milz-, Leber-, Nieren- und Blasenbeschwerden, gegen die ein Sirup eingenommen und eine Salbe oder ein Umschlag mit dem in Öl und Wein gekochten Kraut aufgetragen werden sollte. Bei Darmkrämpfen erhielten die Kranken ein Klistier mit Tausendgüldenkrautpulver, Salzwasser und Öl sowie einen Heiltrank mit dem gepulverten Kraut und Benediktenlatwerge (→Nelkenwurz) in warmem Wasser. Saft oder Pulver, vermischt mit Honig, reichte man gegen Darmwürmer, während Tausendgüldenkrautsaft mit Lauchsaft angebliche Würmer aus den Ohren vertreiben sollte. Eine Salbe aus dem Saft, Ammoniakgummi und Pfeffer wurde gegen Husten eingerieben. Hämorrhoidenzäpfchen enthielten Baumwolle, Moschusöl und Tausendgüldenkrautpulver.

Hildegard von Bingen setzte den Saft aus dem Kraut oder der Wurzel, mit Wein oder Wasser vermischt, als Heiltrank bei Knochenbrüchen ein; zusätzlich sollten Umschläge mit der Abkochung den gebrochenen Knochen verleimen. Bei Zungenlähmung und der damit verbundenen Lähmung eines Gliedes empfahl die heilkundige Äbtissin, Wurzel und Blätter des Tausendgüldenkrauts mit Hirschtalg und Mehl zu mischen und daraus Küchlein zu backen. Zur Therapie der Gicht gehörte ferner ein Heiltrank mit dem Weinmazerat.

Mattioli erklärte, die Pflanze heisse auch «Febrifuga», da sie das Dreitagefieber (Form der Malaria) bekämpfe, wozu das Pulver mit →Gerstenwasser eingenommen werden sollte.

Tabernaemontanus brachte nichts Neues, doch seine Bemerkung zur Beliebtheit des Tausendgüldenkrauts in der Laienmedizin bedarf der Erwähnung: «Diß Kraut ist nicht allein in den Apothecken wol bekandt / sondern auch dem gemeinen Mann / die es gebrauchen wider allerley Feuchtigkeit und schleim / daher die Magenfieber verursachet werden […].»

Johann Barandun vermittelte traditionelles Heilwissen über das Tausendgüldenkraut in seinem 1719 niedergeschriebenen Kräuterbuch «Lustgarten da las Ligias». Die aufgeführten Anwendungsbereiche – Leber- und Milzleiden, schlecht heilende Wunden, Fieber, Gelbsucht, Monatsblutung, die Darmwürmer und Bisse von tollwütigen Hunden – hatte Barandun der Schrift «Eydgnössischer Lust-Garte» (1715) des Zürcher Stadtarztes Johann von Muralt entnommen. Die 1756 von Valentin Barandun, Johanns Sohn, verfertigte Teilabschrift des «Lustgarten»

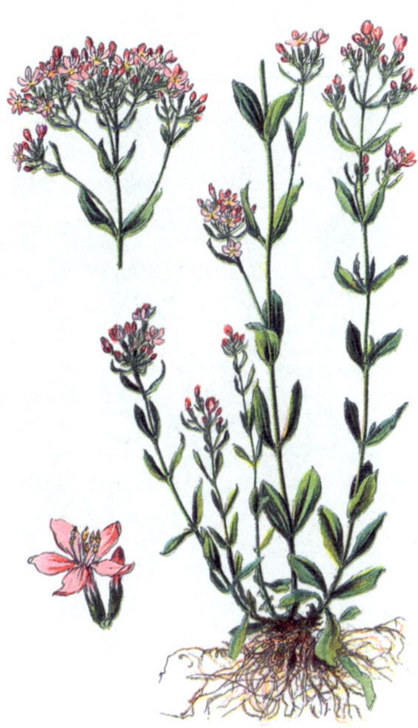

enthält die in der älteren Fassung verloren gegangene Nr. 116.

Im späten 18. Jahrhundert waren es in Graubünden die ökonomischen Patrioten, welche die Nutzung einheimischer Pflanzen im Krankheitsfall fördern wollten. So meinte Andreas Michael Gujan 1784 in der volksaufklärerischen Zeitschrift «Der Sammler», dass zwar mehrere Enzian-Arten in der Medizin gebraucht werden könnten, aber das Tausendgüldenkraut in jede Hausapotheke gehöre. So ersetze es bei Fieber die «Fieberrinde» (Chinarinde) – ein aus Südamerika importiertes, nur in Apotheken erhältliches und für das Landvolk unerschwingliches Heilmittel, das zudem oft gefälscht werde.

Obwohl Künzle versucht hatte, Heilanzeigen aus dem Wissensfundus des Tabernaemontanus weiterzuvermitteln, hat sich in der medizinischen Selbsthilfe nur noch der Anwendungsbereich Magenprobleme erhalten.

Das Tausendgüldenkraut ist eine Heilpflanze der neuen Hildegard-Medizin. Möglicherweise erfreut es sich als Bachblüten-Essenz Nr. 4 (Centaury, die Blüte des Dienens) grösserer Bekanntheit.

Heutige Anwendung

Im Haus

Magenprobleme: Tee aus dem Kraut, innerlich (Prättigau).

Kultivierung in Kräuterschau- und Klostergärten

Iert d'ervas medicinalas des Museum Regiunal, Savognin; Kräutergarten Bidem, Vals; Medizinalgarten, Chur; Pfarrer Künzle's Chrüterparadies, Zizers; Benediktinerkloster St. Martin, Disentis.

Literatur und Abbildung

Lauber/Wagner/Gygax, Flora Helvetica, 762; Madaus, Biologische Heilmittel, Bd. 1, 874ff.; Dioskurides/Berendes, 267f.; Lorscher Arzneibuch/Stoll, 291, 231; Odo Magdunensis/Mayer/Goehl, 1709; Circa Instans/Goehl, 226ff.; Hildegard von Bingen/Riha, 116; Mattioli/Handsch, 256r; Tabernaemontanus/Bauhin, 1167; Barandun, Valentin, Nr. 116; von Muralt, 328f.; Ludwig, Phytologia, Nr. 83; Der Sammler 6 (1784), 287f.; Schuster, Fieber, 75–79 (Tausendgüldenkraut), 157–184 (Chinarinden); Kremla, Ethnobotanik, 135–138; Künzle, Kräuterheilbuch, 396f.; Vogel, Der kleine Doktor, 19, 286, 289, 291; Wegmann, Prättigau, 35; Scheffer, Original Bach-Blütentherapie, 76–80; Hertzka/Strehlow, Hildegard-Apotheke, 139, 226, 410, 429; Schilcher, Phytotherapie, 310f.; Thurner-Steier, Savognin, Thema 4; Steigner, Klostergarten, 32 (Disentis); Künzle, Kräuteratlas (2017), Nr. 30; Abbildung: Dinand, Heilpflanzen, Tf. 36.

THYMIAN

Zwei Arten; Lippenblütler, Lamiaceae

– Gewürzthymian, Thymus vulgaris L.

Vorkommen
In Gärten kultiviert; Blütezeit: Mai bis Oktober.

– Quendel, Feldthymian, Thymus serpyllum aggr.

Vorkommen
Magere Wiesen und Weiden; Blütezeit: April bis August.

Wissensgeschichte:
Thymian-Arten zählen zu den ältesten Heilpflanzen. Dioskurides nutzte botanisch nicht eindeutig bestimmbare wilde Thymian-Arten im Heiltrank zur Auslösung der verzögerten Menstruation und Förderung der Urinausscheidung sowie gegen Bauchgrimmen, innere Brüche, Leberschwellungen und Bluterbrechen. Bei Schlangenbissen wurden die Blüten innerlich und als Auflage angewandt. Eine Kompresse mit der Abkochung unter Zusatz von →Rosensalbe sollte Kopfschmerzen lindern.

Odo Magdunensis schrieb in seinem Werk «De viribus herbarum» (Über die Kräfte der Kräuter, 2. Hälfte 11. Jh.), in Übereinstimmung mit dem Volksglauben dem Geruch des verbrannten Krauts die Eigenschaft zu, giftige Tiere in die Flucht zu schlagen: «Aus diesem Grund haben die Schnitter die Gewohnheit, ihren Speisen stets Quendel beizumischen, damit sie, wenn sie etwas müde werden und der Schlummer sie niederwirft, vor schädlichen Giftwürmern sicher ruhen können.»

Der salernitanische Arzt Matthaeus Platearius empfahl bei Harnzwang (Blasenschmerzen mit unwillkürlichem Urinabgang) und Harnkrampf sowie zur Stärkung der Gebärmutter, einen Wickel mit der Abkochung des Krauts auf den Bauch zu legen.

Hildegard von Bingen setzte Quendel bei Hautleiden innerlich und äusserlich ein. Um den Körper von innen zu reinigen, sollte Quendel oft zusammen mit Fleisch oder Brei gegessen werden; bei leichteren Ausschlägen mit Juckreiz genügt es der heilkundigen Äbtissin zufolge, eine Salbe mit Thymian und frischem Fett aufzutragen. Kranke mit schwachem und wie leerem Gehirn erhielten Küchlein, die aus Semmelmehl, zerstossenem Quendel und Wasser bestanden. Dampf- und Wannenbäder mit dem Thymian-Kraut samt der Wurzel und der sie umgebenden Erde empfahl Hildegard Kranken, die an Aussatz litten. Eine Salbe mit Bockstalg, altem Schmalz, Thymian, →Salbei und Wolfsmilch (Euphorbia esula?) sollte Gichtkranken Linderung verschaffen.

Der in Nürnberg wirkende Leibarzt des Herzogs von Württemberg, Alchemist und Astrologe Johannes Hiskias Cardilucius, deutete in seinem 1684 erschienenen Werk «Königlicher Chymischer und Artzneyischer Palast» die ringsum behaarten Zweige des Quendels als Signatur der weiblichen «Schaamhaarigkeit» und hielt das Kraut daher für ein Frauenheilmittel.

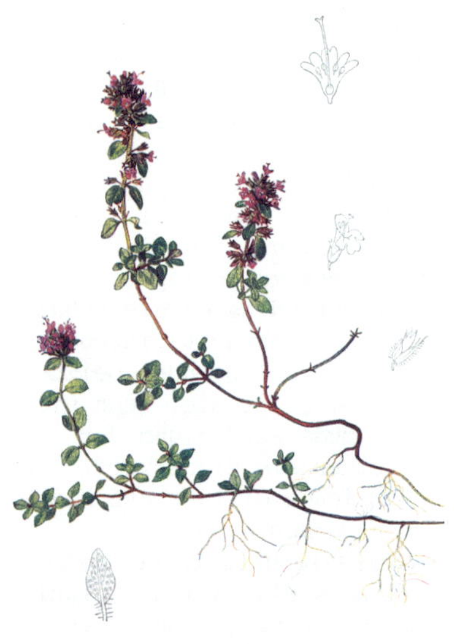

Gewürzthymian

In seinem «Theatrum Botanicum» (1696) fasste der Botanikerarzt Theodor Zwinger das gesamte Wissen seiner Zeit zusammen. Er empfahl den in Gärten und Töpfen kultivierten Thymian bei gynäkologischen Problemen, und zwar das Destillat: «Ist den erkalteten Weibern [= unfruchtbaren Frauen] ein fast [=sehr] nutzlich wasser, denn es erwärmt die Mutter / und reiniget sie von aller feuchter schleimiger materi / befürderet die versteckte reinigung [= verzögerte Menstruation] / die todte frucht und nachgeburt.» Das Destillat hilft ferner gemäss Zwinger gegen Magenbeschwerden, Schwindel, «fallende Sucht» (Epilepsie), Husten und Sehschwierigkeiten.

Heilwissen über mehrere Thymian-Arten findet sich im Jahrgang 1782 der volksaufklärerischen Wochenschrift «Der Sammler». Andreas Michael Gujan zog den in Gärten kultivierten Zitronenquendel dem Feldquendel vor, da er angenehmer rieche und in der Destillation mit Wasser ein grösseres Quantum an Öl als die anderen Arten ergebe, woraus er folgenden Schluss zog: «Ueberhaupt könnte uns der [Zitronen-]Quendel sowohl in der Kuche, und im Garten, als in der Apothek manches fremdes Gewächs und kostbares Gewürz überflüßig, oder doch entbehrlich machen.» An äusseren Anwendungen nannte Gujan Auflagen mit warmen Kräutersäckchen bei Gicht und Verrenkungen; als Heiltrank sollte der Tee oder die Weinabkochung zusammen mit →Salbei, Krauseminze (→Pfefferminze), →Dost und →Lavendel Magen und Nerven stärken.

Der Disentiser Benediktinerpater Karl Hager wies aufgrund seiner naturkundlichen und kulturhistorischen Forschungsexkursionen durch die Surselva die Kultivierung des Gewürzthymians in Bauerngärten nach.

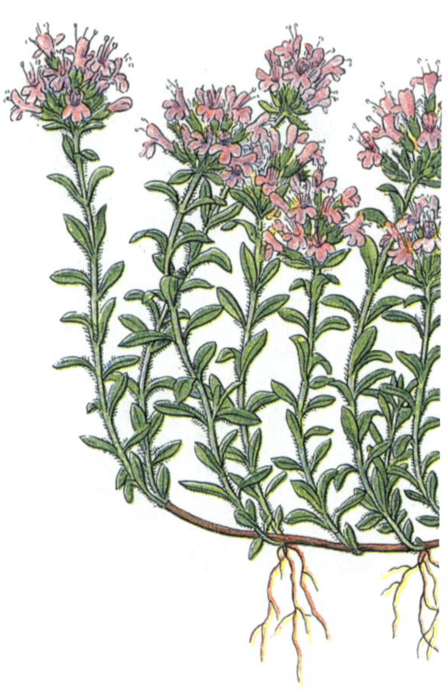

Künzle hielt sich hinsichtlich des Thymians an die Kräuterbücher der frühneuzeitlichen Botanikerärzte.

Der «Kräuter-Pfarrer Künzle Verein» vertreibt eine Salbe mit Gewürzthymian, die bei Husten, Heiserkeit, Kehlkopfkatarrh, Gicht, Rheuma, Verstauchungen, Quetschungen, schwer heilenden Wunden und unreiner Haut angewendet werden soll. Quendel ist eine Heilpflanze der neuen Hildegard-Medizin.

In der medizinischen Selbsthilfe in Haus und Stall haben Thymian-Arten ihren zentralen Platz behauptet.

Heutige Anwendung

Im Haus

Erkältung, Husten: Aufguss, Tinktur, Sirup, innerlich; Wickel oder Bad mit Aufguss des Krauts (Prättigau).

Hautreizung, Nagelbettentzündung, Wunden: Salbe, Bad mit Aufguss des Krauts (Prättigau).

Grippevorbeugung, wohltuend für Magen, Leber, gegen Blähungen, reguliert die Darmflora: Aufguss des ganzen Krauts, innerlich; Desinfektion von Mundhöhle und Hals sowie Schnittwunden: Aufguss des Krauts, äusserlich (Valposchiavo).

Im Stall
Erkältungskrankheiten: Aufguss der getrockneten blühenden Spitzen, innerlich; Inhalation mit Thymian, →Lindenblüten und →Kamille; Salbe oder Ölauszug einreiben (Safiental); Abkochung zusammen mit Schnaps eingeben (Prättigau); Tinktur (Surselva).

Kommerzieller Anbau, Kultivierung in Kräuterschau- und Klostergärten

Gewürzthymian, der bei denselben Gesundheitsproblemen wie der Feldthymian oder Quendel zur Anwendung kommt, wird von der Erboristeria Biologica Raselli, Le Prese (Valposchiavo), kommerziell angebaut. Auf den Feldern der Azienda Agricola Biologica Al Canton (Familie Zanetti-Lazzarini), Le Prese, wachsen Zitronenthymian (Thymus x citriodorus) und Orangenthymian (Thymus vulgaris ssp. fragrantissimus). Zitronenthymian und Quendel finden sich im Sortiment von Guarda Kräuter.
Gewürzthymian findet sich zusammen mit zwölf anderen traditionellen Hustenmitteln, nämlich →Bibernelle, →Ehrenpreis, →Eibisch, →Frauenmantel, →Holunder, →Malve, →Pfefferminze, →Salbei, →Schafgarbe, →Schlüsselblume und →Spitzwegerich, im von der Firma Richterich/Laufen angelegten Kräuterschaugarten in Pontresina (Oberengadin) und entlang des Ricola Erlebniswegs in Arosa. Sein Wissen über die schleimlösende Wirkung der Pflanze bezog der Bäcker- und Konditormeister Emil Richterich in Laufen, der 1940 das Ricola-Bonbon erfand, aus Pfarrer Künzles Schriften und dem Kräuterbuch von Karl Schönenberger-Steiger.
Thymian-Arten in Kräutergärten: Iert d'ervas medicinalas des Museum Regiunal, Savognin; Kräutergarten Bidem, Vals; Kräutergarten in der Burgruine Belfort, Brienz/Brinzauls; Landwirtschaftliche Schule Plantahof, Landquart; Heididorf, Maienfeld; Kräuterstall Hennägadä (Ausstellung), Klosters; Medizinalgarten, Chur; Hochalpiner Heilkräutergarten Madrisa, Klosters; Pfarrer Künzle's Chrüterparadies, Zizers; Benediktinerinnenkloster St. Johann, Müstair; Benediktinerkloster St. Martin, Disentis; Ausschilderung auf Kräuterlehrpfaden: Bachblüten-Heilkräuterweg Maladers; Wildkräuterpfad Oberalppass–Tschamut, Nr. 43.

Literatur und Abbildungen

Lauber/Wagner/Gygax, Flora Helvetica, 868, 870; Dioskurides/Berendes, 289; Odo Magdunensis/Mayer/Goehl, 165; Circa Instans/Goehl, 384; Hildegard von Bingen/Riha, 46f.; Cardilucius, 908; Zwinger, 684 (Thymian), 686f. (Quendel); Ludwig, Phytologia, Nr. 319, 343; Der Sammler 4 (1782), 292ff.; Marchioli, 69f.; Hager, 280; Künzle, Kräuterheilbuch, 397f.; Treben/Storl, 143–148; Vogel, Der kleine Doktor, 14, 58, 119, 196, 229; Hertzka/Strehlow, Hildegard-Apotheke, 140, 175, 356; Schilcher, Phytotherapie, 261, 319ff.; Wegmann, Prättigau, 29, 38; Ruatti, Valposchiavo, 84f.; Joos, 101 (Safiental); Klarer/Stöger/Meier, Jenzerwurz, 56f.; www.ricola.com/de/uber-ricola/unternehmen/geschichte (Zugriff 19.10.2022); Salben (Flyer Kräuter-Pfarrer Künzle Verein, Wangs o. J.); Müller, Klostergarten, 5 (Müstair); Steigner, Klostergarten, 33 (Disentis); Thurner-Steier, Savognin, Thema 2; Künzle, Kräuteratlas (2017), Nr. 5; Meier, Wildkräuter-Fibel, Nr. 43 (Heil- und Nahrungspflanze); Abbildungen: Künzle, Kräuterheilbuch, Tf. 93 (Zeichnung Pia Roshardt); Flück, Heilpflanzen, 106.

TORMENTILL

Flora Helvetica: Gemeiner Tormentill, Potentilla erecta (L.) RAEUSCH.; Rosengewächse, Rosaceae

Vorkommen
Moore, Wiesen, Weiden;
Blütezeit: Juni bis September.

Wissensgeschichte:
In den Schriften der antiken Ärzte fehlen Heilanzeigen für den Tormentill. Erst bei Hildegard von Bingen findet sich das in Wein mit Honig gekochte Kraut: als Heiltrank bei einer von Fieber begleiteten Lebensmittelvergiftung und bei Durchfall. Der Frankfurter Stadtarzt Johann Wonnecke von Kaub verordnete die Wurzel der Pflanze zusammen mit Wegerichsaft (→Spitzwegerich) bei «kaltem Seich», Störungen und Schmerzen bei der Blasenentleerung.

Tabernaemontanus empfahl die Abkochung des Tormentills als Heiltrank gegen Krampfanfälle bei Kindern und Erwachsenen, Kopfschmerzen und Lungenleiden. Gemäss seiner Erfahrung wirkt der Tormentill stärker bei der «Franzosen-Krankheit», der gefürchteten Syphilis und anderen sexuell übertragbaren Krankheiten, als die aus Mexiko importierte Sarsaparillewurzel; dasselbe gilt für die einheimische →Bibernelle. In Bezug auf die Pest riet der Botanikerarzt, den Tormentill und nicht die ebenfalls importierte Rote Behenwurzel zu nutzen, da diese oftmals gefälscht werde.

Die blutrote Wurzel des Tormentills verwies laut antiker Signaturenlehre auf ihre blutstillende Eigenschaft bei Nasenbluten, offenen Wunden, der «gülden Ader» (Hämorrhoiden), blutigen Durchfällen und starken Menstruationsblutungen. Weitere gynäkologische Anwendungsbereiche: Stärkung des Fötus, um eine Frühgeburt zu verhindern, sowie Heilung von Weissfluss und Unfruchtbarkeit: «Seude Tormentillkraut und Wurtzel in Regenwasser / und empfahe den Dampff darvon in die Mutter durch ein Trechter / und stoß die Wurtzel zu Pulver / vermisch sie mit Honig wie ein Pflaster / streiche es auff ein Tuch und legs der Frauen warm über den Bauch nach ihrer monatlichen Reinigung / und eher sie beyschläfft.»

Einen historischen Beleg aus dem Unterengadin zur arzneilichen Verwendung des Tormentills enthält die 1573 vollendete «Raetiae alpestris topographica descriptio» des Pfarrers und Humanisten Ulrich Campell. Dieser zählte das Gewächs zu den mit vortrefflichen Kräften ausgestatteten Kräutern und Wurzeln, «die den Arzneikundigen und Chirurgen und den Salbenhändlern von großem Nutzen und deshalb bekannt sind». Der Botanikerarzt Hieronymus Bock bezeichnete die Pflanze in seinem Kräuterbuch (1551) als ein Wundkraut im Heiltrank sowie in Pflastern und Salben. Zusätzlich berichtete er, dass die Schäfer die Wurzel ihren Tieren zum Fressen gäben, wenn sie an Durchfall litten.

Aus den Werken der frühneuzeitlichen Botanikerärzte stammendes Heilwissen über den Tormentill brachte Johann Barandun 1719 in seinem handschriftlichen Kräuterbuch. Die 1756 von seinem Sohn Valentin verfertigte Teilabschrift des «Lustgarten» enthält die in der älteren Fassung verloren gegangene Nr. 114.

Der Jahrgang 1780 der Zeitschrift «Der Sammler», herausgegeben von den ökonomischen Patrioten Graubündens, vermittelte ein Rezept für einen Heiltrank mit Tormentillwurzel, →Schafgarbenkraut, →Eichenlaub, gedörrten Schwarzbeeren (→Heidelbeeren) oder →Schlehen. Diese Zutaten mussten in Wein gekocht und Kühen eingeflösst werden, um den gefürchteten Gebärmuttervorfall zu verhindern.

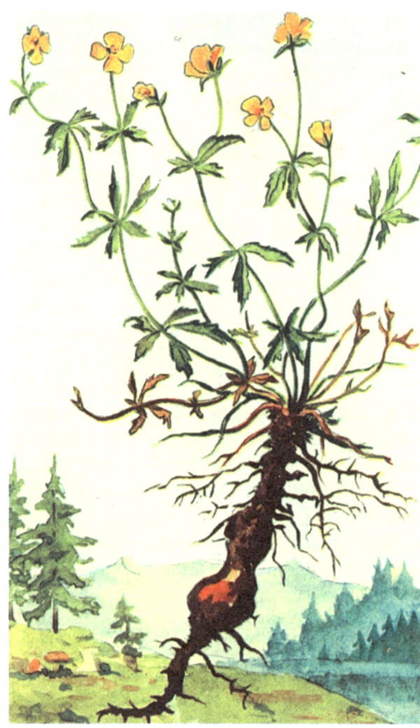

Alt-Reallehrer Caspar Patzen in Chur spülte das eiternde Ohr seines Sohnes mit der Abkochung der Tormentillwurzel aus, wie er 1909 in einem Nachtrag zu seinem «Hausfreund» mitteilte.

Gemäss dem Puschlaver Kräuterpfarrer Tobia Marchioli hilft die Wurzel des Tormentills bei Wasserstauungen und der Ruhr, während die zerquetschten Blätter, als Pflaster aufgelegt, Verletzungen und Geschwülste heilen.

Auf die «alten erfahrenen Kräuterdoktoren» zurückgreifend, empfahl Künzle einen Heiltrank mit Tormentillpulver in Wein bei Veranlagung zu Schlaganfall sowie gegen Lungen- und Leberleiden, Herzschwäche und Durchfall. Die gegenwärtigen Heilanzeigen basieren mehrheitlich auf Künzles Schriften. Tormentill ist eine Heilpflanze der neuen Hildegard-Medizin.

Heutige Anwendung

Im Haus

Blutende Wunden: gepulverte Wurzel auftragen (Prättigau).

Im Stall

Durchfall: gepulverte Wurzel mit →Lindenholzasche vermischen, innerlich (Safiental).

Durchfall, Blutruhr: Abkochung aus der Wurzel als Heiltrank (Prättigau).

Kultivierung in Kräuterschaugärten

Iert d'ervas medicinalas des Museum Regiunal, Savognin; Medizinalgarten, Chur; Pfarrer Künzle's Chrüterparadies, Zizers.

Literatur und Abbildung

Lauber/Wagner/Gygax, Flora Helvetica, 270; Hildegard von Bingen/Riha, 138; Wonnecke von Kaub, Cap. CCCXCVI; Tabernaemontanus/Bauhin, 360–365; Campell/Hitz, 799; Bock, CLXXXVIIr–CLXXXVIIIIr; Barandun, Valentin, Nr. 114; Ludwig, Phytologia, Nr. 346; Der Sammler 2 (1780), 49; Patzen, Nachtrags-Sammlung, Nr. 326; Marchioli, 50f.; Künzle, Kräuterheilbuch, 301f.; Vogel, Der kleine Doktor, 15, 59, 199, 301; Hertzka/Strehlow, Hildegard-Apotheke, 89f.; Schilcher, Phytotherapie, 323f.; Wegmann, Prättigau, 41; Joos, 105 (Safiental); Klarer/Stöger/Meier, Jenzerwurz, 87; Thurner-Steier, Savognin, Thema 4; Künzle, Kräuteratlas (2017), Nr. 11; Abbildung: Herba, Nr. 71.

TRAUBENKIRSCHE

Prunus padus L.; Rosengewächse, Rosaceae

Vorkommen
Auenwälder, Waldränder, auf feuchten Böden; Blütezeit: April bis Juni.

Wissensgeschichte:
Die heilkundige Äbtissin Hildegard von Bingen, die als Erste der Traubenkirsche medizinische Konturen verlieh, schrieb dem Strauch positive Eigenschaften zu: «Die Traubenkirsche enthält sommerliche Wärme und bedeutet die Kühnheit.» Sie verarbeitete die Blätter des Strauchs mit Schweineschmalz zu einer Salbe, die sie gegen Krätze anwendete. Sie kochte die Ästchen mit den Blättern zusammen mit →Weinraute, →Salbei und →Fenchel und verordnete die Abkochung bei Fieber.

Tabernaemontanus zählte den Strauch zu den Kirschen und bezeichnete ihn als «Schwartz Vogelkirschen». In Bezug auf deren Arzneinutzung bezog er sich auf den im 11. Jahrhundert lebenden byzantinischen Mönchsarzt Simeon Seth, der eine wirkmächtige Schrift mit dem Titel «Über die Heilwirkung der Nahrungsmittel» verfasst und arabisches Wissen in die abendländische Medizin eingebracht hatte. Simeon Seth zog die sauren Kirschensorten den süssen vor, da er Erstere als kühlend, durstlöschend, den Appetit anregend und fiebersenkend betrachtete. Das Destillat aus den Kernen der «Waldkirschen» – welche Art damit gemeint war, bleibt unklar – sollte Schmerzen beim Urinieren beheben.

Der Zürcher Stadtarzt Johann von Muralt empfahl in seiner 1715 erschienenen Schrift «Eydgnössischer Lust-Garte» die gedörrten oder in Heiltränken verarbeiteten Beeren aufgrund ihrer zusammenziehenden Wirkung als «allerley Flüsse» stillendes Mittel. Wie der Arzt und Naturforscher Albrecht von Haller in seiner «Arzneymittellehre» mitteilte, wurde die Abkochung der Rinde gegen Syphilis und andere sexuell übertragbare Krankheiten sowie anstelle der importierten teuren Chinarinde gegen Wechselfieber (Malaria) eingesetzt.

In Theodor Zwingers «Theatrum Botanicum» (1696) finden sich zur Traubenkirsche keine Heilanzeigen, sondern nur wenig schmeichelhafte Worte über die Früchte des Strauchs: «Die Frucht ist schwartz / süß / aber nicht gar lieblich / mit einem langlichten / harten / unebenen Stein […].» Im Gegensatz dazu spielte die Traubenkirsche eine bedeutende Rolle in armen Regionen, vornehmlich in der Surselva und im Oberhalbstein, wie aus den für den «Dicziunari Rumantsch Grischun» getätigten Recherchen hervorgeht. Zur Zeit der Emdernte assen vor allem Frauen und Kinder die Früchte, die als wohlschmeckend und die Gesundheit fördernd galten, obwohl übermässiger Genuss im Hals ein Kratz- und Würgegefühl auslöst. «Cura tgi las alosas en gartagedas on igls docters pitschen gudogn» – «Wenn die Traubenkirschen gut geraten sind, verdienen die Ärzte wenig» –, hiess es in Salouf. Laut einer Legende kann auch das Überessen nicht schaden, schliesslich ruhte sich die heilige Familie auf ihrer Flucht nach Ägypten unter dem Baum aus. Sogar der Kern wurde religiös gedeutet, denn man glaubte, darauf den Gekreuzigten oder den heiligen Namen (JHS) zu sehen.

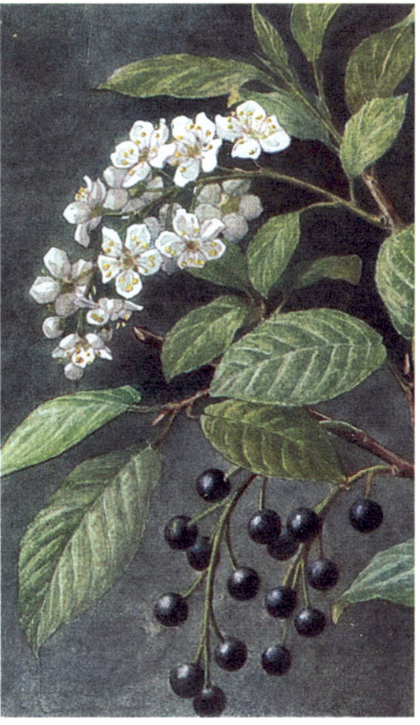

Im Frühling, zur Zeit der Blüte, nahmen die Bauern das Laub und brachten es in den Stall, um Insekten fernzuhalten. Die Rinde des Baums diente als Mittel gegen Durchfall beim Vieh. Auf die Stallwände genagelten Holzstücken sagte man die Kraft nach, Krankheiten abzuwenden. Das Holz, so glaubte man, schütze vor bösen Menschen und allem Übel, sei es im Haus, im Stall oder auf der Alp.

Angaben zur gegenwärtigen medizinischen Selbsthilfe sind keine bekannt. Prunus padus ist ein homöopathisches Mittel.

Die Früchte des Strauchs haben aufgrund ihrer Wiederentdeckung durch die sogenannte Wildkräuterkulinarik eine symbolische Neuaufwertung erfahren.

Literatur und Abbildung

Lauber/Wagner/Gygax, Flora Helvetica, 312; Hildegard von Bingen/Riha, 236f.; Kramer, Andreas, Simeon Seth, in: Enzyklopädie Medizingeschichte, 1332; Tabernaemontanus/Bauhin, 1402; von Muralt, 299; von Haller, 312; Zwinger, 80; DRG 1, 189ff. (Alossa); DRG 12, 429 (Malsogna); Vonarburg, Homöotanik, Bd. 2, 407; Condrau, Speisen, 14; Tscharner, Wald, 10, 36; Abbildung: Klein, Waldbäume und Sträucher, Tf. 64.

VEILCHEN

Flora Helvetica: Wohlriechendes Veilchen, Viola odorata L.; Veilchengewächse, Violaceae

Vorkommen
Gebüsche, Waldränder, schattige Orte; Blütezeit: März bis April.

Wissensgeschichte:
Das Veilchen zählt zu den ältesten Heilpflanzen. Dioskurides schrieb ihm «kühlende Kraft» zu. Die Blätter allein oder mit →Gerstenmehl als Umschlag helfen ihm zufolge bei Magenerhitzung, Augenentzündung und Mastdarmvorfall. Ein Heiltrank mit dem Auszug aus den Blüten sollte gegen Halsschmerzen und Krampfanfälle bei Kindern helfen.

Veilchenöl – ein Rezept Hildegards von Bingen

Nimm also gutes Öl und erwärm es entweder an der Sonne oder am Feuer in einem neuen Topf, und wenn es warm ist, gib Veilchen hinein, damit es davon dick wird. Gieß es in ein gläsernes Gefäß und heb es darin auf. Und reib zur Nacht mit diesem Öl deine Augenlider ein, aber so, daß es die Augen nicht innen berührt, und es wird die Dunkelheit der Augen vertreiben.

Hildegard von Bingen, Physica (um 1160)

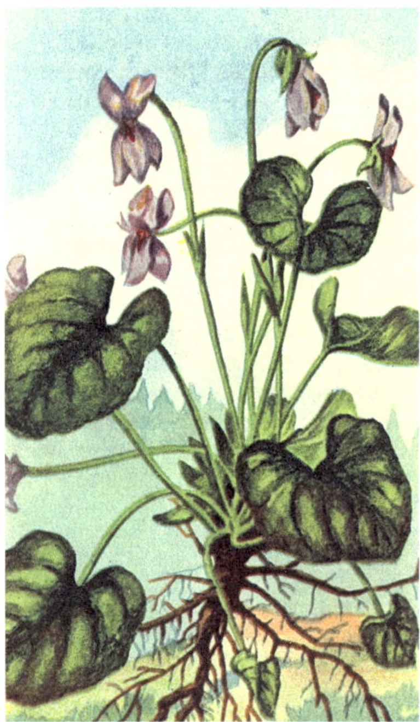

In der mittelalterlichen Heilkunde zählten Veilchen-Arten, so auch das →Stiefmütterchen, zu den bedeutendsten Arzneien. Der Autor des «Lorscher Arzneibuchs» (um 785), ein heilkundiger Benediktinermönch, rühmte den Duft der →Rosen-Veilchensalbe über alles: «Gibt es auch noch so viele Arten von lieblich duftenden Salben, keine vermag lieblicher zu sein als die aus Rosen und Veilchen.»

Der heilkundige Mönch Odo Magdunensis stellte in seinem Lehrgedicht «De viribus herbarum» (Über die Kräfte der Kräuter, 2. Hälfte 11. Jh.) das Veilchen hinsichtlich der Wirkkraft den hochgeschätzten Heilpflanzen Rose und Lilie gleich. Wer an den quälenden Folgen eines Rauschs leidet, braucht ihm zufolge nur an den Blüten zu riechen oder den schmerzenden Kopf damit zu bekränzen. Ein Heiltrank mit Veilchen hilft besonders Knaben, die an Hirnkrämpfen leiden. Mit Myrrhe und →Safran zerstossene Veilchenwurzeln legte man auf entzündete Augen. Umschläge mit gesottenen Veilchen sollten eine Gebärmuttergeschwulst zum Verschwinden bringen. Schrunden im After und Bläschen, wo sie auch auftreten, versuchte man mit einer Veilchensalbe mit Wachs oder Honig zu vertreiben. Der Same, in Wein getrunken, sollte die verzögerte Menstruation auslösen. Ein Trank aus den Blüten heilte Lungenentzündung sowie den Husten der Kinder. Der gekauten Wurzel wurde nachgesagt, starke Blutungen im Mund zu stillen. Sogar magische Kraft schrieb Odo dem Veilchen zu: «Falls zufällig ein Schädelknochen durch einen Schlag eingedellt worden ist, so schlimm, daß der Betroffene seine Sprache verloren hat, so mache, daß er erst einmal gestampfte Veilchen mit Wein zu sich nimmt; / danach binde, wenn seine rechte Kopfseite beschädigt ist, gestampfte Veilchen unter die linke Fußsohle; und umgekehrt geh vor, sofern die linke Kopfseite zerhauen ist: dann springt der Schädelknochen an die alte Stelle zurück, und am nämlichen Tag kehrt auch die Sprache wieder […].»

Der salernitanische Arzt Matthaeus Platearius nutzte um 1150 wie schon Odo zerstossene Blüten oder das Kraut als Pflaster, um Eiterknoten und fressende Geschwüre zu heilen. Ein Umschlag mit der Abkochung des Krauts auf Füsse, Stirn und Schläfen sollte durch Hitze verursachtes Fieber senken.

Hildegard von Bingen brachte wenig später gleich zwei Rezepte zur äusseren Anwendung gegen Augenprobleme: ein Veilchenöl gegen Augenverdunkelung und ein Gemisch aus Veilchen-, →Rosen- und →Fenchelsaft sowie Wein gegen entzündete Augen. Gegen Kopfschmerzen, Parasiten und Geschwüre empfahl sie eine Salbe aus Veilchensaft, Olivenöl und Bockstalg. Das Dreitagefieber (Form der Malaria) bekämpfte sie mit einem Salat aus Veilchen, Wegerich, «Pfefferkraut» (Bohnenkraut oder Breitblättrige Kresse), Essig und Salz. Ein Heiltrank mit Veilchen, Galgant, Süssholzwurzeln und Honig in Wein abgekocht, vertreibt gemäss der heilkundigen Äbtissin den Überschuss an schwarzer Galle, heilt die dadurch erkrankte Lunge und verschafft wiederum ein fröhliches Gemüt.

Heinrich von Pfalzpaint, Ordensritter und Wundarzt, dokumentierte in seiner 1460 verfassten «Wündärznei» mittels zahlreicher Heilanzeigen und äusserlicher Darreichungsformen seine intensive Nutzung des Veilchens: Kopfwunden (Pflaster), Wundkomplikationen (Öl), Frakturen (Pflaster), Magenprobleme (Pflaster), Weicher Schanker (Pflaster), Feigwarzen (Salbe), Brustgeschwür (Salbe, Öl), Ohrenschmerzen (Tropfen) und Hautausschläge (Einreibung).

Die frühneuzeitlichen Botanikerärzte beriefen sich auf das Wissenserbe der Antike und des Mittelalters. Zu den erwähnten durch Hitze verursachten «Schwachheiten» kamen Blasenentzündungen und -steine, Verstopfung, Gelbsucht, Magenschmerzen, von Seuchen herrührendes Fieber, «Rotlauffen» (Wundrose), Herzbeschwerden, Hämorrhoiden, Entzündungen der Geschlechtsorgane und Gicht hinzu. Bei der als Kaumittel für zahnende Kinder verwendeten «Veilchenwurzel» handelt es sich indes um die Wurzel der violett blühenden Iris. Schon Mattioli kannte deren beruhigende Wirkung bei schmerzenden Zähnen: «Die wurtzel (vorab trucken) gekewet / […] sänfftigt das zanwee […].»

Johann Barandun vermittelte 1719 traditionelles Heilwissen über das Wohlriechende Veilchen in seinem «Lustgarten da las Ligias». Die Anwendungsbereiche – Herzschwäche, Krampfanfälle bei Kindern, Kopfschmerzen, Halsgeschwülste (Angina), Fieber, Heiserkeit, fortschreitender Kräfteverfall und Rückenschmerzen – hatte er der Schrift «Eydgnössischer Lust-Garte» (1715) des Zürcher Stadtarztes Johann von Muralt entnommen.

Die Bündner Kräuterpfarrer Marchioli und Künzle rieten, gegen Husten Veilchentee zu trinken, der weiterhin hierzu genutzt wird. Der «Kräuter-Pfarrer Künzle Verein» empfiehlt eine Veilchensalbe gegen Pickel, Ekzeme, Verrenkungen, Quetschungen, Reizhusten, Kopfschmerzen und zur Hautpflege.

Der Ayurveda-Arzt Ernst Schrott beschrieb das Wohlriechende Veilchen in seinem phytotherapeutischen Grundlagenwerk auf der Basis der ayurvedischen Arzneimittellehre.

Viola odorata ist ein homöopathisches Mittel und eine Heilpflanze der neuen Hildegard-Medizin.

Heutige Anwendung

Im Haus
Husten, auch Keuchhusten: Aufguss der Blüten, innerlich (Prättigau).

Kultivierung in Kräuterschaugärten

Kräutergarten Bidem, Vals; Pfarrer Künzle's Chrüterparadies, Zizers.

Literatur und Abbildung

Lauber/Wagner/Gygax, Flora Helvetica, 416; Dioskurides/Berendes, 432f.; Lorscher Arzneibuch/Stoll, 65; Odo Magdunensis/Mayer/Goehl, 166ff.; Circa Instans/Goehl, 388f.; Hildegard von Bingen/Riha, 96f.; Richter, Heinrich von Pfalzpaint, 344f.; Becher, 567; Tabernaemontanus/Bauhin, 683–687; Mattioli/Handsch, 514v; Barandun, Nr. 123; von Muralt, 99f.; Ludwig, Phytologia, Nr. 359; Hansch-Mock, Kalender, 91; Marchioli, 48; Künzle, Kräuterheilbuch, 398; Wegmann, Prättigau, 43; Salben (Flyer Kräuter-Pfarrer Künzle Verein, Wangs o. J.); Hertzka/Strehlow, Hildegard-Apotheke, 47f., 182f., 361, 368; Schrott/Ammon, 324f.; Vonarburg, Homöotanik, Bd. 2, 713f.; Schilcher, Phytotherapie, 375; Tscharner, Wald, 18, 78, 83, 86, 101; Künzle, Kräuteratlas (2017), Nr. 98; Abbildung: Herba, Nr. 2.

VENUSHAAR

Adiantum capillus-veneris L.; Saumfarngewächse, Pteridaceae

Vorkommen
Feuchte Kalk- und Tufffelsen, an Wasserfällen und Quellen; Sporenreife: Juni bis September.

Wissensgeschichte:
Das Venushaar gehört zu den ältesten Heilpflanzen. Der antike Arzt Pedanios Dioskurides verordnete die Abkochung als Heiltrank gegen Asthma, Gelbsucht, Nierensteine, Blutspeien, Durchfall, Harnverhaltung, Durchfall, verzögerte Menstruation und zur Reinigung der Wöchnerin. Umschläge mit dem frischen Kraut sollten Drüsen am Hals verteilen und Tierbisse heilen.

Rezept des Puschlaver Kräuterpfarrers für einen Hustensirup

Man bereitet aus 10 g Blättern und 150 g Wasser einen Tee zu, siebt ihn ab und lässt die Flüssigkeit zusammen mit 150 g Zucker und 200 g Honig zu Sirup einköcheln.

Tobia Marchioli, *Le piante medicinali le più conosciute* (1938)

Das «Circa Instans» (um 1150) des salernitanischen Arztes Matthaeus Platearius enthält als Heilanzeigen für die Pflanze Leber- und Milzleiden.

Das Venushaar bildet zusammen mit →Bingelkraut, →Eisenkraut, →Hauswurz, →Mondraute und →Wegwarte einen Bestandteil der ältesten Hexenflugsalbe. Deren Rezeptur wurde von Johannes Hartlieb, dem angesehenen Leibarzt der Herzöge Albrecht von Bayern-München und Sigmund von Bayern erfun-

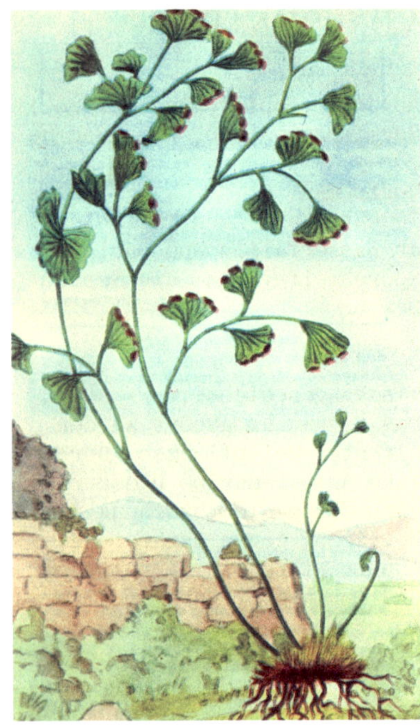

den und angeblichen Hexen angelastet. Bereits Dioskurides hatte den Farn als Frauenkraut genutzt. In mittelalterlichen gynäkologischen Handschriften erscheint das Kraut als Arznei zur Geburtseinleitung, zur Verstärkung der Wehen und Mittel zur Empfängnisverhütung. Die Pflanze lag somit in den Händen der Hebammen, nichtakademischer Praktikerinnen, welche die Ärzte konkurrenzierten und deshalb schnell in den Verdacht der Zauberei gerieten. Der Zürcher Stadtarzt Johann von Muralt meinte noch 1715 in Bezug auf das Venushaar, dass es sich dabei mehr um ein Zauberkraut als um eine Heilpflanze handle: «Es hat eine scharfflicht zusamenziehende Krafft / man brauchet es heut zu Tage mehr zu Liebes-Tränckeren / Vergifftungen / Zauber- und Lachsnerkünsten [=Hexenkünste] / und zu anderen abergläubigen verbotnen Händlen / als die Gesundheit des Leibs wieder zu bringen.»

Tabernaemontanus verordnete Venushaar innerlich zur Förderung der verzögerten Menstruation, zur Lösung der Nachgeburt, bei Verschleimung der Atemwege und bei Nierensteinen. Waschungen mit dem Kraut sollten gemäss der antiken Signaturenlehre schönes Haar bringen, aber auch nässende und schuppige Ausschläge am Kopf sowie Geschwülste und Kröpfe verschwinden lassen.

Der Puschlaver Kräuterpfarrer Tobia Marchioli brachte auf der Grundlage von Tabernaemontanus ein Rezept mit Venushaar zur Herstellung eines Hustensirups.

In der gegenwärtigen medizinischen Selbsthilfe befragter Personen wird Venushaar nicht mehr genutzt.

Literatur und Abbildung

Lauber/Wagner/Gygax, Flora Helvetica, 74; Dioskurides/Berendes, 438f.; Circa Instans/Goehl, 231f.; Brunold-Bigler, Zauberpflanzen, 43; Hartlieb/Fürbeth, 45; Leidig, Frauenheilkunde, 124, 212, 240; Becher, 575; Tabernaemontanus/Bauhin, 1185f.; von Muralt, 276; Ludwig, Phytologia, Nr. 11; Marchioli, 90f. (Übersetzung U.B.-B.); Schrott/Ammon, 132f.; Abbildung: Herba, Nr. 113.

VOGELBEERBAUM

Sorbus aucuparia L.; Rosengewächse, Rosaceae

Vorkommen
Wälder; Blütezeit: Mai bis Juni.

Wissensgeschichte:
Der Vogelbeerbaum war in der Medizin der Antike und des Mittelalters unbekannt.

Laut Mattioli wurden die noch unreifen Beeren im Ofen gedörrt und zu Suppenmehl zermahlen, in Honig gebeizt und in Wasser oder Wein eingeweicht und gegen Durchfall eingenommen. Die Abkochung aus den zerstossenen Beeren und dem Laub diente als Bad gegen die Ruhr, Darmvorfall und übermässige «Flüsse» (Durchfälle, Menstruation).

Der Arzt und Naturforscher Albrecht von Haller empfahl Vogelbeerbranntwein bei Lungenleiden, und der zu Honigkonsistenz eingedickte Saft sollte bei Wechselfieber (Malaria) und schmerzhaften Hämorrhoidenknoten Abhilfe schaffen.

Kräuterpfarrer Johann Künzle schrieb den im August und September reifen Vogelbeeren eine «unvergleichliche Heilkraft» aufgrund ihrer schleimlösenden Wirkung bei Heiserkeit zu. Um die Stimme wiederzuerlangen, sollte mit der Abkochung gegurgelt werden.

Die unterstützende Therapie gegen erhöhten Augendruck durch Vogelbeeren-Tinktur wurde durch die Schrift «Die Kräuterapotheke Gottes» der bayrischen Kräuterfrau Eva Aschenbrenner bekannt.

Die Früchte des Vogelbeerbaums werden wieder vermehrt als Heilmittel, in der Alltagsküche sowie in der sogenannten Wildkräuterkulinarik verwendet.

Heutige Anwendung

Im Haus
Stärkung des Immunsystems, Magenprobleme, Husten, Stärkungsmittel im Frühling: Konfitüre, Saft, getrocknete Beeren, nur eine am Tag (Prättigau).

Regulierung des Augendrucks: Tinktur (Prättigau).

Im Stall
Säuberung nach der Geburt: stark gezuckerten Aufguss der getrockneten, zerkleinerten Beeren während zweier Wochen verabreichen (Safiental).

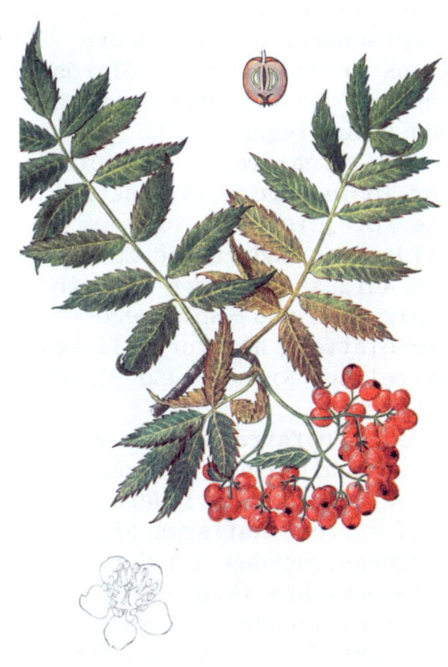

Vogelbeerbaum

Kultivierung im Kräuterschaugarten

Pfarrer Künzle's Chrüterparadies, Zizers.

Literatur und Abbildung

Lauber/Wagner/Gygax, Flora Helvetica, 298; Mattioli/Handsch, 101r–102r; von Haller, 372; Künzle, Kräuterheilbuch, 398f.; Vogel, Der kleine Doktor, 12; Aschenbrenner, Kräuterapotheke, 47; Schilcher, Phytotherapie, 371; Joos, 105 (Safiental); Condrau, Speisen, 13f.; Tscharner, Wald, 11, 78, 112, 117ff.; Clopath, Wildpflanzen, 12–15; Künzle, Kräuteratlas (2017), Nr. 91; Abbildung: Künzle, Kräuterheilbuch, Tf. 86 (Zeichnung Pia Roshardt).

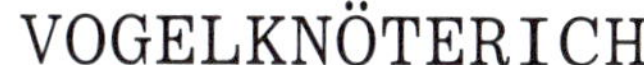

VOGELKNÖTERICH

Polygonum aviculare aggr.; Knöterichgewächse, Polygonaceae

Vorkommen
Wege, Äcker, Ödland, zwischen Pflastersteinen; Blütezeit: Juni bis Oktober.

Wissensgeschichte:
Der Vogelknöterich zählt zu den ältesten Heilpflanzen. Dioskurides schrieb ihm zusammenziehende, kühlende und stark harntreibende Kraft zu. Er rühmte den Saft als Mittel gegen Blutspeien, Durchfall, Harnzwang (Blasenschmerzen mit unwillkürlichem Urinabgang), den Biss giftiger Tiere und Wechselfieber (Malaria), und, im Zäpfchen eingelegt, sollte er die übermässige Menstruation stillen. Einen weiteren Anwendungsbereich bildeten Hautleiden sowie Wunden, auch an den Geschlechtsorganen, Wundrosen sowie vereiterte Ohren. Mattioli brachte ausserdem ein Rezept aus der Laienmedizin bei Erkrankungen des Magen-Darm-Trakts. Tabernaemontanus griff auf das Wissen der Antike zurück und fügte hinzu, das Destillat besitze «ein krafft den Stein / Sand / Grieß und harn mit gewalt zu treiben».

Aus der Laienmedizin: Wickel mit Vogelknöterichabsud

Ein bewert experiment wider das würgen / durchlauff / und rote rhur / hat vielen geholffen: Nim zwo handvol Wegtritt / seuds in anderthalb maß oder pfund weinessig / seigs durch / netze zweifache tücher darein / und leg sie uber den magen /

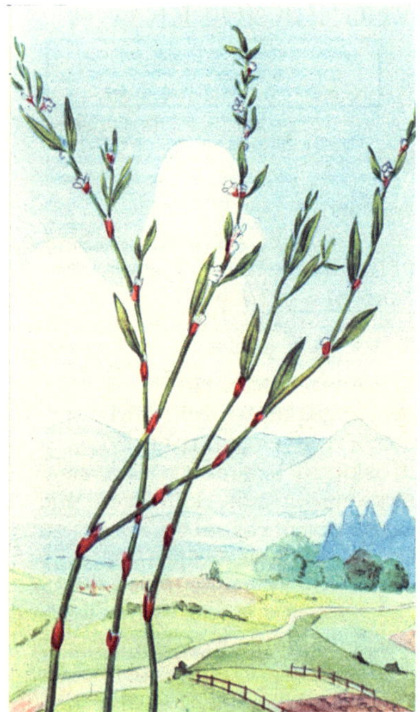

nabel und hinten auff den rücken.

Pietro Andrea Mattioli, New Kreüterbuch (1563)

Erst in den 1880er-Jahren wurde die Wirkung des Vogelknöterichs gegen Bronchitis entdeckt, unter anderem durch den Pfarrer und Naturheilkundigen Sebastian Kneipp, während Kräuterpfarrer Künzle ihn zusammen mit →Schafgarbe und →Johanniskraut gegen Durchfall und Blasenleiden anwandte, wozu er auch das Bettnässen zählte. In der gegenwärtigen medizinischen Selbsthilfe ist der Vogelknöterich nicht mehr vertreten.

Kultivierung im Kräuterschaugarten

Medizinalgarten, Chur.

Literatur und Abbildung

Lauber/Wagner/Gygax, Flora Helvetica, 698; Dioskurides/Berendes, 368; Becher, 434; Mattioli/Hansch, 395v; Tabernaemontanus/Bauhin, 1216f., Ludwig, Phytologia, Nr. 258; Kneipps Haus-Apotheke, 119f.; Madaus, Biologische Heilmittel, Bd. 3, 2195; Schilcher, Phytotherapie, 330f.; Abbildung: Herba, Nr. 188.

VOGELMIERE

Flora Helvetica: Gewöhnliche Vogelmiere, Stellaria media (L.) VILL.; Nelkengewächse, Caryophyllaceae

Vorkommen
Gärten, Äcker, Schuttplätze; Blütezeit: Januar bis Dezember.

Wissensgeschichte:
Schon Hildegard von Bingen betrachtete die Vogelmiere als Unkraut. Sie schrieb ihr dennoch als Erste medizinischen Nutzen zu, indem sie das Pflänzchen gegen Prellungen einsetzte: «Aber wenn ein Mensch bei einem Sturz gefallen ist oder wenn er sich irgendwie an Stangen gestoßen hat, so dass seine Haut davon grün und blau ist, der soll Vogelmiere in Wasser kochen, das Wasser ausdrücken und ihn oft warm über die Stelle des Sturzes oder des Stoßes legen und ein Tuch darüber binden.» Dahinter steckt das antike medizinische Prinzip, wonach Gleiches mit Gleichem geheilt werde, die Vorstellung also, dass die Wärme der als warm geltenden Pflanze durch die zusätzliche Hitze aktiviert und aufgrund der Verletzung angesammelte Schleime vertrieben würden.

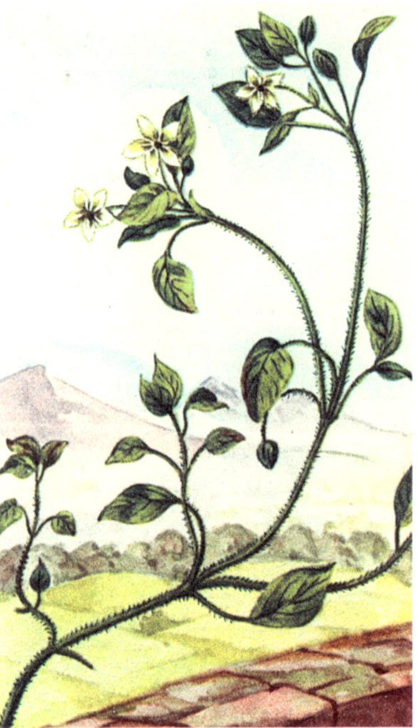

Gewöhnliche Vogelmiere

Mattioli führte den Namen des Krauts darauf zurück, dass sich Vögel damit im Krankheitsfall zu helfen wüssten: «Hünerdarm nennet man auch Hünerbiß / Vogelkraut / Genßkraut / dann die Hüner und Vögel essens gern / und ist inen sehr dienstlich / so sie kranck sindt.» Der Botanikerarzt riet, die Blätter in Fleischbrühe zu kochen und abgemagerten, geschwächten Kranken zum Essen zu geben. Das Destillat sollten fiebernde kleine Kinder trinken. Laut Mattioli eignen sich Saft und Destillat der Vogelmiere zudem zur Pflege entzündeter Wunden. Gemäss dem anonymen Verfasser des 1576 erstmals aufgelegten Kräuterbuchs «Horn des Heyls» vermag ein Umschlag mit dem Saft aus der in Rotwein gebeizten Wurzeln nicht nur Syphilisgeschwüre und Fisteln an den Geschlechtsorganen zu heilen, sondern auch Spriessen aus der Haut zu ziehen.

Tabernaemontanus verordnete bei Ohrenschmerzen, den Saft in das kranke Ohr zu träufeln. Krampfende Kinder sollten das Destillat einnehmen. Gegen Bauchschmerzen bei Kindern liess er das Kraut in Öl rösten und das Pflaster warm auf den Bauch legen.

Der Puschlaver Kräuterpfarrer Tobia Marchioli schätzte die Vogelmiere in Form von Wildspinat und rühmte zudem den Aufguss zusammen mit ein wenig Wein und →Spitzwegerichblättern als vorzügliches Mittel bei Nieren- und Blasenkatarrhen.

Kräuterpfarrer Johann Künzle empfahl Salat von Vogelmiere besonders bei Herzschwäche, während Auflagen eine Lungenentzündung und der Tee «Kindergicht» (Krampfanfälle bei Kleinkindern und Säuglingen) heilen sollten. In der gegenwärtigen medizinischen

Selbsthilfe spielt das Kraut eine marginale Rolle.

Stellaria media ist ein homöopathisches Mittel und eine Heilpflanze der neuen Hildegard-Medizin.

Heutige Anwendung

Im Haus
Husten: Aufguss des Krauts, innerlich (Valposchiavo).

Kultivierung im Kräuterschaugarten

Pfarrer Künzle's Chrüterparadies, Zizers.

Literatur und Abbildung

Lauber/Wagner/Gygax, Flora Helvetica, 648; Hildegard von Bingen/Riha, 134; Mattioli/Handsch, 482r–483r; Philomusus Anonymus, Horn des Heyls, Cap. 53; Tabernaemontanus/Bauhin, 1086f.; Ludwig, Phytologia, Nr. 20; Marchioli, 35f.; Künzle, Kräuterheilbuch, 399; Künzle, Kräuteratlas (1930), Nr. 90; Vogel, Der kleine Doktor, 36; Hertzka/Strehlow, Hildegard-Apotheke, 74; Vonarburg, Homöotanik, Bd. 2, 605; Ruatti, Valposchiavo, 102; Wegmann, Prättigau, 34; Künzle, Kräuteratlas (2017), Nr. 50; Abbildung: Herba, Nr. 62.

WACHOLDER

Flora Helvetica: Gewöhnlicher Wacholder, Juniperus communis subsp. communis; Zypressengewächse, Cupressaceae

Vorkommen
Lichte Wälder, trockene Hänge; Blütezeit: April bis Mai.

Wissensgeschichte:
Der Wacholder zählt zu den ältesten Heilpflanzen. Der griechische Arzt Hippokrates – tätig um 440/410 v. Chr. – verwendete die Beeren äusserlich zur Behandlung von Fisteln und Wunden sowie innerlich zur Erleichterung der Geburt. Dioskurides verwies auf die harntreibende und verdauungsfördernde Wirkung der Beeren. Er setzte sie im Heiltrank bei Lungenleiden, Husten, Blähungen und Krämpfen aller Art, auch der Gebärmutter, ein.

Wacholderbeeren – ein traditionelles Gewürz

Mit Weckholder-beere würtzen unsere Weiber in der Schweitz auch das Kabißkraut und die Rüben / wenn sie solche einsaltzen wollen; gibt denen Sachen ein anmuthigen Geschmack.

Theodor Zwinger, Theatrum Botanicum (1696)

Das «Circa Instans» (um 1150) von Platearius enthält die Empfehlung, bei zu stark wirkendem Saft der Scammonia (Orientalische Purgierwinde) ein Sitzbad in der Abkochung der Beeren zu nehmen, um den Durchfall zu beenden. Gegen Schwierigkeiten beim Wasserlösen und Darmkrämpfe sollte ein Heiltrank mit der Weinabkochung der Beeren helfen.

Wacholderöl – ein Rezept der Medizinschule von Salerno

Ein Topf, besser gesagt: eine Kanne, wird in die Erde gesetzt; in ihrer gut verstopften Mundöffnung wird ein ehernes Röhrchen angebracht. Danach wird ein Kessel darübergestellt (der im Boden ein Loch hat; das Röhrchen wird hineingeschoben) und ringsherum umklebt, damit nichts entweichen kann. Dann wird der (obere) Topf mit trockenem Wacholderholz gefüllt, gut zugemacht, und ringsherum ein Feuer angezündet: es fliesst nur eine mäßige Menge Öl heraus, aber das ist von größter Wirkungskraft.

Matthaeus Platearius, Circa Instans (1150)

Ausser der Abkochung wandte Matthaeus Platearius das aus dem Holz destillierte, hochgeschätzte Öl innerlich sowohl gegen die oben erwähnten Leiden als auch bei Viertagefieber, einer Form von Malaria, und Asthma an. Gegen Epilepsie wurde das Rückgrat mit dem Öl eingesalbt und gegen Steinleiden zusätzlich ein Röhrchen in die Blase eingeführt.

Hildegard von Bingen deutete den Wacholder als das Übermass. Es wundert, dass sie die Abkochung der Wacholderbeeren bei Lungen- und Leberleiden (Heiltrank zusammen mit Honig, Essig, Ingwer und Süssholz) sowie bei Fieber (äusserlich, Wannen- oder Dampfbad mit der Abkochung der Ästchen), jedoch nicht bei Nieren- und Blasenleiden einsetzte.

Wie aus den frühneuzeitlichen Kräuterbüchern hervorgeht, galt Wacholder als wichtiges Vorbeugungsmittel gegen die Pest. Zu diesem Zweck empfahl Tabernaemontanus, die Beeren zu kauen, mit dem Holz und Tragant Rauchkerzlein herzustellen sowie mit dem Holz und den Beeren zu räuchern. Darüber hinaus dienten Wacholderbeeren innerlich zur Förderung der verzögerten Menstruation und der Austreibung der Nachgeburt. Waschungen mit der in Wasser aufgelösten Holzasche sollten die Räude vertreiben. Bäder mit der Abkochung aus dem entrindeten Holz wurden gegen Gicht, Schlaganfall und Lähmungen eingesetzt. Dasselbe gilt für Einreibungen mit dem aus den Beeren destillierten Öl, dem auch bei Hautleiden starke Wirkung zugeschrieben wurde.

Laut dem in Nürnberg wirkenden Leibarzt des Herzogs von Württemberg, dem Alchemisten und Astrologen Johannes Hiskias Cardilucius, zeigt das Kreuz auf den Beeren deren Wirkkraft bei von bösen Geistern besessenen Menschen an.

Johann Barandun notierte in seinem Kräuterbuch «Lustgarten da las Ligias» Heilwissen über den Strauch, das er den Werken der frühneuzeitlichen Botanikerärzte entnommen hatte.

Eingedickter Presssaft aus den Beeren befand sich in der Apotheke des am Heinzenberg und im Domleschg wirkenden Arztes Johann Anton Grass, der bei Theodor Zwinger, dem Autor des «Theatrum Botanicum» (1696), Medizin studiert hatte. Zwinger verwendete den Dicksaft als schweisstreibende Arznei und als Vorbeugungsmittel gegen die Pest und andere Seuchen. Laut dem Botanikerarzt heilen Dämpfe mit den Wacholderbeeren entzündete Augen und vertreiben Gerstenkörner. Gegen Syphilis und andere sexuell übertragbare Krankheiten empfahl Zwinger, statt des importierten teuren Guajakholzes

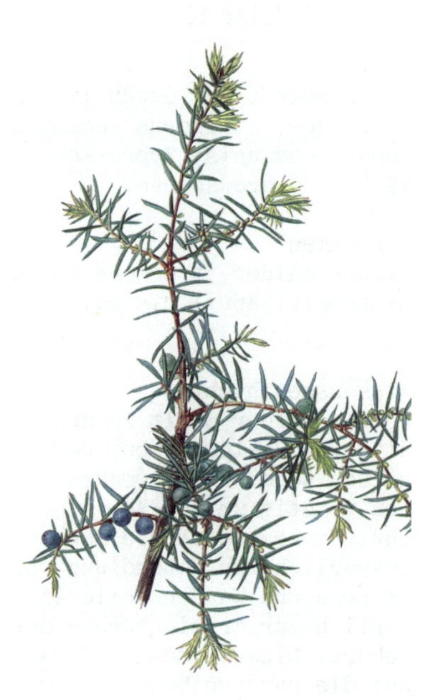

einheimisches Wacholderholz in schweisstreibenden Heiltränken zu verwenden.

Gemäss einer 1748 in Surselvisch abgefassten viehmedizinischen Rezeptsammlung sollte bei «Kaltem Brand» – aufgrund einer Entzündung abgestorbenen Körperteilen, die sich kalt anfühlen – dem kranken Tier ein Heiltrank mit Knabenurin, Essig, Wacholderbeeren, Lorbeeren und →Zwiebeln eingeflösst werden. Wacholderbeeren und -holz, zu Asche verbrannt und mit Asche der Weinrebe und Salz vermischt, diente als Mittel gegen überschüssige Galle beim Vieh. Als Quelle lag dem Übersetzer das kurz vorher erschienene, in Leipzig und Frankfurt gedruckte Volksbüchlein «Bewährte Arzney-Mittel für das Rind-Vieh, Schaafe und Schweine» vor.

Die «Amtliche Gesetzessammlung für den Eidgenössischen Stand Graubünden» von 1840 enthält die Anleitung, bei der Pflege von Kranken während einer Fleckfieberepidemie Wacholderbeeren oder Stückchen der Kalmuswurzel zu kauen.

Die beiden Bündner Kräuterpfarrer Tobia Marchioli und Johann Künzle sowie der Naturheilkunde-Pionier Alfred Vogel als auch die Kräuterfrau Maria Treben griffen auf die Heilanzeigen in den frühneuzeitlichen Kräuterbüchern zurück.

Der «Kräuter-Pfarrer Künzle Verein» empfiehlt eine Wacholder-Salbe bei Verspannungen, vor und nach sportlicher Betätigung, schlecht heilenden Wunden, Gicht, Ischias, Krampfadern, Arthritis, Rheuma und Schuppenflechte. Der Salbe wird wärmende und belebende Wirkung zugeschrieben. Teile des Strauchs werden aufgrund dieser intensiven Wissensvermittlung in der medizinischen Selbsthilfe für Mensch und Vieh weiterhin innerlich und äusserlich breit eingesetzt.

Die jungen Wacholdertriebe werden auch in der Gemmotherapie genutzt. Darüber hinaus stellte der Ayurveda-Arzt Ernst Schrott in seinem phytotherapeutischen Grundlagenwerk den Wacholder als alte Heilpflanze der ayurvedischen Medizin vor. Juniperus communis ist ein homöopathisches Mittel und eine Heilpflanze der neuen Hildegard-Medizin.

Heutige Anwendung

Im Haus

Husten, Erkältung, Anregung der Nierenfunktion, Verdauungsstörungen, Durchfall: Abkochung aus den Nadeln als Heiltrank oder getrocknete Beeren kauen (Prättigau).

Warzen: mit Ölauszug betupfen (Prättigau).

Vorbeugung von Grippe, Fleischkonservierung: Räucherungen (Prättigau).

Rheuma, Gicht, Arthritis, Stärkung des

Blutkreislaufs, Reinigung des Harnapparats, Entzündungen von Hals, Bronchien und Nase: Aufguss der zerdrückten Beeren, innerlich (Valposchiavo).

Magenstärkung, Verhinderung von Blähungen: Alkoholauszug (Grappa) aus den Beeren, zusammen mit Anissamen, Zimt und Zucker, innerlich (Valposchiavo).

Harntreibend, körperreinigend: Beeren und Zitronenschale in Weisswein ziehen lassen, innerlich (Valposchiavo).

Im Stall
Nach der Geburt zur Unterstützung der Säuberung: Abkochung aus Ästen, die Beeren tragen, verabreichen (Prättigau, Safiental).

Durchfall, Magen-Darm-Infektion beim Rindvieh, bei Schafen, Ziegen, Schweinen: Abkochung aus Wacholderbeeren und frischem →Brennnesselkraut eingeben (Val Calanca).

Wunden: in der Abkochung getränkte Kompressen auflegen (Prättigau).

Muskelschmerzen, Zerrungen: «Schnaps» (Alkoholauszug aus den Beeren) einreiben (Safiental).

Erkältung, Lungenentzündung: Abkochung aus frischen Zweigen mit möglichst viel Beeren eingeben oder Räucherung mit frischen oder getrockneten Zweigen (Prättigau).

Kultivierung in Kräuterschaugärten

Medizinalgarten, Chur; Kräutergarten in der Burgruine Belfort, Brienz/Brinzauls; Iert d'ervas medicinalas des Museum Regiunal, Savognin; Pfarrer Künzle's Chrüterparadies, Zizers; Ausschilderung auf Kräuterlehrpfaden: Bachblüten-Heilkräuterweg Maladers; Wildkräuterpfad Oberalppass–Tschamut, Nr. 45.

Literatur und Abbildung

Lauber/Wagner/Gygax, Flora Helvetica, 106; Griebl, 28; Mayer/Uehleke/Saum, Klosterheilkunde, 183; Dioskurides/Berendes, 97; Circa Instans/Goehl, 290f.; Hildegard von Bingen/Riha, 232f.; Mattioli/Handsch, 34r–35r; Tabernaemontanus/Bauhin, 1358ff.; Cardilucius, 935; Barandun, Nr. 81; Daems, Johann Anton Grass, 19, 209; Zwinger, 93ff.; Ludwig, Phytologia, Nr. 179; Nizeivels miez, Nr. 7, 19; Bewährte Arzney-Mittel, 6, 12; DRG 7, 1034–1037 (Günaiver); Marchioli, 63f.; Amtliche Gesetzessammlung für den Eidgenössischen Stand Graubünden III, 45; Künzle, Kräuterheilbuch, 399ff.; Vogel, Der kleine Doktor, 40, 46, 506f.; Treben/Storl, 220; Hertzka/Strehlow, Hildegard-Apotheke, 104, 287f., Bichsel/Brönnimann, Gemmotherapie, 60f.; Schrott/Ammon, 246f.; Schilcher, Phytotherapie, 331f.; Vonarburg, Homöotanik, Bd. 2, 106; Wegmann, Prättigau, 34; Ruatti, Valposchiavo, 88f.; Joos, 101 (Safiental); Klarer/Stöger/Meier, Jenzerwurz, 57, 88, 153; Salben (Kräuter-Pfarrer Künzle Verein, Wangs o. J.); Tscharner, Wald, 10, 101f., 106; Thurner-Steier, Savognin, Thema 1; Würzen, Nr. 33 (Flyer Kräutergarten Burgruine Belfort); Künzle, Kräuteratlas (2017), Nr. 55; Meier, Wildkräuter-Fibel, Nr. 45 (Heil- und Nahrungspflanze); Abbildung: Künzle, Kräuterheilbuch, Tf. 43 (Zeichnung Pia Roshardt).

WALDMEISTER

Flora Helvetica: Echter Waldmeister, Galium odoratum (L.) SCOP.; Labkrautgewächse, Rubiaceae

Vorkommen
Wälder, besonders Buchenhaine; Blütezeit: April bis Juni.

Wissensgeschichte:
Der Waldmeister war den Ärzten der Antike und des Mittelalters nicht bekannt. Erstmals erscheint die Pflanze in den frühneuzeitlichen Kräuterbüchern, und zwar aufgrund der sternförmigen Anordnung der Blätter um den Stängel und der zugeschriebenen Heilwirkung auf die Leber auch unter dem sprechenden Namen Lebersternkraut. Darüber hinaus wurde die Pflanze als «Hertzfreund» bezeichnet, da sie als herzstärkend, blutreinigend, verdauungsfördernd und appetitanregend galt. Der Botanikerarzt Adam Lonitzer empfahl in seinem Kräuterbuch (1564) das Destillat als Heiltrank bei Leberentzündung, die angeblich von unmässiger Unkeuschheit herrührt. Ebenso sollte das Destillat gegen Fieber mit Schüttelfrost helfen. Tabernaemontanus verordnete Frauen mit zu starker Menstruation auf die Scham gelegte Umschläge aus Waldmeister, der in saurem Wein gekocht worden war.

Kräuterpfarrer Künzles Rezept für einen Maitrank

Die frischen Kräutlein, Stengel mit Blättern und Blüten, werden etwas zerquetscht und eine halbe Stunde in gutem Weißwein ziehen gelassen. Dann siebt man ab und fügt nach Belieben Zucker dazu. Man soll jedoch nie mehr als ein bis zwei Glas davon trinken.

Johann Künzle, Das grosse Kräuterheilbuch (1945)

Der Arzt und Naturforscher Albrecht von Haller betrachtete die Pflanze als Mittel zur Förderung der verzögerten Menstruation und Heilung entzündeter Wunden: «Die mit Waldmeister bereitete Salbe ist eines der besten vernarbenden Mittel.» Die mehrfach aufgelegte Schrift «Volksarzneymittel» des deutschen Arztes Johann Friedrich Osiander enthielt den Ratschlag, gegen Schnupfen und Husten den Aufguss des Waldmeisters zu trinken.

Der Puschlaver Kräuterpfarrer Tobia Marchioli nutzte das während der Blütezeit gesammelte Kraut bei Gelbsucht und Nierensteinen. Darüber hinaus betrachtete er Waldmeister als Stärkungs-, Abführ- und Entwässerungsmittel und empfahl, im Alltag eine Mischung mit den einheimischen Pflanzen Waldmeister, →Lindenblüten, →Heidelbeer- und →Brombeerblättern statt des importierten teuren Schwarztees zu trinken.

Künzle stellte aus gedörrtem Waldmeister, →Huflattich- und Minzenblättern eine Beimischung zum Rauchtabak zusammen. Desgleichen verwendete er Waldmeister nur in einer Teemischung zusammen mit →Schlüsselblumen und «Vogelkraut» (→Vogelmiere), die er gegen Wassersucht, Gelbsucht, «Fallend Weh» (Epilepsie), Milz- und Leberleiden einsetzte. Wusste er über den nicht unbedenklichen Cumaringehalt des Krauts Bescheid? Die Herstellung des beliebten Maitranks, wozu auch Künzle ein Rezept beitrug, war schon im Frühmittelalter bekannt. Der Benediktinermönch Wandalbert von Prüm hatte hierzu im Jahr 854 das erste Rezept geliefert.

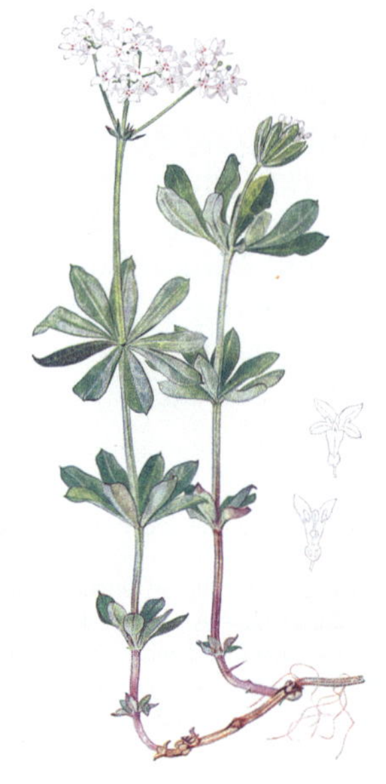

Die gegenwärtige medizinische Nutzung des Waldmeisters fusst auf dem Wissen der Bündner Kräuterpfarrer Marchioli und Künzle.

Der ökonomische Patriot Carl Ulysses von Salis-Marschlins empfahl in der volksaufklärerischen Zeitschrift «Der neue Sammler» von 1805 Waldmeister als günstigen einheimischen Farbstoff zum Färben von Wolle.

Heutige Anwendung

Im Haus
Verdauungsstörungen, Schlafprobleme, Pflege der Blutgefässe: Aufguss des Krauts, Schnaps (Likör) oder Tinktur, hergestellt aus dem Kraut, innerlich (Prättigau).

Kultivierung in Kräuterschaugärten

Iert d'ervas medicinalas des Museum Regiunal, Savognin; Kräutergarten in der Burgruine Belfort, Brienz/Brinzauls; Pfarrer Künzle's Chrüterparadies, Zizers.

Literatur und Abbildung

Lauber/Wagner/Gygax, Flora Helvetica, 786; Madaus, Biologische Heilmittel, Bd. 1, 639f.; Lonitzer, CCCXVIr–CCCXVIv; Zwinger, 874; Tabernaemontanus/Bauhin, 1201; von Haller, 61; Osiander, 47; Ludwig, Phytologia, Nr. 133; Marchioli, 59; Künzle, Kräuterheilbuch, 401; Der neue Sammler 1 (1805), 317; Schilcher, Phytotherapie, 378; Wegmann, Prättigau, 42; Thurner-Steier, Savognin, Thema 7; Würzen, Nr. 41 (Flyer Kräutergarten Burgruine Belfort); Künzle, Kräuteratlas (2017), Nr. 26; Abbildung: Künzle, Kräuterheilbuch, Tf. 14 (Zeichnung Pia Roshardt).

WALDREBE

Flora Helvetica: Gemeine Waldrebe, Clematis vitalba L.; Hahnenfussgewächse, Ranunculaceae

Vorkommen
Waldränder, Gebüsche; Blütezeit: Juli bis August.

Wissensgeschichte:
Die Waldrebe zählt zu den ältesten Heilpflanzen. Dioskurides verwendete die fein zerstossenen Früchtchen mit Wasser oder Honigwasser als Heiltrank, um überflüssigen Schleim und Galle auszuführen. Ihm zufolge vertreiben die Blätter als Pflaster den Aussatz, womit auch andere schwere Hautkrankheiten gemeint sein könnten.

Die Heilkundigen des Mittelalters befassten sich nicht mit der Waldrebe; erst die frühneuzeitlichen Botanikerärzte nutzten sie als Arznei. Gemäss Leonhart Fuchs kann man die Schösslinge essen wie andere Kräuter, sie treiben den Harn, lösen die verzögerte Menstruation aus, schwellen die Milz ab, helfen bei Epilepsie, Schwindel und Lähmungen. Die mit Wein bestrichenen Blätter sollte man auf verrenkte Glieder legen und die Räude am Hals des Viehs damit heilen.

Der Botanikerarzt Adam Lonitzer empfahl in seinem Kräuterbuch (1564), die Wurzel in Salzwasser zu sieden und die Abkochung zu trinken, um die Wassersucht zu beheben; mit dem Saft und den zerstossenen Blüten wurden schwere Hautleiden behandelt.

Johann Barandun vermittelte in seinem «Lustgarten da las Ligias» von 1719 bislang unbekanntes Heilwissen über die Waldrebe. Der vermutlich als Heiler tätige Barandun liess den Saft aufschnupfen, um den Fliessschnupfen zum Verschwinden zu bringen. Ohrentropfen stellte er aus den in Öl gekochten Blättern her. Die in Wein gekochten Blätter legte er auf Eiterbeulen, und als Pflaster auf der Stirne, mit Essig und →Rosenöl zerstossen, sollten sie von der Sonnenhitze verursachte Kopfschmerzen vertreiben. Heilanzeigen und Darreichungsformen sind der Erfahrung Baranduns geschuldet.

In der gegenwärtigen medizinischen Selbsthilfe sind die traditionellen Heilanzeigen für das Kraut in Vergessenheit geraten; populär ist indes die neue Verwendung als Bachblütenessenz Nr. 9 (Clematis, die Realitätsblüte). Clematis vitalba ist darüber hinaus ein homöopathisches Mittel.

Ausschilderung auf Kräuterlehrpfad

Bachblüten-Heilkräuterweg Maladers.

Literatur und Abbildung

Lauber/Wagner/Gygax, Flora Helvetica, 132; Dioskurides/Berendes, 469; Fuchs, Cap. XXXIII; Lonitzer, CCLXXXIIIIr; Tabernaemontanus/Bauhin, 1273; Barandun, Nr. 96; Scheffer, Original Bach-Blütentherapie, 101–105; Vonarburg, Homöotanik, Bd. 1, 428–431; Abbildung: Klein, Waldbäume und Sträucher, Tf. 45.

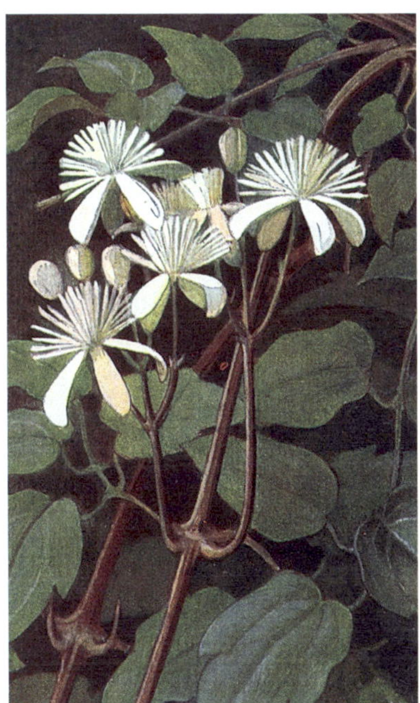

Gemeine Waldrebe

WALLWURZ

Flora Helvetica: Echte Wallwurz, Symphytum officinale L.; Borretschgewächse, Boraginaceae

Vorkommen
Feuchte Wiesen, Gräben, Ufer. Im Prättigau in Gärten kultiviert; Blütezeit: Mai bis August.

Wissensgeschichte:
Dioskurides beschrieb unter der Bezeichnung «Symphyton» ein Kraut mit weissen und gelben Blüten, bei dem es sich um die im mediterranen Raum vorkommenden Arten Knollige Wallwurz und Knotige Wallwurz handeln könnte. Da die frühneuzeitlichen Botanikerärzte die Indikationen der antiken Autorität für den «Symphyton» auf die Echte Wallwurz übertrugen, seien diese hier aufgeführt: Gegen Blutspeien und innere Abszesse wurde ein Heiltrank verabreicht. Als Auflage heilt die Wurzel Wunden und Entzündungen, besonders am After, und zwar vorzugsweise zusammen mit den Blättern der «Kreuzwurz» (→Heidnisch Wundkraut).

Wallwurz in der Wundarztpraxis

Eine gutte Bluttstellung brauchen auch die Balbierer / Sie haben diese wurtzel gestossen im vorradt / in der not mischen sie das pulver mit warmen wasser / und hänffen werck / schlagens uber / es beckt sich an wirdt baldt herdt / und stopfft fein.

Pietro Andrea Mattioli,
New Kreüterbuch (1563)

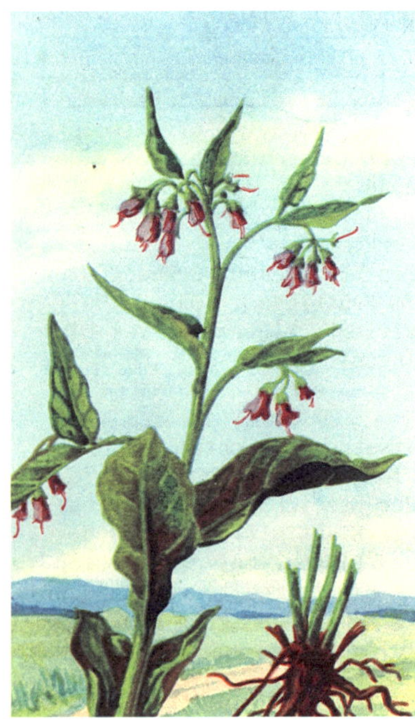

Hildegard von Bingen warnte beim Vorhandensein von Wunden vor der übermässigen Einnahme der Wurzel, denn dies störe das Gleichgewicht der Körpersäfte, und der Schleim hindere Würmlein und sonstiges Ungeziefer am Ausfliessen, sodass die Geschwüre nur oberflächlich verheilten.

In der mittelalterlichen Frauenheilkunde wurde Wallwurz mit Butter oder Schweineschmalz sowie Wein als Pflaster bei Gebärmuttervorfall eingesetzt. Ein Heiltrank für Frauen, die an einer Brustgeschwulst litten, enthielt nebst Beinwell →Schafgarbe, →Frauenmantel, →Leberblümchen, Wintergrün und →Sanikel.

Der Botanikerarzt Leonhart Fuchs beschrieb in seinem Kräuterbuch (1543) ausser den Heilanzeigen des Dioskurides blutigen Durchfall, übermässige Menstruation und Lungenvereiterung, die er mit der Weinabkochung der Wurzel kurierte. In der Frühen Neuzeit diente die Wallwurz, wie den Kräuterbüchern dieser Epoche zu entnehmen ist, als Arznei nicht nur bei äusseren Wunden und Brüchen, sondern in Pflastern und Heiltränken auch bei inneren Verletzungen. Mattioli hörte sich bei den nichtakademischen Wundärzten um, wie diese mit Hanfwerg und Wallwurz, den sie vorrätig in ihren Apotheken hielten, das Blut stillten. Wer unter Wanzen und Flöhen litt, erhielt einen Rat aus Italien, dem Herkunftsland Mattiolis: «Im Welschlande pflegt man im Sommer die bletter gegen dem abendt einzutragen / lege sie umb die bettladen / eines nach dem andern / wenn die wantzen zunacht darauff kriechen / bleiben sie in den rauhen / harigen blettern behangen / frūe wirfft man sie hinweg. Es kleben auch die flöhe darauff.» Tabernaemontanus, der das Wissen seiner Zeit zusammenfasste, erwähnte als Anwendungsbereiche durch Gonorrhö verursachte Wunden an den Geschlechtsorganen, Geburtsverletzungen, Eiterharnen, Wundrosen und Pestbeulen.

Ein historischer Beleg aus dem Unterengadin zur medizinischen Verwendung der Wallwurz findet sich in der 1573 vollendeten «Raetiae alpestris topographica descriptio» des Pfarrers und Humanisten Ulrich Campell. Dieser zählte das Gewächs zu den mit vortrefflichen Kräften ausgestatteten Kräutern und Wurzeln, «die den Arzneikundigen und Chirurgen und den Salbenhändlern von großem Nutzen und deshalb bekannt sind». Laut Campell handelt es sich bei der Wallwurz «fast um eine Hauspflanze» und ein von den Engadinern «Radisch naira» (schwarze Wurzel) genanntes Gewächs, welches «ähnliche Blätter wie die Cynoglossa [→Hundszunge] trägt». Die beiden Pflanzen gehören tatsächlich derselben botanischen Familie, den Borretschgewächsen (Boraginaceae), an. Die Wurzel der Wallwurz wurde mit Menschenurin vermischt und als Pflaster auf Wunden des Viehs gelegt, was als vorzügliches Heilmittel galt.

Kranke, die an «Drüsen» (vermutlich Hauttuberkulose) litten, sollten laut der 1909 ergänzten Hausmittelsammlung des Churer Alt-Reallehrers Caspar Patzen die Abkochung trinken. Künzle orientierte sich wenig überraschend an den Vorgaben des Tabernaemontanus, indem er ein Rezept zur Herstellung von «Beinwell-Kraftwein» gegen innere Blutungen brachte. Darüber hinaus klärte er seine Leserschaft zumindest teilweise über die Zusammensetzung eines seiner Produkte auf: «Aus der sehr schleimhaltigen frischen Wurzel der [Wallwurz] wird unter Zuzug anderer Pflanzen, wie Blutwurz [→Tormentill], Weihwedel [→Kugelblume], Sillur [→Silberwurz], Blutstillerin [→Wiesenknopf] etc., unsere Heilsalbe ‹Anthyllis› hergestellt.» Vermutlich bildete die namengebende Anthyllis, der →Wundklee, den Hauptbestandteil.

Dass die Wallwurz in der medizinischen Selbsthilfe nicht in Vergessenheit geriet, ist nicht nur den Schriften Künzles, sondern auch den späteren der Kräuterfrau Maria Treben geschuldet. Der Naturheilkunde-Pionier Alfred Vogel bezeichnete die Pflanze sogar als vorzügliches Linderungsmittel bei Magen- und Darmkrebs.

Symphytum officinale ist eine homöopathische Arznei.

Heutige Anwendung

Im Haus

Blutreinigung: Salat, Wildkräutergemüse aus den Blättern (Prättigau).

Knochen- und Sehnenentzündungen, Verhärtungen: Wickel oder Kompressen mit den Blättern (Prättigau).

Prellung, Verstauchung, Verrenkung,

Vernarbung, zur Wundheilung: Tinktur, Ölauszug, Salbe, Auflagen; verwendet wird die Wurzel (Prättigau).

Im Stall
Quetschungen, Zerrungen, Knochenbrüche, schlechte Sprunggelenke, geschwollene Beine, Schleimbeutelentzündungen: Alkohol- oder Ölauszug, Salbe, Kataplasma; verwendet wird die Wurzel (Safiental).

Schürfungen beim Rind, Schwellungen, Muskelentzündungen, Gelenkschmerzen: Salbe aus der Wurzel der Comfrey (Symphytum x uplandicum, Kreuzung aus Symphytum asperum mit Symphytum officinale; Albulatal).

Euterentzündungen, Verletzungen, Stauchungen im Klauenbereich: Salbe aus der Wurzel der Wallwurz (Surselva).

Frisch geborenes Kalb mit verkürzten Sehnen, Gliedmassenfehlstellung (Stärkung der Knochen): Tinktur auftragen (Prättigau).

Kultivierung in Kräuterschau- und Klostergärten

Iert d'ervas medicinalas des Museum Regiunal, Savognin (Comfrey, Symphytum x uplandicum, Kreuzung aus Symphytum asperum mit Symphytum officinale); Kräutergarten Bidem, Vals; Pfarrer Künzle's Chrüterparadies, Zizers; Medizinalgarten, Chur; Heididorf, Maienfeld; Kräuterstall Hennägadä, Klosters (Ausstellung); Benediktinerkloster St. Martin, Disentis; Ausschilderung auf Kräuterlehrpfad: Bachblüten-Heilkräuterweg Maladers (unter der Bezeichnung «Beinwell»).

Literatur und Abbildung

Lauber/Wagner/Gygax, Flora Helvetica, 808, 822 (Echte Hundszunge); Dioskurides/Berendes, 371; Hildegard von Bingen/Riha, 131f.; Leidig, Frauenheilkunde, 217, 319; Fuchs, Cap. CCLXVI; Mattioli/Handsch, 401r; Tabernaemontanus/Bauhin, 949ff.; Campell/Hitz, 799; Ludwig, Phytologia, Nr. 337; Patzen, Nachtrags-Sammlung, Nr. 368; Künzle, Kräuterheilbuch, 297f.; Vogel, Der kleine Doktor, 361, 401, 494ff.; Treben/Storl, 41–44; Vonarburg, Homöotanik, Bd. 2, 624f.; Schilcher, Phytotherapie, 70ff.; Wegmann, Prättigau, 33; Joos, 101 (Safiental); Klarer/Stöger/Meier, Jenzerwurz, 113, 130, 141, 146; Tscharner, Wald, 150; Steigner, Klostergarten, 6 (Disentis); Thurner-Steier, Savognin, Thema 3; Künzle, Kräuteratlas (2017), Nr. 20; Abbildung: Herba, Nr. 47.

WALNUSS

Juglans regia L.;
Walnussgewächse, Juglandaceae

Vorkommen
In Obstgärten kultiviert; Blütezeit: Mai.

Wissensgeschichte:
Die Walnuss zählt zu den ältesten Heilmitteln. Dioskurides erwähnte freilich zuerst ihre aus seiner Perspektive schädlichen Eigenschaften: schwer verdaulich und nüchtern genossen Erbrechen erregend, überschüssige Galle produzierend, Kopfschmerzen erzeugend, untauglich für jene, die an Husten leiden. Nüsse zusammen mit Feigen und →Weinraute helfen gegen starke Vergiftungen und Darmwürmer. Entsprechend den Bedenken gegen den Verzehr von Nüssen überwiegen bei Dioskurides äussere Anwendungen. So setzte er die Kerne als Pflaster bei eiternden Brüsten, Abszessen, Verrenkungen, Hundebissen, Bauchgrimmen, Gangrän und Blutergüssen ein, während die verbrannten Kerne, mit Wein vermischt und als Zäpfchen eingelegt, die übermässige Menstruation stillen sollten.

Tee aus Walnußkätzchen wirkt gegen böse Flüsse, insbesondere gegen den weißen Fluß.

Johann Künzle, Das grosse Kräuterheilbuch (1945)

Die heilkundige Äbtissin Hildegard von Bingen nutzte die jungen Blätter, auf einem feuerheissen Stein zerstossen, innerlich gegen Darmwürmer. Den Saft der Blätter mischte sie mit altem Schmalz und trug diese Salbe bei beginnendem Aussatz und anderen schweren Hautleiden auf. An Gicht leidenden Kranken empfahl sie, von der Erde über den Wurzeln zu nehmen, sie im Feuer zu erhitzen und im Dampf zu baden. Einen Heiltrank mit der Weinabkochung aus den Ausschwitzungen des Nussbaums, aus →Fenchel und Pfefferkraut (Bohnenkraut) verordnete sie gegen Verschleimungen. Den Saft aus der äusseren Baumrinde wandte sie gegen Ausschläge am Kopf an.

Wie Tabernaemontanus berichtete, diente das Destillat aus den noch grünen Nüssen als Heiltrank gegen die Pest und das Wundfieber. Die grünen Nussschalen und das junge Laub wurden gedörrt und gepulvert und in armen Haushalten anstelle des teuren Pfeffers verwendet. Umschläge mit dem Destillat liess er auf Wunden, Karbunkel, offene Beingeschwüre und Pestbeulen legen. In die Ohren geträufelt, sollte das Destillat das lästige Ohrensausen beseitigen. Noch weiche, um den St. Johannistag (24. Juni) geerntete Nüsse wurden mit Zucker, Gewürznelken und Orangenschale eingemacht und am Schluss eines Gastmahls als Verdauungshilfe aufgetischt.

Nussöl galt eingenommen als wirksam gegen starke Blähungen; äusserlich kam es bei verletzten Nerven, Schusswunden, Geschwülsten, Räude und Feigwarzen zur Anwendung. Einzig bei Theodor Zwinger findet sich eine gynäkologische Heilanzeige, vermutlich aus dem Erfahrungswissen der Hebammenpraxis: «Das außgepreßte Nußöl wird gerühmt wider die schrunden an den wärtzlen der Brüsten / bey den Säugammen / so man dieselben darmit ansalbet / und alßdenn Zucker rein gepülvert darein streuet.»

Der in Nürnberg wirkende Leibarzt des Herzogs von Württemberg, Alchemist und Astrologe Johannes Hiskias Cardilucius, deutete in seinem 1684 erschienenen Werk «Königlicher Chymischer und Artzneyischer Palast» die Walnuss auf der Basis der antiken Signaturenlehre als Schädel. Der grüne Überzug der Nuss bildet demzufolge «das pericranium oder die Schwarte des Haupt-Schedels / und ist derhalben das Saltz aus solcher Rinden sonderlich gut zu den Wunden des pericranii. Die inwendige Rinde oder höltzerne Schale bildet den Schedel. Das Häutlein / so den Kern umbgibt / hat die Bezeichnung der Hirnhäutlein. Der Kern hat die Figur des Hirns / und ist derowegen auch gut zum Hirn / und schwächet die Gifte / denn wenn man den Kern reibt / und mit spiritu vini anfeuchtet / und auf den Wirbel legt / stärcket er das Hirn und Haupt kräftiglich.» Diese Vorstellung fand ihren Niederschlag in einem Rezept in einer Arzneihandschrift, die 1747 in Ardez (Unterengadin) verfasst wurde: In Rotwein eingelegte Nüsse stärken das Gehirn.

Ein um 1700 in der Surselva niedergeschriebenes «Cudisch da medischinas» enthält die Empfehlung, gegen Husten mit Honig zerstossene Nusskerne – Walnüsse galten als heiss und daher gegen Erkältungen wirksam – mit Honig zu essen. Johann Barandun brachte in seinem Kräuterbuch von 1719 nur einen Anwendungsbereich – eingemachte Nüsse als Verdauungshilfe –, den er der Schrift «Eydgnössischer Lust-Garte» (1715) des Zürcher Stadtarztes Johann von Muralt entnommen hatte.

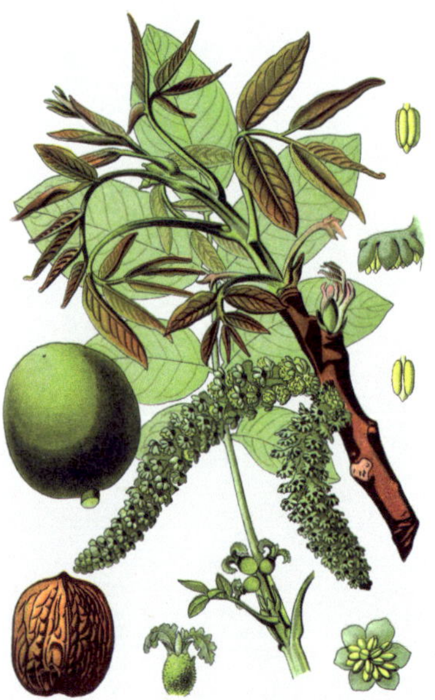

Die historische Volksmedizin schrieb den Blättern sogar magische Kräfte zu, wie den für den «Dicziunari Rumantsch Grischun» getätigten Recherchen zu entnehmen ist: «Gegen den Wolf [= Hautreizung] hilft nichts besser als Nussbaumblätter in der Hosentasche», hiess es in Domat/Ems.

Obwohl Künzle und später Maria Treben zahlreiche traditionelle Heilanzeigen und Darreichungsformen weitervermittelten, werden die Blätter, Blüten, Schosse und Zweige sowie die reifen und grünen Früchte des Walnussbaums in der gegenwärtigen medizinischen Selbsthilfe nur noch in geringem Masse verwendet.

Eine von den überlieferten Darreichungsformen und Heilanzeigen abweichende Nutzung der Nussbaumblüte stellt die Bachblüten-Essenz Nr. 33 (Walnut, die Verwirklichungsblüte) dar. Darüber hinaus werden die Blattknospen in der Gemmotherapie angewandt. Der Ayurveda-Arzt Ernst Schrott beschrieb in seinem phytotherapeutischen Grundlagenwerk den Walnussbaum als ayurvedische Heilpflanze.

Juglans regia ist zudem ein homöopathisches Mittel und eine Heilpflanze der neuen Hildegard-Medizin.

Heutige Anwendung

Im Haus

Insektenstiche: Kompressen mit Blättern (Prättigau).

Pilzinfektion im Darm: Aufguss der Blätter, innerlich (Prättigau).

Hoher Blutdruck: Kaltauszug aus den Nusszwischenwänden, innerlich (Prättigau).

Schlechter Geruch im Intimbereich: Slipeinlagen mit den Blättern (Prättigau).

Ausschilderung auf Kräuterlehrpfad

Bachblüten-Heilkräuterweg Maladers.

Literatur und Abbildung

Lauber/Wagner/Gygax, Flora Helvetica, 218; Saum/Mayer/Witasek, Klosterernährung, 149; Dioskurides/Berendes, 143; Hildegard von Bingen/Riha, 189–192; Tabernaemontanus/Bauhin, 1382ff.; Zwinger, 124; Cardilucius, 882f.; Dec. 7, 162; Decurtins, Alexi (ed.), Cudisch da medischinas, 11; Barandun, Nr. 65; von Muralt, 182ff.; Ludwig, Phytologia, Nr. 177; DRG 11, 488 (Luf); Marchioli, 37f.; Künzle, Kräuterheilbuch, 402f.; Vogel, Der kleine Doktor, 18, 23, 214; Treben/Storl, 151–154; Hertzka/Strehlow, Hildegard-Apotheke, 90, 134, 480; Scheffer, Original Bach-Blütentherapie, 212–215; Bichsel/Brönnimann, Gemmotherapie, 58f.; Schrott/Ammon, 244f.; Vonarburg, Homöotanik, Bd. 2, 100ff.; Schilcher, Phytotherapie, 332f., 379; Wegmann, Prättigau, 43; Abbildung: Thomé, Otto Wilhelm, Flora von Deutschland, Österreich und der Schweiz, Gera 1885, Tf. 166 (Digitalisat).

WASSERDOST

Eupatorium cannabinum L.; Korbblütler, Asteraceae

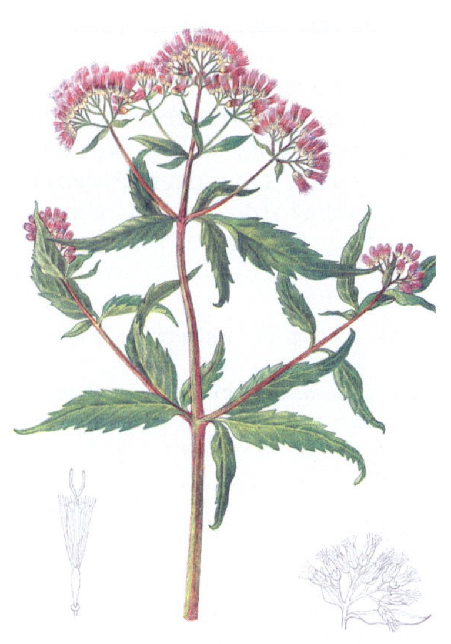

Vorkommen
Ufer, feuchte Wälder, Riedwiesen; Blütezeit: Juli bis September.

Wissensgeschichte:
Der Wasserdost zählt zu den ältesten Heilpflanzen. Das «Eupatorion» des Pedanios Dioskurides, des wirkmächtigsten Arztes der Antike, wurde von dessen Übersetzer Julius Berendes fälschlicherweise als →Odermennig identifiziert. Die zu einer Salbe verarbeiteten, von Dioskurides richtig als hanfartig beschriebenen Blätter wurden bei schwer vernarbenden Geschwüren eingesetzt. Kranke mit schweren Durchfällen und solche, in deren Blut Schlangengift kreiste, erhielten einen Heiltrank mit der Weinabkochung der Blätter und Samen.

In der spätmittelalterlichen Frauenheilkunde diente ein Heiltrank mit Wasserdost, Wildem Salbei (→Salbei) und →Eberraute der Bekämpfung von Weissfluss.

Heinrich von Pfalzpaint, Ordensritter und Wundarzt, widmete sich in seinem 1460 verfassten Lehrbuch «Wündärznei» der Behandlung von Kriegsverletzungen, Wunden und Hautleiden. Eitrige Geschwüre und Feigwarzen behandelte er mit Wasserdost, den er mit →Rosen- und →Veilchenöl verarbeitet hatte.

Die frühneuzeitlichen Botanikerärzte setzten die Abkochung des Krauts als Heiltrank bei Milzbeschwerden, Leberleiden, Gelbsucht, verzögerter Menstruation, Wassersucht, verschleimten Lungen, langwierigem Fieber sowie äusseren und inneren Verletzungen ein. Wurde Wasserdost zusammen mit →Erdrauch gesotten, so galt der Trank als heilsam gegen die Räude. Der frisch gepresste Saft aus den Blättern sollte Darmwürmer vertreiben. Gemäss Mattioli hilft Wasserdost sowohl den Tieren, die in der Obhut der Menschen stehen, als auch dem Wild: «Man gibt auch das kraut dem hustenden rindviehe / und den keichenden pferden. Es ist von den Jägern wargenommen / das die verwundten geschossenen hirschen diß kraut essen / und sich darmit heylen.»

Johann Barandun vermittelte in seinem Kräuterbuch von 1719 traditionelles Heilwissen über den Wasserdost. Die Anwendungsbereiche – Fliessschnupfen, Husten, überfällige Menstruation und Wunden – hatte er der 1715 erschienenen Schrift «Eydgnössischer Lust-Garte» des Zürcher Stadtarztes Johann von Muralt entnommen.

Es kann nur vermutet werden, weshalb der Wasserdost den Namen «Kunigundenkraut» erhielt. Die hl. Kunigunde (975–1040), Gemahlin Kaiser Heinrichs II., ging gemäss sämtlichen Hagiografien freiwillig über glühende Pflugscharen, um ihre eheliche Treue zu beweisen. Sie überstand das Gottesurteil unbeschadet. Die ihr zugewiesene

Pflanze wurde als ein Kraut gerühmt, das auch den schwersten Hautschaden zu heilen vermag.

In der gegenwärtigen medizinischen Selbsthilfe wird der Wasserdost wegen seines Gehalts an toxischen Pyrrolizidinalkaloiden nicht mehr genutzt.

Kultivierung in Kräuterschaugärten

Iert d'ervas medicinalas des Museum Regiunal, Savognin; Pfarrer Künzle's Chrüterparadies, Zizers.

Literatur und Abbildung

Lauber/Wagner/Gygax, Flora Helvetica, 1074; Dioskurides/Berendes, 386; Leidig, Frauenheilkunde, 337; Richter, Heinrich von Pfalzpaint, 127; Mattioli/Handsch, 432r; Tabernaemontanus/Bauhin, 338; Barandun, Nr. 159; von Muralt, 397; Ludwig, Phytologia, Nr. 138; Roth, Elisabeth, Kunigunde, Hl., in: Enzyklopädie des Märchens 8, Berlin, New York 1996, 608ff.; Schönfelder/Schönfelder, Heilpflanzenführer, 236; Thurner-Steier, Savognin, Thema 2; Künzle, Kräuteratlas (2017), Nr. 93; Abbildung: Künzle, Kräuterheilbuch, Tf. 27 (Zeichnung Pia Roshardt).

WEGWARTE

Cichorium intybus L.;
Korbblütler, Asteraceae

Vorkommen
Wegränder, Schuttplätze;
Blütezeit: Juli bis September.

Wissensgeschichte:
Die Wegwarte zählt zu den ältesten Heilpflanzen. Dioskurides betrachtete sowohl die wilde Art als auch die kultivierte, lattichartige Endivie als adstringierend, kühlend, den Durchfall stillend und gut für den Magen. Dies galt vor allem für die wilde Sorte, wenn sie mit Essig gekocht wurde. Mit Bleiweiss und Essig gemischt, ergibt ihr Saft eine kühlende Salbe. Kraut und Wurzel, eventuell mit →Gerstengrütze gemischt, wirken bei Herzleiden, Augenentzündungen, Skorpionstichen und Wundrose, so der grosse antike Meister der Medizin.

Eine Heilpflanze gegen angehexte Impotenz

Bezeichnet das steife Kölblein an der Wegwarten gleichsam die männliche Ruthe / und ist das decoct [= Abkochung] davon sonderlich gut zu der verlohrnen Mannheit von Zauberey / innerlich und euserlich gebraucht.

Johannes Hiskias Cardilucius, Königlicher Chymischer und Artzneyischer Palast (1684)

Die heilkundige Äbtissin Hildegard von Bingen stellte vorerst die Wegwarte in ein schlechtes Licht: «[…] sie strebt in ihrer Natur nach Ansehen und ist eitel. Und jener, der sie bei sich trägt, wird gehasst.» Mit ihrem Urteil wandte sie sich klar von den römischen Heiden ab, die der Wegwarte Zauberkräfte zugedacht hatten. «Die Magier fügen noch hinzu, daß man sich beliebter mache und leichter erreiche, was man wolle, wenn man sich mit dem Saft der ganzen Pflanze zusammen mit Öl einreibe», hatte Plinius der Ältere, der angesehene römische Naturkundige, mitgeteilt. Dennoch betrachtete die Äbtissin das Kraut tauglich als Arznei, «wenn Gott es nicht verbietet».

Gegen Heiserkeit empfahl Hildegard einen Heiltrank mit der Weinabkochung aus Wegwarte und →Klette. Die beiden Pflanzen wurden auch getrocknet, gepulvert, mit Salz und Honig vermengt und zur Förderung der Verdauung nach dem Essen sowie zur Nacht eingenommen.

Gemäss dem salernitanischen Arzt Matthaeus Platearius und seinem «Circa Instans» (um 1150) hilft ein Heiltrank mit Wegwarte bei Vergiftungen, bei einer durch eine Bisswunde verursachten Vergiftung jedoch eine Auflage mit dem Kraut.

Johannes Hartlieb, renommierter Leibarzt der Herzöge Albrecht III. von Bayern-München und Sigmund von Bayern, erwähnte in seinem 1456 verfassten «Buch aller verbotenen Künste» die Wegwarte zusammen mit →Bingelkraut, →Eisenkraut, →Hauswurz, →Mondraute und →Venushaar als Bestandteil einer von ihm erfundenen Hexenflugsalbe. In Hartliebs Augen war die Wegwarte aufgrund ihrer traditionsbedingten magischen Vorbelastung für den Missbrauch durch Hexen vorprogrammiert. Sie passte demnach gut zu Frauen, die, von Eitelkeit getrieben, mehr sein wollten, als es ihnen zustand, und sich deshalb mit dem Teufel verbündeten. Hartlieb selbst empfahl in seinem Kräuterbuch, das Kraut auf Wunden zu legen, die durch Tierbisse entstanden waren, und es gegen Leber- und Milzverstopfung an-

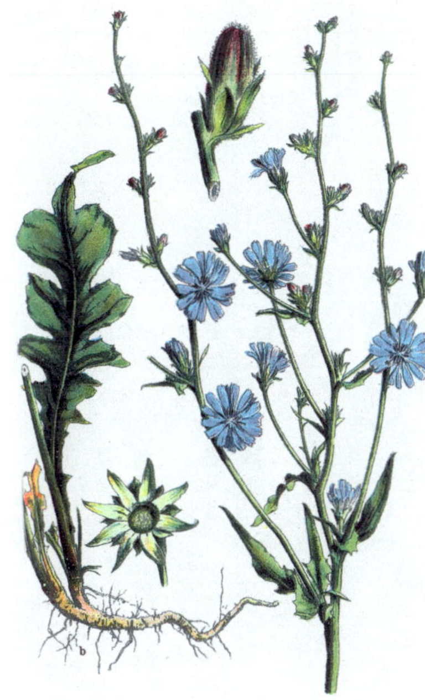

zuwenden. Wie indes den Werken der frühneuzeitlichen Botanikerärzte zu entnehmen ist, deckte die Wegwarte zusätzlich Anwendungsbereiche ab, die in den Händen der von den Ärzten beargwöhnten Heilerinnen lagen: Förderung der verzögerten Menstruation, Einleitung der Geburt, Austreibung der Totgeburt, Gelbsucht im Wochenbett, Entzündungen der Haut und Augenleiden. Eine grosse Herausforderung stellten Wunden an den Geschlechtsorganen dar; Tabernaemontanus zufolge heilen Wegwartensaft sowie gepulvertes Kraut und Wurzel die «Versehrung und die Löcher der Mannsruthen / und der weiblichen Scham».

Das Destillat wurde zur Vorbeugung der Pest eingenommen; auf Pestbeulen und Wundrosen legte man damit angefeuchtete Tücher. Darüber hinaus empfahl der Botanikerarzt Adam Lonitzer in seinem Kräuterbuch (1564), bei Muskelschwund die Glieder mit dem Destillat einzureiben. Sowohl das Kraut und die Wurzel der kultivierten als auch der wilden Art wurden als heilungsfördernde Salate und Gemüse bei «hitzigen Schwachheiten» wie Leberschwäche, Gelbsucht, Husten, Appetitlosigkeit, Fieber, Durchfall, aber auch Verstopfung, Nierenschmerzen, Syphilis, entzündeten inneren Organen sowie während Seuchen gegessen. Die in Zucker eingemachten Blüten helfen gegen durch «Hitze» verursachte Herzschwäche, Magenbrennen, Fieber und Schmerzen der inneren Organe, so Lonitzer.

Die Wegwarte, eine angeblich von Hexen im Schadenzauber missbrauchte Pflanze, galt gemäss der antiken Signaturenlehre am Ende des 17. Jahrhunderts als erprobtes Mittel gegen die Verhexung des Penis und die hierdurch verursachte Impotenz.

Johann Barandun vermittelte in seinem «Lustgarten da las Ligias» (1719) traditionsgebundenes Heilwissen über die Wegwarte, das er aus den Werken der frühneuzeitlichen Botanikerärzte übernommen hatte.

Wie für den «Dicziunari Rumantsch Grischun» getätigten Nachforschungen zu entnehmen ist, wurden die gedörrten gemahlenen Wegwartenwurzeln als Kaffeezusatz verwendet. Unter der Devise Rückkehr zum Naturgemässen empfahl der Schweizer Naturheilkunde-Pionier Alfred Vogel Bäuerinnen in seiner 1951 verfassten Schrift «Wichtige Ernährungsrichtlinien in gesunden und kranken Tagen», einen «Gesundheitskaffee» herzustellen, der ausser Wegwartenwurzeln jene des →Löwenzahns, Eicheln (→Eiche), →Gerste und Roggen enthalten sollte. Ob der «Gesundheitskaffee» auf dem Lande ein Renner wurde, bleibt fraglich.

In der gegenwärtigen medizinischen Selbsthilfe spielt die Wegwarte, ein einst hochgelobtes Universalmittel, trotz der Weitervermittlung historischen Wissens durch Kräuterpfarrer Künzle und Maria Treben nur noch eine marginale Rolle.

Eine von den traditionellen Darreichungsformen und Heilanzeigen abweichende Nutzung der Wegwartenblüte stellt die Bachblüten-Essenz Nr. 8 (Chicory, die Beziehungsblüte) dar. Zudem machte der Ayurveda-Arzt Ernst Schrott die Wegwarte als ayurvedische Heilpflanze bekannt.

Die Blätter der Wegwarte werden im Prättigau traditionsbedingt im Wildkräutersalat verwendet.

Heutige Anwendung

Im Haus

Aufmunterung, Husten, Magenschmerzen: Aufguss der Blüten, innerlich (Prättigau).

Zahnschmerzen: Samen kauen (Prättigau).

Kultivierung in Kräuterschau- und Klostergärten

Medizinalgarten, Chur; Iert d'ervas medicinalas des Museum Regiunal, Savognin; Kräutergarten Bidem in Vals; Benediktinerkloster St. Martin in Disentis; Ausschilderung auf Kräuterlehrpfad: Bachblüten-Heilkräuterweg Maladers.

Literatur und Abbildung

Lauber/Wagner/Gygax, Flora Helvetica, 1192; Dioskurides/Berendes, 224f.; Hildegard von Bingen/Riha, 66f.; Plinius, XX, 57; Circa Instans/Goehl, 376; Brunold-Bigler, Zauberpflanzen, 42; Hartlieb/Fürbeth, 45; Hartlieb/Hayer/Schnell, Kräuterbuch, 94; Fuchs, Cap. 263; Lonitzer, CLXXv–CLXXIr; Tabernaemontanus/Bauhin, 469–476; Cardilucius, 903; Barandun, Nr. 180; Ludwig, Phytologia, Nr. 96; Marchioli, 10; Künzle, Kräuterheilbuch, 405f., Treben/Storl, 155f.; Wegmann, Prättigau, 32; DRG 3, 666 (Cicoria); Vogel, Alfred, Wichtige Ernährungsrichtlinien in gesunden und kranken Tagen, in: Die Bauernfamilie in gesunden und kranken Tagen. Schriftenreihe «Die praktische Bäuerin», Heft 5, Bern 1951, 40–62; 44; Scheffer, Original Bach-Blütentherapie, 95–100; Schrott/Ammon, 192f.; Schilcher, Phytotherapie, 335; Tscharner, Wald, 86; Thurner-Steier, Savognin, Thema 8; Steigner, Klostergarten, 34 (Disentis); Abbildung: Dinand, Heilpflanzen, Tf. 42.

WEIDE

Flora Helvetica: Silberweide, Salix alba L.; Weidengewächse, Salicaceae

Vorkommen
Ufer, Auenwälder; Blütezeit: April bis Juni.

Wissensgeschichte:
Weiden-Arten gehören zu den ältesten Heilmitteln. Dioskurides setzte die zerriebenen Blätter, mit Pfeffer vermengt und mit Wein getrunken, gegen Darmkoliken ein. Ein Heiltrank mit den in Wasser gekochten Blättern galt als empfängnisverhütendes Mittel, während Früchte und Rinde gegen Blutspeien helfen sollten. Die mit Essig vermischte Asche empfahl Dioskurides, bei Hautverhärtungen aufzulegen. Im Dampf der Abkochung zu sitzen, rühmte er als das beste Mittel gegen Gicht und Ausschläge. Den aus dem Stamm zur Blütezeit gewonnenen Saft nutzte der antike Arzt gegen Augenleiden. Der Saft aus Blättern und Rinde, mit →Rosenöl in einer Granatapfelschale erwärmt, ergab Ohrentropfen. Der Mönch Odo Magdunensis pries in seinem Lehrgedicht «De viribus herbarum» (Über die Kräfte der Kräuter, 2. Hälfte 11. Jh.) die unübertreffliche Heilkraft eines Pflasters mit Weide und Wilder Malve (→Malve) bei blutenden Wunden.

Gemäss Hildegard von Bingen taugt die Weide nicht für Arzneien, denn sie «ist kalt und bedeutet die Laster, weil sie schön zu sein scheint». Ihr Saft und ihre Früchte erregen und vermehren die Schwarzgalle, machen den Menschen innerlich bitter und vermindern in ihm Freude und Gesundheit, so die heilkundige Äbtissin.

Dem Botanikerarzt Leonhart Fuchs zufolge vertreibt ein Heiltrank mit der Abkochung der Blätter «den lust und neygung zur unkeüscheyt». Bei Mattioli erscheint als neuer Anwendungsbereich Fieber, gegen das er ein Fussbad mit derselben Abkochung einsetzte. Im Zusammenhang mit den aus Weidengerten gefertigten Zungenschabern, die bei der «Bräune» (Diphtherie) verwendet wurden, tadelte Mattioli die falsche Behandlung der Kranken durch die nichtakademischen «Balbierer», die Wundärzte. Es genüge nicht, die Therapie auf Zungenschaben und Gurgeln zu beschränken, denn die Krankheit sei die Folge hitziger Fieber, welche die Zunge dürr, braun oder schwarz werden liessen, deshalb müsse der Körper auch innerlich versorgt werden.

Ein Heilmittel gegen Gewebszerfall

Der Weidenbaum bringt keinen Samen / aber wenn eine Ruhte davon abgeschnitten und bloß allein in die Erde gestecket wird / ungeachtet solche auch dürr ist / so wächst sie gleichwohl; Und ist demnach ein gesottenes Bad von Weiden überaus kräftig zu den schwindenden Gliedern.

Johannes Hiskias Cardilucius, Königlicher Chymischer und Artzneyischer Palast (1684)

Gemäss dem in Nürnberg wirkenden, in der antiken Signaturenlehre geschulten Leibarzt des Herzogs von Württemberg, Alchemist und Astrologe Johannes Hiskias Cardilucius, helfen Bäder mit der Abkochung der Ruten gegen den als «Schwindung der Glieder» bezeichneten chronischen Gewebszerfall.

Funde in hochmittelalterlichen Bodenschichten des

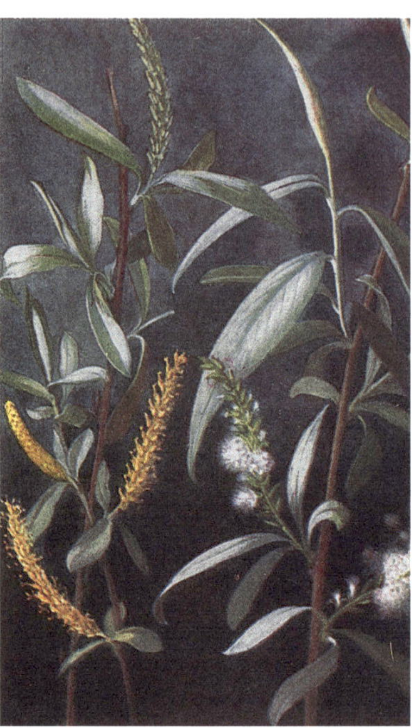

Westhofs des Klosters Müstair belegen den Umgang der Benediktinerinnen mit Weidenrinde; →Augentrost, →Bilsenkraut und Gefleckter Schierling sind weitere Heilpflanzenfunde. Es fällt auf, dass es sich bei allen Pflanzen um Wundkräuter handelt.

Johann Barandun vermittelte in seinem 1719 niedergeschriebenen Kräuterbuch traditionsgebundenes Heilwissen über die Weide. Die aufgeführten Indikationen – Nasenbluten, Blutungen, Fieber – hatte Barandun der 1715 erschienenen Schrift «Eydgnössischer Lust-Garte» des Zürcher Stadtarztes Johann von Muralt entnommen.

Im letzten Drittel des 18. Jahrhunderts wurde die Weidenrinde als Fiebermittel durch die Chinarinde verdrängt. Nach der 1806 von Napoleon verhängten Kontinentalsperre besann man sich wieder auf die Weidenrinde als einheimische Fieberarznei, bis 1899 das in der Farbenfabrik Bayer in Wuppertal hergestellte Aspirin (Acetylsalicylsäure) seinen Siegeszug antrat und die Weidenrinde als Schmerz- und Fiebermittel ablöste.

Weidenrinden-Tinktur – ein Rezept des Puschlaver Kräuterpfarrers

Man nehme 200 g Weidenrindenpulver auf 1 l reinen Alkohol, gut verschliessen, zwei Wochen ruhen lassen, dann abfiltern und dicht verschlossen in einer Flasche aufbewahren. 2- bis 3-mal täglich 5 bis 7 Tropfen in wenig Wasser einnehmen.

Tobia Marchioli, Le piante medicinali più conosciute (1938)

Dank den Bündner Kräuterpfarrern Tobia Marchioli und Johann Künzle sowie der Kräuterfrau Maria Treben ist die Verwendung der Weide in der medizinischen Selbsthilfe nicht gänzlich in Vergessenheit geraten. Das «natürliche Aspirin» (Maria Treben) in Form von Rindentrockenextrakt enthält mindestens fünf Prozent Gesamtsalicylderivate (berechnet als Salicin) und wirkt erwiesenermassen fiebersenkend, abschwellend und schmerzstillend, auch bei rheumatischen Beschwerden.

Eine von den traditionellen Heilanzeigen und Darreichungsformen abweichende Nutzung der Weidenblüte stellt die Bachblüten-Essenz Nr. 38 (Willow, die Schicksalsblüte) dar.

Heutige Anwendung

Im Haus

Fieber, Entzündungen, Kopfschmerzen, zur Entspannung: Abkochung der Rinde, innerlich; Rinde kauen (Prättigau).

Hautentzündung, Migräne: Bad oder Wickel mit der Abkochung der Rinde (Prättigau).

Durchfall, Magenkrämpfe, Menstruationskrämpfe, Grippesymptome, Gelenk- und Muskelschmerzen: Abkochung aus der Rinde als Heiltrank (Valposchiavo).

Schlaflosigkeit: Fussbad, dem die Abkochung der Rinde zugefügt wird (Valposchiavo).

Rheumaschmerzen, Wunden, Reizungen im Bereich der Mundhöhle und der Vagina: Umschläge und Waschungen mit der Abkochung der Rinde (Valposchiavo).

Kopfschmerzen, Unterstützung der Verdauung: aus der Rinde gewonnene Tinktur, innerlich (Valposchiavo).

Ausschilderung auf Kräuterlehrpfad

Bachblüten-Heilkräuterweg Maladers.

Literatur und Abbildung

Lauber/Wagner/Gygax, Flora Helvetica, 430; Dioskurides/Berendes, 120f.; Hildegard von Bingen/Riha, 230f.; Odo Magdunensis/Mayer/Goehl, 189; Fuchs, Cap. CXXVI; Cardilucius, 931; Metzke, Historische Krankheitsbezeichnungen, 108; Barandun, Nr. 79; von Muralt, Nr. 202f.; Ludwig, Phytologia, Nr. 294; Müller-Jahncke, Arzneimitteltherapie, 143ff.; Marchioli, 84 (Übersetzung U.B.-B.); Künzle, Kräuterheilbuch, 174, 406; Treben/Storl, 221; Scheffer, Original Bach-Blütentherapie, 234–238; Schilcher, Phytotherapie, 335ff.; Wegmann, Prättigau, 42; Ruatti, Valposchiavo, 80f.; Abbildung: Klein, Waldbäume und Sträucher, Tf. 25.

WEIDENRÖSCHEN

Flora Helvetica: Waldweidenröschen, Epilobium angustifolium L.; Nachtkerzengewächse, Onagraceae

Vorkommen
Lichte Waldstellen, Felsschutt, Ufer; Blütezeit: Juni bis August.

Wissensgeschichte:
Tabernaemontanus zählte irrtümlicherweise mehrere Weidenröschen-Arten zu den «Weiderichen», die in der Frühen Neuzeit zur Blutstillung eingesetzt wurden. Dies steht im Gegensatz zu den aktuellen Heilanzeigen für die Weidenröschen-Arten, nämlich Nieren-, Blasen- und Prostataprobleme. Es war die Kräuterfrau Maria Treben, die das Kleinblütige Weidenröschen, eine Heilpflanze der sudetendeutschen Volksmedizin, in weiten Kreisen bekannt machte: «Ich war eine junge Frau, als mein Schwiegervater im besten Mannesalter an einer krankhaften Vergrößerung der Vorsteherdrüse, also Prostata-Hypertrophie, starb. Ein Nachbar, der in Kräuterheilkunde bestens bewandert war, zeigte mir das Kleinblütige Weidenröschen und meinte: ‹Hätte Ihr Schwiegervater Tee von dieser Pflanze getrunken, wäre er heute noch am Leben. Merken Sie sich diese Pflanze! Sie sind eine junge Frau und können damit vielen Menschen helfen.›» Da eine andere Epilobium-Art, das Waldweidenröschen, die populäre Bezeichnung «Unholdenkraut» trägt, warnte Frau Treben vor dessen Nutzung als Heilpflanze, in der Annahme, die Pflanze sei ein Hexenkraut und schade daher der Gesundheit. In der neusten, postum erschienenen Auflage von Maria Trebens Heilkräuterbuch (4. Auflage 2016) liest man indes zur einst gemiedenen Weidenröschen-Art folgende Bemerkung des Verlags: «Siegfried Hagspiel, Apotheker, weist darauf hin, dass das Waldweidenröschen (Epilobium angustifolium) laut neuesten Untersuchungen die beste Wirkung habe und sich in der Praxis seit vielen Jahren bestens bewährt habe.» Auf jeden Fall steht fest, dass aufgrund der Neun-Millionen-Auflage von Trebens Schrift «Gesundheit aus der Apotheke Gottes», die auch ins Italienische übersetzt wurde, die Anwendung von Waldweidenröschen-Tee in der gegenwärtigen medizinischen Selbsthilfe des Valposchiavo nachweisbar ist. Es fällt ins Auge, dass nur von der Verwendung der Wurzel die Rede ist; möglicherweise rührt dies daher, dass die Wurzeln traditionell als Wildgemüse genutzt wurden. Der Puschlaver Kräuterpfarrer Tobia Marchioli hatte empfohlen, die Blätter des Waldweidenröschens anstelle von Schwarztee zu verwenden. Kannte er den Ivan Chai, den russischen fermentierten Weidenröschentee, der dazu diente, den teuren chinesischen Schwarztee zu strecken?

Das Waldweidenröschen hat aufgrund seiner Wiederentdeckung durch die sogenannte Wildkräuterkulinarik eine symbolische Neuaufwertung erfahren.

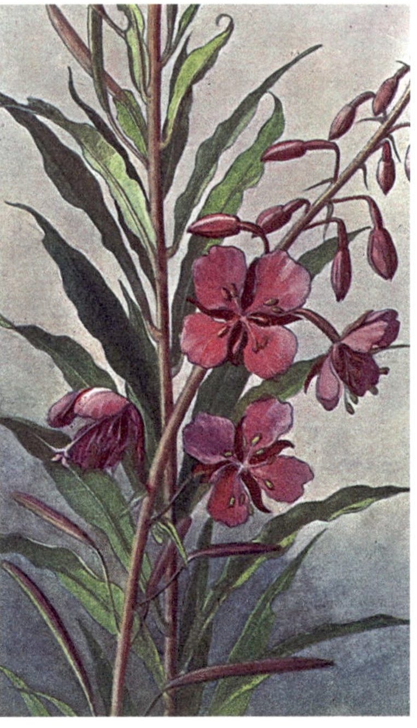

Waldweidenröschen

Heutige Anwendung

Im Haus
Nieren-, Blasen-, Prostata-, Darm-, Atemwegs- und Halsentzündungen: Abkochung der getrockneten Wurzel, innerlich (Valposchiavo).

Hämorrhoiden, Hautrötungen, Akne und Ekzeme, Entzündungen in der Mundhöhle: Abkochung der getrockneten Wurzel, äusserlich (Valposchiavo).

Kultivierung in Kräuterschaugärten

Iert d’ervas medicinalas des Museum Regiunal, Savognin; Medizinalgarten, Chur; Ausschilderung auf Kräuterlehrpfad: Wildkräuterpfad Oberalppass-Tschamut, Nr. 47.

Literatur und Abbildung

Lauber/Wagner/Gygax, Flora Helvetica, 580; Tabernaemontanus/Bauhin, 1237; Treben, Apotheke Gottes, 79; Treben/Storl, 157f.; Marchioli, 82f.; Ruatti, Valposchiavo, 90f.; www.tea-exclusive.de/ivan-chai-mythen-und legenden (Zugriff 30.3.2021); Tscharner, Wald, 84, 86, 148f.; Thurner-Steier, Savognin, Thema 1; Meier, Wildkräuter-Fibel, Nr. 47 (Heil- und Nahrungspflanze); Abbildung: Klein, Waldblumen, Tf. 58.

WEINRAUTE

Ruta graveolens L.;
Rautengewächse, Rutaceae

Vorkommen
In Gärten kultiviert; Blütezeit: Juni bis Juli.

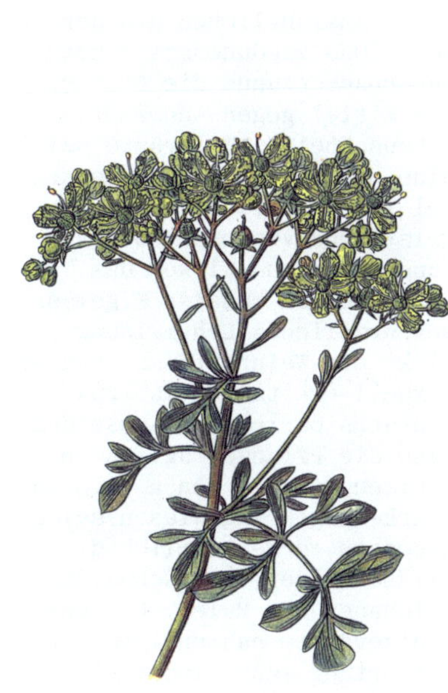

Wissensgeschichte:
Die Weinraute, eine Pflanze mit weinartigem Geruch, zählt zu den ältesten Heilkräutern. Dioskurides setzte sie als Universalarznei ein. Er empfahl zum Beispiel die Samen mit Wein als Heiltrank, um die verzögerte Menstruation auszulösen, den Fötus abzutreiben und die Folgen von Vergiftungen zu bekämpfen. Ein Heiltrank mit der Abkochung aus Weinraute und getrocknetem →Dill sollte Bauchkrämpfe, Lungen- und Brustfellentzündungen, Atemnot, Husten, Ischias, Gelenkschmerzen und periodische Fieberschauer beseitigen. Äusserlich angewandt, nutzte Dioskurides das Kraut gegen Hodenentzündungen und Hautleiden wie Weissfleckenkrankheit, Wundrose, Ausschläge und Feigwarzen. Im Kataplasma mit →Gerstengraupen diente Weinraute als Augenheilmittel.

Soranos von Ephesos (um 98–138), der grosse Gynäkologe der Antike, verschrieb Weinraute als Bestandteil abortiver und menstruationsfördernder Zäpfchen, ausserdem empfahl er eine Zubereitung mit den Samen zur Empfängnisverhütung. Möglicherweise wurde die aus dem mediterranen Raum stammende Weinraute schon von den Römern nördlich der Alpen kultiviert und war deshalb bereits im Mittelalter seit mehreren Jahrhunderten als Arzneipflanze bekannt. Ein heilkundiger Benediktinermönch, Autor eines um 785 im Kloster Lorsch entstandenen, umfangreichen Arzneibuchs, betrachtete, sich an Dioskurides orientierend, die Raute als ein breit wirkendes Mittel, legte den Schwerpunkt indes auf die Verdauung. Raute, Bleiweiss und →Rosenöl wandte der heilkundige Benediktiner gegen die vom «Antoniusfeuer» (Mutterkornvergiftung) verursachten Beschwerden an. Gegen halbseitige Kopfschmerzen empfahl er, Rautensaft in die Nase zu streichen.

Walahfrid Strabo, Prinzenerzieher am Kaiserhof zu Aachen und späterer Abt des Klosters Reichenau, rühmte in seinem Gartengedicht «Hortulus» (entstanden zwischen 829 und 838) die Kraft der Weinraute, besonders verborgene Gifte im Körper zu bekämpfen und diesen von verderblichen Säften zu reinigen. Im Werk «De viribus herbarum» (Über die Kräfte der Kräuter, 2. Hälfte 11. Jh.) des heilkundigen Mönchs Odo Magdunensis erscheint die Weinraute nicht mehr als Abortivum, sondern als Mittel, das die Geburt fördert, den Monatsfluss regelt sowie die männliche Liebeslust dämpft. Gemäss mittelalterlicher Vorstellung erzeugt die «heisse» Pflanze bei dem als «heiss» geltenden Mann ein Zuviel an Hitze, was die Lust vertreibt.

Meister Blumentrost, ein im 15. Jahrhundert wirkender Arzt, vertrat die Lehrmeinung, wenn eine Frau sexuell gleich «hitzig» sei wie ein Mann, sei der ihre Unfruchtbarkeit verursachende Zustand zu beheben. Zu diesem Zweck wurden auf der Grundlage des antiken medizinischen Prinzips «Similia similibus curantur» ausser Weinraute die ebenfalls als «heiss» geltenden Kräuter →Beifuss, →Brennnessel, →Dill, Gänsefingerkraut [→Fingerkraut], →Schöllkraut und →Wermut eingesetzt.

Weinraute fördert die Verdauung – ein Rezept aus dem Frühmittelalter

Raute und Pfeffer von gleichem Gewicht, vom →Kümmel die Hälfte, und zwar wird der Kümmel vorher in Essig eingeweicht und dann in einem nicht zu heissen Backofen geröstet; danach siebt man alles und bindet es mit bestem Honig. Das Mittel regt den Magen zum Verdauen an, vermindert den Schleim, erweicht den Leib und verdünnt die Galle; es lindert Beschwerden der Brust und der Seite, der Leber und Nieren.

Lorscher Arzneibuch (um 785)

Laut dem salernitanischen Arzt Matthaeus Platearius führt Windblähung, verursacht durch überschüssige Schwarzgalle, zum Verlust der Sehkraft. Der Heiltrank mit Wein, in dem Raute gezogen hat, verschafft Abhilfe. Hildegards Verwendung der Weinraute gegen Melancholie, die gemäss der antiken Säftelehre desgleichen durch überschüssige Schwarzgalle verursacht wird, stellt eine Ausnahme dar.

Heinrich von Pfalzpaint, Ordensritter und Wundarzt, nutzte Weinrautenöl bei Sehnenverkürzungen, Gelenkversteifung und fortschreitendem Gewebszerfall, wie seinem 1460 verfassten medizinischen Lehrbuch «Wündärznei» zu entnehmen ist.

Mattioli bezeichnete die Weinraute als Mittel bei Vergiftungen mit Pilzen. Darüber hinaus brachte der Botanikerarzt eine Beobachtung aus der medizinischen Selbsthilfe von Müttern: «Etliche weiber dörren Rautenbletter / stossens inn einem Reibetopff zu kleinem pulver. Solch grün pulver geben sie den kindlen mit milch oder brey ein / welche kinder das reissen im beuchle haben / und stets darvon schreyen.»

Ein Zaubermittel

Merk dir: Wenn jemand ganz und gar in frische Raute eingehüllt ist, kann er gefahrlos daran gehen, einen Basilisken zu töten.

Matthaeus Platearius, Circa Instans (um 1150)

Tabernaemontanus fasste das ganze Wissen seiner Zeit über die Weinraute auf 19 Seiten zusammen. Da die Weinraute traditionsbedingt als hochwirksames Gegengift galt, meinte er dazu, dies sei selbst den unvernünftigen Tieren bekannt: Wenn Wiesel mit Schlangen kämpfen wollten, ässen sie vorher Weinraute, um sich zu stärken. Als Quelle zitierte er den antiken Poeten Aemilius Macer. Aufgrund ihres stark aromatischen Geruchs diente die Weinraute zur Vorbeugung und Heilung der Pest. Ausführlicher als der Mönch Odo Magdunensis rühmte Tabernaemontanus die Pflanze als Mittel gegen «unmässige Unkeuschheit». Weinraute sei eine heilsame und gesunde Arznei für Geistliche, während geistliche «Weibspersonen», Jungfrauen und Witwen das Kraut meiden müssten – gemäss der ärztlichen Lehrmeinung wirkt die Weinraute auf Frauen sexuell erhitzend. Tabernaemontanus berichtete ausserdem, dass die Pflanze täglich in Speisen von all jenen, die auf starke Augen angewiesen seien, gegessen werde, nämlich die Bildschnitzer, Formschneider, Bildhauer und Maler. Die Botanikerärzte nahmen ihre Verantwortung wahr, indem sie vor übermässiger innerlicher Anwendung der Raute warnten; wenn dies schon geschehen sei, solle man ihre brennende Kraft mit Lattich, Portulak, Mohnsamen, Melone, Gurke oder →Berberitze niederdrücken. Tabernaemontanus griff in seiner Tätigkeit wie Mattioli auf die medizinische Selbsthilfe von Müttern zurück und übernahm deren Praktiken gegen Krampfanfälle bei Säuglingen: «Weinraute die frisch und grün ist / in die Kindswiegen herum geleget / bewahret die Kinder vor dem Gegicht oder Fräsel. Etliche füllen die Küssenziechlein [=Kissenanzüge] darmit / daß die Kinder mit dem Haubt darauff ligen / welches warlich ihnen viel guts thut / wie ich dann solches offt gebrauchet und probirt habe.» Der Botanikerarzt empfahl neben Kräuterkissen Räucherungen mit einem Weinraute-Essig-Gemisch, das auf einen erhitzten Ziegelstein gelegt werden sollte. Er hörte sich zudem bei den Rossknechten, Hufschmieden und Viehärzten, also wiederum bei medizinischen Laien, um, die ein Augenwasser mit der als besonders wirksam geltenden Muttermilch für ein Knäblein und mit Rautensaft herstellten. Bemerkenswert ist, dass Tabernaemontanus sechs weitere Rezepte mit Raute aus der Tiermedizin vermittelte, nämlich gegen triefende Augen und «Frosch» (Aphten) unter der Zunge beim Rindvieh sowie Erkältungen, Bauchgrimmen, Blutharnen und unbestimmbare Krankheiten von Pferden.

Als zentrales Thema findet sich bei Tabernaemontanus die Vorbeugung und fast aussichtslose Bekämpfung der Pest und anderer Epidemien. Er prophezeite den «Landfahrern» – fahrenden Laienärzten –, Zuckerbäckern und Gewürzkrämern, die seiner Ansicht nach den Armen nutzlose und schädliche Pestarzneien andrehten, ewigen Aufenthalt im Höllenfeuer und riet zur täglichen Einnahme eines günstigen Vorbeugungsmittels mit Weinraute, →Walnusskernen und Salz, das auch Spulwürmer vertreibe. Der in Nürnberg wirkende Leibarzt des Herzogs von Württemberg, Alchemist und Astrologe Johannes Hiskias Cardilucius, erkannte anhand der antiken Signaturenlehre gar das Kreuz Christi auf den Samen und schloss daraus auf deren Wirkung gegen böse Geister und Zauberei.

Ein historischer Beleg aus dem Unterengadin zur Wertschätzung der Weinraute findet sich in der 1573 vollendeten «Raetiae alpestris topographica descriptio» des Pfarrers und Humanisten Ulrich Campell. Dieser zählte das Kraut zu jenen Heilpflanzen, die «in Gärten durch menschliche Pflege und Kunst gehegt werden». Der Botanikerarzt Hieronymus Bock setzte die Weinraute unter anderem äusserlich gegen Blattern, Warzen, Ausschläge und Geschwülste ein.

Eine in Chur am Ende des 17. Jahrhunderts niedergeschriebene Handschrift mit Kochrezepten enthält sogar einen Nachweis für eine individuelle Anwendungsform des Krauts: «Wer Fieber hat, der soll auf Rauten liegen, und streue ihm klein geschnetzelte Rauten auf die Brust; die ziehen ihm die Hitze heraus.» Die als heiss geltende Weinraute wurde bekanntlich schon seit der Antike gemäss dem medizinischen Grundgedanken, wonach Gleiches mit Gleichem geheilt werde, gegen Fieber eingesetzt. Da die Einnahme als zu riskant betrachtet wurde, nutzte man das Kraut, wie Mattioli es bei kindlichen Krampfanfällen vorschrieb, äusserlich.

Johann Barandun notierte 1719 in seinem «Lustgarten da las Ligias» altbekanntes Heilwissen über die Weinraute, das er aus der 1715 erschienenen Schrift «Eydgnössischer Lust-Garte» des Zürcher Stadtarztes Johann von Muralt übernommen hatte. Als Anwendungsbereiche galten Vergiftungen, Pest und andere «scharfe» Krankheiten, Sehschwäche, Magenschwäche, Schüttelfrost, Bauchkrämpfe, Bisse tollwütiger Hunde und einseitiger Kopfschmerz nach übermässigem Alkoholgenuss.

Obwohl die beiden Bündner Kräuterpfarrer Tobia Marchioli und Johann Künzle sowie die Kräuterfrau Maria Treben versucht hatten, die Weinraute durch Erneuerung jahrhundertelanger Anwendungstradition wieder in die Hausapotheken zurückzubringen, gelang ihnen dies nicht. Die Skepsis vor der Giftigkeit der Weinraute überwog deren Nutzen, obwohl sie noch 1952 im populären dreisprachigen Kräuterbuch «Herba» beschrieben wurde. Schon der Arzt und Naturforscher Albrecht von Haller hatte am Ende des 18. Jahrhunderts festgestellt, dass die Ärzte sie weniger anwandten, als sie es verdiene.

Der Ayurveda-Arzt Ernst Schrott vermittelte in seinem phytotherapeutischen Grundlagenwerk die ayurvedische Sichtweise auf die Weinraute. Ruta graveolens ist darüber hinaus ein homöopathisches Mittel und eine Heilpflanze der neuen Hildegard-Medizin.

Kultivierung im Kräuterschaugarten

Iert d'ervas medicinalas des Museum Regiunal, Savognin.

Literatur und Abbildung

Lauber/Wagner/Gygax, Flora Helvetica, 572; Dioskurides/Berendes, 293f.; Leidig, Frauenheilkunde, 467; Becela-Deller, Ruta graveolens, 96; Lorscher Arzneibuch/Stoll 277, 279, 361; Strabo/Berschin/Erbar/Fels, 48–51; Odo Magdunensis/Mayer/Goehl, 130; Leidig, Frauenheilkunde, 54; Kruse, Mittelalterliche Frauenrezepte, 134f.; Hildegard von Bingen/Riha, 70; Circa Instans/Goehl, 362; Richter, Heinrich von Pfalzpaint, 305; Mattioli/Handsch, 305v–307v; Tabernaemontanus/Bauhin, 387–405; Cardilucius, 935; Campell/Hitz, 801; Bock, XXVIr; Letsch, Kochbuch, Nr. 403; Barandun, Nr. 47; von Muralt, 287f.; Ludwig, Phytologia, Nr. 291; Marchioli, 21f.; Künzle, Kräuterheilbuch, 407ff.; Treben/Storl, 214; Hertzka/Strehlow, Hildegard-Apotheke, 51, 118, 319, 363, 369; Herba, Nr. 186; von Haller, 342f.; Schrott/Ammon, 298f.; Vonarburg, Homöotanik, Bd. 2, 501ff.; Thurner-Steier, Savognin, Thema 5; Abbildung: Flück, Heilpflanzen, 60.

WEISSDORN

Flora Helvetica: Zweigriffeliger Weissdorn, Crataegus laevigata (POIR.) DC.; Rosengewächse, Rosaceae

Vorkommen
Gebüsche, Waldränder und Lichtungen; Blütezeit: April bis Mai.

Wissensgeschichte:
Der Weissdorn zählt zu den ältesten Heilmitteln. Dioskurides verwendete die Früchte innerlich gegen Durchfall und eine übermässige Menstruation. Ein Pflaster mit der fein zerstossenen Wurzel sollte Splitter und Dornen aus der Haut ziehen. Darüber hinaus schrieb Dioskurides einem Weissdornzweig die magische Kraft zu, den Fötus mittels dreier Schläge auf den Bauch der Schwangeren abzutreiben.

Kräuterpfarrer Künzles Weissdornkonfitüre

Die Beeren werden etwa einen Tag lang in Wasser oder noch besser in Rotwein angesetzt, nachher wird die Flüssigkeit filtriert und mit Kandiszucker, den man schon vorher in Wasser aufgelöst hat, leicht eingekocht. Ein Löffel Zitronensaft verbessert das Aroma.

Johann Künzle, Das grosse Kräuterheilbuch (1945)

Es erstaunt, dass die in der Heilkunde erfahrene Äbtissin Hildegard von Bingen für den Weissdorn nur Verachtung übrig hatte: «Weißdorn hat weder rechte Wärme noch rechte Käl-

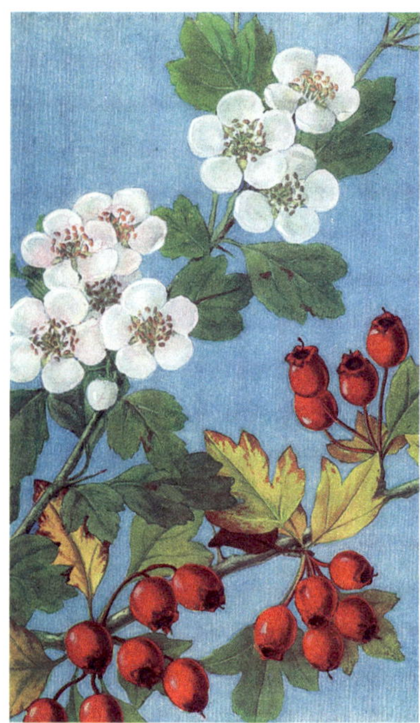

te, sondern Trägheit, und er ist wie Unkraut, so dass weder seine Frucht noch sein Saft zu Arzneien taugt, und er taugt auch nicht zu anderweitiger Nutzung durch den Menschen.»

Der Frankfurter Stadtarzt Johann Wonnecke von Kaub setzte Weissdornsamen gegen Blutspeien, Milz- und Leberverstopfung, Lähmungen an den Händen und Füssen junger Leute, Krämpfe in den Gliedern sowie zur Förderung der Urinausscheidung ein. Er hielt den Samen ausserdem für zauberkräftig; wer ihn nämlich auf sich trage, der sei vor dem Schaden giftiger Tiere gefeit. Tabernaemontanus verordnete neu das Destillat aus den Früchten gegen Nierensteine.

Erst am Ende des 19. Jahrhunderts wurde die Wirkung von Weissdornblättern und -blüten bei Herz- und Kreislaufbeschwerden entdeckt. Diese Heilanzeigen, vermittelt durch den Bündner Kräuterpfarrer Johann Künzle und die bekannte Kräuterfrau Maria Treben, finden sich in der gegenwärtigen medizinischen Selbsthilfe. Künzle hatte mit Rezepten für Weissdornkonfitüre und -likör versucht, die bei der armen Bevölkerung nicht sehr beliebten Früchte schmackhafter zu machen. In der Surselva erschienen diese nämlich zusammen mit den Schlehen (→Schlehdorn) als Notnahrung für den langen Winter: «Igl unviern vegn tut dretg, permuglias e tgiagia stretg» (Im Winter ist alles recht, Schlehen und Weissdorn). Es wundert, dass der Puschlaver Kräuterpfarrer Tobia Marchioli als Anwendungsbereiche des Weissdorns nur Fieber, Durchfall und unpräzise «diversi flussi» (verschiedene Flüsse) erwähnte.

Weissdornknospen werden in der Gemmotherapie eingesetzt. Crataegus ist auch ein homöopathisches Mittel.

Heutige Anwendung

Im Haus

Regulierung des Blutdrucks, Herzprobleme: Aufguss der Blüten und/oder Blätter, Tinktur aus Blüten und/oder Blättern oder getrocknete Beeren, innerlich (Prättigau, Valposchiavo).

Im Stall

Vorbeugung von Flechten: Äste im Stall aufhängen (Prättigau, Safiental).

Kultivierung in Kräuterschaugärten

Iert d'ervas medicinalas des Museum Regiunal, Savognin; Ausschilderung auf Kräuterlehrpfad: Bachblüten-Heilkräuterweg Maladers.

Literatur und Abbildung

Lauber/Wagner/Gygax, Flora Helvetica, 306; Schantz/Groß, Weissdorn und Herzgespann, 99–120; Dioskurides/Berendes, 109; Hildegard von Bingen/Riha, 237f.; Wonnecke von Kaub, Cap. LXXIIII; Tabernaemontanus/Bauhin, 1449; Becher, 67; Madaus, Biologische Heilmittel, Bd. 2, 1113–1121; Marchioli, 88f.; Künzle, Kräuterheilbuch, 409f.; Dec. 4, 666; Treben/Storl, 159f.; Condrau, Speisen, 9, 13f.; Bichsel/Brönnimann, Gemmotherapie, 52f.; Schilcher, Phytotherapie, 340–343, 379; Vonarburg, Homöotanik, Bd. 1, 483ff.; Wegmann, Prättigau, 41; Ruatti, Valposchiavo, 100; Joos, 105f. (Safiental); Thurner-Steier, Savognin, Thema 5; Abbildung: Correvon/Rivier/Robert, Champs et bois fleuris, Tf. 14.

WERMUT

Flora Helvetica: Echter Wermut, Artemisia absinthium L.; Korbblütler, Asteraceae

Vorkommen
Ödland, Wegränder; Blütezeit: Juli bis August.

Wissensgeschichte:
Der Wermut zählt zu den ältesten Heilpflanzen. Dioskurides setzte den Aufguss oder die Abkochung gegen Magen- und Bauchschmerzen, Blähungen, Appetitlosigkeit, Gelbsucht, Vergiftungen, Wassersucht, zur Auslösung der verzögerten Menstruation und zur Vorbeugung eines Rauschs ein. An äusseren Anwendungen erachtete man Salben gegen Blutergüsse unter den Augen und eiternde Ohren als geeignet, während Dampfbäder Zahn- und Ohrenschmerzen lindern sollten.

Wermut schützt ein Leben lang vor Ungeziefer

Kleinkinder von Anfang an drei Monate lang abends und morgens in Wermut gebadet, sollen ihr Leben lang weder Läuse noch Flöhe bekommen.

Johann Barandun, Lustgarten da las Ligias (1719)

Ein heilkundiger Benediktinermönch, Autor eines um 785 im Kloster Lorsch entstandenen, umfangreichen Arzneibuchs, empfahl zur Entfernung von Blutergüssen, Wermut in Wasser zu sieden, ihn zu zerreiben, auf ein Tuch zu streichen und auf die verletzte Stelle zu legen. Um allzu zarte Haut zu schonen, sollte Honig beigemischt werden. Ein Heiltrank mit der Weinabkochung, geröstetem Brot und Gewürznelkenpulver wurde gegen Feigwarzen am After empfohlen. Bauchfluss (Durchfall) galt als Ursache dieses Übels. Zur Kräftigung des Magens und gegen Durchfall liess der heilkundige Mönch ein Pflaster mit in Wein gekochtem, gesäuertem Brot und Wermutpulver zubereiten.

Walahfrid Strabo, Prinzenerzieher am Kaiserhof zu Aachen und späterer Abt des Klosters Reichenau, rühmte in seinem Gartengedicht «Hortulus» (entstanden zwischen 829 und 838) den Wermut als Arznei gegen Fieber, stechende Kopfschmerzen sowie quälenden, erschöpfenden Schwindel und vermittelte das zur Beseitigung dieser Übel benötigte Rezept: «[…] koche des laubigen Wermuts bitteres Grün; dann gieße den Saft aus geräumigem Becken und überspüle damit den höchsten Scheitel des Hauptes. Hast du mit dieser Brühe die feinen Haare gewaschen, lege dir auf, daran denke, zusammengebundene Blätter, und eine mollige Binde umschlinge das Haar nach dem Bade. Ehe noch zahlreiche Stunden im Laufe der Zeiten verrinnen, wirst du dieses Mittel bewundern nebst all seinen Kräften.»

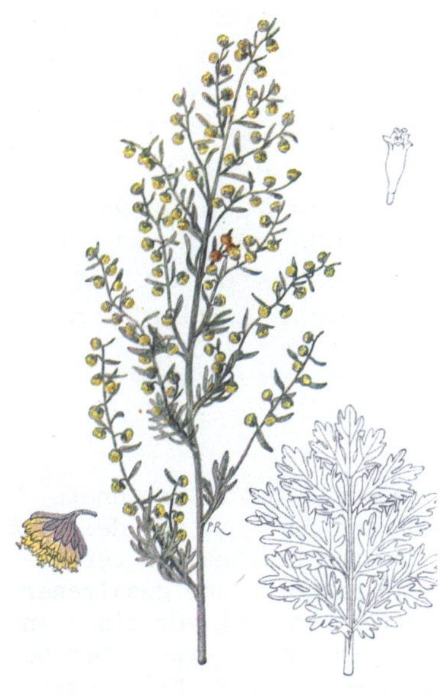

Echter Wermut

Hildegard von Bingen brachte auch für den Wermut neue Anwendungsformen und Heilanzeigen, nämlich Wermutöl gegen Husten und Flankenschmerzen sowie eine Gichtsalbe mit Wermut, Hirschmark und Hirschfett. Angeblich durch Würmer im Ohr verursachte Schmerzen wurden mit einem Dampfbad aus Wermut, →Weinraute und →Ysop vertrieben. Darüber hinaus mischte sie einen Heiltrank mit der Weinabkochung und Honig, um Nierenschmerzen zu unterdrücken, die Melancholie zu vertreiben, die Augen zu klären, Herz und Lungen zu kräftigen, den Magen zu wärmen, die Eingeweide zu reinigen und die Verdauung zu stärken. Zahnschmerzen bekämpfte Hildegard sowohl mit einem Heiltrank, der Weinabkochung aus Wermut und →Eisenkraut, als auch mit einem Umschlag aus den erhitzten Kräutern. Es fällt ins Auge, dass die heilkundige Äbtissin Hildegard äusserlichen Anwendungen der Pflanze den Vorzug gab. Mit Sicherheit wusste sie um die Giftigkeit des Wermuts – alle Artemisia-Arten enthalten das Nervengift Thujon –, hatte doch schon im Alten Testament Moses den Wermut mit Gift in Verbindung gebracht (Deut 29,18).

Meister Blumentrost, ein im 15. Jahrhundert wirkender Arzt, verordnete in einer gynäkologischen Handschrift gegen angeblich übermässige sexuelle Lust der Frau den Saft «hitziger» Pflanzen wie eben Wermut, →Beifuss, →Brennnessel, →Dill, Gänsefingerkraut [→Fingerkraut], →Schöllkraut und →Weinraute. Dahinter steckt die Lehrmeinung, dass die Lust der Frau naturbedingt schwächer sei als jene des Mannes; empfinde sie jedoch gleich stark, sei sie unfruchtbar. Darüber hinaus orientierte sich Blumentrost am antiken medizinischen Prinzip «Similia similibus curantur», wonach ein «hitziger» Zustand dank einer «heissen» Pflanze geheilt werde.

Weitere mittelalterliche frauenheilkundliche Rezepte enthielten Wermut, mit anderen Heilpflanzen kombiniert, zur Auslösung der verzögerten Menstruation, gegen Menstruationsbeschwerden, zur Behandlung von Gebärmutterkrankheiten, Förderung der weiblichen Fruchtbarkeit, Anregung der Milchproduktion und bei Komplikationen im Kindbett. Ein Bad mit Wermut, →Malve, →Lein, →Eibisch und →Bockshornklee galt als äusserst abortiv und sollte erst angewendet werden, wenn andere Mittel nicht anschlugen.

Heinrich von Pfalzpaint, Ordensritter und Wundarzt, widmete sich in seinem 1460 verfassten medizinischen Lehrbuch «Wündärznei» der Behandlung von Kriegsverletzungen, Wunden und Hautleiden. Wermut deckte ein breites Spektrum an Heilanzeigen und Anwendungsformen ab. In der «Wündärznei» erscheint das Kraut in Pflastern bei Wunden und Geschwüren, in Salben bei Hautkrankheiten, Suspensorien, Bädern, Dampfbädern und Umschlägen bei vom Tripper und Weichem Schanker befallenen Hoden, in Heiltränken gegen Fieber und innere Entzündungen, zur Magenstärkung und in Umschlägen gegen Augeninfektionen.

Die frühneuzeitlichen Botanikerärzte brachten die Heilanzeigen des Dioskurides zurück, zudem wurden Heiltränke mit der Abkochung gegen Würmer und sogar Schlangen in den Eingeweiden sowie Übelkeit auf stürmischer See verordnet. Ältere Mägde und generell Frauen ohne Mann liefen gemäss dem damaligen Körperbild Gefahr, am ersten Tag ihrer Menstruation wegen der aufsteigenden Gebärmutter Erstickungsanfälle zu erleiden. Dieser kranke Zustand, verursacht durch das nicht mit Sperma gefüllte Organ, liess sich laut dem Botanikerarzt Hieronymus Bock mit einem Heiltrank, der Weinabkochung aus Wermut, beheben. Der anonyme Verfasser des 1576 erstmals aufgelegten Kräuterbuchs «Horn des Heyls» empfahl, wachsende Brüste, die entgegen dem männlichen Schönheitsideal übermässig gross zu werden drohten, mit dem Presssaft aus Blättern und Stängeln einzureiben. Er schrieb dem Wermutsaft sogar magische Kräfte zu: Kinder, die während der ersten zwölf Lebenswochen mit dem Saft eingerieben werden, würden zeitlebens nie an «Frantzosen [der Syphilis und anderen sexuell übertragbaren Krankheiten], Aussatz / Krätzen / Rauden / Blatern / Schüppen / Niß noch Leuse» erkranken. Tabernaemontanus kannte gegen Appetitlosigkeit desgleichen eine magische Anwendung: «Wermuthblätter in die Schuh gelegt / und mit blossen Füssen darauff gangen / bringt lust zur speis / und nimmt hinweg den verlornen Appetit.»

Heilpflanze auch für das Vieh

Es dienet auch der Wermuth dem Rindvieh und den Schaaffen / daher die Hirten den gestossenen Wermuth mit Saltz vermischt / denselben zu lecken geben / sie dadurch vor ansteckenden Seuchen zu bewahren. In dem Vieh-Sterben solle man morgens und abends das Rindvieh in den ställen mit Wermuth beräuchern.

Theodor Zwinger, Theatrum Botanicum (1696)

Theodor Zwinger verordnete während der Pest vor dem Gang zu einem Kranken den Wermutwein mit Brot und gesalzener Butter, um sich vor einer Ansteckung zu schützen. Der Botanikerarzt verschrieb diesen Heiltrank auch Goldschmieden, die sich beim Vergolden mit Quecksilber vergiftet hatten. Wermut diente ausserdem in der Erfahrungsmedizin der Hirten als Arznei bei Viehseuchen, wie Zwinger in seinem «Theatrum Botanicum» (1696) mitteilte.

Johann Barandun vermittelte 1719 in seinem Kräuterbuch «Lustgarten da las Ligias» altbekanntes Heilwissen über den Wermut, das er den Werken der frühneuzeitlichen Botanikerärzte entnommen hatte.

Ein 1747 in Ardez niedergeschriebenes Arzneibuch enthält ein Rezept gegen Husten mit der Bestätigung «ais pruvà» (ist erprobt): «Nimm Blüten von Wermut und →Kamille, das Kraut von →Beifuss sowie feinstes →Gerstenmehl und lass dies in einem Schoppen guten Branntwein aufkochen.» Das Pflaster musste so heiss als möglich auf die Herzgrube gelegt werden.

Andreas Michael Gujan empfahl Wermut in der von ihm zusammengesetzten «Apotheke für das Landvolk» nicht nur zur inneren Anwendung als Magen- und Fiebermittel, sondern auch in Form von Auflagen mit dem in Wein gekochten Kraut bei Quetschungen, wässerigen Geschwülsten, faulenden Geschwüren und dem «kalten Brand» (Gewebeabsterben). Eine von den frühneuzeitlichen Botanikerärzten nicht erwähnte gynäkologische Heilanzeige vermag zu überraschen: «Eben dieser Ueberschlag dient auch schwangern Frauen einer unzeitigen Geburt vorzubeugen, die schwache Frucht zu stärken, und die wilden Wehen zu stillen.» Stammte dieser Ratschlag aus dem Erfahrungswissen der Hebammen? Die aus Vrin gebürtige Kräuterfachfrau Pirmina Caminada (*1968) bestätigt die harmonisierende, schmerzstillende Wirkung der Räucherung mit Wermut während der Geburt.

Der von Künzle anlässlich der Grippepandemie von 1918 erfundene, zum Mythos gewordene Grippetee enthält ausser Wermut Wiesensalbei (→Salbei) und →Stechpalme. Der Tee wird noch immer vom «Kräuter-Pfarrer Künzle Verein» vertrieben. Der Regionalforscher Moritz Caduff entdeckte in den Pfarrgärten der Val Lumnezia neben Wermut die Heilpflanzen →Pfefferminze, →Senf, →Zitronenmelisse und →Ysop und führte deren Vorhandensein auf den Import durch die aus Oberitalien stammenden, im Gartenbau bewanderten, bis 1920 im Tal wirkenden Kapuziner zurück: «Mit ihren Kräutern heilten sie eigene Gebresten und jene ihrer Pfarrkinder.»

Der Puschlaver Kräuterpfarrer Tobia Marchioli riet speziell Malern und Typografen zu einem Heiltrank mit dem Weissweinmazerat aus dem Kraut, um die eingeatmeten Gifte auszuscheiden. Heilanzeige und Anwendungsform fand Don Tobia im 1920 erschienenen Buch «Unsere Schweizer Heilkräuter» von Karl Schönenberger-Steiger, «Herborist, Naturforscher und Lehrer der Augendiagnose».

Wermut ist in der medizinischen Selbsthilfe aufgrund der Wissensvermittlung Marchiolis, Künzles, Vogels und Trebens weiterhin eine beliebte Heilpflanze gegen Magen-Darm-Beschwerden. Darüber hinaus machte der deutsche Ayurveda-Arzt Ernst Schrott in seinem phytotherapeutischen Grundlagenwerk den Wermut als ayurvedische Arzneipflanze bekannt.

Absinthium ist zudem ein homöopathisches Mittel und ein Heilkraut der neuen Hildegard-Medizin.

Heutige Anwendung

Im Haus

Magenprobleme, Durchfall: Aufguss des Krauts, innerlich (Prättigau, Valposchiavo).

Gestörte Gallenproduktion, gestörte Gallenausscheidung, Rückgewinnung der Kräfte: Aufguss des Krauts, innerlich (Prättigau, Valposchiavo).

Im Stall

Appetitmangel, Blähungen, Magenstörungen, auch bei Jungtieren, die noch kein Heu fressen, Durchfall: Aufguss des Krauts eingeben (Safiental, Prättigau, Valposchiavo).

Vorbeugung von Kälberdurchfall: Aufguss des Krauts in Tränkemilch geben (Safiental).

Appetitlosigkeit, Wurmbefall, auch bei von der Alp kommenden Jährlingen: frische, gequetschte Blätter mit Salz eingeben (Surselva).

Kultivierung in Kräuterschau- und Klostergärten

Iert d'ervas medicinalas des Museum Regiunal, Savognin; Kräutergarten Bidem in Vals; Kräutergarten in der Burgruine Belfort, Brienz/Brinzauls; Landwirtschaftliche Schule Plantahof, Landquart; Medizinalgarten, Chur; Kräuterstall Hennägadä, Klosters; Pfarrer Künzle's Chrüterparadies, Zizers; Benediktinerinnenkloster St. Johann, Müstair; Benediktinerkloster St. Martin, Disentis; Ausschilderung auf Kräuterlehrpfad: Wildkräuterpfad Oberalppass–Tschamut, Nr. 48.

Literatur und Abbildung

Lauber/Wagner/Gygax, Flora Helvetica, 1134; Dioskurides/Berendes, 278; Lorscher Arzneibuch/Stoll, 161, 239, 247; Strabo/Berschin/Erbar/Fels, 60–63; Hildegard von Bingen/Riha, 101f.; Brunold-Bigler, Zauberwurzeln, 13; Kruse, Mittelalterliche Frauenrezepte, 134f.; Richter, Heinrich von Pfalzpaint, 359; Bock, CXXIIIr–CXXIIIIr; Fuchs, Cap. I; Philomusus Anonymus, Horn des Heyls, Cap. LVII; Tabernaemontanus/Bauhin, 7; Zwinger, 662f.; Campell/Hitz, 801; Barandun, Nr. 55 (Übersetzung U.B.-B.); Ludwig, Phytologia, Nr. 3; Dec. VII, 130; DRG 1, 476f. (Assenz); Der Sammler 4 (1782), 291; Wolff, Zaubertrank, 733ff.; Caduff, 232 (Kapuziner); Marchioli, 23f.; Schönenberger-Steiger, 95; Künzle, Kräuterheilbuch, 410ff.; Vogel, Der kleine Doktor, 37, 314; Treben/Storl, 222; Hertzka/Strehlow, Hildegard-Apotheke, 217, 249, 411f., 464, 489; Vonarburg, Homöotanik, Bd.1, 185ff.; Schrott/Ammon, 156f.; Schilcher, Phytotherapie, 343ff.; Wegmann, Prättigau, 31; Ruatti, Valposchiavo, 101; Joos, 102 (Safiental); Klarer/Stöger/Meier, Jenzerwurz, 88f.; Müller, Klostergarten, 5 (Müstair); Steigner, Klostergarten, 36 (Disentis); Thurner-Steier, Savognin, Thema 4; Würzen, Nr. 40 (Flyer Kräutergarten Burgruine Belfort); Künzle, Kräuteratlas (2017); Meier, Wildkräuter-Fibel, Nr. 48 (Heil- und Nahrungspflanze); Abbildung: Künzle, Kräuterheilbuch, Tf. 13 (Zeichnung Pia Roshardt).

WIESENBOCKSBART

Tragopogon pratensis L.; Korbblütler, Asteraceae

Vorkommen
Wiesen, Wegränder; Blütezeit: Mai bis Juli.

Wissensgeschichte:
Der Wiesenbocksbart erscheint nur vereinzelt in den Kräuterbüchern. Der Autor der «Leipziger Drogenkunde» aus der ersten Hälfte des 14. Jahrhunderts empfahl die Weinabkochung als Heiltrank gegen Magenschmerzen, Blähungen und Schmerzen in den Harnwegen. Das in Wein gekochte Kraut diente als Pflaster gegen Blasenschmerzen. An gynäkologischen Anwendungen finden sich der erwähnte Heiltrank, ein aus den Stängeln hergestelltes Zäpfchen und ein Dampfbad mit der Abkochung der Stängel zur Reinigung der Vulva. Der Botanikerarzt Leonhart Fuchs berichtete, dass die Pflanze in den Apotheken nicht verkauft, doch von den Kindern aufgrund ihrer Süsse gegessen werde. Er empfahl, die Pflanze wie andere Kochkräuter als Speise zu verwenden, und rühmte sie als Arznei gegen einen hitzigen Magen (Magenentzündung, Magenbrennen) sowie gegen Brust-, Leber-, Nieren- und Blasenleiden. Tabernaemontanus setzte darüber hinaus das Destillat äusserlich zur Heilung von Wunden sowie innerlich gegen Lungenentzündungen und -abszesse ein. Vor allem aus seinen Ausführungen geht hervor, dass der Wiesenbocksbart sowohl als Heil- wie auch als Nahrungspflanze geschätzt wurde.

Eine Heil- und Nahrungspflanze

Etliche Leute essen die roten Wurtzeln im Salat wie die Rapuntzeln [= Rapunzel-Glockenblume] / sonderlich im Meyen. Die Wurtzel gekocht gessen / oder die Brühe davon getruncken / ist gut wider das tröpfflich harnen / und den Stein. Diese Wurtzel mit krausem Köhl in einer Fleischbrühe gesotten / und mit langem Pfeffer bestreuet / bringet den Säugammen viel Milch.

Jacob Theodor Tabernaemontanus, Caspar Bauhin, Neu vollkommen Kräuter-Buch (1687)

Um zu verhindern, dass Kinder beim Sammeln des Wiesenbocksbarts Schaden anrichteten, jagte man ihnen in der Surselva mit der «tatta da lantschettas» (Wiesenbocksbart-Grossmutter), einer fiktiven bösen, strafenden Alten, Angst ein. Im Oberengadin hielten Dorfstatuten entsprechende Gegenmassnahmen zum Schutz der Wiesen fest.

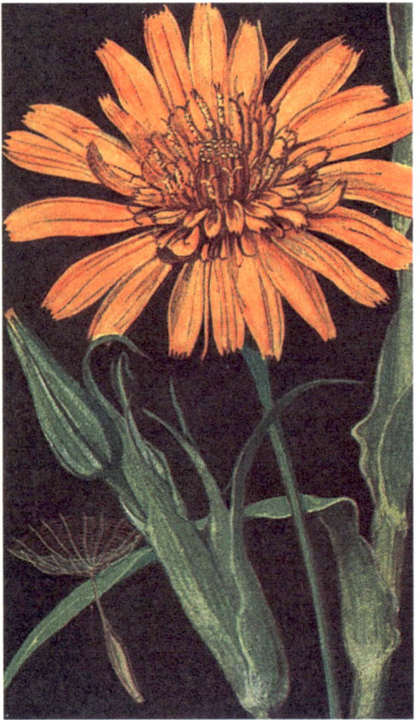

Literatur und Abbildung

Lauber/Wagner/Gygax, Flora Helvetica, 1204; Mayer/Goehl/Englert, Pflanzen der Klostermedizin, 244; Fuchs, Cap. CCCXVIII; Tabernaemontanus/Bauhin, 994f.; DRG 10 (Lantschetta I), 449; Abbildung: Klein, Wiesenpflanzen, Tf. 60.

WIESENGEISSBART

Flora Helvetica: Moorgeissbart, Filipendula ulmaria (L.) MAXIM.; populäre Bezeichnung: Mädesüss; Rosengewächse, Rosaceae

Vorkommen
Feuchte Wiesen, Gräben, Bachläufe; Blütezeit: Juni bis August.

Wissensgeschichte:
Erst den frühneuzeitlichen Kräuterbüchern lassen sich Informationen zur Arzneinutzung des Wiesengeissbarts entnehmen. Tabernaemontanus verordnete die Wurzel, auch gepulvert, gegen die Ruhr. In Rotwein gesotten, sollte das Getränk die übermässige Menstruation stillen, und die pulverisierte Wurzel, mit Rosenzucker vermischt, setzte er gegen Durchfall ein. Einen Heiltrank mit der Abkochung aus Wiesengeissbart und Wegerich (→Spitzwegerich), gemischt mit dem Destillat der Brunelle, verabreichte der Botanikerarzt gegen Blutspeien. Der Heiltrank mit der Weinabkochung der Blüten sollte das Viertagefieber, eine Form der Malaria, vertreiben. Äussere Anwendungen der frischen Wurzel betrafen die Wundheilung und Blutstillung. Wein, in dem die Blätter des Wiesengeissbarts gezogen hatten, erhielt dadurch einen «geschmack wie die Bibernelle» und wurde gemäss Theodor Zwinger zugleich als Heilmittel aufgewertet: «Erquickt das hertz / macht frewdigen muth / reiniget das Geblüt / stärckt und öffnet das Miltze / und bewahret vor giftigen Kranckheiten.»

Kräuterpfarrer Künzle schrieb, sich an Tabernaemontanus orientierend, der Pflanze starke Wirkmacht gegen ein Leiden zu, dem viele Frauen aufgrund mangelnder Hygiene zum Opfer fielen: «Wiesengeissbarttee in grösseren Mengen hat schon oft das gefährliche Kindbettfieber gebrochen.» Als Neuerung liess Künzle die Abkochung der Blüten gegen Rheuma, Gicht und Wasserstauungen zubereiten, da die Pflanze stark entwässert. Darüber hinaus empfahl er in seinem «Kräuteratlas» den Wiesengeissbart gegen die Kälberlähme. In der gegenwärtigen medizinischen Selbsthilfe wird das Kraut im Sinne Künzles und Trebens eingesetzt.

Moorgeissbart

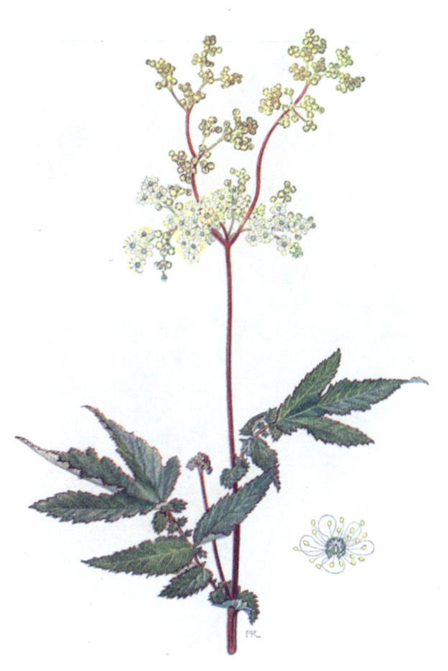

Heutige Anwendung

Im Haus
Fieber, Husten: Aufguss oder Sirup; verwendet werden die getrockneten Blüten (Prättigau).

Kultivierung in Kräuterschaugärten

Medizinalgarten, Chur; Iert d'ervas medicinalas des Museum Regiunal, Savognin; Pfarrer Künzle's Chrüterparadies, Zizers; Heididorf, Maienfeld; Ausschilderung auf Kräuterlehrpfad: Bachblüten-Heilkräuterweg Maladers.

Literatur und Abbildung

Lauber/Wagner/Gygax, Flora Helvetica, 238; Tabernaemontanus/Bauhin, 1162; Zwinger, 782; Ludwig, Phytologia, Nr. 363; Künzle, Kräuterheilbuch, 412f.; Treben/Storl, 163f.; Schilcher, Phytotherapie, 208f.; Wegmann, Prättigau, 27; Tscharner, Wald, 10, 78, 84; Thurner-Steier, Savognin, Thema 1; Künzle, Kräuteratlas (2017), Nr. 76; Abbildung: Künzle, Kräuterheilbuch, Tf. 87 (Pia Roshardt).

WIESENKNOPF

Flora Helvetica: Grosser Wiesenknopf, Sanguisorba officinalis L.; Rosengewächse, Rosaceae

Vorkommen
Feuchte Wiesen, Flachmoore; Blütezeit: Juni bis September.

Wissensgeschichte:
Erst die Botanikerärzte der Frühen Neuzeit verliehen dem Wiesenknopf medizinische Konturen. Tabernaemontanus warnte davor, aus Unverstand die als «Welsche Bibernellen» bezeichneten Wiesenknopf-Arten mit der «Weissen →Bibernelle oder Bockspeterlein» gleichzusetzen. Dies füge den Kranken mehr Schaden als Nutzen zu, denn das erste Kraut heile die durch die Lungen- und Schwindsucht verursachten Verletzungen der Lungen, während das zweite die Eigenschaft und Wirkung habe, den «zähen Schleim und Lungenkoder abzulösen / dünne zu machen / und durch den Husten außzuführen […].» Gemäss Tabernaemontanus war diese Gleichsetzung der Tatsache geschuldet, dass italienische Ärzte in ihren Schriften den Kleinen Wiesenknopf anstatt der Kleinen Bibernelle einsetzten, da die Pflanzen ähnliche gefiederte Blätter haben, was er freilich nicht erwähnte. Wie der Botanikerarzt mitteilte, galt der in vielen Gärten kultivierte Kleine Wiesenknopf als beliebtes Küchenkraut, das unter Salate, Gemüse und in Suppen gemischt und in Wein eingelegt wurde, um diesen zu aromatisieren. Dieser Wein diente als Heiltrank bei inneren und äusseren Verletzungen, gegen Fliessschnupfen, zur Vorbeugung von Lungenkrankheiten, Traurigkeit, Fehlgeburt und gegen übermässige Menstruation, Blutruhr und Hämorrhoidenblutungen. Die gepulverte Wurzel und das Kraut oder das Kraut allein sollten in «Sterbensläuffen» – während Seuchen – vor Ansteckung bewahren, so auch die Kinder vor der Blutruhr. Tabernaemontanus rühmte das Kraut als probates Wurmmittel für Pferde, was ihm der Hofschmied Kaiser Karls V. mitgeteilt hatte. An Heilanzeigen und äusserlichen Anwendungen erwähnte der Botanikerarzt Nasenbluten (Umschläge mit dem Kraut auf die Stirne legen oder Wurzelstücke in die Nase stecken), blutende Wunden (die gepulverte Wurzel aufstreuen), übermässige Menstruation und Hämorrhoidenblutungen (Lendenbäder), schlecht heilende Wunden, Fisteln und Krebs (Auflagen mit dem Kraut).

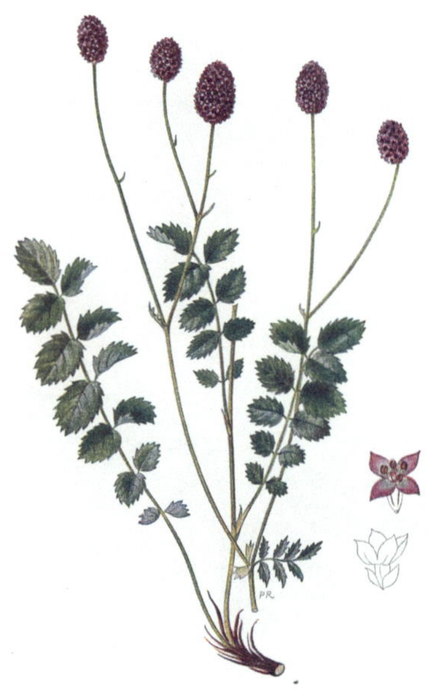

Grosser Wiesenknopf

Eine Heil- und Nahrungspflanze

Das Welsch Bibernellenkraut klein gehackt / und j. [= eine] Handvoll darvon mit einem Löffel voll Habermeel in einer guten Fleischbrühen gesotten / darnach an statt einer Suppen alle Morgen gessen / ist nicht allein eine gute Speiß / sondern auch eine heilsame Artzeney den Lungensüchtigen / dann solche Brühe speiset nicht allein / sondern heilet auch das Geschwär und schädigung der Lungen.

Jacob Theodor Tabernaemontanus, Caspar Bauhin, Neu vollkommen Kräuter-Buch (1687)

Barandun notierte in seinem Kräuterbuch von 1719 traditionsgebundenes Heilwissen über den Grossen Wiesenknopf. Die Anwendungsbereiche – Wundheilung, Blutreinigung und Gegengift des Quecksilbers – hatte er der Schrift Johann von Muralts entnommen.

Wiesenknopf wird in der gegenwärtigen medizinischen Selbsthilfe nicht mehr genutzt, obwohl die Kräuterpfarrer Marchioli und Künzle ihn gemäss den Vorgaben der frühneuzeitlichen Botanikerärzte empfohlen hatten.

Kultivierung in Kräuterschau- und Klostergärten

Iert d'ervas medicinalas des Museum Regiunal, Savognin (Kleiner Wiesenknopf, Sanguisorba minor); Kräutergarten Bidem, Vals; Pfarrer Künzle's Chrüterparadies, Zizers; Benediktinerkloster St. Martin, Disentis.

Literatur und Abbildung

Lauber/Wagner/Gygax, Flora Helvetica, 260; Tabernaemontanus/Bauhin, 316–319; Barandun, Nr. 163; von Muralt, 271f.; Ludwig, Phytologia, Nr. 297; Marchioli, 50; Künzle, Kräuterheilbuch, 413; Schönfelder/Schönfelder, Heilpflanzenführer, 200; Steigner, Klostergarten, 37; Thurner-Steier, Savognin, Thema 6; Künzle, Kräuteratlas (2017), Nr. 59; Abbildung: Künzle, Kräuterheilbuch, Tf. 81 (Zeichnung Pia Roshardt).

WUNDKLEE

Flora Helvetica: Echter Wundklee, Anthyllis vulneraria L.; Schmetterlingsblütler, Fabaceae

Vorkommen
Trockenwiesen, lichte Wälder; Blütezeit: Mai bis September.

Wissensgeschichte:
Tabernaemontanus beschrieb den Wundklee unter den Bezeichnungen «Geeler Hasenklee», «Katzenklee» und «Hasenfuss». Er berief sich bei der arzneilichen Nutzung auf Pedanios Dioskurides, den wirkmächtigsten Arzt der Antike; dieser hatte die Weinabkochung des Krauts als Heiltrank gegen Durchfall empfohlen. Der Botanikerarzt hielt ausserdem fest, dass der «gemeine Mann» in der medizinischen Selbsthilfe das Kraut gegen die Ruhr und das Blutspeien anwende. Fieber, Blasenschmerzen und Harntröpfeln bildeten weitere Anwendungsbereiche für den Heiltrank, dem auch →Malve beigemischt wurde. Die weissen Kelche des Wundklees wurden zu Asche verbrannt und auf blutende Hämorrhoiden oder Wunden gestreut. Bei Geschwülsten an den Geschlechtsorganen galt es, ein Pflaster mit dem Kraut aufzulegen. Waschungen mit der Abkochung sollten die von der Sonne beschädigte, raue Haut wieder glatt und zart machen, vor allem wenn Honig beigemischt wurde. Wie Mattioli hatte sich auch Tabernaemontanus bei alten Frauen umgehört und deren Erfahrungswissen festgehalten: «Die alten Weiber halten / daß der katzenklee den Bauchfluß [= Durchfall] und weißen Weiberfluß stopffe / so man darauff sitze / und darvon trincke. Etliche wischen den Hindern mit den weichen Putzen [hier: Blütenspitzen] / die Roteruhr darmit zu vertreiben.»

Der Puschlaver Kräuterpfarrer Tobia Marchioli verordnete Wundkleeaufguss zum Gurgeln sowie als Heiltrank bei akuten und chronischen Erkrankungen der Atemwege. Künzle rühmte die Heilwirkung einer selbst zubereiteten Wundsalbe aus Wundklee und Schweinefett.

Die Kräuterfrau Gudrun Turner in Saas (Prättigau) empfiehlt in ihrer «Wildkräuter-Notfallapotheke für unterwegs» die direkte Anwendung von zerquetschten Blättern als Auflage auf Wunden, Zerrungen, Verstauchungen und Blasen.

In der gegenwärtigen medizinischen Selbsthilfe wird die Pflanze gemäss Künzles Empfehlungen weiterhin gegen Husten und zur Wundpflege genutzt.

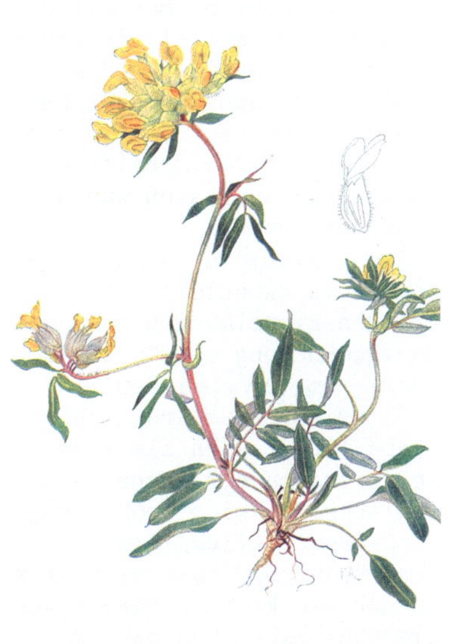

Echter Wundklee

Heutige Anwendung

Im Haus
Husten: Aufguss der Blüten, innerlich (Prättigau).

Fieberblasen: Blatt auflegen (Prättigau).

Wundheilung: Wunde mit Aufguss der Blüten auswaschen (Valposchiavo).

Kultivierung in Kräuterschaugärten

Kräutergarten Bidem, Vals; Medizinalgarten, Chur; Pfarrer Künzle's Chrüterparadies, Zizers; Ausschilderung auf Kräuterlehrpfaden: Hochalpiner Heilkräutergarten Madrisa, Klosters; Wildkräuterpfad Oberalppass–Tschamut, Nr. 49.

Literatur und Abbildung

Lauber/Wagner/Gygax, Flora Helvetica, 384; Tabernaemontanus/Bauhin, 909f.; Ludwig, Phytologia, Nr. 181; Marchioli, 83; Künzle, Kräuterheilbuch, 415; Wegmann, Prättigau, 35; Ruatti, Valposchiavo, 101; Turner, 34; Künzle, Kräuteratlas (2017), Nr. 56; Meier, Wildkräuter-Fibel, Nr. 49 (Heil- und Nahrungspflanze); Abbildung: Künzle, Kräuterheilbuch, Tf. 11 (Zeichnung Pia Roshardt).

WURMFARN

Flora Helvetica: Echter Wurmfarn, Dryopteris filix-mas (L.) SCHOTT; Wurmfarngewächse, Dryopteridaceae

Vorkommen
Wälder, Hochstaudenfluren, Weiden; Sporenreife: Juli bis Oktober.

Wissensgeschichte:
Bereits die antiken Ärzte verwendeten diese Farn-Art – die heutige Bezeichnung weist noch immer darauf hin – als Mittel gegen Darmwürmer. Das Extrakt aus der Wurzel wurde hierzu mit Honig eingenommen.

Die Wurmfarnwurzel – Heilmittel für Pferde

So man ein stuck dieser wurtzel einem roß / so nider gefallen / unnd man nicht wissen kann / was für ein gebresten sey / unter die zungen legt / hebt es baldt an zu stallen und misten / und stehet widerumb uff / ist ein experiment.

Pietro Andrea Mattioli, New Kreüterbuch (1563)

Es erstaunt, dass weder der Mönch Odo Magdunensis in seinem Lehrgedicht «De viribus herbarum» (Über die Kräfte der Kräuter, 2. Hälfte 11. Jh.) noch Hildegard von Bingen in ihrer «Physica» die Wirkung der Pflanze gegen die lästigen Parasiten erwähnten. Die Äbtissin schrieb der Pflanze indes starke antidämonische Kräfte zu. Der Wurmfarn vermag Häuser vor Blitz und Donner, Äcker vor Hagel, Menschen vor schadendem Bildzauber, Frauen unter der Geburt und das Neu-

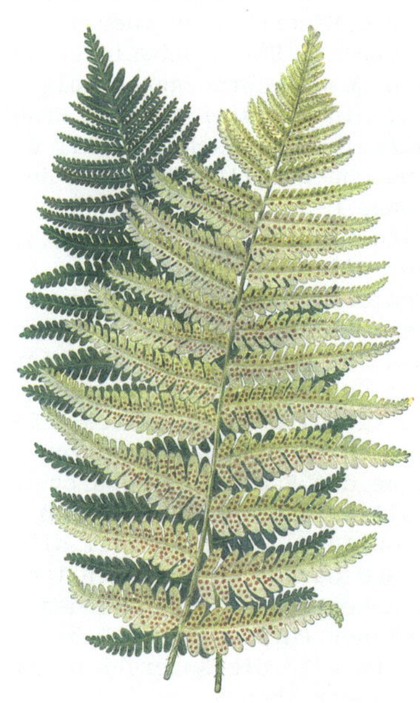

geborene vor den Nachstellungen des Teufels zu behüten: «Deshalb soll man um eine Frau, wenn sie ein Kind zur Welt bringt, Farn legen und auch in der Wiege um das Kind, und der Teufel lauert dort umso weniger, denn der Teufel das Gesicht eines Kindes das erste Mal sieht, hasst er es und stellt ihm nach.» Gichtkranke badeten auf die Anweisung Hildegards in der Abkochung, und bei Augenproblemen riet sie zu Auflagen mit frischen Blättern. Bei Taubheit sollte ein Tüchlein mit Farnsamen (korrekt: Sporen) auf das kranke Ohr gelegt werden. Die Samen helfen gemäss der heilkundigen Äbtissin auch bei Zungenlähmung (unter die Zunge legen) und Gedächtnisschwund (in der Hand halten). Bäder, als Mittel zum Einreiben und mit Farn gefüllte Kissen sollten gemäss Hildegard und später den frühneuzeitlichen Botanikerärzten gegen Krämpfe, Ermüdung, Gliederschmerzen, Verbrennungen und rheumatische Leiden helfen.

Der Frankfurter Stadtarzt Johann Wonnecke von Kaub riet in seinem 1485 erstmals gedruckten «Gart der Gesundheit» schwangeren Frauen dringend von der Einnahme der Wurzel ab, denn sie töte das Kind im Mutterleib und eigne sich deshalb nur zur Austreibung der Nachgeburt und zur Förderung der Geburt.

Tabernaemontanus warnte vor missbräuchlicher «Gauckeley» mit den «Samen», worunter magische Praktiken verstanden wurden, die Reichtum, Glück, Unverletzlichkeit, Unsichtbarkeit oder ausserordentliche Schiesskünste versprachen. Zudem warnte auch er Schwangere vor einer Totgeburt und Frauen generell vor Unfruchtbarkeit.

Die Botanikerärzte der Frühen Neuzeit rühmten freilich die äussere Anwendung der Farnwurzel zur Heilung von Verbrennungen und schlecht heilenden Wunden. Mattioli beschrieb Erfahrungen von heilenden Laien, welche die Wurzel auspressten und den schleimigen Saft auf Brandwunden strichen. Die gedörrte Wurzel wurde auch zerstossen und das Pulver in die Wunde gestreut, oder man sott sie in Wein und wusch damit die Wunde aus. Aus der Alltagsmedizin von Pferdeknechten stammt der Rat, mit der Wurzel einem geschwächten Tier wieder auf die Beine zu helfen.

Seit der Antike wurde Pflastern oder Salben mit der zerstossenen Wurzel die Kraft nachgesagt, Spriessen des Schilfrohrs aus der Haut zu ziehen; umgekehrt sollte ein Pflaster aus der Schilfrohrwurzel Farnspriessen aus der Haut entfernen.

Dem Puschlaver Kräuterpfarrer Tobia Marchioli zufolge bringen Einreibungen mit der Essigabkochung der Wurzel den Kropf zum Verschwinden. In Künzles «Grossem Kräuterheilbuch» findet sich als innere Anwendung der Farne ausschliesslich eine Teekur gegen Bandwürmer, allerdings mit der Einschränkung, dass sich hierzu nur die kleinen Farn-Arten, die Mauerraute und das →Engelsüss, eigneten. Angesichts dieser Warnung wundert es, dass der Kräuterpfarrer einen Heiltrank mit der Abkochung des Wurmfarns zur Abtötung eines Bandwurms empfahl. 1914 hatte Künzle noch geraten, bei innerlicher Anwendung des Wurmfarns einen Arzt zu konsultieren.

Der «Kräuter-Pfarrer Künzle Verein» vertreibt eine Salbe, die bei Rheuma, Gicht, Krämpfen, Rückenverspannungen, Krampfadern, Gliederschmerzen und Hexenschuss eingerieben werden soll.

Filix mas ist ein homöopathisches Mittel und eine Heilpflanze der neuen Hildegard-Medizin.

Heutige Anwendung

Im Haus
Rheuma, Rückenschmerzen, Krämpfe in den Beinen: frische oder getrocknete Blätter in einen Sack geben, diesen ins Bett legen und darauf schlafen (Prättigau).

Krampfadern, Kreislaufprobleme: Umschlag aus Essigmazerat der Blätter (Prättigau).

Müde Füsse: Umschläge oder Kompressen (Prättigau).

Gegen Fliegen: Farnwedel aufhängen (Prättigau).

Rheuma, Arthritis: Mazerat, mit Alkohol aus der Wurzel gemischt, äusserlich (Valposchiavo).

Hörprobleme: Kissen mit Wedeln füllen und darauf schlafen (Valposchiavo).

Im Stall
Krämpfe: Kraut um die Beine binden (Safiental).

Stärkung schwacher Lämmer, Rheuma und Gelenkbeschwerden bei Kühen: Kraut einstreuen (Safiental).

Schutz vor Hühnerläusen: Nester von Hennen mit Blättern auspolstern (Safiental).

Insekten von Kaninchen fernhalten: Kraut neben den Ställen aufhängen (Safiental).

Kultivierung in Kräuterschau- und Klostergärten

Pfarrer Künzle's Chrüterparadies, Zizers; Benediktinerinnenkloster St. Johann, Müstair; Ausschilderung auf Kräuterlehrpfad: Wildkräuterpfad Oberalppass–Tschamut, Nr. 50.

Literatur und Abbildung

Lauber/Wagner/Gygax, Flora Helvetica, 92; Dioskurides/Berendes, 471f.; Hildegard von Bingen/Riha, 56ff.; Wonnecke von Kaub, Cap. CLXXXIII; Mattioli/Handsch, 539r–540v; Tabernaemontanus/Bauhin, 1183; Ludwig, Phytologia, Nr. 144; Marchioli, 60f.; Künzle, Kräuterheilbuch, 320f.; Künzle, Botanist, 31; Madaus, Biologische Heilmittel, Bd. 2, 1349; Treben/Storl, 188f.; Vonarburg, Homöotanik, Bd. 1, 571f.; Wegmann, Prättigau, 34; Ruatti, Valposchiavo, 98f.; Joos, 94 (Safiental); Salben (Flyer Kräuter-Pfarrer Künzle Verein, Wangs o. J.); Hertzka/Strehlow, Hildegard-Apotheke, 35; Müller, Klostergarten, 5 (Müstair); Künzle, Kräuteratlas (2017), Nr. 28; 379; Meier, Wildkräuter-Fibel, Nr. 50 (Heil- und Nahrungspflanze); Abbildung: Künzle, Kräuterheilbuch, Tf. 15 (Zeichnung Pia Roshardt).

YSOP

Flora Helvetica: Echter Ysop, Hyssopus officinalis L.; Lippenblütler, Lamiaceae

Vorkommen
In Gärten kultiviert; Blütezeit: Juli bis September.

Wissensgeschichte:
Der Ysop zählt zu den ältesten Heilpflanzen. Dioskurides liess ihn mit Feigen und Honig in Wasser kochen und verordnete den Heiltrank gegen Lungenentzündung, Asthma, chronischen Husten und Darmwürmer.

Traditionelle Heilanzeigen

Tee bei geschwollenen Mandeln, Brustleiden, Lungen- und Darmverschleimung, Brustkrampf, Schwäche der Verdauungsorgane, Skrofeln: 10 gr. pro 1 l. Wasser, 2–3 Tassen täglich.

Oel gegen Nachtschweisse der Lungenschwindsüchtigen.

Herba (1952)

Das Kraut sei mit fein zerstossenen grünen Feigen ein ausgezeichnetes Mittel zur Reinigung des Bauchs. Ysop wirke noch stärker, wenn ihm →Brunnenkresse, Schwertlilie oder Rauke beigemischt wird, so Dioskurides. An äusserlichen Anwendungen nannte der antike Meister der Heilkunde Pflaster mit Feigen und Natron gegen Milz- und Wassersucht und mit Wein gegen Entzündungen. Bei Blutaustritt unter den Augen sollte eine Ysopauflage mit heissem Wasser das Blut zerteilen, während die

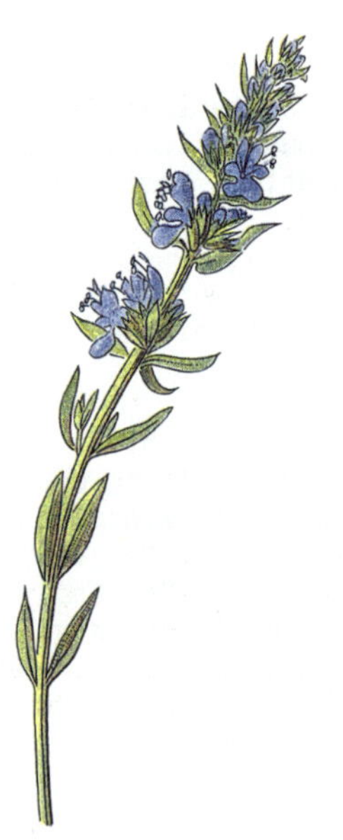

Abkochung aus Kraut und Feigen als Gurgelwasser gegen Halsentzündungen diente. Gegen Zahnschmerzen wurde Ysop in Essig gekocht und damit der Mund gespült. Räucherungen sollten Ohrgeräusche beheben.

Ein heilkundiger Benediktinermönch, Verfasser eines um 785 im Kloster Lorsch entstandenen, umfangreichen Arzneibuchs, wandte den in der mittelalterlichen Medizin äusserst beliebten Ysop zusammen mit anderen Kräutern oder als alleinige Droge in 22 Rezepten an.

Ysop gegen Feigwarzen, die im After wachsen – Rezept aus dem Frühmittelalter

Nimm zerkleinerten Ysop, misch' ihn mit →Rosenöl, verreib das und wende es an.

Lorscher Arzneibuch (um 785)

In mittelalterlichen Arzneibüchern kommt Ysop als Bestandteil menstruationsfördernder Rezepturen vor; als alleinige Droge sollte er den lebenden oder toten Fötus abtreiben. Wickel mit der Abkochung reinigen laut Platearius die Gebärmutter, wie er in seinem um 1150 verfassten «Circa Instans» festhielt.

Hildegard von Bingen setzte eine Latwerge mit Ysop, Süssholz, Zimt und Honig bei Leber- und Lungenkranken ein.

Heinrich von Pfalzpaint, Ordensritter und Wundarzt, behandelte, wie seinem 1460 verfassten Lehrbuch «Wündärznei» zu entnehmen ist, Blasensteine mit einer Spülung, die Ysop enthielt, um Infektionen beim Steinabgang zu vermeiden. Zur Stärkung der Verdauung und gegen Fieber verordnete er einen Heiltrank mit der Abkochung, während man Kranken, die an Magen-/Darmkrämpfen litten, ein Pflaster auf die schmerzende Stelle legte.

Die frühneuzeitlichen Botanikerärzte konzentrierten sich auf die Behandlung von Lungenleiden; weitere Anwendungsbereiche des Ysops bildeten Verstopfung, Epilepsie, Hautleiden aller Art und Schlaganfall.

Johann Barandun vermittelte 1719 in seinem «Lustgarten da las Ligias» traditionelles Heilwissen über die Pflanze. Die Anwendungsbereiche des Ysops – Atemnot, Husten, Lungenverschleimung, Einblutungen in den Augen, Gebärmutterleiden, Ohrensausen, Magenleiden und Probleme in der Mundhöhle – hatte er der Schrift «Eydgnössischer Lust-Garte» (1715) des Zürcher Stadtarztes Johann von Muralt entnommen. Die 1756 von Valentin Barandun, Johanns Sohn, verfertigte Teilabschrift des «Lustgarten» enthält die in der älteren Fassung verloren gegangene Nr. 139.

Ysopkraut befand sich in der Apotheke des am Heinzenberg und im Domleschg wirkenden Arztes Johann Anton Grass, der bei Theodor Zwinger, dem Autor des «Theatrum Botanicum» (1696), an der Universität Basel Medizin studiert hatte. Zwinger hatte neu Personen, die nach dem Heben schwerer Lasten über Schmerzen klagten, einen Heiltrank mit dem Absud aus Ysop und →Salbei empfohlen.

Der Regionalforscher Moritz Caduff entdeckte in den Pfarrgärten der Val Lumnezia neben Ysop die Heilpflanzen →Zitronenmelisse, →Wermut, →Pfefferminze und Weisser →Senf und führte deren Vorhandensein auf den Import durch die aus Oberitalien stammenden, im Gartenbau bewanderten, bis 1920 im Tal wirkenden Kapuziner zurück: «Mit ihren Kräutern heilten sie eigene Gebresten und jene ihrer Pfarrkinder.»

Das 1952 erschienene Sammelbildchenalbum «Herba» vermittelte als eines der letzten schweizweit verbreiteten Kräuterbücher traditionelle Heilanzeigen für den Ysop.

Darüber hinaus machte der deutsche Ayurveda-Arzt Ernst Schrott in seinem phytotherapeutischen Grundlagenwerk den Ysop als ayurvedische Arzneipflanze bekannt.

Ein 1905 in Chur erschienenes Kochbuch brachte ein Capuns-Rezept, das als Gewürz unter anderem den verdauungsfördernden Ysop enthält.

Bei dem im Alten und im Neuen Testament (2. Mose, 12,21–22; 1. Kö 5,13; Ps 51,9; Joh 19, 28–30) vorkommenden Ysop handelt es sich nicht um den Echten Ysop, sondern um den Syrischen Ysop (Origanum syriacum L.).

Kultivierung in Kräuterschau- und Klostergärten

Benediktinerinnenkloster St. Johann, Müstair; Kräutergarten Bidem, Vals; Kräutergarten in der Burgruine Belfort, Brienz/Brinzauls; kommerzieller Anbau: Guarda Kräuter.

Literatur und Abbildung

Lauber/Wagner/Gygax, Flora Helvetica, 872; Zorn, Bernward Notker, Wirkung und Anwendung von Hyssopus officinalis L. – eine medizinhistorische

Studie, Diss. Universität Würzburg 2012 (Digitalisat); Dioskurides/Berendes, 281; Lorscher Arzneibuch/Stoll, 45, 51, 58, 60, 63, 65, 70, 72, 75, 88, 90, 96, 102f., 106, 113, 119, 123ff., 136, 139; Leidig, Frauenheilkunde, 454f.; Kruse, Mittelalterliche Frauenrezepte, 30, 73, 174, 252; Circa Instans/Goehl, 288; Hildegard von Bingen/Riha, 71ff.; Richter, Heinrich von Pfalzpaint, 363; Fuchs, Cap. CCCXXVI; Mattioli/Handsch, 281v–282r; Tabernaemontanus/Bauhin, 752ff.; Barandun, Valentin, Nr. 139; Ludwig, Phytologia, Nr. 171; Daems, Johann Anton Grass, 19, 208; Zwinger, 666; Caduff, 232 (Kapuziner); Herba, Nr. 181; Vogel, Der kleine Doktor, 185; Treben/Storl, 223; Schönfelder/Schönfelder, Heilpflanzenführer, 290; Schilcher, Phytotherapie, 379; Koch-Rezepte bündnerischer Frauen, 56; Müller, Klostergarten, 5 (Müstair); Würzen, Nr. 24 (Flyer Kräutergarten Burgruine Belfort); Zohary, Pflanzen der Bibel, 96f.; Abbildung: Flück, Heilpflanzen, 104.

ZAUNRÜBE

Flora Helvetica: Zweihäusige Zaunrübe, Bryonia dioica JACQ., Kürbisgewächse, Cucurbitaceae

Vorkommen
Hecken, Mauern, Schuttplätze; Blütezeit: Juni bis Juli.

Wissensgeschichte:
Die zweihäusige Zaunrübe und die Weisse Zaunrübe zählen zu den ältesten Heilpflanzen. Dioskurides berichtete, dass die jungen Stängel wie Gemüse gegessen wurden, um die Harnausscheidung zu fördern, die verzögerte Menstruation auszulösen, die verhärtete Milz aufzuweichen sowie Epilepsie, Schwindel und Lähmungen zu beheben. Die in Öl gekochte Wurzel setzte der wirkmächtigste Arzt der Antike äusserlich gegen Abszesse, zum Herausziehen von Knochensplittern und Nagelbettentzündungen ein. Im Heiltrank diente die Abkochung gegen Atemnot, Ersticken, Husten, innere Brüche, Krämpfe und zur Abtreibung des Fötus. Die Früchte wurden zu einer Salbe gegen Krätze verarbeitet. Den Saft aus den Stängeln tranken stillende Mütter zusammen mit der Abkochung aus Weizen, um die Milchbildung zu fördern. Aus den Blättern bereitete man mit Wein ein Pflaster zu, um Geschwüre auf dem Nacken der Zugtiere und Verrenkungen zu heilen.

Ein Malariamittel

So sagt man auch daß sie das viertägig Fieber vertreibe / wann man sie über die Pulß-Aderen an den Armen und über die Schlaf-Ader binde.

Johann von Muralt, Eydgnössischer Lust-Garte (1715)

Obwohl Hildegard von Bingen die Pflanze zur medizinischen Verwendung als «ungeeignet wie Unkraut, das nutzlos ist», betrachtete, empfahl sie bei offenen Fussgeschwüren, die Wurzel zu kochen und so heiss als möglich auf die Wunden zu legen. Die «hitzige» Natur der Wurzel, so die Vorstellung Hildegards, vermag den Eiter zu beseitigen.

Gemäss dem Frankfurter Stadtarzt Johann Wonnecke von Kaub sollten Kranke, die von der «Pest» (oder einer anderen Seuche) geplagt waren, einen Heiltrank mit →Schöllkraut, Purgierwinde (Scammonia) und Zaunrübe zu sich nehmen, um das Übel auszuschwitzen. Die gepulverte Wurzel, in Ziegenmilch getrunken, treibt laut Wonnecke Schlangen und Kröten aus dem Körper. Dieselbe Wirkung wurde →Andorn, →Benediktenkraut, →Engelwurz, →Johanniskraut und →Knoblauch zugeschrieben.

Die frühneuzeitlichen Botanikerärzte brachten keine neuen Anwendungsbereiche. Ein Heiltrank mit der Weinabkochung der Wurzel soll laut Mattioli eine seiner Patientinnen mit einer angeblich

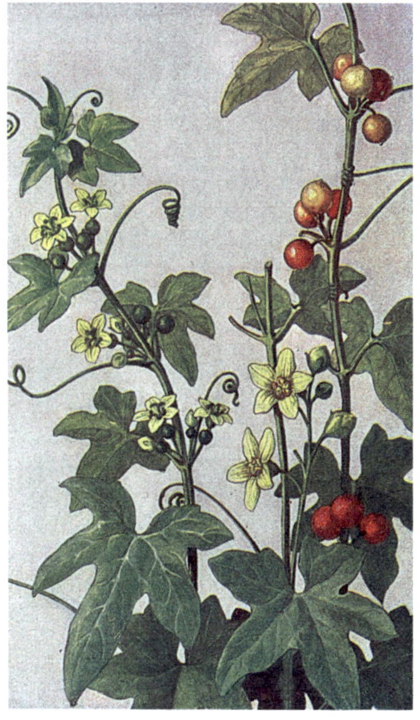

Zweihäusige Zaunrübe

wandernden, Ohnmachten verursachenden Gebärmutter geheilt haben. Bekanntlich hatte schon Dioskurides die Wurzel der Zaunrübe zur Reinigung der Gebärmutter eingesetzt.

Hieronymus Bock kritisierte die fahrenden Laienärzte wegen unlauterer Machenschaften mit der Pflanze: «Etlich Landstreicher machen und schneiden Monstra [hier: Männlein] auß dieser wurtzel / begraben sie in ein dürren Sand etlich tag / und verkauffen sie dann für Alraun / andere purgieren die leut darmit / biß auf das hinderst.» Es handelt sich zum einen um eine Fälschung der als zauberkräftig geltenden Alraune, eines vermeintlichen Geld- und Glücksbringers, zum anderen um eine unsachgemässe, die Kranken gefährdende Anwendung der auch als «Scheisswurzel» bezeichneten Zaunrübe.

Dem in der antiken Signaturenlehre bewanderten Arzt, Alchemisten und Astrologen Johannes Hiskias Cardilucius zufolge verweist die Wurzel auf wassersüchtige Füsse, deshalb führe «das extract [...] das Gewässer» aus.

Johann Barandun vermittelte 1719 in seinem Kräuterbuch altbekanntes Heilwissen über die Weisse Zaunrübe. Die Anwendungsbereiche – Gebärmutter-, Milz- und Leberleiden, Verschleimung, verzögerte Menstruation, Engbrüstigkeit, Viertagefieber (Form der Malaria) – hatte er der Schrift «Eydgnössischer Lust-Garte» (1715) des Zürcher Stadtarztes Johann von Muralt entnommen.

Aufgrund von Überdosierungen, die ernsthafte Vergiftungen zur Folge hatten, wird die Zaunrübe in der gegenwärtigen medizinischen Selbsthilfe nicht mehr genutzt.

Bryonia alba (Weisse Zaunrübe) ist ein homöopathisches Mittel.

Literatur und Abbildung

Lauber/Wagner/Gygax, Flora Helvetica, 216; Spohn/Golte-Bechtle/Spohn, Was blüht denn da?, 144; Dioskurides/Berendes, 470f.; Hildegard von Bingen/Riha, 53f.; Wonnecke von Kaub, Cap. LXVIII; Mattioli/Handsch, 553r; Bock, CCCIIIIv; Köhler-Zülch, Ines, Mandragora, in: Enzyklopädie des Märchens 9, Berlin, New York 1999, 112–118; Tabernaemontanus/Bauhin 1290ff.; Cardilucius, 926; Barandun, Nr. 175; von Muralt, 326f.; Vonarburg, Homöotanik, Bd. 1, 280–286; Abbildung: Klein, Unkräuter, Tf. 71.

ZAUNWINDE

Echte Zaunwinde, Calystegia sepium (L.) R. BR.; Windengewächse, Convolvulaceae

Vorkommen
Hecken, Waldschläge, Gärten; Blütezeit: Juni bis September.

Wissensgeschichte:
Zur medizinischen Anwendung der Zaunwinde finden sich bloss spärliche Angaben. Eine gynäkologische Arzneihandschrift aus dem 15. Jahrhundert enthält ein Rezept für eine Heiltrankmischung mit Zaunwinde, →Beifuss, →Hirschzunge und →Spitzwegerich, um die übermässige Menstruation zu beenden.

Mildes Abführmittel

Die jungen dolden im Früeling abgenommen / bereytet wie die jungen Spargen / und gessen / laxiren und erweychen den bauch on schaden / treiben auch den harn fort.

Pietro Andrea Mattioli, New Kreüterbuch (1563)

Die heilkundige Äbtissin Hildegard von Bingen betrachtete die Winde zwar weder als nützlich noch als unnütz, wandte sie aber zusammen mit Quecksilber als Pflaster bei «grindigen» Fingernägeln (Nagelpilz, Schuppenflechte?) an.

Der Botanikerarzt Leonhart Fuchs verordnete eine Auflage mit Blüten und Saft der Zaunwinde bei entzündeten Augen sowie einen Heiltrank mit der Abkochung aus Kraut und Wurzel bei Leber- und Milzbeschwerden. Adam Lonitzer warnte grundsätzlich davor, Zaunwinde ohne Beigabe anderer Pflanzen einzunehmen: «Dann alle kreuter so milch in ihnen haben /

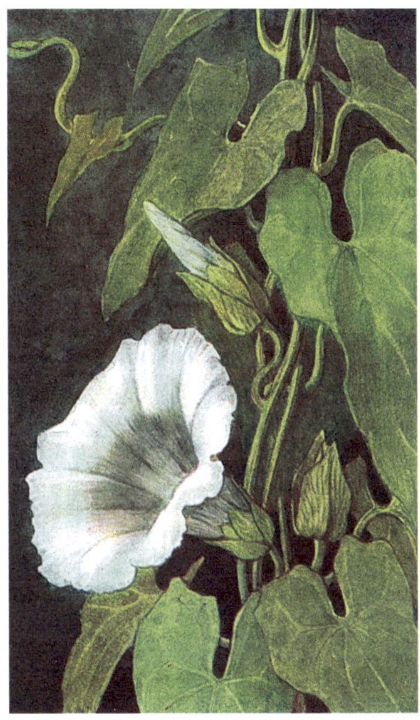

seind gifftig und sorglich zu nützen.» Darüber hinaus empfahl Lonitzer, den mit Weissem →Senf vermischten Saft der Zaunwinde auf «Leynzeichen» (Narben) zu schmieren, um die versehrte Haut zu glätten. Das Destillat aus dem Kraut sollte gemäss Mattioli, der sich an der antiken Signaturenlehre orientierte, die sogenannte Harnwinde, Krämpfe bei der Entleerung der Harnblase, beheben.

Der in Nürnberg wirkende Leibarzt des Herzogs von Württemberg, Alchemist und Astrologe Johannes Hiskias Cardilucius, deutete in seinem 1684 erschienenen Werk «Königlicher Chymischer und Artzneyischer Palast» die sich um die Getreidehalme windende Ackerwinde als Signatur der Därme und hielt das Kraut deshalb für ein Mittel gegen Darmkoliken.

Tabernaemontanus zufolge helfen Bäder mit Zaunwinde, →Kamille, →Betonie, →Dost, St. Peterskraut (Aufrechtes Glaskraut) und →Malve bei Nierensteinen. Auflagen mit dem Saft der Zaunwinde vertreiben Kopf- und Hüftschmerzen sowie Hautausschläge. Das mit →Ysopsirup vermischte Destillat wirkt laut dem Botanikerarzt schleimlösend bei Lungenbeschwerden.

Theodor Zwinger brachte in seinem «Theatrum Botanicum» (1696) ein Rezept gegen Verstopfung, das er dem populären Heilwissen entnommen hatte: «Die Bauren pflegen zuweilen ein handvoll dieses Krauts / mit oder ohne wurtzel neben ein wenig →Fenchel- oder →Aniß-samen / oder Weckolderbeeren [→Wacholder] in halb Wasser / halb weissen Wein / oder auch in Wasser allein zu sieden / und dieß tranck morgens frühe außzutrincken / welches denn oft den Leib sänfftiglich zu mehrmalen durch den Stulgang reiniget.»

Möglicherweise der populären weiblichen Heilkultur entnommene äusserliche Anwendungen mit der Abkochung der verhassten Zaunwinde brachte der «Herborist, Naturforscher und Lehrer der Augendiagnose» Karl Schönenberger-Steiger in seinem im Jahr 1920 herausgegebenen Kräuterbuch.

Unkraut und Heilpflanze zugleich

Aeußerlich dient der Teeabsud zu Umschlägen bei Entzündung und Eiterung der Brüste und Augenkrankheiten. Zur Heilung offener Wunden werden die Blätter in Rotwein mit etwas Essig aufgekocht und aufgelegt.

Karl Schönenberger-Steiger, Unsere Schweizer Heilkräuter (1920)

Der Puschlaver Kräuterpfarrer Tobia Marchioli empfahl, den aus den Blüten zubereiteten, milde wirkenden Tee einzunehmen, um damit Verstopfung langfristig zu beheben. Die Milchabkochung der frischen Blätter diente demselben Zweck. Verstopfung als Heilanzeige für eine andere Winden-Art, die Ackerwinde, findet sich schon im Werk «De Materia medica» des antiken Arztes Pedanios Dioskurides.

Kräuterpfarrer Künzle rühmte den Aufguss der Blüten als erstaunlich rasch wirkendes Mittel gegen Fieber und Lungenentzündung und betrachtete die Zaunwinde generell als Geschenk des Himmels: «Da die Pflanze als Unkraut überall gedeiht, sozusagen den ganzen Sommer über blüht, vom Juni bis in den Oktober hinein, müssen wir zugeben, daß der liebe Gott uns damit ein köstliches Heilmittel wieder einmal buchstäblich vor die Füße gelegt hat.»

In der gegenwärtigen medizinischen Selbsthilfe befragter Personen wird die Zaunwinde nicht mehr verwendet.

Literatur und Abbildung

Lauber/Wagner/Gygax, Flora Helvetica, 834; Hildegard von Bingen/Riha, 64f.; Leidig, Frauenheilkunde, 371; Fuchs, Cap. CCLXXV; Lonitzer, CLXXXI; Mattioli/Handsch, 429r–429v; Cardilucius, 916; Zwinger, 848; Tabernaemontanus/Bauhin, 1264; Schönenberger-Steiger, 96; Marchioli, 33; Dioskurides/Berendes, 385; Künzle, Chrut und Uchrut (1915), 21; Künzle, Kräuterheilbuch, 414; Abbildung: Klein, Unkräuter, Tf. 74.

ZITRONENMELISSE

Melissa officinalis L.;
Lippenblütler, Lamiaceae

Vorkommen
In Gärten kultiviert;
Blütezeit: Juni bis August.

Wissensgeschichte:
Die antiken Ärzte beschäftigten sich nicht mit der Heilkraft der Zitronenmelisse. Die Pflanze kam vermutlich erst im 10. oder 11. Jahrhundert aus dem Orient nach Europa, wo sie in Klostergärten angebaut wurde, worauf die spätere Bezeichnung «Pfaffenblatt» schliessen lässt. Die Melisse, deren aus dem Griechischen stammender Name «Biene» bedeutet, ist eine bei den Bienen äusserst beliebte Pflanze.

Die Zitronenmelisse – Trost der Frauen

Der Melissentee ist der Trost der Frauen: er macht leicht ums Herz und wird daher besonders den Kindbettfrauen als Herzstärkung verabreicht; er nimmt die Herzbeklemmung, Schwindelgefühle, Schwermut, Migräne.

Johann Künzle, Das grosse Kräuterheilbuch (1945)

Wie der Mönch Odo Magdunensis in seinem Lehrgedicht «De viribus herbarum» (Über die Kräfte der Kräuter, 2. Hälfte 11. Jh.) festhielt, sollte Melisse bei Asthma und Verdauungsbeschwerden Linderung verschaffen sowie die verzögerte Menstruation auslösen. Äusserlich angewandt heilt das Kraut gemäss Odo eitrige Geschwüre, Gelenkschmerzen und trübe Augen.

Im «Circa Instans» (um 1150) erscheint die Melisse unter der Bezeichnung «Citria» – die Zitronige. Dies nimmt Bezug auf den spezifischen Geruch der Pflanze. Schon in diesem wichtigen Kräuterbuch des Mittelalters erscheint die Abkochung der Pflanze, die später «Mutterkraut» genannt wurde, als Frauenmittel bei zu schwacher Menstruation, zur Reinigung und Stärkung der «Mutter» (Gebärmutter) und Förderung der weiblichen Fruchtbarkeit. Bei Ohnmachtsanfällen sollte man die Weinabkochung des Krauts einnehmen und auf Eiterknoten in Wein und Öl gesottene Pflanzen legen.

Gemäss Hildegard von Bingen lacht ein Mensch, der Melisse isst, gern, da deren Wärme seine Milz berührt und dadurch sein Herz erfreut. Die positive Wirkung der Pflanze auf das Herz und somit auch auf ein trauriges Gemüt erklärt demzufolge ihren deutschen Namen «Hertzcruit», den Hildegard in ihrer um 1160 verfassten «Physica» anführt. Es sind die herzförmigen Blätter, welche die heilkundige Äbtissin auf der Grundlage der antiken Signaturenlehre auf Herzprobleme hingewiesen hatten. Gegen Flügelfelle (Wucherung auf der Bindehaut) empfahl Hildegard warme Umschläge. In das hierzu bestimmte Wasser sollte das ganze Kraut über Nacht eingeweicht werden.

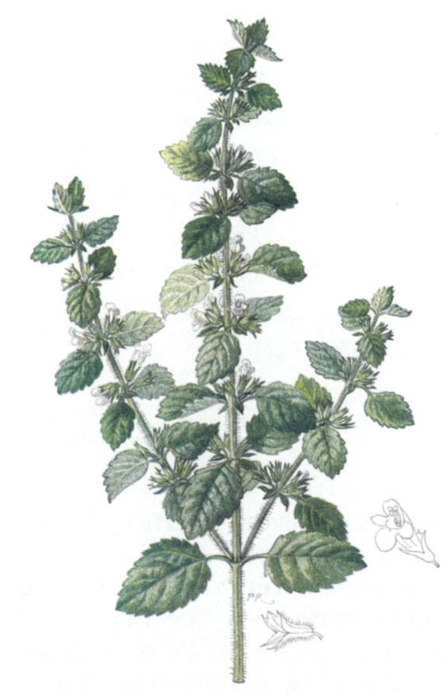

Mattioli ergänzte die Anwendungsbereiche, indem er die Melisse in Form von Mundspülungen bei Zahnschmerzen und verschleimten Atemwegen sowie von Klistieren bei blutigen Durchfällen einsetzte. Aus den Blättern hergestellte Pflaster wurden auf Kröpfe, Wunden und Insektenstiche gelegt.

Tabernaemontanus berichtete, dass man in Frankreich mit den Schösslingen, mit Eiern, →Rosenwasser und Zucker Omeletten zur Stärkung von Wöchnerinnen zubereitete. Ausserdem rühmte er die Melisse als ein die Verdauung förderndes Kraut und ihre Wirkkraft bei Schlaganfall, Schwindel und Gedächtnisschwäche. Das Destillat verschrieb er als Gesichtswasser, um unreine Haut zu klären. Das destillierte Wasser ist Bestandteil des 1611 von den Karmeliterinnen der Rue de Vaugirard in Paris weiterentwickelten «L'Eau de Melisse de Carmes», eines Aquavits, der unter anderem →Lavendel und Zitronenschale enthielt.

Ein historischer Beleg aus dem Unterengadin zur Wertschätzung der Zitronenmelisse findet sich in der 1573 vollendeten «Raetiae alpestris topographica descriptio» des Pfarrers und Humanisten Ulrich Campell. Dieser zählte die Zitronenmelisse zu jenen Heilpflanzen, die «in Gärten durch menschliche Pflege und Kunst gehegt werden». Der Botanikerarzt Hieronymus Bock schätzte das Destillat als Haut- und Wundmittel: «Wasser von Melissen gebrant / heylet alle raude und seyren [= Ausschläge und Krätzmilbenbefall] / deß gleichen Spinnen / Scorpion stich / und die gebissene wunden der unsinnigen hund darmit geweschen».

Johann Barandun von Feldis vermittelte in seinem 1719

niedergeschriebenen Kräuterbuch «Lustgarten da las Ligias» Heilwissen über die Zitronenmelisse. Die Indikationen hatte er den Werken der frühneuzeitlichen Botanikerärzte entnommen.

In der «Phytologia», einem in Vallader abgefassten, handschriftlichen Heilpflanzenlexikon des im zweiten Drittel des 18. Jahrhunderts im Unterengadin wirkenden Arztes Padruot Ludwig von Ardez, finden sich als Anwendungsbereiche mehrere «Kopfschäden»: Traurigkeit, unruhige Träume, Lähmungserscheinungen, Schlaganfall, Epilepsie, Schwindel und Ohnmacht. Sein Wissen hatte der Bündner Landarzt aus der «Flora Francica Rediviva» (1716) seines Kollegen Georg Franck von Franckenau bezogen.

Auflagen mit dem zerstossenen, frischen Kraut auf die Herzgegend galten um 1900 gemäss dem Churer Alt-Reallehrer Caspar Patzen als bewährtes Hausmittel gegen nächtliches Herzklopfen.

Der Disentiser Benediktinerpater Karl Hager wies aufgrund seiner naturkundlichen und kulturhistorischen Forschungsexkursionen durch die Surselva die Kultivierung der Zitronenmelisse in Bauerngärten nach. Der Regionalforscher Moritz Caduff entdeckte in den Pfarrgärten der Val Lumnezia neben Zitronenmelisse die Heilpflanzen →Wermut, →Pfefferminze, Weissen →Senf sowie →Ysop und führte deren Vorhandensein auf den Import durch die aus Oberitalien stammenden, im Gartenbau bewanderten, bis 1920 im Tal wirkenden Kapuziner zurück: «Mit ihren Kräutern heilten sie eigene Gebresten und jene ihrer Pfarrkinder.»

Der Puschlaver Kräuterpfarrer Tobia Marchioli kannte bei Nikotinvergiftungen kein besseres Mittel als die Melisse, während Künzle die Melisse als stärkendes Mittel für Wöchnerinnen rühmte. Die beiden Kräuterpfarrer griffen nicht nur auf das Wissen der frühneuzeitlichen Botanikerärzte zurück, sondern brachten auch Rezepte zur Herstellung von Melissenlikör und Melissengeist. In der gegenwärtigen medizinischen Selbsthilfe ist die Pflanze vor allem als Beruhigungsmittel weiterhin beliebt. Melissa officinalis ist ausserdem ein homöopathisches Mittel.

Heutige Anwendung

Im Haus

Beruhigung, Erfrischung im Sommer: Aufguss des Krauts, innerlich (Prättigau).

Lippenbalsam: Melissen- mit Rosenblättern, äusserlich (Prättigau).

Im Stall

Beruhigung des Magens, Blasenbeschwerden: Aufguss der Blätter zur Blütezeit, innerlich (Safiental).

Kommerzieller Anbau, Kultivierung in Kräuterschau- und Klostergärten

Zitronenmelisse wird von der Erboristeria Biologica Raselli, Le Prese (Valposchiavo), der Azienda Agricola Biologica Al Canton (Familie Zanetti-Lazzarini), Le Prese, und von Guarda Kräuter angebaut.

Kultivierung in Kräuterschau- und Klostergärten

Iert d'ervas medicinalas des Museum Regiunal, Savognin; Kräutergarten Bidem, Vals; Kräutergarten in der Burgruine Belfort, Brienz/Brinzauls; Landwirtschaftliche Schule Plantahof, Landquart; Kräuterstall Hennägadä, Klosters; Medizinalgarten, Chur; Pfarrer Künzle's Chrüterparadies, Zizers; Heididorf, Maienfeld; Benediktinerinnenkloster St. Johann, Müstair; Benediktinerkloster St. Martin, Disentis.

Literatur und Abbildung

Lauber/Wagner/Gygax, Flora Helvetica, 862; Mayer/Uehleke/Saum, Klosterheilkunde, 138f.; Odo Magdunensis/Mayer/Goehl, 177; Circa Instans/Goehl, 325f.; Hildegard von Bingen/Riha, 66; Mattioli/Handsch, 347fv–348v; Tabernaemontanus/Bauhin, 737f.; Richter, Thomas, Melissa officinalis L. Ein Leitmotiv für 2000 Jahre Wissenschaftsgeschichte, Diss. Universität Würzburg 1998, 311f. (Digitalisat); Campell/Hitz, 801; Bock, Vv–VIr; Barandun, Nr. 45; Ludwig, Phytologia, Nr. 207; Franck von Franckenau, 365; Caduff, 232 (Kapuziner); Marchioli, 17f.; Künzle, Kräuterheilbuch, 364f.; Vogel, Der kleine Doktor, 57, 217, 261; Treben/Storl, 210f.; Vonarburg, Homöotanik, Bd. 2, 228; Schilcher, Phytotherapie, 224f.; Wegmann, Prättigau, 37; Joos, 102 (Safiental); Müller, Klostergarten, 5 (Müstair); Patzen, Nr. 29; Hager, 280; Steigner, Klostergarten, 38 (Disentis); Würzen, Nr. 22 (Flyer Kräutergarten Burgruine Belfort); Thurner-Steier, Savognin, Thema 6; Künzle, Kräuteratlas (2017), Nr. 99; Abbildung: Künzle, Kräuterheilbuch, Tf. 53 (Zeichnung Pia Roshardt).

ZWIEBEL

Flora Helvetica: Küchenzwiebel, Allium cepa L.; Narzissengewächse, Amaryllidaceae

Vorkommen
In Gärten kultiviert;
Blütezeit: Juni.

Wissensgeschichte:
Die Zwiebel zählt zu den ältesten Heilpflanzen. Bereits Dioskurides kannte mehrere Sorten und Zubereitungsarten, denen er unterschiedliche Qualitäten zuschrieb: Die lange Zwiebel ist schärfer als die runde, die gelbe mehr als die weisse, die trockene mehr als die grüne und die rohe mehr als die gekochte oder eingemachte. Heilwirkungen wie Anregung des Appetits und Behebung von Verstopfung sind gemäss den genauen Beobachtungen des Arztes allen Sorten gemeinsam. Darüber hinaus empfahl Dioskurides enthäutete und in Öl getauchte Zwiebeln als Zäpfchen gegen Hämorrhoiden. Eine mit dem Saft und Honig zubereitete Salbe diente als Augenmittel und gegen die Entzündung des Rachens. Der Saft wurde ebenso zur Auslösung der verzögerten Menstruation und Reinigung des Kopfes, bei Hundebissen als Pflaster zusammen mit →Weinraute und Salz sowie gegen Durchfall, Schwerhörigkeit, Ohrenklingen und vereiterte Ohren eingesetzt.

Die mittelalterliche Diät für stillende Frauen basierte auf den Vorgaben des antiken Gynäkologen Soranos von Ephesos, der sowohl scharf gewürzte Speisen als auch Zwiebeln, →Knoblauch, →Rettich und Hülsenfrüchte untersagte. In der Frauenheilkunde wurden Zwiebeln zur Beendigung der übermässigen Menstruation (rohe Zwiebeln essen) und zur Förderung der Empfängnisfähigkeit (Zwiebeln mit →Brennnesseln und Eiern essen) sowie zur Linderung von Schmerzen nach der Geburt (Auflage mit gekochten, anschliessend in Öl gebratenen Zwiebeln auf die Scham) eingesetzt.

Vom Nutzen der Küchenzwiebel

Die Zwibel-Wurtzel nutzt / wiewol sie machet Wind /

Zur Lungen man sie gut und trefflich nutzlich find.

Sie treibt die Würm / den Harn / wie auch der Weiber Zeit [= Menstruation] /

Man saget / wer sie eß / der sey vorm Gifft befreyt.

Von aussen auffgelegt / die Apostem [= Abszess] sie bricht /

Sie hilfft / wann man sich hat verbrennt / wies offt geschicht.

Johann Joachim Becher, Parnassus medicinalis (1663)

Der Mönch Odo Magdunensis griff zwar in seinem Lehrgedicht «De viribus herbarum» (Über die Kräfte der Kräuter, 2. Hälfte des 11. Jh.) auf Dioskurides zurück, teilte indes mit, der antike Arzt Asklepios versichere, die Zwiebel bringe eine schöne Hautfarbe, wenn man sie nur anschaue.

Hildegard von Bingen warnte vor der Einnahme roher Zwiebeln, da sie schädlich und giftig wie der Saft unnützer Kräuter seien; gekocht hingegen sollte die aggressive Feuchtigkeit der Knolle Glut und Kälte von Fieber und Gicht mildern.

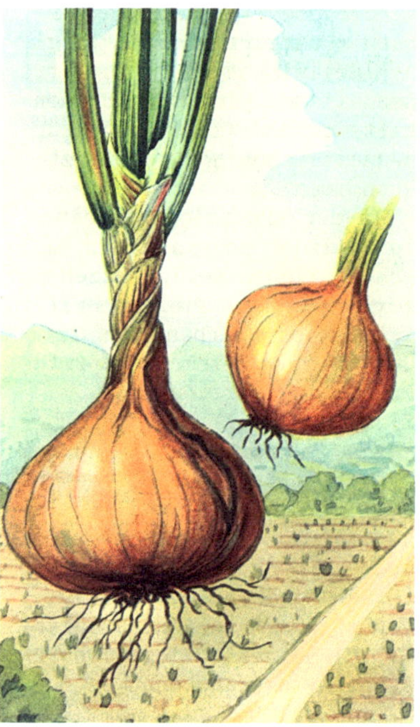

Gemäss Mattioli fördern Zwiebeln nicht nur den Appetit auf das Essen, sondern auch die «unkeusche gelust». Ausserdem hatte Mattioli beobachtet, dass die einfachen Arbeiter zum Frühstück rohe Zwiebeln mit Salz und Brot assen, um sich vor Seuchen zu schützen, «welchs auch die erfarung bezeuget». Zur medizinischen Selbsthilfe alter Frauen teilte der Botanikerarzt mit, dass sie geschnetzelte Zwiebeln in reinem Brunnenwasser über Nacht ziehen liessen und den Kindern zu trinken gäben, um Darmwürmer auszutreiben: «So die kinder nichts wöllen einnehmen / halt inen die nasen zu / so müssen sie den mund auffthuon» – ein grober Umgang mit Kindern. Tabernaemontanus brachte neu ein Rezept aus der Praxis gegen Harnverhaltung bei Knäblein: «Nimb die allerdünste Zwiffelschellet oder Häutlein / so zwischen einem jeden Blatt ligt / legs dem Kind vornen auff das Rohr / es macht harnen.» Mit dem teuren Theriak gefüllte, gebratene Zwiebeln galten als Pestmittel. Den Armen riet er mangels Theriak, die gebratenen Zwiebeln zusammen mit dem Destillat aus dem →Benediktenkraut auszupressen und den Saft zu trinken. Es ist allerdings unwahrscheinlich, dass den Armen das benötigte Destillat zur Verfügung stand.

Johann Barandun notierte 1719 in seinem Kräuterbuch altbekanntes Heilwissen über die Zwiebel, das er mehrheitlich aus den Werken der frühneuzeitlichen Botanikerärzte übernommen hatte. Aus der Erfahrung Baranduns stammt hingegen die Warnung, Zwiebeln, →Knoblauch und Schnittlauch bei Wunden einzunehmen, da diese dadurch langsamer heilten.

Gegen den schmerzhaften Stich der Pferdefliege sollte man die verwundete Stelle mit Zwiebelsaft einreiben und bei Husten einen Zwiebeltee mit Kandiszucker kochen, wie der Alt-Reallehrer Caspar Patzen in Chur in seinem 1899 erstmals erschienenen Hausmittel-Büchlein empfahl.

Der Schweizer Naturheilkunde-Pionier Alfred Vogel riet bei Problemen des Haarbodens, diesen vor dem Waschen mit einer rohen, entzweigeschnittenen Zwiebel einzureiben.

Die Bündner Kräuterpfarrer Tobia Marchioli und Johannes Künzle vermittelten das Wissen der frühneuzeitlichen Botanikerärzte weiter, und zwar, wie aus den Belegen zur gegenwärtigen Heilnutzung in Haus und Stall hervorgeht, mit Erfolg.

Allium cepa ist ein homöopathisches Mittel.

Heutige Anwendung

Im Haus

Husten: aus der Knolle hergestellten Sirup, gemischt mit Konfitüre oder Kandiszucker (Prättigau).

Husten, Halsschmerzen: Umschlag mit frischen Knollenstücken auf den Brustkorb legen (Prättigau).

Ohrenschmerzen: Knollenstücke direkt ins Ohr stecken (Prättigau).

Mückenstiche: Knollenstücke auf die Haut legen (Prättigau).

Angina: Halswickel mit in Fett gerösteten Zwiebeln auflegen (Safiental).

Im Stall

Euterentzündung, Erkältungen: in Schweineschmalz geröstete Zwiebeln heiss auftragen (Safiental).

Offene Wunden, Verletzungen: Zwiebelscheiben auflegen (Mesolcina).

Kultivierung im Kräuterschaugarten

Medizinalgarten, Chur; Heididorf, Maienfeld.

Literatur und Abbildung

Lauber/Wagner/Gygax, Flora Helvetica, 1314; Dioskurides/Berendes, 233; Kruse, Mittelalterliche Frauenrezepte, 182; Becher, 231f.; Leidig, Frauenheilkunde, 75f., 165, 228; Odo Magdunensis/Mayer/Goehl, 158; Hildegard von Bingen/Riha, 83f.; Mattioli/Handsch, 204v; Tabernaemontanus/Bauhin, 870f.; Barandun, Nr. 19; Ludwig, Phytologia, Nr. 84; Patzen, Nr. 38, 130; Marchioli, 8; Künzle, Kräuterheilbuch, 415f.; Vogel, Der kleine Doktor, 11f., 22, 27, 40, 94, 421; Treben/Storl, 224; Schrott/Ammon, 134f.; Vonarburg, Homöotanik Bd. 1, 94–97; Schilcher, Phytotherapie, 353ff.; Wegmann, Prättigau, 30; Joos, 106 (Safiental); Klarer/Stöger/Meier, Jenzerwurz, 122; Abbildung: Herba, Nr. 116.

PFLANZENREGISTER

ANWENDUNGSBEREICHE

Das Wissen über die Heilpflanzen und ihre Anwendung hat sich im Laufe der letzten 2000 Jahre stetig verändert und weiterentwickelt. Die folgende umfassende Zusammenstellung der Kräuter und ihrer Indikationen über diesen Zeitraum macht anschaulich, mit welchen Leiden die Menschen konfrontiert waren. Unter Zauberpflanzen verstand man Kräuter, die auf geheimnisvolle Weise Wirkung entfalteten.

Atemwege

Alant, Aloe, Alpenrose, Andorn, Anis, Aronstab, Arve, Augentrost, Baldrian, Bärenklau, Beifuss, Benediktenkraut, Bertram, Betonie, Bibernelle, Bilsenkraut, Blasenkirsche, Bockshornklee, Breitblättrige Primel, Brennnessel, Brombeere, Brunnenkresse, Dill, Dost, Eberraute, Edelkastanie, Efeu, Ehrenpreis, Eibisch, Engelsüss, Enzian, Fenchel, Fieberklee, Föhre, Gamander, Gänseblümchen, Germer, Gerste, Goldmelisse, Gundelrebe, Habichtskraut, Heidelbeere, Heidnisch Wundkraut, Herbstzeitlose, Hirschzunge, Holunder, Hopfen, Hundszunge, Isländisch Moos, Jalapa, Kapuzinerkresse, Klatschmohn, Klette, Knoblauch, Knoblauchhederich, Königskerze, Kümmel, Lärchenschwamm, Lavendel, Leinkraut, Liebstöckel, Maiglöckchen, Malve, Mehlbeerbaum, Meisterwurz, Mutterkraut, Odermennig, Pestwurz, Pfefferminze, Pfingstrose, Preiselbeere, Quecke, Rettich, Ringelblume, Rosmarin, Rotklee, Safran, Salbei, Sanikel, Schachtelhalm, Schafgarbe, Schlangenknöterich, Schlüsselblume, Schöllkraut, Schwertlilie, Senf, Silberdistel, Sonnenhut, Sonnenröschen, Spitzwegerich, Stechpalme, Steinbeere, Stiefmütterchen, Tanne, Taubnessel, Tausendgüldenkraut, Thymian, Tormentill, Veilchen, Venushaar, Vogelbeerbaum, Wacholder, Waldmeister, Waldrebe, Walnuss, Wasserdost, Wegwarte, Weidenröschen, Weinraute, Wermut, Wiesenbocksbart, Wiesenknopf, Wundklee, Ysop, Zaunrübe, Zitronenmelisse, Zwiebel.

Augen

Alant, Aloe, Ampfer, Anis, Apfel, Aronstab, Arve, Augentrost, Baldrian, Benediktenkraut, Bertram, Besenheide, Bibernelle, Bilsenkraut, Bingelkraut, Birke, Blasenkirsche, Bockshornklee, Borretsch, Braunwurz, Brombeere, Dill, Eberraute, Edelkastanie, Edelweiss, Einbeere, Eisenkraut, Enzian, Fenchel, Fingerkraut, Föhre, Frauenmantel, Gamander, Gauchheil, Gefleckter Schierling, Habichtskraut, Hauswurz, Heidelbeere, Hirtentäschchen, Honigklee, Kabis, Klatschmohn, Knoblauch, Kornblume, Kümmel, Kürbis, Lavendel, Linde, Löwenzahn, Nelkenwurz, Odermennig, Petersilie, Ringelblume, Rose, Rotklee, Safran, Salbei, Sanddorn, Schafgarbe, Schlehdorn, Schlüsselblume, Schneeball, Schöllkraut, Senf, Spargel, Tausendgüldenkraut, Thymian, Veilchen, Vogelbeerbaum, Wacholder, Wegwarte, Weide, Weinraute, Wermut, Wurmfarn, Ysop, Zaunwinde, Zitronenmelisse.

Blutreinigung, Blutbildung

Alpenampfer (→Ampfer), Apfel, Bärlauch, Benediktenkraut, Bertram, Birke, Borretsch, Brennnessel, Brunnenkresse, Enzian, Erdrauch, Esche, Guter Heinrich, Hopfen, Kürbis, Leberblümchen, Linde, Löwenzahn, Scharbockskraut, Stechpalme, Steinbeere, Waldmeister, Wallwurz, Weinrebe, Wiesengeissbart, Wundklee.

Blutungen, Blutergüsse

Alant, Aronstab, Benediktenkraut, Berberitze, Betonie, Blasenkirsche, Blutweiderich, Brombeere, Dill, Edelkastanie, Ehrenpreis, Eiche, Fieberklee, Goldmelisse, Habichtskraut, Heidnisch Wundkraut, Hirschzunge, Hirtentäschchen, Hundszunge, Isländisch Moos, Johanniskraut, Klatschmohn, Klette, Kornblume, Kornelkirsche, Kriechender Günsel, Kümmel, Labkraut, Lärchenschwamm, Lungenflechte, Lungenkraut, Malve, Mehlbeerbaum, Mistel, Nelkenwurz, Petersilie, Pfefferminze, Pfennigkraut, Rose, Rosskastanie, Salbei, Salomonssiegel, Sanikel, Schachtelhalm, Schafgarbe, Schlangenknöterich, Silberwurz, Sonnenröschen, Spitzwegerich, Storchschnabel, Thymian, Tormentill, Venushaar, Vogelknöterich, Vogelmiere, Wallwurz, Weide, Wermut, Wiesengeissbart, Wundklee, Ysop.

Diabetes

Berberitze, Blutweiderich, Brennnessel, Gartenbohne, Goldrute, Heidelbeere, Kürbis, Rauschbeere, Silberdistel, Salomonssiegel.

Durchfall, Ruhr, Typhus

Ampfer, Anis, Apfel, Arnika, Arve, Augentrost, Bärenklau, Bärlapp, Berberitze, Besenheide, Blutweiderich, Bockshornklee, Brombeere, Dost, Edelkastanie, Edelweiss, Efeu, Eibisch, Eiche, Eisenkraut, Enzian, Esche, Fetthenne, Fingerkraut, Föhre, Frauenmantel, Gerste, Guter Heinrich, Habichtskraut, Hauswurz, Heidelbeere, Hirschzunge, Hirtentäschchen, Hundszunge, Isländisch Moos, Johannisbeere, Johanniskraut, Kabis, Klette, Königskerze, Kornelkirsche, Kümmel, Kürbis, Linde, Löwenzahn, Lungenflechte, Malve, Männertreu, Mehlbeerbaum, Nelkenwurz, Pfennigkraut, Pfingstrose, Preiselbeere, Rose, Rosmarin, Safran, Salbei, Sanikel, Schachtelhalm, Schafgarbe, Schlangenknöterich, Schlehdorn, Schneeball, Sonnenröschen, Spargel, Spitzwegerich, Steinbeere, Storchschnabel, Taubnessel, Venushaar, Vogelbeerbaum, Vogelknöterich, Wacholder, Wasserdost, Wegwarte, Weide, Weissdorn, Wermut, Wiesengeissbart, Wiesenknopf, Wundklee, Zitronenmelisse, Zwiebel.

Eingeweidebrüche, innere Verletzungen

Arnika, Aronstab, Betonie, Dost, Eberraute, Efeu, Fetthenne, Frauenmantel, Goldrute, Habichtskraut, Hasenohr, Hirtentäschchen, Königskerze, Kornblume, Kriechender Günsel, Kugelblume, Lärchenschwamm, Leberblümchen, Lungenflechte, Malve, Mistel, Mondraute, Pfennigkraut, Salomonssiegel, Sanikel, Schafgarbe, Schlüsselblume, Spargel, Storchschnabel, Tanne, Thymian, Vogelbeerbaum, Wasserdost, Wiesenknopf.

Ettich, Ettig (Ernährungsstörung bei Kleinkindern)

Brennnessel, Gänseblümchen, Huflattich, Knoblauchhederich, Lein, Malve.

Fieber

Aloe, Alpen-Mannstreu, Apfel, Arnika, Aronstab, Augentrost, Beifuss, Benediktenkraut, Berberitze, Bertram, Besenheide, Bilsenkraut, Birke, Bockshornklee, Borretsch, Brunnenkresse, Dill, Dost, Eibisch, Eisenkraut, Enzian, Esche, Fieberklee, Gamander, Geissfuss, Germer, Gerste, Goldmelisse, Hauswurz, Heidelbeere,

Herbstzeitlose, Holunder, Hopfen, Huflattich, Johanniskraut, Kamille, Kartoffel, Klatschmohn, Kornblume, Kornelkirsche, Küchenschelle, Kürbis, Linde, Löwenzahn, Maiglöckchen, Malve, Männertreu, Mutterkraut, Nelke, Odermennig, Petersilie, Pfeffer, Pfingstrose, Preiselbeere, Rainfarn, Rettich, Rose, Rosskastanie, Safran, Sanddorn, Schafgarbe, Schlangenknöterich, Schlüsselblume, Schöllkraut, Senf, Spitzwegerich, Stechpalme, Steinbeere, Storchschnabel, Taubnessel, Tausendgüldenkraut, Traubenkirsche, Veilchen, Vogelbeerbaum, Vogelknöterich, Vogelmiere, Wacholder, Waldmeister, Walnuss, Wasserdost, Weide, Weinraute, Wermut, Wiesengeissbart, Wundklee, Zaunrübe, Zaunwinde, Zwiebel.

Gallenblase

Alpen-Mannstreu, Bärlapp, Blasenkirsche, Brennnessel, Eisenkraut, Heidelbeere, Heidnisch Wundkraut, Hopfen, Kornblume, Mariendistel, Quecke, Rettich, Safran, Schöllkraut, Stechpalme, Walnuss.

Gebärmutter

Anis, Arve, Baldrian, Bärenklau, Bärenwurz, Beifuss, Berberitze, Bergminze, Betonie, Bilsenkraut, Bockshornklee, Brennnessel, Dill, Eberraute, Eibisch, Engelwurz, Fieberklee, Gamander, Gämswurz, Gerste, Habichtskraut, Holunder, Honigklee, Isländisch Moos, Kamille, Klette, Knoblauchhederich, Königskerze, Kornblume, Lärchenschwamm, Lein, Liebstöckel, Malve, Männertreu, Meisterwurz, Mistel, Mutterkraut, Pestwurz, Petersilie, Pfingstrose, Rainfarn, Rose, Salbei, Salomonssiegel, Sanikel, Schafgarbe, Schlehdorn, Schlüsselblume, Schwalbenwurz, Senf, Spitzwegerich, Taubnessel, Thymian, Wallwurz, Wermut, Wiesenbocksbart, Ysop, Zaunrübe, Zitronenmelisse.

Probleme bei der Geburt

Allermannsharnisch, Alpen-Mannstreu, Andorn, Anis, Arve, Baldrian, Beifuss, Betonie, Bibernelle, Bilsenkraut, Ehrenpreis, Eisenkraut, Engelwurz, Enzian, Fenchel, Fieberklee, Föhre, Germer, Gerste, Goldrute, Gundelrebe, Heidnisch Wundkraut, Herzgespann, Johanniskraut, Kamille, Maiglöckchen, Malve, Mistel, Muskatnuss, Mutterkraut, Nelkenwurz, Odermennig, Petersilie, Pfefferminze, Pfingstrose, Safran, Salbei, Salomonssiegel, Schlangenknöterich, Stiefmütterchen, Storchschnabel, Venushaar, Wacholder, Wegwarte, Weinraute, Wurmfarn.

Gehirn, Gedächtnis, «Wahnsinn»

Alant, Aloe, Allermannsharnisch, Alpen-Mannstreu, Anis, Apfel, Arnika, Augentrost, Baldrian, Bärenklau, Beifuss, Benediktenkraut, Bertram, Betonie, Bibernelle, Borretsch, Brennnessel, Christrose, Dost, Edelkastanie, Efeu, Ehrenpreis, Eisenkraut, Enzian, Erdrauch, Fingerkraut, Frauenmantel, Gämswurz, Gauchheil, Germer, Guajakholz, Gundelrebe, Hanf, Hirschzunge, Honigklee, Iva, Johanniskraut, Kabis, Kalmus, Kamille, Kampfer, Klatschmohn, Knoblauchhederich, Königskerze, Kümmel, Lärchenschwamm, Lavendel, Linde, Maiglöckchen, Malve, Mariendistel, Meerzwiebel, Meisterwurz, Mistel, Mönchspfeffer, Mutterwurz, Nelkenwurz, Odermennig, Pfefferminze, Pfingstrose, Rettich, Rosmarin, Safran, Salbei, Schachtelhalm, Schlüsselblume, Senf, Spitzwegerich, Stiefmütterchen, Tanne, Taubnessel, Thymian, Tormentill, Veilchen, Vogelmiere, Wacholder, Walnuss, Weinraute, Wurmfarn, Zaunrübe, Zitronenmelisse.

Gelbsucht

Alpen-Mannstreu, Andorn, Anis, Augentrost, Bärenklau, Bärenwurz, Beifuss, Berberitze, Birke, Brunnenkresse, Dost, Efeu, Eisenkraut, Fieberklee, Fingerkraut, Gundelrebe, Guter Heinrich, Hanf, Heidnisch Wundkraut, Herbstzeitlose, Hirtentäschchen, Holunder, Hopfen, Johanniskraut, Kamille, Kornblume, Lärchenschwamm, Leberblümchen, Leinkraut, Löwenzahn, Nelkenwurz, Quecke, Schlafbeere, Schöllkraut, Spargel, Spitzwegerich, Stechpalme, Tausendgüldenkraut, Veilchen, Venushaar, Wasserdost, Wegwarte, Wermut.

Gelenke, Sehnen

Ampfer, Bockshornklee, Braunwurz, Breitblättrige Primel, Brennnessel, Eberraute, Efeu, Eiche, Einbeere, Eisenkraut, Geissfuss, Gefleckter Schierling, Hanf, Holunder, Huflattich, Klette, Knoblauchhederich, Königskerze, Kornelkirsche, Kornrade, Mönchspfeffer, Narzisse, Odermennig, Pestwurz, Ringelblume, Schlüsselblume, Senf, Sonnenhut, Spargel, Tanne, Waldrebe, Wallwurz, Walnuss, Weide, Weinraute, Wundklee, Zitronenmelisse.

Geschwülste, Kropf

Aronstab, Beifuss, Berberitze, Besenheide, Bingelkraut, Bockshornklee, Braunwurz, Brunnenkresse, Eiche, Engelsüss, Engelwurz, Erle, Föhre, Gänseblümchen, Gerste, Guter Heinrich, Hartriegel, Hauswurz, Heidnisch Wundkraut, Hirtentäschchen, Honigklee, Hundszunge, Klatschmohn, Klette, Kornrade, Lein, Liebstöckel, Löwenzahn, Lungenflechte, Maiglöckchen, Männertreu, Mistel, Pestwurz, Pfeffer, Rotklee, Salomonssiegel, Schachtelhalm, Sonnenröschen, Spitzwegerich, Stechpalme, Taubnessel, Tormentill, Venushaar, Wallwurz, Weinraute, Wurmfarn, Zitronenmelisse.

Giftige Dämpfe

Allermannsharnisch, Bibernelle, Hanf, Liebstöckel.

Haare

Birke, Bockshornklee, Brennnessel, Erdrauch, Klette, Rettich, Venushaar, Zwiebel.

Hämorrhoiden

Alant, Allermannsharnisch, Alpenveilchen, Andorn, Apfel, Braunwurz, Brombeere, Dill, Eiche, Einbeere, Fetthenne, Gamander, Gauchheil, Guter Heinrich, Hauhechel, Heidelbeere, Johannisbeere, Johanniskraut, Königskerze, Kornrade, Kümmel, Lein, Leinkraut, Malve, Mehlbeerbaum, Nachtkerze, Pfennigkraut, Pfingstrose, Ringelblume, Rosskastanie, Schafgarbe, Scharbockskraut, Schöllkraut, Tausendgüldenkraut, Tormentill, Veilchen, Vogelbeerbaum, Weidenröschen, Wiesenknopf, Wundklee.

Harnwege

Alant, Alpen-Mannstreu, Alpenrose, Ampfer, Andorn, Anis, Apfel, Arve, Aurikel (→Breitblättrige Primel), Baldrian, Bärentraube, Bärenwurz,

Bärlapp, Bärlauch, Beifuss, Berberitze, Besenheide, Betonie, Bibernelle, Bingelkraut, Birke, Blasenkirsche, Brennnessel, Brunnenkresse, Dost, Eberraute, Edelkastanie, Efeu, Ehrenpreis, Eibisch, Eisenkraut, Engelsüss, Esche, Fenchel, Föhre, Gamander, Gämswurz, Gartenbohne, Gauchheil, Gerste, Goldrute, Gundelrebe, Guter Heinrich, Hanf, Hasenohr, Heidelbeere, Heidnisch Wundkraut, Herzgespann, Hirschzunge, Hirtentäschchen, Honigklee, Hopfen, Johanniskraut, Kamille, Kapuzinerkresse, Klette, Knabenkraut (→Männertreu), Knoblauch, Königskerze, Kornblume, Kornrade, Kümmel, Kürbis, Labkraut, Lein, Leinkraut, Liebstöckel, Linde, Löwenzahn, Maiglöckchen, Malve, Mariendistel, Meisterwurz, Mutterkraut, Mutterwurz, Odermennig, Petersilie, Pfennigkraut, Pfingstrose, Preiselbeere, Quecke, Rainfarn, Rettich, Rose, Rosmarin, Safran, Salbei, Salomonssiegel, Sanikel, Schachtelhalm, Schafgarbe, Schlehdorn, Schlüsselblume, Schöllkraut, Schwertlilie, Senf, Silberwurz, Spargel, Spitzwegerich, Stechpalme, Storchschnabel, Tanne, Taubnessel, Tausendgüldenkraut, Thymian, Tormentill, Traubenkirsche, Veilchen, Venushaar, Vogelknöterich, Vogelmiere, Wacholder, Waldmeister, Waldrebe, Wallwurz, Wegwarte, Weidenröschen, Weinraute, Weinrebe, Weissdorn, Wiesenbocksbart, Wundklee, Ysop, Zaunrübe, Zaunwinde, Zitronenmelisse, Zwiebel.

Hautkrankheiten, sexuell übertragbare Krankheiten

Alant, Aloe, Alpen-Mannstreu, Alpenrose, Ampfer, Andorn, Apfel, Aronstab, Arve, Augentrost, Beifuss, Benediktenkraut, Bibernelle, Bilsenkraut, Birke, Bockshornklee, Borretsch, Braunwurz, Brennnessel, Brombeere, Brunnenkresse, Christrose, Dill, Dost, Eberraute, Efeu, Ehrenpreis, Eibisch, Eiche, Eisenkraut, Erdrauch, Erle, Esche, Fieberklee, Föhre, Frauenmantel, Gamander, Gänseblümchen, Gartenbohne, Gefleckter Schierling, Germer, Gerste, Guajakholz, Guter Heinrich, Habichtskaut, Hanf, Hauhechel, Hauswurz, Heidelbeere, Heidnisch Wundkraut, Herbstzeitlose, Hirtentäschchen, Holunder, Honigklee, Hopfen, Huflattich, Hundszunge, Isländisch Moos, Jalapa, Johanniskraut, Kabis, Kamille, Kapuzinerkresse, Klatschmohn, Klette, Knoblauch, Kornelkirsche, Kornrade, Küchenschelle, Kürbis, Labkraut, Lavendel, Lein, Leinkraut, Liebstöckel, Linde, Löwenzahn, Maiglöckchen, Malve, Meisterwurz, Nachtkerze, Nelkenwurz, Narzisse, Odermennig, Petersilie, Pfefferminze, Pfingstrose, Rainfarn, Rettich, Ringelblume, Rose, Rosmarin, Salbei, Sanddorn, Salomonssiegel, Sassafras, Schachtelhalm, Schlehdorn, Schöllkraut, Schwalbenwurz, Silberdistel, Sonnenhut, Steinbeere, Stiefmütterchen, Storchschnabel, Thymian, Traubenkirsche, Veilchen, Venushaar, Vogelknöterich, Waldrebe, Walnuss, Wasserdost, Wegwarte, Weide, Weidenröschen, Weinraute, Wermut, Wundklee, Ysop, Zaunwinde, Zitronenmelisse.

Herz, Kreislauf, Gefässe

Apfel, Arnika, Augentrost, Baldrian, Bärlapp, Beifuss, Benediktenkraut, Borretsch, Braunwurz, Brennnessel, Dost, Edelkastanie, Engelwurz, Enzian, Erdrauch, Esche, Föhre, Frauenmantel, Gämswurz, Germer, Habichtskraut, Hauhechel, Heidelbeere, Heidnisch Wundkraut, Herzgespann, Huflattich, Johannisbeere, Johanniskraut, Knoblauch, Königskerze, Kornblume, Kümmel, Kürbis, Linde, Maiglöckchen, Mariendistel, Mistel, Nelke, Nelkenwurz, Petersilie, Pfingstrose, Ringelblume, Rose, Rosmarin, Rosskastanie, Safran, Sanddorn, Schachtelhalm, Schlehdorn, Schlüsselblume, Schöllkraut, Schwalbenwurz, Silberdistel, Silberwurz, Tanne, Tormentill, Waldmeister, Walnuss, Wegwarte, Weinraute, Weissdorn, Wermut, Wiesengeissbart, Wurmfarn.

Kopfschmerzen

Alant, Alpenrose, Anis, Aurikel (→Breitblättrige Primel), Baldrian, Bärenklau, Benediktenkraut, Berberitze, Bockshornklee, Borretsch, Brennnessel, Dill, Dost, Eberraute, Edelkastanie, Efeu, Eibisch, Eisenkraut, Galgant, Gerste, Gundelrebe, Heidelbeere, Honigklee, Johanniskraut, Kamille, Kapuzinerkresse, Kartoffel, Kornblume, Kornrade, Lavendel, Löwenzahn, Malve, Mönchspfeffer, Nelke, Pfefferminze, Rettich, Ringelblume, Rose, Rosmarin, Safran, Salbei, Thymian, Tormentill, Veilchen, Waldrebe, Weide, Weinraute, Wermut, Zaunwinde, Zitronenmelisse.

Leberleiden

Alant, Alpenrose, Anis, Baldrian, Bärenklau, Benediktenkraut, Berberitze, Bockshornklee, Borretsch, Brennnessel, Dill, Dost, Eberraute, Edelkastanie, Efeu, Eibisch, Eisenkraut, Galgant, Gerste, Gundelrebe, Heidelbeere, Honigklee, Johanniskraut, Kamille, Kapuzinerkresse, Kartoffel, Kornblume, Kornrade, Lavendel, Löwenzahn, Malve, Mönchspfeffer, Nelke, Pfefferminze, Rettich, Ringelblume, Rose, Rosmarin, Safran, Salbei, Thymian, Tormentill, Veilchen, Waldrebe, Weide, Weinraute, Wermut, Zaunwinde, Zitronenmelisse.

Lungenleiden

Alpenrose, Apfel, Aurikel (→Breitblättrige Primel), Baldrian, Benediktenkraut, Berberitze, Betonie, Bibernelle, Borretsch, Brennnessel, Eisenkraut, Engelsüss, Engelwurz, Enzian, Esche, Fingerkraut, Frauenmantel, Gänseblümchen, Gerste, Gundelrebe, Heidelbeere, Isländisch Moos, Jalapa, Kabis, Kamille, Kapuzinerkresse, Klatschmohn, Klette, Kugelblume, Kürbis, Lavendel, Löwenzahn, Lungenflechte, Lungenkraut, Manna, Mariendistel, Meerzwiebel, Mutterkraut, Petersilie, Pfennigkraut, Rose, Salbei, Sanikel, Spitzwegerich, Tormentill, Vogelmiere, Wacholder, Wasserdost, Weinraute, Wermut, Wiesenbocksbart, Wiesenknopf, Ysop, Zaunwinde.

Magen-/Darmleiden

Alant, Aloe, Ampfer, Andorn, Anis, Apfel, Arnika, Aronstab, Arve, Augentrost, Bärenklau, Bärentraube, Bärenwurz, Beifuss, Berberitze, Bertram, Besenheide, Betonie, Bibernelle, Bingelkraut, Birke, Blutweiderich, Bockshornklee, Brennnessel, Brunnenkresse, Dill, Dost, Eberraute, Edelkastanie, Edelweiss, Eiche, Eisenkraut, Engelsüss, Engelwurz, Enzian, Esche, Felsenmispel, Fenchel, Fingerkraut, Frauenmantel, Galgant, Gamander, Gartenbohne, Gauchheil, Geissfuss, Germer, Gerste, Gewürznelke, Glaskraut, Gletscher-Edelraute, Goldmelisse, Gundelrebe, Guter Heinrich, Habichtskraut, Hanf, Hauswurz, Heidelbeere, Heidnisch Wundkraut, Herbstzeitlose, Hirschzunge, Holunder, Honigklee, Hopfen, Iva, Jalapa, Johannisbeere, Johanniskraut, Kabis, Kamille, Kapuzinerkresse, Kartoffel, Klatschmohn, Knoblauch, Königskerze,

Kornblume, Kornelkirsche, Kornrade, Kriechender Günsel, Kümmel, Kürbis, Lärchenschwamm, Lavendel, Leberblümchen, Lein, Liebstöckel, Linde, Löwenzahn, Maiglöckchen, Malve, Mariendistel, Meisterwurz, Mistel, Muskatnuss, Mutterkraut, Mutterwurz, Nelkenwurz, Pestwurz, Petersilie, Pfeffer, Pfefferminze, Pfingstrose, Preiselbeere, Rainfarn, Rettich, Ringelblume, Rose, Rosmarin, Rosskastanie, Salbei, Salomonssiegel, Sanddorn, Sanikel, Schafgarbe, Schlangenknöterich, Schlehdorn, Schneeball, Schwalbenwurz, Senf, Silberdistel, Sonnenhut, Spitzwegerich, Stechpalme, Storchschnabel, Tamarinde, Tanne, Taubnessel, Tausendgüldenkraut, Thymian, Traubenkirsche, Veilchen, Vogelmiere, Waldmeister, Walnuss, Wegwarte, Weide, Weidenröschen, Weinraute, Wiesenbocksbart, Wermut, Ysop, Zaunrübe, Zaunwinde, Zitronenmelisse.

Menstruationsstörungen

Alant, Aloe, Alpen-Mannstreu, Ampfer, Andorn, Anis, Arnika, Augentrost, Baldrian, Bärenklau, Bärlapp, Beifuss, Berberitze, Betonie, Bilsenkraut, Bingelkraut, Birke, Blutweiderich, Brennnessel, Brombeere, Brunnenkresse, Christrose, Dost, Eberraute, Edelkastanie, Edelweiss, Efeu, Ehrenpreis, Eisenkraut, Engelwurz, Enzian, Erdrauch, Erle, Felsenmispel, Fenchel, Galgant, Gamander, Gartenbohne, Germer, Gerste, Gletscher-Edelraute, Goldmelisse, Goldrute, Guter Heinrich, Habichtskraut, Hauswurz, Herzgespann, Hirtentäschchen, Holunder, Huflattich, Isländisch Moos, Johanniskraut, Kabis, Kamille, Kapuzinerkresse, Klatschmohn, Klette, Knoblauch, Königskerze, Kornblume, Küchenschelle, Kümmel, Kürbis, Lavendel, Liebstöckel, Lungenflechte, Maiglöckchen, Malve, Mariendistel, Mehlbeerbaum, Meisterwurz, Mistel, Mönchspfeffer, Mondraute, Mutterkraut, Mutterwurz, Nachtkerze, Nelkenwurz, Odermennig, Pestwurz, Petersilie, Pfefferminze, Pfennigkraut, Preiselbeere, Rainfarn, Rettich, Ringelblume, Rose, Rotklee, Safran, Salbei, Salomonssiegel, Sanikel, Schafgarbe, Schlangenknöterich, Schlehdorn, Schöllkraut, Schwalbenwurz, Silberdistel, Sonnenröschen, Spargel, Spitzwegerich, Steinbeere, Stiefmütterchen, Tanne, Tausendgüldenkraut, Thymian, Tormentill, Veilchen, Venushaar, Vogelbeerbaum, Vogelknöterich, Waldmeister, Waldrebe, Wallwurz, Walnuss, Wasserdost, Wegwarte, Weinraute, Wermut, Wiesengeissbart, Wiesenknopf, Ysop, Zaunrübe, Zaunwinde, Zitronenmelisse, Zwiebel.

Milz

Apfel, Bertram, Bockshornklee, Dost, Efeu, Erdrauch, Fieberklee, Hauhechel, Hopfen, Kornrade, Leberblümchen, Meisterwurz, Mönchspfeffer, Rettich, Salomonssiegel, Senf, Spargel, Spitzwegerich, Tanne, Tausendgüldenkraut, Venushaar, Waldmeister, Wasserdost, Wegwarte, Weinrebe, Weissdorn, Wiesengeissbart, Ysop, Zaunwinde.

Multiple Sklerose

Alpenrose, Bärenklau.

Mutterkornvergiftung

Ampfer, Breitwegerich (→Spitzwegerich), Gefleckter Schierling, Hauswurz, Hirtentäschchen, Königskerze, Malve, Safran, Weinraute.

Muttermilchbildung

Anis, Bibernelle, Bilsenkraut, Bockhornklee, Borretsch, Dill, Dost, Eisenkraut, Fenchel, Gerste, Holunder, Kabis, Küchenschelle, Kürbis, Lein, Maiglöckchen, Meisterwurz, Mönchspfeffer, Mutterkraut, Nelkenwurz, Petersilie, Pfefferminze, Ringelblume, Safran, Senf, Spitzwegerich, Storchschnabel, Walnuss, Wermut, Wiesenbocksbart, Zaunrübe.

Nutztiere

Alant, Allermannsharnisch, Alpenrose, Ampfer, Anis, Apfel, Arnika, Aronstab, Augentrost, Baldrian, Bärentraube, Bärlapp, Beifuss, Berberitze, Bibernelle, Bingelkraut, Birke, Braunwurz, Brennnessel, Brombeere, Buche, Christrose, Dill, Edelkastanie, Edelweiss, Efeu, Eibisch, Eiche, Einbeere, Eisenkraut, Engelsüss, Engelwurz, Enzian, Erle, Esche, Fenchel, Fingerkraut, Föhre, Frauenmantel, Frühlingsanemone (→Küchenschelle), Gamander, Germer, Gerste, Giftlattich, Goldrute, Gundelrebe, Habichtskraut, Hanf, Hauhechel, Hauswurz, Heidelbeere, Heidnisch Wundkraut, Herbstzeitlose, Hirschzunge, Holunder, Huflattich, Isländisch Moos, Iva, Johanniskraut, Kalmus, Kamille, Kartoffel, Klette, Knoblauch, Königskerze, Kümmel, Kürbis, Lärchenschwamm, Lavendel, Lein, Liebstöckel, Löwenzahn, Lungenflechte, Lungenkraut, Malve, Mehlbeerbaum, Meisterwurz, Mutterkraut, Mutterwurz, Myrrhe, Nelkenwurz, Odermennig, Pestwurz, Preiselbeere, Quecke, Ringelblume, Salbei, Schachtelhalm, Schafgarbe, Schlangenknöterich, Schlüsselblume, Schöllkraut, Schwalbenwurz, Schwefelanemone (→Küchenschelle), Silberdistel, Spitzwegerich, Storchschnabel, Tanne, Taubnessel, Thymian, Tormentill, Veilchen, Vogelbeerbaum, Wacholder, Waldrebe, Wallwurz, Wasserdost, Weihrauch, Weinraute, Weissdorn, Wermut, Wiesenknopf, Wurmfarn, Zaunrübe, Zwiebel.

Ohren

Aloe, Andorn, Anis, Aronstab, Benediktenkraut, Bilsenkraut, Bingelkraut, Blasenkirsche, Brunnenkresse, Dost, Efeu, Eibisch, Eisenkraut, Enzian, Esche, Fenchel, Gundelrebe, Hanf, Hauswurz, Hirtentäschchen, Hopfen, Johanniskraut, Kartoffel, Knoblauch, Kornrade, Kürbis, Rose, Senf, Silberwurz, Spitzwegerich, Storchschnabel, Tausendgüldenkraut, Tormentill, Veilchen, Vogelknöterich, Walnuss, Weide, Wermut, Wurmfarn, Ysop.

Pest und andere Seuchen

Aloe, Andorn, Apfel, Aronstab, Baldrian, Beifuss, Betonie, Bibernelle, Bilsenkraut, Borretsch, Braunwurz, Dost, Ehrenpreis, Einbeere, Engelwurz, Enzian, Gauchheil, Hanf, Holunder, Huflattich, Johannisbeere, Kalmus, Kampfer, Klette, Knoblauch, Königskerze, Kornblume, Küchenschelle, Liebstöckel, Mariendistel, Nelkenwurz, Osterluzei, Pestwurz, Ringelblume, Rosmarin, Safran, Salbei, Schlangenknöterich, Schöllkraut, Silberdistel, Stiefmütterchen, Wacholder, Wallwurz, Walnuss, Weide, Weinraute.

Potenzprobleme, Sperma

Alpen-Mannstreu, Ampfer, Brennnessel, Dill, Eiche, Engelwurz, Enzian, Fenchel, Hanf, Hauswurz, Hirtentäschchen, Hundszunge, Kartoffel, Knoblauch, Lein, Löwenzahn, Männertreu, Meisterwurz, Mönchspfeffer, Mutterkraut, Petersilie, Senf, Silberdistel, Spargel, Wegwarte, Wermut.

Psyche, «Nerven»

Andorn, Anis, Apfel, Augentrost, Aurikel (→Breitblättrige Primel), Baldrian, Bertram, Besenheide (Bachblüte), Betonie, Borretsch, Dost, Eberraute, Edelkastanie (Bachblüte), Ehrenpreis, Eiche (Bachblüte), Enzian (Bachblüte), Esche, Föhre (Bachblüte), Frauenmantel, Gauchheil, Germer, Goldmelisse, Hanf, Hirschzunge, Hopfen, Johanniskraut, Königskerze, Lavendel, Maiglöckchen, Mutterkraut, Nelkenwurz, Odermennig (Bachblüte), Petersilie, Pfingstrose, Preiselbeere, Rosmarin, Rosskastanie (Bachblüte), Safran, Schlüsselblume, Silberwurz, Sonnenröschen (Bachblüte), Stechpalme (Bachblüte), Storchschnabel, Tausendgüldenkraut (Bachblüte), Thymian, Waldmeister, Waldrebe (Bachblüte), Walnuss (Bachblüte), Wegwarte (Bachblüte), Weide (Bachblüte), Weinraute, Wermut, Wildrose (→Rose, Bachblüte), Zitronenmelisse.

Rachenentzündung

Andorn, Aronstab, Aurikel (→Breitblättrige Primel), Baldrian, Bertram, Bibernelle, Bockshornklee, Borretsch, Brennnessel, Dill, Dost, Eibisch, Engelsüss, Erle, Fingerkraut, Föhre, Germer, Gerste, Goldrute, Hanf, Hartriegel, Hauswurz, Johannisbeere, Kabis, Kartoffeln, Klatschmohn, Kriechender Günsel, Kümmel, Leberblümchen, Liebstöckel, Malve, Rettich, Rosmarin, Salbei, Sanikel, Schlangenknöterich, Schlehdorn, Schneeball, Schöllkraut, Senf, Sonnenhut, Steinbeere, Tanne, Veilchen, Vogelbeerbaum, Ysop, Zwiebel.

Rheuma

Alpenrose, Ampfer, Apfel, Arnika, Aronstab, Bärenklau, Bärenwurz, Besenheide, Betonie, Bärlapp, Bertram, Besenheide, Bibernelle, Bilsenkraut, Blasenkirsche, Bockshornklee, Borretsch, Breitblättrige Primel, Brennnessel, Christrose, Dill, Eberraute, Einbeere, Eisenkraut, Esche, Gamander, Gauchheil, Gefleckter Schierling, Germer, Gerste, Goldrute, Gundelrebe, Hanf, Hauswurz, Herbstzeitlose, Herzgespann, Hirtentäschchen, Holunder, Johannisbeere, Johanniskraut, Kabis, Kartoffel, Klatschmohn, Klette, Knoblauchhederich, Königskerze, Kornblume, Kornelkirsche, Leinkraut, Linde, Löwenzahn, Maiglöckchen, Malve, Männertreu, Meisterwurz, Nachtkerze, Petersilie, Pfingstrose, Quecke, Rainfarn, Rosmarin, Rosskastanie, Safran, Salomonssiegel, Sanddorn, Schachtelhalm, Schlehdorn, Schöllkraut, Senf, Spargel, Spitzwegerich, Stiefmütterchen, Storchschnabel, Tanne, Taubnessel, Thymian, Veilchen, Wacholder, Walnuss, Weinraute, Wermut, Wiesengeissbart, Zaunwinde, Zwiebel.

Schlaf, Beruhigung

Anis, Baldrian, Beifuss, Betonie, Bilsenkraut, Dill, Hanf, Hundszunge, Klatschmohn, Lavendel, Linde, Mönchspfeffer, Rose, Safran, Waldmeister, Weide, Zitronenmelisse.

Schlag- und Stossverletzungen, Knochenbrüche

Ampfer, Arnika, Bockshornklee, Dost, Eibisch, Einbeere, Fenchel, Fetthenne, Fichte, Föhre, Frauenmantel, Gamander, Gänseblümchen, Goldrute, Habichtskraut, Hauswurz, Isländisch Moos, Kornrade, Safran, Spitzwegerich, Tanne, Tausendgüldenkraut, Veilchen, Wallwurz.

Schlaganfall, Lähmungen, Spasmen

Anis, Arnika, Arve, Aurikel (→Breitblättrige Primel), Bertram, Betonie, Brennnessel, Gänseblümchen, Gewürznelke, Hanf, Herzgespann, Johanniskraut, Kartoffel, Klatschmohn, Küchenschelle, Linde, Maiglöckchen, Nelkenwurz, Rainfarn, Rose, Rosmarin, Salbei, Senf, Taubnessel, Tausendgüldenkraut, Tormentill, Wacholder, Waldrebe, Weissdorn, Ysop, Zaunrübe.

Schwangerschaftsabbruch, Austreibung von Tot- und Nachgeburt

Andorn, Arnika, Aronstab, Arve, Beifuss, Berberitze, Betonie, Bibernelle, Bingelkraut, Brunnenkresse, Christrose, Dost, Efeu, Eibisch, Engelwurz, Enzian, Erdrauch, Erle, Fenchel, Föhre, Gamander, Germer, Herzgespann, Hirtentäschchen, Kabis, Kamille, Knoblauch, Kümmel, Lavendel, Liebstöckel, Malve, Mehlbeerbaum, Mutterkraut, Mutterwurz, Petersilie, Rainfarn, Rettich, Ringelblume, Safran, Salbei, Schachtelhalm, Schlangenknöterich, Sefistrauch, Silberdistel, Spitzwegerich, Taubnessel, Tausendgüldenkraut, Thymian, Wacholder, Wegwarte, Weinraute, Weissdorn, Wermut, Wurmfarn, Ysop, Zaunrübe.

Probleme in der Schwangerschaft

Alant, Betonie, Beifuss, Ehrenpreis, Eisenkraut, Frauenmantel, Johanniskraut, Pfefferminze, Salbei, Schafgarbe, Wermut, Wiesenknopf.

Schwindsucht (fortschreitender Gewebszerfall)

Aloe, Anis, Arve, Ehrenpreis, Eibisch, Eiche, Eisenkraut, Föhre, Gänseblümchen, Holunder, Johannisbeere, Kartoffel, Liebstöckel, Preiselbeere, Schachtelhalm, Senf, Spitzwegerich, Veilchen, Wegwarte, Weide, Weinraute.

Sexuelle Lust

Andorn, Anis, Arnika, Aronstab, Baldrian, Beifuss, Benediktenkraut, Betonie, Brennnessel, Brunnenkresse, Dill, Eberraute, Edelkastanie, Eisenkraut, Esche, Fetthenne, Fingerkraut, Gartenbohne, Gefleckter Schierling, Hirtentäschchen, Kampfer, Kartoffel, Klette, Kümmel, Lavendel, Lein, Malve, Männertreu, Mönchspfeffer, Odermennig, Pfefferminze, Safran, Salbei, Salomonssiegel, Schlangenknöterich, Schöllkraut, Senf, Silberdistel, Spitzwegerich, Storchschnabel, Waldmeister, Weide, Weinraute, Wermut, Zwiebel.

Skorbut

Ampfer, Engelsüss, Fieberklee, Föhre, Hartriegel, Pfennigkraut, Scharbockskraut, Steinbeere, Tanne.

Sterilität der Frau, Empfängnisverhütung

Anis, Baldrian, Beifuss, Betonie, Bibernelle, Brennnessel, Dill, Efeu, Ehrenpreis, Engelsüss, Fenchel, Fingerkraut, Frauenmantel, Knoblauch, Lavendel, Liebstöckel, Knabenkraut (→Männertreu), Meisterwurz, Odermennig, Pfefferminze, Poleiminze (→Pfefferminze), Rainfarn, Rosmarin, Safran, Salbei, Schlangenknöterich, Schlüsselblume, Schöllkraut, Spargel, Thymian, Tormentill, Weide, Weinraute, Wermut, Wurmfarn, Zitronenmelisse, Zwiebel.

Tierbisse, Insektenstiche, Flöhe, Läuse

Alant, Allermannsharnisch, Aloe, Ampfer, Andorn, Anis, Arnika, Bärlapp, Beifuss, Berganemone (→Küchenschelle), Betonie, Bibernelle, Braunwurz, Brennnessel, Dost, Eisenkraut, Enzian, Gamander, Gänseblümchen, Gauchheil, Geissfuss, Germer, Guter Heinrich, Hanf, Hartriegel, Hasenohr, Hauswurz, Hirschzunge, Holunder, Huflattich, Hundszunge, Johanniskraut, Kartoffel, Klette, Königskerze, Kornblume, Kümmel, Lärchenschwamm, Lavendel, Liebstöckel, Malve, Mönchspfeffer, Nachtkerze, Petersilie, Pfefferminze, Rettich, Salbei, Schlangenknöterich, Schlüsselblume, Schwalbenwurz, Senf, Silberdistel, Silberwurz, Sonnenhut, Spargel, Spitzwegerich, Storchschnabel, Thymian, Venushaar, Vogelknöterich, Walnuss, Wasserdost, Wegwarte, Weinraute, Zitronenmelisse, Zwiebel.

Verengung der Vagina

Arve, Fetthenne, Frauenmantel, Weide.

Vergiftungen

Andorn, Apfel, Arnika, Baldrian, Bärlauch, Benediktenkraut, Besenheide, Bibernelle, Dost, Eberraute, Edelkastanie, Eiche, Engelwurz, Enzian, Gämswurz, Geissfuss, Kapuzinerkresse, Knoblauch, Kümmel, Malve, Nelkenwurz, Rainfarn, Rettich, Ringelblume, Salbei, Schöllkraut, Sonnenhut, Spitzwegerich, Tormentill, Wegwarte, Weinraute, Wermut, Wiesenknopf, Zitronenmelisse, Zwiebel.

Wassereinlagerungen

Anis, Apfel, Bingelkraut, Blasenkirsche, Brunnenkresse, Christrose, Dill, Engelsüss, Enzian, Fenchel, Fieberklee, Gartenbohne, Habichtskraut, Hauhechel, Holunder, Jalapa, Kabis, Königskerze, Kornblume, Kürbis, Leinkraut, Linde, Löwenzahn, Maiglöckchen, Mönchspfeffer, Mutterkraut, Nelkenwurz, Petersilie, Rainfarn, Rettich, Salbei, Salomonssiegel, Schachtelhalm, Schöllkraut, Schwalbenwurz, Schwertlilie, Silberdistel, Spargel, Stechpalme, Steinbeere, Tormentill, Waldmeister, Waldrebe, Wiesengeissbart, Ysop, Zaunrübe.

Weibliche Brust

Alant, Arve, Benediktenkraut, Betonie, Bilsenkraut, Bockshornklee, Eberraute, Edelkastanie, Edelweiss, Eibisch, Eiche, Erle, Fenchel, Fetthenne, Frauenmantel, Goldrute, Heidnisch Wundkraut, Herzgespann, Huflattich, Kabis, Kümmel, Kürbis, Labkraut, Lein, Malve, Meisterwurz, Mondraute, Mutterkraut, Narzisse, Nelkenwurz, Petersilie, Pfefferminze, Ringelblume, Safran, Sanikel, Schafgarbe, Schwalbenwurz, Spitzwegerich, Storchschnabel, Tausendgüldenkraut, Veilchen, Wallwurz, Walnuss, Wermut, Zaunwinde.

Weissfluss

Aloe, Anis, Apfel, Baldrian, Blutweiderich, Engelwurz, Frauenmantel, Gamander, Gänseblümchen, Heidelbeere, Kampfer, Kümmel, Mondraute, Mutterwurz, Ringelblume, Rose, Rosmarin, Salbei, Schlehdorn, Tormentill, Weinraute, Wundklee.

Wochenbett

Aronstab, Betonie, Eibisch, Frauenmantel, Germer, Goldrute, Johanniskraut, Kabis, Königskerze, Liebstöckel, Mistel, Sanikel, Schafgarbe, Venushaar, Wegwarte, Wermut, Wiesengeissbart, Zitronenmelisse, Zwiebel.

Wunden

Aloe, Alpenhelm, Ampfer, Andorn, Apfel, Arnika, Aronstab, Arve, Augentrost, Bärenklau, Bärenwurz, Bärlapp, Beifuss, Benediktenkraut, Betonie, Bilsenkraut, Birke, Blutweiderich, Bockshornklee, Braunwurz, Breitblättrige Primel, Brennnessel, Brunnenkresse, Dill, Ehrenpreis, Eiche, Einbeere, Eisenkraut, Enzian, Erle, Esche, Fetthenne, Fieberklee, Föhre, Frauenmantel, Gänseblümchen, Gauchheil, Gefleckter Schierling, Germer, Gerste, Goldrute, Gundelrebe, Habichtskraut, Hanf, Hasenohr, Hauswurz, Heidnisch Wundkraut, Herbstzeitlose, Hirschzunge, Huflattich, Isländisch Moos, Johanniskraut, Kabis, Kamille, Kartoffel, Katzenminze, Kerbel, Klatschmohn, Klette, Knoblauchhederich, Königskerze, Kornrade, Kriechender Günsel, Küchenschelle, Lavendel, Leberblümchen, Lein, Leinkraut, Liebstöckel, Linde, Lungenflechte, Malve, Männertreu, Meisterwurz, Mistel, Mönchspfeffer, Mondraute, Narzisse, Nelkenwurz, Odermennig, Pestwurz, Pfennigkraut, Rainfarn, Ringelblume, Rose, Rosmarin, Safran, Salbei, Salomonssiegel, Sanikel, Schachtelhalm, Schafgarbe, Schlangenknöterich, Schlehdorn, Schlüsselblume, Schöllkraut, Sonnenhut, Sonnenröschen, Spargel, Spitzwegerich, Stiefmütterchen, Storchschnabel, Tanne, Taubnessel, Thymian, Vogelknöterich, Vogelmiere, Waldmeister, Wallwurz, Walnuss, Wasserdost, Weide, Wermut, Wiesenbocksbart, Wiesengeissbart, Wiesenknopf, Wundklee, Wurmfarn, Zaunrübe, Zaunwinde, Zitronenmelisse, Zwiebel.

Würmer, fiktive Darmparasiten

Alant, Aloe, Andorn, Apfel, Baldrian, Benediktenkraut, Bibernelle, Brunnenkresse, Dost, Edelkastanie, Ehrenpreis, Engelwurz, Fieberklee, Geissfuss, Graues Heiligenkraut, Gundelrebe, Hauswurz, Heidnisch Wundkraut, Johanniskraut, Kabis, Knoblauch, Knoblauchhederich, Kümmel, Kürbis, Meisterwurz, Mistel, Quecke, Rettich, Schlehdorn, Spitzwegerich, Veilchen, Wermut, Wurmfarn, Ysop, Zwiebel.

Zähne, Zahnfleisch, Mundhöhle

Allermannsharnisch, Ampfer, Arnika, Aronstab, Arve, Berberitze, Bertram, Bilsenkraut, Birke, Brennnessel, Brombeere, Brunnenkresse, Christrose, Dost, Eiche, Eisenkraut, Erdrauch, Fenchel, Fieberklee, Föhre, Gauchheil, Goldrute, Gundelrebe, Hanf, Hartriegel, Hauhechel, Hauswurz, Holunder, Johannisbeere, Kabis, Knoblauchhederich, Königskerze, Kornblume, Kriechender Günsel, Leberblümchen, Lein, Malve, Männertreu, Meisterwurz, Odermennig, Petersilie, Pfefferminze, Ringelblume, Rose, Rosmarin, Salbei, Sanikel, Schneeball, Schöllkraut, Sonnenhut, Sonnenröschen, Spitzwegerich, Wegwarte, Weide, Wermut, Ysop, Zitronenmelisse.

Zauberpflanzen und historische Nutzung durch Kräuterfrauen und Laienheiler

Allermannsharnisch, Alpen-Mannstreu, Alpenrose, Alpenveilchen, Apfel, Arnika, Arve, Baldrian, Bärlapp, Beifuss, Bertram, Betonie, Bibernelle, Bilsenkraut, Bingelkraut, Borretsch, Braunwurz, Dost, Eberraute, Wilde Brustwurz (→Engelwurz), Edelweiss, Ehrenpreis, Einbeere, Eisenkraut, Engelwurz, Enzian, Fetthenne, Fingerkraut, Gauchheil, Germer, Gundelrebe, Goldrute, Habichtskraut, Hanf, Hauswurz, Herbstzeitlose, Herzgespann, Hirtentäschchen, Holunder, Huflattich, Isländisch Moos, Iva, Johanniskraut, Kamille, Klette, Knoblauch, Knoblauchhederich, Königskerze, Kornrade, Berganemone (→Küchenschelle), Kümmel, Labkraut, Lavendel, Leinkraut, Liebstöckel, Linde, Löwenzahn, Malve, Männertreu, Mehlbeerbaum, Meisterwurz, Mistel, Mönchspfeffer, Mondraute, Mutterkraut, Mutterwurz, Nelkenwurz, Odermennig, Petersilie, Pfingstrose, Pfennigkraut, Poleiminze (→Pfefferminze), Rainfarn, Rettich, Ringelblume, Rose, Salbei, Salomonssiegel, Sanikel, Schafgarbe, Schlangenknöterich, Silberdistel, Spargel, Spitzwegerich, Stechpalme, Storchschnabel, Tanne, Tausendgüldenkraut, Tormentill, Traubenkirsche, Veilchen, Venushaar, Vogelbeerbaum, Wacholder, Walnuss, Wallwurz, Wegwarte, Weide, Weidenröschen, Weinraute, Weissdorn, Wermut, Wiesenknopf, Wurmfarn, Zaunrübe, Zaunwinde, Zitronenmelisse, Zwiebel.

Zusätzliche Anwendungen: als Nahrungs- oder Färbemittel, auf der Jagd, in der Fischerei

Alpenrose, Ampfer, Anis, Apfel, Aronstab, Arve, Bärenklau, Bärlapp, Bärlauch, Berberitze, Bertram, Betonie, Bibernelle, Bilsenkraut, Bingelkraut, Borretsch, Brennnessel, Brombeere, Brunnenkresse, Dill, Eberraute, Edelkastanie, Edelweiss, Eichel, Engelsüss, Enzian, Föhre, Gamander, Gämswurz, Gänseblümchen, Gauchheil, Geissfuss, Gerste, Gundelrebe, Guter Heinrich, Hanf, Hartriegel, Hauswurz, Heidelbeere, Heidnisch Wundkraut, Hirtentäschchen, Holunder, Honigklee, Hopfen, Huflattich, Kapuzinerkresse, Kartoffel, Klatschmohn, Knoblauchhederich, Kokkelskörner, Königskerze, Kornblume, Kornelkirsche, Kümmel, Labkraut, Lein, Liebstöckel, Linde, Löwenzahn, Lungenkraut, Malve, Mariendistel, Mehlbeerbaum, Meisterwurz, Mistel, Mönchspfeffer, Mutterkraut, Nelkenwurz, Petersilie, Pfefferminze, Pyramidengünsel (→Kriechender Günsel), Quecke, Ringelblume, Rose, Rosmarin, Safran, Salbei, Sanddorn, Schachtelhalm, Schlangenknöterich, Schlehdorn, Schlüsselblume, Schneeball, Senf, Silberdistel, Spargel, Spitzwegerich, Stiefmütterchen, Tanne, Thymian, Traubenkirsche, Veilchen, Wacholder, Waldmeister, Waldrebe, Walnuss, Wallwurz, Wegwarte, Weide, Weidenröschen, Wermut, Wiesengeissbart, Wiesenknopf, Zaunrübe.

BIBLIOGRAFIE

Handschriften

Institut dal Dicziunari Rumantsch Grischun, Chur

Barandun, Johann, Lustgarten da las Ligias, ner curt antruvidament davart ilg niz, krafft a vartid da las principalles ervas pumers a calgias ca creschan enten nossa chara patria da l'aulta Raehtia […], scrit a mess avont ent ilg on 1719 tras Johan Barandun, Signatur: Msc. 579c.

Janett, Johann, Handschrift mit medizinischen Rezepten mit vorne eingebundener Druckschrift: Christoph Jakob Mellin, Die Hausmittel, 1786, Signatur: Msc. 31.

Staatsarchiv Graubünden, Chur

Barandun, Valentin, Lustgarten da las Ligias, ner curt antruvidament davart ilg niz a krafft a vartid da las principalas ervas, pumers a calgias ca creschan enten nossa chara patria da l'aulta Raehtia […], scritt a mess avont ent ilg on 1756 tras Valentin Barandun, Signatur: A/N 278/1.

Ludwig, Petrus, M.D., Phytologia. Pars chi traten davart las plantas, um 1750, Signatur: A 303.

Zentralbibliothek Zürich

Brief von Johann Jakob Scheuchzer an Hortensia von Salis verw. Gugelberg, 18. September 1705 (von Scheuchzer erstellte Kopie), Ms H 150 (Digitalisat).

Literatur

Anagnostou, Sabine, Jesuiten in Spanisch-Amerika als Übermittler von heilkundlichem Wissen, Stuttgart 2000.

Aschenbrenner, Eva, Die Kräuterapotheke Gottes. Die wirksamsten Kräuter sammeln und anwenden, München [11]2010 (Erstauflage Stuttgart 2004).

Aschenbrenner, Eva, Die neue Kräuterapotheke Gottes. 40 weitere Heilpflanzen sammeln und anwenden, 1. Taschenbuchausgabe, München 2013 (Erstauflage Stuttgart 2006).

Äskulap in Graubünden. Beiträge zur Geschichte der Medizin und des Ärztestandes. Zum Anlaß seines 150jährigen Bestehens hrsg. vom Bündnerischen Ärzteverein, Chur 1970.

Baeder, Jürg, Münstertaler Kräuterfibel, [Müstair 1989].

Barandun, Johann, Lustgarten da las Ligias. Copiau e publicau da Risch Caflisch, in: Annalas da la Società Retoromantscha XLII (1928), 195–235.

Baumann, Hellmut, Flora mythologica. Griechische Pflanzenwelt in der Antike. 2., durchgesehene Auflage Kilchberg/Zürich 2011.

Baumer, Iso, Rätoromanische Krankheitsnamen, (Romanica Helvetica, vol. 72) Bern 1962.

Becela-Deller, Christine, Ruta graveolens L. Eine Heilpflanze in kunst- und kulturhistorischer Bedeutung, Würzburg 1996 (Digitalisat).

Becher, Johann Joachim, Parnassus medicinalis illustratus […], Ulm 1663 (Digitalisat).

B.[erther], T.[umaisch] G.[iusep], L'apoteca de casa, in: Calender Romontsch 1916, 107f., 115; 1917, 103ff.; 1918, 101–104; 1919, 101–104; 1920, 103f.; 1921, 101f.

Besler, Basilius, Werner Dressendörfer, Klaus Walter Littger, Der Garten von Eichstätt. Hortus Eystettensis – Die vollständigen Tafeln, Köln 1998.

Bewährte Arzney-Mittel für das Rind-Vieh, Schaafe und Schweine, Frankfurt und Leipzig [ca. 1745].

Bichsel, Barbara, Julia Brönnimann, Gemmotherapie. Die Kraft der Knospen, Stuttgart 2016.

Bock, Hieronymus, Kreüter Bůch […], Straßburg 1560 (Digitalisat).

Braun-Blanquet, Josias, Eduard Rübel, Flora von Graubünden. Vorkommen, Verbreitung und ökologisch-soziologisches Verhalten der wildwachsenden Gefässpflanzen Graubündens und seiner Grenzgebiete, Bern, Berlin 1932–1935.

Brunold-Bigler, Ursula, Jarvas medicinalas. Ina retscherca davart medeschina populara a Vella, Versiun romontscha da Norbert Berther, in: Igl Ischi 63 (1978), 59–72.

Brunold-Bigler, Ursula, Teufelsmacht und Hexenwerk. Lehrmeinungen und Exempel in der «Magiologia» des Bartholomäus Anhorn (1616–1700), (Quellen und Forschungen zur Bündner Geschichte, Bd. 12, hrsg. vom Staatsarchiv Graubünden) Chur 2003.

Brunold-Bigler, Ursula, Kleine Kulturgeschichte der Bündner Märchen, Chur 2017.

Brunold-Bigler, Ursula, Heilende und schadende Zauberwurzeln in der historischen Erzählkultur, in: Märchenforum Frühling 2018, 13–17.

Brunold-Bigler, Ursula, Zauberpflanzen und Frauenkräuter. Überlegungen zu den Flugsalben der Hexen, in: Märchenforum Frühling 2020, 40–44.

Brunold-Bigler, Ursula, Ein schön Kochbuch 1559. Kritische Bemerkungen zu einer Edition, Chur 2020.

Büchli, Arnold, Mythologische Landeskunde von Graubünden, Bd. 1–4, hrsg. von Ursula Brunold-Bigler, Disentis 1989–1992.

Caduff, Moritz, Essen und Trinken im Lugnez, in: Schweizerisches Archiv für Volkskunde 82 (1986), 223–276.

Campell/Hitz = Campell, Ulrich, Das alpine Rätien. Topographische Beschreibung von 1573, Raetiae alpestris topographica descriptio, bearbeitet von Florian Hitz, Bd. 1–3, Zürich 2021.

Campell/Schiess = Schiess, Traugott, Dritter und vierter Anhang zu Ulrich Campells Topographie von Graubünden. Jahresbericht der Naturforschenden Gesellschaft Graubündens N.F. XLII–XLIV, Chur 1899–1901 (gesonderte Paginierung, Digitalisat).

Cardilucius, Johannes Hiskias, Königlicher und Artzneyischer Palast […], Nürnberg 1684 (Digitalisat).

Christ, Hermann, Zur Geschichte des alten Bauerngartens, in: Basler Zeitschrift für Geschichte und Altertumskunde 16 (1917), 1–55 (Digitalisat).

Chrut und Uchrut vergond ned. Biographien in der Schnittmenge Publizistik, Kräuterheilkunde und Kulturkampf zur Jahrhundertwende in Feldkirch und darüber hinaus, hrsg. vom Archiv der Diözese Feldkirch, Feldkirch 2015.

Circa Instans/Goehl = Goehl, Konrad, Das Circa Instans. Die erste große Drogenkunde des Abendlandes, Baden-Baden 2015.

Clopath, Rebecca, Hanf. Rezepte & Geschichten, [Lohn] 2018.
Clopath, Rebecca, Wildpflanzen. Anwendung & Rezepte, [Lohn] 2018.
Condrau, Augustin, Heilkräuter, Wurzeln und Wildfrüchte der Alpen, Zürich [2]1994.
Condrau, Augustin, Jarvas medicinalas, ragischs e puma selvadia dellas alps, Turitg 1996.
Condrau, Augustin, Wickel und Bäder mit Heilkräutern, Zürich 1997.
Condrau, Augustin, Alpine Speisen, Zürich 2000.
Condrau, Augustin, Spisas alpinas, Turitg 2000.
Correvon, Henry, Champs et bois fleuris, avec 121 plantes reproduites en couleurs par Mlle S. Rivier et 19 dessins de Paul-A. Robert, Neuchâtel, Paris [2]1937.
Daems, Willem F., Johann Anton Grass von Portein 1684–1770: Arzt, Chirurg, Zahnarzt, Harndiagnostiker, Pharmazeut, Viehdoktor und Dorfpolitiker. Ein Beitrag zur Kultur- und Medizingeschichte des Domleschgs und Heinzenbergs im 18. Jahrhundert, Chur 1985.
Dal Cero, Maja, Unsere Heilpflanzen, Bern 2009.
Dal Cero, Maja, Swiss Medicinal Flora: a Result of Knowledge Transmission over the Last Two Millennia, Diss. Universität Zürich, Zürich 2016 (Digitalisat).
Dec. = Decurtins, Caspar, Rätoromanische Chrestomathie, Erlangen 1888ff. (Reprint Chur 1982ff., 14 Bde. und Registerbd., bearbeitet von Peter Egloff und Jon Mathieu).
Decurtins, Alexi (ed.), Il «Cudisch da medischinas», in: Annalas da la Società Retorumantscha 79 (1966), 5–36.
Decurtins, Alexi, Il lungatg dil «Cudisch da medischinas», in: Annalas da la Società Retorumantscha 80 (1967), 51–73.
Der Schweizer Kräutersammler […] Neu-Ulm [1879].
Dinand, A.[ugust Paul], Taschenbuch der Heilpflanzen, Esslingen, München [17]1916 (Erstauflage 1910).
Dinand, A.[ugust Paul], Taschenbuch der Heilpflanzen, Neue Folge, Esslingen, München 1926.
Dioskurides/Berendes = Des Pedanios Dioskurides aus Anazarbos Arzneimittellehre in fünf Büchern. Übersetzt und mit Erklärungen versehen von Prof. Dr. J.[ulius] Berendes, Stuttgart 1902.
DRG = Dicziunari Rumantsch Grischun 1ff., Cuoira 1939ff.
Droz, Camille, Die Heilpflanzen. Beschreibung von 120 Medizinalpflanzen mit farbigen Abbildungen, Bern [1926].
Eder, Franz X., Eros, Wollust, Sünde. Sexualität in Europa von der Antike bis in die Frühe Neuzeit, Frankfurt, New York 2018.
Enzyklopädie Medizingeschichte, hrsg. von Werner E. Gerabek, Bernhard D. Haage, Gundolf Keil, Wolfgang Wegner, Berlin, New York 2005.
Fingerhut & Herzgespann. Heilpflanzen im Botanischen Garten der Universität Bern, hrsg. von Markus Bürki, Beat Fischer, Christine Föhr, Nicolas Küffer, Bern 2017.
Fischer, Wolfgang K., Heilpflanzen, Stuttgart 2020.
Flück, Hans, Unsere Heilpflanzen. 2., revidierte Auflage Thun 1950.
Föhn, Sarah und Dave Winiger, Praxisbuch Phytotherapie TEN. Heilkräuter in der humoralpathologischen Anwendung, hrsg. von Ulrike von Blarer Zalokar, Schiedlberg 2017.
Franck von Franckenau, Georg, Flora Francica Rediviva oder Kräuter-Lexicon […] um drey Theile vermehret von D. Johann Gottfried Thilo, Leipzig 1716.
Frei, Beat, Wangs und sein Kräuterpfarrer, Wangs 2007.
Fretz, Diethelm, Konrad Gessner als Gärtner, Zürich 1948.
Fuchs, Leonhart, Das Kräuterbuch von 1543, New Kreüterbuch, hrsg. von Klaus Dobat und Werner Dressendörfer, Köln 2017.
Goehl, Konrad, Mittelalterliche Gesundheitsregeln aus Salerno in neue Reime gebracht von K. G., Baden-Baden 2009.
Goehl, Konrad, Frauengeheimnisse im Mittelalter. Die Frauen von Salerno, Baden-Baden 2010.
Green, Monica H. (ed. and transl.), The Trotula. A Medieval Compendium of Women's Medicine, Philadelphia 2001.
Griebl, Norbert, Die Kosmos Alpenflora, Stuttgart 2018.
Gujan, [Andreas Michael], Apotheke für das Landvolk, in: Der Sammler, eine gemeinnützige Wochenschrift für Bündten 3 (1781), 251–257; 4 (1782), 281–294; 6 (1784), 273–288 (Digitalisat).
Häberle, Thomas, Helfen und Heilen, 5., erweiterte Auflage Wien, Linz, Passau, o. J.
Häberle, Thomas, Raten und Retten. Eine Rückschau nach Jahren praktischer Erfahrung, Wien, Linz, Passau, o. J.
Häberle, Thomas, Sammeln und Sichten. Ein kritischer Rückblick nach einem Vierteljahrhundert erfolgreichen Wirkens im Dienst kranker, leidender Mitmenschen, Linz [3]1993.
Hager, Karl, Verbreitung der wildwachsenden Holzarten im Vorderrheintal (Kanton Graubünden), von der Oberalp bis Schleuis, Bern 1916.
Haller, Albrecht von, Arzneimittellehre der vaterländischen Pflanzen nebst ihrem ökonomischen und technischen Nutzen. Aus dem Französischen übersetzt von S.[amuel] Hahnemann, Leipzig 1806 (Digitalisat).
Hansch-Mock, Barbara C., Deutschschweizerische Kalender des 19. Jahrhunderts als Vermittler schul- und volksmedizinischer Vorstellungen, Aarau 1976.
Hartlieb/Fürbeth = Hartlieb, Johannes, Das Buch aller verbotenen Künste, hrsg. und ins Neuhochdeutsche übertragen von Frank Fürbeth, Frankfurt a. M. 1989.
Hartlieb, Johannes, «Kräuterbuch». Zum ersten Mal kritisch hrsg. von Gerold Hayer und Bernhard Schnell, Wiesbaden 2010.
Hasler, Martina, Heilpflanzenwissen. Eine qualitative Studie mit Frauen aus einem Dorf am Heinzenberg GR, Diss. Universität Zürich 2005 (Typoskript).
Häusl, Maria (Hrsg.), Vom Garten Eden bis zu Salomos Weinberg. Pflanzen der Bibel, Stuttgart 2018.
Hegi, Gustav, Alpenflora. Die verbreitetsten Alpenpflanzen von Bayern, Österreich und der Schweiz. 6., durchgesehene Auflage München 1927.
«Heilkräuter». Geschenke Gottes für Deine Gesundheit, hrsg. vom Verein Freunde der Heilkräuter, Karlstein an der Thaya [5]1985 (Erstauflage 1979).
Hensel, Wolfgang, Welche Heilpflanze ist das?, Stuttgart 2017.
Herba, [Olten] [4]1952.
Hertzka, Gottfried, So heilt Gott. Die Medizin der hl. Hildegard als neues Naturheilverfahren, Stein am Rhein [6]1978.
Hertzka, Gottfried, Ingeborg Vatheuer, Unser Dinkelbuch. Ein Werkbuch, Öhningen 1996.
Hertzka, Gottfried, Wighard Strehlow, Große Hildegard-Apotheke, Kisslegg-Immenried [18]2019.
Hildegard von Bingen/Riha = Hildegard von Bingen, Heilsame Schöpfung – Die natürliche Wirkkraft der Dinge, Physica. Vollständig neu übersetzt und eingeleitet von Ortrun Riha, Beuron 2016.
Hobert, Ingfried und Svenja Zitzer, Die Ethno Health Apotheke. Die besten Heilpflanzenrezepturen unserer Erde. Indikationen, Anwendungen, Wirkungen, Petersberg [3]2020.

Hörmann, Bernhard (Hrsg.), Pflanzen-Taschenbüchlein. Zum Sammeln und Verwerten heimischer Heilkräuter in Wald und Flur, Bd. 1–8, München [1940].
Ingold, Niklaus, Medizin am Fuss der grauen Berge. Wunderwelten, Kräuterhandel und die Kommerzialisierung von Gesundheit, in: Eine Geschichte der St. Galler Gegenwart – Sozialhistorische Einblicke ins 19. und 20. Jahrhundert, hrsg. von Manuel Kaiser im Auftrag der Gemeinnützigen Gesellschaft St. Gallen, St. Gallen 2019, 21–41 (Digitalisat).
Isphording, Eduard, Kräuter und Blumen. Kommentiertes Bestandsverzeichnis der botanischen Bücher bis 1850 in der Bibliothek des Germanischen Nationalmuseums Nürnberg, Nürnberg 2008 (Digitalisat).
Jahn, Ruth, Schweizer Natur-Apotheke. Sanft heilen mit bewährten Hausmitteln, 4., komplett überarbeitete und aktualisierte Auflage, Zürich 2021.
Joos, Barbara, Lokales Wissen über Gesundheit und Krankheit des Viehs in Graubünden, Diplomarbeit Universität für Bodenkultur Wien, Departement für Nachhaltige Agrarsysteme 2010 (Digitalisat).
Juon, Paul, Ruaneida ni Botanica romontscha, Turitg 1956.
Jütte, Robert, Ärzte, Heiler und Patienten. Medizinischer Alltag in der frühen Neuzeit, München, Zürich 1991.
Jütte, Robert, Geschichte der Alternativen Medizin. Von der Volksmedizin zu den unkonventionellen Therapien von heute, München 1996.
Kalbermatten, Roger, Wesen und Signatur der Heilpflanzen. Die Gestalt als Schlüssel zur Heilkraft der Pflanzen, Aarau [10]2019 (Erstauflage 2002).
Kalbermatten, Roger, Hildegard Kalbermatten, Pflanzliche Urtinkturen. Wesen und Anwendung, Baden, München [9]2018 (Erstauflage 2005).
Kalbermatten, Roger, Hildegard Kalbermatten, Psyche des Menschen und Signatur der Heilpflanzen, Aarau, München 2020.
Kann Heimat so schön sein! 50 Erlebnisse von zwei aufgeweckten Kindern, Olten 1939.
Kerckhoff, Annette, Wichtige Frauen in der Naturheilkunde. Ihr Leben – ihr Werk – ihre Schriften, Berlin 2020.
Klarer, Franziska, Elisabeth Stöger, Beat Meier, Jenzerwurz und Chäslichrut. Pflanzliche Hausmittel für Rinder, Schafe, Ziegen, Schweine und Pferde, Bern 2013.
Klein, Ludwig, Nutzpflanzen der Landwirtschaft und des Gartenbaues, Heidelberg [1909].
Klein, Ludwig, Unsere Waldblumen und Farngewächse, Heidelberg [1912].
Klein, Ludwig, Unsere Sumpf- und Wasserpflanzen, Heidelberg [1919].
Klein, Ludwig, Ziersträucher und Parkbäume. 2., unveränderte Auflage Heidelberg [1923].
Klein, Ludwig, Unsere Waldbäume, Sträucher und Zwergholzgewächse. 3. Auflage Heidelberg [1923].
Klein, Ludwig, Unsere Wiesenpflanzen. 2. Auflage Heidelberg [1924].
Klein, Ludwig, Unsere Unkräuter. 2., verbesserte Auflage Heidelberg [1926].
Klein, Ludwig, Alpenblumen, 2 Bde., Heidelberg o. J. [nach 1927].
Klein, Ludwig, Gartenblumen, 3 Bde., Bd. 1: Frühlingsblumen, Bd. 2: Winterharte Stauden, Bd. 3: Sommerflor, Heidelberg [1927–1936].
Kneipp, Sebastian, Meine Wasser-Kur, durch mehr als 35 Jahre erprobt und geschrieben zur Heilung der Krankheiten und Erhaltung der Gesundheit, Kempten 1886.
Kneipps Haus-Apotheke. Bewährte Hausmittel aus dem Garten Gottes, Hamburg [2]2015 (Erstauflage Wörishofen 1886).
Koch-Rezepte bündnerischer Frauen, Chur 1905.
Körber-Grohne, Udelgard, Nutzpflanzen in Deutschland. Kulturgeschichte und Biologie, 3., unveränderte Auflage Stuttgart 1994.
Koslowski, Stefan, Warum und wozu «Lebendige Traditionen» ausstellen und vermitteln? Zur Umsetzung des «UNESCO-Übereinkommens zur Bewahrung des immateriellen Kulturerbes», in: Lebendige Traditionen ausstellen. Exposer les traditions vivantes, Baden 2015.
Krausch, Heinz-Dieter, «Kaiserkron und Päonien rot…». Entdeckung und Einführung unserer Gartenblumen, München, Hamburg 2003.
Kremla, Eva, Wege und Wesen der Ethnobotanik. Grundlagen, Arbeitsweisen und Zielsetzungen der Ethnobotanik sowie exemplarische Pflanzenportraits Amerikas aus den Bereichen Nahrung, Ritual und Heilung, Frankfurt a. M. 2001.
Kroeber, Ludwig, Alpenpflanzen in der Volksheilkunde, Jahrbuch des Vereins zum Schutze der Alpenpflanzen 1 (1929), 18–37; 2 (1930), 43–57, 4 (1932), 43–62 (Digitalisat).
Kruse, Britta-Juliane, «Die Arznei ist Goldes wert». Mittelalterliche Frauenrezepte, Berlin, New York 1999.
Künzle, Gion, Flurems e zerclems. Cudischet practic dellas jarvas medicinalas. Emprema ediziun romontscha, Zir 1937 [Übersetzung von Ramun Vieli].
Künzle, Giovanni, Erba e malerba. Manualetto pratico delle erbe officinali, Milano 1933.
Künzle, Johann, Der junge Botanist. Praktisches Kräuter-Büchlein für Oberschulen, Realschulen, Arbeitsschulen, Töchter-Institute, Haushaltungsschulen, Wangs [3]1914.
Künzle, Johann, Chrut und Uchrut. Praktisches Heilkräuterbüchlein, Auflage 330 000–340 000. In der Schweiz zu beziehen beim Verfasser, [Wangs] 1915.
Künzle, Johann, Kräuteratlas zu Pfarrer Künzle's Heilkräuterbüchlein Chrut und Uchrut, Olten 1930.
Künzle, Johann, Das grosse Kräuterheilbuch, Olten [10]1945.
Künzle, Johann, Kräuterpfarrer Johann Künzle, Chrut und Uchrut. Der Klassiker der Kräuterheilkunde, aktualisiert und erweitert von Peter Oppliger, Baden, München [3]2017.
Künzle, Johann, Kräuteratlas. 100 Heilpflanzen ausgewählt von Kräuterpfarrer Johann Künzle. Illustrationen Pia Roshardt, Itingen 2017.
Künzle, Marianne, Uns Menschen in den Weg gestreut. Kräuterpfarrer Johann Künzle (1857–1945), Basel 2017.
Lad, Vasant, David Frawley, Die Ayurweda Pflanzen-Heilkunde. Das Yoga der Kräuter. Anwendung und Rezepte ayurwedischer Pflanzenheilmittel, Aitrang [4]1995 (Originalausgabe: The Yoga of Herbs, Santa Fe 1986).
Lauber, Konrad, Gerhart Wagner, Andreas Gygax, Flora Helvetica. Illustrierte Flora der Schweiz mit Artbeschreibungen und Verbreitungskarten von 3200 wild wachsenden Farn- und Blütenpflanzen, einschliesslich wichtiger Kulturpflanzen. 6., vollständig überarbeitete Auflage Bern 2018.
Leibrock-Plehn, Larissa, Hexenkräuter oder Arznei. Die Abtreibungsmittel im 16. und 17. Jahrhundert, Stuttgart 1992.
Leidig, Dorothée, Frauenheilkunde in volkssprachigen Arznei- und Kräuterbüchern des 12. bis 15. Jahrhunderts, Duisburg 2004 (Digitalisat).
Letsch, Walter (Bearb.), Ein schön Kochbuch 1559. Das älteste Kochbuch der Schweiz, (Quellen und Forschungen zur Bündner Geschichte, Bd. 36, hrsg. vom Staatsarchiv Graubünden) Chur 2018.

Lonicerus, Adamus, Kreuterbuch […], Frankfort am Meyn 1564.
Lonicerus, Adamus, Vollständiges Kräuter-Buch, bearbeitet von Balthasar Erhahrt, Ulm 1737.
Lorscher Arzneibuch/Stoll, Das «Lorscher Arzneibuch». Ein medizinisches Kompendium des 8. Jahrhunderts. Text, Übersetzung und Fachglossar von Ulrich Stoll, Stuttgart 1992.
Madaus, Gerhard, Lehrbuch der biologischen Heilmittel, Bd. 1–3, 3. Nachdruck der Ausgabe Leipzig 1938, Hildesheim, Zürich, New York 2016.
Maggi, Maurice, Essbare Stadt. Wildwuchs auf dem Teller. Rezepte mit Pflanzen aus der Stadt, Aarau, München 2019.
Marchioli, Tobia, Le piante medicinali più conosciute, Poschiavo [3]1938.
Martin-Kies, Verena, Der Alltag eines Engadiner Arztes um 1700 aufgrund des Tagebuches von Jachiam E. Frizzun, mit Vorwort und Anhang von Huldrych M. Koelbing, Chur 1977.
Marzell, Heinrich, Geschichte und Volkskunde der deutschen Heilpflanzen, Nachdruck der 2., vermehrten und verbesserten Auflage (1938), St. Goar 2002.
Mattioli/Handsch = Matthiolus, Petrus Andrea, New Kreüterbuch […]. Erstlich in Latein gestellt. Folgents durch Georgium Handsch / der Artzney Doctorem verdeutscht […], Prag, Venedig 1563 (Digitalisat).
Mattioli/Camerarius =[Mattioli, Pietro Andrea], Kreutterbuch deß Hochgelehrten und weltberühmten Herrn D. Petri Andreæ Matthioli, Jetzt widerumb mit viel schönen neuwen Figuren / auch nützlichen Artzeneyen / und andern guten stücken / zum andern mal auß sonderm fleiß gemehreret / und verfertigt Durch Joachimum Camerarium, der löblichen Reichstatt Nürmberg Medicum, Doct. […], Franckfort am Mayn 1590.
Mayer, Johannes Gottfried, Klostermedizin. Die Kräutergärten in den ehemaligen Klosteranlagen von Lorsch und Seligenstadt, Regensburg 2002.
Mayer, Johannes Gottfried, Bernhard Uehleke, Kilian Saum, Das große Handbuch Klosterheilkunde, überarbeitete Originalausgabe Augsburg 2005.
Mayer, Johannes Gottfried, Das geheime Heilwissen der Klosterfrauen, Reinbek bei Hamburg 2008.
Mayer, Johannes Gottfried, Konrad Goehl, Katharina Englert, Die Pflanzen der Klostermedizin in Darstellung und Anwendung. Mit Pflanzenbildern des Benediktiners Vitus Auslasser (15. Jh.) aus der Clm 5905 der Bayerischen Staatsbibliothek München, Baden-Baden 2009.
[Meier, Heidi], Wildkräuter-Fibel zum Alpenlehrpfad, Sedrun 2011.
Meierhofer, [Hans], Baumberger [Otto und Hanna], Illustrationen, Bergblumen der Heimat, Zürich o. J.
Mellin, Christoph Jakob, Die Hausmittel. Ein Wörterbuch für Jedermann zum Besten der Armen, Kempten 1786 (Digitalisat).
[Mességué, Maurice], Das Mességué Heilkräuter Lexikon, Wien o. J. [1980].
Mességué, Maurice, Rettet unsere Heilpflanzen. Mit einem Nachwort: Zur Situation auf dem Heilkräutermarkt in der Bundesrepublik Deutschland, München 1985.
Metzke, Hermann, unter Mitarbeit von Simone Heydemann-Metzke, Lexikon der historischen Krankheitsbezeichnungen, Neustadt an der Aisch 2005.
Müller, Carmen, Im Klostergarten. Kloster St. Johann Müstair, Brixen 2018.
Müller, Irmgard, Die pflanzlichen Heilmittel bei Hildegard von Bingen. Heilwissen aus der Klostermedizin, Freiburg, Basel, Wien [2]1993.
Müller, Konrad M., Pestpflanzen. Heilkräuter wider den Schwarzen Tod. Ein illustriertes Begleitbuch zu: Pestpflanzen, Sagen und Heilkräutern, Freiburg i. Br. 2005.
[Müller, Rosmarie], Hl. Hildegard, Dinkelkochbuch. Über 200 erprobte Rezepte. Hrsg. durch die Basler Hildegard-Gesellschaft, Augsburg [2]1991.
Müller-Jahncke, Wolf-Dieter, Christoph Friedrich, Geschichte der Arzneimitteltherapie, Stuttgart 1996.
Muralt, Johann von, Eydgnössischer Lust-Garte [sic!], Zürich 1715 (Digitalisat).
Müske, Johannes, Volksmedizin als kulturelles Erbe: Populäres Heilwissen zwischen «Aberglaube» und «lebendiger Tradition» in der Schweiz, in: Sinnentwürfe in prekären Lebenslagen. Interdisziplinäre Blicke auf heterodoxe Phänomene des Heilens und ihre Funktionen im Alltag, hrsg. von Mirko Uhlig, Michael Simon und Johanne Lefeldt, Münster, New York 2015, 89–106.
Nitschke, Ingeborg, «Sammeln und Nutzen von Wildpflanzen». Alltagskost – Notnahrung – Luxusspeise aus volkskundlich-kulturwissenschaftlicher Sicht, Diss. Universität Wien 2008 (Digitalisat).
Nizeivels miez da Madaschinnas par la sh: biescha d'armantif a porcs 1748 = Nützliche Arzneimittel für Rindvieh und Schweine 1748, hrsg. von der Schweizerischen Vereinigung für Geschichte der Veterinärmedizin, Tägerig 2017.
Odo Magdunensis/Mayer/Goehl = Mayer, Johannes Gottfried und Konrad Goehl (Hg.), Kräuterbuch der Klostermedizin. Der «Macer Floridus», Leipzig 2013.
Osiander, Joh.[ann] Fr.[iedrich], Volksarzneymittel und einfache, nicht pharmaceutische Heilmittel gegen Krankheiten des Menschen. 3., vermehrte und verbesserte Auflage Tübingen 1838 (Digitalisat).
Parolini, Jon Domenic, Zur Geschichte der Waldnutzung im Gebiet des heutigen Schweizerischen Nationalparks, Zürich 1995.
Patzen, C[aspar], Der Hausfreund. Eine Sammlung von 250 erprobten Hausmittel-Rezepten, Chur [4]1901.
Patzen, C[aspar], Nachtrags-Sammlung von 120 erprobten Hausmittel-Rezepten zum Hausfreund, Chur 1909.
Philomusus Anonymus, Horn des heyls Menschlicher Blödigkeit […], Strassburg 1606.
Plinius = C. Plinius secundus d. Ä., Naturalis historia – Naturkunde, Lateinisch – Deutsch, Buch XX: Medizin und Pharmakologie. Heilmittel aus den Gartengewächsen, hrsg. und übersetzt von Roderich König in Zusammenarbeit mit Gerhard Winkler, München 1979.
Plinius = C. Plinius secundus d. Ä., Naturalis historia – Naturkunde, Lateinisch – Deutsch, Bücher XXI/XXII: Medizin und Pharmakologie: Heilmittel aus dem Pflanzenreich, hrsg. und übersetzt von Roderich König in Zusammenarbeit mit Gerhard Winkler, München und Zürich 1985.
Plinius = C. Plinius secundus d. Ä., Naturalis historia – Naturkunde, Lateinisch – Deutsch, Buch XXV: Medizin und Pharmakologie. Heilmittel aus wild wachsenden Pflanzen, hrsg. und übersetzt von Roderich König in Zusammenarbeit mit Joachim Hopp und Wolfgang Glöckner, Zürich/Düsseldorf 1996.
Plinius = C. Plinius secundus d. Ä., Naturalis historia – Naturkunde, Lateinisch – Deutsch, Bücher XXVI/XXVII: Medizin und Pharmakologie: Heilmittel aus dem Pflanzenreich, hrsg. und übersetzt von Roderich König in Zusammenarbeit mit Gerhard Winkler, München und Zürich 1983.
Pomet, Peter, Der aufrichtige Materialist und Spezerey-Händler […],

Leipzig 1717 (Nachdruck mit einem Nachwort von Hannsgeorg Löhr, Weinheim 1987).
Richter, Claudia, Phytopharmaka und Pharmazeutika in Heinrich von Pfalzpaints «Wündärznei» (1460). Untersuchungen zur traumatologischen Pharmakobotanik im Mittelalter, Würzburg 2003 (Digitalisat).
Rosbach, Konrad, Paradeißgärtlein / Darinnen die edleste unnd fürnehmbste Kräuter nach ihrer Gestalt und Eigenschafft abcontrafeyet / und mit zweyerley Wirckung / Leiblich und Geistlich / […] beschrieben sind, Franckfurt am Mayn 1588.
Ruatti, Giovanni, Handbuch der Heilpflanzen im Valposchiavo, Poschiavo 2014.
Rüegg, Kurt, Beiträge zur Geschichte der offizinellen Drogen Crocus, Acorus calamus und Colchicum, Basel 1936.
Ruff, Margarethe, Zauberpraktiken als Lebenshilfe, Magie und Alltag vom Mittelalter bis heute, Frankfurt, New York 2003.
Salben und ihre Wirkung, Flyer Kräuter-Pfarrer Künzle Verein, [Wangs]o.J.
Salis, Hortensia von, verw. Gugelberg von Moos, Glaubens-Rechenschafft, Conversations-Gespräche, Gebät, hrsg. von Maya Widmer, Bern, Stuttgart, Wien 2003.
Saum, Kilian, Johannes Gottfried Mayer, Alex Witasek, Heilkraft der Klosterernährung. Vorbeugen, behandeln, heilen, München 2007.
Schantz, Peter, Dominik Groß, Tradierte Anwendungsgebiete der Arzneipflanzen Weißdorn und Herzgespann. Eine pharmaziehistorische Analyse unter besonderer Berücksichtigung der Frühen Neuzeit, in: Medizingeschichte in Schlaglichtern. Beiträge des «Rheinischen Kreises der Medizinhistoriker», hrsg. von Dominik Groß et al., Kassel 2011 (Digitalisat).
Schärli, Jacqueline, Die heile Welt der Blütentropfen. Funktion und Bedeutung der Bachblütentherapie als Beispiel einer alternativen Heilmethode, Zürich 1998.
Scheffer, Mechthild, Die Original Bach-Blütentherapie. Das gesamte theoretische und praktische Bach-Blütenwissen, Kreuzlingen, München 1999.
Schenda, Rudolf, Volksmedizin – was ist das heute?, in: Zeitschrift für Volkskunde 69 (1973), 189–210.
Schilcher, Heinz (Hrsg.), Leitfaden Phytotherapie, München [5]2016.
Schmid, Jürg, Rätoromanische zahnärztliche Volksmedizin. Diss. Universität Bern 1982 (Typoskript).
Schönenberger-Steiger, Karl, Unsere Schweizer Heilkräuter, Zürich, Naters-Brig 1920.
Schönfelder, Ingrid und Peter, Die Kosmos Mittelmeerflora, Stuttgart 2018.
Schönfelder, Ingrid und Peter, Der Kosmos Heilpflanzenführer, Stuttgart [4]2019.
Schrott, Ernst und Hermann Philipp Theodor Ammon, Heilpflanzen der ayurvedischen und der westlichen Medizin. Eine Gegenüberstellung, Berlin, Heidelberg 2012.
Schuldes, Bert Marco, Psychoaktive Pflanzen. Mehr als 80 Pflanzen mit anregender, euphorisierender, beruhigender, sexuell erregender oder halluzinogener Wirkung, Löhrbach [17]2011.
Schulz, Volker, Rudolf Hänsel, Rationale Phytotherapie. Ratgeber für Ärzte und Apotheker, 5., völlig überarbeitete und aktualisierte Auflage Berlin, Heidelberg, New York 2004.
Schuster, Nicole, Gegen Fieber ist ein Kraut gewachsen. Traditionellen Fiebermitteln auf der Spur, Stuttgart 2017.
Schütte, Jana Madlen, Medizin im Konflikt. Fakultäten, Märkte und Experten in deutschen Universitätsstädten des 14. bis 16. Jahrhunderts, Leiden/Boston 2017 (Digitalisat).
Schweizerisches Idiotikon. Wörterbuch der schweizerdeutschen Sprache, Frauenfeld 1881ff.
Sengupta, Christine, Peter Grob, Hans Stüssi, Medikamente aus Heilpflanzen. Von der Aloe zur Zitronenmelisse: Wirkungen, Risiken, Präparate. Ein kritisch-wissenschaftlicher Ratgeber, Zürich 1991.
Sererhard, Nicolin, Einfalte Delineation aller Gemeinden gemeiner dreyen Bünden. Neu bearbeitet von O.[skar] Vasella, mit einem Nachwort von Rudolf Schenda, Neuausgabe Chur [2]1994.
Spinas, Violanta, Medikales Verhalten der Bevölkerung im Oberhalbstein, Lizentiatsarbeit der Philosophischen Fakultät I der Universität Zürich 1987 (Typoskript).
Spinner, Henri, Nos fleurs, 48 Aquarelles de Philippe Robert, 48 Dessins de Violette Niestlé, 2 tom., ed. par Chocolat Suchard S. A. Serrières-Neuchâtel 1934.
Spohn, Margot, Marianne Golte-Bechtle, Roland Spohn, Was blüht denn da? 59. aktualisierte und erweiterte Ausgabe, Stuttgart 2015.
Steigner, Klaus, Kräuter aus dem Klostergarten, Dokumentation, Benediktinerkloster Disentis, o. J. (Typoskript).
Stein, Diane, Naturheilkunde für Frauen. 10 alternative Methoden zur Selbstbehandlung. Aus dem Amerikanischen von Annette Charpentier, Frankfurt a. M. 1997 (amerikanische Erstausgabe 1992).
Stoffler, Hans-Dieter, Der Hortulus des Walahfrid Strabo. Aus dem Kräutergarten des Klosters Reichenau, Sigmaringen [5]1997.
Strank, Karl Josef, Jutta Meurers-Balke (Hrsg.), «… dass man im Garten alle Kräuter habe». Obst, Gemüse und Kräuter Karls des Grossen, Mainz 2008.
Stuber, Martin, Mathias Bürgi, Hüeterbueb und Heitisträhl. Traditionelle Formen der Waldnutzung in der Schweiz 1800 bis 2000, Bern [2]2012.
Studer, Hans-Peter, Mehr als Medizin. 100 Jahre NVS – der lange Weg zur Anerkennung der Naturheilkunde, Schwellbrunn 2020.
Tabernaemontanus, Jacobus Theodorus, Casparus Bauhin, Hieronymus Bauhin, New vollkommen Kräuter-Buch / Darinnen Uber 3000. Kräuter / mit schönen und kunstlichen Figuren […], Basel 1687 (Digitalisat).
Thurner-Steier, Astrid, Iert d'ervas medicinalas – Heilkräuter-Garten, Flyer Museum Regiunal, Savognin, o. J. [1991].
Tinkturen und ihre Wirkung, Flyer Kräuter-Pfarrer Künzle Verein, [Wangs], o. J.
Treben, Maria, Meine Heilpflanzen. Mit einem Vorwort von Dr. Wolf-Dieter Storl, Steyr [4]2016.
Treben, Maria, Gesundheit aus der Apotheke Gottes. Ratschläge mit Heilkräutern, Steyr [97]2020 (Erstauflage Steyr 1980).
Tscharner, Gisula, Heinz Knieriemen, Hexentrank und Wiesenschmaus. Rezepte aus der wilden Weiberküche, Aarau [4]2005.
Tscharner, Gisula, Wald und Wiese auf dem Teller. Neue Rezepte aus der wilden Weiberküche, Baden, München 2009.
Tscharner, Susla, Gisula Tscharner, Las selvadias cuschinan – Wilde Weiberküche. Rezepte für Sammelfreudige, Feldis/Veulden 1994.
Turner, Gudrun, Wildkräuter-Notfallapotheke für unterwegs. Direktanwendung von Heilpflanzen, aktualisierte, erweiterte 2. Auflage [Saas im Prättigau] 2011.
Ulrich, August, Beiträge zur bündnerischen Volksbotanik, Davos 1897 (Digitalisat).

Ulsamer, Joh.[ann] Alf.[red], Gottessegen in der Pflanzenwelt. Eine Sammlung alterprobter Heilpflanzen. Den Mitgliedern der St. Josef-Bücherbruderschaft gewidmet von J. A. U., Klagenfurt 1901.

Vintler, Hans, Pluemen der Tugent, hrsg. von Ignaz Vinzenz Zingerle, Innsbruck 1874 (Digitalisat).

Vogel, A.[lfred], Der kleine Doktor. Eine bunte Zusammenfassung hilfreicher Ratschläge aus der schweizerischen Volksheilkunde, Teufen [18]1969 (Erstauflage 1952).

Völk, Malte, Von «Chrut und Uchrut» zu «Darm mit Charme». Populäre medizinische Ratgeber zwischen Vermittlung, Unterhaltung und Erzählung, in: Zeitschrift für Volkskunde 117 (2021), 25–42 (Digitalisat).

Voltmer, Rita, Hexen. Wissen was stimmt, Freiburg, Basel, Wien 2008.

Vonarburg, Bruno, Homöotanik. Arzneipflanzen der Homöopathie. Illustrierte Materia medica, Bd. 1: A–G, Bd. 2: H–Z, 4., aktualisierte Auflage Stuttgart 2009.

Walahfrid Strabo, De cultura hortorum (Hortulus). Das Gedicht vom Gartenbau. Eingeleitet und hrsg. von Walter Berschin, mit Pflanzenbildern von Claudia Erbar und einem Beitrag «Ein Gärtchen nach Mass» von Wolfgang Fels, Heidelberg [2]2010 (Reichenauer Texte und Bilder 13).

Wegmann, Ursula, Ethnobotanik im Prättigau. Medizinalpflanzen – Nutzung und Wissen. Masterarbeit Universität Zürich 2013 (Digitalisat).

Will, Heike, Vergleich der Indikationen des «Kleinen Destillierbuches» des Chirurgen Hieronymus Brunschwig (Straßburg 1500) mit den nach derzeitigem wissenschaftlichen Erkenntnisstand belegten Indikationen. Diss. Universität Würzburg 2009 (Digitalisat).

Wolff, Eberhard, Der erzählte Zaubertrank. Kräuterpfarrer Künzle und die Spanische Grippe von 1918, in: Schweizerische Ärztezeitung 99 (2018), Nr. 22, 733ff. (Digitalisat).

Wolters, Bruno, Drogen, Pfeilgift und Indianermedizin. Arzneipflanzen aus Südamerika, Greifenberg 1994.

Wolters, Bruno, Agave bis Zaubernuss. Heilpflanzen der Indianer Nord- und Mittelamerikas, Greifenberg 1996.

Wonnecke von Kaub, Johannes, Gart der Gesundheit, Augsburg [Johann Schönsperger] 1487 (Digitalisat).

Würzen, heilen, duften. Kräutergarten in der Burgruine Belfort, Flyer Museum local Vaz, Redaktion Anna M. Elmer-Cantieni, [Vaz 2012].

Wyder, Margrit, Kräuter, Kröpfe, Höhenkuren. Die Alpen in der Medizin – Die Medizin in den Alpen, Zürich 2003.

Zohary, Michael, Pflanzen der Bibel, Stuttgart [3]1995.

Zwinger, Theodor, Theatrum Botanicum […], Basel 1696 (Digitalisat).

Der Verlag Hier und Jetzt wird vom Bundesamt für Kultur mit einem Strukturbeitrag für die Jahre 2021–2024 unterstützt.

Mit weiteren Beiträgen haben das Buchprojekt unterstützt:

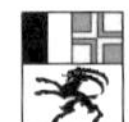
Kulturförderung Graubünden. Amt für Kultur
Promoziun da la cultura dal Grischun. Uffizi da cultura
Promozione della cultura dei Grigioni. Ufficio della cultura
SWISSLOS

Stadt Chur
Graubündner Kantonalbank
Biblioteca Engiadinaisa, Sils-Baselgia
Stiftung zur Förderung der Pflanzenkenntnis, Riehen
Stiftung Dr. M. O. Winterhalter, Chur
Willi Muntwyler-Stiftung, St. Moritz
Stiftung Lienhard-Hunger, Chur
Regiun Surselva, Ilanz/Glion
AXA Generalagentur, Chur

Anmerkung der Autorin: Diese Publikation ist kein für die medizinische Selbsthilfe gedachtes Kräuterbuch, sondern eine Wissens- und Anwendungsgeschichte über in Vergangenheit und Gegenwart arzneilich genutzte Pflanzen. Darunter befinden sich neben mild wirkenden Kräutern solche, die schweren Schaden oder gar den Tod bringen können. Die Autorin und der Verlag übernehmen aus diesem Grund keine Haftung für die Nichtbeachtung dieser Warnung. Verschiedentlich werden in diesem Buch Anwendungen mit Heilpflanzen bei schwerwiegenden Krankheiten empfohlen. Hierbei handelt es sich um Verweise auf Literatur und Quellen und nicht um Indikationsempfehlungen der Autorin.

Dieses Buch ist nach den aktuellen Rechtschreibregeln verfasst. Quellenzitate werden jedoch in originaler Schreibweise wiedergegeben. Hinzufügungen sind in [eckigen Klammern] eingeschlossen, Auslassungen mit […] gekennzeichnet.

Abbildungsnachweis:
Alle Illustrationen von Pia Roshardt © 2023, ProLitteris, Zürich.

Bilder auf dem Umschlag:
Gelber Enzian, Herba, Nr. 87; Mariendistel, Herba, Nr. 120; Rotklee, Herba, Nr. 49.

Lektorat:
Rachel Camina, Hier und Jetzt

Gestaltung und Satz:
Farner Schalcher, Zürich; Simone Farner

Bildbearbeitung:
Benjamin Roffler, Hier und Jetzt

Druck und Bindung:
Longo AG, Bozen

www.hierundjetzt.ch
ISBN 978-3-03919-582-4

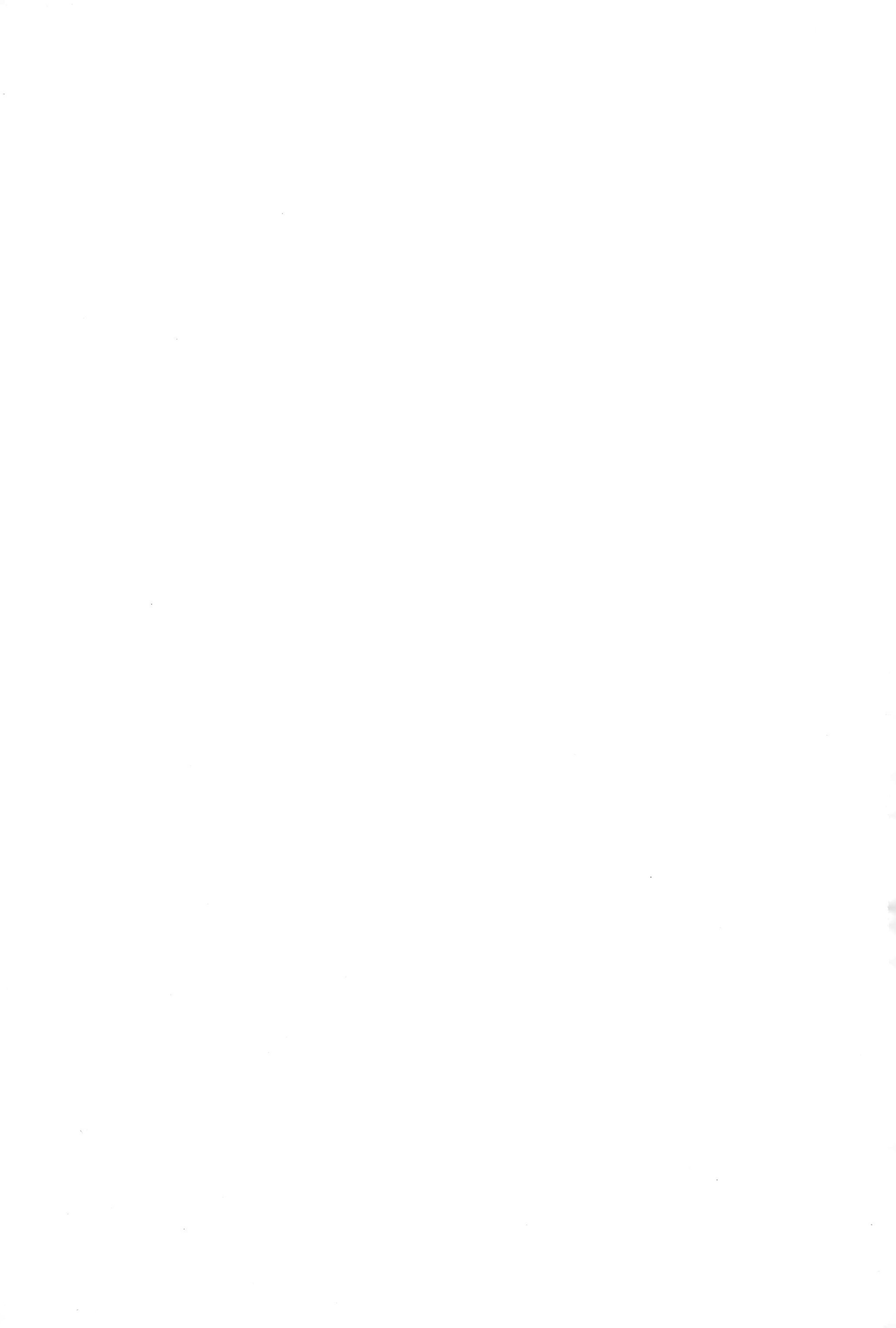